全科医生常见病诊疗丛书

妇科病诊疗手册

FUKEBING ZHENLIAO SHOUCE

主　编　肖国仕　高积慧
副主编　陈露霞　孔金华　邓新春
编　者　（以姓氏笔画为序）
厉旭立　刘万里　刘敏捷　汤　贞
孙　洋　苏艳华　肖　坚　肖国武
肖屏风　肖慧星　吴利龙　张志慧
张瑞莲　陈博文　周美娇　唐路遥
黄建良　彭　审　蒋　晖　覃　娟
雷海超　潘开明　潘海涛

河南科学技术出版社
·郑州·

内容提要

本书分上下两篇。上篇为总论，系统地论述了女性内外生殖器解剖、生理、病因病理、检查诊断、治疗保健等中西医相关的理论与临床实践的基本知识、基本技能。下篇为各论，详细介绍了150多种妇产科疾病的诊断要点、鉴别诊断、西医治疗、中医治疗、验案举例、名医提示等。本书内容丰富，切合临床，指导实践，启迪思维，借鉴经验，可成为妇科临床医师的良师益友。

图书在版编目（CIP）数据

妇科病诊疗手册/肖国仕，高积慧主编. —郑州：河南科学技术出版社，2019.1

ISBN 978-7-5349-9425-8

Ⅰ.①妇… Ⅱ.①肖… ②高… Ⅲ.①妇科病—诊疗—手册 Ⅳ.①R711-62

中国版本图书馆CIP数据核字（2018）第286029号

出版发行： 河南科学技术出版社

北京名医世纪文化传媒有限公司

地址：北京市丰台区丰台北路18号院3号楼511室　　邮编：100073

电话：010-53556511　010-53556508

策划编辑： 欣　逸

文字编辑： 王　敏

责任审读： 周晓洲

责任校对： 龚利霞

封面设计： 吴朝洪

版式设计： 王新红

责任印制： 陈震财

印　　刷： 北京盛通印刷股份有限公司

经　　销： 全国新华书店、医学书店、网店

开　　本： 720 mm×1020 mm　1/16　　**印张：** 38　　**字数：** 753千字

版　　次： 2019年1月第1版　　2019年1月第1次印刷

定　　价： 98.00元

总前言

《全科医生常见病诊疗丛书》是面向基层医务工作者的临床参考书，符合当前我国“加强基层医疗队伍建设、分流大型医院医疗压力”的政策导向。从内容上看，本系列丛书中的诊疗方法涵盖临床的各个方面，具有广泛的临床实用性，同时不局限于中医诊疗，而是合理融入西医的诊断技术和治疗方法，务求中西医结合、以中医为主的组编方略，其读者定位明确，适合乡村、社区等基层医生，以及中医院校学生、中医爱好者阅读参考。因此，具有广阔的市场需求。

本丛书以手册的形式编写，力求简明实用、通俗易懂；凡临床常见的病种都能在其中找到，符合全科医生的阅读需求。根据目前图书市场情况，以及出版社的意见，拟先编写出版《皮肤病诊疗手册》与《妇科病诊疗手册》。若能得到读者的广泛认可，则分批次出版《心血管病诊疗手册》《内分泌疾病诊疗手册》等，以满足市场需求。

本丛书由先后主编出版近50种医书的国家级名中医肖国仕教授牵头，约请湖南中医药大学、湖南中医药研究院的有关专家参加，组成阵容强大的编委会。我们对本丛书的编写和出版后的社会效益充满信心。

高积慧

前　言

妇科在临床科室中占有很重要的地位。女性占总人口半数以上，由于月经、孕产等生理因素，其发病的范围和种类特殊。随着经济条件不断改善，人们对防治疾病的要求越来越高，美容保健、祛病益寿的愿望越来越迫切。鉴于此，我们组编此书。

本书分上下两篇。上篇为总论，分列女性生殖系统解剖、女性生殖系统生理、妇科疾病病因与诊断、妇产科疾病常用药物和治法、女性保健须知五章，全面系统地论述了女性内外生殖器解剖、生理、病因病理、检查诊断、药物和治法、保健等中西医相关的理论与临床实践的基本知识，以及从事妇产科临床工作必须掌握的基本技能。下篇为各论，分列月经病变、妊娠病变、常见妊娠合并症、产时病变、产后病变、女性外阴病变、阴道病变、子宫病变、盆腔病变、女性生殖器官损伤病变、女性生殖器发育异常、女性性功能失调病变、女性综合征与不孕症、女性乳腺及生殖系统良性肿瘤、女性乳腺及生殖系统恶性肿瘤、妊娠滋养细胞病变、女性性传播病变、妇科其他疾病十八章，共有妇产科疾病150多种。本书内容涵盖临床各方面，每一种疾病均按诊断要点、鉴别诊断、西医治疗、中医治疗、验案举例、名医提示等项编排。常用有效的中、西医药疗法并列，可选而用之，对于中医治疗尤为详尽，如辨证论治、通用加减方、内服单方验方、外治单方验方、针灸治疗等。绝大多数病种，列举验案1～2例，并录名医提示，以提高防治效果。书末附录有优生优育与咨询、妇科常用中成药临床应用简表。

本书内容丰富，切合临床，指导实践，启迪思维，借鉴经验，可成为各地各级妇科临床医师的良师益友，还可作为图书馆及家庭藏书以备参阅。本书在编写过程中参考了100多种医书和期刊，在此向原作者表示衷心的感谢！对大力支持本书出版的各级领导，对积极参与本书编写、编审、编印、校对而付出辛勤劳动的人员表示衷心的感谢！曾子曰："以文会友，以友辅仁。""医为仁术"，更应如此！

肖国仕　高积慧

目 录

上篇 总 论

下篇　各　论

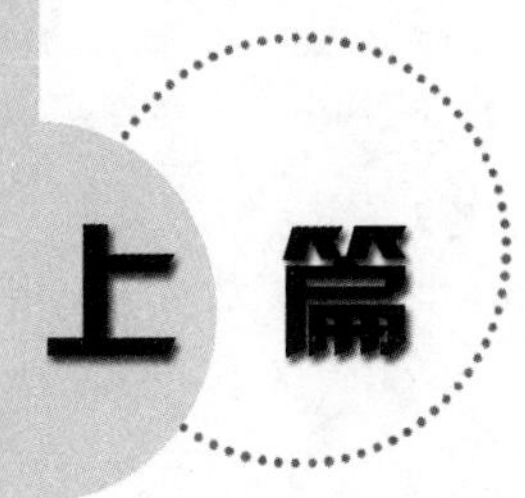

总　论

第1章

女性生殖系统解剖

女性生殖系统由外、内生殖器官及其相关的血管、淋巴和神经组织构成，与尿道、膀胱、直肠等器官相邻。

第一节　骨　盆

骨盆是人体躯干和下肢之间的骨性连结，是支持躯干和保护盆腔脏器的重要解剖结构。女性骨盆有其明显的性别特征，是胎儿娩出的必经通道，其形状、大小对分娩的难易有直接影响。

一、骨盆的组成

（一）骨盆的骨骼

骨盆由骶骨、尾骨及左、右两块髋骨组成。每块髋骨又由髂骨、坐骨及耻骨融合而成。骶骨由5～6块骶椎融合而成，呈楔形，第1骶椎向前突出形成骶岬，为骨盆内测量的重要标志。尾骨由4～5块尾椎合成。

（二）骨盆的关节

耻骨联合位于骨盆前方，两耻骨之间，由纤维软骨连接形成。

骶髂关节位于骨盆后方，骶骨和左、右髂骨之间。

骶尾关节骶骨与尾骨的联合处，有一定活动度。

（三）骨盆的韧带

骶骨、尾骨与坐骨结节之间的韧带为骶结节韧带；骶骨、尾骨与坐骨棘之间的韧带为骶棘韧带，是骨盆中最重要的两对韧带。骶棘韧带宽度既是坐骨切迹宽度，又是判断骨盆是否狭窄的重要标志。妊娠期该韧带松弛，有利于分娩。上述骨骼、关节靠韧带相连而形成骨盆。

二、骨盆的分界

以耻骨联合上缘、髂耻缘及骶岬上缘的连线为界，将骨盆分为假骨盆、真骨盆两部分。

假骨盆又称“大骨盆”，指分界线以上的部分，为腹腔的一部分。假骨盆前为腹壁下部，两侧为髂骨翼，后为第5腰椎。假骨盆与分娩无直接关系，但某些径线的长度与真骨盆的大小有关，临床上测量假骨盆径线，可间接估计真骨盆的大小。

真骨盆又称“小骨盆”，指分界线以下的部分，也称“骨产道”，是胎儿娩出的通道。真骨盆有上、下两口，上口为骨盆入口，下口为骨盆出口，两口之间为骨盆腔。骨盆腔前浅后深，前壁为耻骨联合，后壁为骶骨和尾骨，两侧为坐骨、坐骨棘和骶棘韧带。骨盆腔中轴为骨盆轴，分娩时胎儿沿此轴娩出。两坐骨棘连线的长度是衡量中骨盆大小的重要径线，也是分娩时衡量胎先露下降程度的重要标志。

三、骨盆的类型

根据骨盆的形状，可将其分为4种常见类型。

1. *女型*　入口呈横椭圆形，入口横径较前后径稍长，骶岬突出不明显，盆腔浅而宽，耻骨弓角度大约为90°，两侧坐骨棘间径大于10cm，有利于胎儿的娩出。此型最常见，为女性正常骨盆，我国妇女占52%～58.9%。

2. *扁平型*　入口呈扁椭圆形，入口横径大于前后径，耻骨弓宽，大于90°，骶骨短，失去正常弯曲，故骨盆浅。此型较常见，我国妇女占29%～32.2%。

3. *类人猿型*　入口呈长椭圆形，入口前后径大于横径，两侧壁内聚，坐骨棘较突出，耻骨弓较窄，骶骨较长且向后倾斜，骨盆前部窄后部宽，故骨盆腔深。我国妇女占14.2%～18%。

4. *男型*　入口略呈三角形，两侧壁内聚，坐骨棘突出，耻骨弓较窄，骶骨较直而前倾，出口后矢状径短，骨盆腔呈漏斗形。此型较少见，我国妇女仅占1%～3.1%。

骨盆的生长发育与种族、遗传、营养及性激素有密切关联，故形态、大小呈现差异。上述4种骨盆形态为基本类型，临床所见多为混合型。

第二节　外、内生殖器

一、外生殖器

女性外生殖器又称“外阴”，指生殖器官的外露部分，位于耻骨联合后下方、会阴前面及两股内侧之间。其包括阴阜、大阴唇、小阴唇、阴蒂和阴道前庭（图1-1）。

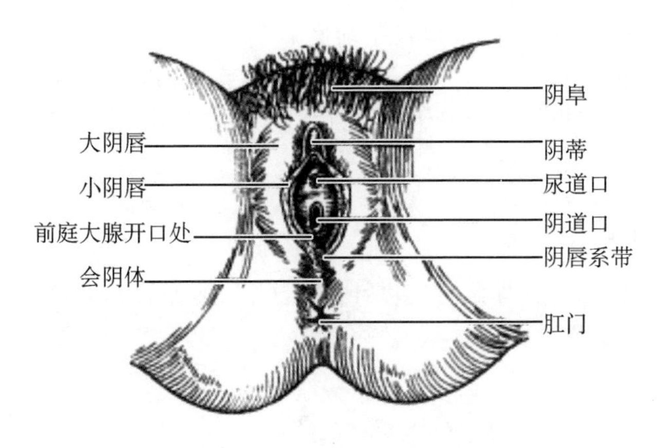

图1-1 女性外生殖器

1. 阴阜为耻骨联合前面含有丰富脂肪组织的皮肤隆起。青春期女性第二性征出现，该部位皮肤开始生长卷曲的阴毛，逐渐呈倒三角形分布。阴毛的色泽、疏密及曲直形态等因种族及个体不同而存在差异。

2. 大阴唇为两股内侧纵行隆起的一对皮肤皱襞，前起于阴阜，向后延伸止于会阴。两前端为子宫圆韧带终点，后端与会阴体相融合，形成大阴唇的前后联合。外侧面与皮肤相同，含有皮脂腺与汗腺，有色素沉着和阴毛；内侧面湿润似黏膜。皮下为疏松结缔组织和脂肪，含有丰富的血管、淋巴和神经，若受外伤易致血肿。未婚女性大阴唇自然闭合，经产妇向两侧分开，绝经后大阴唇逐渐萎缩。

3. 小阴唇是位于两大阴唇内侧的一对淡褐色薄皮皱襞，表面湿润，无阴毛，富含神经末梢，故敏感。两侧小阴唇前端相互融合，分为前后两叶包绕阴蒂。前叶形成阴蒂包皮，后叶形成阴蒂系带。两侧小阴唇后端与大阴唇融合，在正中线形成一条横皱襞，为阴唇系带。

4. 阴蒂位于小阴唇顶端下方，由海绵体构成，与男性阴茎相似，可勃起，直径6～8mm。阴蒂分为头、体、脚三部分，头部富含神经末梢，极其敏感。

5. 阴道前庭为两侧小阴唇之间的菱形区域。前端为阴蒂，后端为阴唇系带，中间有尿道口和阴道口，阴道口与阴唇系带之间有一浅窝，为舟状窝，又称“阴道前庭窝”。阴道前庭内还有以下结构：①前庭球：又称球海绵体。位于前庭两侧，由勃起性组织构成，上有球海绵体肌覆盖。其前端与阴蒂相接，后端膨大与前庭大腺相邻。②前庭大腺：又称“巴氏腺”。位于大阴唇后方深部，表面为球海绵体肌覆盖，左右各一，如黄豆大小，腺管细长，为1～2cm，向内开口于前庭后方小阴唇与处女膜之间的沟内，一般不易触及。性兴奋时可分泌黏液润滑阴道。当感染、腺管口堵塞后，可形成前庭大腺囊肿或脓肿。③尿道外口：位于阴蒂头后下方，略呈圆形，后襞上有一对并列的腺体，称“尿道旁腺”，分泌物润滑尿道口，易有细菌潜伏而引发感染。④阴道口及处女膜：阴道口位于前庭后部，尿道外口后下方，其周缘有一层较薄的黏膜，称“处女膜”，膜中央多有一筛状处女膜孔，其厚薄、形态和大小因人而异，内含有血管、神经末梢及结缔组织，可因性交或剧烈运动而破裂出血，分娩后则残留处女膜痕。

二、内生殖器

女性内生殖器位于真骨盆内，包括阴道、子宫、输卵管和卵巢。后两者又称为子宫的附件(图 1-2、图 1-3)。

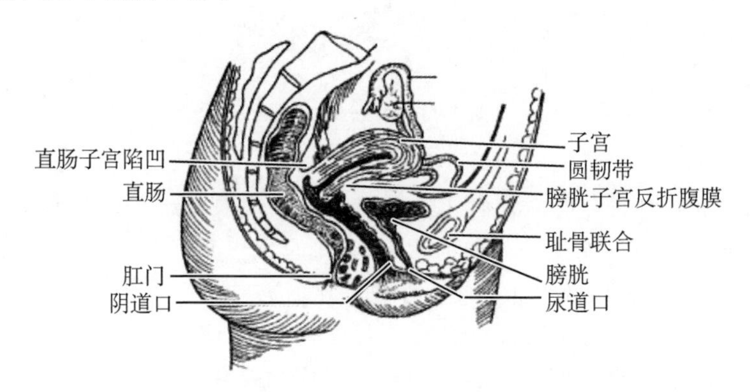

图 1-2　女性内生殖器侧位矢状面示意图

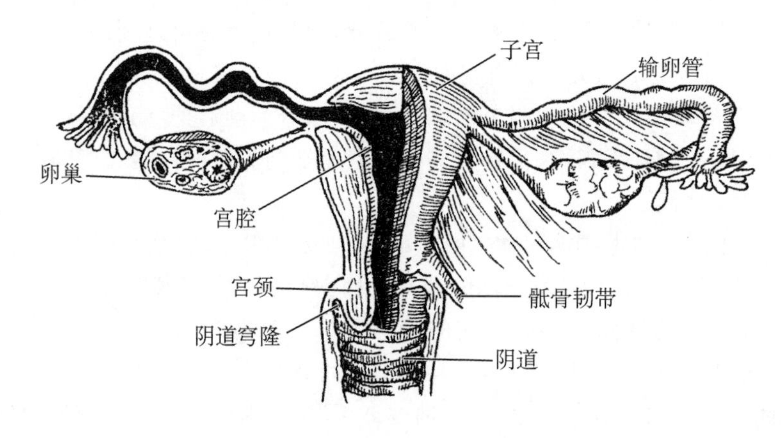

图 1-3　女性内生殖器正位后面

(一)阴道

阴道是性交器官，也是月经排出与胎儿娩出的通道。

1. 位置与形态　位于真骨盆下部中央，为子宫与外阴之间上宽下窄的扁圆柱状管道。前壁长 7～9cm，与膀胱和尿道毗邻，后壁长 10～12cm，与直肠相贴近。

上端环绕宫颈，下端开口于阴道前庭。环绕宫颈的部分称“阴道穹隆”，按其位置分为前、后、左、右4部分，其中后穹隆较深，具有重要的临床意义。

2. 组织结构　阴道壁由黏膜层、肌层和纤维组织膜构成。内层为黏膜层，由复层扁平上皮（又称“复层鳞状上皮”）覆盖，淡红色，无腺体，受激素影响呈周期性变化。中层为肌层，含内环、外纵两层平滑肌。外层为纤维组织膜，与肌层紧密相贴，富含弹力纤维及结缔组织。阴道有很多横纹皱襞，富有较大伸展性。

（二）子宫

子宫是产生月经和孕育胎儿的场所，也是精子到达输卵管的通道，并为促进胎儿及附属物娩出提供动力。

1. 位置与形态　子宫位于盆腔中央，前邻膀胱，后邻直肠，下接阴道，两侧有输卵管和卵巢。子宫靠韧带、盆底肌及筋膜支持，呈前倾前屈位，站立时与阴道呈90°角。子宫呈前后略扁的倒置梨形，重约50g，长7～8cm，宽4～5cm，厚2～3cm，宫腔容量约5ml。其上端隆突部为宫底部，下端较窄呈圆柱状的为宫颈部，中间为宫体部。宫底两侧为子宫角部，与输卵管相通。宫体与宫颈的比例因年龄而异，幼儿期为1∶2，成年期为2∶1，老年期为1∶1。

子宫腔呈上宽下窄的三角形，尖端向下通向宫颈管。宫体与宫颈之间的最狭窄部分称为“子宫峡部”，非妊娠期长约1cm。上端因在此处解剖上狭窄而称为“解剖学内口”，下端因在此处子宫内膜转变为宫颈黏膜而称为“组织学内口”。妊娠后子宫峡部逐渐伸展，末期可延长至7～10cm，形成子宫下段，成为软产道的一部分。宫颈内腔呈梭形，为宫颈管，成年人长约3cm，下端为宫颈外口，伸入阴道内的部分为宫颈阴道部（图1-4）。未产妇宫颈外口呈圆形，经产妇受分娩的影响形成呈“一”字形似唇样的横列。

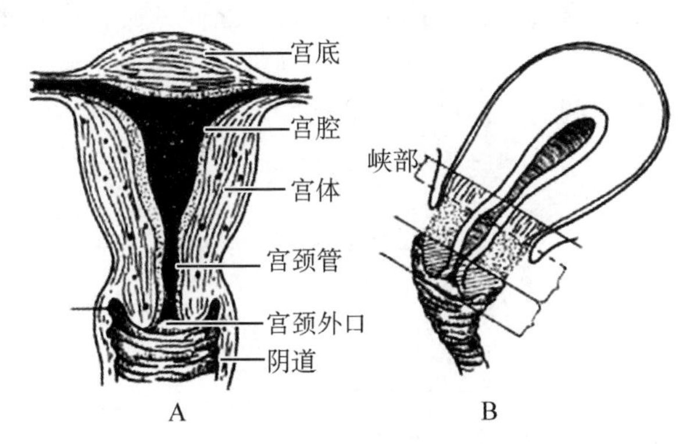

图1-4　子宫各部解剖

A. 子宫冠状断面；B. 子宫矢状断面

2. 组织结构　宫体与宫颈的组织结构不同。

(1)宫体:由3层组织构成,由内向外分为子宫内膜层、子宫肌层和子宫浆膜层。①子宫内膜层:呈粉红色,由致密层、海绵层、基底层构成。内膜层的2/3为致密层和海绵层,统称"功能层",青春期后受性激素影响,发生周期性变化脱落。内膜层的1/3为"基底层",贴近肌层,无周期性变化,能再生新的功能层。②子宫肌层:由平滑肌束与弹力纤维构成,是宫壁最厚的一层,非孕时厚约0.8cm。肌束排列外纵、内环、中间交织成网状。其内含血管,子宫收缩时能压迫血管,有效地控制出血。③子宫浆膜层:为覆盖于宫体底部及前后壁上面的腹膜,与肌层紧贴。浆膜在子宫前壁近峡部处,向前反折覆盖在膀胱上,形成膀胱子宫陷凹;在子宫后壁向下至宫颈后方于阴道后穹隆再折向直肠,形成直肠子宫陷凹,又称"道格拉斯窝"。

(2)宫颈:主要由结缔组织构成,含平滑肌纤维、血管及弹力纤维。宫颈管黏膜上皮细胞呈高柱状,内含许多腺体,分泌碱性黏液并形成黏液栓堵塞宫颈管。宫颈黏膜受性激素影响可发生周期性变化。宫颈阴道部由鳞状上皮覆盖,表面光滑;宫颈管由柱状上皮组成,在宫颈外口柱状上皮与鳞状上皮交界处是宫颈癌的好发部位。

3. 子宫韧带　共有4对(图1-5)。

(1)圆韧带:呈圆索状而得名。由结缔组织和平滑肌组成。起于两侧子宫角前面、输卵管起始部的下方,向前下方伸展达两侧盆壁,再穿过腹股沟管止于大阴唇前端。维持子宫前倾位置。

(2)阔韧带:为一对翼形腹膜皱襞。覆盖子宫前后,自子宫两侧延伸达两侧盆壁。维持子宫于盆腔正中位置。其上缘游离,内2/3包绕输卵管峡部、壶腹部,外1/3由输卵管伞部下方向外延伸达骨盆壁,称"骨盆漏斗韧带",又称"卵巢悬韧带"。卵巢动、静脉由此穿过。卵巢内侧与子宫角之间的阔韧带稍增厚处,称"卵巢韧带"或"卵巢固有韧带"。在输卵管以下,阔韧带后叶卵巢附着处以上的阔韧带称"输卵管系膜"。卵巢与阔韧带后叶相连处称"卵巢系膜"。宫体两侧阔韧带中有丰

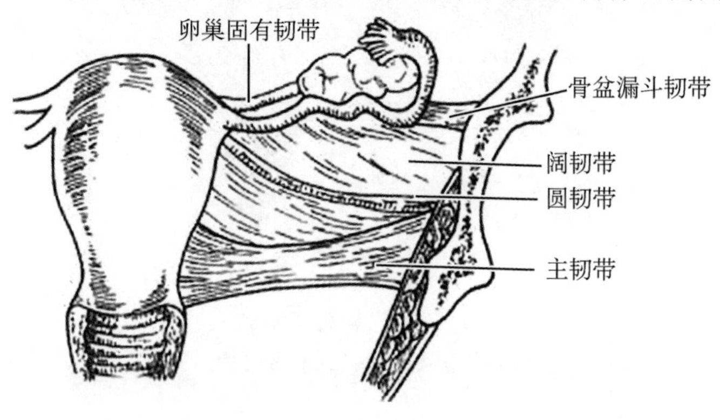

图1-5　子宫韧带

富的血管、神经、淋巴管及大量的结缔组织，称“宫旁组织”。子宫动、静脉和输尿管均从底部穿过。感染或癌瘤常累及此部。

(3)主韧带：位于阔韧带下部，横行于宫颈两侧和骨盆侧壁之间，又称“宫颈横韧带”。该韧带为坚韧的平滑肌与结缔组织纤维束，主要固定宫颈，维持宫颈正中位置，并防止宫体下垂。

(4)宫骶韧带：内含平滑肌与结缔组织，外为腹膜覆盖；起自宫颈宫体交界的后侧方，向两侧绕过直肠到达第 2、3 骶椎前面的筋膜。将宫颈向后向上牵引，使子宫颈、子宫体之间形成钝角，维持子宫前倾前屈的位置。

上述韧带、肌肉及筋膜等薄弱或受损，可导致子宫位置异常或不同程度的子宫脱垂。

(三)输卵管

输卵管是精子与卵子结合的场所，拾卵的工具，运送孕卵的管道，也是宫外孕的好发部位。

1. 位置与形态　为一对细长而弯曲的肌性管道，全长 8～14cm。位于阔韧带上缘内，近端与子宫角相连，外端游离呈“漏斗状”，与卵巢相近。由内向外按输卵管形态将其分为 4 部分，即间质部、峡部、壶腹部、伞部。

2. 组织结构　输卵管由 3 层组织构成：外层为浆膜层，是腹膜的一部分；中层为内环、外纵两层平滑肌；内层为黏膜层，由单层高柱状上皮覆盖。上皮细胞部分属纤毛细胞。输卵管通过有节奏地收缩、蠕动及纤毛的摆动，有助于孕卵的运送。输卵管黏膜层受激素影响而有周期性变化(图 1-6)。

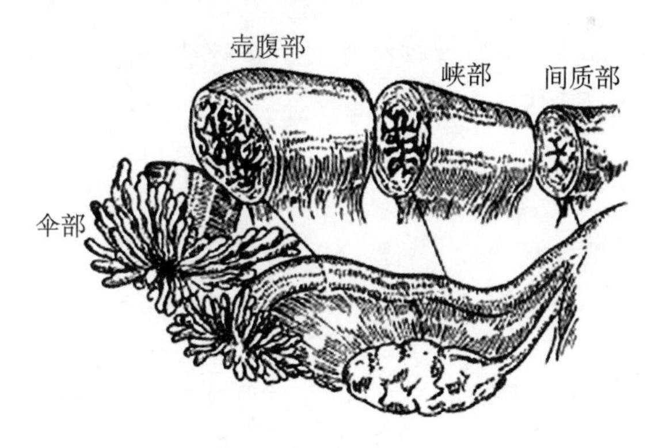

图 1-6　输卵管解剖

(四)卵巢

卵巢具有产生卵子和分泌性激素的功能。

1. 位置与形态　卵巢为一对灰白色、扁椭圆形的性腺，位于输卵管的后下方，外侧以骨盆漏斗韧带连于骨盆壁，内侧借卵巢固有韧带与子宫相连接。成年女性卵巢大小为 4cm×3cm×1cm，重 5～6g。青春期前卵巢表面光滑；青春期卵巢开始排卵后，其表面逐渐凹凸不平；绝经后卵巢逐渐萎缩而变硬变小。

2. 组织结构 卵巢表面无腹膜，由单层立方上皮覆盖，称“生发上皮”。上皮内在深层是致密的纤维组织，称“卵巢白膜”，再向内为卵巢的实质，分为皮质和髓质。皮质居外，有许多卵泡，是卵巢的主要部分；髓质居内，含疏松的结缔组织，丰富的血管、淋巴管、神经及少量与卵巢悬韧带相连的平滑肌，髓质内无卵泡(图 1-7)。卵巢系膜连于阔韧带后叶的部位称为“卵巢门”，卵巢血管与神经由此出入卵巢。

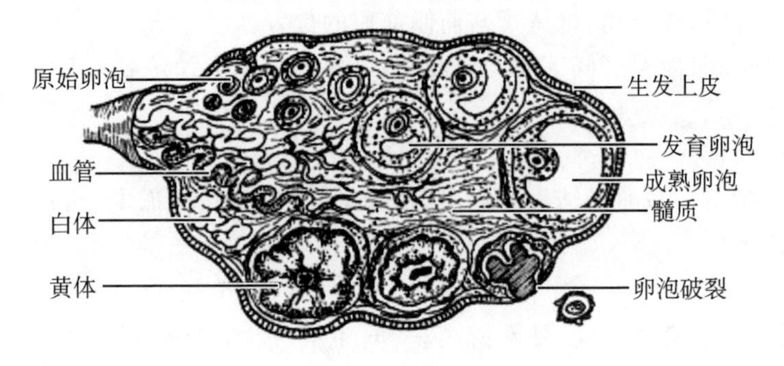

图 1-7 卵巢解剖

第三节 血管、淋巴与神经及邻近器官

女性生殖器官与血管、淋巴及神经密切相关，并且在位置上与盆腔其他器官相邻，在生理、病理上相互影响。

一、血管、淋巴与神经

(一)血管

1. 动脉 女性内、外生殖器官的血液供应主要来自卵巢动脉、子宫动脉、阴道动脉及阴部内动脉。

(1)卵巢动脉：为腹主动脉分支，左侧为肾动脉分支。在腹膜后沿腰大肌向下前行至盆腔，跨过输尿管与髂总动脉下段，经骨盆漏斗韧带向内侧横行，经卵巢系膜进入卵巢门。其分支供应输卵管，末端在子宫角附近与子宫动脉上行支相吻合。

(2)子宫动脉：为髂内动脉前分支，在腹膜后沿骨盆侧壁下行达阔韧带底部、宫旁组织到达子宫外侧，距子宫颈 2cm 处(相当于宫颈内口水平)跨过输尿管达子宫侧缘，再分为上、下两支：①子宫体支：沿子宫外侧上行至子宫角处又分为子宫底支、卵巢支、输卵管支。②宫颈-阴道支：为下行支，分布于宫颈、阴道。

(3)阴道动脉：为髂内动脉前干分支，与子宫动脉的阴道支和阴道内动脉的分支相吻合，分布于膀胱及阴道中下段前后壁。

(4)阴部内动脉：为髂内动脉前干终支，经坐骨大孔穿出盆腔，绕过坐骨棘，再经坐骨小孔达会阴、肛门部，并分出4支，即痔下动脉、会阴动脉、阴唇动脉及阴蒂动脉，供应肛门、阴道、直肠下段及外生殖器各部位的血液。

2. 静脉

(1)盆腔静脉：与同名动脉伴行，并在相应的器官及其周围形成静脉丛，互相吻合，盆腔一旦发生感染则容易蔓延。

(2)卵巢静脉：出卵巢门后形成静脉丛，与同名动脉伴行，右侧汇入下腔静脉，左侧汇入左肾静脉，故左侧盆腔静脉曲张较多见。

(二)淋巴

女性生殖器官和盆腔具有丰富的淋巴系统，淋巴结通常伴随相应的血管排列，成群或成串分布，其数目、大小和位置不均一恒定。一般分外生殖器淋巴与盆腔淋巴两组。

1. 外生殖器淋巴　分为深、浅两部分。

(1)腹股沟浅淋巴结：分上、下两组。上组收纳外生殖器、会阴、阴道下段及肛门部的淋巴；下组沿大隐静脉收纳会阴及下肢的淋巴，大部分注入腹股沟深淋巴结，少部分注入髂外淋巴结。

(2)腹股沟深淋巴结：位于股静脉内侧，收纳阴蒂、股静脉区及腹股沟浅淋巴，汇入闭孔、髂内、髂总淋巴结。

2. 盆腔淋巴　分为3组。

(1)髂淋巴组：由髂内、髂外及髂总淋巴结组成。

(2)骶前淋巴组：位于骶骨前面。

(3)腰淋巴组：位于腹主动脉旁。

子宫宫体两侧淋巴沿圆韧带汇入腹股沟浅淋巴结；宫体、宫底、输卵管、卵巢淋巴大部分汇入腰淋巴结，小部分汇入髂外淋巴结；阴道上段淋巴与宫颈淋巴回流相同，大部分汇入髂内及闭孔淋巴结；阴道下段淋巴主要汇入腹股沟浅淋巴结。当内、外生殖器官发生感染或癌瘤时，则可沿各自回流的淋巴管播散，引起相应各部淋巴结增生肿大。

(三)神经

女性内、外生殖器官由躯体神经和自主神经共同支配。

1. 外生殖器的神经支配　由阴部神经支配，含运动神经及感觉神经。由第Ⅱ、Ⅲ、Ⅳ骶神经的分支组成。在坐骨结节内侧分成3支，即会阴神经、阴蒂背神经、肛门神经(也称痔下神经)，分布于阴唇、阴蒂、会阴及肛门周围。

2. 内生殖器的神经支配　由交感与副交感神经所支配。交感神经纤维自腹主动脉前神经丛分出，下行入盆后分为两部分：

(1)卵巢神经丛:分布于卵巢与输卵管。

(2)骶前神经丛:大部分在宫颈旁形成骨盆神经丛,分布于宫体、宫颈、膀胱上部。骨盆神经丛与含有向心传导感觉神经纤维共同支配子宫肌的收缩与舒张;但子宫平滑肌有自主节律活动,其神经被切断后,仍可节律性收缩完成分娩。临床上可见低位截瘫后的产妇能顺利自然分娩。

二、邻近器官

女性生殖器官的邻近器官包括尿道、膀胱、输尿管、直肠与阑尾。

1. 尿道　为肌性管状排尿器官。自膀胱三角尖端开始,穿过泌尿生殖膈,开口于阴道前庭,形成尿道外口。尿道长 4～5cm,直径约 0.6cm。尿道内括约肌为不随意肌,尿道外括约肌为随意肌。女性尿道短而直,且与阴道邻近,易引起感染。

2. 膀胱　为囊腔性储尿器官,位于耻骨联合之后、子宫前方。其形态、大小可因充盈程度而变化,充盈时可凸向盆腔(甚至腹腔),影响妇科检查及手术视野暴露。膀胱分顶、体、颈三部,膀胱壁由浆膜层、肌层及黏膜层 3 层构成。底部黏膜形成三角区,称"膀胱三角"。三角尖端向下有尿道内口,两侧为输尿管开口,两口距离约为 2.5cm。膀胱底部与宫颈和阴道前壁紧邻,故妇科手术或检查时均需排空膀胱。

3. 输尿管　为一对圆索状肌性长管,起自肾盂,终止于膀胱,粗细不一。其内径最细为 3～4mm,最粗达 7～8mm,长约 30cm。自肾盂沿腰大肌下行,跨过髂外动脉起点的前方进入盆腔后,沿盆壁下行,达阔韧带底部时向前内行,于宫颈旁 2cm 处,在子宫动脉后方与之交叉,再经阴道侧穹隆顶端绕向前方进入膀胱壁,在壁内斜行 0～1.5cm,开口于膀胱三角的两外侧角。其周围血管丰富,在结扎子宫动脉时,应避免损伤输尿管。

4. 直肠　位于盆腔后部,上接乙状结肠,下接肛管;前为子宫与阴道,后为骶骨。肛管周围有肛门内、外括约肌及肛提肌,外括约肌为骨盆浅层肌的一部分。直肠前面与阴道后壁相贴,妇科检查、手术及分娩时要注意避免损伤直肠及肛管。

5. 阑尾　位于右髂窝内,上接盲肠,远端游离,形似蚯蚓,长 7～9cm。其位置、长度、粗细等变异较大。有的下端可达右侧附件处,妊娠期可随子宫增大而逐渐上移。感染后可累及附件甚至盆腔,需注意鉴别诊断。

第四节　骨 盆 底

骨盆底由多层肌肉和筋膜所组成,封闭骨盆出口,使骨盆腔内各器官保持正常位置。尿道、阴道和直肠经盆底贯穿而出,若分娩处理不当可损伤盆底组织,影响脏器的位置和功能。盆底前为耻骨联合,后为尾骨尖,两侧为耻骨降支、坐骨升支及坐骨结节。盆底由外向内分为3层组织。

一、外层

外层即会阴浅层筋膜与肌肉，含有三对肌肉和一个括约肌。肌肉的肌腱汇合于阴道外口与肛门之间，形成中心腱。

球海绵体肌位于阴道两侧，覆盖前庭球与前庭大腺，向后与肛门外括约肌相互交叉混合。收缩时可紧缩阴道，又称“阴道括约肌”。

坐骨海绵体肌自坐骨结节内侧，沿坐骨升支内侧与耻骨降支向上，最终汇合于阴蒂脚部。

会阴浅横肌自两侧坐骨结节内侧面向中线汇合于中心腱。

肛门外括约肌围绕肛门的环形肌束，后端与肛尾韧带相连，前端也汇合于中心腱。

二、中层

中层即泌尿生殖膈。由上、下两层坚韧筋膜及一层薄肌肉组成，覆盖于耻骨弓与两坐骨结节所形成的骨盆出口前面的三角形平面上，又称“三角韧带”。其上有尿道与阴道穿过。两层筋膜间有一对由两侧坐骨结节至中心腱的会阴深横肌及位于阴道周围的尿道括约肌。

三、内层

内层即盆膈，为骨盆底最坚韧的一层，由肛提肌及其内、外各覆盖一层筋膜所组成，有尿道、阴道及直肠穿过。

肛提肌是位于骨盆底的成对扁肌，向下、内合成漏斗形。每侧肛提肌由耻尾肌、髂尾肌及坐尾肌三部分组成。肛提肌有加强盆底托力的作用，而且部分肌纤维在阴道和直肠周围密切交织，还有加强肛门及阴道括约肌的作用。

会阴，广义是指封闭骨盆出口的所有软组织；狭义是指位于阴道口与肛门之间的楔形软组织，又称“会阴体”，厚3～4cm。其由表及里依次为皮肤、皮下脂肪筋膜、部分肛提肌和会阴中心腱。会阴有较大伸展性。妊娠期由于性激素作用使会阴组织变软，有利于分娩。分娩时要注意保护，以免发生裂伤。

第五节　中医学对女性生殖器的认识

一、阴户、玉门

是用于女性外生殖器官的解剖术语。阴户指外阴，即现代解剖学中的阴蒂、大小阴唇、阴唇系带及阴道前庭的部位，又名“四边”。《校注妇人良方》提出：“登厕风入阴户，便成痼疾。”《诸病源候论》曰：“胞门、子户，主子精，神气所出入，合于中黄门、玉门四边。”玉门又名龙门、胞门，即阴道口、处女膜部位。玉门一词始见于《脉经》。据《千金要方》“妇人阴阳过度，玉门疼痛”“产劳玉门开而不闭”及《妇人大全良方》中“产后阴脱，玉门不闭”的记载，说明玉门并非未嫁女的专用语，已婚、已产者也可称玉门。古今认识颇为一致。

二、阴道、子门

阴道指女性内生殖器的一部分，又称产道、子肠，始见于《诸病源候论》。据该书“五脏六腑津液流行阴道”“产后阴道肿痛”和《千金要方》“治产后阴道开不闭方”的记载，阴道是娩出胎儿及排出月经、带下、恶露的通道，与现代解剖学的概念一致。子门又有子户、胞门之称，指子宫颈口。首见于《灵枢·水胀》“石瘕生于胞中、寒气客于子门，子门闭塞，气不得通……”，认为其是“主定月水，生子之道”也，即排出月经、娩出胎儿之关口。

三、胞宫

即女子胞，又名子胞、子脏、子处、血脏、子宫等。明代《景岳全书·妇人规》引朱丹溪之言描述：“阴阳交媾，胎孕乃凝，所藏之处，名曰子宫。”在《内经》里称“女子胞”“子处”。《神农本草经》称“子宫”“子脏”。《金匮要略》里称“血室”。“胞宫”一词始见于《女科百问》中的“热入胞宫，寒热如疟”，指能排出月经和孕育胎儿之处。《内经》中称“女子胞”为六腑之外的“奇恒之腑”，指明胞宫不同于一般脏腑，其行经、蓄经、育胎、分娩，各依其时，藏泻分明，表现了“胞宫”的特殊性。

第2章

女性生殖系统生理

女性生殖系统除在解剖上有其独特性，在生理上也呈现女性独有的自身特征，与全身其他系统的功能又相互联系、相互影响。掌握女性生殖系统的生理变化，是诊治女性生殖内分泌相关疾病的理论基础。

第一节　女性一生各阶段的生理特点

女性从出生到衰老是一个渐进的生理过程，是生命个体自出生、生长、发育、成熟到衰退的过程。根据女性不同年龄阶段呈现的生理特点，将其一生按年龄大致划分为6个阶段，但各阶段并无截然界限，且个体可因遗传、环境、营养等因素影响而具有一定差异。

一、新生儿期

出生后4周内，称“新生儿期”。女性胎儿在母体受性激素的影响，出生时新生儿外阴较丰满，乳房和子宫都有一定程度的发育，乳房略隆起或有少许泌乳。出生后新生儿血中雌性激素的水平迅速下降，可引起子宫内膜脱落而有少量阴道流血。这些均属生理现象，可在数日内自然消退。

二、儿童期

出生后4周至12岁左右，称“儿童期”。约8岁之前为儿童期早期，卵巢内卵泡无激素分泌，生殖器为幼稚型。身体发育较快，体格持续增长。约8岁之后，进入儿童期后期，卵巢内的卵泡受垂体促性腺激素的影响而有一定程度的发育，并分泌少量雌激素，但卵泡发育达不到成熟的程度，故不排卵。在少量雌激素的影响下，女性特征开始出现，乳房和内、外生殖器开始发育，逐渐向青春期过渡。

三、青春期

从月经初潮至生殖器官发育成熟具有生殖能力的时期称“青春期”。这一时期是女性由儿童到成人的转变期，也是儿童期转向性成熟期的过渡期。世界卫生组织将青春期定为10—19岁。我国女性多数在12—13岁进入青春期，一般最迟不超过17—18岁。青春期的主要生理特点：体格迅速增长，第一性征即生殖器官显著发育，第二性征出现，月经来潮。体格发育表现为身高的增长和体重的增加。生殖器官的发育表现为阴阜隆起，大阴唇变厚，小阴唇变大且色素沉着。阴道的长度及宽度增加，黏膜增厚出现皱襞。子宫增大，子宫体颈比例逐渐接近2∶1。输卵管变粗；卵巢增大，皮质内有不同发育阶段的卵泡，卵巢表面稍显凹凸。卵巢产生的雌激素可使子宫内膜增殖，促使第二性征出现，表现为音调变高，乳房丰满而且隆起，阴毛及腋毛生长，骨盆横径大于前后径，胸肩、髋部皮下脂肪增多，形成女性特有体态。乳房发育是第二性征的最初特征。当雌激素达到一定水平且有明显波动时，引起子宫内膜脱落即出现月经。月经第一次来潮称为“月经初潮”，是青春期开始的重要标志，通常发生于乳房发育的5年之后。由于卵巢功能尚不健全，故初潮后月经周期常不规则，经2～4年建立规律性周期性排卵后，月经逐渐正常。

四、性成熟期

性成熟期亦称“生育期”，一般从18岁开始，持续约30年，是卵巢生殖功能与内分泌功能最旺盛的时期。此阶段女性卵巢功能成熟，有规律地周期性排卵并分泌性激素，生殖器官各部位和乳房在卵巢分泌的性激素作用下发生周期性变化。月经规律，生育功能活跃。

五、围绝经期

围绝经期过去称“更年期”。世界卫生组织将卵巢功能开始衰退直至绝经后1年内的时期称为“围绝经期”，是女性从生殖功能旺盛的性成熟期向老年期变更过渡的时期。其包括绝经过渡期、绝经和绝经后期三个阶段。绝经过渡期是指卵巢功能开始衰退直至最后一次月经的一段时期，也称“绝经前期”。一般始于40岁以后，历时因人而长短不同，短则1～2年，长至10余年，甚至20年。其生理特征是：月经紊乱，周期、经期不规则，经量渐少，最后绝经。女性一生中最后一次月经，称为“绝经”。我国妇女绝经年龄平均为49.5岁。绝经后期是指绝经后至60岁之前的生命期，此期卵泡不能发育成熟及排卵，生殖功能停止，生殖器官逐渐萎缩。在围绝经期，由于雌激素缺乏，部分女性可出现血管舒缩障碍和神经精神症状，如潮热、出汗、情绪不稳定、烦躁不安、失眠、抑郁等，称为“围绝经期综合征”。

六、老年期

60岁以后称为“老年期”。此期卵巢缩小、变硬，卵巢功能进一步衰竭，体内雌激素水平明显下降，阴唇皮下脂肪减少，阴道黏膜变光滑，宫体及宫颈萎缩。整个机体发生衰老性改变。由于性激素减少，易发生老年性阴道炎、机体代谢紊乱等，如骨代谢紊乱引起骨质疏松而易发生骨折。

第二节　月经及月经期的临床表现

一、月经

月经是指随卵巢周期性变化而出现的子宫内膜周期性的脱落及出血，约每个月1次，故称“月经”。

1. 月经初潮　第一次月经来潮称“月经初潮”。月经初潮年龄多在13－14岁，可早至11－12岁，晚至17－18岁。初潮迟早常受环境、气候、遗传、体质、营养、情绪等许多内外因素的影响。近年来，月经初潮年龄有提前趋势。

2. 月经的周期及经期　正常月经具有周期性。出血的第1天为月经周期的开始，两次月经第1天的间隔时间称为1个月经周期，一般为21～35天，平均28天。月经周期的长短因人而异，提前或延后7天以内仍视为正常。每次月经持续的时间称为“经期”，一般为3～5天，不超过7天。

3. 月经的经量及经血　一次月经的总流血量称为“经量”。正常经量为30～50ml，不超过80ml。月经血呈暗红色，主要为血液，还含有脱落的子宫内膜碎片、宫颈黏液及脱落的阴道上皮细胞。经血中含有大量的纤溶酶，对血中的纤维蛋白有溶解作用，所以，月经血不凝固，偶尔有一些小血块。

二、月经期的临床表现

一般大多女性在月经期无特殊不适。但由于盆腔充血及前列腺素的作用，部分女性可有下腹及腰骶部坠胀、轻度乳房胀痛、尿频、腹泻、便秘或头痛、失眠、精神抑郁等，但不影响工作与学习。若出现剧烈周期性小腹腰骶痛、头痛、乳房胀痛等症状，应及时诊治。

(一)卵巢的功能及周期性变化

1. 卵巢的功能　卵巢是女性的性腺，具有两种主要功能：一是生殖功能，即产生卵子并排卵；二是内分泌功能，即合成和分泌性激素。

2. 卵巢的周期性变化　女性一生从青春期开始至绝经前，卵巢的形态及功能呈周期性变化，称为“卵巢周期”。卵巢周期包括卵泡的发育及成熟、排卵、黄体的形成与退化三方面变化。

(二)卵泡的发育及成熟

此期也称“卵泡期”,指自月经第1天至卵泡发育成熟的阶段,一般为10～14天。在卵巢的皮质中存在着大小不一的各级发育卵泡,其中始基卵泡是卵巢的基本生殖单位,也称“原始卵泡”。胚胎20周时,始基卵泡最多,大约有700万个。新生儿出生时,始基卵泡部分退化闭锁,总数下降至200万个。儿童期至青春期发育过程中,始基卵泡数继续下降至30万～50万个。每一个始基卵泡中含有一个初级卵母细胞,周围有一层梭形细胞。青春期开始及青春期后,始基卵泡开始发育。卵泡基底膜周围的间质细胞增生分化为卵泡内膜和卵泡外膜,卵母细胞周围的梭形细胞增生成颗粒细胞,颗粒细胞间的卵泡液增多并融合成卵泡腔,卵泡液将卵细胞及其周围部分颗粒细胞推向一侧形成卵丘。此时发育成排卵前卵泡,即“成熟卵泡”,是卵泡发育的最后阶段。成熟卵泡体积显著增大,卵泡腔增大。围绕卵细胞的一层颗粒细胞呈放射状排列,称“放射冠”。在放射冠与卵细胞之间有一层很薄的透明膜,称“透明带”。成熟卵泡的结构从外向内依次为卵泡外膜、卵泡内膜、颗粒细胞、卵泡腔、卵丘、放射冠、卵细胞。

一般认为,正常生育年龄的妇女每个周期中仅有数个卵泡发育成熟,但只有一个卵泡排卵,其余成熟的卵泡均不排卵而退化。

(三)排卵

卵细胞被排出的过程称为“排卵”,多发生在下次月经来潮前14天左右。随着卵泡的发育成熟,卵泡逐渐向卵巢表面移动,最后呈泡状突出于卵巢表面。在血中黄体生成素/卵泡刺激素(LH/FSH)峰的刺激及孕激素的协同作用下,激活卵泡内蛋白溶酶活性,溶解卵泡壁,形成排卵孔,同时卵泡液中的前列腺素促使卵巢内平滑肌收缩,将成熟卵泡的卵细胞与其周围的透明带、放射冠及部分卵丘内颗粒细胞从排卵孔排出卵巢,完成排卵,被排出的卵细胞也称为“卵子”。卵子可由两侧卵巢轮流排出,也可由一侧卵巢连续排出。

(四)黄体的形成与退化

此期也称“黄体期”。自排卵日至月经来潮,一般约14天。排卵后,留在卵巢表面的卵泡壁塌陷,卵泡膜血管破裂,血液流入卵泡腔内凝成血块,称“血体”。残留在卵泡腔内的颗粒细胞变大,胞质内出现黄色颗粒,使血体变成“黄体”。在排卵后7～8天,黄体的发育及分泌功能达高峰,直径为1～2cm,外观黄色,突出于卵巢表面。若卵子受精,妊娠3个月内,黄体变为妊娠黄体,继续分泌激素。若卵子未受精,黄体在排卵后9～10天开始退化。退化后的黄体经8～10周逐渐纤维化,外观色白,称为“白体”。黄体的平均寿命为14天,黄体功能衰退后月经来潮,卵巢中又有新的卵泡发育,开始新的周期。

女性进入性成熟期,卵巢规律地呈现卵泡发育、成熟、排卵、黄体形成、黄体退化的周期性变化。女性一生中有 400～500 个卵泡发育成熟，绝大多数卵泡在其发育过程中退化成为闭锁卵泡。在妊娠期及哺乳期，卵巢不排卵，周期性变化暂停。极个别人在哺乳期有排卵现象，需注意避孕。

三、卵巢分泌的性激素及其生理作用

卵巢主要合成并分泌雌激素、孕激素和少量雄激素，均属甾体激素，与胆固醇结构相似。这些激素在女性一生中有着非常重要的作用。

(一)性激素分泌及周期性变化

1. *雌激素*　卵泡发育过程中，在 LH 和 FSH 的作用下，由卵泡膜细胞和颗粒细胞合成分泌，肾上腺皮质亦能少量分泌。随着卵泡的发育，雌激素分泌量逐渐增加，于排卵前形成第一高峰。排卵后其分泌量略有减少。但黄体逐步发育形成，开始分泌雌激素，在排卵后 7～8 天黄体成熟时，形成雌激素的第二个高峰，较平坦，峰的均值较第一个高峰低。黄体萎缩时，雌激素水平迅速下降，在月经前达最低水平。因此，雌激素在一个月经周期中有两个峰值。雌激素主要为雌二醇与雌酮，雌三醇为其降解产物。雌激素的生物活性以雌二醇最强，雌酮次之，雌三醇最弱。

2. *孕激素*　孕激素由黄体合成并分泌。孕激素在排卵前维持低度水平，排卵后随黄体形成，分泌量开始增加，在排卵后 7～8 天黄体成熟时分泌量达最高峰，随着黄体的退化分泌量逐渐下降，于月经来潮时回落到排卵前水平。孕激素在一个月经周期中仅有一个峰值。孕激素主要为孕酮(黄体酮)。孕酮的代谢产物在尿中主要为孕二酮。

3. *雄激素*　女性体内的雄激素大部分来源于肾上腺，小部分来自卵巢的卵泡膜和卵巢间质。排卵前，在 LH 峰作用下，雄激素增多，可促进非优势卵泡闭锁并提高性欲。女性雄激素主要为睾酮和雄烯二酮。

(二)性激素的生理作用

1. *雌激素的生理作用*

(1)对子宫的作用：促进子宫肌层的发育，使肌层增厚，血供增加，并使子宫收缩力增强及增加子宫平滑肌对缩宫素的敏感性，促进子宫内膜腺体及间质增殖和修复，以及使宫颈口松弛、扩张，宫颈黏液分泌增加，质变稀薄，易成拉丝。宫颈黏液涂片出现羊齿植物叶状结晶。

(2)对卵巢的作用：协同卵泡刺激素促进卵泡发育。

(3)对输卵管的作用：促进输卵管肌层发育及黏膜分泌，增强输卵管平滑肌节律性收缩的振幅。

(4)对外阴、阴道的作用：促进外阴的发育，使阴唇发育、丰满。促进阴道上皮细胞增生和角化，使阴道黏膜增厚并增加阴道上皮细胞内糖原的含量，使阴道维持弱酸环境，抵御碱性致病菌的感染。

(5)对乳房的作用:使乳腺管增生,乳头、乳晕着色。促进其他第二性征的发育。

(6)对下丘脑、垂体的作用:通过对下丘脑和垂体的正负反馈调节,控制垂体促性腺激素的分泌。

(7)代谢作用:促进水钠潴留。降低血中总胆固醇的水平,减少胆固醇在动脉壁的沉积。促进骨中钙盐的沉积及骨骺的闭合。与甲状旁腺素协同维持血中钙、磷平衡。

2. 孕激素的生理作用

(1)对子宫的作用:降低子宫平滑肌的兴奋性及其对缩宫素的敏感性,抑制子宫肌的收缩,有利于孕卵的着床和胎儿的生长发育。使子宫内膜在增殖期基础上发生分泌变化,为受精卵着床做准备。使宫颈口闭合,宫颈黏液分泌减少,质变黏稠,拉丝度降低。宫颈黏液涂片出现椭圆体。

(2)对输卵管的作用:抑制输卵管平滑肌节律性收缩的频率和振幅。

(3)对阴道上皮的作用:使阴道上皮细胞加快脱落。

(4)对乳房的作用:促进乳腺小叶及腺泡发育。大剂量孕激素可抑制乳汁分泌。

(5)对下丘脑、垂体的作用:增强雌激素的正反馈调节,对下丘脑、垂体有负反馈作用,抑制垂体促性腺激素的分泌。

(6)调节体温:孕激素能兴奋下丘脑的体温调节中枢,使基础体温在排卵后升高0.3～0.5℃,临床以此作为判断排卵日期的重要指标之一。

(7)代谢作用:孕激素能促进蛋白分解,增加尿素氮的排出,促进水钠的排泄。

雌激素与孕激素在生理作用上既有协调关系,又有拮抗关系。

3. 雄激素的生理作用　雄激素能促进女性外生殖器发育,促进阴毛、腋毛生长。促进机体合成蛋白质、肌肉生长,刺激骨髓中红细胞增生。雄激素还与性欲有关。雄激素过多会对雌激素产生拮抗作用,可减缓子宫肌内膜的生长及增殖,抑制阴道上皮的增生和角化,引发妇科生殖内分泌疾病。

四、月经周期的调节

月经周期的调节既复杂又协调,是通过下丘脑、垂体及卵巢所分泌的激素作用来实现的。

通常将下丘脑、垂体、卵巢合称为“下丘脑-垂体-卵巢轴”(HPOA),又称“性腺轴”,是一个完整而协调的神经内分泌系统,主要生理功能是控制女性性征发育、正常月经和性功能。它的每个环节均有其独特的神经内分泌功能,互相调节且互相影响。

1. 下丘脑的神经分泌细胞在接受大脑皮质中枢神经刺激后分泌促性腺激素

释放激素(GnRH),即卵泡刺激素释放激素(FSH-RH)和黄体生成素释放激素(LH-RH),通过下丘脑与垂体之间的门静脉系统进入腺垂体,促进垂体合成和分泌卵泡刺激素(FSH)和黄体生成素(LH)。FSH 有刺激卵泡生长发育的作用,并促使卵泡合成雌激素。LH 有促使黄体生成及发育的作用。大量 LH 和一定量 FSH 共同作用,促使成熟的卵泡排卵,并促进黄体形成,合成分泌雌、孕激素,使子宫内膜产生增生及分泌的周期性变化。

2. 卵巢合成和分泌雌、孕激素受下丘脑、垂体激素的调控,反过来,雌、孕激素对下丘脑、垂体的分泌活动也产生反馈作用。性激素使下丘脑促性腺激素释放激素分泌增多称"正反馈",反之称"负反馈"。排卵前,大量雌激素使下丘脑 FSH-RH 分泌量减少(负反馈),而使下丘脑分泌 LH-RH 增加(正反馈),形成 LH/FSH 峰,促使发育成熟的卵泡排卵。黄体期,大量雌、孕激素共同作用于下丘脑产生负反馈,GnRH 分泌减少。随之垂体促性腺激素(FSH、LH)分泌减少,黄体失去支持而萎缩,雌、孕激素分泌减少,子宫内膜因失去激素的支持而萎缩、坏死、剥脱、出血,月经来潮。同时,雌、孕激素负反馈作用下降,解除了对下丘脑的抑制作用,下丘脑又开始持续分泌促性腺激素释放激素,FSH、LH 水平回升,又促使卵泡开始发育,进入下一个新的卵巢周期。如此循环,周而复始,月经周期也随之形成。可见,月经来潮是一个性周期的结束,也是另一个性周期的开始。

下丘脑-垂体-卵巢轴对月经的调节过程中,其他内分泌激素及前列腺素也参与其中,所有这些生理活动均受大脑皮质神经中枢的控制和调节。

五、子宫内膜及生殖器其他部位的周期性变化

子宫内膜及宫颈、输卵管等生殖器其他部位的周期性变化是在雌、孕激素作用下,随着卵巢的周期性变化而产生的。这是性周期的具体体现,其中以子宫内膜的周期性变化最为显著。

(一)子宫内膜的周期性变化

子宫内膜在组织结构上分为基底层和功能层:基底层不受卵巢激素周期性变化的影响,不发生脱落;功能层受卵巢性激素的影响,发生周期性增殖、分泌和脱落的变化。正常月经周期以 28 天为例,其组织形态的周期性变化可分为以下 3 期。

1. *增生期* 月经周期的第 5～14 天,相当于卵泡的发育成熟阶段。受雌激素影响,子宫内膜腺体和间质细胞呈增殖状态。内膜基底层细胞增生、修复,逐渐变厚。腺体增多,伸长且变弯曲,血管延长、纡曲。内膜充血。约在增生期末,卵巢表面的卵泡成熟、破裂而排卵。

2. *分泌期* 月经周期的第 15～28 天,相当于黄体期。受雌激素和孕激素的影响,子宫内膜继续增厚,血管进一步卷曲呈螺旋状。子宫腺体增大呈分泌状态,腺腔含有大量黏液,间质疏松水肿。此期子宫内膜柔软,血供充足,适合受精卵着

床和发育。分泌期末,在月经周期的第24～28天,黄体萎缩,孕激素减少,子宫内膜的腺体及腺细胞相应缩小变性,内膜变薄。

3. 月经期　月经周期的第1～4天,由于黄体萎缩,雌、孕激素撤退,腺体缩小,子宫内膜间质水肿消失,螺旋小动脉痉挛性收缩,以致子宫内膜缺血坏死,内膜功能层从基底层崩解脱落,与血液相混排出,形成月经。雌、孕激素能促进子宫内膜溶酶体中水解酶的合成,能使蛋白质、核酸和黏多糖分解。雌、孕激素水平下降时,溶酶体膜的通透性增加,水解酶进入内膜组织,影响内膜组织代谢,使其遭受破坏,造成内膜的剥脱和出血,形成不凝固的经血。

(二)生殖器其他部位的周期性变化

1. 阴道黏膜的周期性变化　阴道黏膜为复层扁平上皮。排卵前,阴道上皮在雌激素的影响下,底层细胞增生,逐渐演变为中层和表层细胞,使阴道上皮增厚,表层细胞出现角化,角化程度在排卵期最明显。阴道上皮细胞内富含糖原,糖原经寄生在阴道内的阴道乳酸杆菌分解成乳酸,使阴道内保持弱酸环境,可以防止致病菌的侵袭。排卵后,在孕激素的作用下,表层细胞脱落。临床上常借助阴道脱落细胞的变化了解体内雌激素水平和有无排卵。阴道上段黏膜对性激素敏感,故一般在上1/3段阴道侧壁取脱落细胞进行检查。

2. 卵巢的周期性变化　卵巢在卵巢雌、孕激素的作用下,宫颈腺体分泌宫颈黏液,其理化性质及涂片结晶均有周期性改变。月经来潮后,体内雌激素水平低,宫颈黏液量少,随着卵泡的发育成熟,雌激素水平逐渐升高,宫颈黏液的分泌量逐渐增加,至排卵期前,黏液变稀薄、透明,似蛋清样,有较强延展性,拉丝度可达10cm以上。涂片检查可见羊齿植物叶状结晶。这种结晶在月经周期第6～7天出现,至排卵期最为清晰而典型。排卵后,受孕激素的影响,宫颈黏液分泌减少,质地黏稠而浑浊,拉丝易断裂。羊齿植物叶状结晶逐渐减少、模糊,至月经周期第22天左右,结晶由排列成行的椭圆体取代。通过宫颈黏液检查,可了解卵巢功能变化。

3. 输卵管的周期性变化　排卵前在雌激素的影响下,输卵管黏膜上皮纤毛细胞生长,体积增大,输卵管肌层节律性收缩频率和振幅加强,为拾取卵子及运送受精卵做准备。排卵后,孕激素抑制输卵管黏膜上皮纤毛细胞的生长和肌层收缩的振幅,与雌激素协同作用,保证受精卵在输卵管内向宫腔方向正常运行。

六、其他内分泌激素对女性生殖系统的影响

人体是由各系统组成的统一整体,女性生殖系统是人体的重要组成部分。下丘脑-垂体-卵巢轴的调节与其他系统的功能密切相关。尤其当内分泌系统功能异常,激素水平波动时,会影响性周期而导致月经失调。另外,体内合成的前列腺素在卵巢、子宫内膜及月经血中均有分布和存在,并产生各种效应。

(一)肾上腺皮质激素

肾上腺皮质激素由肾上腺分泌并影响雄激素的合成。肾上腺皮质是女性雄激

素的主要来源，适量雄激素为正常女性阴毛、腋毛、肌肉及全身生长发育所必需。若雄激素分泌过多，则抑制下丘脑分泌 GnRH，并对抗雌激素，使卵巢功能受到抑制而出现闭经，甚至有男性化表现，如引发多囊卵巢综合征。

(二)甲状腺激素

甲状腺激素和卵巢甾体激素的分泌共同受下丘脑-垂体的调控。甲状腺激素对于性腺的发育成熟、维持正常的月经和生殖功能十分必要。甲状腺激素可以直接作用于卵巢，改变卵巢对促性腺激素的敏感性；也可间接作用于丘脑下部，影响丘脑下部促性腺激素释放激素的分泌，使卵泡刺激素及黄体生成素的产生及释放失调，从而影响卵巢功能。甲状腺功能减退，甲状腺激素分泌减少时，可延迟发育，引起月经失调、月经过少、闭经，甚至合并不孕、流产、畸胎等。甲状腺功能亢进时，甲状腺激素分泌增加，则引起月经过多、频发及不规则阴道出血；当甲状腺功能亢进进一步加重时，甾体激素分泌受抑制，可出现月经稀发甚至闭经。

(三)胰岛素

胰岛素除参与糖代谢外，对维持正常卵巢功能也有重要影响。1型糖尿病患者常有卵巢功能低下。高胰岛素血症将促使卵巢产生过多雄激素，引发高雄激素血症，导致月经失调、闭经。

(四)前列腺素

前列腺素(PG)几乎存在于全身各重要组织和体液之中，对排卵、月经及子宫肌收缩有着重要影响。

1. *对卵巢功能的影响*　在垂体促性腺激素的作用下，卵泡成熟并分泌雌激素及前列腺素 $F_{2\alpha}$($PGF_{2\alpha}$)。在黄体生成素高峰出现时，较高浓度的 $PGF_{2\alpha}$，促使卵巢间质内平滑肌纤维收缩，导致卵泡破裂，诱发排卵。

2. *对月经的作用*　子宫内膜能合成前列腺素，其含量随月经周期而异，$PGF_{2\alpha}$ 在分泌期子宫内膜较增生期为多。$PGF_{2\alpha}$ 能促使子宫内膜螺旋小动脉收缩，加速内膜缺血、坏死及血管断裂，导致月经来潮。

3. *对子宫肌的作用*　PGE 能使非妊娠子宫肌松弛，妊娠子宫肌收缩；$PGF_{2\alpha}$ 则使非妊娠子宫肌及妊娠子宫肌均收缩。分泌期子宫内膜因产生较多的 $PGF_{2\alpha}$，能引起子宫肌收缩，有利于加速内膜脱落。临床发现，原发性痛经患者经血中 $PGF_{2\alpha}$ 含量较正常妇女高，给予吲哚美辛等抑制前列腺素的药物后，痛经好转，认为 $PGF_{2\alpha}$ 含量增多可能是产生痛经的原因。

七、中医学对月经及其调节机制的认识

1. *月经是肾-天癸-冲任-胞宫这一生殖轴相互调节*　并在全身脏腑、经络、气血的协同作用下，子宫定期藏泻而产生的正常生理现象。《素问·上古天真论》曰："女子七岁，肾气盛，齿更发长；二七而天癸至，任脉通，太冲脉盛，月事以时下，故有

子……七七任脉虚，太冲脉衰少，天癸竭，地道不通，故形坏而无子也。”

2. 月经的产生和调节与天癸、脏腑、气血、经络密切相关　是肾气、天癸、冲任二脉协调作用于胞宫的结果。肾为主导，天癸是促进生长、发育和生殖的物质与动力，通过冲任聚集脏腑之阴血，使血海满盈，并下达于胞宫，胞宫藏泻有期，则月经按时来潮。若肾精血不足，癸水不充，或肝血衰少，疏泄功能失调，或脾虚气血生化不足，统摄功能失常，或冲任二脉气血不能相资，任督二脉不能共同维持阴阳脉气的平衡，胞宫功能就会发生紊乱，月经的产生及其期、量、色、质就会发生异常。

第3章

妇科疾病病因与诊断

第一节　妇科疾病常见病因

引起妇科疾病的病因种类繁多，常见的如下。

1. 生物因素　为最常见的致病因素。引起妇科疾病的常见病原体有细菌（如葡萄球菌、链球菌、大肠埃希菌、厌氧菌、变形杆菌、结核杆菌、淋病双球菌等）、原虫（如阴道毛滴虫、阿米巴原虫）、真菌（如假丝酵母菌），还有各种病毒、衣原体、支原体、（梅毒）螺旋体等。病原体感染人体后主要引起生殖器官的炎症。

2. 物理因素　妇科手术不当所致机械性创伤、烧灼或电击引起的局部烧伤、冷冻引起的局部冻伤、电离辐射引起的放射病等均属于物理因素致病。

3. 化学因素　较高浓度的化学物质如强酸、强碱、各种腐蚀性较强的液体，损伤内外生殖器出现急性炎症反应。

4. 精神因素　长期的精神紧张、焦虑，过度的抑郁、悲伤、恐惧或强烈的精神刺激，均可影响大脑皮质、下丘脑、垂体，致使神经-内分泌功能失调甚至紊乱而发生功能失调性子宫出血、下丘脑性闭经等。

5. 营养因素　人体所必需的营养素包括蛋白质、脂肪、糖类、矿物质、维生素、纤维素等，它们是保证和维持机体正常生命活动及女性生理功能的必备物质，任何一种缺乏都可能引起妇科疾病。如蛋白质缺乏直接影响人体的生长、发育和高级神经活动，还使机体抵抗力明显减弱；脂肪缺乏，不仅影响人体的热能供应，也影响脂溶性维生素 A、D、E、K 的吸收和利用；维生素 E 缺乏，可引起子宫发育不良、不孕等。

6. 免疫因素　免疫功能主要表现在生理防御、自身稳定和免疫监视 3 个方面，免疫功能异常可引起妇科疾病，如免疫性不孕、免疫性滋养细胞疾病等。

7. 遗传因素　常见的妇科遗传性疾病有性染色体异常引起的性分化异常；常染色体异常引起的女性假两性畸形；子宫内膜癌、原发性闭经、多囊卵巢综合征、部分子宫肌瘤、卵巢肿瘤也与遗传有关。

第二节　妇科疾病的诊断

妇科疾病诊断的主要依据是病史和体格检查。掌握病史采集和体格检查是妇科临床实践的基本技能。妇科疾病有不同于其他各科疾病的某些特点，盆腔检查更是妇科所特有的检查方法。在书写妇科病历时，首先应熟悉有关妇科病史的采集方法，还要通过不断实践，逐步掌握盆腔检查技术。

一、妇科病史采集

(一)病史采集方法

疾病的正确诊断与患者提供的病史是否准确、完整密切相关，医务人员不仅要熟悉有关疾病的基本知识，还应掌握采集病史的基本方法。采集病史时，应态度和蔼、语言亲切，有目的性，切勿遗漏关键性的病史内容。耐心细致地询问病情，必要时加以启发，但应避免暗示和主观臆测。对危急患者在初步了解病情后应即行抢救，以免贻误治疗。外院转诊者，应索阅病情介绍作为重要参考资料。对不能亲自口述的危重患者，可询问最了解其病情的家属或亲友。采集病史不仅要重视沟通技巧，还要尊重患者隐私，对于性生活情况及有其他难言之隐的患者，不可盲目信任或反复追问，可先行体格检查和辅助检查，待明确病情后再单独补充询问。

(二)病史采集内容

一般项目包括患者姓名、性别、年龄、籍贯、职业、民族、婚姻、住址、入院日期、病史记录日期、病史陈述者、可靠程度。若非患者陈述，应注明陈述者与患者的关系。

主诉指患者就诊的主要症状(体征)及持续时间。语言应简单、明了，通常不超过 20 个字。要求通过主诉可以初步估计疾病的大致范围。妇科常见症状有外阴瘙痒、白带增多、阴道出血、下腹痛、下腹部包块、闭经及不孕等。若患者有停经、阴道流血和腹痛 3 种主要症状，则按其发生时间的顺序书写，如停经 45 日，阴道流血 2 日，腹痛 5 小时。若患者无任何自觉症状，仅检查时发现卵巢肿瘤，主诉应写为：检查发现“卵巢肿瘤”1 个月。

现病史指患者本次疾病的发生、发展和诊治的全过程，为病史的主要组成部分，应详加记述。应以主诉为核心，按时间先后顺序依次描述。一般包括起病的具体时间、主要症状特点、有无发病诱因、伴随症状、发病后的诊疗情况及效果，有鉴别意义症状的阳性或阴性资料，以及患者的一般情况，如饮食、大小便、体重、睡眠等。

月经史包括初潮年龄，月经周期及经期持续时间、经量、伴随症状。如 13 岁初潮，月经周期 28～30 日，每次持续 5 日，可简写为 13-5/28～30。

常规询问末次月经(LMP)起始日期及其经量和持续时间。绝经后患者应询问绝经年龄,绝经后有无白带增多、阴道流血或其他不适。

婚育史包括婚次及每次结婚年龄、是否近亲结婚(直系血亲及三代旁系血亲)、男方健康状况、有无性病史及双方性生活情况等。生育史包括足月产、早产及流产次数及现存子女数。如足月产2次,无早产,流产1次,现存子女2人,可简写为2-0-1-2,也可写为孕3产2(G3P2)。还要询问每次的分娩时间、分娩方式、有无难产史、新生儿出生情况、有无产后出血或感染等,以及流产时间、流产情况、采用何种计划生育措施及其效果和不良反应。

既往史指患者过去的健康和疾病情况,包括以往健康情况、曾患何种疾病、传染病史、预防接种史、手术史、外伤史、输血史、药物过敏史等。若患过某种疾病,应记录患病时间和诊疗结果。

个人史包括患者生活和居住情况、出生地和曾居留地及有无烟、酒等嗜好,有无毒品使用史。

家族史包括父母、兄弟、姊妹及子女健康状况。家族成员中有无遗传性疾病(如血友病、白化病等)、可能与遗传有关的疾病(如糖尿病、高血压、癌肿等)及传染病。

二、体格检查

体格检查应在采集病史后进行。检查范围包括全身检查、腹部检查和盆腔检查。除病情危急外,应按下列先后顺序进行。

(一)全身检查

常规测量体温、脉搏、呼吸、血压,必要时测量体重和身高。其他检查项目包括患者神志、精神状态、面容、体态、全身发育及毛发分布情况、皮肤、淋巴结(特别是左锁骨上和腹股沟淋巴结)、头部器官、颈、乳房(注意其发育及有无包块或分泌物)、心、肺、脊柱及四肢。

(二)腹部检查

腹部检查为妇科体格检查的重要组成部分。视诊腹部是否隆起或呈蛙腹状,腹壁有无瘢痕、静脉曲张、妊娠纹等。触诊腹壁厚度,肝、脾、肾有无增大及压痛,腹部有无压痛、反跳痛或肌紧张,有无包块。有包块时应详细描述包块部位、大小、形状、质地、活动度、表面是否光滑及有无压痛等。叩诊有无移动性浊音。若合并妊娠,应检查腹围、子宫底高度、胎位、胎心及胎动等。

(三)盆腔检查

盆腔检查为妇科特有的常规检查,又称"妇科检查",包括外阴、阴道、宫颈、宫体、双附件检查。

1. 基本要求

(1)检查者应关心体贴被检查的患者,做到态度严肃,语言亲切,检查仔细,动作轻柔。

(2)男医生做妇科检查时，需有其他医护人员在场，以减轻患者紧张心理和避免发生不必要的误会。

(3)除尿失禁患者外，检查前应自解小便排空膀胱，必要时导尿。大便充盈者应在排便或灌肠后检查。

(4)所有检查器具必须消毒。每检查一人，应更换置于臀下的垫单或纸单，避免交叉感染。

(5)患者取膀胱截石位，臀部置于检查台缘，头部略抬高，两手平放于身旁，以使腹肌松弛。检查者面向患者，站立于患者两腿之间。危重患者不宜搬动时可在病床上检查。

(6)避免经期行盆腔检查。若为阴道异常出血但必须检查时应严格消毒后进行。

(7)对无性生活史者禁做双合诊检查及阴道窥器检查，可行直肠-腹部诊。若病情需要，确需行双合诊检查或阴道窥器检查时，应先征得患者及其家属同意后方可进行。

(8)疑有盆腔内病变的腹壁肥厚、高度紧张不合作患者，若盆腔检查不满意时，可行超声检查，必要时可在麻醉下行盆腔检查。

2. 检查内容及方法

(1)外阴部检查：观察外阴发育、阴毛多少和分布情况，有无畸形、皮炎、溃疡、赘生物或肿块，注意皮肤和黏膜色泽及质地变化，有无增厚、变薄或萎缩。然后用一手拇指和示指分开小阴唇，暴露阴道前庭、尿道口和阴道口，观察有无红肿、赘生物、尿道黏膜外翻及处女膜形态，有无损伤或畸形。嘱患者向下屏气，观察有无阴道壁膨出、子宫脱垂或尿失禁等。

(2)阴道窥器检查：注意阴道窥器的结构特点。

①放置和取出：将阴道窥器两叶合拢，涂以润滑剂，若拟行宫颈细胞学检查或阴道分泌物涂片检查，则不宜用润滑剂，以免影响检查结果，必要时可改用生理盐水润滑。放置窥器时检查者一手拇指和示指分开两侧小阴唇，暴露阴道口，另一手持阴道窥器，避开敏感的尿道周围区，斜行沿阴道侧后壁缓慢插入阴道内，边推进边转正阴道窥器两叶并逐渐张开，充分暴露子宫颈，注意防止窥器两叶顶端直接触碰宫颈致宫颈出血(图3-1)。取出窥器前，先将窥器两叶合拢再沿阴道侧后壁缓慢取出。

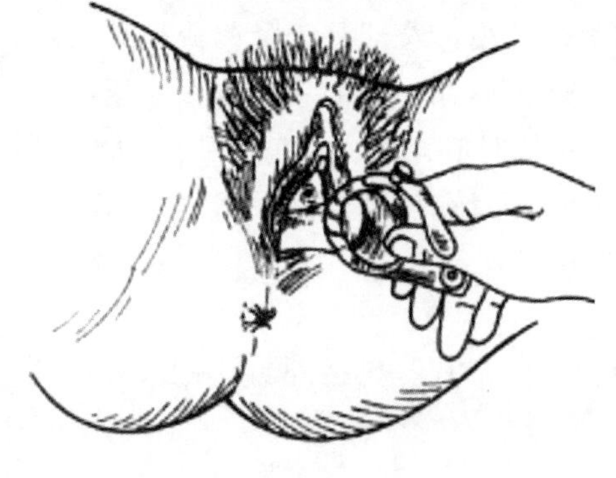

图3-1　阴道窥器检查

②检查宫颈：暴露宫颈后，观察宫颈大小、颜色、外口形状，有无出血、糜烂、肥

大、撕裂、外翻、腺囊肿、息肉、赘生物，宫颈管内有无出血或分泌物。同时可行宫颈刮片细胞学检查及宫颈管分泌物涂片及培养检查。

③检查阴道：旋转窥器，清楚显露阴道前后壁、两侧壁及穹隆部。观察阴道前后壁、侧壁和穹隆黏膜颜色、皱襞多少，有无溃疡、赘生物或囊肿，有无阴道膈或双阴道等先天畸形等。注意阴道内分泌物量、性质、色泽，有无臭味。阴道分泌物异常者应做涂片检查或培养。

双合诊：检查者一手的两指或一指放入阴道，另一手在腹部配合检查方法，称为“双合诊”，是盆腔检查中最基本、最重要的检查方法。其目的在于扪清阴道、宫颈、宫体、输卵管、卵巢、宫旁结缔组织及盆腔内其他器官和组织的情况。

检查方法：检查者戴无菌手套，一手示、中两指涂润滑剂，轻轻通过阴道口沿阴道后壁放入阴道，检查阴道通畅度、深度、弹性，有无畸形、瘢痕、结节或肿块及阴道穹隆情况；再扪触宫颈大小、形状、硬度及宫颈外口情况，有无接触性出血，若上抬宫颈时患者感疼痛称宫颈举痛，为盆腔内器官有病变的表现。随后检查子宫体，将阴道内两指放在宫颈后方，另一手掌心朝下，手指平放在患者腹部平脐处，当阴道内手指向上向前方抬举宫颈时，腹部手指向下向后按压腹壁，并逐渐向耻骨联合方向移动，通过两手协调配合，即可扪清子宫的位置、大小、形状、软硬度、活动度及有无压痛。扪清子宫后，将阴道内两指由宫颈后方移至一侧穹隆部，尽可能向上向盆腔深部扪触，与此同时，另一手从同侧下腹壁髂嵴水平开始，由上向下按压腹壁，两手指相互配合，以扪清该侧输卵管、卵巢及宫旁结缔组织的情况（图 3-2）。同样的方法检查对侧。正常卵巢偶可扪及，触之稍有酸胀感，正常输卵管不能扪及。若扪及肿块，应查清其位置、大小、形状、软硬度、活动度、有无压痛及与子宫、盆壁的关系等。

三合诊：检查者一手示指放入阴道，中指放入直肠，另一手置于腹部的检查方法称为“三合诊”。三合诊是对双合诊检查不足的重要补充，是生殖器官肿瘤、子宫内膜异位症、盆腔炎、生殖器官结核诊断中必不可少的检查方法。检查者一手示指放入阴道，中指放入直肠以替代双合诊时阴道内的两指，其余具体检查步骤与双合诊相同（图 3-3）。通过三合诊可扪清后倾或后屈子宫的大小，发现子宫后壁、直肠子宫陷凹、宫骶韧带、盆腔后部及直肠内的病变情况，并估计病变范围及其与子宫、直肠的关系。

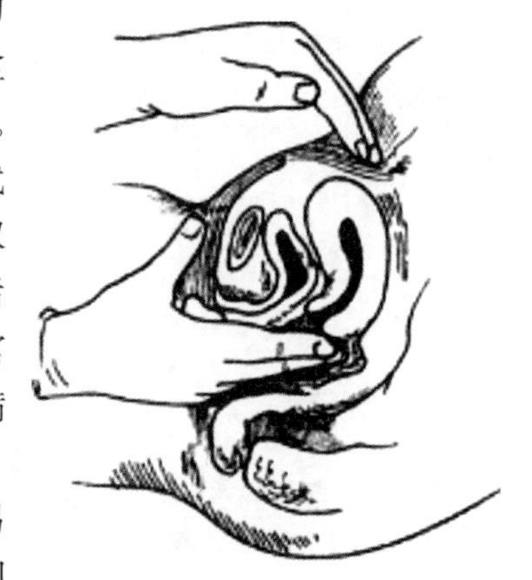
图 3-2　双合诊检查

直肠-腹部诊：检查者一手示指放入直肠，另一手在腹部配合的检查方法，称直肠-腹部诊（图 3-4）。适用于无性生活史、阴道闭锁或因其他原因不宜行双合诊的患者。

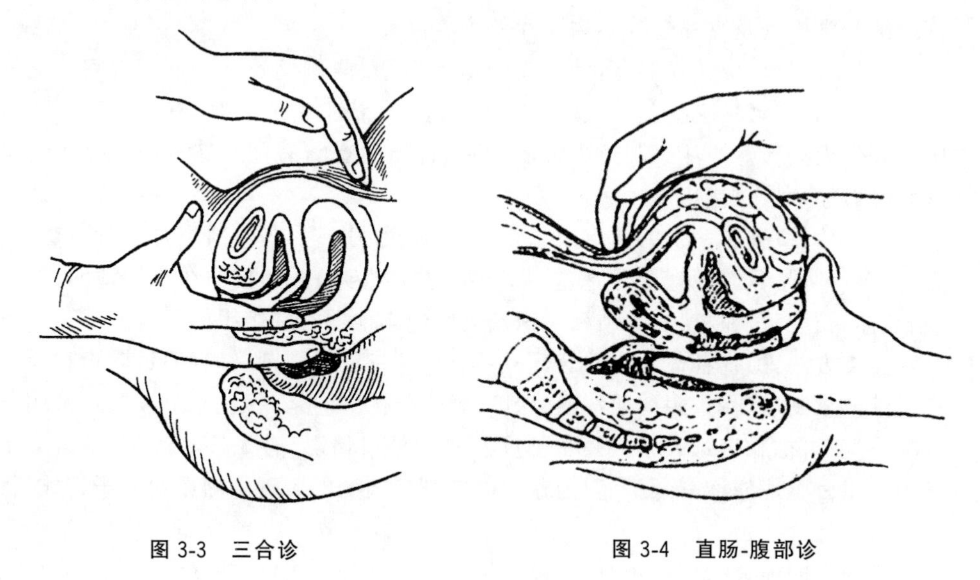

图 3-3　三合诊　　　　图 3-4　直肠-腹部诊

行双合诊、三合诊或直肠-腹部诊时，除按常规操作外，还要注意以下几点：①当两手指放入阴道后，患者感疼痛不适时，可单用示指替代双指进行检查。②三合诊时，在将中指伸入肛门时，嘱患者像解大便一样向下屏气用力，使肛门括约肌松弛，可减轻患者疼痛和不适感。③若患者腹肌紧张，可边检查边与患者交谈，使其张口呼吸而使腹肌放松。④当检查者无法查明盆腔内解剖关系时，不宜继续强行扪诊，此时应停止检查，待下次检查时多能获得满意结果。

3. 记录盆腔检查结果　按解剖部位先后顺序记录。

(1)外阴：发育情况、婚产式(未婚、已婚未产或经产式)、异常情况。

(2)阴道：是否通畅，黏膜情况，分泌物量、色、性状及气味。

(3)宫颈：大小、硬度，有无糜烂、息肉、撕裂、腺囊肿，有无接触性出血及举痛等。

(4)宫体：位置、大小、硬度、活动度、表面是否平整、有无压痛等。

(5)附件：有无肿块、增厚或压痛。若扪及肿块，记录其位置、大小、形状、软硬度、活动度、有无压痛及与子宫、盆壁的关系等。

三、常见症状

妇科疾病的常见症状有阴道流血、下腹部肿块、外阴瘙痒、下腹疼痛、白带异常等。

(一)阴道流血

阴道流血是妇科疾病中最常见的一种症状。妇女生殖道任何部位均可发生出血，以宫体出血最为多见，但无论其源自何处，除正常月经外，均称为“阴道流血”。

1. 原因　引起阴道流血的常见原因如下。

(1)内分泌功能失调：最多见。主要包括无排卵性和排卵性功能失调性子宫出血。

(2)与妊娠有关的子宫出血：常见的有流产、异位妊娠、产后胎盘部分残留、子宫复旧不全、葡萄胎等。

(3)生殖器炎症：如外阴溃疡、阴道炎、宫颈炎、宫颈息肉和子宫内膜炎等。

(4)生殖器肿瘤：如子宫肌瘤、卵巢肿瘤、阴道癌、宫颈癌、子宫内膜癌、子宫肉瘤、妊娠滋养细胞肿瘤、输卵管癌等。

(5)损伤：如阴道骑跨伤、性交所致处女膜或阴道损伤均可发生出血。

(6)异物和外源性性激素：放置宫内节育器可引起子宫出血。使用雌激素或孕激素不当也可引起“突破性出血”。

(7)与全身疾病有关的阴道流血：如再生障碍性贫血、血小板减少性紫癜、白血病、肝功能损害等。

2. 临床表现

(1)经量增多：月经量多或经期延长但周期基本正常，为子宫肌瘤的典型症状，其他如排卵性月经失调、子宫腺肌病、放置宫内节育器后，也可引起经量增多。

(2)长期持续阴道流血：一般多为生殖道恶性肿瘤所致。

(3)不规则阴道流血：多为无排卵性功能失调性子宫出血，但应注意排除早期子宫内膜癌。使用性激素或避孕药物不当引起的“突破性出血”也表现为不规则阴道流血。

(4)接触性出血：性交或阴道检查后立即有鲜血流出，应考虑急性宫颈炎、宫颈息肉、子宫黏膜下肌瘤或早期宫颈癌的可能。

(5)经间期流血：若发生在下次月经来潮前14～15日，历时3～4日且血极少时，多为排卵期出血。

(6)经前或经后点滴出血：月经来潮前数日或来潮后数日，持续极少量阴道褐红色分泌物，多为放置宫内节育器的不良反应。此外，排卵性月经失调或子宫内膜异位症亦可能出现类似情况。

(7)停经后阴道流血：若发生于育龄妇女，应首先考虑与妊娠有关的疾病；发生于围绝经期妇女多为无排卵性功能失调性子宫出血，但应首先排除生殖道恶性肿瘤。

(8)绝经多年后阴道流血：若流血量较多、流血持续不净或反复阴道出血，均应考虑子宫内膜癌的可能；若出血量极少，历时2～3日即干净，多为绝经后子宫内膜脱落引起的出血或萎缩性阴道炎。

(9)阴道流血伴白带增多：一般应考虑晚期宫颈癌、子宫内膜癌或子宫黏膜下肌瘤伴感染。

(10)间歇性阴道排出血性液体:应警惕有输卵管癌的可能。

(二)下腹部肿块

下腹部肿块是妇科患者就诊时的常见主诉。根据肿块的性状,可分为囊性或实性。根据发病器官或部位的不同,可来自肠道、泌尿道、腹壁、腹腔或生殖道等,但以源自生殖道者最多。

1. 子宫增大常见的原因

(1)妊娠子宫:育龄妇女有停经史,且在下腹部扪及包块,应首先考虑为妊娠子宫。停经后出现不规则阴道出血且子宫迅速增大者,可能为葡萄胎。

(2)子宫肌瘤:子宫均匀增大,或表面有单个或多个球形隆起。

(3)子宫腺肌病:子宫均匀增大、质硬,一般不超过妊娠 12 周子宫大小,多伴有明显痛经。

(4)子宫恶性肿瘤:围绝经期或绝经后患者子宫增大,伴有不规则阴道出血,应考虑子宫内膜癌的可能。子宫增长迅速,伴有腹痛及不规则阴道出血者可能为子宫肉瘤。以往有生育或流产史,特别是有葡萄胎史者,若子宫增大,甚至外形不规则,且伴有子宫出血时,应考虑妊娠滋养细胞肿瘤的可能。

2. 附件肿块常见的原因

(1)卵巢赘生性囊肿:无论肿块大小,凡单侧、表面光滑、活动、囊性多为良性肿瘤。凡肿块为实性、表面不规则、活动受限,特别是盆腔内扪及其他结节或伴有胃肠道症状者多为卵巢恶性肿瘤。

(2)卵巢非赘生性囊肿:多为单侧可活动的囊性包块,直径一般不超过 8cm。黄体囊肿可在妊娠早期扪及,葡萄胎患者常并发一侧或双侧卵巢黄素囊肿。

(3)输卵管妊娠肿块:位于子宫旁,大小、形状不一,患者多有短期停经后阴道持续少量流血。如输卵管妊娠破裂或流产形成血肿时,也可触及盆腔肿块。

(4)附件炎性肿块:肿块多为双侧性,位于子宫两旁,与子宫有粘连,压痛明显。

(5)其他盆腔肿块:还可来自肠道、泌尿道、腹腔、腹壁及后腹膜。

(三)外阴瘙痒

1. 局部原因

(1)阴道炎症:外阴阴道假丝酵母菌病和滴虫阴道炎是引起外阴瘙痒最常见的原因。细菌性阴道病、萎缩性阴道炎也可引起外阴瘙痒。

(2)其他特殊感染:阴虱、疥疮、蛲虫病可引起外阴瘙痒。

(3)外阴鳞状上皮细胞增生:外阴奇痒,伴外阴皮肤发白。

(4)药物过敏或化学品刺激:肥皂、避孕套、卫生巾、苯扎溴铵等直接刺激或过敏而引起接触性或过敏性皮炎,出现外阴瘙痒。

(5)不良卫生习惯:阴部长期处于潮湿状态,分泌物刺激而出现外阴瘙痒。

(6)尿液、粪液刺激:多见于尿失禁、尿瘘、粪瘘。

(7)其他皮肤病:寻常疣、湿疹、疱疹等可引起外阴瘙痒。

2. 全身原因

(1)糖尿病:尿糖对外阴皮肤的刺激可引起外阴瘙痒,伴发假丝酵母菌病时外阴瘙痒特别严重。

(2)黄疸,重度贫血,B族维生素、维生素A缺乏,白血病等可引起外阴瘙痒。

(3)妊娠期肝内胆汁淤积症、妊娠期或经前期外阴充血也可引起不同程度的瘙痒。

(4)不明原因的外阴瘙痒:有些患者外阴瘙痒找不到明显的局部或全身原因,有学者认为可能与精神或心理方面因素有关。

(四)下腹疼痛

下腹疼痛为妇女常见症状,多为妇科疾病所引起,应根据腹痛的性质和特点考虑各种不同的妇科疾病。

1. 起病缓急　急骤发病者,应考虑卵巢囊肿蒂扭转或囊肿破裂;起病缓慢而逐渐加剧者,多为内生殖器炎症或恶性肿瘤所引起;反复隐痛后突然出现撕裂样剧痛者,应考虑输卵管妊娠破裂或流产的可能。

2. 疼痛部位　一侧下腹疼痛,应考虑该侧子宫附件病变,如输卵管卵巢炎症、卵巢囊肿蒂扭转,右侧下腹痛还应考虑急性阑尾炎等;整个下腹痛甚至全腹疼痛,应考虑卵巢囊肿破裂、输卵管妊娠破裂或盆腔腹膜炎等;下腹正中出现疼痛,多为子宫病变引起的疼痛。

3. 疼痛性质　撕裂性锐痛,多为卵巢肿瘤破裂;阵发性绞痛,多为子宫或输卵管等空腔器官收缩;持续性钝痛,多为炎症或腹腔内积液;下腹坠痛,多为宫腔内有积血或积脓不能排出;顽固性疼痛难以忍受,应考虑晚期癌肿的可能。

4. 疼痛时间　周期性下腹痛但无月经来潮,多为经血排出受阻所致;经期出现腹痛,多为原发性痛经或子宫内膜异位症的可能;月经周期中间出现一侧下腹隐痛,多为排卵性疼痛;无周期性慢性下腹疼痛,多为盆腔炎性疾病后遗症、术后组织粘连、盆腔静脉瘀血症、晚期恶性肿瘤等。

5. 放射部位　放射至腰骶部,多为宫颈、子宫病变所致;放射至肩部,应考虑为腹腔内出血;放射至腹股沟及大腿内侧,一般为该侧子宫附件病变所引起。

6. 伴随症状　有停经史,多为妊娠合并症;有畏寒、发热,多为盆腔炎症;伴恶心、呕吐,多有卵巢囊肿蒂扭转的可能;出现肛门坠胀,一般为直肠子宫陷凹有积液所致;有休克症状,应考虑有腹腔内出血;伴有恶病质,为晚期癌肿的表现。

(五)白带异常

正常白带呈白色稀糊状或蛋清样,量少,无腥臭味。若白带量显著增多且性状改变,称病理性白带。临床上常见的病理性白带有以下几种。

1. 黄白色或灰黄色泡沫状稀薄白带　为滴虫阴道炎的特征。

2. 豆渣状或凝乳块状白带　为假丝酵母菌阴道炎的特征。

3. 灰色均质鱼腥味白带　常见于细菌性阴道病。

4. 脓样白带　黄或黄绿色，黏稠，多有臭味，为细菌感染、宫腔积脓、宫颈癌、阴道癌或阴道内异物残留所致。

5. 透明黏性白带　外观与正常白带相似，但量显著增多，一般应考虑卵巢功能失调或宫颈高分化腺癌等疾病的可能。

6. 血性白带　应考虑宫颈癌、子宫内膜癌、子宫黏膜下肌瘤、宫颈柱状上皮异位合并感染或宫颈息肉等。放置宫内节育器也可出现血性白带。

7. 水样白带　持续流出淘米水样白带且奇臭者，一般为晚期宫颈癌、阴道癌或黏膜下肌瘤伴感染。

四、妇科病西医常用的特殊检查

妇科的特殊检查方法很多，随着科学技术的发展，新的检查方法不断出现。以下仅介绍妇科几种常用的特殊检查方法。

（一）尿妊娠试验

1. 原理　当精卵结合，形成受精卵植入子宫内膜后，女性体内产生人绒毛膜促性腺激素（HCG），其生理作用是维持妊娠。这种激素在受孕后 7～10 天即可从尿中测出。

2. 标本采集注意事项　在妊娠诊断时，阳性即可证明受孕，阴性时应跟踪复检。尽量取晨尿，以提高检出阳性率。尿液为蛋白尿、血红蛋白尿时，应加热煮沸 3 分钟后，离心取上清液检测。不使用污染严重的菌尿、血尿等标本检查。

3. 参考值　胶乳凝集抑制试验（LAI）阴性。单克隆金标诊断试纸（早早孕诊断试纸）阴性。

4. 临床意义

（1）诊断早期妊娠：受孕后 35～50 天 LAI 呈阳性，受孕后 10 天左右单克隆金标诊断试纸即可呈现阳性。

（2）其他疾病的诊断及治疗：观察异位妊娠、葡萄胎、恶性葡萄胎、绒毛膜上皮细胞癌及睾丸畸胎瘤等，LAI 和单克隆金标诊断试纸亦呈阳性。

（3）葡萄胎清除术或绒毛膜上皮癌手术后，将患者尿液浓缩 30 倍、60 倍，LAI 试验均为阴性，说明手术治疗彻底；如呈阳性，提示治疗不彻底或病情复发。

（二）基础体温测定

1. 原理　基础体温（basal body temperature，BBT）是指机体经过较长时间（6～8 小时）睡眠，醒后未进行任何活动所测得的体温。它反映机体在静息状态下的基础能量代谢。正常育龄妇女的基础体温受卵巢性激素的影响而呈周期性变化。月经前半周期(卵泡期)体温较低,排卵时最低,排卵后(黄体期)由于孕激素的作用,体温上升0.31～0.5℃,持续12～14日,于下次月经来潮前1～2日下降。这种具有低温相和高温相的体温曲线称双相体温曲线,表示有排卵。无排卵的月经周期缺乏孕激素的作用,基础体温呈单相型。

2. 测量方法　每日于清晨醒后(夜班工作后,可在睡眠6～8小时后)立即取体温表放于舌下,测口腔温度5分钟,并记录于基础体温单上,按日记录,连成曲线,注意测量前不讲话、不活动,并将可能影响体温的情况如月经期、性生活、失眠、感冒等随时记录在体温单上,以便诊疗参考。一般应连续测量3个月经周期。

3. 临床意义　临床上常用于了解卵巢功能,包括月经周期的长短、有无排卵、排卵时间、黄体功能,有助于诊断功能失调性子宫出血、闭经、不孕,指导避孕和受孕。

(三)阴道分泌物悬滴检查

1. 适应证　①检查有无毛滴虫性阴道炎。②检查有无假丝酵母菌感染性阴道炎(以往称霉菌性阴道炎)。③检查有无细菌性阴道病。

2. 操作方法　首先,取溶液(查阴道毛滴虫用生理盐水,查假丝酵母菌用10%氢氧化钾)1滴于玻片上,然后,嘱患者取膀胱截石位,用阴道窥器扩张阴道,用无菌长棉签在阴道后穹隆处取少许分泌物混于溶液中制成混悬液,立即在低倍显微镜下做以下特殊检查。

(1)阴道毛滴虫检查:混悬液于镜下检查,找到活动的阴道毛滴虫即为阳性。

(2)假丝酵母菌检查:混悬液于镜下检查,找到假丝酵母菌的菌丝与孢子即可诊断。

(四)阴道脱落细胞检查

1. 原理　阴道脱落上皮细胞包括来自阴道、宫颈管、子宫及输卵管的上皮细胞,以阴道上段、宫颈阴道部的上皮细胞为主。由于阴道脱落细胞受卵巢激素的影响呈周期性变化,所以阴道上皮细胞检查既可以反映体内激素水平,又可以作为生殖道恶性肿瘤的初筛,是一种经济、简便、实用的辅助检查方法。

2. 适应证　①卵巢功能检查。②生殖道炎症。③宫颈癌筛选。④怀疑宫颈管、宫颈内恶性病变者。

3. 禁忌证　①月经期。②生殖器官急性炎症期。

4. 操作方法　①阴道侧壁涂片:患者取膀胱截石位,用阴道窥器扩开阴道(阴道窥器上不涂润滑剂),用刮片在阴道侧壁上1/3处轻轻刮取细胞涂片,放入装有固定液的小瓶内。对未婚女性,可将卷紧的消毒棉签蘸生理盐水浸湿,然后伸入阴道,在其侧壁上1/3段轻卷后取出棉签,在玻片上涂片。②宫颈刮片:宫颈刮片为筛查早期宫颈癌的重要方法,具有简便易行、结果可靠的优点。在宫颈外口鳞-柱上皮交界处,以宫颈外口为中心,用刮片轻轻刮取一周,涂于玻片上。该法获取细胞数目不全面，制片也较粗劣，目前应用已减少，多推荐涂片法。③宫颈管涂片：为了解宫颈管情况，可行此检查。先将宫颈表面分泌物拭净，用小型刮板进入宫颈管内，轻轻刮取一周涂片。目前，最好采用薄层液基细胞学制片法，利用特制的“宫颈取样刷”在宫颈管内旋转360°刷取宫颈管上皮后取出，立即将宫颈取样刷放置在特制细胞保存液内，通过离心或滤过膜，分离血液与黏液，使上皮细胞均匀分布在玻片上，提高了识别宫颈鳞状上皮病变的灵敏度。④宫腔吸片：疑宫腔内有恶性病变时，可采用此法。严格消毒后，用探针探查宫腔，将吸管放入宫腔，上、下、左、右移动吸取分泌物。取出吸管，将吸出的标本均匀涂于玻片上，然后放入装有固定液的小瓶中。

5. 注意事项　①向患者讲解检查的意义及步骤，取得患者的配合。告诉患者采集标本前2天内禁止性生活、阴道检查、阴道灌洗及用药。②将用物准备齐全，并协助患者摆好体位。③刮片、阴道窥器必须消毒、干燥，未吸附任何化学药品或润滑剂，必要时可用生理盐水润湿阴道窥器。此外，所用的载玻片应行脱脂处理。④取标本时，动作应轻、稳、准，以免损伤组织，引起出血。如白带较多，可先用无菌干棉球轻轻拭去，再行标本刮取。⑤涂片应均匀，不可来回涂抹，以免破坏细胞。

（五）GnRH 刺激试验

黄体生成素释放激素（LHRH）对垂体促性腺激素有兴奋作用，给予外源性LHRH后，不同时间抽血检测促性腺激素含量，可以了解垂体功能。垂体功能良好，则促性腺激素升高；垂体功能不良，则反应性差，促性腺激素水平不升高。

1. 操作方法　上午8时静脉注射LHRH100pg（溶于0.9%氯化钠溶液5ml中），于注射前和注射后15分钟、30分钟、60分钟和90分钟分别取静脉血2ml，测定LH值。

2. 临床意义　①青春期延迟：GnRH刺激试验呈正常反应，即静注LHRH后15～30分钟，LH值比注射前升高2～3倍。②垂体功能减退：希恩综合征、垂体手术或放射治疗垂体组织遭破坏，GnRH刺激试验呈无反应或低弱反应，即注入LHRH后LH值无变动，一直处于低水平或稍又升高，但不足基值的2倍。③下丘脑功能减退可能出现延迟反应或正常反应。延迟反应是指高峰出现时间迟于正常反应出现的时间。

（六）垂体促性腺激素测定

卵泡刺激素（FSH）和黄体生成素（LH）是腺垂体分泌的促性腺激素，均为糖蛋白，与α_2-和β-球蛋白结合，受GnRH和雌、孕激素的反馈调节。FSH的生理作用是促进卵泡成熟及分泌雌激素；LH主要促进排卵和黄体生成，以促进黄体分泌雌孕激素。

1. 正常值　①FSH：青春期≤5U/L；生育期女性5～20U/L；绝经后＞40U/L。②LH：卵泡期5～30U/L；排卵期75～100U/L；黄体期3～30U/L；绝经期

30～130U/L。

2. 临床意义　①判断闭经原因：FSH 和 LH 水平低于正常值，提示病因在腺垂体或下丘脑；均高于正常值，提示病变在卵巢。②监测排卵时间：测定 LH 峰值，预测排卵时间，主要用于不孕症的治疗和避孕药的作用机制研究。③多囊卵巢综合征的判断：LH/FSH＞2，有助于多囊卵巢综合征的诊断。④性早熟的诊断：真性性早熟，FSH 和 LH 呈周期性变化；假性性早熟，FSH 和 LH 水平较低，无周期性变化。

(七)垂体催乳素测定

催乳素(PRL)是腺垂体催乳素细胞分泌的一种多肽蛋白激素，受下丘脑催乳素抑制激素和催乳素释放激素的双重调节。PRL 值分为 4 种。

1. 正常值　非孕期＜1.14mmol/L；孕早期＜3.64mmol/L；孕中期＜7.28mmol/L；孕晚期＜18.2mmol/L。

2. 临床意义　①诊断高泌乳素血症：月经不调、闭经及不孕症患者需要查 PRL。②辅助诊断垂体微腺瘤：垂体肿瘤伴 PRL 异常增高时，应考虑垂体微腺瘤的可能。③其他疾病的辅助诊断：性早熟、卵巢早衰、黄体功能不足、原发性甲状腺功能减退、神经精神刺激、药物作用等，PRL 可升高；垂体功能减退、单纯性催乳素分泌缺乏症时，PRL 减低。

(八)雌激素测定

育龄期女性体内雌激素主要由卵巢产生，孕妇体内雌激素主要由卵巢、胎盘产生，少量由肾上腺产生。幼女及少女体内雌激素处于较低水平，至青春期及成年雌激素水平不断升高；在正常月经周期中，雌激素呈周期性波动；绝经后女性卵巢功能衰退，雌激素水平降低。

1. 正常值　青春前期 18.35～110.10pmol/L；卵泡期 91.75～275.25pmol/L；排卵期 734.0～2202.0pmol/L；黄体期 367.0～1101.0pmol/L；绝经后 18.35～91.75pmol/L。

2. 临床意义　①监测卵巢功能：雌激素有正常周期性变化但闭经的患者，应考虑子宫性闭经；雌激素水平偏低伴闭经，考虑卵巢性闭经；雌激素无周期性变化，考虑无排卵；女孩 8 岁前雌激素水平＞275pmol/L 为诊断性早熟的激素指标之一。②监测胎儿-胎盘功能：测定孕妇尿中雌三醇可了解胎儿胎盘功能状态。

(九)孕激素测定

人体孕激素(孕酮)由卵巢、胎盘和肾上腺皮质产生，排卵后升高，月经前期下降，孕期逐渐升高并维持至妊娠结束。

1. 正常值　卵泡期＜3.18nmol/L；黄体期 15.9～63.6nmol/L；妊娠早期 63.6～95.4nmol/L；妊娠中期 159～318nmol/L；妊娠晚期 318～1272nmol/L；绝经后＜3.18nmol/L。

2. 临床意义　①监测排卵：血孕酮水平＞15.9nmol/L，提示有排卵。②了解黄体功能：黄体期孕酮降低，提示黄体功能不足。月经来潮四五天孕酮仍高于生理水平，提示黄体萎缩不全。③观察胎盘功能：妊娠期胎盘功能减退时，孕酮水平下降，有流产、胚胎停育、宫外孕的可能。

（十）雄激素测定

脱氢异雄酮和雄烯二酮是女性的主要雄激素。雄激素对于维持女性正常生理功能有着关键作用。雄激素代谢异常可发生在青春期、生育期、绝经期各阶段，导致多种雄激素相关疾病。

1. 正常值　成年女性为(590±220)ng/L。

2. 临床意义　①用于高雄激素血症的诊断。②有助于女性糖尿病、高血压、高脂血症等诊断。

（十一）宫颈活组织检查

取宫颈病变处或可疑部位小部分组织进行病理学检查，以确定宫颈病变性质，临床上较为常用。

1. 适应证　①宫颈脱落细胞学涂片检查巴氏Ⅲ级或Ⅲ级以上者；宫颈脱落细胞学涂片检查巴氏Ⅱ级且经抗炎治疗后仍为Ⅱ级者。②阴道镜检查反复可疑阳性或阳性者。③疑有宫颈癌或慢性特异性炎症，需进一步明确诊断者。④肉眼见宫颈有溃疡或赘生物需明确诊断者。

2. 用物准备　阴道窥器 1 个，卵圆钳 1 把，宫颈钳 1 把，宫颈活检钳 1 把，小刮匙 1 把，纱布数块，带尾线的棉球及干棉球数个，棉签数根，装有固定液的标本瓶 4～6 个，消毒液等。

3. 操作方法　①嘱患者排空膀胱，取膀胱截石位，常规消毒外阴、阴道后铺孔巾。阴道窥器暴露子宫颈，用干棉球拭净宫颈黏液及分泌物，局部再次消毒。②用活检钳在宫颈外口鳞-柱上皮交接处、肉眼糜烂较深或特殊病变处取材。③可疑宫颈癌者在宫颈 3、6、9、12 点 4 处用活检钳各取下一小块组织。为提高取材准确性，可在阴道镜检下行定位活检，或在宫颈阴道部涂以碘溶液，在不着色区取材。④将所取组织立即分装于标本瓶内，并做好标记送检。

4. 注意事项　①术前准备：向患者介绍宫颈活组织检查的目的、基本操作过程及做组织病理学检查的临床意义和对疾病诊断的重要性，以取得患者的配合。②近月经期或月经期不宜行活检术，以防感染和出血过多；患生殖器急性炎症者，需待治愈后进行活检，以免炎症扩散。③术后医嘱：嘱患者于 24 小时后自行取出阴道内带尾线棉球及纱布；如带尾线棉球未取出或出血较多者，必须立即就诊；保持外阴清洁；1 个月内禁止盆浴及性生活。

（十二）经阴道后穹隆穿刺

1. 原理　在无菌条件下，以长穿刺针从阴道后穹隆刺入盆腔，抽取直肠子宫陷凹处标本的穿刺方法。因直肠子宫陷凹是盆腔最低部位，与阴道后穹隆接近，腹腔中游离血液、渗出液、脓液、肿瘤破碎物或腹水等常积聚于此。由此穿刺，用于诊断腹腔内液体的性质，具有重要的临床意义。

2. 适应证 ①怀疑有腹腔内出血时，如输卵管妊娠流产或破裂、卵巢黄体破裂等。②怀疑盆腔内有积液、积脓时，可做穿刺抽液检查。若为盆腔脓肿，行穿刺引流及局部注入广谱抗生素。③B型超声引导下行卵巢子宫内膜异位囊肿或输卵管妊娠部位注药治疗。④B型超声引导下经后穹隆穿刺取卵，用于各种助孕技术。

3. 禁忌证 ①盆腔严重粘连，直肠子宫陷凹被较大肿块完全占据并凸向直肠。②疑有肠管与子宫后壁粘连。③临床高度怀疑恶性肿瘤。④异位妊娠准备采用非手术治疗时，避免穿刺，以免引起感染，影响疗效。

4. 操作方法 ①患者排尿后取膀胱截石位，常规消毒外阴及阴道后铺无菌孔巾。②双合诊检查了解子宫、附件情况。③用阴道窥器充分暴露宫颈，再用宫颈钳夹持宫颈后唇，向前上方提拉，充分暴露阴道后穹隆，再次消毒。④将穿刺针与10ml注射器连接后，选取后穹隆中央或偏向患侧进针，在距宫颈阴道黏膜交界下方1cm处与宫颈平行方向刺入，有落空感时(进针2～3cm)立即抽吸，必要时改变方向或深浅度，如无液体抽出，可边退针边抽吸。⑤抽吸完毕后拔针，局部以无菌纱布压迫片刻，止血后取出宫颈钳和阴道窥器。

5. 注意事项 ①穿刺前向患者介绍后穹隆穿刺的目的、方法及其对诊断疾病的意义，减轻患者的心理压力，取得患者的配合。②穿刺过程中注意观察患者面色、生命体征的变化，了解患者的感受，陪伴在身边提供心理支持。③穿刺术后安置患者回病房休息，观察患者有无脏器损伤或内出血等征象，及时将抽出物送涂片检查、病理检查、细菌培养及药物敏感试验等检查。

(十三)输卵管通液术

1. 适应证 ①不孕症，男方精液正常，疑有输卵管阻塞者。②评价输卵管绝育术、输卵管再通术或输卵管成形术的效果。③对输卵管黏膜轻度粘连有疏通作用。

2. 禁忌证 ①生殖器官急性炎症或慢性炎症急性或亚急性发作。②月经期或有异常阴道出血。③严重的全身性疾病，不能耐受手术。④可疑妊娠。⑤体温高于37℃者。

3. 用物准备 子宫导管1根，宫腔内插管消毒包1个，5ml和20ml注射器各1个，生理盐水20ml，庆大霉素8万U，地塞米松5mg，透明质酸酶1500U，氧气，抢救用品等。

4. 操作方法 ①患者排尿后取膀胱截石位，双合诊检查子宫位置及大小，外阴、阴道常规消毒后铺无菌孔巾。②放置阴道窥器，充分暴露宫颈，再次消毒阴道及宫颈，用宫颈钳钳夹宫颈前唇。③用Y形管将宫颈导管与压力表、注射器相连，压力表应高于Y形管水平，以免液体进入压力表。④将注射器与宫颈导管相连，并使宫颈导管内充满0.9%氯化钠注射液或抗生素溶液。排出空气后沿宫腔方向将其置入宫颈管内，缓慢推注液体，观察有无阻力及有无液体反流、患者有无下腹痛等。

5. 注意事项 ①术前向患者讲解手术的目的、步骤，以取得患者的合作。检查用物是否完备，各种管道是否通畅。②注入液体过程中随时了解患者的感受，观察患者下腹部疼痛的性质、程度，如有不适应立即处理。所用注射液温度应接近体温，以免过冷刺激造成输卵管痉挛。③注入液体时必须使宫颈导管紧贴宫颈外口，防止液体外漏。④术后2周内禁盆浴及性生活，给予抗生素预防感染。

（十四）子宫输卵管造影

1. 适应证 ①了解输卵管是否通畅及其形态、阻塞部位。②了解宫腔形态，确定有无子宫畸形及类型，有无宫腔粘连、子宫黏膜下肌瘤、子宫内膜息肉及异物等。③内生殖器结核非活动期。④不明原因的习惯性流产，了解宫颈内口是否松弛，宫颈及子宫有无畸形。

2. 禁忌证 ①生殖器急性或亚急性炎症。②严重的全身性疾病，不能耐受手术者。③妊娠期、月经期。④产后、流产、刮宫术后6周内。⑤碘过敏者。

3. 用物准备 子宫导管1根，子宫内插管消毒包1个，5ml和20ml注射器各1个，76%泛影葡胺或碘伏醇20～40ml，氧气，抢救用品等。

4. 操作方法 ①患者取膀胱截石位，常规消毒外阴、阴道，铺无菌孔巾，检查子宫位置及大小。②放置阴道窥器充分暴露宫颈，再次消毒阴道及宫颈，用宫颈钳钳夹宫颈前唇，探查宫腔。③将造影剂充满宫颈导管，排出空气，沿宫腔方向将其置入宫颈管内，徐徐注入，在X线透视下观察造影剂流经输卵管及宫腔情况并摄片。拔管后20分钟再摄盆腔平片，以观察腹腔内有无造影剂及造影剂在盆腹腔弥散情况。

5. 注意事项 ①术前询问患者有无过敏史，并进行皮试。在造影过程中注意观察患者有无过敏症状。②手术后安置患者休息，观察1小时无异常方可让患者离院。常规用抗生素，造影后2周禁性生活和盆浴。

（十五）诊断性刮宫术

诊断性刮宫简称"诊刮"，是诊断宫腔疾病最常用的方法。其目的是刮取子宫内膜和内膜病灶行病理检查以明确诊断并指导治疗。对疑有子宫颈管病变者，需对宫颈管及宫腔分别进行诊断性刮宫，简称分段诊刮。

1. 适应证 ①子宫异常出血或阴道排液，需证实或排除子宫内膜癌、宫颈管癌或其他病变如流产、子宫内膜炎等。②月经失调，如功能失调性子宫出血、闭经，需了解子宫内膜的变化及其对性激素的反应。③不孕症者需了解有无排卵，或疑有子宫内膜结核者。④宫腔内有组织残留或功能失调性子宫出血，流血时间过长时,刮宫既有助于诊断,又有止血效果。

2. 禁忌证 ①急性或亚急性盆腔炎。②滴虫、假丝酵母菌感染或细菌感染所致的急性阴道炎或宫颈炎。

3. 操作方法 ①嘱患者排尿后取膀胱截石位,常规消毒后铺巾,双合诊查清子宫的位置、大小及附件情况。②暴露宫颈,清除阴道分泌物,并消毒宫颈及颈管,然后钳夹宫颈。③探测宫腔后,用宫颈扩张器逐号扩张宫颈管至 8 号扩张器能放入,送入中型刮匙。④用刮匙自子宫前壁、侧壁、后壁及子宫底部刮取组织。如需分段刮宫者,先不探查宫腔深度,用小刮匙先刮取宫颈内组织,然后再刮取宫腔内组织。⑤将刮出组织分别放入标本瓶内,送病理检查。

4. 注意事项 ①术前准备:向患者讲解诊断性刮宫的目的、手术过程,解除患者的恐惧心理,使患者主动配合手术。准备好刮宫所需物品。②术中配合:术中操作轻柔,随时观察患者反应,如有异常应立即停止操作并处理。将刮出的组织放入已做好标记并装有固定液的小瓶内,立即送病理科检查,并做好记录。③术后医嘱:保持外阴部清洁,禁止性生活和盆浴 2 周。1 周后到门诊复查恢复情况及了解病理检查结果。

(十六)超声检查

超声检查是妇科最常用的辅助检查项目,常用的超声诊断仪有 A 型示波仪、B 型显像仪和多普勒超声仪 3 种。目前临床上应用最广泛的是 B 型超声,此检查操作简便、无创。妇科超声检查包括经腹超声检查和经阴道超声检查。

1. 术前准备 ①腹部超声检查前应充盈膀胱,以便于显示盆腔内器官。②可嘱受检者在检查前 2 小时饮适量温开水,直至有明显尿意感。③检查时,受检者取仰卧位,暴露下腹部进行探查。④阴道超声检查前应排空膀胱,以免探查时充盈的膀胱将子宫抬高而影响探查效果。⑤检查时,受检者取截石位,暴露外阴,将探头置于阴道内探查。

2. 适应证

(1)妇科体检常规检查项目:可以作为判断内生殖器官是否正常的依据。

(2)排卵监测:根据月经周期进行卵泡连续监测,是判断排卵与否的直观证据,也是生殖医学临床常规检查项目,同时可以监测内膜厚度及形态,以及利用彩超判断内膜血流,作为子宫内膜容受性及预测妊娠的指标。

(3)妇科肿瘤及其他疾病的诊断:妇科超声在子宫肌瘤(位置、大小、数量)、卵巢肿瘤(大小、位置、良恶性)、葡萄胎、输卵管积水及盆腔包块的诊断方面有重要作用。

(4)探查有无宫内节育器及其位置。

3. 操作方法、注意事项均从略

(十七)阴道镜检查

阴道镜检查是利用阴道镜在强光源照射下可将宫颈阴道部上皮放大 10～40

倍，以观察宫颈异常上皮细胞、异型血管及早期癌变，以便准确地选择可疑部位做定位活检。对宫颈癌及癌前病变的早期发现、早期诊断有一定的临床意义。

1. 适应证　①接触性出血，肉眼观察宫颈无明显病变者。②细胞学检查结果巴氏Ⅱ级以上或TBS（描述性宫颈细胞诊断报告方式）提示上皮细胞异常，或持续阴道分泌物异常者。③肉眼可疑宫颈癌变、阴道癌变者。

2. 禁忌证　①月经期或检查部位有出血。②阴道、宫颈急性炎症期。

3. 用物准备　弯盘1个，阴道窥器1个，宫颈钳1把，卵圆钳1把，活检钳1把，尖手术刀及刀柄各1个，标本瓶4～6个，纱布4块，棉球数个及棉签数根。

4. 操作方法　①患者排空膀胱，取膀胱截石位，用阴道窥器充分暴露宫颈、阴道穹隆。②用棉球拭净宫颈分泌物或黏液。③肉眼观察宫颈大小、形态、色泽及有无糜烂、赘生物、裂伤、外翻等。④将阴道接物镜放至距病灶20～30cm处，目镜与两眼水平一致，调好阴道镜光源，调整焦距，使图像清晰达到最佳状态。⑤先在白光下将物镜扩大10倍观察，然后再增大倍数循视野观察。⑥宫颈先涂3%～5%的乙酸，使上皮净化并肿胀，确定病变范围，便于观察病变。对血管精密观察时加上绿色滤光镜片，并放大20倍。⑦再涂复方碘液，在碘试验不着色区或可疑病变部位取组织，并放入装有固定液的标本瓶内送病理检查。

5. 注意事项　①阴道镜检查前应行妇科检查，除外阴道毛滴虫、假丝酵母菌、淋病奈瑟菌等感染。②检查前24小时避免阴道冲洗、检查、性交等，月经期禁止检查。③向患者讲解阴道镜检查的目的及方法，以消除患者的顾虑。④阴道窥器上不涂润滑剂，以免影响观察结果。⑤若取活体组织，应填好申请单，标本瓶上注明标记后及时送检。

（十八）宫腔镜检查

宫腔镜检查是应用膨宫介质扩张宫腔，通过纤维导光束和透镜将冷光源经宫腔镜导入子宫腔内，直视下观察宫颈管、宫颈内口、子宫内膜及输卵管开口，以便针对病变组织直观、准确地取材并送病理检查，也可在直视下行宫腔内手术治疗。宫腔镜分全景宫腔镜、接触性宫腔镜和显微宫腔镜3种。

1. 适应证　①异常子宫出血，如月经过多、功能失调性子宫出血、绝经前后异常子宫出血等。②原发或继发不孕的子宫原因的诊断。③宫腔粘连的诊断及分离。④子宫内异物取出、节育器的定位与取出等。⑤子宫内膜息肉、子宫黏膜下肌瘤摘除等。

2. 禁忌证　①急性盆腔炎。②月经期、妊娠期、子宫出血较多者。③严重内科疾病不能耐受手术者。④近期有子宫手术或损伤史。⑤宫颈过硬难以扩张或宫腔过度狭小者。⑥疑有宫颈癌或子宫内膜癌者。

3. 用物准备　阴道窥器1个，宫颈钳1把，敷料钳1把，卵圆钳1把，子宫腔探针1根，宫腔刮匙1把，宫颈扩张器4～8号各1根，小药杯1个，弯盘1个，纱球2

个，中号纱布2块，棉签数根，5%葡萄糖500ml，庆大霉素8万U，地塞米松5mg等。

4. 注意事项 ①术前评估，排除有无禁忌证。②一般于月经干净后1周内检查为宜，此期子宫内膜处于增生早期，内膜薄，黏液少，不易出血，宫腔病变易暴露。③术中、术后应注意观察患者的面色、生命体征、有无腹痛等，及时发现有无类似人工流产术时可能引起的"心脑综合征"发生，如有异常应及时处理。④术后卧床观察1小时，按医嘱使用抗生素，告知患者经子宫镜检查后1周，阴道可能有少量血性分泌物，需保持会阴部清洁，术后2周内禁性生活及盆浴。

(十九)腹腔镜检查

腹腔镜检查是将腹腔镜自腹壁插入盆、腹腔内，观察病变的部位、形态，必要时取有关组织行病理学检查，用于明确诊断的方法。近年来腹腔镜已普遍用于盆、腹腔疾病的治疗。

1. 适应证 ①怀疑子宫内膜异位，腹腔镜检查是确诊的最可靠方法。②了解盆腹腔肿块的部位、性质或取组织活检。③不明原因的急慢性腹痛和盆腔疼痛。④了解不孕症者盆腔疾病，判断输卵管通畅度，观察卵巢有无排卵等。⑤恶性肿瘤手术或化疗后效果评价，可代替二次探查术。⑥生殖道发育异常的诊断。

2. 禁忌证 ①严重心肺功能不全者。②腹腔有广泛粘连者。③腹腔内大出血或有弥漫性腹膜炎者。④盆腔肿瘤过大超过脐水平者。⑤脐部皮肤感染者。⑥有血液病者。⑦过度肥胖者。

3. 用物准备 阴道窥器1个，宫颈钳1把，子宫腔探针1根，举宫器1个，巾钳5把，直血管钳2把，弯血管钳5把，组织钳4把，持针钳1把，线剪1把，有齿镊1把，弯盘1个，7号刀柄1把，11号刀片1片，小药杯2个，无菌巾6块，缝线，缝针，棉球，棉签，纱布，内镜，CO_2气体，2ml空针1副，局麻药等。

4. 注意事项 ①术前在全面评估患者身心状况的基础上，向患者讲解腹腔镜检查的目的、操作步骤、术中配合及注意事项等，使患者消除疑虑，配合手术。②排空膀胱，取膀胱截石位，进行检查时需使患者臀部抬高15°。③体位：随着CO_2气体进入腹腔，将患者改为头低臀高位，并根据实际情况及时变换所需体位。④注意观察患者生命体征的变化，如有异常及时处理。⑤术后嘱患者卧床休息半小时，询问患者的感受，并密切观察患者生命体征、有无并发症的出现，如发现异常，及时处理。向患者讲解可能因腹腔残留气体而有肩痛及上肢不适的症状，两周内禁止性生活；如有发热、出血、腹痛等应及时到医院就诊。观察腹部伤口情况。鼓励患者每天下床活动，以尽快排出腹腔气体。

五、妇科病中医的检查与诊断

(一)四诊在妇科的应用

中医学的四诊，是望、闻、问、切4种诊察疾病方法的总称，又称四诊法。最早记载于《难经·六十一难》:“望而知之谓之神,闻而知之谓之圣,问而知之谓之工,切而知之谓之巧。”相当于西医的病史采集加望诊、触诊、叩诊和听诊。四诊法的应用,是根据中医“有诸内者,必形诸外”的理论,通过望、闻、问、切,以获得诊断和辨证的临床客观依据,是医生必须掌握的第一手资料,以能“从外测内,见证推病,以常衡变”,从而认识病证的属性、病位的深浅、病机的进退、正邪的盛衰、标本的传变和预后的吉凶等。因此,四诊法在中医诊断学中占有重要地位。

1. 问诊 问诊是有目的地向患者或家属询问病情的一种方法。历代医家对问诊都极为重视。《医门法律·一明问病之法》指出:“凡治病,不问病人所便,不得其情,草草诊过,用药无据,多所伤残,医之过也。”《景岳全书·传忠录》认为问诊“乃诊治之要领,临证之首务也”。可见问诊在四诊中的首要地位。由于妇科疾病的问诊,一是专科性较强,二因某些患者怀有顾虑和羞涩心理,所以要求妇科医生要注意问诊时的态度和语言技巧,并善于总结和归纳,以便得出正确的诊断和辨证。妇科问诊内容包括询问一般情况、主诉和现病史、经带胎产史、婚姻史、个人史、家族史等。

(1)一般情况问诊:包括询问年龄、婚况、职业、民族、住址等。问年龄尤为重要,因不同年龄阶段的妇女具有不同的生理病理特点。如青春期肾气初盛,天癸才趋成熟,冲任刚刚通盛,发育尚未完善,故而青少年女子易患月经病。生育期妇女,历经经、孕、产、乳的变化,又复受生活、情志、外邪等病因的影响,则经带胎产诸疾均易发生。更年期妇女,肾气渐衰,天癸将竭,易致阴阳平衡失调,而出现月经不调、经断前后诸证、癥瘕等病。另外,由于年龄不同,临床治疗也不同。如对生育期功能失调性子宫出血者,应以促排卵调整周期为治疗原则;而对更年期患本病者,则应以止血为主,不再促排卵调经。

(2)问主诉:主诉包括主症和病期。主症是促使患者就诊的最为所苦的症状,一般由患者自诉或其家属代诉。有些患者叙述杂乱,症状繁多,这就需要医生从患者所述病情中归纳出来主要征象或典型症状作为主诉。还有些患者羞于启口,又需要医生耐心启发。中医妇科诊断疾病的特点,是以主症定病名,所以主诉描写得是否准确,决定着疾病的诊断。

(3)问现病史:则应围绕主诉,详细询问发病时间、诱发原因、症状特点、疾病发展变化过程、诊治经过和治疗效果等,自患病时间开始,直至来院就诊时为止。对不同病类,现病史的询问内容各具特点。如:

①问月经病:首先应询问既往月经是否规律,而后重点询问目前月经的周期、经期、经量、经色及经质的异常情况。对周期异常者,需问清是提前、错后,还是周期紊乱无规律可循,以及提前或错后多少天。对经期异常者,需询问缩短、延长还是日久不止。对于经量,应具体询问使用多少卫生巾、卫生纸或卫生棉等。以大概估计月经量。问经色,是淡红还是鲜红、紫红或紫黯。问经质,有无血块,血质稀

稠。最后询问末次月经时间。应注意除外几种生理性的特异月经周期，如“并月”“居经”“避年”“暗经”等，因这些与个人禀赋体质有关，不作病论。临床上，周期、经期、经量的异常是月经不调的诊断依据，而周期、经期、经量、经色、经质的异常变化，又是月经不调的辨证依据。月经病中，还有一类是以伴随月经周期反复出现的症状为特征的疾病。对于这类疾病，应重点询问症状的特点、性质、出现的时间及伴随主要的全身症状。如痛经患者，要注意问清疼痛发生的时间、性质、部位及程度，以及伴随的主要症状，以便客观、准确地诊断和辨证，指导治疗。其中，反复出现的主症是诊断依据，主症的性质、特点及典型的伴随症状是辨证依据。

②问带下病：带下病问诊，主要询问带下的量、色、质、味。正常女性在发育成熟后，每逢经前期、经间期或妊娠期，带下稍有增多，属正常生理现象。若带下量明显增多，同时又有色、质、味的异常，则为病态。带下的量异常增多，是带下病的诊断要点，而带下的色、质、味异常，则作为带下病的辨证要点。另外，尚需询问是否用过阴道纳药、或外阴涂搽药物及洗药，阴道内有无异物(如子宫托)，有无肿块，是否伴有腹痛、阴痒、阴痛、阴疮等。若带下杂见五色，如脓血者，则注意询问有无恶性肿瘤的存在。

③问妊娠病：妊娠病问诊，重点询问妊娠后出现的主症及主症的性质、特点以及典型的伴随症状，并以此指导妊娠病的诊断和辨证。妊娠病常见症状有阴道出血、腹痛、呕吐、小便淋痛或不通、水肿、眩晕等，对这些都应详细询问。妊娠病严重者还可出现抽搐、昏迷，此时需向家属询问。此外，尚需问清末次月经时间和妊娠周数。对妊娠阴道出血者，应问血量、颜色及有无组织排出，超过月经量者，更应仔细问询，及时处理。此外，对妊娠期出血，需与“垢胎”“阴中息肉”等鉴别。对妊娠腹痛，则需询问腹痛部位、特点及程度，并注意与内、外科疾病相鉴别。若有呕吐，则应了解呕吐的次数、呕吐物的性状以及与进食的关系。

④问产后病：张子和说：“凡看产后病，须问恶露多少有无，此妇科要诀也。”产后病问诊，首先询问恶露的情况，包括量、色、质、气味及持续时间，然后根据不同主诉，仔细询问。同时尚应了解分娩时间和分娩分式，有无产后大出血及产褥感染等异常情况发生，产后是否哺乳及乳汁分泌情况等。

⑤问杂病：妇科杂病包括不孕症、癥瘕、阴挺、脏躁、阴痒、阴疮、阴吹等病。不孕症问诊，注意问清结婚年限和婚后性生活情况，双方身体状况，曾做过哪些检查和治疗。癥瘕问诊，需询问包块发现时间和生长速度，有无月经改变，带下有无异常，有无腹痛等伴随症状。对阴痒者，则注意询问带下情况、伴随症状、性生活情况，以及有无不洁性生活史和性病史。

⑥问经带史：首先问月经史，包括初潮年龄，既往月经的周期、经期、经量、经色、经质，有无痛经史，末次月经时间。再问平时白带正常与否。若白带量多，则需了解色、质、味的情况。

⑦问婚产史:对已婚妇女,应了解结婚年龄(包括初婚、再婚年龄),配偶年龄及健康情况,性生活情况,有无性病史。了解妊娠、分娩、流产的次数(包括人工流产、引产、自然流产),末次分娩及末次流产的时间,有无难产史和产科手术史,产时和产后情况,目前采用何种避孕措施。

⑧问既往史:应注意询问与目前妇科疾病有关的病症及其治疗经过或手术情况。如对不孕症患者应问有无结核病史,对崩漏患者应问有无血液病史。

⑨问个人史:应了解个人的生活环境、工作环境、生活习惯、个人嗜好等。因为有些疾病与生活工作环境有关。如常年在冷库工作,可导致痛经、月经后期等病;常年在高温车间工作,常发生月经先期或月经量多。

⑩问家族史:了解患者父母及其兄弟姐妹的健康状况,如其父母已死亡,应询问死亡原因,患过何种疾病,如是否患过结核、肿瘤、糖尿病、梅毒、精神病等,以考虑现在患者出现的病症是否与家族中的遗传性或感染性疾病有关。

⑪问过敏史了解有无药物及食物、花粉、潮湿等过敏史。对过敏体质者,在应用中药时,一些虫类药及乳香、没药等应慎用。

2. 望诊

(1)望神:包括望患者的神情、神态、神志。一般通过望眼神、面部神情和精神状态等来得知。如目光有神还是暗然无光;神情安静还是烦躁;神志清楚还是恍惚、昏迷或谵语;精神饱满还是萎靡不振;神色呆钝还是沉郁等,以测知疾病的阴阳吉凶。

(2)望色泽:包括望面色、唇色、肤色以及毛发指甲是否润泽,因色泽的变化,可以反映脏腑气血的盛衰及邪气的情况。如面色红润,还是㿠白、萎黄、晦暗;口唇红润,还是淡白、深红、紫黯等,均作为辨证时的参考。

(3)望形态:望形体发育和胖瘦高矮,以了解脏腑盛衰,为辨证提供依据。如20岁形体矮小,肌肉瘦削,月经不潮或稀少,多属肾气未充;若闭经、不孕兼见形体肥胖,多属肾虚痰湿内盛。

(4)望舌象:妇科望舌象以舌质为主,因为舌质变化可真实反映脏腑气血的盛衰。望舌质包括望舌体的大小及有无齿痕,舌质的颜色,有无瘀斑瘀点,舌下脉络有无纡曲、紫黯等。望舌苔需了解舌苔的颜色、质地、薄厚等,从而辨别疾病的深浅、属性。

(5)望月经:望月经的量、色、质。量多还是量少,色淡红、鲜红、深红,还是紫黯、紫黑,质稀还是质稠,有无血块等。这些情况虽然通过问诊可以了解,但医生亲自望诊是必不可少的,以掌握确切的第一手资料,使辨证更加客观。

(6)望带下:包括带下的量、色、质。望带下色白,或色黄、色赤,或赤白相兼;形如米泔,或如清水、或如豆渣、或如脓;质清稀或稠厚;量多还是量少。

(7)望阴部:望外阴发育是否正常,有无畸形,有无肿块或损伤,有无子宫脱垂或疮疡，有无异常溢液。望阴毛分布情况，分布茂密还是稀疏，分布形态如何。

(8)望乳房：观察乳房发育情况，乳头有无凹陷。若已妊娠，应了解乳房是否增大，乳头、乳晕色泽是否加深。若为哺乳期，应观察乳汁的量和质。对非哺乳期有溢乳现象者，应观察其乳汁的量、色，及乳房皮肤表面有无异常等。

(9)望恶露：产后应注意观察恶露的量、色、质变化，有无组织排出等。

(10)望腹部：观察腹部外形，是否膨隆或如舟状，腹壁有无瘢痕等。对孕妇则需观察腹部大小是否与孕月相符。

3. 闻诊

(1)闻声音、气息：听语音有无低微或发音异常，有无嘶哑或失语；听呼吸是否均匀，有无喘促、咳嗽、呻吟、谵语等。

(2)闻胎心：经孕妇的腹壁可听及胎儿的心音，注意胎心的强弱、次数等。

(3)闻气味：闻经血、带下、恶露有无特殊气味。

4. 切诊　切诊包括切脉、按肌肤与按腹部、按乳房 4 个内容。

(1)切脉：妇人之脉，一般较男子稍弱。妇科切脉方法同于内科。由于妇女的生理特点及其气血变化的特殊性，故妇女又有其不同生理时期的常脉及妇女特有疾病的病脉。

①切月经脉：经前及经期，气血旺盛，血海充盈，多见滑脉或弦滑脉，但脉至正常，脉律匀和，不伴身热、口干苦症状者，属月经常脉。而月经病脉，属实属热者，常见滑脉、数脉、弦脉、涩脉；属虚属寒者，常见沉脉、迟脉、细脉、虚脉等。

②切带下病脉：带下量多色白者，常见濡缓脉；带下色黄或赤白相兼者，常见弦滑略数脉；带下清冷色白者，可见沉迟脉；带下赤白，阴部灼热者，常见细数脉。

③切妊娠脉：妇人孕后阴血下注以养胎元，故脉多滑利而尺脉按之不绝为妊娠常脉。妊娠病者可见细滑、缓滑、虚滑、虚数、细滑数、弦数等脉。若见脉沉细短涩，则胎元多不实。

④切临产脉：妊娠足月临产，常见脉滑利而急数，或于孕妇双手中指两旁，脉从中节渐达于末端搏动应手者，也为临产之脉。

(2)按肌肤：按肌肤以了解肌肤温凉、润燥、肿胀有无。肿胀按之没指者属水肿，随按随起者为气胀。

(3)按腹部：即通过触压腹部以了解有无压痛、包块。对有压痛者需了解疼痛的部位、范围、喜按、拒按等。对有包块者则应了解包块的位置、大小、形态、质地、活动度及有无压痛。妊娠以后，可通过触诊腹部以了解子宫的大小与孕月是否相符及胎位是否正常等。新产后，通过腹部触诊，可了解子宫复旧情况。

(4)按乳房：触诊乳房，以查有无结节、肿块，有无触痛。挤压乳头视有无异常溢乳。哺乳期应查乳房是否充盈，以了解乳汁的多少。

以上是妇科领域的四诊内容。临证时尚需四诊合参，不可有所偏执，以求更加全面、客观地诊断辨证，为论治提供依据。对于少数形证不称或脉证不符者，又当细审主从真伪，或“舍脉从证”，或“舍证从脉”，或重形气神情。

（二）妇科病中医辨证举要

1. *八纲辨证*　八纲是指阴、阳、表、里、寒、热、虚、实而言。八纲辨证是对四诊所取得的病情资料，根据人体正气的盈亏、病邪的性质、病变的部位、病气的盛衰及转化，进行全面的综合分析，归纳为阴证、阳证、表证、里证、寒证、热证、虚证、实证8类证候，作为指导治疗的依据。八纲辨证是中医学辨证的基本法则，也是各种辨证方法的总纲。

（1）表里：表里是表示病变发生的部位和病势轻重的两个类型。

①表证：表现在皮毛、肌腠、经络的病变属于表证。一般系指外感病症初期，六淫之邪从皮毛、口鼻侵袭机体后，产生一系列的症状的综合。表证多具发病急、病程短的特点。其症多见恶寒、恶风、发热、头痛身痛、鼻塞流涕、苔薄、脉浮等。

②里证：表示病变部位较深，如脏腑、筋骨之间。其为病，一为表邪不解，内传入里，或六淫之气直接侵袭脏腑；二是脏腑功能失调所致。里证的临床表现因病变部位之不同而呈多种多样。妇科疾病的病位以脏腑、血海、胞宫胞脉为主，请参见脏腑辨证。

（2）寒热：寒与热是疾病的两个属性，也是辨证的两个纲领。寒与热皆有内外之别。

①寒证有因外寒者，有因内寒者。外寒即六淫之寒邪侵袭机体而为病。如寒邪束表，其症有恶寒发热，头痛身痛，咳嗽流涕，恶风或汗出，脉象浮。又如妇人经期，产后胞宫胞脉空虚，血室正开，当风感寒，冒雨涉水等，寒邪可直中胞宫、胞脉，致小腹冷痛，拒按，畏寒喜暖、面色青白，脉沉紧或沉迟。内寒者，则因脏腑阳气虚衰，失于温煦，脏腑功能活动衰减。临床可见畏寒肢冷，大便溏薄，小便清长，舌质淡，苔薄白而滑，脉沉细无力或沉迟。

②热证有因外热者，有因内热者。外热系感受六淫中暑、火、燥之阳邪为病，临证多见发热汗出，口渴喜饮冷，头痛身痛，苔薄黄，脉浮数。内热之为病，或因脏腑之气偏旺，或因阴血亏虚而生，或由情志郁久化热，或因痰湿、食滞蕴而生热，或湿热、湿毒之邪内侵。其症可见发热或高热不退，口干咽燥，喜冷饮，面红目赤，大便燥结，小便短赤，舌质红或红绛，苔黄少津或黄燥，脉数。

③寒热之辨证，又有真寒假热、真热假寒、上热下寒、寒热错杂之不同。

（3）虚实：虚实是辨别人体正气之强弱和邪气盛衰的两个纲领。虚证为正气虚弱不足之证；实证为邪气壅滞亢盛之证。

①虚证：为脏腑、经脉气、血、津、液、阴、阳之不足，或因禀赋薄弱，或为饮食劳倦，思虑房劳损伤，或久病、重病之后，脏腑元气虚损所致。临床表现多见精神萎靡、气短乏力、形体消瘦、面色不华、舌质淡、少苔、脉细弱等正气亏虚之候。

②实证是指邪气壅盛，阻痹经络，内结脏腑，或气血淤滞及痰、湿、水、食、虫积为患。临证多见肿满胀痛，或疼痛拒按，或经血壅滞不行，或大便燥结，或小便不通，脉多弦、涩。

③虚实之证，颇为复杂，有真实假虚、真虚假实者，有虚中夹实、实中兼虚者，或虚实转化者。临证须详辨析。

(4)阴阳：中医学认为：疾病的发生，是因为阴阳失去相对平衡，出现偏盛偏衰所引起。也就是说阴阳概括了人体正气和邪气的两个属性。在八纲辨证中表、热、实证属于阳证；里、寒、虚证属于阴证。这是相对而言。在表、里、虚、实、寒、热中又有阴阳之分。

①阴证是指体内阳气虚衰，阴气偏盛的一类证候。人体功能活动多呈低下、衰退的表现。临床表现多见精神萎靡，气短声弱，口不干渴，或喜热饮，畏寒肢冷，面色萎黄、暗淡，大便溏薄，小便清长，舌质淡，苔白，脉沉、细、迟、弱等。

②阳证是指机体阳气偏亢的一类证候。人体功能活动多呈亢奋状态。临床表现多见烦躁不安，气促声高，口干舌燥，渴喜饮冷，身热汗出，面红目赤，大便干结，小便短黄，舌质红或红绛，苔黄，脉浮、数、洪、实等。

③阴证和阳证亦是相对而言，亦有真假难辨之状，二者亦常转化。

2. *脏腑辨证* 脏腑辨证是以脏象学说为基础，根据脏腑的生理功能和病理特点，对取得的病情资料进行分析，判断其病变的部位（在何脏何腑）、性质、转归，最后作出证候诊断，以指导治疗。脏腑辨证是中医辨证方法中颇为重要的辨证方法，也是中医妇科辨证之核心。临证时，还须以八纲辨证为指导，结合经络、气血辨证，对疾病的本质作出正确的判断。鉴于经、带、胎、产病及妇人杂病的临床特征，妇科疾病的脏腑辨证以肾、肝、脾胃为主。

(1)妇科常见肾病4个证型

①肾气虚：肾气的盛衰与天癸的至与竭和冲任之盈与亏有着直接关系。肾主封藏，肾气虚，封藏失职，冲任不固。肾气虚，可引起月经不调、闭经、崩漏、胎漏、胎动不安、滑胎、不孕、阴挺等病，并伴头晕耳鸣，腰膝酸软，精神萎靡，性欲冷漠，小便频数或余沥不净，舌质淡，苔薄白，脉沉细无力。

②肾阴虚：多因禀赋不足，房劳多产，确精亏损。可致月经先期、经行后期、月经过少、闭经、崩漏、痛经、绝经前后诸证、胎漏、胎动不安，胎萎不长、妊娠腹痛、妊娠眩晕、妊娠心烦、不孕等病。症见头晕耳鸣，腰酸腿软，颧红潮热，五心烦热，盗汗失眠，经色红或紫红，舌质嫩红，龟裂，少苔或无苔或花剥苔，脉细数无力。

③肾阳虚：命门火衰，或房事过度，早婚多产，损伤肾阳，肾失温煦之功，气化不利，可致月经后期、月经过少、闭经、崩漏、痛经、经行水肿、经行泄泻、带下病、胎动不安、妊娠水肿、妊娠小便不通或失禁、产后身痛、产后小便不通与失禁、阴挺、不孕等。症见腰脊酸痛，小腹冷痛，下肢不温，夜尿频数，五更泄泻，带盛质稀色白，甚至

滑泄不固，经色淡黯质薄，性欲冷淡，阴冷，阴吹，舌质淡，苔薄白而滑，脉沉细无力或沉迟，尺脉尤弱。

④肾阴阳俱虚：多因房事不节，早婚多育，阴阳失调。可致月经先后不定期和绝经前后诸证。证见忽冷忽热，汗出畏寒，头晕耳鸣，腰膝酸痛，小便频数或不利，舌质淡，苔薄白，脉沉细无力。

(2)妇科常见肝病6个证型

①肝郁气滞：多因情志不遂，郁怒伤肝，或阴血不足，肝失所养，疏泄失常。可致月经后期、月经先后不定期、月经过少、闭经、痛经、经行乳房胀痛、经行情志异常、带下病、妊娠腹痛、产后恶露不下、缺乳、癥瘕、不孕等。常伴胸胁、少腹胀痛，心烦易怒，善太息，胸闷纳差，精神抑郁，舌质黯，苔薄白，脉弦或细弦。

②肝阴不足：久病失血，或精亏不能化血而致，肝肾同源，妇人之疾多为肝肾同病。可引起月经后期、月经过少、痛经、闭经、经行乳房胀痛、不孕等病。临床可见头晕目涩，目视昏花，或羞明，心烦易怒，筋惕肉瞤，爪甲不荣，失眠多梦，舌质红，少苔，脉细弦数。

③肝阳上亢：多因房室劳倦，七情内伤，阴虚不能敛阳，或肝气升发太过。可致经行眩晕、经行头痛、妊娠心烦、妊娠眩晕、先兆子痫等。证见头胀头痛，头晕目眩，耳鸣耳聋，或视物不清，泛恶欲呕，口舌干燥，舌边红，苔薄黄，脉细弦或细弦数。

④肝郁化热：七情不遂，郁久化热。可致月经先期、月经量多、崩漏、经行吐衄、乳汁自出等。症见经色紫红，夹有血块，头胀头痛，头晕目眩，口苦咽干，心烦易怒，胸胁乳房少腹胀痛，善太息。舌质红，苔黄，脉弦数。

⑤肝风内动：肝阴虚极，生风化燥，或肝阳亢盛，生风上扰，或肝阳上亢，挟痰火上冲，扰乱清明之府。可致妊娠痫证和产后痉证。证见头晕头胀头痛，颈项强直，四肢抽搐或痉厥，不省人事，舌质红绛，少苔或无苔，脉细数无力或弦细。

⑥肝经湿热：外感湿热之邪，或过食肥甘厚味，湿热之邪蕴郁肝经。可致带下病、阴痒、阴疮等。证见带盛色黄，质稠秽臭，外阴灼热，瘙痒肿痛，甚或糜烂，胸闷纳呆，口苦咽干，心烦不宁，大便不爽，小便色黄涩癖，舌质红，苔黄腻，脉弦滑数。

(3)妇科常见脾胃病变5个证型

①脾虚血亏：脾胃素虚，或饮食劳倦，思虑过极，损伤脾胃，化源不足。可致月经后期、月经量少、闭经、胎萎不长、不孕等。证见面色㿠白或萎黄，头晕心悸，气短乏力，胃呆纳少，或大便溏薄，舌质淡，苔薄白，脉细弱。

②中气下陷：又称脾虚气陷，或脾气下陷。多因劳倦过度，产育过多，产后失于调护而损伤脾气，脾虚不能升举而致。可引起月经过多、崩漏、妊娠小便不通、阴挺等疾。证见气短懒言，倦怠乏力，精神萎靡，头晕目眩，自汗出，少食腹胀，便溏，经色浅淡质稀，小腹下坠或坠痛，带盛色白质稀，甚或如崩，舌体胖淡，边有齿痕，苔薄白，脉沉细无力。

③脾不统血：多因饮食劳倦，损伤脾气，脾虚不能统血、摄血。临床可见月经先期、月经过多、崩漏、产后恶露不绝、乳汁自出等病。症见经量过多，色淡质薄，乳汁稀薄，漏下不止，面色苍白，短气懒言，小腹坠胀，舌淡胖，有齿痕，苔薄白，脉细弱。

④脾阳虚：常因暴饮暴食，恣食生冷，劳倦过度，损伤脾阳，脾阳不振，运化失司，水湿内停，或湿聚生痰，可致闭经、月经过少、经行水肿、经行泄泻、带下病、妊娠肿胀、胎水肿满、不孕等。症见头晕头重，口渴喜饮，饮后渴不解，胸脘痞闷，口淡黏腻，不思饮食，倦怠嗜卧，带下量多色白，大便溏薄，小便清长，四肢不温，面目虚浮，舌质淡，苔薄滑，脉缓滑。

⑤胃气上逆：饮食不节，贪食生冷，损伤胃气，胃失和降，妊娠之后，为冲气所犯，可致妊娠恶阻。食入即吐，不食不吐，吐不能食，口淡纳差，神疲乏力，舌质淡，苔薄白，脉缓滑。

脏腑之间，随其相生相克及乘侮关系，每多出现兼挟证候，如肾虚肝郁、肝郁脾虚、肝胃不和、脾肾阳虚诸证。参前所述，一般不难辨析。

3. *妇科常见气血病变 3 个系列共 9 个证型*　妇人一生，经、胎、产、乳皆离不开气血，而皆易损伤气血。气血失和常可影响冲任督带的功能，而引起妇科疾病。故气血辨证亦是妇科辨证的又一重要方法。

(1)气病系列 3 个证型

①气虚证：为机体脏腑功能减退，元气不足而出现的全身性虚损表现。常为饮食劳倦、房劳多产，或久病、年老所引起。可致月经先期、月经过多、崩漏、妊娠小便不通、难产、恶露不绝、乳汁自出、阴挺等。症见面色㿠白，精神倦怠，气短懒言，心悸自汗，头晕目眩，纳谷少馨，舌体胖大，苔薄白，脉虚细无力。

②气滞证：多因情志不遂，或恚怒伤肝，或抑郁气结，肝之疏泄失司。可致月经后期、月经先后不定期、闭经、痛经、月经过少、经行乳胀、子肿、妊娠腹痛、难产、缺乳、癥瘕、不孕。症见胸胁、乳房及小腹胀痛，心烦易怒，经色紫黯夹块，行涩不畅，甚或气结成块，聚散无常，痛无定处，推之可移；妊娠肿胀时，肿胀处皮色不变，按之凹陷，指起即复；乳汁不下，乳房胀硬；舌质正常或稍黯，苔薄白或薄黄，脉弦。妊娠中后期，由于胎体增大，影响脏腑气机之升降，亦可引起气滞，应当别论。

③气逆：指肺、胃、肝之气机升降出入失常的证候。妇科气逆多为胃气、肝气、胎气、冲气上逆之证。临床可见妊娠恶阻、子悬及经行前后诸证。

(2)血病系列 4 个证型

①血虚：多因脾胃虚弱，气血化源不足；或失血过多，或思虑劳倦过度，或多育多产，哺乳过久，或肾阴不足，精不化血，或久病阴血暗耗。可引起月经后期、月经过少、闭经、经行眩晕、胎动不安、妊娠腹痛、胎萎不长、难产、缺乳、产后痉证、产后身痛、产后大便难、不孕等病。症见面色苍白或萎黄，肌肤不润，头晕目涩，心悸怔忡，失眠健忘，手足麻木，月经量少色淡，舌质淡，脉细弱。

②血瘀:指血行不畅,停滞瘀结,或离经之血留滞于体内,影响气血运行的证候。多因气滞血结,寒凝血瘀,跌打损伤,劳伤过度所引起。可致月经过多、月经过少、闭经、崩漏、痛经、异位妊娠、胎死不下、难产、产后血晕、产后腹痛、恶露不绝、产后发热、癥瘕、不孕等。症见经色紫黯,多血块,腹痛拒按,块下痛减,腹中结块,有形可证,推揉不散,痛处不移,按之痛增,肌肤甲错,舌质紫黯有瘀点、瘀斑,爪甲青紫,脉沉涩或弦涩。

③血寒:乃阴寒之邪侵袭血分,或阳气虚衰,血失温煦,气血运行不畅之证。可致月经后期、月经过少、经行腹痛、闭经、妊娠腹痛、产后腹痛、不孕等。症见经量少色淡或深红,小腹冷痛,得热痛减,面色青白,畏寒肢冷,大便溏薄,小便清长,苔薄白,脉沉紧或沉迟。若腹痛拒按,舌质黯者多为实寒;若腹痛喜按,舌质淡者多属虚寒。

④血热:血分有热,或热邪入于血分而下扰血海,致伤阴、动血者之证候。多因素体阳盛,或外感热邪,气郁化火,或嗜食辛辣炙煿厚味,或过服温阳暖食之品,或阴虚内热而致。可引起月经先期、月经过多、崩漏、经行发热、经行吐衄、胎漏、胎动不安、恶露不绝等。证见经血色红或紫红且质稠。若面红唇赤,口渴喜冷饮,大便燥结,小便短黄,舌质红或红绛,苔黄而干,脉洪大而数者,为实热;若两颧潮红,午后潮热,五心烦热,口渴饮不多,盗汗,舌质嫩红,或有裂纹,少苔或无苔或花剥苔,脉细数者为虚热;若伴乳房、胸胁胀痛,烦躁易怒,善太息,舌红偏黯,脉弦数者为郁热。

(3)气血同病常见 2 个证型

①气血两虚:多因脏腑功能减退,气血化生不足,或饮食劳倦,损伤脾胃,或大病久病,气血俱伤,或失血耗气,致气虚血亏,冲任匮乏。可致月经后期、月经过少、闭经、痛经、胎漏、胎动不安、胎萎不长、难产、缺乳、不孕等。临证可见气虚和血虚之表现。

②气随血脱:失血过多,营阴下夺。如产后血晕。症见面色苍白,冷汗淋漓,四肢厥逆,六脉俱微。

4. 妇科常见冲任病变　冲任二脉经气之通盛和衰少与月经的来潮、闭止以及胎儿的孕育有很密切的关系。冲任二脉失调是导致经、带、胎、产诸疾的基本病理变化,故冲任辨证在妇科辨证中占有重要地位。

(1)冲任不足:冲任不足是指冲任气血阴津亏虚,血海匮乏,生殖功能衰退之证候,又称冲任虚衰证。多因禀赋不足,肾气虚弱,天癸不充,或饮食劳倦,思虑过极,损伤脾胃,气血生化不足,无以充养冲任。临床可见月经后期、月经过少、闭经、胎萎不长、不孕等病症。症见月经错后,量少,色淡质稀,小腹绵绵作痛,或经后小腹空痛,或妊娠五六月时,子宫增大明显小于正常妊娠月份,或久不孕育,舌质淡,苔薄白,脉细弱。

(2)冲任不固:冲任不固指冲任二脉经气虚弱,不能固摄经血,致使阴道不时下血,或日久不止之证。多因脾虚气陷,或肾气虚损所致。可见月经先期、月经过多、经期延长、崩漏、胎动不安、堕胎小产、滑胎等疾病。证见经血非时而下,量多如崩,或量少漏下不止,胎元不固,屡孕屡堕,面色皖白,心悸气短,小腹空坠,舌质淡,苔薄白,脉沉细无力。

(3)热伏冲任:热伏冲任是指温热邪气,伏于冲任,血海不宁,迫血妄行之证候。多因禀赋素盛,阳气偏亢,或嗜食辛辣燥烈之物,或过用暖宫温阳之品,或六淫中暑、热之邪内侵,或肝郁日久化热所致。可引起月经先期、月经过多、经期延长、崩漏、胎漏、胎动不安等疾。症见经血量多,色紫红,质稠黏,或有血条血片,心烦不安,或妊娠漏下,小腹疼痛,舌质红,苔薄黄,脉细滑数。

(4)冲任寒证:冲任寒证系指寒凝冲任,阻碍气血运行之证。多因经期、产后,血室正开,外寒直客冲任,或经期恣食生冷,冒雨涉水,或元阳不足,冲任失养所致。可导致月经后期、月经过少、闭经、痛经、妊娠腹痛、产后腹痛、不孕等。症见经行错后,色暗夹有血块,小腹冷痛,或月经闭止,久不孕育,舌质淡,苔薄白而润,脉沉紧或沉迟。本证有实寒、虚寒之分,在不同的病症中,临床表现各有特点,应再辨析。

(5)冲任瘀阻:冲任瘀阻是指瘀血内停,阻滞冲任,血行不畅之证。多因经、产之际,余血未净,或七情内伤,气滞血结,或内伤生冷,血为寒凝,或寒邪乘虚内袭,或房事不愤,血瘀冲任。可致月经先期、月经后期、月经过少、闭经、痛经、恶露不绝、产后腹痛、癥瘕、不孕等疾病。症见月经或前、或后、或多、或少,色紫黯,多块,小腹疼痛拒按,或经水闭止,或婚久不孕,或小腹结块,有形可证,推揉不散,舌质黯,或有瘀点、瘀斑,脉涩或弦涩。

(6)冲任湿热瘀结:冲任湿热瘀结是指湿热之邪损伤冲任,与血相搏,冲任瘀阻之证。多因经期、产时或宫腔施术,摄生不慎,不禁房帏,用品不洁,湿热之邪乘虚而入所致。可引起带下病、癥瘕、痛经、崩漏、不孕等疾病。症见带盛色黄,质稠黏,秽臭,小腹疼痛,按之痛增,或低热起伏,腰骶酸痛,崩中漏下,久不受孕,小腹肿块,推揉不移,舌质黯红,苔黄腻,脉弦数,或弦滑数。

(7)冲任寒湿瘀结:冲任寒湿瘀结是指寒湿之邪,羁留冲任,与血相结,阻痹冲任之证。多因经行、产后、小产或手术治疗,寒湿之邪乘虚内侵所致。可致月经后期、月经过少、闭经、痛经、带下病、不孕、癥瘕诸疾。症见月经错后,量少色黯,或经血中夹有浊液清稀,小腹冷痛,喜热拒按,带下色白质稀,或月经闭止,久不孕育,腹中结块,或硬或软,有痰湿郁聚,舌质黯,苔薄滑,脉沉弦。

5. 妇科常见症状辨证

(1)出血:妇女阴道不规则出血是妇科疾病最常见的症状,见于妇科各种疾病。在月经病可见于月经先期、月经后期、月经先后不定期、经期延长、经间期出血、崩中、漏下等,在妊娠病可见于胎漏、胎动不安、葡萄胎、异位妊娠、堕胎、小产、胎死不下、低置胎盘或胎盘早剥等，在产后病可见于产后血晕、产后血崩、产后恶露不绝，在杂病可见于妇科癥瘕、阴挺、阴疮等。对异常阴道出血详询病史，一般不难诊断。应首先鉴别属何病出血，一般经仔细询问病史及做一些检查即可鉴别，并作出诊断。关于出血一症的辨证，则无论属何病，均应以出血的量、色、质来辨其寒热虚实。

一般来讲，出血量多，色淡，质稀者，多属气虚；量多，色紫红，质稠者，则多为血热；量少，色紫红，质稠多属阴虚有热；量少，色淡，质薄，多属血虚；量少，色淡黯，质稀，属肾阳不足；量少或多，色紫黯，有血块伴腹痛拒按，块下痛减者属血瘀；若伴小腹冷痛，得热痛减者多属血寒；若无腹痛或痛微下坠者则属气虚；若伴胸胁乳房胀痛，小腹胀痛者多属气滞血瘀。同时还应根据全身伴随症状及舌脉综合分析。

(2)腹痛：下腹痛是妇科疾病常见症状之一。可见于许多妇科疾病，如月经后期、月经过少、崩漏、痛经、带下病、妊娠腹痛、异位妊娠、胎漏、胎动不安、堕胎、小产、难产、产后腹痛、产后感染邪毒发热、产后恶露不下、产后恶露不绝、癥瘕等病，均可伴有腹痛或以腹痛为主症。

腹痛的辨证，其病机有“不通则痛”和“不荣则痛”两大类，总属气血不调或邪气留滞。根据其疼痛发生的时间、性质、程度、部位，综合分析以辨其寒热虚实。一般起病急者多属实证，起病缓者多属虚证；持续性疼痛多属实、属瘀，时痛时止为气滞；经前经期痛者多实，经后痛者为虚。绞痛、冷痛、胀痛、灼痛、刺痛多属实，隐痛、坠痛、疠痛则为虚；疼痛拒按、按之痛甚为实，喜揉喜按为虚；绞痛冷痛属寒，灼痛属热；胀甚于痛为气滞，痛甚于胀或刺痛为血瘀；得热痛减属寒，得热痛甚属热；疼痛剧烈属实，隐隐作痛为虚。少腹疼痛为气滞，小腹疼痛或连及腰骶属血瘀或肾虚。另外，尚需根据全身证候，月经的期、量、色、质，带下的量、色、质、味及舌、脉来综合分析，以得出正确辨证，指导治疗。

(3)带下异常：带下异常，表现为带下量明显增多及色、质、味的异常，是带下病的主症。带下病的辨证，则主要根据带下的量、色、质、味及兼证、舌、脉几方面综合分析得出。一般带下量多，色白或黄白质薄无臭，多属脾虚；带下量多，色白，质稀清冷味腥，属肾阳虚；若带下量多，色白如米泔水或灰白色，或似豆腐渣样，秽臭，多为湿热或虫蚀；带下量多，色黄，质稀或稠，味臭，多为湿热；带下赤白，质稀或稠，无味属阴虚，有味为湿热；带下脓血味臭，为湿热、湿毒；带下似血非血，似脓非脓，质清恶臭，兼形体大衰之候，则为恶性癥瘕溃窜所致。

第4章

妇产科疾病常用药物和治法

第一节 妇产科疾病西医常用的药物

一、雌激素类药物

(一)药理作用

促进生殖器的生长与发育,使子宫内膜增生和阴道上皮角化;增强子宫平滑肌的收缩,提高子宫对缩宫素的敏感性;抗雄激素作用;对下丘脑和腺垂体有正、负反馈调节,影响卵泡发育和排卵。

(二)适应证

卵巢功能低下、闭经、子宫发育不良、功能性月经失调、原发性痛经、围绝经期综合征、老年性阴道炎、回奶及绝经后妇女激素替代治疗(一般加用孕激素)等。

(三)禁忌证

严重的肝功能异常、黄疸、肝脏肿瘤、血栓栓塞性疾病(如卒中、心肌梗死)、镰刀状红细胞贫血症、子宫或乳房的激素依赖性肿瘤、子宫内膜异位症、严重糖尿病、先天性脂肪代谢异常、耳硬化症史等,孕妇及哺乳期妇女。

(四)常用药物

1. 戊酸雌二醇　是长效雌二醇衍生物,肌注后缓慢释放,作用维持2～4周。针剂有每支5mg(1ml)和10mg(1ml)两种。口服片剂,商品名补佳乐,片剂,每片1mg。

2. 妊马雌酮　通常称结合型雌激素,商品名倍美力,是从孕马尿中提取的水溶性天然结合型雌激素,其主要成分为雌酮。口服片剂有每片0.3mg、0.625mg,结合雌激素注射液每支25mg(1ml),结合雌激素乳膏1g:0.625mg。

3. 苯甲酸雌二醇　肌内注射。每支1mg、2mg,每日或隔日1～2mg。

4. 炔雌醇　也称乙炔雌二醇，为口服强效雌激素，作用为己烯雌酚的10～20倍。口服片剂有每片0.005mg和0.05mg。

5. 尼尔雌醇　为雌三醇衍生物，为口服长效雌激素，能选择性地作用于阴道及宫颈管，而对于宫内膜作用很小。口服片剂有每片1mg、2mg、5mg。

二、孕激素类药物

（一）药理作用

孕激素有抑制子宫收缩和使子宫内膜由增生期转变为分泌期的作用，因此，有安胎与调整月经的功能。但孕激素的衍生物具有溶黄体作用，故不能用于安胎或黄体功能不足引起的月经紊乱。此外，具有雄激素作用的制剂还可引起女胎生殖器官男性化。

长期使用孕激素可使内膜萎缩，特别是异位的子宫内膜。大剂量孕激素可使分化良好的子宫内膜癌细胞退变。

孕激素通过反馈抑制下丘脑-垂体-卵巢轴，抑制排卵，改变宫颈黏液性状和抑制子宫内膜增殖，腺体发育不良而不利于受精卵着床。

（二）适应证

闭经，与雌激素并用作为性激素人工周期治疗；功能性子宫出血；保胎治疗；子宫内膜异位症及子宫内膜腺癌；女性避孕药的主要成分。

（三）禁忌证

不明原因阴道出血；血栓性静脉炎、脑血管栓塞、脑卒中或有既往病史；严重肝功能损害；乳腺肿瘤或生殖器肿瘤。

（四）常用药物

1. 黄体酮（孕酮）　为天然孕激素。肌内注射后作用快，消失亦快，故需每日或隔日注射。针剂有每支10mg、20mg。口服黄体酮1胶丸（每丸100mg），黄体酮胶囊1粒（每粒50mg）。

2. 甲羟孕酮　商品名为“安宫黄体酮”。用于月经不调、功能失调性子宫出血、子宫内膜异位症及晚期乳腺癌、子宫内膜癌。口服有效。口服片剂每片1mg、2mg、5mg、50mg、250mg。

3. 甲地孕酮　商品名为“妇宁片”。用于治疗月经不调、功能失调性子宫出血、子宫内膜异位症及晚期乳腺癌、子宫内膜腺癌。口服片剂为每片1mg、4mg等。

4. 炔诺酮　为19-去甲基睾酮衍生物，商品名为“妇康片”。除孕酮作用外，具有轻微雄激素和雌激素活性。用于月经不调、功能失调性子宫出血、子宫内膜异位症等。口服片剂每片0.625mg、2.5mg、3mg。

5. 孕三烯酮　商品名为“内美通”，具有较强的抗孕激素与抗雌激素活性，还有很弱的雌激素和雄激素作用，用于子宫内膜异位症。口服片剂每片2.5mg。

三、雄激素类药物与宫缩药

(一)雄激素类药物

1. 药理作用　雄激素对男性具有促进生殖器官及第二性征发育的作用,而对女性则具有拮抗雌激素、抑制子宫内膜增生及卵巢与垂体功能的作用。雄激素还能促进蛋白合成、加速组织修复、逆转分解代谢过程。若其应用不当仍有女性男性化、肝损害及水肿等不良反应。

2. 适应证　功能失调性子宫出血,更年期功能失调性子宫出血的月经调节,子宫肌瘤及子宫内膜异位症。

3. 禁忌证　肝肾功能不全、前列腺癌患者及孕妇。

4. 常用药物

(1)丙酸睾酮:为睾酮的丙酸酯,是目前最常用的雄激素制剂。仅供肌内注射,吸收缓慢。针剂有每支 10mg(1ml)、25mg(1ml)及 50mg(1ml)。绝经后女性晚期乳腺癌,1 次 50～100mg,1 周 3 次。

(2)达那唑:为 17α-乙炔睾丸酮的衍生物。具有弱雄激素作用,兼有蛋白同化作用和抗孕激素作用,而无雌、孕激素活性。口服胶囊剂有每粒 100mg 及 200mg 两种。子宫内膜异位症,1 日量为 400～800mg,分次服用,连服 3～6 个月,注意监测肝功能。

(3)三合激素:用于功能失调性子宫出血,针剂每支含丙酸睾酮 25mg、苯甲酸雌二醇 1.25mg 及黄体酮 12.5mg。供肌内注射,1 日 1 次。

(4)甲睾酮:用于绝经妇女晚期乳腺癌姑息性治疗,口服或舌下含服,甲睾酮片每片 5mg,1 次 25mg,1 日 1～4 次。

(二)宫缩药

1. 缩宫素

(1)药理作用:缩宫素的主要作用为加强子宫收缩。一般小剂量缩宫素能使子宫肌张力增加、收缩力增强、收缩频率增加,但仍保持子宫收缩特点。若缩宫素剂量加大,能引起肌张力持续增加,乃至舒张不全导致强直性子宫收缩。此外,缩宫素可促使乳腺泡周围的平滑肌细胞收缩,有利于乳汁射出。

(2)适应证:用于引产、催产、产后及流产后因宫缩无力或缩复不良引起的子宫出血,了解胎盘屏障储备功能(催产素激惹试验)。

(3)禁忌证:骨盆过窄、产道受阻、明显头盆不称及胎位异常、有剖宫产史和子宫肌瘤剔除术史者,以及脐带先露或脱垂、前置胎盘、胎儿窘迫、宫缩过强、子宫收缩乏力长期用药无效、产前出血(包括胎盘早剥)、多胎妊娠、子宫过大(包括羊水过多)、严重的妊娠高血压综合征等患者。

(4)用法:肌内注射或静脉滴注。引产或催产,1 次 2.5U,加入 5%葡萄糖水

500ml,滴注开始时每分钟4～5滴,每15～30分钟增加1次,至达到宫缩与正常分娩期相似,最快每分钟不超过60滴。产后出血,肌内注射10～20U。

2. 麦角新碱

(1)药理作用:麦角新碱能直接作用于子宫平滑肌,作用强而持久。其作用强弱与子宫生理状态和用药剂量有关,妊娠子宫对麦角新碱比未孕子宫敏感,临产及产后子宫更敏感,大剂量可引起子宫肌强直性收缩,对子宫体及宫颈均有作用。

(2)适应证:用于治疗产后出血、子宫复旧不良及月经过多。

(3)禁忌证:心脏病、妊娠高血压疾病和高血压患者慎用。

(4)用法:用于产后加强宫缩,麦角新碱0.2～0.4mg肌内注射或静脉快速滴注,或加入25%葡萄糖注射液20ml中静脉缓慢注射。

3. 米索前列醇

(1)药理作用:米索前列醇对妊娠各时期子宫均有收缩作用,以妊娠晚期的子宫最敏感。早孕妇女阴道内给药,可引起强烈宫缩而致流产。还可软化宫颈。

(2)适应证:主要用于诱发流产、中期妊娠引产及产后出血。

(3)禁忌证:心、肝、肾疾病患者及肾上腺皮质功能不全者;有使用前列腺素类药物禁忌者;带宫内节育器妊娠和怀疑宫外孕者;瘢痕子宫。

(4)用法:用于早期妊娠流产,在服用米非司酮72小时后,单次空腹口服米索前列醇0.6mg。用于产后出血时可阴道放置。

四、抗早产药物

(一)利托君

1. 药理作用　利托君为选择性β_2肾上腺素受体激动药,可特异性抑制子宫平滑肌,减弱妊娠和非妊娠子宫的收缩强度,减少频率,并缩短子宫收缩时间。

2. 适应证　用于预防妊娠20周以后的早产。

3. 禁忌证　妊娠不足20周的妊娠期妇女禁用;延长妊娠对孕妇和胎儿构成危险的情况禁用。

4. 用法　将本品100mg加入5%葡萄糖注射液500ml,初始控制滴速每分钟5滴,据宫缩情况,每10分钟增加5滴,最大量35滴/分,待宫缩停止,继续用药12小时,随后口服维持治疗,10mg,每4～6小时1次。

(二)硫酸镁

1. 药理作用　高浓度的镁离子直接作用于子宫平滑肌细胞,拮抗钙离子对子宫收缩活性,有较好抑制子宫收缩的作用。

2. 适应证　作为抗惊厥药,用于妊娠期高血压疾病,治疗先兆子痫和子痫,也用于早产。

3. 禁忌证　哺乳期妇女。

4. 用法　首次缓慢静脉注射 4g，然后以每小时 1～2g 的速度静脉滴注，直到宫缩停止后 2 小时，以后口服 β 肾上腺素受体激动药维持。用药过程中注意监测镁离子浓度，以避免镁中毒。

五、其他

(一)氯米芬

1. 药理作用　氯米芬具有较强的抗雌激素作用和较弱的雌激素活性。其与雌激素竞争受体，解除雌激素的反馈作用，刺激内源性 GnRH 释放，促进垂体分泌 FSH 及 LH，诱发排卵。

2. 适应证　体内有一定雌激素水平的功能性闭经、无排卵性功能失调性子宫出血、多囊卵巢综合征及黄体功能不全等所致的不孕症。

3. 禁忌证　原因不明的不规则阴道出血、子宫内膜异位症、子宫肌瘤、卵巢囊肿、肝功能损害、精神抑郁、血栓性静脉炎患者禁用。

4. 用法　1 次 50mg，口服，1 日 1 次，连用 5 日。自月经周期的第 5 天开始服药。若患者系闭经，则应先用黄体酮，自其撤退性出血的第 5 天始服用。

(二)尿促性素

1. 药理作用　尿促性素有 FSH、LH 两种促性腺激素，能促使卵泡发育和成熟并分泌雌激素，若垂体和卵巢有一定功能，所产生雌激素的正反馈作用能间接使垂体分泌足量 LH 而诱发排卵。若垂体功能低下，则需加用人绒毛膜促性腺激素才能诱发排卵并维持黄体功能。

2. 适应证　与绒促性素合用，用于促性腺激素分泌不足所致的原发性或继发性闭经、无排卵性稀发月经所致的不孕症等。

3. 禁忌证　有原因不明的异常阴道出血、子宫肌瘤、卵巢囊肿、卵巢增大、肾上腺功能不全、甲状腺功能不全及原发性卵巢功能衰竭患者。

4. 用法　每支含卵泡刺激素及黄体生成激素各 75U，供肌内注射。初始(或月经周期第 5 天)用量，1 次 75U，1 日 1 次，7 日后视患者雌激素水平和卵泡发育情况调整剂量。卵泡成熟后改用肌内注射人绒毛膜促性腺激素 10 000U，诱导排卵。

(三)人绒毛膜促性腺激素(hCG)

1. 药理作用　与 LH 相类似，能促使卵泡成熟及排卵，并使破裂卵泡转变为黄体，促使其分泌孕激素。

2. 适应证　与尿促性素合用以促进排卵；女性黄体功能不全的治疗；功能失调性子宫出血、妊娠早期先兆流产、习惯性流产。

3. 禁忌证　怀疑有垂体增生或肿瘤，前列腺癌或其他与雄激素有关的肿瘤；性早熟、诊断未明的阴道出血、子宫肌瘤、卵巢囊肿或卵巢肿大、血栓性静脉炎、对性腺刺激激素有过敏史。

4. 用法　用于促排卵，于尿促性素末次给药后1天或氯米芬末次给药后5～7天，1次5000～10 000U，连续治疗3～6周期。黄体功能不全，于排卵之日起隔日用药1次，1次1500U，连用5次。习惯性流产、先兆流产，1次1000～5000U。

第二节　妇科疾病西医常用的治疗

一、内分泌治疗

内分泌治疗是妇产科疾病的常用治法，其目的是为了矫正、调整、恢复女性生殖内分泌的节律及功能，改善女性的精神、心理、内分泌、代谢和身体功能状态。

1. 促性腺激素释放激素(GnRH)　主要作用于垂体，兴奋垂体合成和分泌促性腺激素。大量的GnRH则可消耗效应器官组织中的受体而产生功能抑制状态，达到降调节的目的。常用的GnRH制剂有戈那瑞林，主要用于垂体兴奋试验、下丘脑性闭经与下丘脑性不孕等；GnRH-α制剂有戈舍瑞林、亮丙瑞林，用于治疗子宫内膜异位症、子宫肌瘤等。

2. 促性腺激素(Gn)　作用于卵巢，诱发和促进排卵。常用药物如尿促性腺激素(HMG)、人绒毛膜促性腺激素(hCG)和纯化促卵泡激素。适用于无排卵性不孕症、黄体功能不全等。

3. 性激素类药物　性激素依据其作用不同而用途广泛。雌激素类药物对下丘脑和垂体有正、负反馈调节。用于子宫发育不良、卵巢功能低下、闭经、功能失调性子宫出血、多毛症、退乳、围绝经期综合征、绝经后骨质疏松症、老年性阴道炎、引产等。孕激素类药物临床常用于对闭经的诊断，治疗闭经、功能失调性子宫出血、痛经、子宫内膜异位症、先兆流产、月经不调、子宫内膜癌、乳腺癌、性早熟和避孕等。雄激素类药物临床用于治疗月经过多、更年期功能性子宫出血、贫血、低蛋白血症及减轻晚期癌症的症状等。

4. 抗催乳素类药物　该类药物可抑制垂体催乳素的合成和释放，中止溢乳；解除催乳素对促性腺激素分泌的抑制，恢复排卵功能。常用药物如溴隐亭，临床用于治疗溢乳-闭经综合征、高催乳素血症和产后退奶等。

5. 抗雌激素类药物　常用药物如氯米芬，临床用于治疗体内有一定雌激素水平的功能性闭经、无排卵性功能失调性子宫出血、多囊卵巢综合征及黄体功能不全所致的不孕症。常见并发症为多胎妊娠，严重者可出现卵巢过度刺激综合征。

6. 抗孕激素类药物　常用药有米非司酮，可用于药物流产(与前列腺素合用)、引产前的子宫颈软化、子宫内膜异位症、子宫肌瘤等。主要不良反应是恶心、呕吐和下腹痛、头痛、乏力，偶有斑丘疹和晕厥。

7. 抗雄激素类药物　主要用于辅助性治疗女性多毛症、女性男性化、多囊卵巢之高雄激素血症。常用药物有醋酸塞普隆、西咪替丁等。

二、局部外治

局部外治也是妇产科疾病的常用治疗方法。局部治疗时应注意无菌操作,宜在月经干净后进行;治疗前后和治疗期间禁房事和盆浴,经期或产后禁止阴道冲洗上药;妊娠期不宜灌肠、冷敷及热敷。

1. 熏蒸坐浴法　中药煎汤1000～2000ml,趁热置于盆器内,患者先熏蒸后坐浸于药液中,起到清热解毒、杀虫止痒、消肿止痛及软化局部组织的治疗作用。适用于白带增多、外阴瘙痒和疼痛、外阴白色病变、小便淋痛等。常用清热解毒、除湿杀虫药物,如蛇床子、艾叶、连翘、金银花、苦参、蛇床子等,方如蛇床子散、狼牙汤等。每日1～2次,每次15～30分钟,药液不可过烫,也不宜过浓。除中药外,还可用1∶5000的高锰酸钾液、聚维酮碘溶液等。凡阴道出血或患处溃烂出血、月经期禁用,妊娠期慎用,注意浴具分开,以防交叉感染。

2. 外阴、阴道冲洗法　是以药液直接冲洗外阴、阴道达到治疗目的的方法。常用于外阴炎、阴道炎、宫颈炎、盆腔炎等,以及阴道手术前的准备。据冲洗目的选用药物,常用的药物有1∶5000高锰酸钾液、1%乳酸溶液、3%碳酸氢钠溶液、中成药溶液或中药煎液。常用量每次500ml左右,每日1～2次,连续冲洗至自觉症状消失。

3. 阴道纳药法　是将药物置于阴道穹隆内或子宫颈表面,达到清热解毒、杀虫止痒、除湿止带、祛腐生肌等治疗作用的治法,常用于阴道炎、宫颈炎、宫颈癌等的治疗。常用的剂型有片剂、粉剂、栓剂、膏剂、泡腾剂、涂剂、胶囊等。纳药前先行阴道清洗。对于栓剂、片剂、泡腾剂、胶囊制剂等,患者可自行上药。但粉、膏等涂剂类及宫颈上药,通常需医务人员操作,尤其是某些含有腐蚀性药品的制剂。

4. 贴敷法　将外治用药的水剂或制成的散剂、膏剂、糊剂,直接或用无菌纱布贴敷于患处,以取得解毒、消肿、止痛、生肌排脓效果的方法。可用于外阴血肿、溃疡、脓肿切开,也可用于乳腺炎、回乳、痛经等。水剂者,多以无菌纱布浸透药液贴敷;散剂则可直接撒于创面;膏剂常先涂于无菌纱布,再敷贴患处。每日或隔日换药一次,至痊愈为止。

5. 宫腔注药法　是将药液经导管注入宫腔及输卵管腔内,达到消炎、促使组织粘连松解和改善局部血液循环的目的。适用于子宫内膜炎、输卵管炎、输卵管阻塞等。可根据病情选用抗生素类、透明质酸酶、地塞米松等,以及活血化瘀的中药制剂如复方丹参注射液等。在月经干净3～7天进行,可隔2～3天1次,有阴道出血或急性炎症者禁用。

6. 保留灌肠法　将药物浓煎后通过肛管注入直肠内(深10～15cm),药物经过直肠黏膜吸收达到润肠通腑、清热解毒、消癥散结等治疗目的。常用于盆腔炎、内生殖器良性肿瘤等。每日 1 次，药液 100ml，药温 37℃左右，在排空大便后进行，给药后卧床休息 30 分钟。

7. *冷冻疗法*　是应用超低温（－196～－65℃）使病变组织冻结、坏死、脱落，以达到治疗的目的。适用于外阴、阴道赘生物、子宫颈糜烂、子宫颈息肉等。

8. *激光疗法*　利用激光对病变组织的热效应、压力效应、光化效应、电磁效应及高度定向性等特点，达到治疗目的。适用于子宫颈良性病变、外阴瘙痒、外阴赘生物、前庭大腺囊肿、输卵管末端闭锁造口、小型卵巢囊肿等。

9. *药物离子导入法*　借助药物离子导入仪将药物离子经皮肤或黏膜导入盆腔，并在局部保持较高浓度和较长时间，使药效得以充分发挥，用于治疗慢性盆腔炎、输卵管阻塞、妇科术后盆腔粘连、子宫内膜异位症、外阴炎等。常用丹参、新斯的明、抗生素等。开动治疗仪，电流 5～10mA，药物离子从阳极导入，每次 20 分钟，每日 1 次，疗程据病情拟订。

三、手术治疗

（一）前庭大腺囊（脓）肿造口术

前庭大腺囊肿或脓肿是妇科常见疾病，由于炎症致使腺导管阻塞，分泌物潴留所造成。治疗方法有多种，现多行造口术，方法简单，出血少，并能保持腺体的功能。

1. *手术步骤*　①患者取膀胱截石位，常规消毒外阴、阴道，阴部阻滞麻醉或局部麻醉。②取囊肿或脓肿的突出点，以该点为中心，在囊肿皮肤与黏膜交界处，略偏黏膜侧，纵向切开，接近囊肿全长，深至囊腔，放出囊液。③清除囊内容物后，用生理盐水冲洗囊腔。④用 2-0 号可吸收线将囊肿壁外翻，与周围皮肤行间断缝合，形成囊口。若为脓肿，经冲洗后再缝合。为防止囊口重新闭锁，囊腔内可放置凡士林或生理盐水纱布条引流。

2. *术后处理*　①保持局部清洁，可用 1∶5000 高锰酸钾液坐浴。②囊腔内引流条放置时间依据病情而定。③一个月内禁止性生活。

（二）宫颈环形电切除术（LEEP）

1. *适应证*　①宫颈中度至重度上皮内瘤变。②部分宫颈息肉及宫颈湿疣。③禁忌证为宫颈、阴道急性炎症。

2. *手术步骤*　①患者取膀胱截石位，消毒外阴、阴道、宫颈。②暴露宫颈，行阴道镜检查或碘试验明确病变范围，宫颈局部麻醉。③根据病变范围选择合适的电切圈，调整电刀输出功率，锥形切除病变部位及其下方宫颈间质。切除范围应包括病灶边缘外 0.5～1cm，锥高 1～2.5cm，具体范围根据病变性质和范围决定。④电凝或压迫止血。

3. *术后处理*　术后给予抗炎、对症处理，定期进行阴道检查。按时钟方向分部位标记标本，送常规病理。术后禁盆浴与性生活，直至宫颈创面完全愈合。

(三)单纯外阴病灶切除术

1. 适应证　外阴部局限性良性肿瘤，如乳头状瘤、纤维瘤、脂肪瘤；尖锐湿疣；皮脂腺囊肿要求手术切除者。

2. 禁忌证　外阴、阴道急性炎症。

3. 手术步骤　①患者取膀胱截石位，常规消毒、铺巾、局麻。②良性带蒂肿瘤切除术：术者用鼠齿钳夹持肿瘤或赘生物，在肿物蒂根部皮肤做梭形切口。切开皮肤、游离出蒂根约1cm，用弯血管钳夹住蒂部，切断，切除肿瘤，用可吸收线贯穿缝扎瘤蒂，用1号丝线间断缝合皮肤。③良性无蒂肿瘤或疣切除术：如外阴巨大湿疣，尽量提起，暴露与皮肤界限，沿肿瘤边缘切开皮肤缘，分离肿物。肿物基底面积大者需用0号可吸收线间断缝合腔底间隙，再用4号丝线间断缝合皮肤。

4. 注意事项　①手术范围一般距病灶边缘0.5～1cm，将病灶区的皮肤、皮下脂肪和结缔组织完整切除。②手术时间选择在月经干净后3～7天为宜。术后保持外阴清洁，预防感染。

(四)输卵管切除术

1. 适应证　经非手术治疗无效的慢性输卵管炎，输卵管积水、积脓、积血；输卵管妊娠；输卵管良性肿瘤。

2. 禁忌证　一般情况太差或合并严重内、外科疾病不能耐受手术者。

3. 手术步骤　①硬膜外麻醉或腰麻后，切开腹壁。探查子宫、附件与周围脏器，输卵管本身有粘连者予以分离，并检查卵巢能否保留等，最后决定是否单纯切除输卵管。②左手将病变的输卵管提起，使输卵管系膜展平，再用两把弯或直的血管钳自伞端输卵管系膜向子宫角部钳夹，在两血管钳钳夹中间切断，用7号线贯穿缝扎近卵巢侧的系膜断端。③如果是部分输卵管切除，则在输卵管峡部予以钳夹、切断，用7号线结扎。如果是全部输卵管切除，则将子宫角(输卵管间质部)做楔形切除，立即用4号线或7号丝线8字肌层缝扎、止血，包埋系膜残端，检查无活动性出血后缝合腹壁。

4. 注意事项　有生育要求者，在病情许可的情况下，应尽可能不做双侧输卵管切除术。

第三节　妇科病中医治疗概要

一、妇科病中医治疗的原则

1. 月经病治疗原则

(1)调经治本：调经治本之法，是治疗月经病的根本原则，应遵循古人“谨守病机”和“谨察阴阳所在而调之，以平为期”的宗旨，以审证求因，审因论治。具体原则，又有调理气血、补肾、健脾、疏肝的不同。其中，以补肾扶脾为要。《景岳全书·妇人规》说：“故调经之要，贵在补脾胃以资血之源，养肾气以安血之室，知斯二者，则尽善矣。”

(2)分清经病、他病：调经时还应分清经病、他病。先经不调而后生他病者，当先调经，经调则病自除；若先生他病而后经不调者，当先治他病，病去则经自调。

(3)标本兼顾，分步调治：治疗月经病还应遵循急则治其标，缓则治其本，标本兼顾的原则。对于某些急症重症，可先采取治标之法，但治标的同时尚应兼顾治本，标本兼顾才能收到较好疗效。待病情稍缓后，则应以治本为主。

(4)应根据经期、经后、经前的生理特点，顺应其势，分步调之。经期当泻则泻，宜养血活血通经；经后调补阴血；经前则温肾助阳。

2. 带下病治疗原则

(1)除湿止带：带下病主要因湿邪致病，故治疗原则为除湿止带。除湿之法，根据病因病机，有健脾除湿、温阳除湿、清热利湿等。而对于肾虚不固，滑脱失禁者，还应补肾涩精止带。

(2)内外合治：对于带下病湿热、湿毒型，应在内治法和同时配合外治法。或采用熏洗法，或用冲洗法，或用纳药法，内外合治，祛邪除秽。

3. 妊娠病治疗原则

(1)治病与安胎并举、在妊娠期间，无论治疗何病，治病均需顾及胎儿，即治病不忘安胎，治病与安胎并举。安胎之法，多以培补脾肾为主；若因母体有病影响胎儿，则应先去病，或适当配合补肾培脾，病去胎儿自安。

(2)安胎无益者，从速下胎、胎儿不正，安之无益；胎死腹中或胎堕难留，安之无用。遇到这种情况，应从速下胎以益母。多以刮宫或引产去胎，或按产科处理。

(3)注意妊娠用药禁忌：妊娠期间，凡峻下、滑利、祛瘀、破血、耗气散气及一切有毒之品，均应慎用和禁用。一切有毒之品，因能伤胎，故为禁用。其他慎用之品，在病情需要情况下可适当选用，但应严格掌握剂量，并应“衰其大半而止”，防止伤动胎气。

4. 产后病治疗原则

(1)勿拘于产后，勿忘于产后：产后亡血、伤津、耗气，瘀血内阻，多虚多疲，故需本着“勿拘于产后，亦勿忘于产后”的原则。具体来说，应针对病情，遵循“虚则宜补、实则宜攻、寒者宜温、热者宜清”的原则，辨证论治。

(2)选方用药需照顾气血产后多虚多瘀，冲任气血尚未调和，故选方用药时需照顾气血。行气不可过于耗散，消导应兼扶脾；寒证不能过用温燥，热证不可过用寒凉，使补而不滞，泻而不伤，勿犯虚虚实实之戒。

5. 妇科杂病治疗原则　应根据不同疾病，兼顾女性生理特点，谨守病机，审证求因，审因论治。

二、妇科病中医常用的内治法

1. 温肾滋肾法

（1）温肾滋肾法：针对肾虚而设。肾为天癸之源，冲任之本，主生殖，主宰着女性一生的生理活动，故温肾滋肾法是妇科疾病治本之法。

（2）温补肾阳法：适用于肾阳不足，命门火衰，阴寒内盛所致的妇科病症。常用药物有附子、肉桂、补骨脂、巴戟天、仙茅、仙灵脾、锁阳、菟丝子、蛇床子等。代表方剂如右归丸、右归饮、二仙汤等。

（3）滋肾养阴法：适用于肾阴不足，精血亏虚之证。常用药物如地黄、山萸肉、龟甲胶、枸杞子、女贞子、黄精等。代表方剂如六味地黄丸、左归丸、左归饮等。

（4）养阴清热法：适用于真阴亏损，虚热内生之证。常用药物如生地黄、地骨皮、玄参、沙参、麦冬、龟甲等。代表方剂如两地汤、加减一阴煎等。

（5）滋阴潜阳法：适用于阴虚阳亢之证。常在滋阴基础上加入潜阳之品，如生龟甲、生龙骨、生牡蛎、石决明等。常用方剂如羚角钩藤汤、镇肝熄风汤等。

（6）补益肾气法：适用于肾精亏损，不能化气，肾功能低下的肾气虚证。常在调补肾阴肾阳的同时，加入黄芪、党参等补气之品。常用方剂如肾气丸、归肾丸等。

（7）阴阳双补法：适用于阴阳两虚证。常与温阳滋阴药同用，如二至丸合二仙汤治疗阴阳俱虚的绝经前后诸证即为此法。正如张景岳所说："善补阳者，必于阴中求阳，则阳得阴助，而生化无穷；善补阴者，必于阳中求阴，则阴得阳升，而泉源不竭"。

2. 疏肝养肝法　肝藏血，主疏泄。冲为血海，冲脉附于肝。妇女一生经、孕、产、乳皆离不开血；而月经规律有时，又靠肝的疏泄条达。故妇女生理功能的正常，与肝藏血、主疏泄的功能密切相关。肝的功能失常，表现为肝气郁结和肝阴血不足，治疗则以疏肝、养肝为主。

（1）疏肝理气法：适用于肝气郁结，疏泄失常之证。常用药物如柴胡、香附、川楝子、郁金等。代表方剂有逍遥散、柴胡疏肝散、四逆散等。

（2）清肝泻热法：适用于肝郁化火证。常在疏肝药的基础上加入清肝热之品，如栀子、牡丹皮、钩藤、薄荷等。代表方剂如丹栀逍遥散。

（3）清利肝胆湿热法：适用于肝经湿热证。常在疏肝清热基础上加入清利肝胆湿热药物，如龙胆草、车前子等。代表方剂为龙胆泻肝汤。

（4）养血柔肝法：适用于肝血不足，血海空虚之证。常用药物有熟地黄、枸杞子、当归、白芍、阿胶等。代表方剂如四物汤、一贯煎等。

（5）滋阴潜阳法：适用于肝阴不足，肝阳上亢之证。常用药物如地黄、山萸肉、女贞子、龟甲、珍珠母、石决明、钩藤、生龙骨、生牡蛎等。常用方如三甲复脉汤、镇肝熄风汤等。

3. 调理脾胃法　脾胃为后天之本，气血生化之源。冲为血海，隶于阳明。天癸源于先天肾气，长于后天脾胃。脾主统血摄血，妇女一生经、孕、产、乳皆离不开血。所以若脾胃功能失调，后天之本衰弱，则可导致各种妇科疾病发生。所以调理脾胃法，实为妇科的重要治法。健脾益气法适用于脾气虚弱证。常用药物如白术、党参、黄芪、山药、莲子等。代表方剂如四君子汤、补中益气汤等。

(1)益气摄血法：适用于中气不足，统摄无权的出血证。可在益气基础上加入摄血止血之品，如炮姜炭、升麻炭、艾叶炭、荆芥炭、赤石脂、鹿角霜等。代表方剂有举元煎、固本止崩汤。

(2)健脾除湿法：适用于脾虚不运，水湿内停之证。可在健脾基础上加入除湿药物，如茯苓、猪苓、薏苡仁、泽泻、车前子、通草、苍术、黄芩、黄柏等。常用方剂如参苓白术散、完带汤、苍附导痰丸等。

(3)益气和胃降逆法：适用于胃气虚弱，胃失和降之证。常用药物如党参、黄芪、白术、甘草、大麦、陈皮、半夏、橘红、砂仁、紫苏梗、紫苏子等。代表方剂如香砂六君子汤。

(4)温胃降逆法：适用于胃寒，胃气上逆之证。常用药物有生姜、干姜、吴茱萸、草果等。代表方剂如吴茱萸汤、良附丸等。

(5)清热降逆止呕法：用于胃热上逆之证。常用药物如竹茹、黄连、黄芩、芦根等。代表方剂如橘皮竹茹汤、左金丸、苏叶黄连汤等。

4. 补益气血法　气血对女性一生具有重要作用，因女性一生以血为用；而血与气又互相资生，互相依存。气能生血、行血、统血，血为气之母。血病可以及气，气病可以及血，彼此密切相关。但从病理变化来看，又有主次之分。故古时有病变在气、在血之分。

(1)补气法：适用于气虚之证（一般指补益中气）。常用药物有党参、黄芪、白术、山药、甘草等。代表方剂如四君子汤、补中益气汤等。

(2)养血法：适用于血虚之证。常用药物如当归、白芍、熟地黄、何首乌、阿胶等。代表方剂如四物汤、当归补血汤、滋血汤等。

5. 理气行滞法　气为血帅，血液运行，靠气的推动，气行则血行，气滞则血瘀。而气郁气滞主要与肝有关。因肝主疏泄，主条达。若精神郁闷，肝气不疏，可使气机郁滞，血行不畅，冲任失调，引起妇科多种病症。

(1)理气行滞法：适用于气机郁滞之证。常用药物如香附、枳实、枳壳、橘皮、沉香、乌药、木香、川楝子、荔枝核等。代表方剂如乌药汤、金铃子散、香棱丸等。

(2)理气行滞法：常与疏肝解郁之法配合应用。同时，气滞与血瘀常合并出现，故行气法也常与活血法同用。临床应适当兼顾。

6. 活血化瘀法　血在人体脉管内有规律地运行，日夜不息，以营养四肢百骸，维持人的生命；并充盈血海，维持女性正常生理活动。若因各种原因导致血液运行受阻，或渗出脉管之外而成离经之血，均属血瘀。在女性来说，血瘀可导致多种妇科疾病。血瘀的病因应有寒、热、虚、实的不同。

活血化瘀法：此法针对血瘀而设，适用于血瘀证。常用药物如桃仁、红花、蒲黄、五灵脂、赤芍、三棱、莪术、水蛭、虻虫等。代表方剂有桃红四物汤、失笑散、血府逐瘀汤、少腹逐瘀汤、生化汤、大黄䗪虫丸等。临床应用时，还应根据寒、热、虚、实的不同成因，适当配伍佐使，才能收效。

7. *清热凉血法*　感受热邪，影响冲任；或热邪入血，致血内蕴热，热伤冲任，则月经病、妊娠病、产后病皆可发生。

(1)清热法：适用于感受热邪未影响营血者。常用药物有黄芩、黄连、栀子、黄柏、金银花、连翘等。代表方剂如清经散、保阴煎等。

(2)清热凉血法：适用于血内蕴热证。常用药物有生地黄、牡丹皮、赤芍：玄参、水牛角、紫草等。代表方剂有芩连四物汤、清热固经汤等。

(3)热为阳邪，易伤阴化燥；苦寒药过用也能耗损阴气。故应用清热法时，应注意护阴，更不能过用苦寒。

8. *温经散寒法*　妇科寒证，有内寒、外寒之别。内寒为虚寒，为阳虚生内寒；外寒为实寒。无论外寒、内寒，皆可损伤冲任，影响气血运行，从而出现经、带、胎、产诸疾。故温经散寒法，实为妇科之常用治法。

温经散寒法：适用于妇科寒证。常用药物如肉桂、附子、艾叶、吴茱萸、干姜、小茴香、川椒等。代表方剂有金匮温经汤、良方温经汤、艾附暖宫丸等。对于虚寒之证，还应配合温阳补气药同用。

9. *利湿除痰法*　湿有寒湿与湿热之分，故治法则有温化水湿和清热利湿之别。

(1)温化水湿法：适用于寒湿之证。常用药物有苍术、生姜皮、白术、草果等。代表方剂如健固汤、茯苓导水汤、全生白术散等。

(2)清热利湿法：适用于湿热之证。常用药物有茵陈、车前草、败酱草、川萆薢、猪苓、泽泻、木通等。代表方剂如萆薢渗湿汤、止带方等。

(3)脾失健运，聚液成痰，痰湿下注，影响胞宫、胞脉、胞络，引起带下病、闭经、不孕。

(4)燥湿化痰法：适用于痰湿之证。常用药物有胆南星、半夏、茯苓、橘皮、白芥子等。代表方剂如苍附导痰丸、启宫丸、开郁二陈汤等。

10. *清热解毒法*　清热解毒法适用于热邪炽盛，热蕴成毒之证。常用药物有金银花、连翘、蒲公英、紫花地丁、重楼、土茯苓、败酱草、红藤、马齿苋、白花蛇舌草等。代表方剂如仙方活命饮、五味消毒饮、清瘟败毒饮、银翘红酱解毒汤等。

三、妇科病中医常用的外治法

1. 外阴熏洗法

(1)方法:将装入纱布袋的中药煎好后,取出药袋,趁热用蒸汽熏蒸外阴;待药液温度适宜后,再淋洗、浸浴外阴。所用药液量为1000～2000ml,每次约20分钟,每日1～2次。

(2)适应证:阴疮、阴痒、带下病等。

2. 阴道灌洗法

(1)方法:用阴道冲洗器将中药液注入阴道。药量每次500ml,每日1次。

(2)适应证:各种阴道炎。

(3)注意事项:经期停用,治疗期间避免性生活,对内裤、浴具需进行消毒。

3. 阴道纳药

(1)方法:将中药研成细末,制成栓剂、胶囊、膏剂等剂型,纳入阴道。每日1次。

(2)适应证:各种阴道炎。

4. 宫颈上药

(1)方法:将中药研成细末,制成粉剂、膏剂、涂剂等,将药物涂于带线棉碗上,由医生将棉碗扣于宫颈上。24小时后由病人自行取出,每周2次。

(2)适应证:适用于宫颈糜烂。

5. 中药外敷

(1)中药橡皮膏:①方法。将中药橡皮膏,如痛经膏、痛经贴贴于气海、关元、三阴交、肾俞、膀胱俞等穴位或痛点。②适应证。妇科痛证。

(2)中药包蒸敷:①方法。将中药装入布袋,酒浸拌潮,隔水蒸15～20分钟,趁热外敷患处,并于药袋上加一暖水袋,每日1次,每次60分钟。②适应证。盆腔炎、癥瘕。

6. 中药肛门导入

(1)方法:将药物制成栓剂,每晚睡前排空大便,由病人自行将药纳入肛内。或将药物浓煎为100ml,每晚睡前排空大便,取右侧卧位,以14～16号导尿管,插入肛门15cm,将药液缓缓注入,药液温度为38～39℃,做保留灌肠。

(2)适应证:盆腔炎、子宫内膜异位症。

(3)注意事项:经期停用。

7. 中药离子导入

(1)方法:将中草药药液借助药物离子导入仪的直流电场作用,将药物离子经皮肤或黏膜导入胞中或阴中。

(2)适应证:盆腔炎、癥瘕、外阴炎等。

第5章

女性保健须知

人体的功能活动是通过脏腑、经络、气血的种种活动表现的。人体脏腑、经络、气血的生理活动,男女基本相同。但是,由于女子有经、孕、产、乳等特有的生理活动,因此,其脏腑、经络、气血的活动又有着不同于男子的生理、病理特点。

女子一生的经、孕、产、乳等生理活动,皆以血为本,以血为用。而在女子一生的不同生理时期,其生理活动亦各不相同。如《素问·上古天真论》云:"女子七岁,肾气盛,齿更发长。二七而天癸至,任脉通,太冲脉盛,月事以时下,故有子。三七,肾气平均,故真牙生而长极。四七,筋骨坚,发长极,身体盛壮。五七,阳明脉衰,面始焦,发始堕。六七,三阳脉衰于上,面皆焦,发始白。七七,任脉虚,太冲脉衰少,天癸竭,地道不通,故形坏而无子也。"妇女保健是以维护和促进妇女健康为目的,以群体为服务对象,以预防为主,以保健为中心,以基层为重点,防治结合,开展以生殖健康为核心的保健。做好妇女保健工作,关系到家庭幸福、民族素质的提高和计划生育基本国策的贯彻落实。

第一节　青春期女性保健

一、青春期特点

1. 女子青春期是指12—18岁这一生理阶段。其主要的标志为月经的来潮及月经规律的形成。在这个时期,胞宫、胞脉发育成熟,女性第二性征亦逐渐发育并显现出来。

2. 月经的生成是一个极为复杂的生理过程。女子7岁,肾气始盛,天癸始萌,赖水谷精气之滋养,至14岁左右,肾精渐充,肾气全盛,天癸随肾气之盛而成熟并泌至于冲任、胞宫、胞脉,促使冲任二脉之经气充盈流通,促使胞宫、胞脉受气血之灌注,从而月经来潮并盈溢有常。

3. 青春期女子的病理特点,主要表现为月经的异常,如女子未及9岁而月经已至，或年逾18岁而月经仍未来潮，或月经初至但忽前忽后，或崩漏不止。其发病之机制，多为肾气之虚弱。

4. 天癸是影响人体生长、发育及生殖的不可缺少的物质，也是月经产生过程中不可缺少的物质，与月经不调亦有着密切关系。天癸不充，亦是月经不调的重要因素。女子先天禀赋不足，或后天气血化源不济，皆可影响天癸的成熟和泌至。

5. 青春期是长身体，增知识的时期。从青春启动直到完成体格发育为止，身高和体重迅速增长，此时需要大量的营养物质做保证。因此，青春期是体质投资的关键时期。青少年时期不仅心理上，而且生理上都在变化，体格的迅速生长，各组织器官也不断地发育成熟。体重每年平均增长2.5～5.25kg，身高每年少则长6～8cm，多则10～13cm，第二性征也悄悄地出现了。

6. 从思维器官来说，这个时期的脑和神经基本上和成人一样，思维能力最活跃、记忆力最强、体力充沛、精力旺盛，是长身体、长知识的关键时期。如果这时我们能不失时机地抓紧体质投资，包括经常参加各项体育活动和锻炼，提高饮食中的营养，尤其是保证生长发育急需的某些营养素，如蛋白质、脂肪、糖类、维生素、矿物质和微量元素等的供应，再加上良好的教育，就能够使各方面发育良好、身体健壮、思维敏捷，并影响到一生的健康。因此，青春期的体质投资起到一本万利的作用。

二、青春期保健

(一)青春期保健

青春期是少年儿童成长为青年的过渡时期，在身体方面以性发育、生殖系统成熟为突出表现，故有些少女会对身体的变化，如第二性征出现、月经来潮等发生一些精神失调和不适。因此此时应注意以下几点。

1. 进行生理卫生宣教，使她们懂得什么是第二性征，为什么月经来潮，以及了解女性生殖器官的解剖、生理、病理等有关的卫生常识，从而避免因为第二性征的出现、月经来潮等生理现象而产生紧张、恐惧、焦虑等不良的情绪和心理状态，以防痛经及月经不调等疾病的发生。

2. 青春期是身心发育的重要时期，对蛋白质、热量、矿物质、维生素的需求增加，故应保证充足营养，提倡多吃肉、蛋、牛奶、蔬菜、水果等，养成良好的饮食习惯，避免偏食或过度节制饮食。

3. 进行适当的性教育，大力宣传早恋、早婚的害处，使她们能把握和珍惜青春期这一黄金阶段，努力学习，培养其自重自爱的高尚情操，避免婚前性行为。

4. 注意个人卫生，保持外阴清洁。保护乳房，不宜束胸，佩戴合适柔软的胸罩，以防乳房疾病的发生。

(二)月经期保健

女性青春期是月经开始来潮的时期，自此开始，女子性成熟逐步完善，到18岁左右已完成得尽善尽美。月经有其一定的周期性，一般每隔28～30日来月经1次，3～5日的阴道有规则性流血，有周期性规律，月月如此，循环不已，以后一直要持续约30年时间，直到近50岁，逐步进入绝经期，月经停止。

青春期女子月经来潮时，身体会发生一些变化：全身抵抗力下降，容易疲劳乏力；性器官和盆腔脏器的广泛性充血，常有下半身坠胀不适感觉；外阴部、阴道以及邻近的尿道、膀胱普遍抵御细菌能力下降；情绪容易激动，脾气容易变坏；胃口会下降，消化吸收的功能相应减退。由此可见，月经来潮时，应该养成良好的卫生习惯。

1. 调整情绪，保持心情的开朗和愉快，尽可能回避不愉快的事情，学会制怒、制愁和自我克制，以取得周围亲友的谅解和照顾。

2. 注意休息和活动安排，保证每日至少有8～9小时睡眠，要求比平时早上床一会，工作间隙和午间也应休息养神。活动安排要得体，不宜参加重体力劳动，也不宜连续长时间劳累，不接触高温和水上作业，停止剧烈体育活动和游泳，每日坚持散步、徒手操之类活动，以活络筋骨，促进血液循环。

3. 讲究饮食卫生，要吃柔软和易消化的食物，不吃过于油腻的东西，更不宜暴饮暴食，多吃新鲜蔬菜和水果，多喝开水，以保持大便通畅，保证每日有1500ml左右排尿量。不吃冷饮，不吃辛辣、酸、腥等刺激性强的食物，以免因刺激而引起子宫和盆腔器官的进一步充血。

4. 特别要重视性器官和外阴部的清洁卫生，及时更换月经垫，要求月经带和月经垫消毒清洁，至少月经带要在阳光下暴晒消毒。每次更换月经垫时，都要求用温水清洗外阴部。大便后正确使用便纸，以免污染外阴部，并且也要及时清洗肛门。宜采用淋浴，不宜坐浴；倘若已婚，月经期切忌性生活。

总之，月经来潮对女子而言是一个非常事件，必须在生活起居、衣食住行各方面加以注意，以防止发生各种妇科疾病。

(三)月经期的注意事项

月经是妇女特有的生理现象。健康女子14岁左右初潮，49岁左右绝经。在月经期间，由于血室开放，机体抵抗力较差，极易感邪，若此时调摄失宜，每易致病。月经期要注意以下几点。

1. 洁外阴　禁止盆浴及阴道冲洗，以免感染邪毒，病邪损伤冲任、胞脉，而发生妇科病。可以淋浴。月经垫纸要柔软、清洁，月经带及内裤要勤洗勤换，并于日光下暴晒。

2. 适寒温　经水为血所化，血得热则流畅，遇寒则凝滞。经行之际，胞脉空虚，若感受寒邪，寒凝气血，经络阻滞，常可发生痛经、闭经等；若感受热邪，热扰血海，迫血妄行，多发为月经先期、月经量多及崩漏等。因此经期应注意寒温适宜，避免冒雨、涉水、游泳，勿食生冷；尽量避免暑热损伤，少食辛烈香燥之品等。

3. 调情志　月经期经血下泄，阴血偏虚，肝气偏盛，此时情绪易于波动。若遇惊恐、忧思、郁怒,可使冲任失调,气血失和,而发生月经病。故经期应保持情绪稳定,心情舒畅,避免七情过度。

4. 适劳逸　经期不宜参加重体力劳动和剧烈运动。劳则气耗,若劳倦伤脾,脾虚气弱,统摄无权,可致月经先期、月经量多、经期延长,甚则崩漏。

5. 禁房事　经行之际,血室正开,胞宫余血未尽,严禁交合。否则邪毒入胞,与血搏结,可引起痛经、崩漏、癥瘕等。

6. 重视卫生　青年人要合理安排锻炼时间,劳逸结合,临睡前或饭前饭后不宜运动。女青年在经期不要参加剧烈运动。大量出汗后要注意补充水分,避免着凉,预防感冒。

第二节　青年期女性保健

女子青年期是指 18－28 岁这一生理阶段。

一、新婚期保健

结婚是人生终身大事,是男女之间建立家庭的开始,身心健康直接关系到家庭的美满与幸福,同时亦关系到后代的优生。因此婚姻保健工作很重要。新婚期保健应注意以下几点。

1. 适龄婚配,切勿早婚　我国古代早就提倡晚婚晚育。如《褚氏遗书》云:"合男女必当其年。男虽十六而精通,必三十而后娶,女虽十四而天癸至,必二十而嫁,皆欲阴阳气完实而交合,则交而孕,孕而育,育而为子坚壮强寿。"明确指出只有当阴阳之气完实,适龄结婚,才能孕育生产出健康的后代;若早婚多产,势必会影响妇女的身心健康,或给后代带来不良的后果。

2. 婚前检查,婚育宣教　结婚之前,男女双方应进行全面的体格检查。如发现与婚育有关的异常情况,医生应根据具体情况进行指导和处理,如不准结婚、暂缓结婚、可以结婚但不宜生育等。进行婚前检查不仅有利于保障双方和下一代的健康,又有利于促进下一代的优生,提高民族素质。此外,加强婚育知识的宣教和保健指导,主要通过集体上课、观看录像、电影等方法,使男女双方系统地掌握性生理、性卫生保健、计划受孕、孕期保健及避孕等常识。

3. 新婚卫生及注意事项

(1)新婚之夜两性开始结合时,往往精神上会紧张、恐惧。此时双方应互相体贴、关怀,动作宜轻柔,忌粗暴。

(2)结婚应尽量避开月经期,如适逢月经期应禁房事。否则不仅影响性生活,还会致经量增多,或引起感染。

(3)婚前、婚礼不宜过度劳累,若过劳使体力下降,不仅会影响性欲及性高潮的产生,而且将会给以后的性生活质量带来永久影响。

(4)性交后女方应及时排尿,把挤压进尿道内的细菌排出,因女性尿道直而短,加之疲劳,易患尿路感染。

(5)若不欲近期生育,应注意避孕。

二、青年女性日常四忌

1. *忌将手机挂在胸前*　大部分年轻女性喜欢将手机挂在胸前,理由是:时尚、美观、方便。但这种时尚和美观却会对人的健康造成危害。众所周知,手机是有辐射的。因此,手机的安全标准越来越受到人们的关注。专家指出,电磁波辐射的功率越大、距离越短、照射时间越长、间隔时间越短,对人体造成的损伤就越大。北方交通大学的一项研究表明,手机的电磁辐射,有一半是被人体所吸收的。根据专业部门的了解和检测表明,目前大部分手机的辐射都超标,一般超标几倍至十几倍,最高可达 200 多倍。正是由于手机的电磁辐射超标,一些较敏感的人便会不同程度地出现紧张、头痛、头胀、失眠、多梦、反应迟钝、四肢无力、心血管系统紊乱等现象,严重危害了人体的健康。

尽管世界各国目前对手机的电磁辐射究竟对人体有多大损害尚无准确定论,但专家们一致认为,手机挂在胸前或放在上衣口袋里的做法是不可取的。尤其是那些心脏不好或戴心脏起搏器的人,更不应将手机挂在胸前或紧贴心脏部位。因为它不仅对心脏有影响,还会干扰起搏器的正常工作。

2. *忌将腰腿紧束*　妙龄少女或风韵少妇,为了身材苗条,喜欢穿紧身衣裤并紧束腰部;开始发胖的女性,为了让身体重新苗条起来,也喜欢用束腰与腹带来紧束腰腹部。殊不知,这种健美方法带来的很可能是对健康的损害。从医学角度来说,腰勒得太紧或经常束腰,势必影响胸腹的呼吸,使呼吸不能正常进行;同时还会妨碍腹腔脏器的血液循环,影响胃肠蠕动,容易引起腹胀、消化不良、便秘及慢性胃炎等疾病;过分束腰对排尿功能也有影响,在大笑、喷嚏、咳嗽、行走、跳跃时,尿液会不由自主地流出,令人十分难堪。束腰使尿液自行流出的原因是,正常女子尿道与膀胱连接处的后角为 90°～100°,上尿道轴与站立位垂直线之间的尿道倾斜度约为 30°,这样的角度不利于尿液轻易地从膀胱溢出。束紧腰部后,会使腹内血压升高,把膀胱压向前下方,致使上述两个角度都会增大,在大笑、喷嚏、咳嗽、行走、跳跃等情况时腹压进一步升高,致使尿液自行向外流出,而长此以往还会使肾功能受到损害。

3. *忌常穿高跟鞋*　穿高跟鞋是女性的最爱。现在,穿高跟鞋这种潮流不仅没有降温之感,且鞋跟之高还有不断升级的趋势。从健康角度看,高跟鞋对人体容易造成损伤。常穿高跟鞋有可能引起“高跟鞋病”。在人体各部位中,脚被称为“第二心脏”,其健康状态可以直接影响身体功能。如果穿的鞋不合适,就会压制脚部神经，从而阻碍血液循环，造成的短期反应是足部疲劳疼痛，长期则会引起神经痛、关节炎等病症。其原因是穿高跟鞋时人体为了保持平衡，身体会向前倾，背部肌肉、腰肌、髂腰韧带、臀大肌、臀中肌、臀小肌以及大腿、小腿后面的肌肉群始终保持着收缩的紧张状态，久而久之会产生腰痛。如果走路时不小心还容易造成脚扭伤甚至踝关节骨折。穿高跟鞋，身体重量集中在脚趾和前脚掌上，易造成足畸形，足趾长期受挤压使局部血液循环不畅，有可能发生足趾溃疡和坏死。而又尖又窄的高跟鞋，可造成脚踇指外翻和锤状指畸形。这些症状即是所谓的“高跟鞋病”。

对年轻少女来说，更不宜穿高跟鞋。少女时期骨盆骨质还比较柔软，容易受外力的影响而变形。常穿高跟鞋，身体前倾，腰前凸增加，臀后部加大，人体重力线前移，上身重量不再经骨盆传导到膝、小腿、踝、足而至地面，而是直接由骨盆传导到双脚。这样，会使骨盆负担加重，骨盆上口变窄，结婚后会造成分娩困难。

4. *忌常喷发胶* 喷发胶因能起到固定和美化发型的作用而受到人们的青睐，但若不合理使用，或缺乏自我保健意识，也会给健康带来危害。发胶大多含有溶剂和具有致癌作用的乳胶微粒，并以氟利昂、二氯甲烷作助喷剂。而发胶在使用过程中，有害化学物质会产生大量微细粒浮游于空气中，对眼、鼻腔、咽部、气管以很强的刺激，不仅能引起眼畏光、流泪、疼痛、充血等角膜刺激症状，还可破坏呼吸道上皮细胞和纤毛系统，使黏膜组织发生炎症和反应，削弱局部抵抗力，诱发或加重过敏性鼻炎、气管炎、咽炎和哮喘。一些发胶所含的有机溶剂还具有麻醉和较强的致癌作用，长期习惯性吸入其溶剂或气体，有可能导致成瘾或引发肺癌。

因此，人们应该尽量减少使用发胶次数，缩短喷射时间；避免喷射到眼、鼻、嘴唇等处；患过敏性鼻炎、哮喘和上呼吸道疾病期间不要使用；睡前要及时“卸妆”，以减少发胶在人体滞留时间。

第三节 妊娠期女性保健

一、妊娠期特点

妇人从受精卵形成至胎儿、胎衣娩出的这一时期，称为妊娠期，长达 266 天。由于受孕之日不易测知，为了便于计算，通常从受孕前的末次月经第 1 天起计算，共约 280 天。以 28 天为 1 个妊娠月，共计 10 个妊娠月。临床上将妊娠期分为早、中、晚 3 个阶段。妊娠 12 周以内为妊娠早期；妊娠 12～28 周为妊娠中期；妊娠 28 周至分娩为妊娠晚期。

妊娠早期，受精卵逐渐发育，人形始具，胎盘形成，胞宫盛实，藏而不泻，日益长大，冲脉之气较盛而易上逆犯胃，使部分孕妇出现恶心、呕吐、厌食、择食等反应，同时乳房日益增大。此时，若摄生不慎，不禁房事，或素体虚弱，或郁，或脏腑阴阳失衡者，则易患恶阻、胎漏、胎动不安、妊娠腹痛等疾病，甚则胎元不固，或夭或堕。

妊娠中、晚期，胎儿发育，脏腑俱成，皆赖气血之养护。由于阴血聚以养胎并日增所需，这一时期的生理特点是母体阴血相对不足，阳气相对偏旺。在这种不平衡的生理状态下，易出现阴虚胎热之象，俗谓“胎前一盆火”即指此。同时，随着胎儿的不断发育，胞宫亦日益增大，影响脏腑气机之升降，易生气滞之候。若素体脏腑虚弱，或为饮食、劳倦、房事、情志所伤，或感受六淫之邪，常可影响胎儿生长及胎元不固，变生妊娠诸疾。若胎体过大，或未及时纠正不良胎位，临产时可见难产之症。

(一)注意精神卫生

孕妇的精神状态不仅直接影响孕妇自身的健康，而且直接影响胎儿的生长发育。因此妊娠期间应保持良好的精神状态，使其心情愉快，情绪稳定，避免为惊恐、思虑、郁怒等不良情志所伤。

怀孕期间，孕妇不仅在生理上发生变化，在精神和心理上也会发生一些变化。大部分孕妇因怀孕而高兴，并为孩子的出生积极做好准备。但也有不少妇女缺乏正确认识，如有的厌恶小孩而表现精神忧郁，有的担心生畸形儿而忐忑不安，还有的对生男生女顾虑重重；有的对分娩表示恐惧害怕，有的对哺育孩子表示信心不足，也有的对孩子诞生后给生活与工作带来新的问题而发愁……这些消极的精神心理因素，能改变中枢神经系统的功能状态，可使孕妇在孕期不得安宁。有资料报道，精神心理状态紧张的孕妇，妊娠反应比较强烈，难产率也比较高。因此，孕妇的精神卫生是一项不可缺少的保健措施。这些措施包括如下。

1. 掌握心理保健教育，使她们正确认识妊娠与分娩是妇女的正常生理现象，不会有什么特殊的困难，消除不必要的或因道听途说而引起的思想顾虑。避免和减少环境中不良的精神刺激因素，使其情绪安定而愉快，精神饱满而轻松。

2. 积极安排好孕期的文化生活，如逛公园、看电影等有益活动，使孕妇的精神生活感到充实。应避免看淫秽、凶杀、惊险的电视电影，避免噪声等恶性刺激。

3. 注重胎教，加强品德修养，精神宁静，性情温和，言行端正，多接触和回想愉快、美好的事物，以期外感内应，可促使胎儿的智力发育、性格端庄。

(二)注意生活劳息卫生

在孕期有两种错误的劳息生活态度：一种是怀孕后什么活也不干，一种是怀孕后什么活都去干。前者不上班，不干家务，躺在床上“养肚子”，结果胎儿养得挺大，加之腹肌无力，极易发生难产；后者怀孕后什么也不在乎，推车担担、登梯爬高，甚至用搓板顶肚子洗衣服，重活累活都干，往往诱发子宫收缩，引起流产、早产，甚至引起胎盘早剥，导致大出血。因此，孕妇应劳逸适度，掌握科学的生活规律。

1. 不要干重活，不干弯腰活。

2. 从事脑力劳动的孕妇，应适当参加一些体育活动，如工间操、室外散步等。

3. 一旦确定为妊娠即应调离有毒工作岗位，农村妇女不要接触农药、化肥等。

4. 劳作之余要注意休息，作息时间要有规律，每天睡眠时间要不少于 8～10 小时，中午最好休息 1 小时。

(三)注意饮食营养卫生

胎儿的生长发育全赖于孕妇气血的濡养，而气血盈亏又直接与饮食营养与脾胃功能有关，因此妊娠期间应重视饮食的调摄。饮食应富于营养、多样化且高质量，选择含有丰富蛋白质的肉类、蛋类、豆类及含有大量维生素和纤维的蔬菜、水果等。尤其在妊娠中期要增加含钙、铁等丰富的食物，以满足孕妇及胎儿的需要。

妊娠期间，胎儿的生长、发育完全依赖于母体的供应。因此，孕妇的饮食营养调剂也是孕期保健的重要内容之一。在饮食保健上应做到：

1. 在饮食上要忌生冷，不吃腐败变质的食物，防止引起胃肠道疾病。忌暴饮暴食、以防损伤脾胃。

2. 烟酒对人体的危害是严重的，特别是对孕妇影响更甚。因此。孕妇在妊娠期必须禁烟酒。尽量减少被动吸烟，以免影响胎儿生长和发育。

3. 孕妇要少吃盐和碱性食物，防止水肿，并应注意少吃刺激性食物，如辣椒、生蒜等，应适当增加含钙和铁、锌等元素的食物。

4. 孕妇应多吃些植物油，植物油中含有胎儿所必需的脂肪酸，是胎儿皮肤、毛发生长必不可少的营养物质，当然也要适当吃些动物油。

5. 孕妇饮食要多样化，多吃些新鲜蔬菜和水果，以及富有营养的豆制品。主食应粗细粮搭配，辅食应荤素适宜。不要忌口，不要挑食和偏食。

6. 孕妇应多饮白开水，少饮咖啡，不应喝茶。据报道，每天喝 8 杯以上茶或咖啡的母亲，其胎儿易发生多指(趾)、腭裂等畸形，同时喝茶还会影响铁质的吸收，影响造血。

(四)注意起居卫生

1. 穿衣卫生　一是孕妇衣着应宽松，过紧的衣着如束胸、紧身裤等，对胎儿发育和乳房增大有压迫作用；二是孕妇衣着要讲究美，能使孕妇从心理上感到美的充实，心情愉快，有利母子健康；孕妇的衣服，特别是内衣要勤洗勤换。

2. 性生活卫生　孕妇在妊娠期间性欲降低，丈夫应配合，节制性生活。孕妇在怀孕头 3 个月内，由于胚胎发育不久，性交易引起流产，故在此期间要禁止性生活。妊娠末期(妊娠 8 个月后)性交则易引起早产或产褥期感染，也应禁止性生活。在其他期间，性生活也应节制。

3. 个人卫生　妊娠期间，孕妇的汗腺分泌旺盛，应该经常擦洗和淋浴。孕妇洗澡最好用淋浴而忌用盆浴，以防细菌进入阴道。产前 2 个月，尤其是初产妇，应经常用温水擦洗乳头，以防哺乳时乳头皲裂而引起感染。假如乳头内凹陷，应在擦洗时将乳头向外牵出，或用吸乳器吸出，否则会影响产后哺乳。外阴也应保持清洁，每天宜用温水擦洗。

(五)孕期调护

1. 妊娠之后,气血聚于冲任以养胎元,体质较平时为弱,正气暂虚,若不慎调护,虚邪贼风极易乘虚而入,尤其是某些病毒感染,不仅损及孕妇,而且可直接影响胎儿的生长发育,甚至导致流产、妊娠诸疾或先天性畸形。

2. 妊娠 7 个月后,应经常进行乳房护理,以防产后因乳头内陷、乳头皲裂等而妨碍哺乳。孕妇衣服宜宽大柔软合体,以舒适为度,忌胸腹束缚过紧,以免影响孕妇的呼吸、气血运行及胎儿发育。

3. 妊娠期服药应非常慎重,尤其在妊娠早期。对中药中那些有毒、大寒大热、峻攻峻下、滑利之品应慎用或禁用;对西药中的某些抗生素、激素、抗肿瘤药、利尿药等亦需忌用,以防胎儿致畸。若孕妇有并发症时应及时治疗,尽量选用对胎儿无影响的药物。

4. 在孕早期,胎儿各系统器官正在分化、发育的过程中,病毒的侵袭危害更大,所以早孕期有病毒感染者常被劝说中止妊娠。孕妇应尽量避免 X 线照射,不要接触化学毒品、农药等。孕期应定期进行产前检查,随时了解孕妇及胎儿情况,若发现异常应及时处理,以确保孕妇的健康及胎儿的正常发育。

二、孕期妇女的自我监护

妊娠期间,母体的新陈代谢,内分泌、心血管、生殖等系统和乳房都发生相应的变化。所以孕妇本人应该做到自我监护,及时发现问题。

(一)监护宫底高度

腹部有耻骨上缘、肚脐及胸骨剑突 3 个标志。妊娠 1～2 个月时,在腹部还摸不到子宫的底部,妊娠 3 个月时,可在耻骨联合上缘摸到一个半圆形的隆起,妊娠 4 个月时子宫底可上升到耻骨和肚脐之间,妊娠 5 个月时可在肚脐下面两指宽处摸到宫底,妊娠 6 个月时在脐部水平,妊娠 7 个月时到脐上 3 指宽处,妊娠 8 个月时在脐和剑突之间,妊娠 9 个月时可达剑突部,妊娠 10 个月时反而下降一些,此时,胎头已降入骨盆内,孕妇感到稍舒服些。当自己触摸判断宫底高度时,要排空膀胱,平卧床上。如果宫底按月上升达到上述高度,一般来说胎儿大小是正常的。

(二)监测胎心音和胎动

1. 听胎心音。听胎心音可间接观察胎儿在子宫内生活得是否舒适正常,特别是对有妊娠高血压综合征、高血压、肾病以及胎盘功能不全、宫内发育迟缓的孕妇,用这种方法判定胎儿的情况是比较可靠的。正常胎心音较快,晚期则胎心音不规则、减慢或消失。家人可将耳朵直接贴在孕妇的腹壁上,便可听到如钟表样的“嗒嗒”声。每日听 2～3 次并记录下来以便比较。

2. 胎动的监测。胎动是妊娠 18～20 周的孕妇自我感受到的胎儿在子宫内的活动。胎动是胎儿生命力的一种表现形式,可以反映出胎儿发育的状况。妇女怀孕后 5 周，胎儿已初具人形，6 周长出肢体和脊柱，18 周时胎儿就长到 12cm，开始伸腰踢腿地运动了，这就是所说的胎动。随着怀孕天数的增加，胎动次数越来越多，到怀孕 29～38 周时，胎动次数最多，以后稍有减少，每个胎儿运动的次数相差较大，从上午 8 时到晚上 8 时，连续 12 小时的胎动次数，多者可达 100 次，少者只有 40 次，如果经常如此都属正常范围。

3. 胎动不仅是胎儿的运动，同时也是胎儿与母亲联系的信号，正常的胎动代表着胎儿安全无恙。如果胎动次数逐日减少，以至减少到 12 小时才动 10 次以下，或完全消失，往往是胎儿严重缺氧，甚至已经窒息而接近死亡。80%的不活动胎儿出生后需要抢救复苏，这表明胎儿在子宫内早已受损，部分胎儿产后发育不良。如果胎动在每 12 小时 10 次以下，即使胎心能正常听到，也可在短期内死亡。其原因与子宫内缺氧有关。常见原因有脐带扭转、脐带绕颈、隐性脐带脱垂、胎盘早期剥离、严重胎盘退行性病变、子宫破裂、胎儿畸形、严重生长迟缓、水肿、严重贫血等。

4. 如果以前胎动良好，孕妇突然感到胎动减少、不活跃甚至消失，即使胎心音正常有力，仍然是一种报警信号，必须进一步检查，决不可仅以胎心有力而误报平安。孕妇在怀孕 18 周以后应每天数一下从早上 8 时到晚上 8 时的胎动次数，连续测 12 小时的胎动比较困难，可于早、中、晚各测 1 小时的胎动次数再乘以 4。如果每小时的胎动次数少于 3～5 次，即为报警信号，必须立即请医生检查。

(三)妊娠呕吐及其预防

妊娠早期，部分孕妇于晨起或饭后出现恶心、呕吐等现象，称为妊娠呕吐，多数症状较轻微，不影响身体健康及工作，为一般妊娠早期反应。但有少数孕妇呕吐剧烈，反复发作，甚至不能进食，以致产生新陈代谢及水盐代谢紊乱，称为妊娠剧吐，它不同于一般妊娠反应。

妊娠呕吐按呕吐的严重程度可分为 3 种类型：

1. *晨吐*　妊娠早期最常见的一种情况，在清晨可有恶心和轻度呕吐，但不影响日常生活。

2. *中度剧吐*　恶心、呕吐加重，不局限于晨间，但经对症治疗、饮食指导和适当休息后症状多可缓解。

3. *恶心呕吐*　为持续性恶心呕吐，导致酸中毒、电解质平衡失调或肝功能异常，需住院治疗。

妊娠剧吐的病因尚不清楚，目前认为与内分泌因素和精神、神经因素有关。所以，孕妇应保持平静的心态，多参加一些感兴趣的活动，如听听音乐，到户外散步等；应吃些富含营养、清淡可口的食物，以便容易消化吸收；孕妇进餐以少食多餐为好，一般每 2～3 小时 1 次，进食后做深呼吸运动；注意适当卧床休息，保证足够睡眠。

持续妊娠剧吐的患者，由于蛋白质及糖缺乏，以致体重明显下降，热量不足，机体转而动用脂肪，脂肪氧化不全，产生酸性代谢产物而出现酮症。由于水盐（电解质）及新陈代谢紊乱，还可能出现碱中毒或酸中毒。严重者甚至可以出现贫血、黄疸，重度脱水引起肾功能损害。

对妊娠剧吐的患者应采取积极保健措施和治疗。主要是调整患者的精神状态，注意多休息，适当应用一些镇静、止吐药物，纠正脱水及缺盐等。一般需静脉滴注葡萄糖、生理盐水并根据脱水程度及电解质紊乱情况补充足够的液体，调整好电解质的比例。另外还应补充高热量合剂以解除患者饥饿状态及新陈代谢障碍。对个别控制无效或出现并发症的患者除应积极治疗外，还应及时终止妊娠。

第四节　产褥期女性保健

一、围生期保健

围生期保健，是从怀孕开始就要对母亲、胎儿以及新生儿进行的一系列保健措施，甚至婚前保健和孕前保健都与其有关。因为婚前保健的目的，就是要了解男女双方是否适合婚配；是否有遗传性疾病，或遗传性家族史；有无其他急慢性疾病；生殖器官是否正常等。而孕前保健的目的就是要使男女双方，尤其是女方在身体、精神、心理和环境等达到最佳状态时怀孕。如对有长期接触有害物质或长期服用雌激素类避孕药的妇女，应知道必须间隔一段时间，待有害物质排出后再怀孕，以减少高危妊娠和高危胎儿的发生。孕产期保健就是对孕妇进行一系列的检查，早期预防和治疗孕期并发症、合并症以及给予孕产妇在营养、生活、用药等方面的指导，使其顺利地渡过孕产期；对胎儿进行各种监护及预测，以便了解胎儿生长发育的情况，及早发现异常，如遇严重先天性畸形，可及时终止妊娠，提高出生素质及防止严重残疾儿的出生；对新生儿采取各种监护措施及护理，预防和治疗新生儿常见病，降低新生儿发病率和死亡率。

如何进行围生期保健？孕期、产期、产褥期等特殊生理时期，各有特点和不同的保健要求。每一时期的保健工作质量相互关连、互相影响，不仅直接影响母亲和胎儿的健康，而且还可以影响下一时期的孕期保健。孕妇从怀孕、分娩至产后恢复到正常状态，前后要经历近一年的时间，这是需要医学观察和保护的最长的生理过程。孕期、产期、产褥期等特殊生理时期各有特点和不同的保健要求。每一时期的保健工作质量相互关连、互相影响，不仅直接影响母亲和胎儿的健康，而且还可以影响下一时期的孕期保健。因此，围绕着分娩前后的科学研究，建立了围生医学。为了保证母亲、胎儿、新生儿的安全、健康和优生，从确诊妊娠起就应进行积极监护和研究，针对胎儿在围生期可能发生的问题，进行预防和治疗，称为围生保健。这种保健措施除有妇产科、儿科、妇幼保健、麻醉科等医生参加外，还有人类生殖、内分泌、生理、病理、生化、物理、免疫学、遗传学、药理学等方面的人员协作。

国外很重视围生医学，把围生儿死亡率看作反映一个国家或一个地区的社会经济情况、生活水平、卫生工作好坏，文化知识水平高低的一个重要标志。当前国内外围生期统计多数以妊娠 28 周起至产后 1 周。但从保护胎儿正常生长，降低围生期胎、婴儿死亡率和提高新生儿健康的要求，应从妊娠早期开始保护。孕早期保健从妊娠 3 个月左右开始，须做好初诊产妇登记工作。包括：

1. 详细询问病史，了解孕妇健康情况，并做全面健康检查，测量骨盆径线及有关常规化验，及早发现内科疾病，并根据疾病程度决定是否适于妊娠。

2. 通过妊娠检查了解生殖道情况、子宫大小及有无肿瘤等。

3. 35 岁以上高龄孕妇的亲属中有遗传病或出生过先天性畸形者，做遗传咨询及必要的先天性畸形的产前检查，降低围生儿死亡率及减少先天畸形、痴呆等遗传性疾病，培养体魄健壮的下一代，提高民族素质。

4. 积极预防环境不良因素及某些药物对胎儿生长发育的影响，并向孕妇宣传避免有害化学、物理因素及药物影响的卫生保健知识，孕晚期保健是从孕 7 个月以后定期做产前检查，纠正异常胎位，指导孕后期卫生及新生儿出生后的各项准备，对围生期的重点对象加强管理和监护，避免早产、难产、过期产及死胎等不良情况的发生。围生期保健是贯彻预防为主，保障母体和胎儿健康及安全分娩、平安康复的重要措施，只有做好这项工作，才会实现母子健康平安、全家幸福的美好愿望。

二、产褥期保健

从胎盘娩出后至产妇生殖器官恢复正常形态这段时间，称为产褥期，需要 6～8 周。中医学称之为产后。对产后时间的界定，在古代医籍中尚无统一的概念，有的以“弥月为度”，有的以“百日为期”，亦有指产后半年以内者，今以 6～8 周为产后。分娩后数日内，母体出现许多特有的生理变化，有些疾病也常发生于此间。分娩后 1 周内称为新产后。

由于产时失血伤津，努力耗气，产妇呈现气血骤亏、百脉空虚的状态。阴血亏虚而不守，阳气无所依附而外浮，故多身有微热，汗出较多，畏寒倦怠。产后有余血浊液由子宫排出，称为恶露。恶露初则以血为主，量多色红，又称红恶露或血性恶露；1 周后血液成分减少，变为浆性恶露，量亦减少；3 周后呈白色，称白恶露，4～6 周时消失。产后 12 小时便可有乳汁分泌，初量淡黄色，2～4 天后则呈乳白色。母乳由血所化生，营养丰富，清洁，温度适宜，富含抗体，易被婴儿消化吸收，是婴儿最理想的食物。产后子宫的收缩和缩复，常会引起小腹部疼痛，数日后逐渐减轻而消失。

产后气血俱伤，元气受损，呈现大虚之象。经云：“邪之所凑，其气必虚”，故产后易变生他病，或为六淫、七情所伤，致使胞宫余血浊液淤滞，或胞衣残留，或邪毒侵袭而生瘀滞。故产后又为多瘀之体。产褥期，不禁房事、劳倦过度或饮食不节，亦常导致肾气耗损，中气虚馁，损伤脾胃，或邪毒感染而为病。

1. *卧床休息，适量活动*　分娩的剧烈运动使产妇体力消耗很大，分娩的当天应卧床休息，以消除疲劳。但并不是像有些人认为的那样，身不离床、脚不着地。这样会影响产后恶露的排出及子宫的复原。产后适当活动，有利于子宫复原，使腹肌、盆底肌恢复张力，促使机体复原、保持健康体形。一般正常分娩24小时后，可坐起进食及哺乳，并可下床作短时活动，以后可逐渐增加活动时间。3天后作仰卧起坐运动，10天后可用膝胸卧位。但应避免重体力劳动或蹲位、负重等。

2. *加强营养，合理饮食*　产妇营养不仅可补充孕期和分娩时的消耗，恢复身体健康，还要满足哺育婴儿的需要，故产妇饮食应营养丰富且易消化。

3. *注意个人卫生清洁*　防止感染，特别注意保持会阴部清洁。月经带每天要洗换并消毒。尽早洗澡(淋浴)，更换内衣裤，并要常洗头，每天梳头，保持头发清洁，避免头部皮肤感染。要重视口腔卫生，早晚各刷牙1次。每天用温水洗乳房1次，性生活不应早于产后2个月。

4. *暑天要预防中暑*　产后体虚多汗，对高温适应能力降低，这样易导致产妇中暑。每到盛夏，因发生严重中暑而造成产妇死亡的事例屡有发生。在不让对流风直吹产妇的前提下，要打开门窗，挂上竹帘，使房间通风。衣着要宽大，以全棉织物为佳，多吃适于消暑的饮食，如绿豆汤、番茄、西瓜等。

三、产妇的营养膳食

产妇的营养对保证产妇的身体恢复、乳汁的分泌和婴儿的需要，都是至关重要的。在这段时间里，产妇既要补充分娩时的消耗，还要适应全身各器官恢复的需要，另外还得供给婴儿乳汁，因此，产后的营养需要比妊娠时还要高。

1. *产妇的膳食安排*　产后1～2小时可进流质或半流质等易消化的清淡饮食，以后就可进普通饮食。饮食宜多样化，主副食合理调配，选用高蛋白、低脂肪、营养丰富、易于消化的食物，产妇及哺乳期妇女每日摄入的总热量不应低于12 554.4kJ。宜少食多餐，多食新鲜蔬菜、水果和含纤维素较多的食品，并补充足够的维生素、钙剂、铁剂等，剖宫产病人在肛门排气前可进流食，勿用奶及糖类，排气后则同前，要避免进食过硬、过冷的食物，通过合理的饮食和适当的锻炼，以维持合理的体重，避免由于过量摄入而导致产后肥胖。

2. *产妇营养素的摄取*　在产褥期间，产妇需要多种营养素，这些营养素可以从下列食物中摄取：①蛋白质：瘦肉、鱼、蛋、乳和禽类如鸡、鸭等都含有大量的动物蛋白质；花生、豆类和豆类制品如豆腐等含有大量的植物蛋白质。②脂肪：肉类和动物油含有动物脂肪；豆类、花生仁、核桃仁、葵花子、菜子和芝麻子中含有植物脂肪。③糖类：所有的谷类、白薯、土豆、栗子、莲子、藕、菱角、蜂蜜和食糖中含有大量的糖类。④矿物质：油菜、菠菜、芹菜、雪里蕻、荠菜、莴苣、小白菜中含有铁和钙较多；猪肝、猪肾、鱼和豆芽菜中含磷量较高；海带、虾、鱼和紫菜含碘量较高。

3. 维生素　①维生素 A：鱼肝油、蛋、肝、乳类都含有较多的维生素 A；菠菜、荠菜、胡萝卜、韭菜、苋菜和莴苣叶中含胡萝卜素较多；胡萝卜素在人体内可以转化为维生素 A。②B 族维生素：小米、玉米、糙大米、标准面粉、豆类、肝和蛋中都含有大量的维生素 B，青菜和水果中也富含维生素 B。③维生素 C：各种新鲜蔬菜、柑橘、橙柚、草莓、柠檬、葡萄、红果中都含有维生素 C，尤其鲜枣中含量高。④维生素 D：鱼肝油、蛋类和乳类中含量丰富。

四、产后妇女的恢复与保健

(一)产后洗浴讲科学

1. 女性产后汗腺很活跃，容易大量出汗，乳房胀还要淌奶水，下身还有恶露，形成全身发黏，几种气味混在一起，身上的卫生状况很差，极容易生病，这就要求产妇比平时更需要多注意卫生，多洗澡、洗头、洗脚。从科学道理上讲，产后完全可以洗澡、洗头、洗脚。只有及时洗澡、洗头、洗脚，才可使身上清洁和促进全身血液循环，加速新陈代谢，保持汗腺孔通畅，有利于体内代谢产物由汗液排出，还可以调节自主神经，恢复体力，解除肌肉和神经疲劳。不过一定要注意产褥期的特点。

2. 产妇应当常洗澡，但产妇气血虚弱，表卫不固，抵抗力差，易受邪气侵害，所以产后洗澡应特别注意寒温得当，严防风、寒、暑、热乘虚侵入。产后洗澡应做到“冬防寒，夏防暑，春秋防风”。冬天洗澡，必须密室避风，遮围四壁，浴室宜暖；水热但不致大汗淋漓，因为汗出太多伤阴耗气，易致头晕、晕闷、恶心欲吐等，夏天浴室要空气流通，水温接近体温，宜 37℃左右，不可贪凉用冷水，图一时之快而后患无穷。切记，产后触冷，将患月经不调、身痛等病。

3. 洗完澡后若头发未干，不可辫结，不可立即就睡，否则湿邪侵袭而致头痛等。饥饿时或饱食后均不可洗，洗后应吃点东西，以补充耗损的气血。洗浴必须淋浴，不要坐浴。洗澡时间，夏天产后 3 天便可以洗浴，冬天宜在产后 1 周以后。洗澡的次数以比正常人少为宜。

(二)产妇慎防产褥感染

产褥感染是指分娩后生殖道的感染，又称产褥热。产褥感染的发病率为 1%～8%，是产褥期最常见的严重并发症，是引起产妇死亡的重要原因之一。产褥感染有以下两种情况。

1. 自身感染　正常妇女或孕妇阴道内有大量细菌寄生，但多数并不致病，产后由于机体内环境的改变则可能致病。寄生在身体其他部位如呼吸道、消化道、泌尿道或皮肤的细菌，或存在于感染灶的病原菌也能经血液或经手的接触传播至生殖道引起感染，生殖道本身炎症病灶内潜伏的细菌，也可能成为产褥感染的来源。

2. 外界感染　由外界的病原菌进入产道所引起。产褥感染病人的脓液、恶露或用过的敷料、被褥都有大量的细菌，通过直接接触和间接传播引起产褥生殖道感染。当医务人员患上呼吸道疾病，可以通过飞沫将致病菌通过空气传给产妇。其他如无菌技术差、医疗器械灭菌不够或重新污染，临近预产期性交或产后卫生习惯差等因素均是外界病菌侵入产道引起感染的原因。

(三)产褥期的调摄

1. 产后气血骤虚，百脉空虚，营卫不固，抵抗力减弱，外邪极易侵袭而致病。为此，产妇更应注意着衣厚薄适宜，居室温暖，湿度适度，空气新鲜。特别是炎热盛夏，切不可厚衣密室以防产后中暑，也不可过于贪凉、赤臂露肩，吹“过堂风”，以免感冒，或患产后身痛等。

2. 产后适当下地活动，有利于恶露的排出和子宫的恢复。但不宜过早或过度操劳。过劳伤气，气虚下陷，则易罹患恶露不绝、子宫脱垂等病。因此产后充分休息静养，适量的轻微活动不仅有利于生理功能的恢复，同时也可避免产后病的发生。

3. 产褥期间，恶露排出，血室空虚，易感邪毒而致病，故此时除了注意保持外阴清洁之外，尚须严禁房事。否则既易重伤冲任、胞脉，又易使邪毒乘虚侵入而致阴道炎、盆腔炎、产后腹痛及产后血崩等病。

五、哺乳与乳房保健

(一)哺乳保健

母乳具有营养丰富，易于婴儿消化和吸收，增进其抗病能力等特点。而母乳喂养已得到世界卫生组织(WHO)的高度重视。哺乳期的保健直接关系到母亲健康，更与婴儿健康生长密切相关，因此哺乳期应注意下列事项。

1. 产后实行母子早接触、新生儿早吸吮乳汁，以及掌握正确的喂奶技巧，是产后母乳喂养成功的关键。主张产后半小时内开始母婴的皮肤接触，尽早吸吮乳汁以及住院期间 24 小时母婴同室，按需喂养，不喂母乳代用品，禁止使用人工奶瓶奶头等。同时工作人员应随时提供指导。

2. 母乳为婴儿最适合的营养品，乳汁为气血所化生，气血又来源于脾胃，故只有脾胃功能正常，气血化生有源，乳汁才能充足。产妇因血气俱伤，脏腑虚弱，脾胃运化功能较差，产后活动量小，因此饮食以富于营养、易消化为佳，如选绿叶蔬菜、豆制品、鱼、肉等含蛋白、铁的食物，但亦不宜过于肥甘、滋腻。忌生冷、辛辣之品，以免损伤脾胃，影响化源而使缺乳，或胃热蕴结酿成乳痈。

3. 乳汁的分泌与精神情志因素有密切的关系。肝喜条达，主疏泄，疏泄有度，则乳汁分泌如常。若产后情志不遂，肝失条达，疏泄失司，可引起乳汁运行受阻而缺乳。

4. 乳汁为母体气血所化，只有乳母身体强健，气血充盈，乳汁才能生化有源；反之乳汁分泌不足。劳倦过度则伤脾，房事过度则伤肾。因此哺乳期应注意劳逸结合，房事有节，保证产妇身体健康、精神充沛、气血旺盛，乳汁化源不断以哺乳婴儿。此外哺乳期用药宜谨慎，注意采取避孕措施。

5. 每次哺乳前应用温开水或淡盐水清洗乳头，以免不洁之物进入婴儿口内。乳汁充盈，乳房胀痛者，可将多余乳汁排净挤出，以免乳汁淤积而发生乳痈。若乳头皲裂，应及时处理，局部可用10%鱼肝油铋剂或消毒后的香油涂敷。皲裂严重时，应暂时停止哺乳，定期将乳汁吸出，以防乳汁淤积，易致感染。

（二）乳房保健

健美的乳房能衬托出女性的自然美，因而，姑娘们都希望自己的乳房发育得丰隆、挺拔。要使自己乳房发育得更健美，首先要了解乳房的发育和乳房组织的组成。女性长到10－11岁，月经初潮还未来临时，乳房就已在悄悄地发育了。乳房发育是青春期启动的第一个信号，预示女性已进入青春发育期。那么，女性的乳房发育是受什么调节的呢？

原来，乳房的发育是受下丘脑-垂体-卵巢轴的调节。最初在乳头下出现硬结，感到有些胀痛。有时两侧乳房硬结可因发育先后而显得大小不十分一致。此时卵泡发育还不够成熟，所以还没有月经。经过2～3年后，卵泡发育成熟，雌激素和孕激素分泌进一步增加，月经便来潮，这时乳房便进一步发育。雌激素促进乳腺小叶的发育，而孕激素则使乳腺导管生长。只有在雌激素和孕激素的协同作用下，并在丘脑下部和垂体功能完整的情况下，乳腺才能充分发育。一般18足岁时乳房发育基本成熟，22足岁时才停止发育。

发育成熟的乳房，外形呈圆盘形、半球形或圆锥形突出。每只重100～200g，其中1/3为乳腺，其余为脂肪和结缔组织。脂肪就像海绵垫衬，布满乳腺之间，使乳房显得丰满而有弹性，充分显示出女性的青春美。由于乳房大小不仅与乳腺的数量、胸肌的紧张性有关，而且更多地与脂肪的多少有密切关系，所以，要想使自己的乳房发育得更加丰隆、挺拔，必须从增强胸肌群的紧张性，乳腺的数量和促进脂肪在乳房蓄积等三方面来采取对策，才能达到预期的效果。

1. 营养　在生活中，女性也许已经观察到，瘦的人乳房往往较小，胖的人乳房也多半较大，这是由于胖者体内脂肪多，脂肪就像海绵垫衬一般，布满乳腺之间，使乳房显得丰隆而有弹性。因此，对处于乳房发育阶段的姑娘来说，尤其要注意补充营养，要强调多吃富含蛋白质的食物，如瘦肉、牛奶、牛肉、蛋类和鸡鸭肉等，同时要保证适量的糖类和脂肪，经常食用新鲜的蔬菜和水果等。

2. 锻炼　健是美的基础。要保持乳房的健美，乳房韧带的韧性和胸部肌肉群的弹性是十分重要的。女性经常参加体育锻炼和运动，有利于机体内分泌的平衡，这对于保持乳房的丰满是很重要的。其次可进行一些增加胸肌群的运动，如游泳，游泳时上肢活动量大，呼吸深而有节奏，加上水的阻力，就像是胸部肌肉在进行负重练习，使胸部肌肉群的力量和弹性增加，这是使乳房健美的一种简易方法。也可进行徒手操、俯卧撑或拉簧站立扩胸等锻炼来促使胸肌群发达，以保持乳房的挺拔。

3. 按摩　乳房按摩不仅可促进胸部肌肉群的活动，增加其张力，而且可通过皮肤直接地刺激乳腺，使乳腺发达，达到隆胸的目的。具体方法是，用自己的双手交替按摩乳房。即用右手按摩左侧乳房，左手按摩右侧乳房，先从乳房下侧逐步向上至腋下间的皮肤。因为人体的经络，如肝经、肾经和胃经等都是通过这里通向乳房的。按摩一般可在晚上睡眠时进行，也可在早晨起床前或淋浴时进行。每日按摩 1～2 次，每次 10～15 分钟，一般坚持 3 个月就能收效。

六、科学锻炼身体

生命在于运动，处于发育期的青年人经常参加体育活动，锻炼身体，有助于增强肌肉的紧张性，提高心肺功能和促进发育。但是，在体育锻炼时应充分注意自己的生理特点，科学地锻炼身体要做到以下几点。

1. 全面发展　处于生长发育期的青少年，体内各组织器官不仅形体在增大，功能上也日趋成熟。因此，青少年锻炼身体要注意到自己形体和功能上的变化，锻炼要多样化，不仅需要速度、力量，而且也需要灵巧、耐久力和柔韧性的锻炼，以使身体各组织器官都能充分地发育。青年人因性别、体质、爱好及原先锻炼基础的差异，因而锻炼项目应因人制宜，不能等同。

2. 循序渐进　青年人锻炼，运动量要逐渐增加，不可操之过急。如压腿运动，它不仅是一个关节的运动，而且包括膝、髋、腰椎等关节共同的活动。如果平时缺乏锻炼，急于求成，就很容易造成肌肉、韧带撕裂等损伤。因此，锻炼开始时，应给自己制订计划，循序渐进，经过一段时间的训练就可达到目标。

3. 持之以恒　锻炼身体能否达到增强体质的目的，关键在于是否能坚持下去，不可“三天打鱼，两天晒网”。

第五节　中年女性保健

进入中年(35－50 岁)以后，女性的机体会随年龄增长而开始衰退，生理和心理特征发生一系列变化，从而产生一系列临床表现。

一、中年女性的生理变化

1. 月经的变化　女性在中年期最显著的变化是月经的改变，通常有 3 种形式：①月经突然停止；②月经间隔时间长，月经量逐渐减少，以至停止；③月经不规律,间隔持续时间长短不一,月经量不等。当雌激素减少到不足以引起子宫内膜增生的水平而发生闭经时,妇女就进入了绝经期,同时丧失生育能力。

2. 卵巢的变化　绝经后妇女的卵巢逐渐萎缩,体积减小至育龄妇女的1/3～1/2,表面褶皱不平,质地变硬,成为一个纤维组织,因此,绝经后女性体内雄激素/雌激素的比值增高,故临床上常可见到面部多毛的现象。

3. 子宫的变化　绝经后妇女体内雌激素水平低落,子宫逐渐萎缩,重量减轻。分泌物减少,宫颈可变短、变窄甚至堵塞。但是一旦有机会重新接触雌激素和孕激素时,仍然可引起增殖、增生或分泌改变,仍然可引起子宫出血。

4. 外阴的萎缩　中年女性特别在绝经2～3年后外阴逐渐萎缩。首先是阴唇皮下脂肪减少,弹力降低,阴毛脱落,变稀疏,大阴唇薄平,小阴唇缩小。随之阴道口的弹性也减少、阴道口也缩小,扩张性差,前庭大腺的分泌物由少到无,这将导致性交时阴茎插入时的不适和困难。

5. 阴道黏膜的萎缩　表现为阴道黏膜上皮细胞萎缩,表层细胞脱落,余下基底层细胞不再生长,变得菲薄脆弱,易受感染产生各种阴道炎症。

6. 乳房的变化　乳房组织,尤其皮下脂肪也在逐步萎缩,使乳房下垂并失去张力,不再高耸,当然更不会有分泌功能。

7. 尿道黏膜的萎缩　尿道黏膜随着雌激素的减少逐渐萎缩、变薄,往往在尿道口呈现一圈微血管,或者尿道黏膜外翻。尿道的横纹肌张力减退,容易出现尿失禁现象,特别在咳嗽、喷嚏或腹压增高时尤为明显。

8. 中枢神经系统的变化　中枢神经系统,尤其是自主神经系统的功能也会因多种内分泌相互的影响而出现短时或轻或重的异常变化。特别在原来自我控制能力较差,或者反应比较敏感及强烈的女性,容易产生一时难以协调的行为或感觉,严重时甚至与精神病发作难以区分。

9. 体态的变化　身材变粗,腰围线条消失,腹肌张力减弱,大腿皮下脂肪增多,面部皱纹增多,唇上下细毛也增多,以及皮肤干燥瘙痒和出现色素斑等。

10. 其他方面的变化　绝经后由于雌激素分泌减少,盆底肌肉和盆腔韧带及结缔组织的张力与弹性下降,盆底变得松弛,可能会出现子宫下垂、膀胱膨出、直肠脱垂等现象。

二、中年女性的心理变化

中年女性的心理变化主要有以下几点。

1. 对自己估价不足　随着年龄的增长,很多女性对自己的估价反而不足。有的女性会在机会面前瞻前顾后,犹豫不决;有的会过于追求变化而放弃有发展前途的工作。

2. 年龄恐慌感　近年来,由于年龄而产生的恐慌心理在女性中弥漫开来,特别是中年女性，她们面临即将退休或随时被解雇的风险，又因年过 35 岁而被众多招聘单位所排斥。随着年龄的增长，这种恐慌感也逐渐加重。

3. *心理疲劳感*　中年女性对工作的新鲜感逐渐减少，不少人出现了心理疲劳感，这种来自心理的疲劳感降低了工作效率，也会削弱中年女性未来发展的竞争力。

4. *孤独寂寞感*　尽管生活和工作繁忙而紧张，可是一旦停止忙碌，在夜深人静的时候，就会从内心涌出一股渴望，渴望将生活中的烦恼、幻想和情感向人倾诉。有的中年夫妻由于性格、兴趣、人生观等方面的差异，导致婚姻破裂，加上父母的逝去、子女的独立，更加重了中年女性的寂寞感。

5. *自信心不足*　一些中年女性的思维定式陈旧，她们往往缺乏系统化、理论化的新知识，在当今信息时代中常感到无所适从，怀疑自己的能力和自信心。

6. *沮丧悲观感*　大多数中年女性都属工薪阶层，然而经济的飞速发展，物质生活的极大丰富，往往从各方面强烈地刺激着她们，面对经济上的拮据和各种不公正而又无可奈何的局面，很自然就产生了一种沮丧感。同时由于身体上的一些不适或疾病而产生悲观想法，表现为情绪消沉，容易激动、烦恼。

7. *紧张感*　心理和情绪保持适当的紧张度是有益的，但中年女性在社会和家庭中都处于承上启下的角色。她们承受的压力较大，工作、生活节奏也较快，诸多的社会心理因素常常使她们处于某种紧张状态之中，外界的小小刺激会引起很大的情绪波动和紧张。长期持续的心理紧张容易使人疲劳，抗病力和免疫功能降低，记忆力减退，甚至引发疾病。

三、正确认识围绝经期

对许多妇女来说，绝经期的痛苦不一定是某些身体上的问题，而是绝经期的到来正好与她们动荡变化的个人生活相重合，使得她们陷于精神和躯体两方面夹击之中。为了摆脱这种夹击，安然渡过人生的这一转折期，提出下列行为保健措施供参考。

1. 正确认识围绝经期是妇女一生中必须经过的自然生理过程，是个过渡时期。妇女要努力提高自我控制能力，对出现的一系列围绝经期表现有足够的思想准备和正确态度，消除不必要的思想顾虑，有意识地控制多种症状的发展，减轻不适反应，顺利渡过围绝经期。

2. 围绝经期应尽量减少各种不利健康的社会心理、行为及环境刺激，保持稳定的生活规律。妇女要保持心情舒畅，避免工作、精神负担过重，避免过于疲劳和情绪激动、精神紧张；排除紧张、焦虑、恐惧等消极情绪，正确对待子女独立、退休、职务变换等一些现实生活的问题。注意劳逸结合，保持心态平衡，多参加一些文娱、体育活动，不要因晚上睡眠不佳白天便躺在家里睡觉。必要时，晚上入睡前可服少量镇静药。

3. 对于有明显焦虑不安、忧郁等紧张情绪的妇女，在药物治疗的同时，可辅以适当的音乐疗法。音乐以旋律平和、优美、舒缓、抒情的内容为主，以协助大脑皮质功能协调平衡，改善情绪。另外，音乐疗法通过其信息作用还可消除许多不利行为。对于有些神经、精神反应过强者，可寻求心理治疗，以避免其发展为更年期精神病。

4. 家庭和社会应给予围绝经期妇女更多的理解、支持和关心。对更年期的妇女，周围人士及一些亲朋好友要能理解她们的这些行为变化属正常反应，对她们的一些无法理解的言行要能容忍和谅解。不仅如此，还要给她们更多的关心、体贴、爱护和帮助。特别在家庭里，丈夫和子女更应体贴关怀。要适当调整一下家庭生活分工，减少围绝经期妇女不必要的家务劳动，增加其精神调节方面的活动。

5. 注意月经变化，如有异常应及时检查处理。围绝经期的主要症状为月经改变，当月经过多时，要考虑贫血以及子宫内膜异常增生的可能，要及时就医诊治。若发现绝经后出血，要引起警觉，因这往往是生殖器癌症的信号，切忌忽略或害怕求医，贻误治疗时机。

6. 定期妇科检查。围绝经期是妇科恶性肿瘤的高发时期，要每隔半年至一年作一次妇科检查，以便及早发现更年期常见的器质性病变，如宫颈癌（发病高峰在45—49岁）、子宫内膜癌（发病高峰为50—60岁）、卵巢癌（50—59岁）、外阴癌（50%在60岁以前有癌前病变）。许多更年期妇女往往不愿接受妇科检查，殊不知，放弃检查就是放弃对自己生命的保护。为了使自己生活得更幸福，请自觉定期接受妇科检查。

7. 合理的饮食、良好的睡眠、清洁的饮水是更年期妇女最好的补品，且是最经济的补品。女性进入围绝经期后，要通过饮食调理和维生素去维持和控制体重不要升得太快，不要刻意去节食减肥，因为中年人的皮肤弹性骤减，如果缺乏那层相连的脂肪，就会令皮肤干枯松弛，更感衰老。女性每天应多饮水，吃较多新鲜水果蔬菜，饮牛奶，睡前洗个热水澡，每天保证有8小时睡眠。

四、围绝经期的情绪调节

一些围绝经期女性常产生易怒、易急躁的脾气，对一些细小的不顺心和外界刺激会作出过度、过激的反应。急躁脾气的后果使领导同事间关系失调，邻居亲友间矛盾重重，丈夫子女婆媳间难以相处，而这种关系的紧张又反过来影响围绝经期女性的情绪，往往使脾气更为急躁火暴，造成恶性循环。改变和避免火暴脾气的发生是围绝经期女性保健的重要一环，可从以下几点来进行。

1. *克服消极的自我暗示*　自我暗示是一种心因性症状，在女性各年龄阶段都可发生，而在围绝经期更易发生。这类消极的自我暗示往往把一些并不严重，甚至是并不存在的情况变成心中的忐忑不安，“疑心生暗鬼”，越想越严重，越想就越怕，越怕就越紧张，越紧张就越容易上火、发脾气。因此防止“小刺激大反应”的重要一条就是克服消极的自我暗示，进行积极的自我暗示，要“静”“制怒”“莫生气”。即使自己身体不舒服或有什么疾病，也鼓励暗示自己“一定能克服和战胜”，自己的身体“一定能很快恢复”。同时也可找医生检查一下身体，当得到自己确实没有什么大问题的肯定结论后，就更增强了自己进行积极的自我暗示的信心。

2. 向信任的人倾诉　物色一个自己比较信赖，能帮助自己解决思想问题的人（领导、同事、朋友、亲属），一旦心中发生恼怒时就找他（她）去谈心，寻求解决问题的办法。容易发生急躁脾气的女性往往存在着自身的夸张，这常是她发生“小刺激大反应”情绪障碍的来源。当这位比较被信任的人把更年期女性对自身的夸张这种非理性思维进行分析后，常能帮助这些女性转入冷静。

3. 建立正确的情绪传导方法　情绪传导有自然传导和人工传导两种。自然传导又可分自身传导（哭、闹、笑、咬牙切齿、自伤身体等）、对人传导（打人、骂人）、对物传导（毁物、踢打小动物）、麻醉传导（性发泄、借酒浇愁、猛抽烟）等。它们都属低级传导方法，都不足取，都不是解决急躁脾气的办法。而应提倡人工传导，即通过工作、学习或通过看书、看电影、看电视、散步、听音乐、跳舞等去宣泄不良情绪，以达到消除急躁脾气的目的。

4. 后退一步天地宽　凡事要顺其自然，更要相信许多不顺心的事过一段时间会逐步改观的，许多看似“山穷水尽疑无路”，但不久就会“柳暗花明又一村”的。

围绝经期由于肾气渐衰，冲任亏虚，天癸将竭，月经渐断，故此期阴阳极易于失调，而出现脏腑功能紊乱。临床上除了月经紊乱外，常伴有肝肾不足、心神失养的症状，如心烦易怒、胸闷、眩晕、失眠、健忘、烘热汗出、腰膝酸软、神倦乏力等一系列症状。若不了解此乃本期正常生理变化所致，常常会因此出现精神过度紧张、恐惧、忧虑或悲伤恼怒，则更使阴阳气血逆乱，脏腑功能失常，从而引发更年期综合征（经断前后诸证）的发生和发展。因此，除需了解这一生理特点外，尚应保持乐观情绪，胸怀开阔，调畅情志，消除紧张情绪及精神负担，避免七情过度，同时家人与同事亦应给予关心体贴和谅解，耐心帮助她通过自身的调节顺利渡过这一时期。

围绝经期肾气日衰，精血亏虚，此时对后天之本的脾胃功能的保护显得尤为重要。饮食要选清淡、易消化的富于营养的食物，多吃蔬菜水果，少吃含动物脂肪多的东西。不宜食辛辣香燥，肥甘厚味及生冷的食物，以免助热、生湿、蕴痰而影响脾胃消化功能。此外，饮食上亦要注意勿暴饮暴食，饥饱无度，饮食搭配要科学合理，戒烟限酒，避免偏嗜等。

通过加强身体锻炼，如散步、打太极拳及练气功等，促进和改善体内气血运行。定期检查以防疾病更年期为女性生殖器官肿瘤的好发年龄，故应定期进行妇科检查及防癌普查，以便早期发现，早期治疗。

五、克服围绝经期的心理性性障碍

进入围绝经期后，由于生理上的变化，性激素水平下降，导致生理性的性功能减退，而出现了许多心理因素的性功能障碍现象，如性淡漠、性厌烦、性心理损伤和性功能失用性衰退等。

如何克服这种因心理因素造成的“性障碍”呢？首先应该明白，更年期生理性性功能减退，并不是性功能的消失和中止。从生理角度来看，男女双方在更年期或更年期后仍有充分的性生活欲望，对女性来说，绝经并不影响其性生活；就男性而言，其生殖器官仍能被激起性兴奋，得到性满足。因此必须认识到，更年期适当合理的性生活，是正常的生理需求，能延缓生殖器官的衰老速度，有利于身体健康。如果过分抑制这种生理需求，会导致老年人的各种身心疾病。老年人合理的性生活，也是老夫妻感情交流的一种方式，其有利于晚年生活的幸福和愉快。

国内外学者经过研究认为，围绝经期早期性生活以每周一次为宜，这个数字适合大多数人，但也有少数人感到过频或不满足。绝经后的女性，卵巢功能接近消失，但仍有一定的性要求，这时应以 10～15 天一次为宜。人类随着年龄增长，性欲下降，性交频率也相应减少。所以，一般应根据年龄、身体状况合理调整安排更年期的性生活频率。但性生活安排也要因人而异，一对夫妇性生活的适当频率，应以性交后次日双方都不会感到疲劳为原则。此外，对性生活也要有一个适当的节制，因为性生活的本身就是一种体力消耗，有人作过统计，性交一次，相当于爬一次五层楼的体力消耗。在兴奋时，心率可以增加到每分钟 140～180 次，血压可上升 2.67～5.33kPa，造成心脏负荷加重。所以患有高血压、冠心病等疾病的患者，更应注意性交时的身体状况，以免性交时发病、猝死。

第六节　老年女性保健

一、老年期特点

绝经后，妇女便进入老年期。《素问・上古天真论》说：“七七，任脉虚，太冲脉衰少，天癸竭，地道不通，故形坏而无子也。”中医学认为：肾气虚衰，阴精不足以化生天癸，故天癸竭。天癸无以泌至，冲任二脉失其所使，则逐渐衰少。胞宫、胞脉失去冲任阴血之灌注，而丧失其行经及孕育胎儿之功能，妇人不再有经、孕、产、乳的生理活动。子宫、阴道等生殖器官渐趋萎缩，即经云“地道不通”而“形坏”者也。

妇人进入老年期的关键之所在是因为肾气虚衰。肾主骨，老年妇女因肾衰而骨软，易生骨节酸痛、骨折等疾。肾虚精亏血少，身体各方面出现明显的衰退现象。刘完素在《素问・病机气宜保命集・妇人胎产论》中指出：“妇人……天癸已绝，乃属太阴经也。”太阴者，脾也，刘完素认为老年妇女之生理活动及摄生之要在脾胃后天之本。

二、老年女性的心理需求

(一)老年女性的心理需求

老年女性正常的心理需求是多方面的，主要表现在以下几方面。

1. 交往需求　多层次的交往，是老年人正常的心理需求。

2. 求助需求　中老年人由于健康状况等原因，会产生求助心理。

3. 自主需求　中老年人大都沉着稳重，老成大方，阅历丰富，做事自有主张。

4. 求知需求　老年人离开工作岗位后，也希望坐下来认真、系统地读书，揭开生活的新篇章。

5. 尊敬需求　中老年人希望得到晚辈、学生或下级的尊敬，每当受到别人的尊敬、爱戴时，心情会十分喜悦。

6. 变化需求　变化需求是适应生理变化和社会角色变化的一种心理现象，应当适应客观现实，用积极的态度对待人生。

(二)老年女性满足心理需求的途径

为了满足正常的心理需求，老年女性应做到以下几点。

1. 积极进取　要有进取的精神，确立新的生活目标，发挥在知识、经验、技能、智力及个人特长上的优势，进取向上。

2. 拓展生活空间　尽力拓展丰富多彩的生活空间，根据身体条件和性格爱好，把生活内容安排得充实些，使生活更有意义。

3. 善于自我解脱　能善于摆脱烦恼，做到清心寡欲。对于外界名利之事要善于超脱，对家庭子女之事不可操劳过度，以使自己有一份好心情。

4. 营造轻松、明快、愉悦的生活氛围　要重视人际关系，既要联系老朋友，又要善交新朋友，经常和好友聊天谈心，交流思想感情，在人际交往中取长补短，汲取生活营养，使心情舒畅。

三、老年女性要坚持健身走

健身走是适宜老年女性的和谐运动方式之一，好处是简便易行，一学就会，能减少或减轻心血管疾病和卒中等病症，能有效提高心肺功能，增强肌肉和骨骼强度，降低血脂和胆固醇。健身走以消耗身体多余的热能来控制体重。此外，健身走还能提高人的智能，有益心理健康。

(一)健身走的类型

1. 慢速健身走　即散步。每分钟70～90步或者更慢些(3～4km/h)。

2. 中速健身走　即普通步。每分钟90～120步(4～4.5km/h)。

3. 快速健身走　即快步走。每分钟 120～140 步(5～7km/h)。健身走的速度,取决于自己的健康状况,可快可慢,或是不快不慢的中速行走,如身体条件允许,尽可能快速行走。

(二)健身走的要领

1. 健身走的基本要领为走路时要昂首挺胸,眼视前方,双肩放松,直腰收腹。走路时要脚跟先着地,通过脚跟过渡到全脚掌,然后至脚尖蹬地,最后再迈动另一只脚向前。行走时要双臂前后摆动,身体稍前倾。

2. 健身走每天 30～60 分钟,距离为 2～3km,每周应不少于 5 次。要在饭后休息 30～60 分钟时再进行。我国民间有“饭后百步走,活到九十九”的养生之道。然而近年国外医学研究表明,饭后静坐或卧床休息半小时再活动有益健康。其理由有两点:一是饭后食物集中胃内,需要充分的消化液和血液来帮助消化,此时适当休息,全身血液就能较多地集中到胃里,使胃能很好地消化食物;反之,则影响消化。二是胃肠消化液在食物的条件反射下才能大量分泌,如果饭后立即活动,会使胃肠蠕动加快,将没有充分消化的食物过快推入小肠,既影响了消化液的分泌,又增加了小肠的负担,食物中的营养成分得不到充分消化和吸收。世界上平均寿命最长的日本人,就有饭后静坐或小睡的习惯。

3. 健身走的地点,应选择在公园、林间小路、河旁等环境清静、空气新鲜的地段。清晨或傍晚都是健身走的黄金时段。目前,城市许多人在公路边上活动,这种环境不是理想的健身场所,一是人来人往;二是汽车排出有害气体,加之噪声较大,所以不利于健康。因此,健身走要尽量避开公路。

四、乐观地对待生活

笑是人的心理保健操。对患者来说,笑是一剂良药;对中老年人来说,笑是延年益寿的秘方。心理医学专家将每天尽量地笑,认为是三大长寿秘诀之一。

(一)生活中应笑口常开

要学会笑向老年人生,含着笑容和笑心,走向人生的第二个春天。笑向自身——从个人的喜好中可以找到笑。笑向家庭——对家庭来说,你可以笑向老伴,笑向儿孙,笑向天伦之乐。笑向社会——社会是一个广阔的天地,大院和里弄中的左邻右舍,早晚一聚,谈古论今,交流健康之道,学习烹调本事,会使你欢笑不止。笑向大自然——笑向山河,笑向树木等。有许多实例说明,这种“人老心不老”的心理,不仅是精神年轻的标志,还确实具有延缓衰老之功效。

(二)如何才能笑口常开

心理医学专家说,笑是我们每人都能获得的技术,然而笑又是一种需要人们平时加以培植的东西。那么,从哪些方面去培植笑,才能使自己笑口常开呢?请参考以下建议。

1. 常与爱笑者交往 对于性格内向的人来说，常和爱说爱笑的人打成一片，他们的欢乐，就能消除缠绕在你身边的阴霾，使你能尽情地享受生活中的乐趣，进而使你学会笑，且能以一种前所未有的感情去热爱生活。

2. 练习笑的技艺 在四下无人的时候，你可以强迫自己高兴起来，吹吹口哨、哼哼歌曲，相信你真的会快乐起来。国外一位女心理医生认为，“生造”的笑可以刺激横膈膜，使它像在真笑时一样颤动起来，从而引发真正的大笑。其机制就好比将车钥匙插进汽车点火器中一样，发动机一着便会转动起来。国内有人认为，无缘无故地捧腹大笑。笑着笑着，心里会真的快活起来。如果你心情抑郁不快时，不妨从改变仪表入手。先对着镜子练习微笑，尽量使肌肉放松，笑得自然，同时想些生活中曾使你快活发笑的事情。练习数次就学会轻易地、自然而然地发笑。当能自然地笑时，心情就会感到愉快。

3. 保存笑的资料 读书看报时，可以留心剪下你喜欢的卡通片和小笑话，也可以准备一个小本子，把你平时发现的幽默随时记下来。例如每天看到听到的诙谐幽默的笑话、相声、喜剧等都可记下来，而后进行加工整理，并收入幽默剪贴簿。这样，在加工整理或日后翻阅幽默剪贴簿时，就会从那滑稽而不庸俗，深刻而不尖锐的幽默中松弛绷紧的心弦。

4. 留出笑的时间 无论你怎样忙，每天都应该为笑留出时间来，还应设法让家人、孩子每天得到一次幽默享受。例如挤出时间在孩子们的书包里，在镜子背后或家庭课桌上摆放写有笑话的小纸条或漫画，或有时给家人送上一首幽默的诗，这样，你家庭的上空就时常有笑声回旋。

5. 笑在最需要的时候 前边已经提到，笑，是一种我们每个人都能掌握的技巧，因为它出于天性。但是这里面也有一些东西不是天生而必须依靠人为努力的。例如，在无助的困难中尽量使自己幽默点，这样，对于你来说一切都会变得轻松的。

6. 常练“笑冥思” 国外有关专家研究的“笑冥思”适合老年体弱者练习。其方法是：取卧位或坐位均可，5分钟伸展肢体，5分钟笑，5分钟冥思。练习后具有妙不可言的效果。

7. 多一点幽默 中医学认为，在医治“心病”时，没有比笑声更好的药了。幽默同笑有不解之缘，能帮你消除紧张心理，改善睡眠和食欲，还能协调人际关系，给你带来和谐的生活。有句格言：“幽默是健康的源泉与标志。”当今世界有不少国家在紧张的劳动之余创办了各种新奇的幽默组织，借以消除疲劳，松弛情绪，增进健康。

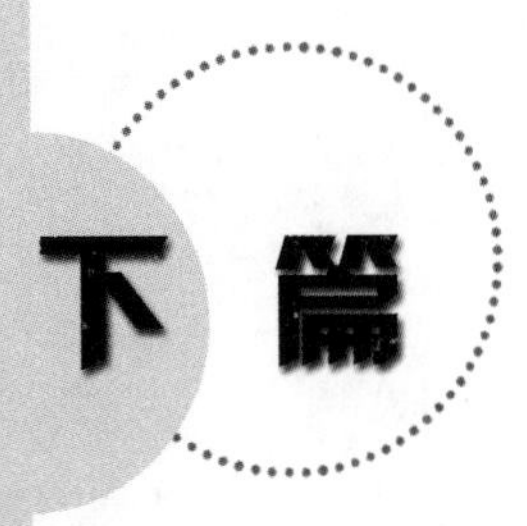

各论

第6章

月经病变

第一节　月经先期

月经先期，又称月经频发。是指女性月经周期一般为28天，提前或错后1周者，尚属正常范围。如果月经周期经常提前1周以上，甚至半个月一潮者，称为月经频发。多见于生育期的妇女。如月经偶然提前一次而无其他不适症状者，不属本病范畴。《景岳全书・妇人规》说："所谓经早者，当以每月大概论……勿以素多不调，而偶见先期为早。"本病在历代医籍中与月经后期、月经先后无定期、经期延长、月经过多、月经过少等，同属于月经不调的范畴。如宋代的《圣济总录・妇人月水不调》云："月水不调者，经血或多或少，或清或浊，或先期而来，或后期而至是也"。

【诊断要点】

1. 本病的发生与卵泡发育迅速而致排卵提前有关，还与黄体功能不全及黄体过早萎缩有关。

2. 本病主要表现为月经提前1周以上来潮，但仍有一定的规律性，月经量基本正常。妇科检查：盆腔正常，宫颈黏液涂片有周期性变化。月经周期提前7天以上，甚至半月余一行，连续2次以上。

【鉴别诊断】

1. 月经周期提前7天以上，经期和经量基本正常，如偶然一次月经周期提前不列入本病。

2. 如月经周期提前到10余天的，应与月经中期（排卵期）出血鉴别。经间期出血常发生在月经周期的12～16天，但不一定每次月经中期均出血，出血持续1～2小时或2～3天，流血量一般较少。

3. 黄体功能不全是由于黄体发育不良，提早萎缩，故表现为月经周期短，提前来潮，有时伴月经量增多、流产、不孕等症。基础体温呈双相，黄体期体温持续时间短,血内分泌检查孕酮水平降低。

4. 放环后月经失调(包括月经先期),该病患者放环前月经正常,放环后出现月经先期及伴随症状。

5. 慢性盆腔炎常导致卵巢功能失调,表现为月经失调,经常下腹一侧或双侧疼痛、腰酸、带多,或低热。妇科检查时下腹双侧有压痛,附件增厚或有包块,盆腔B超提示附件区有界限不清的包块或增厚粘连组织。

【西医治疗】

1. 想生育者可予氯米芬、他莫昔芬等,以促进排卵并改善黄体功能。氯米芬于月经第5天开始,每晚50～100mg,连用5天;他莫昔芬于月经周期第5天开始,每次10～20mg,每日2次,连用5天。

2. 己烯雌酚0.25～0.5mg/d,连用20天,以促进卵泡正常发育和改善黄体功能。

3. 肌注黄体酮或口服甲羟孕酮,10mg/d,连用5天,时间选择黄体期的中、后期,改善黄体功能。

【中医治疗】

1. 辨证论治

(1)脾气虚型:月经提前,量多,色淡,质稀,倦怠乏力,气短懒言,食欲缺乏,舌淡或边有齿痕、苔薄白,脉虚缓。治宜健脾益气,固冲调经。药用党参、炙黄芪、乌贼骨、白术各15g,陈皮、炙甘草各10g,当归、升麻、柴胡各6g。每日1剂,水煎服。

(2)肾气虚型:月经先期,量少、色淡黯、质稀,腰膝酸软,头晕耳鸣,面色晦暗,舌质淡、苔薄白,脉沉细尺弱。治宜补肾固冲,调经。药用熟地黄、枸杞子、桑寄生、川续断、菟丝子、山药各15g,山茱萸、杜仲各10g,当归6g,砂仁(后下)3g。每日1剂,水煎服。

(3)阳盛血热型:月经提前,量多、色鲜红或紫红、质黏稠,身热面赤,口渴欲冷饮,小便短黄,大便干结,舌质红、苔黄,脉滑数。治宜清热凉血,固冲止血。药用生地黄15g,茜草炭、生地榆各12g。黄芩、黄柏、炒栀子各10g。每日1剂,水煎服。

(4)肝郁血热型:月经先期,量时多时少、色黯有血块,伴小腹胀痛,心烦易怒,口干口苦,舌质红、苔薄黄,脉弦数。治宜疏肝清热,固冲止血。药用白术、茯苓各15g,牡丹皮、栀子、柴胡、当归、赤芍、白芍各10g,生甘草、炒薄荷各6g。每日1剂,水煎服。

(5)阴虚血热型:月经先期,量少、色红、质黏稠,潮热盗汗,五心烦热,舌质红,少苔,脉细数。治宜滋阴清热、固冲止血。药用生地黄、玄参、麦冬、炒地榆各15g,地骨皮、赤芍、白芍、阿胶(烊化)各10g。每日1剂,水煎服。

2. 通用加减方　鹿衔草30g,生地黄、玄参、墨旱莲各15g,赤芍、失笑散(包)各12g,牡丹皮9g,甘草6g。阴虚甚,加麦冬、北沙参各10g;兼气虚,加党参15g,仙鹤草 12g,升麻炭 6g;兼血瘀,加茜草炭 10g;兼气滞,加香附炭 10g;虚寒者,加灶心土 15g,炮姜炭、艾叶炭各 6g,兼实热,加炒槐花 10g,大黄炭 6g;月经量多,加参三七粉(吞服)3g。每日 1 剂,加水煎煮 2 次,将两煎药液混合均匀,分 2 次服。

3. 内服单方验方

(1)茯苓 15g,麦冬、白芍各 12g,黄芩、生栀子、酒大黄、升麻各 10g,泽泻 9g。每日 1 剂,水煎,于月经干净后 5 日服药,连服 7～15 剂。

(2)鹿衔草、金樱子各 30g。每日 1 剂,水煎分 2 次服,连服 3～4 剂。

(3)熟地黄 30g,墨旱莲 15g。每日 1 剂,水煎服。

4. 外治单方验方

(1)敷脐法:生地黄、地骨皮各 12g,牡丹皮、黄柏、青蒿各 10g,研成粉,取少量醋调成厚糊状敷于脐孔上,胶布固定。每日换 1 次。

(2)敷穴法:蓖麻子仁 10g,捣烂如泥,敷于头顶百会穴。干燥后即更换,每日 1 剂。

(3)烟熏法:用艾条熏隐白穴,每次 20 分钟,每日 2 次。本法最好在月经前即熏。

5. 针灸治疗

(1)耳穴埋藏:取子宫、卵巢、内分泌区为主穴。气虚加脾区、肾区;阴虚加肝区。经前 10 天即用油菜籽埋穴或耳针埋藏。

(2)体针:气虚针脾俞、肾俞、足三里穴,用补法;阴虚针肝俞、三阴交穴,用补法;血热针血海、三阴交穴,用泻法。

(3)针挑法:在督脉的阳关穴至腰俞穴之间任意挑选一点,用消毒针挑破表皮 0.2～0.3cm、深 0.1～0.15cm。自上而下连挑 3 针,间隔 0.1cm。挑时以有针刺感或出血为好。挑后消毒针孔贴盖纱布。本法在月经量开始增多时使用为好。

6. 中成药

(1)九制大黄丸:大蜜丸,每日 3 次,每次 1 丸,温黄酒送服。未成年女子可酌服 1/2 丸。

(2)调经益母丸:每日 3 次,每次 20～30 粒,用黄酒或温开水送服。

(3)鹿胎丸:每日 2～3 次,每次 1 丸。用温黄酒或温开水送服。

(4)丹栀逍遥丸:每日 2 次,每次 6～9g。温开水送服。

(5)加味逍遥丸:每日 2 次,每次 6g,温开水送服。

(6)女宝胶囊:每日 3 次,每次 4 粒。温开水送服。

(7)定坤丸:每日 2 次,每次 1 丸,温开水送服。

【验案举例】

1. 韦某,31 岁,已婚。婚后三年,迄未孕育,常以嗣续为念,1 年来,月经提前,一月来 2～3 次,颜色紫红,时夹血块,量一般,素多白带,间或色黄。就诊时正值经期,腰酸背楚,小腹胀坠,头晕、心烦,口干不欲饮,舌红少津,脉弦细数。诊断为月经先期。证属肝郁化热,热迫血行。治宜清热凉血,兼益肝肾。药用生地黄、白薇各15g,当归、丹皮、海螵蛸、炒杜仲、刘寄奴各12g,黄芩炭、茜草、香附各9g,台乌药、凌霄花各6g。每日1剂,水煎服。嘱经期过后,即服加味逍遥丸、六味地黄丸,每日上、下午分服。白带多则以蛇床子9g,川黄柏6g,吴茱萸3g,布包,泡水坐浴熏洗,每日2次。连服3剂后,诸症均感减轻。月经来潮(距上次月经约为20天),血块较既往减少,小腹胀坠亦较前减轻,白带已少,心烦、头晕悉减,惟血量仍多,膝微酸软,舌红少苔,脉弦细。继守愿意,并加重补益肝肾之品。药用当归、杜仲、桑寄生各12g,川续断、粉丹皮、乌梅炭、白僵蚕、香附米、赤芍药、刘寄奴、川楝子各9g,延胡索、川黄柏各6g。再服4剂,月汛再潮,此次为28天,月经周期已趋正常,无须再服汤剂,所谓"衰其大半而止。"嘱服丸剂1个月以善后。一年后,其母以高血压病来诊,谈及其女,喜形于色,谓自服药后月经一直正常。

按:本案月经先期,色紫夹块,小腹胀坠,头晕心烦,舌红少津,显为肝郁化热、迫血妄行之症。腰酸背楚是因月经频至,不能归精于肾,肾精不充所致。带脉失约,故带下量多,方用凌霄花、黄芩炭、生地黄、白薇、牡丹皮等药清热凉血,正本清源,刘寄奴、茜草、香附等理气化瘀用以调经,当归、杜仲养血补肾,兼顾其虚;海螵蛸固涩止血,并以塞流。综观全方凉血不凝,止而不涩,兼顾养血调经。复诊重在补益肝肾,以敛肝之乌梅炭,散肝之僵蚕,一敛一散,俾致和平,治疗过程中,或攻或调,或消或补,法随证变,疗效显著(《哈荔田妇科医案医话选》,天津科技出版社,1982)。

2. 余某,22岁,未婚。月经先期约20天1次,已有三月,末次月经来潮,头晕纳呆,舌苔薄黄,根垢边刺,脉象细弦。诊断为月经先期。证属气血不足,冲任失调。治宜补气养血,兼调冲任。药用党参、白术、山药、扁豆、炒谷芽各12g,白芍、枸杞子、当归各9g,炙甘草、橘皮、木香各3g,大枣3枚。每日1剂,水煎服。服5剂后,行经4天,月经已净,惟感头晕,午后头痛,胃纳仍样,二便如常,舌苔淡黄腻,脉左沉细,右细弦。治以益气以健脾胃,养阴以制亢阳。药用生龙骨、磁石各15g,炒谷芽12g,党参、白术、扁豆、枸杞子、金樱子、白芍各9g,清半夏、菊花、橘皮各6g。服5剂后,少腹胀坠,午后行热,微觉畏寒,遍体酸痛,口干,胃纳渐增,知苔根黄腻,质微红,脉象浮细,近感风邪,营卫不和,宜先去风邪,和营卫,佐以理气调经。药用桑枝15g,车前子(包)12g,苏梗、荆芥、白蒺藜、赤芍、制香附、川楝子、青皮、泽兰各9g,生姜6g,大枣3枚。服3剂后,风邪已解,月经来时,量一般、色红有小血块,腹部胀坠,口干喜饮,头晕少寐,舌苔根黄垢,脉象细弦,治改育阴潜阳以善后。药用磁石15g,干地黄、川石斛、炒谷芽各12g,白芍、玉竹、枸杞子、菊花、白术各9g,橘皮6g。服5剂。另用杞菊地黄丸30丸,早晚各服1丸。

按:本案由于气血两虚,气虚不能摄血,阴虚则冲任不固,故月经先期,应以补气以健脾胃，养阴以滋肝肾、使气阴渐复，冲任得固，月经得以正常。方中党参、白术、山药、炙甘草健脾益气，白芍、枸杞子滋补肝肾，复诊以健脾胃，养阴制阳为治疗大法，在上方基础上酌加龙骨、磁石之重镇之品，以防阳亢于上，三诊时又感风邪，故酌加苏梗，荆芥等发散表邪之品。四诊时据其脉象，治以育阴潜阳而收效(《钱伯煊妇科医案》，人民卫生出版社，2006)。

【名医提示】

1. 查清病因。治疗月经先期也应遵循月经病的治疗原则，即全身疾病与月经失调的关系，如果经过较长时期治疗，月经先期仍不能治愈，应进一步寻找原因，例如有盆腔炎者应同时治疗盆腔炎。有放环史的，应检查患者对节育环的适应性以及节育环的位置是否正常。必要时可以换另一种类型的节育环或暂时取环，待月经正常后换置另一种类型的节育环。此外还须考虑是否有内科疾病影响月经周期，如血液病、肝炎等。如与后者有关，当以治疗内科病为主。

2. 注意饮食。月经先期的发病与饮食失节伤脾、过食辛辣助热的食品和药物有关，故气虚者应调节饮食，要清淡可口，富于营养。血热阳盛体质者尽量避免服用辛辣刺激及膏粱厚味食物。情绪易激动，经常暴怒也可引起月经先期，甚至月经量增多，故平时要调节情绪，减少抑郁或暴怒，可促使月经周期逐渐恢复正常。

3. 及时治疗。月经先期如及时治疗，一般来说预后良好，都能恢复正常月经周期，如不及时治疗，或不按医嘱用药，本病常可诱发月经量多或淋漓不净，甚至发展为崩漏，治疗也较困难，并可进一步影响全身体质状况和脏腑、气血功能。

4. 治愈标准。月经病的治疗要有3个月经周期以上正常才算治愈，然后可用中成药巩固或食疗调治。有些患者认为一次月经正常就算治愈，停止继续治疗，结果时隔不久，月经先期之病又可复发，故必须连续治疗至3个月经周期正常。

5. 本病调护。应注意劳逸适度，不宜过度劳累和剧烈运动，调节情志，保持心情舒畅，避免五志过极;节制饮食，勿过食辛辣滋腻，以免助生内热，治疗时可针药并举，但经量过多者行针刺治疗时，下腹部及腰骶部穴位不宜强刺激。

6. 连续治疗。月经先期者因其月经周期短，要调整其月经周期，单靠经期服药无济于事，应在经前10～14天开始服药，至月经干净后停药。下个周期如法服药。

7. 本病一般预后较好，经治多能痊愈。但是，本病常与经期延长或月经量多相伴为病，严重者三者并见而发展为崩漏，因此应积极治疗。

8. 患者在经期要注意预防感染，注意下身清洁卫生，外阴部每天要用温水清洗，月经纸要干净，月经带要勤洗，不要涉水、游泳。

9. 若出血量多者，要绝对卧床休息，并注意脉搏、血压的变化。出血量不太多者也要多休息，少从事剧烈活动。

10. 不要过度疲劳，经血过多时要卧床休息，保持充分睡眠，避免不良的精神刺激。

11. 经期不能过于劳累，尤其不能同房。

第二节 月经后期

月经后期，又称月经稀发，是指月经周期超过 40 天的不规则子宫出血。如月经偶然后延一次而无其他不适症状，不属本病范畴。本病既可发生在有排卵性的月经周期中，也可发生在无排卵性月经周期中。发于前者，多是因为卵巢发育成熟时间延长，这与甲状腺功能不足，新陈代谢过低，使得卵巢不能按时排卵有关；发于后者，则是由于下丘脑-垂体-卵巢轴的功能失调，排卵功能受到抑制，卵泡发育不良而致月经周期延长。

【诊断要点】

1. 月经周期延长至 40～50 天，甚至更长，行经期基本正常，经量可正常，也可偏多。如有经量少，应注意有闭经的可能。

2. 妇科检查。盆腔正常，如属无排卵性月经，则宫颈黏液涂片结晶无周期性变化。

3. 基础体温测定。发生在无排卵性月经周期者，基础体温为单相；发生在有排卵性月经周期者，基础体温为双相，但基础体温偏低，卵泡期延长。

4. 子宫内膜活检。无排卵性月经者的经期子宫内膜活检呈增殖期变化。

【鉴别诊断】

1. 育龄妇女月经过期未来者，首先应排除妊娠。

2. 若以往月经周期正常，本次月经延后又伴有阴道流血，量、色、质均异于平时，或伴小腹疼痛者，应注意与胎漏，胎动不安，异位妊娠(宫外孕)相鉴别。

【西医治疗】

药物治疗 人工周期疗法、甲状腺素及泼尼松。

【中医治疗】

1. *辨证论治*

(1)肾气虚型：周期延后，量少，色暗淡，质清稀，腰膝酸软，头晕耳鸣，面色晦暗，或面部暗斑，舌淡，苔薄白，脉沉细。治宜补肾养血调经。方选当归地黄饮加减。药用熟地黄、山药、杜仲、怀牛膝各 15g，当归、山茱萸各 10g，甘草 6g。每日 1 剂，水煎服。

(2)血虚型：周期延后，量少，色淡红，质清稀，或小腹绵绵作痛；或头晕眼花，心悸少寐，面色苍白或萎黄，舌质淡红，脉细弱。治宜补血益气调经。方选大补元煎加减。药用山药、熟地黄、杜仲、枸杞子各 15g，人参、当归、山茱萸各 10g，炙甘草 6g。每日 1 剂，水煎服。

(3)血寒型:经期延后,量少,色淡质稀,小腹隐痛,喜热喜按,腰酸无力,小便清长,大便稀溏,面色皖白,舌淡,苔白,脉沉迟无力。治宜扶阳祛寒调经。方选温经汤加减。方用白芍、当归、川芎、牡丹皮、法半夏、麦冬、人参、阿胶各10g,吴茱萸、桂枝、甘草各6g,生姜3片。每日1剂,水煎服。

(4)气滞型:经期延后,量少或正常,经色黯红或有血块,小腹胀痛,精神抑郁,胸闷不舒,经前胸胁乳房胀痛,舌象正常,苔薄白或微黄,脉弦或脉弦数。治宜理气行滞调经。方选乌药汤(《兰室秘藏》)。药用乌药、香附、木香、当归各10g,甘草6g。每日1剂,水煎服。

2. 通用加减方　当归、党参、麦冬各15g,白芍、川芎、姜半夏、牡丹皮、阿胶(烊化)各12g,桂枝、吴茱萸各10g,炙甘草6g,生姜、红糖为引。经行腹痛,加益母草15g,苏木、制没药各10g;嗳气,腹胀,乳胀,加全瓜蒌15g,青皮、橘叶各10g;腰痛,加杜仲、续断各15g;白带多者,加白扁豆、车前子(包煎)各15g,牡蛎(先煎)10g。每日1剂,加水煎煮2次,将两煎药液混合均匀,分2次服。

3. 内服单方验方

(1)紫苏梗、月季花各12g,红花、何首乌、红枣各10g。共研细末,调拌蜂蜜冲服,每日3次,连服7日。

(2)刘寄奴30g,穿山甲、路路通各12g,每日1剂,水煎服。

(3)茜草30g,红枣10g,每日1剂,水煎服。

4. 针灸治疗　取关元、地机、三阴交、十七椎。温经散寒,化瘀止痛,针灸并用,补法。寒湿凝滞加灸水道;气滞瘀滞加百会、太冲、次髎调气活血;气血不足加血海、脾俞、足三里。

5. 中成药

(1)龟龄集:散剂:每日2次,每次10g,温开水送服。胶囊剂:每日1次,每次2粒,早饭前用淡盐水送服。

(2)左归丸:大蜜丸,每次1丸,或小蜜丸每次9g,均为每日2次,温开水送服。

(3)妇科回生丸:大蜜丸,每日2次,每次1丸,用黄酒或温开水送服。

(4)复方益母草膏:膏剂,每日2次,每次10～15ml,温开水化服。

(5)得生片:片剂,每日2次,每次4片,温开水送服。

【验案举例】

1. 黄某,28岁,已婚。12岁时月经初潮,一向错后10～20天,量一般,色泽尚好。一年前结婚,婚后双方共同生活,经行仍错后,量,色暗淡,但经中无所苦,现经行刚净2天,脉沉细弱,苔薄白,舌质淡。诊断为月经后期。

证属气血不足,冲任两虚。治宜补益气血,温养冲任。方选圣愈汤,药用制首乌、菟丝子、肉苁蓉、淫羊藿各15g,枸杞子、炙黄芪、党参各12g,当归、川芎、白芍各9g,柴胡、炙甘草各6g。每日1剂,水煎服。连服3剂,已无不适,但大便较软。去肉苁蓉之温润，加益母草12g，再服3剂，阴道见红一滴，脉细，苔薄白，舌质淡，此为经行之兆，仍守上方出入。药用北黄芪、制首乌、菟丝子、淫羊藿各15g，党参12g，当归、白芍、益母草各9g，川芎6g。连服3剂后。正式经行，量比上月多，色泽较好，脉细，舌苔正常，拟双补气血为治，药用炙黄芪、淫羊藿各15g，党参12g，当归、川芎、白芍、熟地黄、云茯苓、白术各9g，炙甘草5g，肉桂粉(后下)2g。连服5剂后，经行调和，色量均佳，4个月后受孕，胃脘时感胀痛，步行较快时小腹有拘急之感，脉细滑，苔薄白，舌质正常，此为胎动不安之兆，拟用壮腰健脾、顺气安胎之法。药用党参、云茯苓、桑寄生各15g，川续断12g，白术9g，砂仁、苏叶、陈皮、炙甘草各5g。连服3剂善后。

按：有关月经周期延后的记载，最早见于汉代《金匮要略·妇人杂病脉证并治》。张仲景称本病为"至期不来"，采用温经汤治疗。本案患者长期经行错后，量少，色暗，应为气血不足、冲任两虚所致，故以圣愈汤补益气血为主。方中菟丝子、枸杞子、肉苁蓉、淫羊藿温肾暖肝，炙甘草入脾而调和诸药，用少量柴胡意在于舒肝解郁，在补养之中有升发之功，五诊时为胎动不安之征兆，应重在安胎，脾肾双补，佐以顺气，意在加强主蛰固藏之功效(《妇科奇难病论治》，广西科技出版社，1989)。

2. 王某，24岁。夙性内向，寡于言笑，常有胁腹串痛之候。一年来经事不调，或五旬一至，或间月一行，量少有块，颜色深紫，少腹胀痛，不喜按揉。平日白带量多，质稠气秽，近两个月来，每感日晡形凛，面热心烦，喜握凉物，体倦神疲，自试体温，腑下37.6～38℃，西医予以"低热待查"对症疗法，迄无显著效果。诊查时观其面色晦滞，舌质暗红少苔，按其脉细弦略数，诊断为月经后期。证属气滞血瘀，营阴亏损。治宜养血调经，兼退蒸热。药用醋鳖甲18g，当归、丹参、赤芍、刘寄奴、青蒿各12g，香附、苏木、怀牛膝、云茯苓各9g，紫苏梗、银柴胡各6g。间日1剂，水煎服。又予成药七制香附丸、加味逍遥丸，每日2次，每次各9g。丸剂与汤剂交替服用。另以蛇床子9g，黄柏6g，吴茱萸3g，布包，泡水，坐浴，每日2次，服药8天，月汛来潮，此次距上次月经为32天，量仍少，所下多块。胁肋串痛，腹痛胀感，带下已少而未净，热势虽降而未清，体温，腑下37.4℃，再依前意，原方出入予服。药用怀牛膝、刘寄奴、地骨皮、当归各12g，赤芍、川茜草、泽兰叶各9g，川芎、淡青蒿、粉丹各9g，胡黄连6g，炒青皮4.5g。连服6剂，外用药、丸剂同上，至月经来停药。服5剂后，体温即已复常，一直稳定在36.8℃而未反复，自感精神体力有加，月事届期来潮，色、量俱较前为好，略有小块。按脉弦细，舌质炎红。再服逍遥丸20天以资调理。

按：历代医家对本病的认识，常以属虚和属实概之。属虚者，阴精亏虚，血虚不足，阳虚生内寒，寒从中生；阴火内灼，水亏血少燥涩而然。属实者，可为阴寒由外而入，阴气乘阳，胞寒气冷，血不运行；或气滞痰阻而致血滞者。治法当根据虚实寒热属性而分别予以温补、清补，行气导痰，活血行滞。本案患者素禀沉郁，肝木难以条达，故可见胁腹窜痛，气滞不能造血，经脉滞涩，久必成瘀，逐渐经行后期血下多块，腹痛拒按。瘀血内阻，迁延不去，耗伤阴液，虚热内炽，低热缠绵不已。故治以化瘀通经为主。方中当归养血和血；香附、苏木理气、行血止痛；刘寄奴、丹参、赤芍、茜草、牛膝活血化瘀以通经；又以青蒿、鳖甲、柴胡滋阴清热消蒸。少量紫苏梗可理脾胃之滞，启运中焦。初诊获效后，因瘀血仍未尽除，故月事虽下而低热不清。再诊则汤丸并投，缓解相济而病得愈(《哈荔田妇科医论医案选》，天津科技出版社，1982)。

【名医提示】

1. 改善生活环境，特别注意精神因素，常使精神舒畅愉快，月经期尤应保持情绪稳定，避免激怒等刺激。月经周期错后7天以上，甚至错后3～5个月一行，经期正常者，称为“月经后期”，亦称“经期错后”“经迟”。本病相当于西医学的月经稀发。月经后期如伴经量过少，常可发展为闭经。

2. 适寒温。经前及经期注意保暖，经期身体卫生能力差，应尽量避免受寒、淋雨、接触凉水等，以防血为寒湿所凝，导致月经病的发生。

3. 节饮食。经期不宜过食寒凉冰冷之物，以免经脉壅涩，血行受阻。

4. 因月经稀发合并月经过少常为闭经之先兆，故应积极治疗本病。

5. 加强青春期的教育与保健，避免因盲目减肥而导致月经失调。

6. 调情志。经期情绪稳定，心境平和。

第三节　月经先后无定期

月经先后不定期是指月经周期不规则，时而提前、时而错后达7天以上，并连续发生2个周期以上者。本病的发生与下丘脑-垂体-卵巢轴的功能失调直接有关。当体内促卵泡生成激素(FSH)与促黄体生成激素(LH)的比例失调，或下丘脑分泌的黄体生成激素释放激素受到抑制，月经中期的黄体生成激素高峰消失，则卵巢中虽有卵泡发育但不排卵，随着卵泡的不断生长发育，雌激素分泌量逐渐增多，促使子宫内膜不断生长，此时临床上则表现为月经后期。如卵泡发育不良，雌激素分泌不足，不足以支持子宫内膜剥脱出血，则表现为月经提前。或虽有排卵，但因促卵泡生长激素不足，卵泡生长发育迟缓，卵泡期延长则可表现为月经后期。如因黄体生成激素不足，黄体发育不全过早萎缩，则表现为月经提前。

【诊断要点】

1. 主要表现为月经周期不规则，或提前或错后7天以上，但经期基本正常。

2. 本病一般经量不多，经期不长，如出现经量过多，或经期延长者常发展成为崩漏，应予重视。

3. 性激素测定。LH/FSH比值异常，雌二醇、孕酮异常。基础体温测定：无排卵性月经者，基础体温为单相；有排卵性月经者，基础体温为双相，但卵泡期长，或高温相持续时间不足 10 天，温差小于 0.3 天，或曲线波动大。

4. 子宫内膜活检。无排卵者，经期子宫内膜呈增殖期变化；有排卵者，为分泌欠佳。根据月经周期或前或后，均逾 7 天以上，并连续 2 个月经周期以上，排除器质性病变，即可作出诊断。

【鉴别诊断】

本病应与崩漏相鉴别。月经先后无定期以月经紊乱为特征，一般经期正常，经量不多。崩漏则以月经周期、经期、经量均发生严重紊乱为特征的病证，除见周期紊乱，并见同时出现阴道出血量多如注，或淋漓不断。

【西医治疗】

药物治疗　人工周期疗法或服用氯米芬。

【中医治疗】

1. 辨证论治

(1)肝郁型：月经先后无定期，经量或多或少，经色黯红或紫红，或有块，或经行不畅；胸胁、乳房、小腹胀痛，胸脘憋闷，时叹息，嗳气少食；舌苔白或薄黄，脉弦。治宜疏肝理气调经。方选逍遥散加减。药用茯苓 15g，柴胡、白术、当归、白芍各 10g，薄荷、煨姜各 6g。每日 1 剂，水煎服。

(2)肾虚型：月经或先或后，量少，经色黯淡，质清；或腰膝酸软，或头晕耳鸣，舌淡苔白，脉细弱。治宜补肾调经。方选固阴煎(《景岳全书》)加减。药用菟丝子、熟地黄、山药各 15g，山茱萸、人参，炙甘草、五味子、远志各 10g。每日 1 剂，水煎服。

2. 通用加减方　白术、当归、茯苓、白芍各 15g，柴胡 10g，甘草 6g，薄荷、生姜各适量。月经先期，量或多或少，色紫红有块，伴心烦易怒，胸胁脘腹疼痛，或口苦咽干，舌红，苔薄黄，脉弦数，加牡丹皮、栀子、黄芩各 10g；量特多，加生地黄 15g，荆芥穗 10g，三七 6g；月经后期，量少色暗红或有小血块，小腹胀痛，加丹参 15g，香附 10g，三七 6g；月经先后无定期，胸胁小腹胀痛，经血有块，加丹参、益母草 15g，蒲黄(包煎)10g；月经过多，色紫黑有块，胸胁乳房胀痛，舌有瘀点或舌质紫暗，脉弦涩，加蒲黄炭、五灵脂(包煎)各 12g，泽兰、枳壳、香附各 10g；经期延长，加益母草 15g，茜草炭、乌贼骨、荆芥炭各 10g；食欲缺乏，腹胀，加陈皮、厚朴各 10g。每日 1 剂，加水煎煮 2 次，将两煎药液混合均匀，分 2 次服。

3. 内服单方验方

(1)丹参 30g，香附 15g。每日 1 剂，共研为细末，每服 6g，临睡前温开水送下。

(2)益母草 15g，当归 9g。每日 1 剂。水酒各半煎服，每日早晚各服 1 次。

(3)丹参 15g，茜草 6g。每日 1 剂，水煎服。

4. 针灸治疗　取关元、地机、三阴交、十七椎。温经散寒，化瘀止痛，针灸并用，补法。寒湿凝滞加灸水道；气滞瘀滞加百合、太冲、次髎调气活血；气血不足加血海、脾俞、足三里。用补法,每天1次。

5. 中成药

(1)益母丸(颗粒):每日2次,每次1丸,温开水送服。颗粒,每日2次,每次1袋,开水冲服。

(2)调经活血片:每日3次,每次5片,温开水送服。小腹不温兼寒者用姜汤送服。

(3)调经姊妹丸:每日2次,每次30粒,温开水送服。

(4)舒肝保坤丸:每日2次,每次1丸,温开水送服。

(5)醋制香附丸:每日2次,每次1丸,温开水送服。

【验案举例】

1. 刘某(瑞士),女,32岁。结婚3年,婚后不久即怀孕,因欲去国外留学而行人工流产术,术后1年内避孕。但人工流产后月经即不调,先后不定期,短者半月,长者3月。因在国外未吃任何药,自人工流产后至今2年余未孕。现回国任职4个月,要进行调理治疗,准备怀孕。测基础体温有时单相,有时双相,但黄体期高温相不佳。平时腰酸,神疲乏力,头昏,胃纳正常,二便尚调,有时带多,苔薄,脉细。测血生殖内分泌,周期第7天结果基本正常。妇科检查:外阴已婚式;阴道无异常;宫颈轻糜;宫体前位,正常大小;附件(一)。诊断为月经先后不定期。证属肝肾不足,冲任失调。治宜滋养肝肾,调理冲任。药用山药15g,生地黄、熟地黄、菟丝子、肉灰蓉、茯苓、鸡血藤,淫羊藿各12g,香附10g,当归、川芎、山茱萸、白术、白芍各9g。每日1剂,水煎服。服7剂后,头晕,腰酸减轻,基础体温已升4天,经前乳微胀,刻下无其他特殊不适。苔薄,脉细。治宜理气疏肝,活血调经。药用鸡血藤、益母草各15g,香附、川楝子、延胡索、丹皮、丹参、生地黄、熟地黄各12g,当归、川芎、赤芍、白芍、桃仁、红花各9g。再服7剂,月经来潮,5天净,经量中,无特殊不适。经上述调理后月经已两个月正常,精神转佳,现准备返回瑞士,要求带药出国。拟制滋补肝肾,养血生精,活血调经的丸药以善后。药用山药、淫羊藿各15g,香附、鸡血藤、白术、白芍、生地黄、熟地黄、丹皮、丹参、山茱萸、首乌、菟丝子、肉苁蓉、茯苓、补骨脂、黄精、党参、黄芪、枸杞子、巴戟天、川楝子、苏罗子、八月札各12g,当归9g,川芎、陈皮各6g。上药加工研粉,以蜜泛丸如梧桐子大,每次9g,每日2次。患者回瑞士后,月经基本正常,返瑞士后两个月即妊娠,以后随访,生一男孩,母子健康。

按:患者人工流产后冲任脉损伤,冲任失调而致月经不调。初始用滋补肝肾,调理冲任而病情好转,经行时用疏肝活血调经之法。如此调理之后,月经基本正常。因瑞士无中药,故带中药丸回去长期调理。所带去之中药,方用归肾丸、调肝汤、左归饮、当归芍药散、八珍汤、调经汤、助黄汤等方加减组合方,共奏补肝肾、养精血、调冲任之功,故月经得以调理,期准,能很快得以妊娠(《李祥云治疗妇科病精华》,中国中医药出版社,2007)。

2. 林某,女,37岁。因遭遇不遂,情志抑郁,致月经周期不准;长则2~3月,短则20余天,经量偏多,色黯黑紫,经期5~7天。并伴胸闷不舒,小腹胀痛,平时较轻,经前加重。14岁月经初至,周期正常,24岁结婚,生育三次,用避孕环四年。面色黑褐,形体瘦弱,舌尖鲜红,苔黄乏津,脉弦略数。诊断为经行先后无定期。证属气机逆乱,血行乖戾。治宜舒肝解郁,凉血调经。药用白芍、茯苓、炒白术、香附(捣)各20g,合欢皮15g,橘核(捣)12g,青皮、陈皮、柴胡、牡丹皮各9g,薄荷3g。每日1剂,水煎2次,共取500ml,分早晚两次温服。服5剂后,月经周期38天,经期6天,血色黑紫,质稠量多,胸闷及小腹胀满明显减轻。气机渐舒,仍有热扰,守原意,增清热凉血之品,按前方加黄芩12g,生栀子9g。嘱自胸闷腹胀之日起,服至经行停药。经前服6剂后,月经周期28天,经期6天,血量稍多,胸闷与小腹胀满基本解除。守二诊方继进,以冀巩固。共服药18剂,胸闷腹胀消失,月经基本正常。

按:本案症见胸闷不舒,小腹胀满,系由肝郁气滞所致。肝司血海而主疏泄,肝失调达则气机逆乱,疏泄失常,故血海蓄溢无序,经候先后不准。肝郁化热,则月经量多,色黯黑紫,舌尖鲜红,苔黄乏津,脉见弦数。方中香附、青皮、橘核、薄荷舒肝快气,悦志解郁;白术、茯苓、陈皮健脾理气;黄芩、栀子、丹皮、白芍清热凉血,平肝敛营。俾郁解气行,热清血和而获效(《郑长松妇科》,中国中医药出版社,2007)。

【名医提示】

1. 月经先后不定期如不能得到及时治疗,容易发展为功能失调性子宫出血,从而增加治疗难度,因此,对本病一定要给予重视,积极治疗。

2. 实行计划生育,避免劳累,节制房事,以利肾之封藏疏泄功能正常。

3. 避免强烈的精神刺激,平时应加强营养,增强体质。

第四节　月经过多

月经过多是指月经周期正常或基本正常而经量明显增多者。本病与内分泌失调所致性激素过度分泌,子宫内膜反应性增生过厚;或子宫内膜中螺旋小动脉收缩功能不佳等有关子宫的器质性病变,如子宫肌瘤(特别是黏膜下肌瘤)、子宫肌腺病、子宫内膜炎、子宫内膜结核(因增生过度或溃疡存在)等有关,以及全身性疾病,如白血病、再生障碍性贫血、肝脏疾病等亦可引起月经量的增多。这里主要讨论前者。

【诊断要点】

1. 本病主要表现为月经量明显增多,但月经周期及经期基本正常。

2. 血常规检查、激素水平检测、凝血功能、血小板的黏附功能与聚集功能检查、测BBT,择时作内膜或血孕酮测定。

3. 宫腔镜、腹腔镜、B型超声、子宫动脉造影检查。

4. 阴道脱落细胞检查多示雌激素水平过高;基础体温测定:基础体温为典型双相,多示黄体功能不足。

5. 子宫内膜活检。经期子宫内膜呈分泌期变化,少数有高度分泌反应。根据月经周期基本正常,经量明显增多(>50ml),时间超过7天,排除子宫肌瘤等器质性病变,排除血小板减少症及凝血机制障碍所致月经过多,即可诊断为本病。

【鉴别诊断】

1. 如由神经内分泌功能失调引起者,主要是下丘脑-垂体-卵巢轴的功能不稳定或是有缺陷。

2. 如由卵巢问题引起者,多为育龄期女性月经不调,一般多是因为卵巢黄体功能欠佳,常表现月经出血量比较多。

3. 如由器质性病变或药物等引起者,包括生殖器官局部的炎症、肿瘤及发育异常、营养不良;颅内疾病;其他内分泌功能失调,如甲状腺、肾上腺皮质功能异常,糖尿病、席汉综合征等;肝脏疾病;血液疾病等。使用治疗精神病的药物、内分泌制剂或采取宫内节育器避孕者均可能发生月经过多。

【西医治疗】

1. *药物治疗*

(1)对无避孕要求或不愿意用激素治疗的患者,可选用抗纤溶药:如氨甲环酸;或抗PG合成药:氟芬那酸(氟灭酸)、甲芬那酸(甲灭酸)。不良反应可有恶心、头晕、头痛等。

(2)对要求避孕的患者,可选用内膜萎缩治疗。

(3)其他:达那唑为17α-乙炔睾酮的衍生物,它能抑制促性腺激素释放激素分泌,抑制促性腺激素周期高峰及卵巢性激素的生成,可减少失血量,但应注意皮疹、肝损害、雄性化不良反应。促性腺激素释放激素增效药抑制卵巢功能效果肯定,因有低雌激素所致不良反应,只能短期应用。棉酚萎缩内膜的作用较强,还可直接作用于卵巢,需加服氯化钾(缓释钾),以防止低血钾不良反应。适用于绝经过渡期不再要求生育的患者。

2. *手术治疗*　对药物治疗无效、持久不愈、年长、无生育要求的患者,可手术切除子宫。近年来采用经宫颈子宫内膜切除(TCRE)术,即经宫腔镜在B型超声检查的监视下,采用激光、微波或电凝的方法,破坏子宫内膜功能层及部分基底层,使其失去对卵巢性激素的反应能力,从而减少月经失血量。此种手术时间短,创伤小,恢复快,可适用于不宜或不愿切除子宫且无生育要求者,还可同时剜除小的黏膜下肌瘤。术前先用促性腺激素释放激素增效药萎缩内膜。

【中医治疗】

1. 辨证论治

(1)气虚型:月经量多,色淡红,质清稀;面色皖白,气短乏力,舌淡,苔薄白,脉细弱。治宜补气摄血,养血调经。方选举元煎加味。药用党参、黄芪、乌贼骨各15g,阿胶12g,艾叶9g,炙甘草、升麻、炮姜、甘草各6g。每日1剂,水煎服。

(2)血热型:经血量多,色红,质稠;身热而赤,心烦口渴,舌红,苔黄,脉数。治宜清热凉血,止血调经。方选保阴煎加减。药用山药、地榆各15g,槐花、墨旱莲、续断、生地黄、熟地黄、白芍各12g,黄芩、黄柏各9g,甘草6g,每日1剂,水煎服。

(3)血瘀型:经血量多,紫黑有块;小腹疼痛,舌紫暗,有瘀斑点,脉沉涩或沉弦。治宜活血化瘀,止血调经。方选失笑散加味。药用蒲黄、血余炭、茜草、益母草、乌贼骨、山楂炭各15g,五灵脂9g。每日1剂,水煎服。

2. 通用加减方　熟地黄、海螵蛸各15g,赤芍12g,桃仁、当归、茜草各10g,红花、川芎各6g。兼内热,加蒲公英15g,黄芩10g,生地黄易熟地黄;腰酸,加续断15g;瘀滞,加益母草15g,蒲黄10g;兼内寒,加炮姜6g;气虚,加生黄芪15g;纳呆,加山楂15g。每日1剂,加水煎煮2次,将两煎药液混合均匀,分2次服。

3. 内服单方验方

(1)党参、续断、炙黄芪各15g,白芍、女贞子、山楂、乌梅、墨旱莲各10g,甘草5g。上药制成颗粒,每包12g,每日3次,每次1包,口服。经前5日开始服药,每个月经周期服药5日为1个疗程,可连用3个疗程。主治月经过多,能大补气阴以固本,迅速止血以治标。

(2)椿根皮30g,白术、炒栀子、棕榈炭、地榆炭各15g,侧柏叶10g,每日1剂,水煎服。

(3)白头翁90g,地榆炭60g,白糖60g,每日1剂,水煎,分2次服用。

(4)仙鹤草、血见愁、墨旱莲各30g。每日1剂,水煎服。

4. 艾灸治疗　取第5腰椎棘突下,在穴上温灸30～40分钟。若在灸前配合针刺2～5分钟则效果更佳。主治月经过多,能通行经络,益气活血,调理冲任。

【验案举例】

1. 邢某,女,38岁。月事愆期,经期延长,历时两年。近半年来经量逐渐增多,经前及经期腰痛如折,月经周期28～36天,经期7～9天。素日神疲体倦,头晕目眩,睡眠欠佳,腰痛腿酸。病前月经准时来潮,经期5天。3年前患过无黄疸型传染性肝炎,迄今仍腹胀纳少,多次检查肝功能正常。精神不振,形体虚胖,面黄少华,舌淡无苔,脉沉虚弱,尺肤肉松,血压90/60mmHg。诊断为月经过多。证属脾肾亏虚,冲任不固。治宜健脾益肾,摄固冲任。药用生黄芪45g,生地黄、生龙骨、生牡蛎(捣)各30g,党参、炒白术、杜仲、川续断、龙眼肉、白芍各15g,阿胶(烊化)、地榆炭各12g,艾叶炭6g。每日1剂,水煎2次,共取500ml,分早晚两次温服。嘱经期停药。连服5剂，月经周期30天，经期8天，血量稍减，腰痛渐舒。守原意，增固冲止血之品。按前方加墨旱莲30g，棕榈炭15g。又服6剂，食欲增进，体力渐复，此次月经周期30天，经期5天，血量正常。前方获效，再侧重健脾益肾，以图巩固。按二诊方去棕榈炭、地榆炭、艾叶炭。加何首乌、山药各18g，菟丝子15g，枸杞子9g。服法改为每晚1次，2日1剂。每经前服药4～6剂，连服4个月，共进21剂，除偶有头晕、腰痛外，诸症消失。

按：本例由肝病久羁，累及脾肾。脾虚不能统血，则经期延长，月经量多；脾运不健则纳少腹胀；纳少则营养失源，故神疲体倦，脉沉虚弱，尺肤肉松；失血日久，血少不能上荣，故头晕目眩，面黄少华，舌淡无苔：血虚则神志不充，故精神不振，睡眠欠佳；肾虚则腰痛腿酸。方中重用黄芪补气，有阳生阴长之理，滋生化源之功；党参、白术、山药益气健脾；生地黄、白芍、龙眼肉、阿胶养血固血，滋阴充营；菟丝子、枸杞子、何首乌、杜仲、川续断、墨旱莲补肾虚、固冲任；龙骨、牡蛎、棕炭、地榆炭、艾叶炭固涩精气，收敛止血(《郑长松妇科》，中国中医药出版社，2007)。

2. 孟某，女，39岁。半年前曾行人工流产术，术后曾发热数日，阴道出血淋沥半月余方止。其后月经量明显增多，色 鲜红，质稠，伴口渴，咽干，心烦，小便黄，大便干，舌红少苔，脉细数。平素月经量多，色鲜红，无痛经。妇科检查：已婚经产型外阴，阴道畅，宫颈光滑，子宫水平位，正常大小，质中等，无压痛，双附件未见异常。B超检查子宫及双附件未见异常。基础体温双相。诊断为月经过多，证属阴虚内热，灼伤冲任。治宜滋阴清热，安冲止血。药用玄参30g，生地黄、小蓟各20g，地骨皮、女贞子、墨旱莲、白芍各15g，阿胶(烊化)、黄连、大黄炭、茜草各10g。每日1剂，水煎服。服7剂后，月经来潮，经量较前次略减，现经血色红，质稠，小腹隐痛，心烦易怒，口干，乳胀，舌红少苔，脉弦细数。于原方中加入龟甲15g，三七(冲服)3g。服4剂后，月经已净，头晕，口干，腰酸，舌红苔少，脉细。治宜滋阴清热，益肾固冲。药用菟丝子、桑寄生各30g，生地黄20g，女贞子、墨旱莲、地骨皮、续断、黄芪各15g，当归、白芍、黄芩炭、黄连、阿胶(烊化)各10g。于经前依前方治疗3个月经周期而愈，随访1年未复发。

按：患者流产术后失于调摄，外感热邪，余热未尽，热扰冲任，则月经量多；血为热灼，则色红而质稠；热扰心神，见心烦；伤津耗液，见口渴咽干，尿黄、便干；舌红少苔，脉细数，是阴亏内热之象。《证治准绳·女科》指出："经水过多，为虚热，为气虚不能摄血。"故临床月经过多者多见虚热而少实热。治疗在出血期以滋阴清热，固冲止血为法；患者出血日久，耗伤气血、阴精，故经间期滋肾固冲以治本。方中用生地黄、地骨皮、黄连清血热，滋肾水；玄参滋阴壮水以制虚火；女贞子、墨旱莲滋养肝肾而止血；阿胶、白芍益血敛阴；茜草、大黄炭、小蓟凉血止血；龟甲育阴潜阳以固冲。全方补而不滞，止血而无留瘀之弊。若潮热甚者，加沙参、青蒿；气虚乏力者加太子参、生山药；若外感热邪化火，经量多，色暗红，臭秽，少腹疼痛拒按，宜清热解毒，活血止血，以解毒四物汤加红藤、败酱草、牡丹皮、赤芍等。经间期以菟丝子、续断、桑寄生、阿胶等补肾填精养血，黄芪、当归益气养血以治本（《郑长松妇科》，中国中医药出版社，2007）。

【名医提示】

1. 饮食有节，不可暴饮暴食，或过食肥甘滋腻、生冷寒凉、辛烈香燥之品。

2. 出血多时应卧床休息，保持安静，避免不良刺激。

3. 认真做体格检查，排除血液病及全身系统疾病。

4. 避免剧烈活动，冬季注意保暖。

第五节　月经过少

月经过少是指月经量明显减少，或带经期缩短不足 3 天，甚至点滴即净，而月经周期正常或基本正常。本病可以由幼稚子宫、子宫发育不良、垂体-卵巢功能低下、雌激素分泌不足、子宫内膜增殖不充分、内膜过薄等所致。结核性子宫内膜炎时，由于结核感染破坏了子宫内膜的基底层，亦可导致月经过少。宫腔手术时对子宫内膜搔刮过度，致内膜损伤，或宫腔部分粘连等，均可导致月经过少。

【诊断要点】

1. 月经周期基本正常，经量明显减少，甚至点滴即净为本病的诊断要点，常与月经后期并见。

2. 有些药物可引起月经过少，如避孕药、抗精神病药、抗肿瘤药、治疗子宫内膜异位症类药物（如他莫昔芬、达那唑、孕三烯酮等）。此外，雷公藤片、溴隐亭等药也会引起月经减少，临诊时应详细询问有关病史。

3. 多次人工流产手术或手术粗暴，损伤子宫基底层内膜或宫腔粘连，都会引起月经过少，故也需询问人工流产手术情况。产后大出血有时先表现月经过少，继而闭经。

4. 无排卵性功能失调性子宫出血单纯月经过少的情况比较少见，有时是无排卵闭经的先兆。多囊卵巢综合征也可见月经过少，常伴月经后期，体重增加，继而闭经。卵巢早衰者也是先表现月经过少，继而闭经。

5. 月经过少伴月经后期者首先应排除流产或宫外孕，尿、血妊娠试验和 B 超均可予以鉴别。要诊断和鉴别诊断以上疾病，下列内容可供参考。

（1）基础体温测定：基础体温呈双相，但高温相持续时间短，或平均升高幅度不足 0.3℃，或升高及下降缓慢。根据月经周期正常，经量明显减少，甚至点滴即净，或经期缩短不足 3 天，即可作出诊断。

（2）妇科检查：内、外生殖器有无特殊异常情况，如果为多囊卵巢综合征者，双侧卵巢稍增大；子宫内膜异位症者一侧或双侧卵巢增大，呈囊性，与子宫粘连，子宫体固定后倾、子宫峡部可扪及结节。

(3)盆腔B超(或阴道B超):对诊断流产、宫外孕、子宫内膜异位症和多囊卵巢综合征、宫腔粘连等有参考价值。

(4)血内分泌检查:检查项目如T、PRL、FSH、LH、E_2、P等,对诊断多囊卵巢综合征、卵巢早衰、无排卵性功能失调性子宫出血等有参考价值(参见有关章节)。如服用性激素类药物,可影响血内分泌报告结果。

(5)阴道脱落细胞涂片:示雌激素水平低落。

【鉴别诊断】

1. 对原发性月经过少者,应注意是否有幼稚子宫或子宫发育不良。

2. 对继发性月经过少者,应注意有无结核接触史、人工流产术和刮宫术史。

3. 仔细询问病史。以往月经史,有否停经史、生育史,有否人工流产手术史,有否慢性病或服用影响月经的药物史,有否妇科疾病史等。

【西医治疗】

1. 对子宫发育不良和垂体-卵巢功能低下者,可用人工周期疗法。

2. 对子宫内膜结核,应予抗结核疗法。

【中医治疗】

1. 辨证论治

(1)血虚型:月经量少或点滴即净,色淡,头晕眼花,心悸无力,面色萎黄、下腹空坠。舌质淡,脉细。治宜养血和营调经。药用党参、黄芪、茯苓、大白芍、熟地黄、鸡血藤各12g,炒白术10g,当归、川芎、淫羊藿、山茱萸各9g。每日1剂,水煎服。脾虚食少者,加砂仁(后下)、陈皮各6g;经期者,宜加红花、川牛膝、路路通各10g;四肢不暖者,加桂枝6g;下腹隐冷者,加艾叶、乌药各9g。

(2)肾虚型:经少色淡,腰酸膝软,足跟痛,头晕耳鸣,尿频。舌淡,脉沉细无力。治宜补肾养血调经。药用菟丝子、杜仲、枸杞子、熟地黄、白茯苓各15g,山茱萸、当归、巴戟天、淫羊藿、补骨脂各10g。每日1剂,水煎服。经期加莪术12g,香附9g;畏寒肢冷者加熟附片、乌药各9g,桂枝6g。

(3)血瘀型:经少色紫,有小血块,小腹胀痛拒按,血块排出后痛减。舌紫暗,脉涩。治宜活血化瘀调经。药用泽兰叶12g,桃仁、红花、当归、川芎、赤芍、生地黄、香附、失笑散(包煎)、乌药、京三棱9g。每日1剂,水煎服。瘀久化热者加牡丹皮、炒山栀各10g;腹胀者加枳壳、木香各9g;经少不畅腹痛者加莪术12g、王不留行子9g,桂枝6g;气滞血瘀者加木香9g,小茴香6g。

(4)痰湿型:月经量少,色淡红,质黏腻如痰,形体肥胖,胸闷呕恶,带多黏腻。舌胖,苔白腻,脉滑。治宜燥湿豁痰通络。药用白茯苓、丹参各12g,法半夏、陈皮、苍术、香附、胆南星、枳壳、六神曲各9g,炙甘草6g。每日1剂,水煎服。经期者,加益母草15g,没药、路路通各10g;苔白腻,脘闷者,去甘草,加木香9g、砂仁(后下)

3g;肾虚者,加锁阳 10g、熟附片 9g,或紫石英 15g。

2. 通用加减方 女贞子、党参、当归、益母草各 15g,淫羊藿:仙茅、枸杞子、巴戟天、白芍、香附各 10g。兼有手足心热,口干口渴,加麦冬、天花粉各 15g;畏寒肢冷,大便溏薄者,加鹿角霜 10g,肉桂 6g;子宫发育不良,重用紫河车 20g,鹿角胶(烊化)10g;心悸,加何首乌 15g,桂圆肉 10g;食欲缺乏,加黄芪 15g,鸡内金 10g,砂仁(后下)6g。每日 1 剂,加水煎煮 2 次,将两煎药液混合均匀,分 2 次服。

3. 内服单方验方

(1)黄芪 30g,黄精 15g,山茱萸 12g,巴戟天 12g,当归 9g,上药研末,炼蜜为丸,每日 2～3 次,每次 3g,吞服。用于精血亏虚者。

(2)益母草 60g,红枣 30g,鸡蛋 10 只,共煮,喝汤,吃红枣与鸡蛋(服量以舒服为度)。用于精血不足挟瘀者。

(3)鸡血藤 30g,路路通、川牛膝各 12g,菟丝子 10g。药研细末,调拌蜂蜜冲服,每日 3 次,每次 6g。连服 1 周。

(4)三棱、红枣各 30g,白术 15g。水煎,分 2 天服,每天服 2 次,每次 10g。用于血瘀者。

(5)丝瓜子 10g,焙干,水煎,加红糖,用黄酒冲,月经前连服 3～5 日。

(6)棉花根 60g,淫羊藿 15g,每日 1 剂,水煎服。

4. 针灸治疗

(1)体针:肾虚:三阴交、肾俞、血海穴,均补法;血虚:足三里、脾俞、肝俞穴,均补法;痰阻:合谷、外关、丰隆穴,均泻法;血瘀:血海、中极、地机穴,均泻法。

(2)耳穴埋藏:取肾、子宫、内分泌区,以油菜籽、磁石,耳针埋穴,每日自按 3 次,每次 3 分钟。

5. 中成药

(1)益母草膏(流浸膏、颗粒、口服液):煎膏剂:每日 2 次,每次 10g。流浸膏剂:每日 2 次,每次煎膏剂 10～15ml。颗粒:每日 2 次,每次 15g,用开水冲服。口服液:每日 3 次,每次 20ml。

(2)少腹逐瘀丸:每日 2～3 次,每次 1 丸,用温黄酒或温开水送服。

【验案举例】

1. 李某,37 岁。5 个月前顺产一男婴,因体质虚弱未哺乳。两天前月经来潮,因不慎下水操作,旋即经量涩少,色紫暗,伴小腹拘急疼痛,欲潮不潮,腰骶酸胀,脉沉紧,舌质紫黯,苔白滑。诊断为月经过少。证属寒阻胞宫、气血凝滞。治宜温经散寒,活血调经。药用失笑散(布包)12g,香附、丹参、炒白芍各 9g,桂枝、当归各 6g,吴茱萸、生姜各 3g。每日 1 剂,水煎服。服 2 剂后经量增多,经色转红,腹痛得止,脉转沉缓,舌质略紫,苔薄白。改调和气血,佐以温通善后。药用党参 15g,白术、炒白芍各 9g,桂枝(后入)、当归各 6g,吴茱萸、生姜、砂仁(后入)各 3g。服 2 剂后，诸症悉除。

按：本案之月经过少，气血素虚，经期又不慎冷水操作，使寒邪乘虚而入，客于胞宫，血为寒凝，故见经血涩少。治拟金匮温经汤合失笑散，温经散寒，活血调经。服药两剂后，经量增多，腹痛亦止。后去失笑散等活血祛瘀行气之药，加党参、白术扶正，意在调和气血，温经散寒，综观全方，扶正与祛邪兼顾，扶正不得邪，祛邪又不伤正，组方中肯，法对病机，故病到病除《孙朗川妇科经验》，福建科学技术出版社1988）。

2. 冯某，27岁。经行点滴，迁延时日，三年至今。八年前做过子宫浆膜瘤切除术。诊断为月经过少。证属气血不足，瘀滞难行。治宜益气补血，祛瘀导滞。药用白芍、小茴香各1.2g，当归9g，五灵脂、女贞子、炒蒲黄各6g，肉桂（冲服）3g。每日1剂，水煎服。服5剂后，经量较剂前增多，色泽略转正，续以祛瘀为治。药用白芍、小茴香各1.2g，墨旱莲、当归、女贞子各9g，延胡索、川芎、炒蒲黄、五灵脂各6g，炮姜、肉桂、没药各3g。服5剂后，经量增多，腹痛尚存。改通补奇经之法。药用补骨脂15g，小茴香、党参、紫石英、枸杞子、炒阿胶珠各12g，炒当归、山茱萸、沙苑蒺藜各9g，鹿角霜、淡苁蓉、川续断各6g。服5剂后，本月经行量仍少，已净，初行有腹痛。药用山药15g，党参12g，菟丝子、白芍、鸡血藤、茯苓、白术、制香附各9g，炒荆芥、生甘草各6g。服5剂后病愈。

按：月经量少，淋漓难净，主要原因有二：一是气血不足，二是气滞血瘀。本案病机则为气滞血瘀，前两方以少腹逐渐汤为主，二至丸为补，刚柔相济，温清协调。三诊时由于前方获效，但因其病程较长，必累及奇经，虚中有实，实中夹虚，病机错综复杂，故转用通补奇经之法，四依以定经益血为主。此为巩固疗效之调理法。凡气血郁滞之月经失调或淋漓难净，用祛瘀法治疗时，应不离《内经》“通因通用”的治疗原则（《何任医案选》，浙江科学技术出版社，1981）。

【名医提示】

1. 对多囊卵巢综合征或卵巢早衰等病表现月经过少要予以重视，如果单纯中药治疗效果不佳时，可采用中西药同时治疗。

2. 月经过少伴月经后期者要与流产或宫外孕鉴别，不可疏忽，以免耽误病情。

3. 作内分泌激素检查时必须停服含内分泌激素药物3个月，至少1个月以上。在分析报告时应问清末次月经日期及抽血日期，然后按其抽血处于月经哪一期，对照该期的正常参考值进行分析。

4. 引起月经过少的因素很多，要仔细询问病史和认真检查分析病案，正确辨证治疗，防止其发展为闭经。

5. 搞好计划生育，尽可能少做或不做人工流产术，以减少宫腔粘连的机会。

6. 对青春期发育迟缓的少女要及早检查治疗。

7. 增强体质，加强营养。

第六节 排卵性功能失调性子宫出血

排卵性功能失调性子宫出血可分为黄体功能不足、黄体萎缩不全、排卵性月经过多及排卵期出血。黄体功能不足月经周期有排卵，但黄体发育不良、过早衰退、分泌孕激素不足，导致子宫内膜分泌反应不良，引起不规则脱落而出血，称黄体功能不足。本病属于中医学“月经先期”范畴，是血热迫血妄行，或气虚不能固摄冲任所致。

【诊断要点】

1. 月经周期，月经频发，不易受孕或易流产。

2. 黄体功能不足。表现为月经周期有规律，但缩短，或经前有点滴状出血和经血过多，可伴有不孕症。如果怀孕，多数有早期流产。经前期子宫内膜可呈分泌型，但有分泌不良现象。

3. 黄体萎缩不全。表现为月经按时来潮，但月经第 2～3 天量多，以后可少量淋漓，使经期超过 7 天。月经周期第 5 天取内膜仍有分泌现象。

4. 妇科检查正常。

5. 基础体温双相，但排卵后体温上升缓慢，或上升幅度＜0.3℃，升高仅维持 9～10 日。

6. 子宫内膜活体组织检查。子宫内膜显示分泌反应不足。

【鉴别诊断】

1. 排卵期出血。月经中期出现规律的阴道出血，量一般不多，亦可为月经量，持续 1～3 天，可伴有轻微腹痛。基础体温呈双相，出血发生在低温相向高温相转变时期。

2. 子宫内膜修复延长。正常月经后阴道持续少量出血，使月经期延长达 10 余天，临床表现与黄体萎缩不全难以区分，可通过刮宫结果，根据月经第 5 天子宫内膜有无分泌来确定。

3. 排卵性月经过多。月经周期规律，月经量过多，可致贫血，经期无变化。根据年龄、子宫出血情况以及妇科检查，排除器质性病变后可初步确立诊断。

4. 决定性明确诊断要依据子宫内膜的病理组织检查。此外，阴道细胞涂片、宫颈黏液结晶试验、基础体温测定、激素水平测定等有助于了解卵巢的排卵功能，以进一步明确临床诊断。

【西医治疗】

1. 替代疗法

(1)黄体酮：每次 10～20mg，每日 1 次，肌内注射，共 5 日。

(2)甲羟孕酮：8～12mg/d，口服，共 5 日。

(3)在基础体温显示排卵后肌内注射甲羟孕酮,每次250mg。

2. hCG 基础体温上升后第3天起注射hCG1000～2000U,每日或隔日1次,共5～6次。

【中医治疗】

1. 辨证论治

(1)实热型:月经提前,量多,色深红,质稠;烦热面赤,口渴,尿黄便秘,舌红,苔黄,脉滑数或洪滑。治宜清热凉血调经。方选清经散加减。药用生地黄、玄参、麦冬各15g,牡丹皮、地骨皮、白芍、青蒿各12g,黄柏9g,黄连、甘草各6g。每日1剂,水煎服。

(2)虚热型:月经先期,量少色红;颧红,五心烦热,舌红少苔,脉细数。治宜养阴清热调经。方选两地汤加味。药用生地黄、玄参、白芍、麦冬、地骨皮、龟甲、女贞子、墨旱莲各15g,阿胶12g,甘草各6g。每日1剂,水煎服。

(3)郁热型:经期超前,量多,色紫红有块;精神抑郁,心烦易怒,胸胁胀满,口苦目眩,舌暗红,苔黄,脉弦数。治宜疏肝清热调经。方选丹栀逍遥散加减。药用牡丹皮、栀子、白芍、白术、茯苓各12g,柴胡、当归各9g,薄荷、甘草各6g。每日1剂,水煎服。

(4)气虚型:月经提前,色淡质清稀;体倦乏力,食少便溏,舌淡,苔白腻,脉虚缓无力。治宜补气摄血调经。方选归脾汤加减。药用党参、黄芪各15g,白术、茯苓各12g,酸枣仁、当归9g,炙远志、木香、甘草各6g。每日1剂,水煎服。

(5)肾虚型:月经周期提前,色淡质稀;腰膝酸冷,手足不温,小便清长,舌淡暗,苔薄白,脉沉细。治宜补肾益气调经。方选归肾丸加味。药用熟地黄、山药各15g,山茱萸、茯苓、枸杞子、杜仲、菟丝子、续断各12g,当归9g,甘草6g。每日1剂,水煎服。

2. 通用加减方

(1)生龙骨、生牡蛎、生地黄各30g,山药、续断各20g,茯苓、阿胶(烊化)、白芍、乌梅炭、贯众炭各15g,白术、藕节各12g,大蓟、小蓟、香附、泽兰各10g。瘀血明显,加三棱、莪术各12g;伴有发热,加金银花、蒲公英、败酱草各10～20g;虚热,加牡丹皮、地骨皮各12g;气虚,加生黄芪20g,党参10g;盗汗,加玉竹15g;自汗,重用牡蛎至50g;心悸失眠,加酸枣仁20g,远志12g。每日1剂,加水煎煮2次,将两煎药液混合均匀,分2次服。用于排卵性子宫出血。

(2)鸡血藤、益母草、茅根各30g,炒栀子15g,川楝子炭12g,红花炭、鹿角霜、白生甘草各10g。脾气虚,加党参、黄芪各15g;瘀血明显,加海螵蛸15g,三棱、莪术各6～9g;平时出血量少,伴有带下量多,兼有湿热现象,加墓头回15g,黄柏9～15g,牡丹皮、赤芍各10g;伴有发热,加金银花、蒲公英、败酱草各15～30g;肾虚明显,加女贞子、菟丝子、淫羊藿各10～15g。每日1剂,加水煎煮2次,将两煎药液混合均匀,分 2 次服。用于青春期无排卵性子宫出血。

(3)熟地黄、熟地黄炭、枸杞子、白芍、煅龙骨各 30g,炒枣仁、桑寄生各 15g,黄连 5g。气虚甚,加黄芪 25g,人参(另煎)10g;阳虚甚,加制附子(先煎)10g,肉桂 6g;血虚甚,加全当归、阿胶(烊化)各 20g;肝郁气滞,加柴胡 15g,香附 9g;热甚,加地骨皮 30g,牡丹皮 12g,并以生地黄、生地黄炭易熟地黄、熟地黄炭;瘀甚,加丹参 15g,三七粉(冲服)3g。每日 1 剂,加水煎煮 2 次,将两煎药液混合均匀,分 2 次服。

3. 内服单方验方

(1)当归 30g,鸡血藤 20g,香附、赤芍、白芍各 15g,川芎、柴胡各 10g,薄荷 5g。上药扩大 10 倍,按常规操作程序,水泛为丸,烘干,装瓶备用。于月经干净后第 3 日开始服用。每日 2 次,每次 10g,温开水送服。经期停药,3 个月经周期为 1 个疗程。主治黄体功能不足。

(2)黄芪、贯众炭各 30g,熟地黄、益母草各 15g,当归、杭芍各 10g,三七粉(冲服)6g,水煎,每次月经来潮 3 天后开始连服 3～6 天。

(3)山药、炙龟甲各 18g,菟丝子、淫羊藿、巴戟天各 15g,山茱萸 12g,鹿角粉 10g。每日 1 剂,水煎,分 2 次服。主治黄体功能不足。

(4)生龙骨、鸡冠花、红枣各 30g,同入锅内,加水适量,小火煎炖 30 分钟即可服用,每日 1～2 次,连服 7 剂。

(5)椿皮 40g,白术、炒橡子、棕榈炭、地榆炭各 25g,侧柏叶 20g。每日 1 剂,水煎服。

【验案举例】

1. 龙某,19 岁,未婚。14 岁初潮则经行欠规则,近半年来出现经量增多、经行超前半个月以上,曾用西药卵巢素片及黄体酮治疗无效。末次月经未及半月经水又行,迄今仍淋漓未净,心烦难眠,大便干结,舌淡红,苔薄黄,脉细数。证属肝肾不足,阴虚血热,迫血妄行。治拟凉血清热,固冲调经。药用生地黄、丹参各 15g,当归、白芍、牡丹皮、地骨皮、益母草、荷叶各 10g,甘草 5g。每日 1 剂,水煎服。药进 3 剂后血止,大便软,守方与归芍地黄汤、二至丸交替服用。共服药 10 余剂后经水如期,诸症消失,随访 1 年,疗效巩固。

按:月经先期,有诸多原因,临证以热扰血海,冲任失固多见。月经者血也,女子一生以血为用,血常不足,气常有余,“气有余,便是火”。素体阳盛者,若过食温燥;或五志过极,肝郁化火;或房室过度、产乳过众致肝肾阴虚,相火偏旺,均可致火热内炽,血海失于宁谧。由于热盛可伤阴血,阴虚又可致血热,故治之要根据阴津亏损和血热之孰轻孰重,或以滋养为主,或以泻火为先,滋中寓清,泻中有养,务使阴平阳秘,血海宁谧,月事循常。证为血热偏盛者,常选用牡丹皮、丹参、栀子、荷叶、白茅根、侧柏叶等清热凉血泻火,佐以麦冬、生地黄、北沙参等甘润生津,以水济火,遏其燎原之势;证属肝肾亏损,相火偏旺者,则用玄参、生地黄、麦冬、白芍、女贞子、墨旱莲、山茱萸等滋阴壮水，佐以地骨皮、知母、黄柏、凌霄花等凉血泻热，使真水充而虚火熄。根据病情之缓急，或以丹栀四物、地骨皮饮清火为先，继用归芍地黄、二至、增液汤滋水善后；或用左归、二地汤滋肾固冲，佐以异功散、四物汤益气养血，摄血归经。遣方用药力倡甘润为主，清滋相兼，既可达滋水抑火之功，又无伤血损阴之弊(陕西中医，1993，6)。

2. 朱某，女，26岁。月经先期，历时年余，周期20天左右，经期5～6天。自入夏以来，经事一月两至，血量较多，黑紫有块，经前身热颧红，小腹作胀且痛，经至痛增胀减，身热渐退。刻下经事将至，今日又感身热。平时神疲乏力，口渴少饮。唇干舌赤，苔白乏津，脉细滑数。诊断为经行先期。证属气滞血瘀，虚热内扰。治宜行气化瘀，滋阴清热。药用生地黄30g，青蒿、地骨皮、白薇、牡丹皮各15g，黄芩、生香附(捣)各12g，当归、生栀子、乌药各9g，黄连、黄柏、柴胡、香白芷(后下)各6g，川芎3g。每日1剂，水煎2次，共取500ml，分早晚两次温服。服药两剂，身热即退，4剂后月经来潮，血量稍减，腹胀解除，其痛依然如故。药既合病，宗前方去地骨皮、青蒿、白芷，加白芍15g，延胡索(捣)9g。继服2剂，经前身热未起，周期恢复为26天，痛经大减。痛经尽止，余热尽肃，按二诊方加川楝子(捣)9g。嘱经前服。共服10剂，诸症悉除。

按：本例初由热邪内扰，迫血妄行，致经行先期；热灼阴伤，阴不营内则阳气浮越，故继之经前身热，颧红；血为热灼则瘀结不畅，血瘀则气机行机有碍，故经前小腹胀痛，经至其痛又倍。方中四物汤养血调经，治理营血之虚滞；黄连解毒汤折火之本，清除血中之热扰；地骨皮、青蒿、白薇、牡丹皮清热退蒸，滋阴凉血；香附、乌药、柴胡、延胡索理气止痛；佐芳香利窍之白芷，疏畅气血，宣通中外(《郑长松妇科》，中国中医药出版社，2007)。

【名医提示】

1. 对年龄较大、出血较多、时间较久、久治不愈者，或更年期患者刮宫病理报告为“子宫内膜腺瘤样增生者”，一般可考虑做子宫切除。

2. 长期不断出血者，要注意外阴卫生，常清洗，用消毒卫生纸垫，勤换内裤，禁止同房。

3. 气滞血瘀证使用活血化瘀的方药时，不可过多使用，以防加重出血。

4. 注意做好避孕，防止多次做人工流产术，以免损伤肾气，导致崩漏。

5. 出血多致贫血者，应注意加强营养，如增加肉类、蛋类等的摄入。

6. 病愈后要坚持治疗1～2个月经周期，巩固疗效，以防复发。

第七节 无排卵性功能失调性子宫出血

无排卵性功能失调性子宫出血占功能失调性子宫出血的80%～90%，由于排卵障碍，无黄体形成，子宫内膜增生过长，临床表现不规则子宫出血，经期长短不一，出血量时多时少，甚至大量出血。妇科检查：出血时宫颈充血、较软，宫口松，子宫亦较软，有时伴有一侧或双侧卵巢囊性增大。基础体温单相型，阴道脱落细胞涂片无排卵周期性改变，出血前1～2日宫颈黏液呈现羊齿植物叶状结晶，内膜病理检查可见增生期变化或增生过长，无分泌期变化。本病属中医学“崩漏病”的范畴。常见病因有瘀、热、虚。瘀则经血离经，热则经血妄行，虚则经血失统。但其发病并非单一，常见因果相干，气血同病，虚实夹杂，多脏受累，易于反复，属中医妇科之疑难重症。

【诊断要点】

1. 月经周期紊乱，经期长短不一，血量多少不定，或时有时无，经前常有乳房胀痛，出血期无下腹痛或其他不适，出血过久者常伴贫血。

2. 典型病例表现为闭经一段时间后发生出血，持续时间长短不一，出血量有多有少。有的仅表现为经量增多，经期延长；也可表现为周期规律，持续时间及出血量均正常的无排卵性月经。失血量过多可引起贫血，严重者可致头晕、心悸、气短、乏力、水肿、食欲缺乏等，并可伴有不孕。

3. 无生殖器官器质性病变和妊娠并发症或全身性及血液系统疾病。

4. 卵巢功能检查。经前子宫内膜活体组织检查显示增殖期或各种类型的增生，少数可见萎缩性变。阴道涂片有雌激素作用，但无周期性变化。经前宫颈黏液呈羊齿状植物叶结晶。基础体温为单相型。

5. 诊断时除详细询问病史、年龄、胎产次、月经史及分娩史外，需注意是否服用性激素类药或其他影响内分泌功能的药物。

【鉴别诊断】

1. *全身性疾病*　血液病、肝脏疾病、甲状腺功能减退等均可引起子宫出血，通过体格检查及实验室检查可鉴别。

2. *异常妊娠及其并发症*　如流产、胎盘残留、宫外孕、滋养细胞疾病等，妊娠试验、B超检查可助鉴别。

3. *生殖器肿瘤*　子宫内膜息肉和黏膜下肌瘤、子宫内膜癌、卵巢颗粒细胞瘤等，可通过妇科检查及B超检查、活体组织检查相鉴别。

【西医治疗】

1. *药物治疗*　无排卵性功能失调性子宫出血以止血、调整周期、促进排卵为治疗原则。

(1)止血

①雌激素：适用于大量出血而有明显贫血的青春期功能失调性子宫出血者。结合雌激素2.5mg，每4～6小时口服1次，血止后每3天递减1/3量直至维持量25mg，每日1次。己烯雌酚1～2mg，每8～12小时口服1次，血止2～3日后，每3

天减量1次，每次减原用量的1/3，直至1mg/d维持，待血止20日后停药，等待撤药性出血，同时服维生素B_6减轻恶心呕吐等药物反应。如反应较重不能坚持者，用苯甲酸雌二醇1～3mg肌内注射，用法同上。

②孕激素：适用于体内已有一定雌激素水平的功能失调性子宫出血患者。炔诺酮（妇康）5mg，或甲地孕酮8mg，或甲羟孕酮（安宫黄体酮）8～10mg，6～8小时口服1次，血止后3天，每3天减量1次，每次减药不超过原用量的1/3，直至每日炔诺酮2.5～5mg或甲地孕酮4mg或甲羟孕酮4～6mg的维持量，至血止后20日停药，等待撤药性出血，又称“药物性刮宫”。

③其他激素：丙酸睾酮，25～50mg/d，肌内注射，连用3～5日。甲睾酮（甲基睾丸素），10mg/d，口服，连用3～5日。口服复方炔诺酮片（避孕片Ⅰ号）、复方甲地孕酮片（避孕片Ⅱ号）、炔诺孕酮（18-甲基炔诺酮），2～4片/日，连服2～3日亦可止血，血止后逐渐减量至1片/日，连服20～22日，停药后有撤药性出血。

④维生素K，每次10mg，每日1次，肌内注射。或用酚磺乙胺（止血敏）3g、氨甲苯酸（止血芳酸）0.3g、维生素C 3g加入5%葡萄糖注射液内静脉滴注。但一般止血药无显著的止血效果，故只能作为止血的辅助措施。

(2)调整周期

①雌-孕激素序贯法：用于青春期及育龄妇女。于撤药性出血第5天起，每晚服结合雌激素1.25mg或戊酸雌二醇2mg，连服21日，自服药第11日起，每日加用醋酸甲羟孕酮10mg肌内注射，连用10日。3个周期为1个疗程。

②雌-孕激素合并法：口服短效避孕药，服法与避孕时相同。

③孕-雄激素合并法：用于围绝经期功能失调性子宫出血。在月经周期第23～25天时肌内注射黄体酮20mg/d和丙酸睾酮10～25mg/d，连用3日。

(3)促进排卵是治愈无排卵性功能失调性子宫出血的关键，可选用：

①雌激素：适用于体内雌激素水平较低者。自月经周期第6天开始，每晚口服己烯雌酚，每次0.125～0.25mg，20日为1个周期，连续3～6个周期。

②绒毛膜促性激素（hCG）：适用于体内促卵泡成熟激素（FSH）有一定水平，雌激素中等水平以上者。于月经周期12日左右，肌内注射1000U，次日2000U，第3日5000U。

③氯米芬（克罗米芬）：适用于体内有一定雌激素水平者。于经期第5天开始，服50mg/d，连续5日。如无排卵，第2周期加大剂量至每日口服100mg。

2. 手术治疗

(1)诊断性刮宫：适用于围绝经期或生育期功能失调性子宫出血及少数久治不愈的青春期功能失调性子宫出血，为排除器质性病变并止血。

(2)子宫切除：经保守治疗无效，出血多、严重贫血及年龄偏大者。

【中医治疗】

1. 辨证论治

(1)虚热型:经血非时而下,量多势急或量少淋漓,血色鲜红而质稠;头晕耳鸣,心烦潮热,舌红,苔薄黄,脉细数。治宜滋阴清热止血。方选保阴煎加减。药用山药沙参、麦冬各 15g,生地黄、白芍、续断、阿胶各 12g,黄柏 9g,黄芩、五味子、甘草各 6g。血下如崩者,加仙鹤草、乌贼骨各 15g,益母草 10g;出血日久,加重楼 15g,金银花 12g;若烦躁口渴,血量多者,加熟地黄、山茱萸各 12g,西洋参 6g。每日 1 剂,水煎服。

(2)实热型:经血非时忽然大下,或淋漓日久,血色深红而稠;口渴烦热,小便黄或大便干结,舌红,苔黄,脉弦数或洪数。治宜清热凉血止血。方选清热固经汤加减。药用炙龟甲、牡蛎、藕节炭、棕榈炭、地榆、沙参、麦冬各 15g,生地黄、栀子、地骨皮、阿胶各 12g,黄芩 9g,甘草 6g。每日 1 剂,水煎服。

(3)脾虚型:经血非时而下,量多,血色淡而质稀;气短神疲,面色㿠白,舌质淡,苔薄白,脉弱无力。治宜健脾益气止血。方选固本止崩汤加减。药用山药 30g,乌贼骨,枸杞子,炙黄芪各 15g,熟地黄、白术、阿胶各 12g,炮姜、西洋参、升麻、炙甘草各 6g。每日 1 剂,水煎服。

(4)肾阳虚型:经来无期,出血量多或淋漓不尽,血色淡质清;畏寒肢冷,面色晦暗,小便清长,舌质淡,苔薄白,脉沉细。治宜温肾固冲止血。方选右归丸加减。药用炙黄芪、山药各 30g,赤石脂、枸杞子、鹿角胶 15g,熟地黄,山茱萸、杜仲、菟丝子、禹余粮各 12g,附子、甘草各 6g。每日 1 剂,水煎服。

(5)肾阴虚型:经乱无期,量多或淋漓不尽,血色暗红,质稍稠;头晕耳鸣,腰膝酸软,心烦潮热,舌质红,少苔,脉细数。治宜滋肾养阴止血。方选左归丸加减。药用熟地黄、山药各 15g,枸杞子、山茱萸、菟丝子、鹿角胶、龟甲胶、女贞子、墨旱莲各 12g,甘草 6g。每日 1 剂,水煎服。

(6)血瘀型:经血非时而至,时下时止,血色紫黑有块;小腹疼痛,块下痛减,舌质紫暗或有瘀点瘀斑,脉涩。治宜活血化瘀止血。方选四物汤合失笑散加减。药用蒲黄、山楂炭、益母草各 15g,熟地黄、赤芍、槐花各 12g,五灵脂 10g,茜草、当归各 9g,川芎、甘草各 6g。每日 1 剂,水煎服。

2. 通用加减方

(1)仙鹤草 60g,乌贼骨 40g,煅龙骨、地榆各 30g,血余炭、熟地黄、续断各 20g,茜草 10g,五倍子 6g。若气虚加党参、黄芪各 15g,升麻 6g;脾虚加党参、白术、山药各 15g;气血暴脱加红参、麦冬各 10g,五味子 6g;血虚加阿胶、桑椹子、墨旱莲各 10g;血热者加生地黄、牡丹皮、栀子、水牛角各 10g;肝郁加郁金 10g,柴胡 6g;血瘀加牛膝、蒲黄各 10g,三七 6g;阴虚加龟甲 15g,山茱萸、何首乌各 10g;肾阳虚加鹿角霜、菟丝子各 10g,炮姜炭、制附子各 6g。每日 1 剂,水煎,分 2 次服,连服 6 剂。

主治功能失调性子宫出血，能补肾止血，治本与治标兼顾，塞流与澄源结合。

（2）墨旱莲、血见愁各 30g，女贞子、黄芪各 20g，当归、白芍、熟地黄、菟丝子、白术各 15g，甘草 10g。若血净后减去血见愁，墨旱莲减半量，加五味子 10g。每日 1 剂，水煎，分 2 次服。主治青春期功能失调性子宫出血，能滋阴补肾，固冲和血。

（3）黄芪、生地榆、益母草各 15g，贯众炭、墨旱莲、枳壳各 12g，荆芥炭、党参、白术各 10g，升麻 6g，三七粉（冲服）、甘草各 3g。每日 1 剂，水煎，分 2 次服，一般服 3～5 剂即可止血，如服 3 剂出血尚未净，可加乌贼骨、芡实、煅龙骨、煅牡蛎各 10g，再服 1～2 剂，出血即可停止。用于青春期功能失调性子宫出血，能益气逐瘀，凉血止血。

3. 中药人工周期方

（1）Ⅰ号方：熟地黄、当归、黄精、山药各 15g，杭白芍、菟丝子、杜仲、淫羊藿、桑寄生、仙茅各 10g。月经周期第 5 天始服，每日 1 剂，水煎，分 2 次服，连服 5 剂。

（2）Ⅱ号方：菟丝子 30g，仙茅、淫羊藿、柴胡、当归、川芎、赤芍、牛膝、木通各 10g，香附 6g。月经周期第 11 天始服，每日 1 剂，水煎，分 2 次服，连服 3 剂。

（3）Ⅲ号方：紫河车 60g，菟丝子 30g，鹿角胶、何首乌、龟甲、熟地黄各 15g，仙茅、淫羊藿、香附各 10g。月经周期第 22 天始服，每日 1 剂，分 2 次服，连服 4 剂。月经期间停药。可调整月经周期，促进排卵。

4. 补肾排卵方　熟地黄、山药、淫羊藿、菟丝子、紫河车各 12g，当归 10g。经后期加何首乌 30g，茺蔚子、赤芍、川芎各 10g。经间期加龟甲 15g，补骨脂、丹参、桃仁、红花各 10g；经前期加丹参 12g，赤芍、泽兰各 10g，香附 6g。每日 1 剂，水煎，分 2 次服。主治排卵功能障碍，能补肾壮阳，活血行气，诱促排卵。

5. 针灸治疗

（1）体针：①断红穴（手背第 2、3 指掌关节间向前 1 寸处）：先针后灸，留针 20 分钟。用于出血不止，或大出血时用。②针刺促排卵：取关元、中极、子宫、三阴交穴。在月经第 14 天起，电针每日 1 次，每次连续 30 分钟，共 3 日，以后观察 1 周，若基础体温不上升，则再电针加强 1 次。能养阳、补肾、健脾，而促进排卵。

（2）耳针：子宫、卵巢、屏间，两耳交替取 2～3 穴，间歇运针，留针 1～2 小时。

（3）灸法：出血较多者，可灸隐白、百会、神厥、关元穴，以回阳固脱。

6. 中成药

（1）十全大补丸：每日 2～3 次，每次 9g，口服，适用于气血两虚者。

（2）乌鸡白凤丸：每日 2 次，每次 1 丸，口服，适用于气血两虚者。

（3）云南白药：每日 3 次，每次 3g，口服，适用于血瘀型者。

（4）归脾丸：每日 2～3 次，每次 9g，口服，适用于脾虚者。

（5）定坤丹：每日 2 次，每次 1 丸，口服，适用于肾虚者。

【验案举例】

1. 丁某，女，16岁。自14岁月经初潮，两年来月经无规律，2～3个月一潮，经来则淋沥不止，短则十日，长可月余。此次月经淋沥至今已20日，色淡红，质稀，量不多。现面色无华，神疲乏力，心悸气短，畏寒肢冷，腰膝酸软，纳少便溏，小便清长，舌淡苔白，脉沉细无力。月经色暗淡，量中等。B超示子宫体积偏小。血红蛋白90g/L。BBT单相。诊断为功能失调性子宫出血。证属脾肾阳虚，冲任失调。治宜温补脾肾，固冲止血。药用黄芪、麦芽炭、菟丝子、墨旱莲各30g，鹿角胶（烊化）、党参、白术各15g，杜仲、蒲黄炭各10g，艾叶炭6g，炮姜炭3g。每日1剂，水煎服。服5剂后经血已止，纳少、乏力较前好转，仍腰膝酸软，畏寒，小便清长，舌淡苔白，脉沉细缓。治当健脾补肾，温阳养血。药用黄芪、菟丝子各30g，党参、女贞子、鹿角霜、茯苓、白术各15g，广木香、杜仲、阿胶（烊化）、狗脊10g。服4剂后。水煎服。诸症好转，唯乏力心悸，畏寒，舌淡红，苔白，脉较前有力。前方加桑寄生15g，山药、当归、续断各10g。连服10剂，月经来潮，现经血量稍多，色淡质稀，夹少量血块，小腹下坠，四末不温，舌暗淡，脉沉缓。药用黄芪、菟丝子各30g，党参、白术、熟地黄、蒲黄炭、桑寄生各15g，山茱萸、续断、益母草各10g，艾叶炭6g，炮姜炭3g。服7剂后血止，后予"补肾调冲颗粒"于经间期服用，以调整月经周期，促进排卵。月经渐趋规律，每次行经6～7天。

按：患者年少，肾气未盛，天癸未充，冲任不固，加之平素喜食生冷，损伤脾阳，脾虚统摄无权，血不归经，则淋沥不绝；脾虚气血无以化生，则经色淡红，质稀，量不多；面色无华，神疲乏力，心悸气短，纳少便溏，均为脾虚之象；肾阳虚衰，则见畏寒肢冷，腰膝酸软，小便清长；舌淡苔白，脉沉细无力，均为脾肾阳虚之证。故辨证 属脾肾阳虚，冲任不固。《景岳全书·妇人规》："仓廪薄，则化源亏，而冲任穷也。"因此，补脾是培冲的重要方法，治疗益肾补脾并重，益肾以养先天，补脾以培后天，亦是血止后调理善后之法。方中以黄芪、党参、白术、甘草健脾益气；菟丝子、续断、桑寄生、杜仲、狗脊、女贞子、墨旱莲等补肾固冲；鹿角胶(霜)、阿胶补益任督、固冲止血之力颇宏，临床多为常用；蒲黄炭、艾叶炭、炮姜炭温经固冲止血；麦芽炭醒脾和胃，使全方补而不滞(《郑长松妇科》，中国医药出版社，2007)。

2. 王某，女，13岁。月经初潮至今1年余，月经淋漓不净，量时多时少，卫生巾一直缠身，苦不堪言，学习成绩亦明显下降，多处求医诊治都无朋显效果，故前来就诊。观其面色红润、口唇绛红；问其月经量时多时少，偶有腹痛，经色红无血块，心烦，口干，纳少，便秘，小便正常，观其舌苔黄，根部黄腻，脉滑细数。查阅病史，其他医师前法治疗皆以补肾补血止血，或用人工周期。分析病史，患者应属青春期功能性出血，诊断为崩漏。证属瘀阻经脉，迫血妄行。治宜活血祛瘀，清热止血。药用炒地榆、薏苡仁、茯苓、车前子(包煎)、益母草、乌贼骨各12g，牡丹皮、丹参、黄芩、黄柏、当归各9g，川芎、茜草、炒荆芥各6g。每日1剂，水煎服。服7剂后，经血已止2天，母女皆大欢喜，未诉不适。舌质淡，苔薄，根微腻，脉细数。治宜补肾养血，健脾调经。药用生地黄、熟地黄、川续断、杜仲、茯苓、赤芍各12g，枸杞子、炒白术、炒当归、怀牛膝、泽泻各9g。再服7剂。以后再宗上述益肾养血，健脾调冲任法，调理3个月，月经即恢复正常。

按：患者13岁属青春期，先天肾气尚不足，即卵巢功能尚未成熟，性中枢成熟缺陷，性轴的正常调节功能尚未建立，所以容易出现经血不能按时满溢，即泄溢失常。临床观察青春期月经失调多以补肾为主，往往能取效，因为补肾药有调节性轴的功能。但本例患者为何前医皆以补肾固冲法未见效果，再观其面色红润，唇红，有腹痛、便秘史，舌苔黄根腻，应考虑是瘀阻经脉，血不循常道而外溢。瘀血停内，久则湿热内生，热迫血妄行而血外溢，从而导致经水淋漓不净，故改前医之法，采用活血化瘀，清热祛湿止血之药。当归、川芎、益母草、丹参等养血活血调经；牡丹皮、黄芩、黄柏、薏苡仁、茯苓、车前子等清热利湿，凉血祛瘀；再配乌贼骨、茜草、炒地榆收敛固涩止血；少佐炒荆芥引药入血分。诸药合用，共奏活血祛瘀，清热化湿止血，使血海蓄溢正常，起到治疗效果。这与青春期的生理特点有关，青春期少女往往不注意生活调理，性情不易稳定、多变，家长应多给予关心、指导，除注意一般的经期卫生外，亦不能挑食，否则营养不良也容易导致月经不调(《郑长松妇科》，中国中医药出版社，2007)。

【名医提示】

1. 崩漏病发病缓急不同，出血新久各异，应本着“急则治标，缓则治本”的原则，掌握塞流、澄源、复旧之法。对暴崩者应止血为先，血止后则审证求因，辨证论治，调经固本。对青春期患者，宜补肾气益冲任；对育龄期患者，重在疏肝和脾以调冲任；而围绝经期患者，则主要补脾滋肾以固冲任。

2. 使用性激素止血时应注意，孕激素与睾酮均非止血药，只有在停药后内膜全部脱落方能止血，另外在同一次出血中不能重复用孕激素，如在发生撤药性出血时再用孕激素止血会再次发生撤药性出血，从而加重贫血症状。

3. 出血量多时宜卧床休息。对住院患者应详细记录出血日期、量、色、质及伴随症状。

4. 因本病出血较多，严重影响健康，故患者应及时治疗。

5. 忌服辛辣刺激、生冷之品。

第八节　黄体萎缩不全(经期延长)

在月经周期中，患者有排卵，黄体发育良好，但萎缩过程延长，雌激素、孕激素不能如期撤退，子宫内膜呈不规则脱落，使出血期延长，称黄体萎缩不全，又称子宫内膜脱落不全。中医学称为“经期延长”。主要因冲任不固所致，临床常见有气虚、血热、血瘀等。

【诊断要点】

1. 月经周期基本正常，而行经时间超过 7 日以上，甚至达半个月，血量正常或增多。

2. 基础体温双相，但下降缓慢。

3. 宫内膜活体组织检查：在月经第 5～6 日，内膜切片检查仍能见到显示分泌反应的内膜，残留的分泌期内膜与新生增殖期内膜混杂共存。

【鉴别诊断】

1. 流产　早期流产也可表现为基础体温不降而阴道出血，但出血量不多．明显少于经量，尿妊免试验及 B 超检查可资鉴别。

2. 无排卵性功能失调性子宫出血　也可见经期延长，淋漓不净，但月经周期紊乱，基础体温为单相，子宫内膜活检呈增殖期变化。

3. 慢性子宫内膜炎　多有宫腔操作史。常伴下腹及腰骶疼痛，子宫内膜活检提示有炎性改变，以此为鉴。

4. 慢性盆腔结缔组织炎　经期延长常伴下腹痛和腰痛，性交、劳累后及月经前后腹痛加重，妇科检查发现双附件或骶骨韧带增厚，压痛明显。

5. 子宫内膜息肉及黏膜下肌瘤　亦可见经行日久不止，借子宫输卵管碘油造影宫腔镜检查可明确鉴别。

6. 子宫内膜异位症及子宫肌腺症　均可见经期延长，但常伴一进行性加重的痛经，经量增多或经期发热。妇科检查、B 超检查及腹腔镜检查有助于诊断。

7. 异位妊娠　少数异位妊娠的病人无明显停经史，阴道少量出血，淋漓不净，伴下腹坠胀疼痛。妇科检查、尿妊免试验及 B 超检查均可协助诊断。

8. 宫内节育器引起的出血　宫内放置节育器后少数妇女可见经期延长，以放置后 3 个月内为多见，通过询问可助诊断。

9. 全身性疾病　血液病、甲状腺疾病、肝病等亦可伴有经期延长的症状，详问病史不难鉴别。

【西医治疗】

药物疗法　常选用孕激素、绒毛膜促性腺激素及雌激素、孕激素序贯疗法。

【中医治疗】

1. 辨证论治

(1)气虚型：经行逾期 7 日不止，血色淡，质稀；倦怠乏力，腹满食少，舌淡，苔薄白，脉细弱。治宜益气固冲，止血调经。方选归脾汤加味。药用党参、黄芪、乌贼骨各 15g，棕榈炭、茯苓、白术各 12g，酸枣仁、大枣、当归各 9g，木香、炮姜、炙远志、甘草各 6g。每日 1 剂，水煎服。

(2)虚热型：经行延长，量少，色鲜红或暗红；心烦潮热，咽干口燥，舌红，少苔，脉细数。治宜滋阴清热，调经止血。方选固经丸加减。药用龟甲、樗根皮、地榆各15g，白芍、生地黄、地骨皮、墨旱莲各12g，当归9g，甘草6g。每日1剂，水煎服。

(3)湿热型：经期延长，色暗如酱，混杂黏液；身热不扬，腹胀痛，平时带下量多色黄臭秽，舌红，苔黄腻，脉濡数。治宜清热利湿，止血调经。方选四妙散加味。药用薏苡仁、乌贼骨、败酱、地榆各15g，金银花、茵陈、车前仁各12g，黄柏、苍术、牛膝各9g，甘草6g。每日1剂，水煎服。

(4)血瘀型：经期延长，色暗有块；伴小腹疼痛拒按，舌紫暗，有瘀斑，脉沉弦。治宜活血化瘀，止血调经。方选桃红四物汤加味。药用乌贼骨、蒲黄、益母草各15g，白芍、熟地黄各12g，桃仁、茜草、当归各9g，红花、川芎、甘草各6g。每日1剂，水煎服。

2. 针灸疗法

(1)血瘀证：治宜活血化瘀调经。取膈俞、血海、地机、三阴交。膈俞用平补平泻法；血海、地机、三阴交用泻法。

(2)血热证：治宜清热凉血调经。取血海、三阴交、太冲、大敦。前三穴用泻法。大敦点刺放血。

3. 中成药

(1)乌鸡白凤丸：补肾养血调经。适用于肾阳不足，气血亏虚证。蜜丸，每日2次，每次1丸，口服。

(2)益母草膏：活血化瘀调经。适用于血瘀证。流浸膏剂，每日2次，每次10g，口服。

(3)加味逍遥丸：疏肝清热。适用于郁热证。水丸，每日2～3次，每次6g，口服。

(4)固经丸：滋阴清热调经。适用于阴虚有热证。水丸，每日2次，每次6g。口服。

【验案举例】

1. 赵某，女，38岁。近3个月来工作疲劳，每次经期延长，约半个月方净。末次量多5天，色红，以后经量减少，至今未净。并见神疲乏力，无腹痛。有长期服用避孕药史。苔薄，脉细。平素月经量中，色红，无痛经。诊断为经期延长。证属脾虚气弱，失于统摄。治宜益气健脾，固摄冲任。药用煅龙骨、煅牡蛎(均先煎)各30g，党参、黄芪、仙鹤草、大蓟、小蓟、炒地榆、山药各15g，生地黄、熟地黄、香附、鸡血藤各12g，当归9g，川芎6g。每日1剂，水煎服。服5剂后，量少似赤带，小便热赤，小腹隐痛。苔薄腻，脉细。治宜健脾利湿，固摄止血。药用煅龙骨(先煎)30g，煅牡蛎(先煎)30g，党参、黄芪、仙鹤草、大蓟、小蓟、炒地榆各15g，瞿麦、萹蓄、乌贼骨、土大黄各12g，生茜草、炒荆芥、炒槐花各9g。再服7剂。基础体温已上升4天，右下腹作痛。苔薄，脉细。治宜益气健脾，清利湿热。药用山药、生地黄、熟地黄、香附、鸡血藤、延胡索、猪苓、茯苓、党参、黄芪各12g，知母、黄芩、黄柏、当归各

9g,川芎 5g。服 7 剂善后。

按:《诸病源候论·月水不断候》认为:“劳伤经脉,冲任之气虚损,故不能制其经血。”病人年届中年,素禀气虚,又逢劳累,脾虚气弱,冲任不能固摄,而致月水不断,亦称经期延长或经漏;方用四物汤加党参、黄芪、鸡血藤,益气养血调经;怀山药健脾益肾;大蓟、小蓟、仙鹤草、地榆、煅龙骨、煅牡蛎固涩止血;生茜草,乌贼骨为《内经》古方,活血止血,固涩下焦,止血不留瘀。二诊赤带、溲赤,伴小腹隐痛,湿热乘虚侵入胞脉,故再以知母、黄芩、黄柏、土大黄清热解毒、凉血止血;瞿麦、萹蓄清利湿热,俾湿热得清,脾气得振,冲任得固而病愈(《郑长松妇科》,中国中医药出版社,2007)。

2. 史某,女,39 岁。患者月经周期正常,行经期 8~10 天,月经量少,色暗淡有块,经行腹痛拒按;神疲乏力,心悸失眠,纳少便溏;舌暗淡,有瘀点,苔薄润,脉细涩。辅助检查:基础体温呈双相型,但下降缓慢。月经期第 5 天行诊断性刮宫,可见分泌期子宫内膜及增生期内膜。诊断为经期延长。证属气郁血滞,冲任受损。治宜活血化瘀,调经止血。药用黄芪、酸枣仁各 30g,熟地黄 20g,益母草、党参各 15g,白术 15g,茯神、当归、蒲黄炭、茜草各 10g,炙甘草 6g。每日 1 剂,水煎服。服 7 剂后,阴道流血即止,现神疲乏力,眠差,纳少便溏,舌暗淡,有瘀点,苔薄润,脉细涩。治宜健脾益气,活血调经。药用黄芪、紫石英、太子参各 30g,白术、茯苓、鹿角霜各 15g,当归、柴胡、木香、牛膝各 10g,炙甘草 6g。服 14 剂,前症悉数缓解。后于经前继投前方,共治疗 3 个月而愈。

按:患者性格内向,精神忧郁,气郁血滞,瘀血阻滞冲任,血不归经;肝气郁结,克伐脾土,脾气不足,推动无力,血滞冲任,新血不得归经。临证治疗重在止血,缩短经期。但本例病机为瘀血内阻,故临证“以通为止”,活血化瘀为核心法则,兼以健脾益气,疏肝理气,不可用收涩止血之品。方中黄芪、太子参、白术、茯苓、甘草健脾益气;益母草、当归、牛膝补血活血化瘀;柴胡、木香疏肝理气;蒲黄炭、茜草止血调经。全方攻补结合,益气不忘理气,活血兼顾补血,使气充血调,经期自可如常(《郑长松妇科》,中国中医药出版社,2007)。

【名医提示】

1. 本病预后一般较好,虽出血时间长,但因出血量不多,故对身体影响不大。然而行经时间较长,对生活造成不便,甚至影响受孕或发生自然流产。若合并月经过多,或持续半月不净者,有转为崩漏之势,应当重视。

2. 经期、产褥期注意外阴卫生,禁止房事。

3. 保持心情舒畅,避免过度精神刺激。

4. 经期避免重体力劳动和剧烈运动。

第九节　排卵期出血

在2次月经中期，出现周期性少量子宫出血者，称排卵期出血。由于排卵期雌激素短暂下降致子宫内膜部分脱落出血，当排卵后黄体形成，雌激素、孕激素分泌足够时，内膜又被修复而止血。中医学称本病为经间期出血。

【诊断要点】

1. 周期性经间期出血，历时1～2小时或1～3日。血量少于正常月经，或表现为白带夹血，伴轻微腰腹痛，月经周期正常。

2. 妇科检查无特殊异常。

3. 基础体温测定：基础体温低高温相交替时出现少量阴道出血可确诊。

【鉴别诊断】

1. 月经过少　一般周期正常。

2. 月经频发　一般经量正常或过多。基础体温有双相或单相反应。

3. 宫颈炎出血　无周期，持续或反复出血，妇科检查可证实。

【西医治疗】　用小剂量雌激素补充不足。炔雌醇0.005～0.01mg，于月经周期第10日起，每日1次，口服，连续10日，治疗3个疗程。

【中医治疗】

1. 辨证论治

(1)肾阴虚型：经间期出血，量少，色红，无血块；伴腰酸，五心烦热，夜寐不安，尿黄，便结，舌红，脉细数。治宜滋肾养阴，清热止血。方选两地汤合二至丸。药用麦冬15g，生地黄、玄参、白芍、阿胶、地骨皮、女贞子、墨旱莲各12g，甘草6g。每日1剂，水煎服。

(2)肾阳虚型：经间期出血，量少，色淡红，无血块；头晕腰酸，尿频，大便溏，舌淡红，苔薄白，脉细。治宜滋阴助阳，益气止血。方选健固汤加味。药用党参、薏苡仁各15g，茯苓、巴戟天、白术、菟丝子、山药、续断各12g，甘草6g。每日1剂，水煎服。

(3)湿热内蕴型：经间期出血量少或多，色暗红，质稠，或白带夹血，或为赤带；腰骶痛，或下腹胀痛，小便短赤，舌苔黄腻，脉濡数或滑数。治宜清热利湿止血。方选清肝止淋汤加减。药用薏苡仁15g，贯众、白芍、生地黄、牡丹皮、黑豆、小蓟、茯苓各12g，黄柏、牛膝各9g，香附、甘草各6g。每日1剂，水煎服。

(4)肝郁气滞型：经间期阴道出血，量或多或少，血色紫红而黏稠或夹小块；烦躁易怒，胸胁胀闷，小腹胀痛，或口苦咽干，舌红，苔薄黄，脉弦。治宜疏肝清热，化瘀止血。方选丹栀逍遥散加减。药用牡丹皮、栀子、白芍、茯苓、白术、大蓟、乌贼骨各12g，茜草、荆芥炭各9g，柴胡6g，甘草3g。每日1剂，水煎服。

2. 内服单方验方

(1)牡丹皮、地榆炭、小蓟、赤芍、白芍各15g,黄柏、牛膝、生薏苡仁、苍术、香附各10g。每日1剂,水煎,分2次服,出血时即开始服药,连续3~5剂,治疗3个月为1个疗程。主治排卵期出血,能清热、利湿、止血。

(2)马齿苋、益母草各30g。每日1剂,水煎服。于出血期间服用,连用2~3日,3个月经周期为1个疗程。主治排卵期出血,能缩宫止血。

3. 中成药

(1)固经丸:清利湿热固经,适用于湿热内蕴证。水丸,每日2次,每次6g,口服。

(2)左归丸:补肾滋阴养血,适用于肾阴不足证。蜜丸,每日2次,每次1丸,口服。

(3)益母草膏:活血化瘀调经,适用于血瘀证。膏剂,每日2次,每次10g,口服。

(4)八珍丸:补气养血,适用于气血两虚证。蜜丸,每日2次,每次1丸,口服。

【验案举例】

1. 张某,25岁,未婚。半年来月经过多,每次行经7天,月经周期尚准,唯两次月经中期,阴道有少量出血,色红,每持续5~6天始净。就诊时正值月经中期,阴道出血已两天,并见腰酸乏力,烦热口干,小腹略觉坠胀,脉沉细数。舌边尖红,苔薄白,证属阴虚火旺,冲任不调。治宜滋阴泻火、凉血固冲。药用细生地黄、炒地榆各15g,怀山药12g,粉丹皮、女贞子、墨旱莲、云茯苓、知母、山茱萸、棕榈炭各9g,川黄柏6g。每日1剂,水煎服。服3剂后,阴道出血已止,烦热亦除,月经届期来潮,量多如涌,经色殷红,烦躁少寐,头晕耳鸣,腰部酸胀,脉弦细数,舌红,苔薄黄。此热迫血行,冲任气盛,治宜清热固经,凉血止血。药用生地黄、制龟甲、炒地榆各15g,乌贼骨12g,茜草、陈阿胶(烊化冲)、地骨皮、女贞子、粉丹皮各9g,条黄芩、焦山栀、制香附、粉甘草各6g。服3剂后,经量渐次减少,现尚未净,脉细略数,拟养血固经,以善其后。药用秦当归、生地黄、棕榈炭各12g,杭白芍、川芎、陈阿胶(烊化冲服)、女贞子、墨旱莲、桑寄生、川续断各9g,条黄芩6g,粉甘草3g。服3剂以资巩固。并嘱月经过后10天,仍服一诊方5剂,下次经期服二诊方3~5剂,经后仍服三诊方。如此调治3个月,经量正常,经间出血现象再未反复。

按:经间期出血,多见于经后10~16天,阴道有少量出血或伴见轻微腹痛,常持续数日。本病多以血海不宁、冲任气盛为关键。发病具体原因,则或肝经郁热,或因阴虚火伏,或因湿热蕴积、困扰血海,而月经中期冲任二脉之气渐旺,激动脉络以致气血不循经而出。本案之经间期出血,经量过多,腰酸乏力,烦热口干,乃因肝肾亏虚,相火妄动,冲任不能固摄所致。初诊治宜滋阴泻火,稍佐固涩。后宜养血固经,以善其后(《哈荔田妇科医案医话选》)。

2. 李某,24岁。近3天来,时值月经中期,阴道有少量出血。经某医院诊断为排卵期出血。经前期半个月即感外阴明显瘙痒，口干渴，月经周期先后不定，经前腹痛，行经第1天腹痛较为剧烈，会阴部发胀。脉弦滑。舌尖红，苔薄黄。诊断为经间期出血。证属湿热下注，热伤血络。治宜清热利湿，行气活血。药用瞿麦、萆薢各12g，萹蓄、车前子(包)、川楝子各9g，赤芍、白芍、延胡索、黄芩、荆芥穗各6g，木通、柴胡各3g。每日1剂，水煎服。服4剂后，阴道出血已止。以后随访观察，再未发现月经中期出血现象。

按：本病的治疗，应以调理冲任，摄血止血为主，亦可分期论治。本病出血的原因，盖因平时湿热内伏冲任，月经中期以后，冲任脉道逐渐充盈，功能也逐渐旺盛。功能为阳，阳盛则热，引动内伏之热，湿热下注，则见白带量多，湿热入于血络，则伤血动血，妄溢于冲任脉道之外，故见阴道出血。故治宜清热利湿，行气活血，用刘老喜用的清肝利湿汤加减，符合通因通用的法则，使湿热得清，气血得通，血脉疏达，冲任调和，则血止病除(《刘奉五妇科经验》)。

3. 杨某，23岁，未婚。经间期出血3个月，月经尚规则，经量中等，色鲜红，有血块，伴少腹、小腹疼痛，行经期为5天。近3个月以来，每于月经干净8～9天后又出现阴道流血，血量少于正常月经量，色暗红，持续5天左右。末次月经5天后，阴道有咖啡色分泌物，量不多，迄今仍淋漓不净，伴头晕，心烦，心悸，腰胀，纳寐可，二便正常。诊查时见形体消瘦，脉虚细略数，舌淡红，苔薄白。诊断为经间期出血。证属肝肾阴虚，冲任不固。治宜滋补肝肾，固涩止血。药用煅牡蛎30g，墨旱莲20g，熟地黄、淮山药各15g，陈皮、当归、白芍、女贞子各10g，山茱萸、茯苓、泽泻各6g。每日1剂，水煎服，连服3剂后，阴道出血停止，月经按期来潮，经间期已无出血，末次月经来时，经行腹痛减轻。刻诊头晕，腰胀痛，脚软，疲乏无力，带下量多暗红，舌尖红，苔薄白脉细。予疏肝养肝、健脾活血以调经。药用鸡血藤20g，黄精15g，柴胡、当归、茯苓、白术、茺蔚子、仙鹤草各10g，薄荷(后下)、炙甘草6g。连服4剂而愈。

按：本案为肝肾不足，相火易动，阴虚不能制阳，阳气内动，扰动阴络，冲任不固，则阴道出血。阴虚血少，冲任不调，胞脉失养，故致经间期出血。初诊拟滋实肝肾、固涩止血为治，方中熟地黄、山药、山茱萸等滋补肝肾；当归、白芍养血柔肝；墨旱莲、牡蛎收敛止血。药后阴液渐复，虚火渐清，冲任得固，经间期已无出血之象。二诊时仍有经行腹痛，考虑为肝阴不足，疏泻失司，气机郁滞而致，故以疏肝养肝，健脾活血法以调治善后(《班秀文妇科医论医案选》)。

【名医提示】

1. 排卵期不宜吃生冷、酸辣等刺激性食物，多饮开水，保持大便通畅。血热者经期前宜多食新鲜水果和蔬菜，忌食葱、蒜、韭、姜等刺激燥湿生热之物。

2. 了解排卵期的生理，注意排卵期保持精神愉快，避免精神刺激和情绪波动，注意保暖，避免寒冷刺激，避免过劳。

3. 掌握排卵期出血的原因，注意排卵期卫生，预防感染，注意外生殖器的卫生清洁，出血期绝对不能有性生活。

4. 在排卵期要穿着柔软、棉质，通风透气性能良好的内裤，要勤洗勤换，换洗的内裤要放在阳光下晒干。

5. 保持外阴局部清洁，防止感染。

6. 出血期间应适当休息，避免过度劳累。

第十节 倒 经

倒经是指经期或经行前后周期性出血如吐血、衄血者，也称经行吐衄或代偿性月经。这种与月经周期相似的周期性子宫外出血，可发生于鼻、胃、肠、肺、膀胱、视网膜等处，其中以鼻黏膜出血多见。本病多见于青春期女性。由于鼻黏膜等上述器官对卵巢分泌的雌激素较为敏感，雌激素可使其毛细血管扩张、液性增加，因而易于破裂出血，有人认为鼻黏膜与女性生殖器官之间有生理上的联系，故代偿性月经多为鼻黏膜出血。也有人认为，子宫内膜异位症是引起代偿性月经的原因。

【诊断要点】

1. 主要表现为鼻出血与月经来潮同时发生，或只有周期性鼻出血而无月经。

2. 如代偿性月经与子宫出血同时发生，则可能前者出血少而无子宫出血，或反之。

3. 有的闭经时有全身不适及盆腔坠胀感，代偿性月经一出现，症状即消失。

4. 如为鼻出血，检查时见一侧或双侧鼻腔内有血液。如有吐血、鼻出血连续 2 次以上随月经周期呈规律性发作，月经量相应减少，甚或闭而不行，即可诊断为代偿性月经。

【鉴别诊断】

1. 倒经发生在鼻黏膜应与鼻外伤、鼻腔炎症、鼻黏膜肿瘤所引起的出血相鉴别。可通过有无外伤史、出血是否有周期性及鼻镜检查等鉴别。

2. 其他部位出血应通过有关检查，除该处炎症、肿瘤所致出血，应详细询问病史及出血发作是否与月经周期有关等。

3. 全身性血液病所致出血：与月经周期无关，通过血象、骨髓穿刺等检查可以协助诊断。

4. 子宫内膜异位症：可行病灶活检病理检查证实。

【西医治疗】

1. 用小剂量雌激素补充不足。炔雌醇 0.005～0.01mg，于月经周期第 10 日起，每日 1 次，口服，连续 10 日，治疗 3 个疗程。

2. 主要是局部止血。鼻出血可用压迫止血加用麻黄素等，进一步可在鼻镜下用硝酸银或电灼出血部位，必要时局部电灼或切除。若系子宫内膜异位症引起的出血，可用假绝经疗法达到止血目的。

【中医治疗】

1. 辨证论治

(1)经前期(月经前3～5天)鼻出血：治宜引经降逆，引血下行。选方麦门冬汤加减：淮山药、龙骨、牡蛎各30g，党参、赤芍、丹参、熟地黄、牛膝各15g，麦冬、天冬、红花、法半夏各10g，桃仁9g，大枣3个。每日1剂，水煎服。

(2)经中期(行经期)鼻出血：治宜加强引经，酌加凉血止血。选方茜根散加减：藕节、侧柏叶、党参、牛膝各10g，茜草、黄芩、生地黄、麦冬各10g。每日1剂，水煎服。

(3)经后期(月经干净3～5天)鼻出血：治宜大补气血，固肾养阴。选方八珍汤加减：党参、茯苓、黄芪、玉竹、桑椹子、熟地黄、何首乌、女贞子各10g，白术12g，麦冬10g。每日1剂，水煎服。

2. 通用加减方　白茅根15g，生地黄12g，当归、白芍、牡丹皮、栀子、黄芩、茜草、牛膝各10g，川楝子、甘草6g。经血不畅，夹有血块者，加桃仁、红花各10g；两胁胀者，加柴胡、郁金各10g；头痛者，加川芎、杭菊各10g；目痛，加石决明(先煎)、青葙子各10g；大便秘结者，加大黄6g。每日1剂，加水煎煮2次，将两煎药液混合均匀，分2次服。

3. 内服单方验方

(1)女贞子、墨旱莲各30g，当归、熟地黄、沙参、白芍各12g，黑荆芥、茯苓、牡丹皮各10g。每日1剂，水煎，分2次服。

(2)生地黄、白芍、沙参、荆芥炭各15g，牡丹皮10g，当归6g。每日1剂，水煎，分2次服。

(3)鲜生地黄60g，鲜藕(洗净)2大节，同时捣烂，挤汁冷服，每日1剂。

4. 外治单方验方　取白茅根、菊花、车前子、牡丹皮各30g，水煎去渣冷却，用纱布浸泡后湿敷在出血局部，可止鼻出血。

5. 中成药

(1)荷叶丸：清热凉血，散瘀止血，适用于肝胃郁火证。蜜丸，每日2次，每次1丸，口服。

(2)知柏地黄丸：益肾滋阴，降火顺经，适用于肺肾阴虚证。蜜丸，每日2次，每次9g，口服。

【验案举例】

1. 刘某，女，18岁。患者3年前月经初潮时，经量点滴，色紫黯，伴鼻出血，3天后月经止，鼻出血亦止，嗣后27天，月经、鼻出血同时又显，但月经量少而鼻出血量多，乃月经止鼻出血亦止。从此每月周期性鼻出血一次而无月经，多方求医无效。刻诊：情志不舒，时有两胁及少腹胀痛，而每以周期来临时加剧，头晕，失眠，舌质微红，舌边有针刺样瘀点，苔薄白，脉涩而沉。证属肝气不疏，气滞血瘀。治宜疏肝理气，活血化瘀。方选血府逐瘀汤加减。药用柴胡、枳壳、牛膝、延胡索各 12g，桃仁、红花、当归、川芎各 9g，生地黄、赤芍各 6g，甘草 3g。每日 1 剂，水煎服。服 2 剂后月经按时而下，经量虽少，但已未见鼻出血，两胁及少腹胀痛消失。因属久病，效不更方，再进 4 剂。药尽后，月经转为正常，经期未再有鼻出血。随访 7 年无复发。

按：中医学认为，倒经是与月经有关的吐血或衄血病证。发病多与肝经或肺经有关。本案病因病机为平素多郁，肝气郁结，气滞血瘀，经化为血，上出鼻窍，酿成本病。故以柴胡、枳壳、甘草疏肝理气；牛膝、桃仁、红花、当归、川芎、生地黄、赤芍活血化瘀，引血下行；延胡索止痛，共奏疏肝理气，活血化瘀之功。经前或经期，经水逆行，从口鼻而出，称“经行吐衄”。其辨治，历代多尊崇经旨“诸逆冲上，皆属于火”，而从气火立论。姚氏倡导丹溪“阴不足，阳有余”之说，主张从本着手，滋水泻火，养阴清营，用养阴清营顺冲汤（方见方剂篇“经行吐衄”），用血气火并治的方法奏功（《哈荔田医案医话选》，天津科学技术出版社，1982）。

2. 张某，女，17 岁。自幼鼻出血，时作时休，春季常一日数发，10 岁后自愈。14 岁月经初潮时，鼻出血复发，继之于经前或经期易于鼻出血。现经前 3 天，鼻出血 2 次，午后突然腹痛，动辄恶心呕吐，腿痛难以伸屈，住院后发现身有紫斑，经血检诊断为“过敏性紫斑”。月经周期 30 天左右，经期 7～9 天，血量偏少。因劳累其病复举，腹痛阵作，呕恶脘痞，大便黑褐，每日 4～6 次，昨晚吐血 1 次。神倦体瘦，痛苦表情，语声低微，两腿有对称性新发紫斑，舌质常色，苔腻微黄，脉象洪数。诊断为经行吐衄。证属阳明热盛，血不内守。治宜清腑热，养阴津，凉血宁血。药用白茅根 60g，槐花、白头翁、金银花、白芍、生地黄、仙鹤草各 30g，乌梅、地榆炭各 15g，黄芩、牡丹皮各 12g，川黄连、生大黄（后下）6g。每日 1 剂，水煎两次，共煎 500ml，分两次温服。嘱经期停服。服 5 剂后，鼻出血未发，呕恶腹痛渐止，月事及期而至，血量更少，脘痞依故，不思纳食，大便日 2 次，色转黄。按前方茅根、槐花减半，去白头翁、生地黄、地榆炭、大黄。加茜草 12g，藿香、佩兰各 9g。又服药 8 剂，除紫斑未退外，诸苦若失，更方清除余邪，扶养正气。药用生地黄、白茅根各 30g，益母草、黄芪各 20g，何首乌、山药、白芍、乌梅各 15g，牡丹皮 12g，黄芩 9g，五味子、陈皮各 6g。再服 5 剂善后，共服药 16 剂，诸恙悉平。

按：《类证治裁》中说：“血从清道出于鼻为衄，证多火迫血逆。”本例旧有鼻出血之宿疾，知为内热久蕴，鼻衄止后，热未尽去，故于天癸至，任脉遍，冲脉动之际，鼻衄复发；热邪久羁，淫于胃肠，阻滞腑气，灼伤血络，则呕恶吐血，脘痞纳呆，腹痛急剧，大便黑褐；少腹正中隶属冲任，腑气阻滞则有碍经事，故衄血屡发于经前或适值经期；气和则血循经，气逆则血越络，故病突发于劳累气逆之后，兼见肌衄。阳明燥土，得阴则安，故方中重用白茅根、金银花、生地黄以养阴清热；白头翁、槐花、黄连、黄芩、大黄清泻胃与大肠及中下焦血分之蕴热；白芍、益母草、牡丹皮、茜草凉血敛阴，祛瘀生新；仙鹤草、地榆炭、乌梅固涩上逆下脱之亡血；藿香、佩兰、陈皮宽中快气，宣通胃肠之热邪郁结；腑热得平，阴血得宁后，加黄芪、山药、何首乌、五味子益气养阴，俾邪去正复，以杜内火复燃（《郑长松妇科》，中国中医药出版社，2007）。

【名医提示】

1. 鼻出血时要保持安静，少量出血患者可取头高位，大量出血者采取平卧位，出血侧在下。

2. 多食富含维生素 C 的食物，以增加血管弹性。

3. 饮食宜清淡，忌食辛辣刺激性食物。

4. 生活起居有规律，保持大便通畅。

5. 月经期不宜过于劳累。

第十一节　闭　经

女子年满 16 岁，月经尚未来潮；或既往曾有规则月经而又中断达 3 个月以上者，称闭经。前者为原发性闭经，后者为继发性闭经。闭经是妇科疾病常见症状。正常月经周期的建立依赖下丘脑-垂体-卵巢轴的功能完善及子宫内膜对性激素的周期性反应，任何一个环节的内分泌功能发生障碍或器质性病变均可导致闭经，故闭经按其病变部位，又分为子宫性闭经、卵巢性闭经、垂体性闭经和下丘脑性闭经。中医学称为“经闭”“女子不月”“月事不来”。多因肝肾不足或气血虚弱致冲任虚损，血海空虚，或因气滞血瘀、痰湿阻滞致经隧阻隔，脉道不通所致。

【诊断要点】

1. 子宫性闭经

(1)先天性无子宫或子宫发育不良，或有粗暴或多次刮宫史，全身结核或盆腔结核史。

(2)基础体温双相型，阴道涂片或宫颈黏液检查均提示有排卵。

(3)行人工周期后无撤药性出血。

(4)诊刮时无子宫内膜或发现宫腔有粘连。

2. 卵巢性闭经

(1)基础体温单相型，阴道涂片或宫颈黏液提示无排卵及雌激素水平低落。

(2)人工周期后有撤药性出血。

(3)尿血 FSH、LH 高于正常，雌二醇(E_2)降低。

3. 垂体性闭经

(1)有产后大出血或感染史，有头痛或视力减退、肢端肥大或肥胖、多毛及泌乳等症。

(2)基础体温单相型，阴道涂片及宫颈黏液提示雌激素水平低落。

(3)人工周期后有撤药性出血。

(4)血、尿的 FSH、LH 水平低下，肌内注射黄体生成素释放激素(LHRH)100μg 后仍低下。E_2 降低，垂体催乳素(PRL)>20ng/ml。

(5)如有垂体肿瘤可出现视野偏盲。颅骨蝶鞍区 X 线摄片、气脑与脑血管造影及 CT 检查可协助诊断。

4. 下丘脑性闭经

(1)有精神紧张、消耗性疾病、服用特殊药物(如避孕药、镇静药等)及其他内分泌功能异常史等。

(2)阴道涂片、宫颈黏液示雌激素水平低落。

(3)血、尿的 FSH、LH 水平低下，在肌内注射 LHRH 100μg 后能升高。E_2 降低。

(4)人工周期后有撤药性出血。

5. 辅助检查

(1)子宫功能检查

① 诊断性刮宫及子宫内膜活体组织检查：了解子宫或宫颈有无粘连、内膜有无结核及性激素分泌情况。

② 子宫输卵管碘油造影：有助于诊断生殖器官发育不良、宫腔粘连及生殖道结核。

③ 内镜检查：腹腔镜或宫腔镜直接观察内生殖器、宫腔及内膜。

④黄体酮(孕酮)试验，肌内注射黄体酮 20mg/d，连续 5 日。若在停药后 2～7 日出现撤药性出血，提示子宫内膜有功能，且受体内一定水平雌激素影响，对外源性黄体酮有反应。

⑤雌激素试验，如黄体酮试验阴性，服己烯雌酚 1mg/d 或炔雌醇 0.05mg/d，连服 20 日。若停药后 2～7 日有撤药性出血，为阳性反应，提示子宫内膜对雌激素有正常反应。

(2)卵巢功能检查

① 基础体温测定：了解卵巢有无排卵。

② 阴道脱落细胞检查及宫颈黏液检查：了解雌激素水平及孕激素作用。

③ 血雌激素、孕激素含量测定：卵巢功能异常或衰竭，血中雌激素、孕激素含量低。

(3)垂体功能检查

①血清 FSH、LH 放射免疫测定：如 FSH>40U/L，提示卵巢功能低落或衰竭。LH<5U/L，表示促性腺激素功能不足。若 FSH 及 LH 均低，提示垂体或更

高中枢功能低下。

②蝶鞍摄片：可诊断蝶鞍部有无肿瘤。

③垂体兴奋试验：鉴别病变在垂体还是在下丘脑。将LHRH100μg溶于5ml 0.9%氯化钠注射液中，静脉注射，在30秒内注完。于注射前及注射后15分钟、30分钟、60分钟、120分钟各采血2ml，用放射免疫法测定LH含量。若注射后30～60分钟LH值升至注射前的2倍以上提示垂体功能良好，闭经原因在丘脑下部或以上部位。如注射后LH值不增高或增高不多，提示闭经原因可能在垂体。

(4)其他检查：甲状腺功能测定、肾上腺功能测定、染色体检查等。

【鉴别诊断】

1. 诊断时根据病史、体格检查，排除生理性闭经如妊娠期、哺乳期和绝经期。

2. 还需排除由副中肾管发育异常引起的下生殖道梗阻，如处女膜闭锁、阴道畸形等造成经血不能排出体外的假性闭经。

【西医治疗】

1. *药物治疗*

(1)性激素替代疗法：适用于先天性卵巢发育不良，或卵巢功能障碍者。

①小剂量雌激素周期治疗：参见第6章第七节“无排卵性功能失调性子宫出血”治疗。

②雌-孕激素序贯疗法：参见第6章第七节“无排卵性功能失调性子宫出血”治疗。

③雌-孕激素合并治疗：参见第6章第七节“无排卵性功能失调性子宫出血”治疗。

(2)诱发排卵

①尿促性素(HMG)与hCG：适用于下丘脑及垂体性闭经。HMG75～150U/d，肌内注射。用药3～5日后根据雌激素反应调整用量，若雌激素水平未上升可增加用量至150～225U/d，若雌激素已上升，可维持原量，用7日，在HMG末次注射的同时或停药1～2日后予以hCG，肌内注射，每次5000～10 000U，若基础体温不上升，2～3日后再重复1次。

②氯米芬：适用于下丘脑闭经者。用法参见第6章第七节“无排卵性功能失调性子宫出血”治疗。

③LHRH：适用于丘脑下部功能不足，LHRH分泌不足者。LHRH月经中期冲击法，于月经周期第14、第15两日，肌内注射LHRH100/μg，每日2次。氯米芬和LHRH月经中期冲击法，于月经周期第5日起口服氯米芬50～100mg/d，连用5日。在第14、第15两日，肌内注射LHRH100μg，每日2次。

④溴隐亭：适用于高催乳素血症。开始时用小剂量1.25mg，每日2～3次，如无明显反应即逐渐加量，最大剂量不超过10mg/d。

2. 手术治疗

(1)宫腔扩张术:适用于宫腔粘连者,并放置节育器以防再次粘连。

(2)卵巢肿瘤切除术:适用于卵巢功能性肿瘤者。

(3)垂体肿瘤切除术:适用于垂体肿瘤者。

【中医治疗】

1. 辨证论治

(1)肝肾不足型:年逾 16 岁尚未行经,或月经后期量少逐渐至经闭;体质虚弱,腰酸腿软,头晕耳鸣,舌淡红,少苔,脉沉弱或沉细。治宜补肾养肝调经。方选归肾丸加味。药用菟丝子、杜仲、枸杞子、山药、鸡血藤、何首乌各 15g,山茱萸、当归、熟地黄、茯苓各 12g,甘草 6g。每日 1 剂,水煎服。

(2)气血虚弱型:月经逐渐延后,渐至闭经;头晕眼花,心悸气短,神疲肢倦,食欲缺乏,毛发不泽,面黄肌瘦,舌淡少苔或苔白,脉沉缓或虚弱。治宜补气养血调经。方选人参养荣汤加减。药用党参、黄芪各 15g,白术、茯苓、陈皮、当归、白芍、熟地黄各 12g,五味子、远志、桂枝、炙甘草各 6g。若因产后大出血所致的经闭者,加鹿茸、鹿角霜、紫河车等血肉有情之品,或用四二五合方:紫河车、鹿角霜、枸杞子各 15g,当归、熟地黄、白芍、淫羊藿、仙茅、菟丝子、覆盆子、车前子各 12g,牛膝 9g,五味子、川芎、甘草各 6g。每日 1 剂,水煎服。

(3)阴虚血燥型:经血由少而渐至停闭;五心烦热,两颧潮红,盗汗,舌红少苔,脉细数。治宜养阴清热调经。方选加减一阴煎加味。药用黄精、丹参、麦冬各 15g,枳壳、鳖甲、生地黄、熟地黄、白芍、知母、地骨皮各 12g,炙甘草 6g。每日 1 剂,水煎服。

(4)气滞血瘀型:月经突然停闭;精神抑郁,烦躁易怒,胸胁胀满,少腹胀痛拒按,舌紫暗有瘀点,脉弦或沉涩。治宜理气活血,祛瘀通经。方选血府逐瘀汤加减。药用当归 15g,生地黄、赤芍、牛膝、枳壳各 12g,桃仁 10g,红花、川芎、桔梗、柴胡各 6g,甘草 3g。每日 1 剂,水煎服。

(5)痰湿阻滞型:月经停闭;形体肥胖,胸胁满闷,呕恶痰多,面浮足肿,苔腻,脉滑。治宜豁痰除湿,活血通经。方选苍附导痰丸加味。药用茯苓、胆南星、苍术、枳壳、神曲、当归各 12g,法半夏 9g,陈皮、香附、川芎、甘草各 6g。每日 1 剂,水煎服。

2. 通用加减方

(1)生石膏 30～90g,生地黄、石斛、麦冬、灵磁石各 30g,当归、桃仁、红花、牛膝各 15g,酒制大黄 10g;兴奋躁动,幻听,幻视,加生龙骨、生牡蛎、珍珠母(先煎)各 30g,石菖蒲 15g,大黄 10～15g,去酒制大黄;失眠多梦,加炒枣仁 40～80g,丹参 20g;胸胁胀满,加郁金 10～20g;口苦,加黄连 10g,或龙胆草 10g;兼有迟发性运动障碍,加鸡血藤 30～60g,白芍 20～40g。每日 1 剂,加水煎煮 2 次,将两煎药液混合均匀,分 2 次服。

(2)当归、益母草各20g,熟地黄、菟丝子、白芍、枸杞子、淫羊藿、泽兰、怀牛膝各15g,川芎12g,艾叶、红花、仙茅各10g。腰膝酸软较甚,加巴戟天、炒杜仲各12g;少腹胀痛,下坠明显,加大当归、川芎用量,白芍改为赤芍;心烦口干,去艾叶、仙茅,加栀子12g,龙胆10g。每日1剂,加水煎煮2次,将两煎药液混合均匀,分2次服。

(3)鸡血藤30~60g,党参12~15g,白术、茯苓各12g,陈皮、当归各10~12g,川芎、半夏、炙甘草各6g。气虚,加黄芪、山药各15g,人参(另煎)6g;血虚,加熟地黄、阿胶(烊化)各15g,白芍10g;肝肾不足,加怀牛膝、女贞子、续断各15g;夹瘀,加红花、泽兰、刘寄奴各10g;气滞,加柴胡、香附、青皮各10g;有热,加牡丹皮、栀子、黄芩各10g;食欲缺乏,加山楂、鸡内金、炒麦芽各10g。每日1剂,加水煎煮2次,将两煎药液混合均匀,分2次服。

(4)当归、续断各15g,香附10g,牛膝9g,细辛3g。痛经,加延胡索12g,青皮10g;腰痛,加桑寄生15g;体胖湿盛,加陈皮10g,半夏6g;寒盛,加桂心6克;经前胸胁胀痛,加郁金15g,柴胡10g;性欲低下,加鸡血藤30g。每日1剂,加水煎煮2次,将两煎药液混合均匀,分2次服。用于卵巢早衰所致闭经。

3. 内服单方验方

(1)熟地黄、黄精、菟丝子、覆盆子、仙茅、淫羊藿、紫石英、续断各12g,当归、白芍、党参、白术、香附、何首乌、枸杞子、川楝子各9g。每日1剂,加水煎煮2次,将两煎药液混合均匀,分2次服。用于久服避孕药引起的闭经。

(2)当归、赤芍、红花、桃仁、三棱、莪术、牛膝、乌药、穿山甲、丹参、刘寄奴各10g,川芎5g,肉桂3g。若有热象者加牡丹皮10g,去肉桂;积瘀过久,已成干血者,加土鳖虫10g。每日1剂,水煎,分2次服。主治原发性闭经证属气滞血瘀者。

(3)附子、白术、白芍、茯苓、肉苁蓉各15g,干姜、桃仁各10g。每日1剂,水煎,分2次服。主治闭经属肾阳虚者。一般服35~40剂可愈。

(4)黄芪30g,党参、熟地黄、山药、牛膝各15g,菟丝子、当归各12g,枳壳、枸杞子各10g,细辛3g。每日1剂,水煎,分2次服。

(5)熟地黄、山药、茯苓各20g,山茱萸、当归、益母草各15g,杜仲、丹参各12g,牡丹皮10g,细辛3g。每日1剂,水煎,分2次服。

(6)蚕沙(炒黄)180g,陈酒1500ml浸泡3~6小时,隔水煮2小时,滤去蚕沙,取酒饮用。每次30ml,每日2次。

4. 中成药

(1)艾附暖宫丸:暖宫散寒,理气调经,用于胞宫虚寒证。蜜丸,每日2次,每次1丸,口服。

(2)通经甘露丸:活血祛瘀,通经止痛,用于气滞血瘀证。水丸,每日2次,每次10粒,口服。

(3)妇科金丸:补益肝肾,养血调经,用于肝肾不足证。蜜丸,每日 2 次,每次 1 丸,口服。

(4)八珍益母丸:补气养血调经,用于气血虚损证。蜜丸,每日 2 次,每次 1 丸,口服。

(5)乌鸡白凤丸:峻补气血调经,用于阴血亏虚证。蜜丸,每日 2 次,每次 1 丸,口服。

(6)二陈丸:健脾理气化痰,用于痰湿阻滞证。蜜丸,每日 2 次,每次 1 丸,口服。

【验案举例】

1. 李某,女,31 岁。引产后经闭未行,已 20 个月。常感头晕目眩,神疲体倦,腰酸腿软,食欲显著减退,形体逐日虚羸,入冬后形寒肢冷,手足异常寒凉。妇科检查"子宫萎缩",有"肺结核"病史。形体羸瘦,舌质淡红,苔薄白润,脉沉细弱。诊断为闭经。证属气血双亏,脾肾阳虚。治宜补气养血,壮火益土。药用菟丝子、莲肉、淫羊藿、黄芪、肉苁蓉、党参、当归身各 30g,赤芍、白芍、香附(捣)、何首乌、川牛膝、炒白术、山药各 15g,补骨脂 12g,川芎、鸡内金、莪术各 9g,广木香、官桂(后下)各 6g。每日 1 剂,水煎两次,共煎取 500ml,分两次温服。服 3 剂,月经来临,继之及期自下,惟血量偏少。

按:本案旧有肺结核,气阴两伤,引产后气血益虚,故经闭不行,并伴头晕目眩,神疲乏力,舌淡苔薄,脉沉细弱;其腰酸腿软,形寒肢冷,入冬后手足异常寒凉,均肾阳不足,阳气不能宣达之象;肾阳亏虚,不能温煦脾胃,则脾胃运纳之阳衰惫,故食欲显著减退;纳减则化源不足,故形体逐日消羸,经水长期不行。方中黄芪、党参、白术、山药、鸡内金补气健脾,资脾气渐旺,以裕生化之源;当归、白芍、川芎、丹参、何首乌养血活血,益肾填精;淫羊藿、菟丝子、莲肉、肉苁蓉、补骨脂、官桂、木香温补肾阳,壮火益土,使阳气壮则阴邪除;佐莪术、牛膝俾经脉流通,得以下行;加香附一味,有气顺血行之理(《郑长松妇科》,中国中医药出版社,2007)。

2. 刘某,女,23 岁。素体虚弱。13 岁月经初潮,量、色、质均正常。半年后因学习紧张,月经周期紊乱,经量多且淋沥不止,在西医诊断为"功能失调性子宫出血"而用人工周期治疗,症状痊愈。但其后月经量较前明显减少。半年前,无明显原因月经突然停闭不来,现患者神疲乏力,面色萎黄,时感头晕,活动后胸闷气短,注意力不集中,晚上怕冷,纳食尚可,舌淡,苔薄白,脉沉细。B 超:子宫前位,大小 6.5cm×5.0cm×3.8cm,内膜厚 0.6cm,双附件未见异常。实验室检查:性激素六项在卵泡期水平范围。诊断为闭经。证属气血衰少,血海空虚。治宜益气养血,调补冲任。药用鸡血藤、益母草、黄精各 30g,熟地黄、杭白芍各 20g,当归、川芎、紫河车、桂枝、牛膝各 10g。每日 1 剂,水煎服。服 10 剂后,月经来潮,量少色淡,于上方加桃仁、红花各 10g。再服 4 剂后,月经量增多,5 天干净。将上方改为:黄精、黄芪、鸡血藤、益母草各30g，熟地黄、杭白芍各20g，当归、川芎、月季花、茯苓各10g。继续服用3个月，月经均如期而至，且身体状况好转。停药半年后随访，月经正常。

按：本例为闭经冲任衰少、气血不足型的典型证候。其症状以神疲乏力、面色萎黄、头晕为主，并伴活动后胸闷气短，注意力不集中。次症为晚上怕冷。因既往有月经量多史，大出血后必血海空虚，知其闭经病本属虚，气血虚而冲任亏虚，晚上怕冷说明气血两虚中兼有阳虚，舌淡苔薄白，脉沉细为虚证之候。该患者有功能失调性子宫出血史，血下必耗气，久之则气血两虚。气血两虚则冲任衰少，血海空虚，无血可下，遂致闭经。故本证病机为冲任衰少，气血不足，以气血两虚为主。故以调补冲任，益气养血为主线，辅以补肾填精，少佐温阳活血，使气血充足，血海满盈，故能盈满则溢，经血得下。方中以四物汤为主，佐以补肾填精，少加温阳活血品。熟地黄、当归、川芎、杭白芍养血活血；黄精补肾填精，调补冲任；紫河车为血肉有情之品，温补肾阳以暖胞；桂枝温通奇经以通经；牛膝补肾活血；鸡血藤养血活血；益母草活血益胞。二诊月经来潮，但量少色淡，于上方加桃仁、红花以增强活血之力。三诊因月经量增多，以四物汤为主加味。整个治疗过程用药始终以四物汤为主，补肾为辅，其疗效印证了气血为月经之源，虚证补而通之的正确性(《郑长松妇科》，中国中医药出版社，2007)。

【名医提示】

1. 闭经是月经疾病中较为严重的疾病之一，原因复杂，病程较长，疗程亦长，故停经3个月后即应开始治疗。

2. 保持乐观开朗的情绪，避免精神刺激，尤其要避免过度的悲伤、忧愁、焦虑及恼怒。

3. 一旦发生闭经，应尽早查明原因，及时治疗，以防病程过长引起子宫萎缩。

4. 及时治疗慢性疾病及寄生虫病，积极改善营养状况及消除精神刺激。

5. 合理安排工作和生活，注意休息，锻炼身体，提高健康水平。

6. 月经后期、月经过少多易发展为闭经，故亦应积极治疗。

7. 注意寒温变化，防止感受寒凉，不要下冷水游泳。

8. 哺乳超过1年半而引起闭经者，应停止哺乳。

9. 形体肥胖者，要采用多种措施以减肥。

10. 做好计划生育，避免多次人工流产。

第十二节　痛　经

妇女在月经前后或经期出现下腹部疼痛、或伴腰骶部疼痛及其他症状，严重者可出现呕吐、面色苍白、手足厥冷等症影响工作及生活者，称痛经。分为原发性和继发性2种，前者系指盆腔不伴有器质性病变者，常见于初潮后6～12个月或排卵周期初建立时，又称“功能性痛经”。后者系指因盆腔器质性病变而致的痛经，如子宫内膜异位、盆腔炎、宫内异物等。痛经的确切病因尚不清楚，一般认为与精神神经性、内分泌因素及子宫因素引起子宫过度收缩，子宫缺血、缺氧有关。本病属中医学“经行腹痛”范畴，由情志所伤、起居不慎或六淫为害等不同病因、素体因素、经期及经期前后特殊生理环境的变化导致“不荣”或“不通”所致。

【诊断要点】

1. 本病以伴随月经周期出现下腹疼痛为特征。

2. 发生痛经的年龄，有无诱因。疼痛开始及持续时间、部位、性质，有无逐渐加重。

3. 体格检查：注意发育与营养状况。妇科检查排除生殖器官器质性病变。

【鉴别诊断】　痛经应与其他原因所致的发生在经期的腹痛相鉴别，后者不具周期性发作的特点，痛经一般无腹肌紧张或反跳痛，无发热现象，经血排出流畅时疼痛常可缓解，经净后疼痛自然消失。

【西医治疗】

1. 药物治疗

(1)解痉药：阿托品 0.5mg，皮下注射，或口服 1 次 0.3～0.5mg，每日 3 次。

(2)镇静药：①苯巴比妥(鲁米那)，1 次 30mg，每日 1～3 次，口服。②地西泮，1 次 2.5～5mg，每日 3 次，口服。

(3)前列腺素合成酶抑制药：①甲芬那酸 1 次 500mg，每日 3 次，口服。②吲哚美辛(消炎痛)，1 次 2.5mg，每日 3 次，口服。③复方阿司匹林片，每次 1 片，每日 3 次，口服。

(4)性激素：①己烯雌酚，1 次 0.25～0.5mg，每日 1 次，于月经第 5 日开始连服 22 日，连续应用 3 个周期。②黄体酮，1 次 20mg，每日 1 次，肌内注射，于月经前 1 周开始连用 5～7 日。③甲羟孕酮，1 次 4～8mg，每日 1 次。④炔诺酮片，1 次 2.5～5mg，每日 1 次。可在经前 1 周服用，也可在月经周期第 5 日周期性服用。⑤雌-孕激素序贯法或口服避孕片Ⅰ、Ⅱ号等，服法参见第 6 章第七节“无排卵性功能失调性子宫出血”。

2. 病因治疗　针对原发病灶适当用手术治疗，如扩张宫口、纠正子宫位置等。

【中医治疗】

1. 辨证论治

(1)气滞血瘀型：经前或经期小腹胀痛拒按，经量少或行经不畅，经色紫暗有块，块下痛减，经净疼痛消失；或伴胸胁乳房作胀，舌质暗或有瘀点，脉弦或弦滑。治宜理气化瘀止痛。方选膈下逐瘀汤加减。药用当归、赤芍、桃仁、枳壳、延胡索、五灵脂、牡丹皮、乌药各 9g，红花、川芎、甘草各 6g。若兼口苦，经期延长，经质黏稠，苔黄者，加益母草 15g，夏枯草 12g，栀子 9g 以清泻肝热；兼前后阴坠胀者，加川楝子 9g,柴胡 6g;痛甚而呕吐者,加黄连、吴茱萸、生姜 6g 以和胃降逆;如属膜样痛经者,加莪术、山楂、益母草各 10g,血竭、水蛭各 6g。每日 1 剂,水煎服。

(2)寒湿内凝型:经前或经期小腹冷痛,得热痛减,拒按,经量少,色暗有块;畏寒肢冷,恶心呕吐,舌暗,苔白腻,脉沉紧。治宜温经散寒,化瘀止痛。方选少腹逐瘀汤加减。药用延胡索 15g,茯苓 12g,小当归、苍术、川芎、蒲黄、五灵脂、赤芍各 9g,茴香、干姜、没药、甘草各 6g,肉桂 3g。若痛甚而厥,症见手足不温或冷汗淋漓,为寒湿凝闭阳气之象,加附子 6g 温壮阳气而运血行。每日 1 剂,水煎服。

(3)湿热瘀阻型:经期小腹疼痛拒按,经色深红,质稠有块或伴腰骶胀痛,或有低热,或平时带下黄稠,小便短黄,舌红,苔黄腻,脉弦数或滑数。治宜清热利湿,祛瘀止痛。方选清热调经汤加减。药用红藤、败酱草、生地黄、薏苡仁各 15g,延胡索 12g,牡丹皮、黄柏、当归、白芍、川芎、桃仁、莪术各 9g,炙甘草 6g。若经量多者,去川芎、莪术,加益母草、地榆各 15g,栀子 9g。每日 1 剂,水煎服。

(4)气血虚弱型:经期或经净后小腹隐隐作痛,喜揉喜按,月经量少,色淡,质薄;神疲乏力,面色萎黄,食欲缺乏,舌淡,苔薄白,脉细弱。治宜益气养血,调经止痛。方选圣愈汤加减。药用党参、黄芪各 15g,乌药、白芍、熟地黄、当归、延胡索各 12g,川芎、香附各 6g。若畏冷喜热熨者,加淫羊藿 12g,艾叶 9g,附片 6g。每日 1 剂,水煎服。

(5)脾肾阳虚型:经期或经后小腹冷痛而喜按,得热则舒,经行后期,量少、色淡而质稀;腰膝酸冷,小便清长或夜尿多,舌淡红,苔白润,脉沉。治宜温经散寒,暖宫止痛。方选温经汤加减。药用芍药、党参各 15g,当归、狗脊、桑寄生、续断、阿胶各 12g,桂枝、吴茱萸、川芎、干姜、甘草各 6g。每日 1 剂,水煎服。

(6)肝肾不足型:经后小腹绵绵作痛,经色暗淡,量少质稀薄;腰骶酸胀,头晕耳鸣,舌红少苔,脉细弱,尺脉无力。治宜益肾养肝,调经止痛。方选调肝汤加减。药用白芍 15g,当归、阿胶、山药、续断、桑寄生、川楝子各 12g,山茱萸、巴戟天、郁金各 9g,甘草 5g。每日 1 剂,水煎服。

2. 通用加减方　醋白芍、丹参各 15～30g,当归 12g,醋香附、醋延胡索、柴胡各 10g,炒川芎、乌药、陈皮各 6～10g。腹痛喜热喜按者,加紫苏 9g,干姜、吴茱萸各 6g;腹痛拒按伴有血块者,加五灵脂(包煎)、炒蒲黄(包煎)、牡丹皮各 10g;腹剧痛者,加川牛膝 15g,乳香 10g;月经量多者,加黑地榆、乌梅炭各 30g,阿胶(烊化)10g,去丹参、川芎;月经量少者,加益母草、鸡血藤各 20g;带下量多色白者,加山药 30g,焦白术 20g;带下量多色黄,加龙胆、黄柏各 10g;恶心呕吐者,加姜半夏、藿香各 10g;腰痛者,加黑杜仲 30g,桑寄生 24g,续断 10g;胃纳差者,加神曲、炒麦芽、炒山楂各 10g;头晕头痛者,加黄精 24g,熟地黄 20 克,山茱萸、枸杞子各 12g;倦怠乏力者,加黄芪 15g,太子参、焦白术各 10g。每日 1 剂,加水煎煮 2 次,将两煎药液混合均匀,分 2 次服。

3. 内服单方验方

(1)益母草、白芍各30g,当归、川楝子、延胡索、小茴香各10g,川芎、乌药、甘草各6g。若经前痛者加青皮6g;经期痛者加炮姜6g;经后痛者加党参、熟地黄各15g。每日1剂,水煎,分2次服,经前3～5日服用,连服1～3个月经周期。主治各种痛经。

(2)党参15g,白术、茯苓、益母草各12g,炒蒲黄、白芍各10g,五灵脂、当归、制香附、川芎各9g,三七(冲服)5g。每日1剂,水煎,分2次服。若下腹畏寒胀痛者加肉桂3g;乳房胀痛者加柴胡9g。适用于行经期。

(3)菟丝子、党参各15g,何首乌、白芍各12g,肉苁蓉、熟地黄、杜仲、桃仁、当归身各10g,蒲黄9g。每日1剂,水煎,分2次服。适用于经间期。于月经第15日开始服用,连服1周。

(4)益母草30～60g,延胡索20g,鸡蛋2个,加水同煮,鸡蛋熟后去壳再煮片刻,去药渣,吃蛋饮汤,经前每日1次,连服5～7天。

(5)石见穿50g,生姜2片,红枣适量,每日1剂,上药加水煎煮2次,将两煎药液混合均匀分2次服。

(6)鲜姜、红糖、焦山楂各15g,加水煎煮片刻,饮服,每日2次。

4. 外治单方验方

(1)当归、川芎、桃仁、白芍、吴茱萸各100g,炙甘草50g,肉桂、细辛、牛膝各30g,牡丹皮20g。研细末,过120目筛,用时取20g药末,加30度白酒少许,凡士林调匀。经前3日敷于腹部;经至敷于关元穴,胶布固定;经净取下。痛甚者用热水袋加温。连敷1～3个月经周期。

(2)五灵脂、郁金各250g,冰片1g。共研细末,装在瓶中备用。于月经前3～5日,选关元、中髎两穴,每穴取15g粉末,用白酒调成糊状,摊在纱布块上,贴敷于穴位,外用橡皮膏固定。月经来潮后2～3日无腹痛去掉膏药。

5. 针灸治疗

(1)体针:选关元、中极、子宫、三阴交等穴位。虚证用补法或针后加艾灸,实证用泻法,每日1次。

(2)耳针:取内分泌、交感、子宫等穴位,中强刺激,留针15～20分钟。

(3)电疗、泥疗、水疗、封闭、火罐、按摩等适当使用均有一定疗效。

6. 中成药

(1)八珍益母丸或十全大补丸:每日2次,每次10g,口服。用于气血虚弱型。

(2)益母膏:每日3次,每日10ml,口服。适用于气滞血瘀型痛经者。

(3)艾附暖宫丸:每日2次,每次9g,口服。适用于寒湿凝滞型者。

(4)七制香附丸:每日2次,每次9g,口服。适用于气滞或血瘀型者。

(5)延胡索止痛片:每日3次,每次5片,口服。适用于各型痛经者。

【验案举例】

1. 虞某,26岁,已婚。18岁癸水初潮,第二次经转即每行腹痛,甚至晕厥,下瘀块后较舒,经前两天腰酸乏力,右侧卵巢囊肿扭转,曾施手术,自后右少腹时感吊痛,昨又值期,量少不畅,近且外感寒热,急诊后方退;余邪未清,腹部剧痛,又致晕厥,纳呆泛恶,心悸便溏,脉细数苔薄白,舌质微红。诊断为痛经。证属脾肾两虚、中气不足。法宜温补脾肾,活血止痛。药用当归(炒)、丹参、赤芍、香附、延胡索、五灵脂各9g,吴茱萸、木香、小茴香、制没药各6g,炮姜3g。每日1剂,水煎服。服4剂后,发热已退,经期将届,脉弦,苔薄白,预为温通。药用失笑散(包)12g,当归(炒)、川芎、赤芍、香附、延胡索、川牛膝、牡丹皮各9g,红花、制没药各6g,吴茱萸3g。服6剂后,经痛见减,量中无块,又将届期,大便不畅,脉细,苔薄白舌红,边有齿印,再拟通调。药用失笑散(包)15g,当归(炒)、川芎,赤芍、丹参、香附、延胡索、牛膝、红花、桃仁泥各9g。服5剂后,经水将临,略有腰酸;近感胃痛,大便色深,脉细,苔薄白,舌质红,仍宗前法出入,嘱验大便隐血,如阴性则即停药。药用川续断、失笑散(包)各12g,当归(炒)、川芎、赤芍、牛膝、香附、乌药、丹参、延胡索各9g,制没药3g。服4剂后,痛经日见好转,月经又临期,腹痛完全消失,纳食如常,便溏多次,显次症减,临前腰酸乏力,右腹剧痛均除。上月量中较畅,下块色紫,今犹未下,略感腰酸,脉细弦,苔薄质红,方虽应手,未许根治,再从原议,以冀全效。药用川续断、狗脊、失笑散各12g,当归(炒)、川牛膝、赤芍、香附、延胡索各9g,木香6g,吴茱萸3g。服3剂,另八珍丸90g,分10日服善后。

按:本例属本虚标实证。患者初潮较迟,又因手术切除右侧卵巢囊肿并发肠粘连等症,此为先天不足,后天损伤。由于脾肾两虚、中气不足,故见平素大便易泻,经来则溏,纳呆泛恶,腰酸乏力,且每因痛经剧烈,体力难支而晕厥,经来瘀阻,排泄困难,剧痛每因瘀块下后而得缓解,显系因瘀所致"不通则痛",证属实中夹虚,以瘀滞经脉为主,兼脾肾阳虚。蔡氏急则治标,遂投温通经脉之剂,此时因所感外邪,余邪未尽,故于化瘀止痛、温中行气之中,避川芎而用丹参。缘恐川芎下行血海而引热入里,而丹参不但活血化瘀,通畅血脉,且能抑制多种细菌而有解热作用,一举两得。随病情好转,经期将至,仍以温通为主,拟四物去熟地黄加牛膝、红花下行通经,延胡索、没药及失笑散化瘀止痛;香附理气调经;吴茱萸温中止吐泻;牡丹皮助赤芍活血清热。今便溏减轻,故不用炮姜。药后疼痛见减,量中等,无血块。三诊又凭大便不通于前法中加桃仁,一则润肠通便,二则活血调经。再服药后痛经显著减轻,随后用前法调治3个周期,病情基本治愈,但体力尚未恢复,此邪去正虚之候,缓则治标,故以八珍丸补益气血,以善其后,防止病情复发(《名医奇方妙术》,中国医药科技出版社,1993)。

2. 愧某(英国),女,21岁。自幼有痛经史,13岁初潮,月经周期尚准,5/30,量中,色黯红,夹有小血块,平时喜食冷饮,经行亦不顾及,有时经行还去游泳,现痛经较往加剧，腹痛喜暖，有时乳胀。刻下经水将行，要求预先服药。苔薄，脉细。诊断为痛经。证属血遇寒凝，不通则痛。治宜温经散寒，活血止痛。药用延胡索、川楝子、鸡血藤、香附、生地黄、熟地黄、牡丹皮、丹参各12g，当归、附子（先煎）、赤芍、白芍、白芷各9g，川芎、桂枝、小茴香各6g。每日1剂，水煎服。嘱注意保暖，勿食冷饮。服7剂后，月经来潮，现经水将净，无腹痛，经行亦顺，无明显血块，刻下较舒，无特殊，欲返回英国，要求带药。苔薄，脉细。治宜益气养血，温经散寒，活血调经。药用怀山药15g，党参、黄芪、生地黄、熟地黄、香附、牡丹皮、丹参、川楝子、淫羊藿、鸡血藤、茯苓、紫石英、枸杞子、肉苁蓉各12g，赤芍、白芍、当归、莪术各9g，川芎、陈皮、艾叶、炙甘草、吴茱萸各6g。上药加工研粉，以蜜泛丸如梧桐子大，每日2次，每次1匙口服。嘱经期注意保暖，勿食冷饮。平时适当活动，锻炼身体。1年后返沪随访，服丸药后一直未再痛经，现月经正常。

按：患者自幼痛经，平时生活失于调摄，喜吃冷饮；经期游泳，此内伤于寒，寒湿客于冲任、胞中，致经血凝滞不畅而痛经，故治疗应以温经散寒，活血止痛为主。方用经验方温经止痛方加减，由于以往未服中药，故收效极速。因欲返回英国，故改用中药丸剂，该方药是以温经汤、温经止痛方、艾附暖宫丸、姜附四物汤、八珍汤、当归芍药散等合方加减组成，共奏调养气血以养冲任，温经散寒以止痛，活血调经月经顺，故病愈（《李祥云治疗妇科病精华》，中国中医药出版社，2007）。

【名医提示】

1. 中药诊治痛经，在辨证论治的同时，需选用相应的止痛药配伍，如散寒止痛选用艾叶、小茴香、炮姜、乌药、吴茱萸等；行气止痛可选用香附、延胡索、木香、青皮等；活血止痛选用川芎、乳香、没药、三七、蒲黄、五灵脂等；清热止痛选用川楝子、牡丹皮、赤芍、贯众等，此外白芍能补能泻，缓急止痛效果好，各型痛经皆可使用。

2. 如果腹痛剧烈，大汗淋漓，面色苍白，四肢发凉，应立即送医院抢救，以防发生疼痛性休克。疼痛严重者，应去医院治疗。

3. 痛经患者，要避免淋雨受风，经期不要用手沾凉水，更不能冲凉水澡。

4. 饮食上，不要贪凉饮冷。体质虚者要加强营养，多吃动物类食品。

5. 在办公室工作的患者，要适当活动，或散步，或慢跑，以助气血流通。

6. 使用激素替代疗法应掌握好使用的指征及禁忌证。

7. 避免精神刺激，尤其不要生闷气。

第十三节 绝经后出血

绝经期妇女，停经1年以上又出现阴道出血者称绝经后出血，为一种临床症状，可由良性及恶性病因所引起。良性病因多为内源性及外源性雌激素影响，以及子宫内膜炎、子宫黏膜下肌瘤、卵巢良性肿瘤、宫颈炎、老年性阴道炎等器质性病变。恶性病因多见子宫内膜癌、宫颈癌、子宫肉瘤、卵巢恶性肿瘤等。本病属中学“老年经断复行”范畴，为脾肾不足或邪气攻冲，冲任不固所致。

【诊断要点】

1. 绝经期妇女阴道出血，量或多或少。

2. 妇科检查或有阴道炎症、宫颈糜烂、息肉、子宫、附件异常等改变。

3. 宫颈刮片：应常规进行癌细胞查找。

4. 阴道雌激素测定：了解患者体内雌激素水平。

5. B超检查：了解子宫大小及宫腔情况，附件有无肿块。

6. 诊断性分段刮宫：是诊断子宫内膜癌及确定病变范围的重要手段。

7. 阴道镜或宫腔镜检查：明确病因，必要时取活体组织送病理检查。

8. 内分泌检查：了解 FSH、LH、E_2 水平。

【鉴别诊断】

1. 阴道炎　特别是老年性阴道炎可表现为白带中夹血，但同时伴外阴瘙痒，有灼热感，白带色黄，有气味。妇科检查：阴道黏膜充血，或散在的点状或片状出血斑，清洁度Ⅲ度。

2. 宫颈糜烂及息肉　多为接触性出血，妇科检查且可发现。宫颈刮片呈炎症改变。

3. 子宫内膜炎和黏膜下肌瘤　一般绝经前多有病史提示，宫腔镜检查可明确诊断。

4. 子宫颈癌　也为接触性出血。宫颈刮片可找到癌细胞。阴道镜加活检可明确诊断。

5. 子宫内膜腺癌　多见于绝经较迟的患者，常合并高血压、肥胖、糖尿病。妇科检查发现子宫增大。通过诊断性分段刮宫加活检，或宫腔镜检查加活检等，均可明确诊断。

【西医治疗】　根据出血原因对症治疗。

1. 若因体内雌激素水平波动所致出血，不需特殊治疗。外源性雌激素引起者应停药观察。

2. 良性器质性病变引起出血，酌情对症处理。

3. 卵巢或子宫恶性肿瘤，可参照确诊病种，选择手术、化学药物治疗或放射治疗。

【中医治疗】

1. 辨证论治

(1)血热型：绝经后经血复潮，经血色鲜红，质稍稠；两颧潮红，咽干口燥，舌红少苔或无苔，脉细数。治宜养阴清热，凉血止血。方选固阴煎加味。药用山药、龙骨、牡蛎各15g，生地黄、白芍、知母、阿胶、茯苓、地骨皮、女贞子、墨旱莲各12g，黄柏9g，甘草6g。若为情志所伤，症见心烦易怒，咽干口苦，脉弦数者，加牡丹皮、栀子、川楝子各12g,黄芩6g。每日1剂,水煎服。

(2)脾虚型:绝经后月经复潮,血量较多,色淡红,质清稀;神疲乏力,气短懒言,纳差便溏,舌淡,苔薄白,脉细缓无力。治宜健脾益气,固冲止血。方选安老汤加减。药用党参、黄芪、乌贼骨各15g,白术、熟地黄、山茱萸、阿胶、黑芥穗各12g,当归、香附、艾叶炭各9g,炮姜、甘草各6g。每日1剂,水煎服。

(3)肾虚型:经绝后又见经血复潮,量或多或少,血色淡黯而质清稀;腰膝酸软,夜尿多,舌淡,苔白,脉沉细无力,尺脉尤甚。治宜补肾益气,固冲止血。方选龟鹿补冲汤。药用鹿角胶、乌贼骨、党参、黄芪、龟甲各15g,白芍、菟丝子、续断各12g,艾叶9g,炮姜、炙甘草各6g。每日1剂,水煎服。

2. 中成药

(1)人参归脾丸:健脾益气摄血,适用于脾虚证。蜜丸,每日2次,每次1粒,口服。

(2)加味逍遥丸:疏肝清热,适用于肝郁化热证。水丸,每日2次,每次6g,口服。

(3)知柏地黄丸:清热降火,适用于肾虚火旺证。蜜丸,每日2次,每次1丸,口服。

(4)龙胆泻肝丸:清利湿热,适用于肝经湿热证。水丸,每日2次,每次6g,口服。

【验案举例】

1. 胡某,女,50岁。近3年来,经常头晕脑涨,面热,眼干,寐少梦多,心悸而烦,情绪不稳,无故悲泣,时而欲唱。于去年8月断经12月复行,断经前周期尚准,经来量多,复行后先期而至,刻下10日左右一行,量少色黑,面颊潮红,形体瘦弱,舌赤乏津,苔薄微黄,脉象细数。诊断为绝经后出血。证属肝火内盛,干扰心神。治宜平肝降火,益阴潜阳。药用珍珠母(先煎)、磁石(先煎)、生龙骨、生牡蛎(捣)、生地黄、石决明(先煎)各30g,白芍、墨旱莲各20g,乌梅、桑寄生、菊花、牡丹皮各15g,黄芩、生栀子各12g。每日1剂,水煎两次,共煎取500ml,分两次温服。连进6剂,得以痊愈。

按:本案由断经之前,“任脉虚、太冲脉衰少”,血燥肝急致病。肝乃风木之脏,其性主动主升,故肝火动而上扰,则头晕脑涨,两眼干涩,面热潮红;肝火内盛,干扰心神,则心悸而烦,寐少梦多,急躁易怒,情绪不稳,无故悲泣,时而欲唱;肝火下灼,迫血妄行,则经断复行,月事频至;其形体瘦弱,舌赤乏津,苔薄微黄,脉象细数均火盛伤阴之候。方中珍珠母、磁石、龙骨、牡蛎、石决明、菊花益阴潜阳,平肝降火;生地黄、墨旱莲、白芍、乌梅、桑寄生滋补肝肾,壮水强阴,以补阴而制阳;牡丹皮、黄芩、栀子凉血降火,清除内干营分之邪热,热除则悸安神宁(《郑长松妇科》,中国中医药出版社,2007)。

2. 马某，女，49岁。两年来，经常头晕耳鸣，寐少梦多，心悸健忘，脘痞纳呆，有时上身潮热，血压波动不稳，稍有拂意即动怒发火，夏季常感掌心发热，月经25～50天一行，带经7～10天，血量偏多。最近两个月，经至即忽然暴下，相继淋漓不断，性情更加暴躁，语言不投即啼哭不已。经多次检查，均诊断为“更年期综合征”。因家庭不和，素日多愁善感。面颊色赤，表情沉闷，舌质深红，苔白乏津，脉弦略数，两尺微弱。血压140/90mmHg。诊断为绝经后出血。证属肝郁化火，心肾不足。治宜平抑肝火，培补心肾。药用生龙骨、生牡蛎(捣)、生地黄、首乌藤各30g，玄参30g，墨旱莲、白芍、女贞子各15g，黄芩、白菊各12g，远志、霜桑叶各9g，莲子心3g。每日1剂，水煎两次，共煎取500ml，分两次温服。服10剂，精神转佳，夜寐渐安，今次月经周期40天，持续8天，血量大减，仍头晕耳鸣，血压130/90mmHg。守原意增平肝降逆之品。前方加珍珠母(先煎)30g，钩藤(后下)、生赭石(先煎)各18g。服15剂后，情绪稳定，睡眠增多，头晕轻微，今次月经周期33天，带经6天。按二诊处方去桑叶、钩藤、黄芩。加熟地黄15g，川牛膝9g继服。共服药35剂，除偶有失眠外，诸苦若失，半年后断经。

按：本案由情怀不畅，气滞肝热，致性情暴躁，易于动怒；热扰心神，则寐少梦多，心悸健忘；热扰清空，则头晕耳鸣；木横克土，则脘痞纳呆。旧有气滞热扰，又届断经之年，致肾阴不足与肾气亏虚并见。肾阴不足，则舌质深红，苔白乏津，上身及掌心发热；肾气亏虚，闭藏不固，则由月经量多至忽然暴下。方中龙骨、牡蛎、珍珠母、赭石平肝潜阳，固摄肾气；生地黄、熟地黄、白芍、玄参、女贞子、墨旱莲养血敛阴，滋补肝肾；钩藤、黄芩、桑叶、菊花、牛膝平抑肝阳；夜交藤、远志、莲子心养心安神(《郑长松妇科》，中国中医药出版社，2007)。

【名医提示】

1. 积极对待绝经后出血，特别是年龄较大、出血量多、出血时间长者，恶性可能性大，应查明原因，以免延误病情。

2. 定期做妇科检查及宫颈刮片，以便早发现、早诊断、早治疗。

3. 加强绝经期妇女的卫生保健，注意外阴局部的清洁卫生。

第7章

妊娠病变

第一节　妊娠剧吐

孕妇在早孕时出现择食、食欲缺乏、轻度恶心呕吐、头晕倦怠等症状称早孕反应，常以清晨为重，又称晨吐。一般在12周左右自行消失，不影响日常生活和工作，不需特殊治疗。当孕期恶心呕吐持续较重，呕吐频繁，不能进食，致水、电解质失衡及营养障碍时称妊娠剧吐。其病因尚不十分清楚，大多认为与hCG水平增高有关。在神经系统功能不稳定、精神过度紧张的孕妇，本病较为多见。亦有人认为，这是由于大脑皮质与皮质下中枢功能失调，致使丘脑下部自主神经功能紊乱所致。中医学称本病为“恶阻”，亦称“阻病”，多系孕后血聚养胎，冲脉之气较盛，胃失和降所致。

【诊断要点】

1. 早孕伴有频繁呕吐，食入则吐，吐出物为所进食物甚至胆汁，或有咖啡样物。

2. 消瘦，疲乏无力，面色苍白，眼眶下陷，皮肤弹性差，脉搏加快，重者可出现黄疸。

3. 血液检查：肝、肾功能受损，血胆红素、转氨酶升高，肌酐和尿素氮增高，血细胞比容增高。

4. 眼底检查：眼底视网膜有无出血。

5. 辅助检查：以判断疾病的严重程度。

6. 心电图检查：了解有无高、低血钾所致心律变化和心肌损害。

7. 尿液检查：每日记尿量，查尿酮、尿三胆试验。

【鉴别诊断】

1. 妊娠合并胃炎　有胃病史，反复上腹部饱满疼痛，无规律性，饭后上腹部不适，常有嗳气、呕吐。

2. 妊娠合并肝炎　有食欲减退，恶心，腹胀，肝区疼痛，低热畏寒，肝大，尿三胆试验阳性。

3. 妊娠合并肠梗阻　阵发性腹痛，腹胀，呕吐，初起为胃内容物，随病情发展可出现胆汁、肠内容物。

4. 葡萄胎　除早孕反应外，有不规则阴道出血，子宫迅速增大，而无胎动。检查时子宫增大与停经月份不相符合。B超检查可发现为完全性葡萄胎或部分葡萄胎图像。尿、血 hCG 试验为强阳性。

【西医治疗】

1. 药物治疗

(1)维生素 B_6：每日3次，每次20mg，口服。

(2)维生素C：每日3次，每次0.5g，口服。

(3)维生素 B_1：每日3次，每次20mg，口服。

(4)静脉输液：补液，补充热量，纠正水、电解质紊乱。① 5%葡萄糖注射液2000ml、5%葡萄糖氯化钠注射液1000ml、15%氯化钾20ml、维生素C 0.5～1g。② 维生素C：每日1次，每次100mg，肌内注射，③ 根据二氧化碳结合力静脉补充碳酸氢钠溶液。

2. 终止妊娠，施以人工流产　适用于经上述治疗无效，而出现黄疸或蛋白尿，体温持续高于38℃或心率在卧床休息时仍持续超过120/分；有颅内或眼底出血经治疗无好转者。

【中医治疗】

1. 辨证论治

(1)脾胃虚弱型：妊娠早期恶心呕吐不食，恶闻食气，食入即吐，呕吐清涎；口淡，头晕，神疲倦怠，嗜卧，舌淡，苔白，脉缓滑或细滑无力。治宜健脾和胃，降逆止呕。方选香砂六君子汤加减。药用人参、白术、茯苓、陈皮、法半夏、大枣各10g，生姜、木香、砂仁、甘草各6g。若痰湿重者，加矮地茶15g，紫苏梗、厚朴各10g。每日1剂，水煎服。

(2)肝胃不和型：妊娠早期恶心呕吐，恶闻食气，甚则食入即吐；口苦咽干，呕吐酸水或苦水，头晕而胀，胸胁胀痛，心烦急躁，嘈杂不安，小便黄，大便干结，唇干，舌红，苔黄少津，脉弦滑数。治宜抑肝和胃，降逆止呕。方选苏叶黄连汤合橘皮竹茹汤加减：药用太子参15g，紫苏叶、茯苓、橘皮、法半夏、麦冬、枇杷叶各10g，黄连、甘草、生姜各6g。每日1剂，水煎服。

(3)气阴两虚型：妊娠呕吐，精神萎靡，形体消瘦，双目无神，眼眶下陷，皮肤干燥，尿少，大便干结，舌红，苔少，脉细数无力。治宜益气养阴，和胃止呕。方选生脉散合增液汤加减。药用生地黄、玉竹各12g，鲜石斛、西洋参、麦冬、玄参各10g，五味子6g，生姜5片。每日1剂，水煎服。

2. 通用加减方

(1)熟地黄 20g,黄芪 15g,党参、黄芩、白芍、当归、白术、续断各 10g,川芎、砂仁、粳米、炙甘草各 6g。呕吐严重,加竹茹、枇杷叶(去毛)各 10g,半夏、生姜各 6g;吐黄绿苦水,加黄连 6g;津脱者,加玄参、麦冬各 10g;肝气上逆,加紫苏梗 6g;伴胎动不安,加杜仲、阿胶(烊化)各 10g;气虚明显,无明显热象,重用党参、黄芪至 15g;血虚明显,加当归、川芎均用至 10g;肾虚明显,重用续断至 15g;兼有外感呕吐,加藿香 6g。每日 1 剂,加水煎煮 2 次,将两煎药液混合均匀,分 2～3 次服。

(2)乌梅 20g,炒苏子、枇杷叶、炒杜仲、续断、半夏、砂仁各 10g,生姜 3 片。若腹痛者加白芍 15g,白术 12g;脾胃气虚者加党参 15g,白术 12g;血虚者加熟地黄 24g,白芍 15g,当归 10g;胃寒者加炮姜 12g,吴茱萸 10g;胃热者加黄连、紫苏梗各 10g。每日 1 剂,水煎,分多次服。主治重症恶阻,能安冲柔肝,降气和胃,止呕。

3. 内服单方验方

(1)生姜(带皮切片)、伏龙肝各 60g,童子鸡 1 只。将伏龙肝煎取澄清液备用,将童子鸡处死,去毛洗净,剖去内脏,纳生姜于腹中,与伏龙肝澄清液同置瓷罐内炖烂,取汤徐徐服食,每周 1 次。

(2)茯苓 10g,半夏、陈皮、砂仁、炙甘草各 6g,生姜 5 片。每日 1 剂,水煎服。

(3)藿香梗 9g,陈皮、姜半夏、紫苏梗各 6g,砂仁 3g。每日 1 剂,水煎服。

4. 外治单方验方　生姜 10g,烘干,研为细末,过筛,以水调为糊状,敷于内关穴,外用伤湿止痛膏固定。

5. 针灸治疗

(1)水针穴位注射:维生素 B_1 每日 1 次,每次 100mg,分别注射双侧内关穴。

(2)生姜片灸内关穴:每日 2 次,每次 15 分钟。

(3)针刺:内关穴、神门穴,每日 1 次,施补法。

6. 中成药

(1)二陈丸:健脾和胃,降逆化痰,适用于痰湿阻滞证。水丸,每日 2 次,每次 6～9g,口服。

(2)生脉饮:益气生津,和中降逆,适用于气阴两亏证。口服液,每日 2 次,每次 1 支,口服。

(3)香砂六君子丸:健脾和胃,适用于脾胃虚弱证。水丸,每日 2～3 次,每次 6g,口服。

【验案举例】

1. 何某,女,31 岁。妊娠 3 个月,厌食,恶心,呕吐,日渐频繁,神疲肢乏,形体消瘦,口微欲饮,下腹坠胀,本市某医院曾投中西药(中药投以保产无忧方)治之未效,而来就诊。脉象细滑,舌质淡,苔薄白,面色无华,精神萎靡,嗜卧懒言,呕吐而渴,诊断为恶阻。证属气血不调,阴阳失和。治宜调理气血,降逆止呕。仿仲景《金匮要略》:“妊娠呕吐不止,干姜人参半夏丸主之。”“受妊六十日,渴而不能食,则用桂枝汤温之。”药用西党参、云茯苓、炒白芍各12g,炒白术、淡黄芩、川桂枝、当归身各10g,法半夏、春砂仁各6g,淡干姜5g,粉甘草3g,鲜生姜3片,大红枣3枚。每日1剂,水煎取汁,少饮频服。投4剂后,呕吐即止,已能进食,精神稍振,下腹坠胀轻减,仍感疲乏、气短、口淡、脉来细滑,舌质淡,苔薄白,阴阳已和,中气不足,当健脾益气,改拟补中益气汤治之。药用炙黄芪12g,西党参、炒白术、柴胡、当归身、炒白芍、紫苏梗各10g,广陈皮、升麻、砂仁各6g,粉甘草3g。经追访,得悉药后,体健胎安,诸症尽愈,当年足月产一女婴。

按:本例恶阻乃阴阳不和,气血失调,病延失治,脾胃受损,中州失健,循之常理。恶心呕吐,不欲饮食,为其主证。前医投以“保产无忧方”重在安胎、保产,治之无效,实为药未中病。言老医师据此证给桂枝汤合干姜人参半夏汤加味,使气血调,阴阳和,中州健,故呕吐止,胎得安,后以补中益气汤健脾气,以资气血生化之源,为善后之机要。治之得法,病不稽法。血归于胎以养其妊,血分遂感不足,气分便觉有余冲任之气上逆。今病延月余,后天失其调养,脾胃之气虚弱(《言庚孚医疗经验集》,湖南科学技术出版社,1980)。

2. 黄某,女,26岁。妊娠54天,恶心呕吐十余日,加重2天。干呕或呕吐清水,神疲乏力,脘腹胀满,不思饮食,心烦,近两日来食入即吐,大便4日未行。舌质淡红,舌体胖大,边有齿痕,苔白厚,脉缓。实验室检查:尿妊娠试验(+),尿酮体(+ +)。B超:宫内早孕。诊断为妊娠恶阻。证属脾胃虚弱,冲气上逆。治宜健运中焦,平冲降逆。药用麦冬15g,紫苏、陈皮、姜半夏各10g,藿香9g,吴茱萸、砂仁、竹茹各6g,生姜3片。每日1剂,水煎服。服3剂后,呕吐渐止,脘腹已舒,大便已解。唯觉乏力懒言,饮食稍进,口干不欲饮。舌苔薄白,脉细滑。治以健脾和胃,滋阴安胎。原方去竹茹,加芦根、桑寄生各30g,党参15g。服4剂后,上述诸症均明显好转,饮食如常。嘱其饮食勿过于油腻,戒房事。未再复发。

按:本例恶阻患者证属脾胃虚弱型,病机乃脾胃素弱,孕后阴血下聚养胎,冲气上逆犯胃,故致呕吐清水,甚则食入即吐;神疲乏力,脘腹胀满,不思饮食,舌体胖大,边有齿痕,苔白厚,脉缓,均为脾胃虚弱,中阳不振之症。而心烦、大便不解并非热象,实因中焦停运,清阳不升,浊阴不降之故。呕吐日久,伤及阴液,故口干不欲饮。故投调气和中,平冲降逆之剂。方中党参、藿香、陈皮、砂仁理气健脾和胃;紫苏、竹茹、生姜和中止呕;吴茱萸平冲降逆;麦冬养阴益胃生津。诸药合用,共奏和中止呕之效。再诊时因吐甚伤阴,故酌加芦根以养阴生津,并用桑寄生、党参补肾健脾以安胎元。若脾胃虚寒,大便泄泻者,可加茯苓、肉豆蔻等《中国现代百名中医临床家丛书·韩冰》,中国中医药出版社,2007)。

【名医提示】

1. 妊娠恶心呕吐一般在早晨空腹时较重,此时可吃些干的食物,如烤馒头干、窝头、饼干、面包干等，并且最好在床上进食，不要怕吐，吐了以后仍要努力进食。晚上反应较轻时，食量宜增加，必要时睡前可加餐，以满足孕妇和胎儿发育的需要。

2. 呕吐剧烈，几乎不能进食超过 3 天者，应到医院诊治。一是静脉补充营养，二是防止严重并发症的发生。一旦出现代谢性酸中毒和严重电解质紊乱，应考虑终止妊娠，既可挽救大人生命，又可防止小儿先天性发育不良。

3. 警惕并发症的发生，当有剧吐、胸痛、呕血时，应考虑由于剧吐后食管与胃交界处黏膜裂伤出血，此时应紧急手术治疗。

4. 平时宜多吃易消化且富有营养的食物，如牛奶、豆浆、猪肝、瘦肉等，多吃含维生素和钙质的蔬菜、水果等。

5. 每次食入量要少，少量多餐，过 10～15 分钟再吃少量，逐渐克服呕吐等早孕反应。

6. 当剧吐后有青紫窒息时，应考虑胃液吸入综合征，需及时对症处理。

7. 可口含或吃少量带酸味、甘草味、姜味的食物，以减轻恶心。

8. 饮用药物时宜分次频服，不宜 1 次太多。

第二节 妊娠咳嗽

妊娠期间出现以咳嗽为主要症状，甚则久嗽不已，称为妊娠咳嗽，见于上呼吸道感染、支气管炎、肺炎等病。因孕期特殊生理缘故，一般较平常咳嗽难以痊愈，但其预后大多良好。

【诊断要点】

1. 妊娠早期即有呼吸器官的改变，可见肺纹理增粗，可能为肺组织容量增加的结果。而妊娠晚期孕妇的横膈位置较孕早期升高 4cm，常使孕妇感到气较促而咳嗽，在这种孕期生理改变的基础上，容易发生新的呼吸道疾病，而原有的呼吸道疾病也易复发。

2. 在妊娠期中，以咳嗽不已为主要表现。由于病因不同，可有不同的咳嗽征象。阴虚肺燥者，干咳无痰，口干咽燥，日久不止，或伴有五心烦热。外感风寒者，咳嗽胸闷，咳声重浊，痰稀色白，伴有外感症状。

3. 孕早期原则上不宜做胸部 X 线检查，中晚期妊娠患者，必要时可做胸透或照片检查，了解肺部情况。

【鉴别诊断】

1. 急性上呼吸道感染　咽鼻部发炎的症状较明显，咳痰症状不明显。

2. 支气管肺炎　咳嗽、气促较剧烈，全身症状较重，发热温度较高，肺部听诊有捻发音，白细胞总数及中性粒细胞计数常升高。胸部 X 线检查可协助诊断。

【西医治疗】

1. 以对症治疗为主，不宜常规使用抗菌药物，极少数病例可能由肺炎支原体、百日咳博德特菌或肺炎衣原体引起，可给予相应敏感的抗菌药物治疗。

2. 对症治疗

(1)咳嗽剧烈者，可选用：①复方甘草糖浆：每日3次，每次10ml，口服；②盐酸溴己新(必嗽平)每日3次，每次8～16mg，口服。宜于痰稠不易咳出者。③氯化铵：每日3次，每次0.3～0.6g，口服。适用于痰稠不易咳出者。④盐酸氨溴索(沐舒坦)：每日2次，每次30g，口服。

(2)伴有气喘时选用：氨茶碱，每日3次，每次0.1g，口服。或茶碱控释片(舒弗美片)每日1～2片，口服。

【中医治疗】

1. 辨证论治

(1)风寒型：恶寒发热，咳嗽，痰稀薄色白，伴鼻塞，头身疼痛。苔薄白，脉浮。治宜疏风散寒，宣肺止咳。方选杏苏散加减。药用杏仁、紫苏叶、枳壳、桔梗、法半夏、陈皮、茯苓各10g，麻黄、甘草各6g。每日1剂，水煎服。

(2)风热型：发热，微恶风寒，咳嗽，吐黏痰或黄稠痰，口渴咽痛。苔薄，脉浮数。治宜疏风散热，宣肺化痰。方选桑菊饮加减。药用桑叶、菊花、桔梗、杏仁、芦根15g，黄芩、浙贝母各10g，薄荷、甘草各6g。每日1剂，水煎服。

(3)燥热型：咳嗽少痰，痰黏不易咳出，或痰中带有血丝，鼻燥咽干，咳甚则胸胁引痛，初起可见轻度恶寒发热。舌边尖红，苔薄白略干，脉数。多见于秋季发病者。治宜清热润燥，宣肺止咳。方选桑杏汤加减。药用桑叶、杏仁、浙贝母、沙参、梨皮、桔梗、黄芩、白茅根各15g，甘草6g。病毒感染可选加大青叶、板蓝根各15g；细菌感染可加鱼腥草、金银花各15g，桑白皮、白果各10g。每日1剂，水煎服。

2. 通用加减方　生地黄、熟地黄各20g，麦冬、百合各15g，白芍、贝母、玄参各12g，桔梗、当归各10g，生甘草6g。潮热盗汗，五心烦热，加地骨皮、胡黄连各12g；久咳不止而小便自遗者，加山茱萸、山药各15g，五味子10g。每日1剂，加水煎煮2次，将两煎药液混合均匀，分2次服。用于妊娠干咳无痰，日久不止，咽干口燥，时感头晕，颧红或潮热，或五心烦热，甚或痰中带血丝，舌红，苔微黄而干或少苔，脉细数。

3. 内服单方验方

(1)茯苓15g，前胡、桔梗各12g，杏仁、紫苏叶、橘皮、枳壳、大枣各10g，甘草、半夏各6g，生姜4片。每日1剂，上药加水煎煮2次，将两煎药液混合均匀，分2次服。用于妊娠咳嗽不已，咳声重浊，呕吐稀涎痰沫，伴有头痛、鼻塞、流涕、恶寒无汗，舌苔薄白，脉浮滑。

(2)紫菀、桔梗、天冬、白前各12g，桑白皮、杏仁、青皮、竹茹各9g，甘草6g，每日

1剂，水煎服。

（3）川贝母（去心）、知母各30g，将两药用白面炒黄，共研细末，炼蜜为丸，如枣核大，每日3次，每次2丸，口中含化。

（4）核桃4个，红糖适量，将核桃带壳放火内烧，熟后服核桃肉，红糖水送下。

（5）虎杖、枇杷叶、桔梗、芦根各30g。每日1剂，水煎服。宜于证属风热或燥热伤肺者。

（6）紫苏叶、枇杷叶、矮地茶各15g。每日1剂，水煎服。宜于证属风热者。

（7）川贝母、冰糖各适量。每日1剂，放入去核的梨中蒸服。

（8）白木耳、冰糖各30g。每日1剂，文火炖服。

【验案举例】

王某，女，29岁。妊娠3个月，咳嗽月余，喉痒即咳，已服各种止咳膏及药水未见减轻，近日又受外邪，略有鼻塞，剧咳时引起呕吐，痰少，胃纳差，脉小滑数，舌苔薄腻。证属外邪未清，肺失清宣。治宜疏风宣肺，化痰止咳。药用紫菀15g，前胡、桑叶、炙紫苏子、苦杏仁、白前、苍耳子、陈皮、半夏各9g。水煎服，每日1剂。服3剂后，咳嗽减轻，痰量亦减，再守原方，服5剂而愈。

按：本例咳嗽乃风邪袭肺，引动脾胃痰湿所致。治宜疏风宣肺，化痰止咳。故以前胡、白前、桑叶疏风宣肺止咳；用炙紫苏子、苦杏仁、紫菀肃降肺气，化痰止咳；用陈皮、半夏燥湿化痰、和胃降逆止呕，胃气通降有利于肺气肃降，能使痰去气降，故咳嗽立止。方中再用苍耳子宣通肺窍，以治鼻塞。诸药巧妙配合，颇为得法，于平凡处可见非凡功力《黄文东医案》，上海人民出版社，1977）。

【名医提示】

1. 为减少和避免对肺的不良刺激，禁食辛辣温燥之品，戒烟、酒。
2. 注意休息，保持心情舒畅，注意适时添加衣物，顺应寒温变化。
3. 食物宜清淡、凉润，忌服辛燥酸辣之品，以免耗伤肺阴。
4. 孕妇应避免去娱乐场所，保持室内空气新鲜、流通。
5. 锻炼身体，增强体质，提高机体防御外邪的能力。

第三节　异位妊娠

孕卵在子宫体腔外着床发育，称为异位妊娠，90%以上的异位妊娠发生在输卵管部。根据孕卵着床部位的不同，分为输卵管妊娠、卵巢妊娠、腹腔妊娠及宫颈妊娠等，其中以输卵管妊娠最为常见，约占宫外孕的98%。输卵管妊娠是指受精卵在输卵管腔内着床发育，最常见的是壶腹部，其次是峡部。其病因有三方面。

1. 输卵管因素　输卵管炎症、周围粘连、手术后、发育或功能异常、周围肿瘤、子宫内膜异位症等，使管腔黏膜破坏，纤毛受损，管腔变窄，阻碍受精卵正常运行。

2. 卵子因素 早卵游走延迟运行。

3. 子宫因素 宫腔内节育器可造成炎症，也可引起输卵管逆蠕动，致受精卵滞留于输卵管腔内。输卵管妊娠主要表现为停经、腹痛、阴道流血。

【诊断要点】

1. 停经：常为短期停经，大多为 6～8 周，或仅后推数日。

2. 阴道不规则出血：为点状，暗红色，持续或间歇性，有时可排出蜕膜管型或碎片。

3. 腹痛：疼痛的性质可为刺痛、刀割样、撕裂样痛，常突然发作，为持续性或间歇性，多位于一侧。

4. 肛门坠胀和有便意感。

5. 晕厥与休克：取决于内出血的程度和速度。

6. 血压下降或测不到，与失血程度有关。

7. 妇科检查：未破者子宫一侧附件可扪及包块，触痛，大小可与停经成正比。破裂者后穹隆饱满，触痛，宫颈举痛，宫底有漂浮感，子宫正常或稍大。

8. 下腹部腹肌紧张，压痛、反跳痛，有移动性浊音。

9. 后穹隆穿刺：是最重要的诊断方法，可抽出不凝固的血液，色暗红。

10. 血 hCG 测定：比正常妊娠浓度低。破裂后可呈阴性。

11. B 超检查：破裂前或流产前，一侧附件可见包块，甚至胚芽及胎心。

12. 诊断性刮宫：一般用于阴道流血较多，刮宫见到绒毛则可证实为宫内妊娠。

13. 若见蜕膜样反应，可能为输卵管妊娠。

14. 腹腔镜检查：适用于早期和诊断有困难，但无腹腔大出血和休克的病例。可见一侧输卵管肿大，表面呈紫蓝色，腹腔内无血液或少量血液。

15. 陈旧性宫外孕则可见输卵管肿大，周围有血肿形成，或与邻近器官粘连。

【鉴别诊断】

1. 黄体破裂 虽有腹痛、腹肌紧张、移动性浊音，但不一定有停经史，腹痛发生在月经周期之前，不一定有阴道流血妊娠试验阴性。

2. 流产 腹痛部位在下腹中部，呈坠痛，先兆流产时阴道流血量少，以后增多，有血块，排出绒毛组织，休克程度与外出血成正比，腹部检查无压痛、反跳痛。妇科检查宫颈无举痛，先兆流产子宫增大与停经月份相符合，宫旁无肿块。后穹隆穿刺阴性。

3. 急性阑尾炎 无停经史，腹痛开始于上腹部，转至脐周，后至右下腹，呈持续性痛。无阴道流血，无休克，体温增高。腹部检查时压痛，右下腹反跳痛明显，有腹肌紧张。妇科检查子宫及双附件正常，尿妊娠试验阴性，后穹隆穿刺阴性。血常规检查时白细胞总数及中性粒细胞计数均增高。

4. 卵巢囊肿扭转　下腹一侧突发疼痛，但无停经史，无阴道流血，妊娠试验阴性，后穹隆穿刺阴性。

【西医治疗】

1. 一般治疗　主要是补充血容量，补液、输血、抗休克。

2. 手术治疗

(1)一般采用全输卵管切除术。

(2)有生育要求的年轻妇女行保守性手术，即切开输卵管取出胚胎后局部缝合，以保留输卵管功能。

(3)有绝育要求者可同时结扎对侧输卵管。

3. 自体输血　是在缺乏血源的条件下抢救急性宫外孕的有效措施之一，但回收腹腔内血液必须符合下述条件。

(1)妊娠<12 周。

(2)胎膜未破。

(3)出血时间<24 小时，血液未受污染，镜下红细胞破坏率<30%。

(4)每回收 100ml 血液加 3.8%枸橼酸钠 10ml 抗凝，用输血漏斗垫 6～8 层纱布或 20mm 微孔过滤器过滤后，立即输回体内。自体输血 400ml 应补充 10%葡萄糖酸钙 10ml。

4. 药物治疗　适用于早期输卵管妊娠，要求保存生育能力的年轻患者。

【中医治疗】

1. 辨证论治

(1)未破损型：有停经和早孕反应；一侧少腹隐痛，妇科检查子宫略软胀，一侧附件可触及软性包块，有触痛，脉弦滑。尿妊娠试验阳性，B 超下可探及附件有低回声区，或宫内无妊娠囊。治宜活血化瘀，消癥杀胚。方选宫外孕Ⅱ号方加减。药用丹参、赤芍各 15g，桃仁 10g，三棱、莪术、甘草各 6g。每日 1 剂，水煎服。

(2)已破损休克型：突发下腹一侧撕裂样剧痛；面色苍白，四肢厥逆，冷汗淋漓，恶心呕吐，烦躁不安，血压下降或测不到，脉微欲绝，并有腹部及妇科检查体征。治宜回阳救脱，活血祛瘀。方选参附汤、生脉散合宫外孕Ⅰ号方加减。药用赤芍、丹参各 15g，人参、附子、麦冬、五味子、桃仁各 10g，甘草 6g。每日 1 剂，水煎服。

(3)已破损不稳定型：腹痛拒按，下腹部有压痛或反跳痛，但逐渐减轻；可触及边界不清的包块，或有少量阴道出血，血压较稳定或有波动，脉细缓略弦。治宜活血祛瘀，佐以益气。方选宫外孕Ⅰ号方加减。药用黄芪 20g，赤芍、丹参、党参各 15g，桃仁 10g，甘草 6g。每日 1 剂，水煎服。

(4) 已破损包块型：腹痛逐渐消失，阴道出血停止；下腹坠胀，脉细涩弦，妇科检查附件一侧可扪及不规则包块。治宜破瘀消癥。方选宫外孕Ⅱ号方加减。药用赤芍、丹参各 15g，桃仁 9g，三棱、莪术、甘草各 6g。每日 1 剂，水煎服。

2. 通用加减方 丹参20g，红花、赤芍、木香、川芎、桃仁、延胡索、五灵脂（包煎）、蒲黄（包煎）各10g，桂枝5g。大便秘结，加肉苁蓉10g，大黄5g；腰痛甚，加杜仲20g，枸杞子15g；腹痛甚，加乌药15g，沉香（研末冲服）5g；气虚甚，加生黄芪30g，党参20g；汗多，脉沉伏，加山茱萸20g，龙骨（先煎）、牡蛎（先煎）各15g，红参10g。每日1剂，加水煎煮2次，将两煎药液混合均匀，分2次服。

3. 内服单方验方

（1）菟丝子240g，熟地黄180g，党参150g，续断、阿胶、白术、枸杞子、巴戟天各120g，杜仲、鹿角胶、当归各90g，人参30g，砂仁15g，大枣50枚。上药研细末，炼蜜为丸。每日3次，每次5g，饭前淡盐水送服。3个月为1个疗程，经期停服，一般服至孕期3个月后渐停药。主治习惯性流产，能滋补肾阴肾阳，佐以补气健脾养血，止血安胎。

（2）党参、白术、黄芪各9g，红枣5枚，糯米50g。煮稀粥服食，每周2～3次，适用于气血虚弱者。

（3）丹参15g，牡丹皮12g，三棱、莪术、川芎各10g。每日1剂，水煎服。用于陈旧性宫外孕。

（4）丹参15g，赤芍、桃仁各10g，乳香、没药各6g。每日1剂，水煎服。用于包块型患者。

4. 外治单方验方

（1）艾叶500g，透骨草250g，续断、五加皮、白芷、桑寄生、赤芍、当归各120g，千年健、追地风、川椒、羌活、独活、血竭、乳香、没药各60g。共研粉为末，每日2次，每次250g，布包，蒸15分钟，趁热外敷下腹部，连续10日为1个疗程。主治包块型以助包块吸收。

（2）侧柏叶、大黄各60g，黄柏、薄荷、泽兰各30g。共为细末，纱布包裹，蒸15分钟，趁热外敷，每日1～2次，10日为1个疗程。用于包块型宫外孕。

（3）天花粉注射液（上海金山制药厂生产，每支1.2mg）：先以结晶天花粉皮试液做皮试，观察15分钟，阴性者再行试探性注射结晶天花粉0.05mg，2小时后无反应再次肌内注射1.2mg。每隔4小时测体温、血压、脉搏。每3日加用地塞米松5mg，以减轻全身反应。隔日监测血或尿hCG，并做B超检查，当hCG下降后口服中药（丹参12g，赤芍、桃仁、三棱、莪术各10g，川芎6g）。主治异位妊娠，有杀胚作用，配合中药活血化瘀止痛。

【验案举例】

1. 姚某，44岁。突然腹痛剧烈，下坠感，伴有便意，但无恶心、呕吐、头晕眼花、出汗等症状，遂来内科急诊，经内科对症治疗后未见好转，转来妇科会诊。追问病史，已绝育8年，检查：急性病容，痛苦貌，血压140/80mmHg；下腹平坦，稍有腹肌紧张，压痛阳性，反跳痛阳性，移动性浊音可疑。妇科检查：宫颈举痛阳性，子宫轮廓不清，穹隆饱满，左侧附件可触及 3cm×2cm 大小包块，触痛明显，右侧附件压痛，后穹隆穿刺“阳性”。腹胀痛拒按，伴有里急后重、大便感，腰酸坠，胸闷。脉弦滑，舌苔薄，根腻微黄，舌尖红绛，诊断为宫外孕。证属气滞血瘀，湿热下注。治宜活血祛瘀，清热利湿。药用紫丹参 20g，蜀红藤、忍冬藤各 12g，当归、赤芍、桃仁、川楝子各 10g，生大黄、枳壳、蒲黄、延胡索各 9g，乳香、没药、五灵脂各 6g。每日 1 剂，水煎服。连服 3 剂后，脉转弦细，苔薄，舌质泛紫，大便通畅，小便尿清利，腹胀痛不若前甚，腰酸楚尚存。前方去大黄，加天花粉 20g。服 5 剂后，阴道出血量增多，色黯，腹痛胀渐减，惟腰酸未除，胃口不馨。脉细缓，苔薄质偏淡红，前方去五灵脂、赤芍、桃仁、乳香、没药，加续断、狗脊、山楂、神曲各 10g。服 5 剂后，阴道出血增多。妇科检查：外阴正常，宫颈轻度炎症，子宫后倾，子宫正常大小，活动欠佳，左侧附件增厚，无压痛。脉细缓，舌质润。再行健脾清热化湿。药用红藤、忍冬藤各 12g，续断、狗脊、山楂、神曲、天花粉、土茯苓、淮山药各 10g，青皮、陈皮各 6g。嘱服 7 剂，以善其后。

按：宫外孕又称异位妊娠，是妇产科常见急腹症之一，以下腹剧痛伴有便意，阴道出血为其主要症状，在中医学文献中并无此病名记载，根据其临床表现似乎与历代妇科医书中所记载的“癥瘕”“血瘀”相类似。其病机是瘀积作痛，初由气滞而导致血瘀，再由血瘀而使气机更加阻滞，互相转化而成，从而出现坠、胀、痛及臌胀等。对于本病的治疗，通过十多年临床实践，开展了中西医结合非手术方法，改变了过去认为宫外孕必须手术治疗的看法。但是，这并不可以完全取代手术。手术与非手术各有所长，也各有不足之处，应当根据患者具体病情，灵活选用（《裘笑梅妇科临床经验选》）。

2. 蒋某，女，27 岁。停经 50 余天，近来自感左下腹隐痛，阴道渗血，血量不多，血色暗，神疲乏力，左下腹压痛及反跳痛明显，尿妊娠免疫试验（＋）。B 超示子宫形态正常，宫内未见明显孕卵，左侧附件可见 41mm×27mm 大小不规则低回声团。诊断为宫外孕，收住妇产科。患者拒绝手术，要求保守治疗，口服米非司酮片，终止妊娠。遂邀中医诊治。察其面色萎黄，舌浅淡稍暗，舌苔色白偏厚，脉弦细数。诊断为宫外孕。证属瘀血阻滞，血不循经。治以益气活血，化瘀止血。方选补阳还五汤加味。药用黄芪 30g，当归尾 10g，桃仁 10g，地龙 10g，红花 6g，赤芍 20g，川牛膝 15g，阿胶（烊化）15g，棕榈炭 15g。每天 1 剂，水煎，分 2 次服。服 5 剂后，阴道渗血止，腹痛减轻，精神好转。守上方去棕榈炭，加莪术 10g，水蛭 6g。继服 7 剂，诸症消失，复查 B 超：包块缩小至 14mm×8mm，一般情况好。上方加益母草 20g，以巩固治疗。半个月后复查 B 超：包块消失。

按：本例患者，先后 2 次人工流产，导致气虚血瘀之体。本次受孕之前未进行适当体质调理，继而发生宫外孕。用西药终止妊娠，请求中医治疗，早期益气活血，化瘀止血为主，继之益气活血，辅以软坚散结，使之包块消失而治愈（陕西中医，

2006,6)。

【名医提示】

1. 尽量减少盆腔感染。对盆腔感染、盆腔肿瘤、盆腔子宫内膜异位等盆腔疾病,应及时彻底地治疗。

2. 保持情绪稳定,积极配合医生治疗。在妊囊未破裂前应适当限制活动,接受并认真执行医疗方案;如妊囊破裂,则应绝对卧床,尽量减少改变体位和增加腹压的因素。

3. 禁辛辣香燥之品,少食甘味食物如豆类及过甜乳类食品等,以免引起腹胀、动血。在已出现出血或妊囊破裂时,更应严格控制饮食,禁食生冷油腻食物,以免加重病情。

4. 随着病情日趋稳定,逐渐让患者翻身、坐起,但不可过久,以免腹腔内血积聚于子宫直肠陷凹不易吸收。

5. 血压平稳,妊娠试验转为阴性,应鼓励患者适当下床活动。异位妊娠伴有腹腔内出血时,应以手术治疗为宜。

第四节 过期妊娠

平时月经周期规律,28～30 日来潮 1 次,而妊娠达到或超过 42 周称过期妊娠。其发生率占妊娠总数的 5%～12%,围生儿死亡率约为足月分娩者的 3 倍,对母子危害大,并随孕周增加而增加。发病原因尚不清楚,可能与雌激素、孕酮比例失调,或胎儿肾上腺发育不全,E_3 的前驱物质——硫酸脱氧表雄酮(DHEA)不足等有关。中医学认为妊娠过期多与孕妇的体质有关,一般发生此症的孕妇或素体虚弱,或形体消瘦,或因妊娠消耗较大而补充不足所致。

【诊断要点】

1. 正确计算预产期 月经周期正常者,按末次月经推算预产期;月经周期不正常或叙述不清者,可根据基础体温、早孕反应时间、早孕期妇科检查子宫大小、胎动时间、B 超孕早期的胎囊大小和孕 14～20 周时的胎头 BPD,对估计预产期都有帮助。此外,子宫符合足月妊娠大小,宫颈已成熟,羊水逐渐减少,孕妇体重不再增加或稍减轻应视为过期。

2. 胎盘功能检查

(1)胎动计数:每 12 小时＜10 次或逐日下降＞50%而不能恢复,或突然下降 50%,均为胎盘功能不足,胎儿有缺氧存在。

(2)胎心率监护:每周做无激惹试验(NST)检测胎心率,NST 有反应提示胎儿情况良好,NST 阴性者需做宫缩激惹试验(CST),若出现中度以上的加速或减慢,尤其是反复出现的晚期减缓,提示胎儿缺氧。

(3)尿雌三醇与肌酐(E_3/C)比值:若尿 E_3/C<10 表示胎盘功能减退。

(4)羊水性状检查:量少、浑浊、色黄绿,甚至胎粪状提示胎盘功能减退。

【西医治疗】

1. 终止妊娠

(1)适应证:凡妊娠确已>42 周,有下述情况之一者:①宫颈已成熟。②胎儿>4000g。③每 12 小时内胎动计数<10 次或 NST 无反应,CST 阳性或可疑时。④羊水有胎粪或羊水过少。⑤有其他并发症,如妊娠高血压综合征等。⑥妊娠已达 43 周。

(2)终止妊娠方法:①宫颈已成熟:人工破膜,经阴道分娩。②宫颈未成熟:缩宫素静脉滴注引产;或用宫颈成熟素普拉睾酮 100mg 溶入 5%葡萄糖注射液或注射用水 10ml 中静脉注射,每日 1 次,连用 3 日。③剖宫产:主要用于引产失败,产程长,羊水过少,羊水粪染较重;胎儿过大;胎儿宫内发育迟缓(排除畸形后);胎盘功能不良或胎儿窘迫。

2. 产时处理

(1)严密观察宫缩、胎心音变化、产程进程,积极处理产程阻滞。

(2)充分给氧,静脉滴注葡萄糖,保持足够热量及液体入量。

(3)做好新生儿抢救准备,胎儿娩出后及时清洁口腔及鼻内黏液。

(4)对过期儿应加强观察与处理。

(5)用抗生素预防感染。

【中医治疗】

1. 辨证论治

(1)肝肾不足型:妊娠足月,过期不产;形体消瘦,耳鸣头晕,面色无华,二便正常,舌质暗红,苔白稍腻,脉濡滑或弦滑。治宜滋养肝肾,补气活血,缩宫催生。方选张氏助产汤加减。药用太子参 30g,熟地黄、菟丝子、川牛膝各 15g,当归、川芎、红花、白术、枸杞子、枳壳、车前子、炙甘草各 10g。若畏寒肢冷尿清者加肉桂、吴茱萸各 3g;情志抑郁,胸闷不舒者加制香附、郁金各 10g;心烦易怒,面赤畏热者加栀子、白芍各 15g;形体肥胖,痰湿壅盛,舌淡苔白腻者,加茯苓 15g、陈皮、法半夏各 10g。每日 1 剂,水煎服。

(2)气虚血瘀型:妊娠过期不产,神疲乏力,纳食不香,腰膝酸软,腹胀痛,小便正常,大便不爽,舌质淡,苔薄,脉弦涩。治宜益气活血,启动宫缩。方选参芪启宫汤。药用生黄芪、牛膝各 30g,党参、当归、血余炭、炙龟甲各 20g,川芎、王不留行各 15g。若胎膜早破、死胎者,加玄参、麦冬各 10g。每日 1 剂,水煎服。

2. 内服单方验方

(1)冬葵子 30g,黄芪 20g,龟甲(先煎)18g,当归、枳壳、川芎各 15g,生地黄、熟地黄、生蒲黄各 12g,红花、牛膝、生大黄(后下)各 10g,甘草 6g。每日 1 剂,水煎,分

2次服。主治过期妊娠,有促中晚期妊娠宫颈成熟及引产的效能。

(2)益母草、鸡血藤、乌药各18g,当归、川芎、红花、枳壳、车前子、冬葵子各15g,生芝麻、瓜蒌仁各10g,大黄(后下)4g。每日1剂,水煎2次分早晚温服。主治过期妊娠。

(3)炙龟甲40～60g,黄芪30～50g,党参、当归、牛膝、血余炭各20～30g,川芎、王不留行各15～20g。每日1剂,每次煎汁250ml,分2次服。主治过期妊娠。

(4)火麻仁18g,菟丝子15g,冬葵子、当归各12g,香附、紫河车、炒桃仁各10g,炒枳壳、炙甘草、赤芍、白芍(打碎)各6g。每日1剂,水煎服。主治过期妊娠。

(5)生黄芪、川牛膝、桑寄生各15g,党参、川续断各12g,炒白术、制香附、当归、川芎、丹参各10g,桃仁、红花各6g。每日1剂,水煎服。主治过期妊娠。

(6)黄芪30g,党参、白术、枳壳、牛膝各10g,木通、甘草梢各6g。每日1剂,水煎,分2次服,一般2～3剂即效。主治过期妊娠。

3. 针灸治疗

主穴:次髎(双)。配穴:三阴交(双)、合谷(双)。先刺次髎,用泻法,留针10分钟;再刺三阴交,用泻法,留针10分钟;最后刺合谷,用补法,留针10分钟。每日2次,3日为1个疗程,只用1个疗程。胎盘功能不全、完全性前置胎盘、产前子痫、胎盘早剥等禁用针灸。

【验案举例】

谢某,24岁。系第一胎,因过期妊娠入院。于第二天用奎宁引产,两天后仍未见明显产兆,乃给加服中药催生。脉细而濡滑,指脉搏动无力,不能上越指尖,舌质淡红。诊断为过期妊娠。证属气血两虚,欲产无力。治宜补益气血,增强产力。方选神妙佛手散。药用当归12g,川芎10g,益母草9g。每日1剂,水煎服。服1剂后,当晚宫缩开始,产程经过顺利,自然分娩,婴儿重3500g(《裘笑梅妇科临床经验选》,浙江科技出版社,1984)。

按:过期妊娠时,对母儿影响较大。由于胎盘的病理改变致使胎儿窘迫或胎儿巨大造成难产,二者均使围生儿死亡率及新生儿窒息发生率增高。对母体又因胎儿窘迫、头盆不称、产程延长,使手术产率明显增加。因缺氧胎儿排出胎粪染及羊水、胎儿皮肤、羊膜和脐带,出生时评分低,死亡率高。常见症状有:怀孕期≥42周,胎动较前减少,宫底高度、腹围较大或小于孕周,超声波提示羊水减少,胎心电子监护仪NST试验出现异常,尿雌三醇/24小时值偏低。神妙佛手散又名芎归汤(川芎、当归)。当归、川芎均为血分之主药,当归甘补辛散,苦泄温通,既能补血,又能活血,川芎辛温香窜,走而不守,为血中之气药,有活血行气之功,补中有通,开中有阖,对催生来讲是“最稳当,又捷效”。再加益母草助子宫收缩,益其母而安其子。

【名医提示】

1. 如孕妇来院时已胎死宫内,则可口服己烯雌酚5mg,每次3次,共用1周。

2. 如有严重内出血，或疑间质部妊娠，或胚胎继续生长时应及时手术治疗。

3. 采用中药保守治疗适用于早期轻症或陈旧性病例。

4. 如胎儿存活者则不得用己烯雌酚。

5. 患者应绝对卧床休息，注意保温。

第五节 流 产

凡妊娠在28周之前，胎儿尚未具有独立生存能力之前终止妊娠者称流产。如孕周不清，胎儿体重在1000g以下者，亦称流产。流产有早期流产和晚期流产。一般＜12周者为早期流产；12～28周为晚期流产。临床以早期流产者为多见。流产有自然和人工之分：自然流产是指胚胎或胎儿因某种原因自动脱离母体而排出；人工流产则指用药物或机械性干预等人工方法使妊娠终止。若自然流产连续发生3次者为习惯性流产。如流产同时并发宫腔感染为流产感染。临床最常用的分类诊断按流产的临床进程分为：先兆、难免、不全、完全及过期流产。早期流产的原因多数是遗传因素（如基因异常），其次为母体因素（如孕妇患急性传染病、胎儿感染中毒死亡、黄体功能不足影响蜕膜发育），此外母儿双方免疫不适应或血型不合亦可引起流产。晚期流产则因宫颈内口松弛、子宫畸形等子宫因素所致。本病属中医学“胎漏”“胎动不安”“胎动欲堕”“暗产”“堕胎”“小产”“胎死不下”“滑胎”等范畴。常因肾虚、气血虚弱、血热和外伤（血瘀）致使母体气血不调和胎元不固而成。

【诊断要点】

1. 生育年龄妇女，既往月经规律，若有月经过期，出现早孕反应，妇科检查子宫增大，尿妊娠试验阳性应诊断为妊娠。

2. 妊娠后阴道流血、下腹坠痛、腰骶酸痛，要考虑流产的可能。各类流产有各自的临床特征。

（1）先兆流产（中医学称胎漏、胎动不安）：是流产的最早阶段，以阴道少量流血，时下时止，淋漓不断，色淡暗或淡红，或仅为少量血性物；或伴有轻度腹痛、下坠和腰酸。子宫大小与停经月份相符合，宫口未开。妊娠试验阳性，B超检查胚胎存活，仍可能继续妊娠。

（2）难免流产（中医学称胎动欲堕）：流产已发展成不可避免，阴道流血增多超过月经量，阵发性腹痛加剧，腰痛如折。子宫口已开大，或胎膜已破，在宫口可见到胚胎或胎盘。妊娠试验阴性或阳性，B超检查可见胚胎堵在宫口。

（3）不全流产（中医学称堕胎、小产）：常发生在妊娠8周以后，多在难免流产的基础上发展而成。胚胎已排出，但胎盘组织的全部或部分仍在宫腔内。子宫收缩差，阵发性腹痛仍较重，阴道流血多，如不及时行宫腔清理，妊娠组织残留宫腔内可导致出血不止，而致重度失血性贫血，甚至造成休克或死亡。宫口开大，或见胚胎组织物堵塞宫口，有活动性出血，子宫增大较孕月小。妊娠试验阳性或阴性，B超检查宫腔内有或未见妊娠物。

(4)完全流产(中医学称堕胎、小产、暗产)：妊娠产物均已全部从宫腔排出，流产过程已经完成。阴道流血不多，宫口关闭，腹痛减轻。妊娠试验阳性或阴性，B超检查宫腔内未见妊娠物。

(5)过期流产又称稽留流产(中医学称胚死不下、胎死不下)：胚胎或胎儿在宫内已死而仍在宫腔内稽留一段时间，患者停经后有先兆流产症状，或间有少量咖啡色阴道分泌物，子宫逐渐缩小。血、尿妊娠试验由阳性转为阴性，或滴定度下降与孕月不符。B超检查提示胎儿停止发育。

(6)流产感染：在妊娠产物完全排出宫腔之前合并有宫腔感染者为流产感染，又称感染性流产。常见于不全流产、稽留流产、违法流产患者。除有流产症状以外，可有高热寒战、腹痛。下腹部有明显的压痛及反跳痛，腹肌较紧张。子宫及附件有压痛，阴道有灼热感，或有脓性白带或败酱样血性物，有臭气。感染扩散后，可导致败血症、中毒性休克。白细胞总数及中性粒细胞计数增高，B超检查可见宫腔内妊娠物。

(7)习惯性流产(中医学称滑胎)：系指自然流产连续发生3次或3次以上者。特点为在或不在同一妊娠月份时屡孕屡堕。

【鉴别诊断】

1. 异位妊娠　阴道出血为点滴状，褐色，少腹隐痛，或突发剧痛，无组织排出，或仅为蜕膜样组织。宫口闭，有举痛，子宫体较孕月小或略大，附件可扪及小包块，质较软，触痛明显，B超检查宫内无胚胎而附件多有包块。

2. 葡萄胎　阴道不规则或大量出血，腹不痛，妇科检查时宫口松或有葡萄样组织堵塞宫口，子宫多大于孕周，附件有包块，不痛，尿妊娠试验强阳性，B超检查可发现葡萄状胎块。

3. 功能失调性子宫出血　表现为月经周期紊乱，经期长短不一，出血量时多时少，无腹痛，基础体温(BBT)单相；妇科检查无特殊，子宫大小正常；尿妊娠试验阴性，B超检查无妊娠迹象。

【西医治疗】

1. 先兆流产

(1)维生素E：每日1次，每次30～50mg，口服。

(2)叶酸：每日3次，每次5mg，口服。

(3)黄体酮：每日1次，每次20mg，肌内注射，连用3～7日。

(4)绒促性素(hCG)：隔日1次，每次3000U，肌内注射。

2. 难免流产及不全流产

(1)缩宫素(催产素)：每次10U，肌内注射。

(2)补液或补血。

(3)青霉素:每日 3 次,每次 80 万 U,肌内注射,皮试阴性后用。

3. 完全流产 一般不需特殊处理,但应检查排出的组织是否完全。如不能肯定为全部排出时,应做清宫处理。

4. 过期流产

(1)凝血功能正常,子宫<3 个孕月应行钳刮术。术前备血,术时注射缩宫素 10U,以加强子宫收缩,减少出血。如子宫>3 个孕月,可将缩宫素 10U 加入 5%葡萄糖氯化钠注射液内静脉滴注,行人工引产,待胎儿自然排出,必要时再行清宫术。

(2)凝血功能异常,则可静脉注射纤维蛋白原,输新鲜血,等待凝血功能改善后再行引产或刮宫。

5. 习惯性流产

(1)未孕期:① 维生素 E:每日 2 次,每次 100mg,口服。② 维生素 C:每日 3 次,每次 0.2g,口服。③ 复合维生素 B:每日 3 次,每次 0.3g,口服。

(2)妊娠期:维生素的使用同未孕期,并适当给予镇静安胎:① 黄体酮:每日 1 次,每次 20mg,肌内注射。② 地西泮(安定):每日 2 次,每次 2.5mg,口服。

【中医治疗】 中医治疗流产,主要根据流产不同阶段采用安胎或下胎两种截然不同的治则和处理。先兆流产以安胎为主,难免流产、不全流产及过期流产则宜尽快下胎,免生他疾。习惯性流产则主张孕前调治和孕后早治。

1. 先兆流产

(1)辨证论治

①肾虚型:妊娠期阴道少量流血,色淡暗如黑豆汁或少许血性物;腰膝酸软,腹痛下坠,头晕耳鸣,小便频数,夜尿多,眼眶暗或环唇暗,舌淡胖、苔白,脉沉滑,尺弱或细弱。治宜补肾健脾,养血安胎。方选寿胎丸加味。药用菟丝子、阿胶、党参各 15g,桑寄生、续断、白术、何首乌、杜仲、紫苏梗各 10g,艾叶、甘草各 6g。若肾阴虚者,加山药、女贞子各 15g,熟地黄、山茱萸各 10g。每日 1 剂,水煎服。

②气血虚弱型:妊娠后阴道流血量少,色淡红质清稀,或腰酸小腹空坠;面色㿠白无华,神疲乏力,心悸气短,纳差,便溏,舌淡胖,苔白,脉细滑。治宜补气养血,固肾安胎。方选胎元饮加减。药用白芍、菟丝子、桑寄生各 15g,阿胶 12g,人参、杜仲、熟地黄、白术各 10g,陈皮、甘草各 6g。每日 1 剂,水煎服。

(2)通用加减方:党参 15g,白术、炙黄芪、菟丝子、桑寄生、白芍各 12g,紫苏梗、木香各 10g。出血,加乌贼骨 20g,仙鹤草 15g,地榆炭 12g;形寒乏力,属阳虚者,重用党参、黄芪至 20g;腹痛,加当归或当归炭 10g,或艾叶炭 10g;纳呆欲吐,为浊气上逆,加山药 12g,陈皮、竹茹、姜半夏各 10g;吐甚,舌红脉弦,为肝气夹冲气上逆,加代赭石 20g;胃寒吐清涎,加吴茱萸 6g;便溏,加扁豆 15g;血止胎固,但舌红苔黄,阴虚夹热者,加生地黄、黄芩、女贞子、枸杞子各 12g;口干思饮,加鲜石斛或麦冬 15g;

便秘，加郁李仁12g。每日1剂，加水煎煮2次，将两煎药液混合均匀，分2次服。

(3)内服单方验方

①鲜山药90g，糯米80g，苎麻根15g，杜仲或续断6g。杜仲和苎麻根用纱布包好，糯米洗净，加山药共煮粥服用。

②生龙骨、生牡蛎各30g，白芍、桑寄生各15g，续断12g，甘草5g。每日1剂，水煎服。

③益智仁15g，升麻、白术、艾叶各10g。每日1剂，水煎服。

2. 难免流产或不全流产

(1)辨证论治

①殒胎瘀阻型：孕后阴道流血过多，色红有块，小腹坠胀疼痛；或已有胎块排出，但阴道仍持续流血，腹痛不除；神疲气短，面色苍白，头晕目眩，心悸，烦闷恶心，或腰膝酸软，脉滑或涩或细数。治宜去胎逐瘀，养血止血。方选生化汤加减。药用黄芪、党参、当归各15g，川芎、炮姜、炙甘草、牛膝、车前子各10g，红花、桃仁各6g。每日1剂，水煎服。

②血虚气脱型：孕后阴道突然大量出血，甚或暴下不止；面色苍白，神志昏迷，呼吸短促，目合口开，手撒肢厥，大汗淋漓，唇舌淡白，脉微欲绝或浮大而虚。治宜益气固脱。方选独参汤：药用人参15g；或参附汤：药用人参15g，附子6g。每日1剂，水煎服。

(2)针刺疗法：取穴合谷、三阴交。方法：轻刺合谷，重刺三阴交，使针感放射到下腹部，每日2次。

(3)内服单方验方：党参、当归、川芎、益母草各30g，黑荆芥穗12g，赤石脂3g。若难免流产无胚胎排出者，加桃仁、红花、牛膝、车前子各10g；若不完全流产出血量多者加阿胶、仙鹤草各15g，三七粉(吞服)10g。每日1剂，水煎，分2次服。主治难免流产及不全流产，能活血化瘀止痛，益气养血止血。

3. 习惯性流产

(1)辨证论治

①脾肾两虚型：屡孕屡堕，或堕后难以受孕；头晕耳鸣，腰膝酸软，神疲肢倦，气短懒言，纳少便溏或夜尿频多，或眼眶暗黑，面有暗斑，舌质淡嫩或淡暗，脉沉弱。治宜补肾健脾，益精养血。方选补肾固冲丸加减。药用菟丝子、续断、杜仲、巴戟天、鹿角胶、当归、熟地黄、枸杞子、阿胶、党参、白术各10g，砂仁、甘草各6g，大枣5枚。每日1剂，水煎服。

②气血虚弱型：屡孕屡堕，月经量少或月经推后，或闭经；面色㿠白或萎黄，头晕心悸，神疲肢软，舌质淡，苔薄，脉细弱。宜益气养血，佐以健脾。方选泰山磐石散加减。药用黄芪15g，人参、当归、续断、黄芩、川芎、白芍、熟地黄、白术各10g，炙甘草、砂仁各6g，糯米15g。每日1剂，水煎服。

③阴虚血热型：屡孕屡堕，月经量少，或崩中漏下，经色紫红或鲜红，质黏稠；两颧潮红，手足心热，烦躁不宁，口干咽燥，形体消瘦，舌质红，少苔，脉细数。治宜养阴清热，凉血固冲。方选两地汤加减。药用生地黄、熟地黄、石莲子各 15g，麦冬、白芍、知母、地骨皮、玉竹、石斛、枸杞子各 10g，香附、炙甘草各 6g。每日 1 剂，水煎服。

(2)内服单方验方

①白术、山药各 30g，党参、茯苓各 15g，续断、桑寄生各 12g，扁豆花、阿胶（烊化）各 9g，甘草 6g。每日 1 剂，水煎服。

②桑寄生、续断、菟丝子各 45g，椿根皮 15g。共研细末，每次服 9g，每逢 1、2、3 日，11、12、13 日，21、22、23 日各服 1 次。

(3)外治单方验方：大黄、芒硝、板蓝根、浮萍、海蛤粉各 6g，黄酒适量，上药共研为细末，加黄酒调为糊状，摊于脐窝上，盖上纱布，胶布固定，隔日换药 1 次。

【验案举例】

1. 吴某，女，23 岁。近一周阴道出血少许，色暗，小腹不适，下坠感，腰脊酸楚，背冷形寒，小便频数，纳少微恶。曾流产两次，均在孕 2 个月左右，末次流产清宫迄今一年。孕前测基础体温呈双相不典型；染色体检查双方正常；尿 hCG＞5000U；B 超示宫内有孕囊，偶见心管搏动。舌苔薄白，脉形细滑。证属脾肾不固，胎失所养。治宜健脾益气，补肾安胎。生地黄炭、炒杜仲各 12g，炒白术、桑寄生、炒川续断、炙狗脊、菟丝子、黄芩炭、党参、大白芍、陈阿胶各 9g，艾叶炭 5g。每日 1 剂，水煎服。服 5 剂后，出血减少，仅在晨起便后略有淡红色血点，腰酸亦减，宗原法出入。炒杜仲、桑寄生、川续断、地榆炭、云茯苓各 12g，生地黄炭、炒白术、黄芩炭、菟丝子、陈阿胶各 9g，砂仁 3g，南瓜蒂 3 只。服 5 剂后，漏红已止 5 天，腹坠腰酸等恙显著好转，惟泛恶呕吐清涎，头晕纳少，舌苔淡薄，脉滑少力。再拟补肾健脾，和胃止呕。炒杜仲、炒川续断、桑寄生、苎麻根、云茯苓各 12g，炒白术、炒黄芩各 9g，姜竹茹、陈皮、姜半夏各 6g，砂仁 3g。服 5 剂善后。

按：本例素体脾肾不足，以致卵巢黄体功能不健，孕后易堕。患者曾流产两次，此次漏红一周，腹坠、腰酸，B 超见胎心搏动微弱。患者思想紧张，当日出血甚多。此为素体肾气不固，胎失所系。《景岳全书》曰："妇人肾以系胎，而腰为肾之府，故胎孕之妇最虑腰痛，痛甚则堕，不可不防"。治以补肾安胎，方中杜仲、桑寄生、川续断、狗脊、菟丝子补肾壮腰以系胎；生地黄炭、陈阿胶、白芍滋水益精，养血止漏；党参、白术健脾益气安胎；黄芩炭、艾叶炭止血安胎，平调寒热。服中药头剂后，翌日出血即显著减之，症见瘥减。二诊后出血基本已除，腹坠、腰楚、溲勤、形寒等症均好转。一周后泛恶呕吐明显，表明肾气已固，胎气已盛，改以健脾补肾，理气安胎，药后即好转停药。孕五月后，送院产科预检，示胎儿发育正常(《王渭川妇科治疗经验》，四川人民出版社，1981)。

2. 曹某,34岁。经停二个半月,妊尿试验阳性。二周来断续下血,色黯,量不多。腰脊酸楚,站立则腹部下坠感。微恶,头晕,夜不安寐。已用西药"绒促性素"及"黄体酮"等治疗一旬,未见效。患者有血小板减少、贫血、甲肝史,曾于1990年6月流产一次。苔薄质红,脉象细数。嘱验血常规、血小板、出凝血时间和肝功能。证属气血两亏,胎元失养。治宜补益气血,调养安胎。药用墨旱莲15g,炒杜仲、炒川续断、苎麻根各12g,党参、炒白术、黄芩炭、炒当归身、大白芍、生地黄炭、陈阿胶各9g,陈皮6g。每日1剂,水煎服。服5剂后出血已少,每晨起仍下血点滴,腰酸、腹坠等均见减轻。化验检查血红蛋白、红细胞、血小板均偏低;出、凝血时间和肝功能正常。苔薄边尖红,脉细略滑。再拟前法出入。墨旱莲15g,地榆炭、生地黄炭、炒杜仲、炒川续断、桑寄生、苎麻根各12g,黄芩炭、炒白术、大白芍、菟丝子各9g。服7剂善后。

按:患者素体气血虚弱,胎气不足,曾流产一次。今孕后又下红,腰脊酸楚,头晕,夜不安寐,一派气血不足之象。气以摄胎,血以养胎,气血虚弱,濡养不足,胎元不固,故胎动不安。叶天士指出:"气虚则提摄不固,血虚则灌溉不固,是以胎堕,故善保胎者,必当专补气血"。方中白术、党参补中益气,摄血固胎:当归身、白芍、生地黄炭、墨旱莲养血止血安胎,使气血俱旺,胎有所养;阿胶、川续断、杜仲补益肝肾,养血止血;陈皮、苎麻根顺气清热安胎。投剂后出血逐渐减少,至完全停止,腹坠已瘥,腰酸头晕等症亦见好转。B超示宫内胎儿存活。胎儿发育与胎龄相符。胎漏告愈(《朱小南妇科经验选》,人民卫生出版社,1981)。

【名医提示】

1. 先兆流产

(1)尽量避免食用可致流产的药物、食物,如肉桂、干姜、桃仁、冬葵子、泽泻、山楂、薏苡仁及兔肉、螃蟹、荸荠等。

(2)不要参加重体力劳动和剧烈运动,避免劳累,保证充足的睡眠。阴道出血量少时,可以散步。

(3)阴道出血量多,应到医院诊治。过期流产患者,应做清宫术以减少出血量。

(4)立即卧床休息,并保持安静,保持外阴清洁,勤换干净纸垫。

(5)禁生冷、油腻的食物,进高营养、易消化饮食。

(6)严禁性生活,特别是怀孕在3个月以内者。

2. 难免流产或不全流产

(1)对于难免流产及不全流产患者,原则上应从速进行宫腔清理手术。患者如已休克,应纠正休克后再行手术。术前术后严密察患者血压、脉搏情况,术后注意流血及体温,抗感染并将刮出物送病检。如有宫腔感染者应半卧位以利引流。

(2)对于习惯性流产患者,应查清既往流产原因。如有子宫及产道畸形宜矫正,修补;如有内分泌系统疾病、性病者宜及时治疗;如属宫内口松弛者,应在妊娠

12～20周行子宫内口缝扎术，术前注意预防感染，术后应安胎治疗，直至妊娠足月拆除缝线。

(3)对于先兆流产患者应定期做尿或血hCG滴定度及B超检查，以了解胚胎发育情况，避免盲目保胎。

(4)对于脓毒性流产患者，如子宫感染严重而用药不能控制者，应考虑切除子宫。

3. 习惯性流产

(1)早期习惯性流产，当流产开始时即出血，然后出现阵发性下腹部疼痛，直至胚胎全部娩出，出血也随之停止。如流产发生在8周以前，出血往往不多；发生在8～12周，腹痛持续时间较长，出血也较多。

(2)连续3次或3次以上的自然流产；由于原因复杂，男女双方均应详细检查，包括女方基础体温、基础代谢率，男方精液。

(3)晚期习惯性流产与早产和足月生产相似，多先有腹痛，然后出现阴道出血，流血也不多。

(4)每次流产往往发生在同一月份，主要表现为阴道流血和腹痛。

(5)避免多次阴道检查，安定情绪，加强营养。

(6)应卧床休息，禁止性生活。

第六节 早 产

凡妊娠在满28周至不满37周(196～258日)终止者称早产。此阶段出生的新生儿，发育尚未成熟，体重在2500g以下称低体重儿。早产发生率占分娩数的5%～15%。早产儿中约有15%在新生儿期死亡。8%的早产儿留有智力障碍或神经系统后遗症，因此防止早产应得到产科工作者的重视。早产的原因常与孕妇从事重体力劳动，或吸烟、酗酒、有麻醉药瘾，以及各种妊娠并发症(如妊娠高血压综合征)等因素有关。中医学无本病名，据其症状可归于“小产”范畴，系因跌仆劳伤，或肾气不足，或热伏冲任所致。

【诊断要点】

1. 既往有流产、早产史者易发生早产。

2. 临床表现。①有规则宫缩出现，间歇5～6分钟，持续30秒以上，且逐渐加强。②阴道血性分泌物。③肛门检查：宫颈管缩短，宫口扩张＞2cm。根据上述临床表现，可诊断为先兆早产。当胎膜已破，或宫口已开大4cm以上者早产已不可避免。

【鉴别诊断】

1. 假临产 妊娠晚期子宫出现生理性收缩，但可自行消失或卧床后消失，宫颈口不开大。

2. 轻型胎盘早剥　亦有腹痛，可有阴道少量流血。疑有胎盘早剥时，可借助 B 超检查鉴别。

【西医治疗】　妊娠 35 周以上可自然分娩。如胎儿存活，无宫内窘迫，胎膜未破，初产妇宫颈扩张在 2cm 以下者，应设法控制宫缩，尽可能使其妊娠至足月。

1. 卧床休息，以左侧卧位为主，若先露已入盆，要抬高臀部，使先露退出骨盆，以减少对宫颈的刺激。

2. 尽量不做肛门检查及阴道检查，减少刺激。

3. 镇静药：地西泮 2.5mg，每日 3 次，口服。仅为孕妇精神紧张时辅助用药，临产后忌用。

4. 肾上腺素能受体兴奋药：①利托君：150mg 加入 5%葡萄糖注射液 500ml 中静脉滴注，滴速 0.15～0.35mg/min，直至宫缩消失后改为口服 10mg，每日 4 次。②沙丁胺醇(舒喘宁)：每次 2.4～4.8mg，口服，每 4 小时重复 1 次。服药时间长后可出现心血管症状如心率增快，停药后可恢复。

5. 硫酸镁：直接作用于子宫肌细胞，拮抗钙离子对子宫的收缩作用。首剂：25%硫酸镁 16ml(4g)加入 5%葡萄糖注射液 250ml 中静脉滴注，0.5 小时滴完。维持：25%硫酸镁 60ml 加入 5%葡萄糖注射液 1000ml 中静脉滴注，滴速 2g/h，直至宫缩停止，再维持 2 小时。用药过程中注意呼吸，不少于 16/min，24 小时尿量不少于 600ml，膝反射存在。同时备 10%葡萄糖酸钙 10ml，于硫酸镁中毒时解毒用。

6. 糖皮质激素：对早产不可避免而胎儿体重＜2000g 时，可用此类药物以预防早产儿肺透明膜病或新生儿特发性呼吸窘迫综合征。

(1)地塞米松：每次 5mg，每日 3 次，肌内注射，连续 2～3 日。

(2)地塞米松：每次 8～10mg，羊膜腔内注射，连续 2～3 日。

(3)倍他米松：每次 12mg，间隔 12～24 小时静脉滴注，共 2 次。

(4)地塞米松：每次 10～20mg 加入 5%葡萄糖注射液 500ml 中静脉滴注，每日 1 次，共 2～3 日。

【中医治疗】

1. 妊娠 35 周以上者，参见过期妊娠的中医治疗。

2. 妊娠 35 周以下，胎儿存活而无窘迫或胎膜早破者，参见习惯性流产的中医治疗。

【验案举例】

1. 郭某，女，26 岁。曾因长途旅行，纳食不慎致腹泻呕吐，腹痛，发热，服药后热退痛除，呕恶已减。近因劳累又致腹泻，腰酸似折，今晨阴道下红少量，色黯、小腹不适，畏寒喜暖，嗜卧懒言，头晕神疲，苔薄脉濡，妊尿试验阳性。证属肝肾不足，胞脉失养。治宜健脾补肾，温中安胎。药用仙鹤草 15g，炒党参、云茯苓、炒杜仲、炒川续断各12g，炒白术、淮山药、炒白芍、菟丝子、淡黄芩炭各9g，煨木香3g。每日1剂，水煎服。服3剂后，漏红已少，未止，腰酸腹坠，大便欠实，再宗原法出入。炒党参、炒杜仲、川续断、桑寄生各12g，炒白术、淮山药、升麻炭、炒白芍、菟丝子、云茯苓各9g，艾叶炭3g，南瓜蒂3只。服3剂善后。

按：患者早孕期间长途旅行，劳累过度，加之纳食不慎而致腹泻，腰酸似折，下红。此乃脾肾不足，胞脉失养。拟健脾补肾，温中安胎。方中党参、白术、淮山药、云茯苓健脾益气固胎；白芍养血柔肝；菟丝子、杜仲、川续断补肾壮腰；仙鹤草止血。药后漏红已止，腹痛下坠感及腰酸腹泻等恙均见好转，惟不思饮食，泛恶频作。三诊改服香砂六君加杜仲、桑寄生、川续断、姜半夏、姜竹茹，5剂后泛恶亦减，纳食已增。孕3个月后B超示宫内胎儿发育符合孕月，胎心胎动正常（《斑秀文妇科奇难病论治》，广西科学技术出版社，1989）。

2. 姚某，女，32岁。结婚3年，去秋孕二月许因自然流产刮宫。末次月经2月16日，尿hCG阳性，兹孕六周许。周前下红少许，色如咖啡，旋净。昨又见少量阴道出血，色如咖啡，时有时无，至今未止。伴下腹轻度坠胀疼痛，微恶，腰酸楚，未作诊治。刻下下腹隐痛且胀，腰酸楚，内裤见少量咖啡色血。精神欠振，面色无华，情绪欠舒。苔薄中根微腻，舌质微红，脉弦略滑。证属肾虚肝郁，胎元不固。治宜补肾疏肝，安胎止漏。药用炒党参、桑寄生、炒杜仲、川续断、地榆炭、生地黄炭、苎麻根各12g，炒白术、淡黄芩、白芍、紫苏梗各9g，木香3g。每日1剂，水煎服。服7剂，嘱绝对卧床休息，注意起居、饮食调养，暂禁性生活。若腹痛剧烈或阴道出血量多即赴医院急诊。间日下红极少，色如咖啡，腹痛见减，脘胀嗳气，苔薄白，质微红，脉弦滑。方既应手，守法再进。嘱B超检查。炒党参、生地黄炭、桑寄生、炒杜仲、川续断、白芍、苎麻根各12g，炒白术、淡黄芩炭、紫苏梗各9g，木香、砂仁（后）各3g。服7剂。阴道出血一周已止。腹痛腰酸均除。日前B超检查示子宫增大，宫内见孕囊36cm×21cm，内见胚胎及原始搏动；孕囊右前方见16cm×11cm似孕囊样回声，未见明显胚芽。提示双胎妊娠，一胎孕8周$^{+}$，一胎已停止发育。刻下稍见黄带，纳差，要求转方。再守前意。炒党参、白芍、生地黄炭、桑寄生、炒杜仲、川续断各12g，炒白术、姜竹茹，紫苏梗、苎麻根各9g，陈皮6g，砂仁（后）3g。7剂善后。

按：固胎系胞主在脾、肾两脏。脾为后天之本，气血生化之源；肾为先天之根，生殖生长之根本。古人曾喻胎孕如"寄生之托于苞桑，茑与女萝之施于松柏"。若脾肾虚弱则犹寄生、松柏之不固。而胎无所附，漏坠难免。故胎漏与胎动不安之治，当重于补脾益肾，肾固脾健自无漏动之虞。临证常以党参、炒白术、淡黄芩、桑寄生、炒杜仲、川续断、苎麻根为基础方，根据患者具体症情，再佐择清热、化湿、解郁、疏理、温养、滋润、止血诸法，每得良效。益中气系胎元以党参、炒白术为最佳；补肾气固冲任以桑寄生、杜仲、川续断为首选；黄芩苦寒清热，止血安胎；苎麻根加强系固之力。众药相辅，具有较好的安胎作用。本案前次妊娠时不慎因外伤导致胎堕,行清宫术,致肾气受损,复加调养失当再伤脾胃。间隔5月许又孕,肾气未盛,脾气未复,脾肾失系乃成胎漏之证。恐于再度殒堕,心情忧郁,又致木失条达之性。谨守病机,笔者在安胎基础方中,佐白芍养血柔肝,和里缓急;木香、紫苏梗疏调气机;生地黄炭、地榆凉血止血。二诊漏下极少,然其色仍如咖啡,嘱服药同时行B超检查。胎漏者漏下淡红或鲜红者,多属现代医学"先兆流产"之列,中药安胎往往能获良效;凡下色如咖啡,甚则酱色者,必当B超检查,排除"过期流产"。若已胎死腹中,已非药力所能挽,应及时清宫,防止暴崩休克,造成亡血脱气危证。本案经B超检查,果一胎已殒,系双胎妊娠,另一胎发育正常。继以安胎法治疗将月,经观察症情稳定,翌年剖宫产一女婴,母女皆安(《裘笑梅妇科临床经验选》,浙江科学技术出版社,1984)。

【名医提示】

1. 对于有流产、早产史者,孕期应多卧床休息,特别是左侧卧位,可增加子宫-胎盘血流量,防止自发宫缩,还应禁止性交,从而预防或减少早产发生。

2. 若早产已不可避免,在产程中应给孕妇吸氧,分娩时可做会阴切开,一般不用胎头吸引器,以防早产儿颅内出血。

3. 因宫颈内口松弛致早产者应于孕14~16周做宫颈内口缝合术。

4. 疑感染者,应给予抗生素预防感染。

5. 积极治疗妊娠并发症。

第七节 前置胎盘

胎盘正常附着位置是子宫体部,如边缘达子宫下段,甚或覆盖宫颈内口的部分或全部,其位置低于胎儿的先露部称前置胎盘。本病是妊娠晚期出血的主要原因之一,为妊娠期严重并发症,其发生率为0.8%~1.8%。本病的病因目前尚不明确,可能与子宫内膜病变及营养不良有关,如产褥感染、多产、多次刮宫、剖宫产等因素引起的子宫内膜炎或子宫内膜损伤等。本病属中医学"胎漏""胎动不安""堕胎""小产"等范畴。其发病多由肾虚、气血虚弱、血热等致使胎儿躁动,母体受伤而成。

【诊断要点】

1. 妊娠晚期或临产时,发生无痛性反复阴道流血。初次出血量通常不多,出血反复发生,且出血量越来越多。也有初次出血量多而导致休克的。出血时间的迟早、出血量的多少与前置胎盘的类型有关,中央性者出血较早,量亦较多。

2. 由于反复多次或大量阴道出血,产妇可有贫血,严重者出现休克。

3. 腹部检查:子宫软,无压痛,胎位清楚,胎先露往往高浮,常伴胎位异常,能听到胎心音,但若孕妇失血量多,胎儿发生缺氧、窘迫,则胎心音可不正常甚至消失。当胎盘位于子宫下段前壁时,在耻骨联合上缘可听到胎盘杂音。

4. B超检查:胎盘定位准确率达95%以上,是较好的诊断手段,并能动态观察胎盘位置有无改变。

5. 阴道检查:非不得已,不得采用。主要用于终止妊娠前明确诊断,决定分娩方式,且只做阴道窥诊及穹隆部扪诊。

6. 窥器检查:窥器检查阴道出血来自何方,以排除宫颈局部病变。

7. 穹隆扪诊:右手指在穹隆部前、后、左、右检查胎头与手指间有无较厚的软组织。

8. 检查胎盘及胎膜:阴道分娩后检查胎膜破口距胎盘边缘<7cm,则为胎盘低置;如行剖宫产术,术中可直接了解胎盘的位置。

【鉴别诊断】

1. 胎盘早剥　亦为妊娠晚期出血性疾病,但其出血伴有腹痛,阴道出血量与全身失血症状不成正比。B超可鉴别。

2. 其他原因所致的产前出血　帆状胎盘血管前置而破裂,胎盘边缘血窦破裂,宫颈病变(如息肉、宫颈病变)等,结合病史、阴道检查、B超及产后检查胎盘可确诊。

3. 临床上以胎盘边缘与宫颈口的关系分为4类　①中央性或完全性前置胎盘:胎盘覆盖宫颈内口的全部;②部分性前置胎盘:胎盘覆盖宫颈内口的一部分;③边缘性:胎盘的边缘到达宫颈内口边缘;④低置胎盘:胎盘的下缘达子宫下段,但未达宫颈内口边缘。因胎盘边缘与宫颈口的关系随着宫颈管的消失和宫颈口的逐渐扩大而改变,故原则上以入院时两者的关系作为诊断各型前置胎盘的标准。

【西医治疗】

应根据阴道出血的量、孕周大小、前置胎盘的类型、胎儿存活和是否临产来决定方案。

1. 期待疗法　在保证孕妇安全的前提下尽量延长胎龄,以提高胎儿的存活率,适用于妊娠<37周,或胎儿体重估计<2300g,阴道流血不多,胎儿存活者。①绝对卧床休息。②观察阴道流血,胎动计数,胎心监护,检查胎盘功能,做好终止妊娠前的准备。③适当应用镇静药:地西泮每次5mg,每日1次,口服。④抑制宫缩:沙丁胺醇每次2.4~4.8mg,每日3次,口服。⑤纠正贫血:硫酸亚铁每次0.3g,每日3次,口服。

2. 终止妊娠　①剖宫产术:是处理前置胎盘的主要手段,若胎盘位于子宫下段前壁,多主张做下段偏高的横切口或古典式剖宫产以避开胎盘。②阴道分娩:适用于边缘性或低置性前置胎盘,先露已入盆,出血不多,已临产,估计短时间内可以结束分娩者。③备血,输液后行阴道检查,予以人工破膜。④破水后腹部包扎,促使胎先露下降,压迫胎盘。⑤加强宫缩:5%葡萄糖注射液500ml及缩宫素2.5U

静脉滴注。⑥若破膜后仍有出血，或胎先露不下降，胎儿存活者，应立即行剖宫产。若胎儿已死亡，可用头皮钳牵夹胎儿头皮或牵出胎足，以压迫胎盘止血并促使胎儿下降，此法有大出血危险，应有输血准备。

【中医治疗】　辨证论治。

（1）肾虚型：妊娠期阴道少量出血，反复发作，色淡红或淡暗，质清稀；腰膝酸软，小腹空坠，头晕耳鸣，小便频数，夜尿，面色眼眶暗黑，舌质淡，苔白，脉沉滑尺弱。治宜益气固肾，止血安胎。方选寿胎丸加减。药用菟丝子20g，阿胶、仙鹤草各12g，桑寄生、续断、白术、艾叶、鹿角霜各10g人参、甘草各6g。若腹痛者，加紫苏梗、陈皮理气止痛；若腹胀者，加大腹皮宽肠理气；夜尿多者，加益智仁、金樱子各15g。每日1剂，水煎服。

（2）气血虚弱型：妊娠期阴道少量出血、反复不止，色淡红，质稀薄；腰腹坠胀，神疲乏力，面色㿠白，心悸气短，纳呆便溏，舌质淡，苔白，脉细滑。治宜益气养血，止血安胎。方选安胎饮加减。药用黄芪20g，白术、茯苓各10g，当归、熟地黄、白芍、阿胶、地榆、半夏各10g，川芎、生姜、甘草各6g。每日1剂，水煎服。

（3）血热型：妊娠期阴道少量出血，血色鲜红或深红，质稠；口干咽燥，心烦不安，手足心热，舌红或舌边红，苔黄，脉弦滑数。治宜清热养血，滋肾安胎。方选清热安胎饮加减。药用山药12g，石莲子、黄芩、黄连、椿根皮、侧柏炭、阿胶各10g，甘草6g。每日1剂，水煎服。

（4）胎殒瘀阻型：妊娠期阴道出血量多，持续不止，反复发作，色红有块；神疲气短，面色苍白，头晕目眩，腹坠胀阵痛，舌紫暗，脉滑数。治宜去胎逐瘀，养血止血。方选生化汤加减。药用益母草30g，牛膝、泽兰各15g，当归、川芎、桃仁各10g，炮姜、炙甘草各6g。每日1剂，水煎服。

【名医提示】

1. 疑为前置胎盘拟做阴道检查者，因有可能引起大出血，故必须在备血、输液条件下进行，同时做好随时手术的准备。

2. 期待疗法及阴道分娩过程中应密切观察阴道流血情况，如有阴道大出血或反复出血，应行剖宫产终止妊娠。

3. 注意预防产后出血，胎儿娩出后，若胎盘未及时娩出，需迅速徒手剥离胎盘，并注射麦角新碱、缩宫素促进子宫收缩，如术中发现胎盘植入，需做子宫切除方能止血。

4. 使用中药保守治疗时，应密切观察产妇与胎儿的情况，如有异常迅速采取西医药治疗。

第八节　胎盘早剥

妊娠20周后，正常位置的胎盘在胎儿娩出前部分或全部从子宫壁分离，称胎盘早剥,因起病急、发展快,故是妊娠中、晚期的严重并发症,处理不及时可危及母子生命。胎盘早剥的发病机制尚未完全明了,可能与血管病变、机械因素、脐带因素、子宫静脉压突然升高等有关。临床可分为3类。①显性剥离:剥离出血沿胎膜与子宫壁间从宫颈口流出;②隐性剥离:出血不能外流而积聚于胎盘与子宫壁间,或渗入羊膜腔内;③混合性剥离:介于两者之间。本病属中医学“妊娠腹痛”“胎动不安”“小产”等病范畴,发病多由素体阴虚,或失血伤阴,或久病失养,或多产房劳,耗伤精血,孕后血聚养胎,阴血益感不足,虚热内生,热扰胎元,遂致胎盘早剥。或因瘀血内停,胞脉阻隔,冲任不固而致。

【诊断要点】

1. *病史*　有慢性血管病变如妊娠高血压综合征、高血压或外伤史。

2. *临床表现*　取决于早剥的胎盘面积、部位及出血量多少等因素。①轻者:可无明显症状,仅在B超检查时发现,或分娩后常规检查胎盘时发现胎盘后有积血而诊断。②重型:以隐性出血为主,胎盘剥离面>1/3。表现为突然发生剧烈腹痛,呈持续性,并进行性加剧,全身症状有恶心呕吐,面色苍白,脉细数,血压下降等休克表现。伴有或不伴阴道流血,阴道出血多少与贫血程度、休克程度不成正比。胎动频繁,继而胎动消失。腹部检查:宫底升高(内出血),大于妊娠月份;子宫呈持续强直收缩,触诊硬如板状,触痛明显;胎位不清,胎心音多已消失。

3. *并发弥散性血管内凝血(DIC)与凝血功能障碍(因胎盘早剥、组织受损、释放凝血活酶)*　①表现为皮下、黏膜或注射部位出血,产后阴道流血不止,血液不凝或仅有较软的凝血块,有时尿血、呕血、咯血等。②化验检查:血常规、血小板、出血时间、凝血时间(试管法)、纤维蛋白原、凝血酶原时间、3P试验、纤维蛋白降解产物均可有异常。

4. *并发急性肾衰竭*　由于失血过多,休克时间长及DIC,均可致急性肾衰竭。①临床表现:少尿或无尿。②化验检查:尿常规检查尿中可出现蛋白、管型或红、白细胞,肾功能检查异常。

5. *B超检查*　可见胎盘后与子宫壁间有液性暗区;胎盘向羊膜腔内凸出;连续观察可见液性暗区增大,产后胎盘检查时可见胎盘面有血块压迹。

【鉴别诊断】

1. *前置胎盘*　为无痛性反复阴道流血,阴道流血量与全身失血症状成正比。子宫软、无压痛,大小与孕周符合。B超可示胎盘附着异常。

2. *先兆子宫破裂*　有头盆不称、分娩梗阻或剖宫产史;强烈子宫收缩可见病理缩复环,子宫下段压痛。难以鉴别时,应迅速剖腹探查。

【西医治疗】

1. 纠正休克:对于病情危急、处于休克状态者,应积极补充血容量,纠正休克,输新鲜血,以补充凝血因子。合并妊娠高血压综合征者,血压虽在正常范围内,而实际上处于休克状态，处理时应重视。

2. 终止妊娠：胎盘早剥危及母子，一旦确诊，必须立即终止妊娠，母子的预后与处理是否及时有密切关系。

(1)经阴道分娩：适用于轻型的胎盘早剥，产妇一般情况好，宫口已开大，估计短时间内能迅速分娩者。或者是胎儿已死亡，而产妇情况较稳定者。可予人工破膜，使羊水缓慢流出，用腹带包裹腹部，压迫胎盘使其不再继续剥离，并可促进子宫收缩，必要时静脉滴注缩宫素以加速产程。密切观察患者血压、脉搏、宫底、宫体压痛、阴道流血及胎心音等变化，若母体情况恶化或产程进展缓慢，随时改行剖宫产。

(2)剖宫产：下列情况应及时行剖宫产：①重型胎盘早剥，尤其是初产妇，不能在短时间内结束分娩者。②轻型胎盘早剥，胎儿存活，但有胎儿窘迫者。③破膜后产程无进展，产妇情况恶化(无论胎儿存亡)。

3. 对于仅由产前常规B超检查发现的无自觉症状的轻型胎盘早剥患者，如孕周＜37周，胎儿未成熟，则入院后予以密切观察症状、体征，每周1次B超检查，待胎儿成熟后中止妊娠。

4. 凝血功能障碍的处理

(1)输新鲜血：纠正低血容量，补充凝血因子，也可输血小板浓缩液。

(2)纤维蛋白原：若纤维蛋白原低，伴有活动出血且血不凝，则可输入纤维蛋白原。纤维蛋白原3g溶于注射用水100ml中静脉滴注。

(3)可用肝素12.5mg静脉滴注治疗。

5. 预防肾衰竭：诊治过程中密切注意尿量，若尿量＜30ml/h，应及时补充血容量，尿量＜17ml/h应考虑有肾衰竭，可用20％甘露醇200ml快速静脉滴注，或呋塞米40mg静脉注射。

【中医治疗】

1. *辨证论治*

(1)阴虚肝旺型：妊娠期阴道流血，量少，色鲜红，质稠；腹隐痛，头晕目眩，耳鸣眼花，心悸，咽干口燥，舌质红，苔少，脉细弦。治宜滋阴清热，止血安胎。方选两地汤加减。药用墨旱莲、玄参、生地黄、地骨皮、苎麻根各15g，阿胶、女贞子各12g，麦冬、白芍、甘草各6g。每日1剂，水煎服。

(2)瘀血阻滞型：妊娠期阴道流血，量或多或少，色暗红或深红；腹痛拒按，舌边紫暗，或有瘀点，脉沉弦或沉涩。治宜化瘀止痛，止血安胎。方选生化汤加减。药用益母草、当归、白芍、紫苏梗、续断各10g，川芎、桃仁、炮姜、炙甘草各6g。每日1剂，水煎服。

2. *内服单方验方* 黄芪、炒白术、菟丝子各30g，党参、山药、杜仲各15g，柴胡、当归各10g，陈皮、炙甘草、升麻、砂仁各6g。有出血者，加荆芥穗炭10g，杜仲改为杜仲炭；有热象者，加黄芩、藕节各10g；肾虚者加桑寄生15g，山茱萸10g。每日

1 剂，水煎，分 2 次服。血止后，去止血药物，改为 2 日 1 剂，连续服药 2 个月。

【名医提示】

1. 产后或术后仍需严密观察患者一般情况，注意血压、脉搏、阴道流血、尿量等，直至恢复正常。纠正贫血，应用抗生素预防感染。

2. 剖宫产术中若发现子宫胎盘卒中，应给予大量宫缩药、热敷、按摩子宫等处理，除非出血不止，不应做子宫切除术。

3. 对于可疑胎盘早剥的患者，应及时 B 超确诊，并收入院观察。

4. 胎盘早剥患者常易产后出血，故产后应及时使用宫缩药预防。

第九节　胎儿生长受限

胎儿生长受限（FGR）是指妊娠满 37 周，胎儿出生体重＜2500g 或未满 37 周，出生体重低于同孕周胎儿平均体重的 10％或低于 2 个标准差者为宫内生长迟缓（IUGR）。IUGR 发病率为 6.39％，存活者可有远期智力发育低下及运动神经障碍。IUGR 分为内因性匀称型、外因性不匀称型和外因性匀称型 3 类。第一类其身高、头围均小，于妊娠早期发生，受营养不良、病毒感染、胎儿畸形影响；第二类身高、头围与孕周符合，但体重偏低，多在妊娠晚期发生，主要由各种原因引起的胎盘功能不良所致；第三类为混合型，中医学称本病为“胎萎不长”，其发病多与孕母素体虚弱，气血不足有关。

【诊断要点】

1. 认真核对预产期，如记不清者可按以下 5 项综合估测预产期

（1）妊娠试验阳性出现的时间一般为停经 40 日左右。

（2）早孕反应出现的时间一般于停经 40 日左右。

（3）首次妇科检查子宫大小是否与孕月符合。

（4）初次胎动时间一般在孕 18～20 周。

（5）初次听到胎心音时间一般在孕 18～20 周。

2. 产前检查

（1）宫高的测定：若宫底高度连续 2 次（相隔 1 周以上）测量＜10％，应疑为 FGR。

（2）体重测定：3 次连续产前检查体重不增加；孕末期每周体重不增加反而减少。

3. B 超检查

（1）孕 36 周前，儿头双顶径（BPD）每 2 周增长＜2mm，若增长＞4mm 可排除 FGR。

（2）孕 32 周后，腹径＜BPD，高度怀疑为不对称型 FGR，若头围、腹围均小于正

常，为对称型 FGR。

(3)羊水量极少时，半数以上为 FGR。

(4)脐动脉及子宫胎盘血流速度波形异常时，应高度怀疑 IUGR。

4. 尿 E_3 测定

(1)对称型 FGR：E_3 曲线位于正常和 2 个标准差之间，呈平行状态。

(2)不对称型 FGR：直到孕 27 周，E_3 值和正常值相符合，以后不再增长，到孕 38 周，曲线尚处在 2 个标准差以下，提示有严重代谢功能不足。

【西医治疗】　对已确诊的 IUGR，排除染色体异常所致，进行促胎儿发育治疗。

1. 左侧卧位休息，以改善子宫胎盘循环。

2. 注意营养，高热量、高蛋白饮食。

3. 间歇给氧，每次 15～30 分钟，每日 3 次。

4. 补充葡萄糖，以麦芽糖较好。10％葡萄糖注射液 1000ml 内加维生素 C 或能量合剂，或麦芽糖 500ml 静脉滴注，每日 1 次，7～10 日为 1 个疗程。

5. 10％葡萄糖注射液 500ml，右旋糖酐注射液 500ml，香丹注射液 200ml，复方氨基酸 250ml，每日 1 次，5～7 日为 1 个疗程。一般用 2 个疗程后观察宫高、腹围增长，B 超测定胎头 BPD 增长情况，决定是否需继续治疗。

6. 积极治疗慢性疾病，防止疾病加重和并发症的发生。

7. 监测胎儿宫内安危状态。

8. 适时分娩

(1)FGR 治疗后，无内科及产科合并症，各项检测示胎儿继续增长，胎动活跃，胎盘功能良好者可继续妊娠，但不宜过预产期。

(2)如有内科及产科合并症，而经过治疗后胎盘功能继续减低，估计胎儿在宫内有危险时，应考虑剖宫产终止妊娠。

(3)如在孕 36 周前终止妊娠，应行羊水测定胎儿肺成熟度，并可用地塞米松 10mg 羊膜腔内注入，以促进胎儿肺成熟。

(4)决定阴道分娩者，应密切观察产程的进展及母子的情况，如发现产程停滞或胎儿窘迫应立即行剖宫产。新生儿的处理：分娩前做好抢救准备，补液，预防感染，及时纠正新生儿红细胞增多症等并发症。

【中医治疗】

1. 辨证论治

(1)气血虚弱型：妊娠中晚期，腹部增大及子宫底高度明显小于孕月；身体虚弱，面色萎黄或䀮白，头晕气短，疲乏懒言，舌淡嫩，少苔，脉细弱无力。治宜益气养血，滋养胎元。方选八珍汤加减。药用桑寄生、党参、白术、茯苓各 15g，菟丝子、熟地黄、白芍各 12g，当归 10g，川芎、甘草各 6g。每日 1 剂，水煎服。脾胃虚弱者，加黄芪 15g,砂仁、陈皮各 6g;血虚甚者,加何首乌、枸杞子各 15g。

(2)血寒型:妊娠中晚期,腹形与子宫增大明显小于妊娠月份;或胎心音较弱,形寒怕冷,腰腹冷痛,四肢不温,舌淡,苔白,脉沉滑迟。治宜温阳散寒,养血育胎。方选长胎白术散加味。药用黄芪 30g,茯苓、炙白术各 15g,炒阿胶 12g,干地黄、当归、牡蛎、艾叶、何首乌各 10g,川芎、川椒、甘草各 6g。每日 1 剂,水煎服。

(3)血热型:妊娠中晚期,子宫增大明显小于妊娠月份,胎动频,胎儿存活而发育迟缓;烦躁不安,潮热盗汗,夜梦多,五心烦热,尿频数而赤,大便干结,舌红,苔少或黄,脉细滑数。治宜清热凉血,养阴安胎。方选凉胎饮加减。药用生地黄、茯苓、墨旱莲、女贞子各 15g,黄芩、白芍、当归、枳壳各 10g,甘草 6g。每日 1 剂,水煎服。阳盛血热者,加牡丹皮、栀子、黄柏各 10g;阴虚内热者,加山茱萸、知母、麦冬各 10g;肝郁化热者,加柴胡、郁金、山栀子、合欢花各 10g。上述各证型若出现有血瘀兼证者,酌选丹参、益母草各 10g。

2. 通用加减方　菟丝子、阿胶(烊化)、熟地黄各 15g,炙党参、炙黄芪、桑寄生各 12g,炒白术、当归、续断各 9g,砂仁(后下)6g。偏肾阴虚者,重用熟地黄至 20g,加龟甲胶 9g;偏肾阳虚者,重用续断至 18g,加炒补骨脂 9g;气虚甚者,易党参为人参;血虚甚者,重用阿胶至 18g;胎有热者,加生地黄 15g,黄芩 10g;气滞者,加紫苏叶、木香各 9g。每日 1 剂,加水煎煮 2 次,将两煎药液混合均匀,分 2 次服。

3. 内服单方验方

(1)白芍 15g,川芎 12g,全当归、白术、淡黄芩各 10g。腰酸腿软有流产史者,加桑寄生、续断各 15g;纳差、便溏伴语音低、脉弱者,加党参、黄芪各 30g;面色㿠白呈贫血貌者,重用当归 30g,白术 15g;阴虚火旺者,加生地黄、地骨皮各 15g;阳虚者酌加肉桂 3g。每日 1 剂,水煎,分 2 次服。主治胎儿宫内发育迟缓,能养血、健脾、清化湿热而安胎。

(2)黄芪、茯苓各 15g,党参、熟地黄、桑椹子各 12g,白术、当归、白芍各 10g,川芎、炙甘草、陈皮各 6g,大枣 6 枚,每日 1 剂,水煎服。

(3)桑寄生、续断、菟丝子、杜仲各 12g,白术、牡蛎(先煎)各 10g,川芎 5g,川椒 3g。每日 1 剂,水煎服。

(4)羊肉 250g,当归、生姜各 10g。炖汤,加少许盐、葱调味,两日 1 剂,1 次顿服。用于血虚胎萎不长。

(5)牛腱 250g,枸杞子 20g。两日 1 剂,煮汤服,功能补血益精。

4. 外治单方验方　党参、白术、当归、枸杞子、白芍、黄芪各 30g,甘草 10g,共研细末,水调敷于脐上,每日更换 1 次,直至病愈。

【验案举例】

1. 某女,38 岁。孕 28 周,1 个月来疲乏无力,腰膝酸软,胎动少,体重不增。查宫高 18cm,B 超示胎儿双顶径值为 65mm,舌淡苔白,脉沉弱,诊断为胎萎不长。

证属气血不足,胎失所养。治宜益气健脾,养血滋阴。方选养胎汤加减。药用枸杞子、阿胶(烊化)各20g,熟地黄、山药各15g,党参、杜仲、黄芪、白术、当归、益智仁、炙甘草、山茱萸各10g。每日1剂,水煎服。服7剂后自觉精神好,腰酸减轻。仍守前方继续调养,共服28剂,孕32周时查宫高29cm,B超胎儿双顶径83mm,后剖宫娩出一女婴,体重3200g,身长51cm,评分10分。

按:胎萎不长属于西医学的胎儿宫内发育迟缓,多因夫妇双方禀赋不足,胞脏虚损,或因孕后调养失宜,以致脏腑气血不足,胎失所养。如《校注妇人良方》云:"夫妊娠不长者,因有宿疾,或因失调,以致脏腑衰损,气血虚弱,而胎不长也"。据发病机制,拟益气健脾、补肾益精、养血滋阴、和胃养胎并施。方中以党参、黄芪、炙甘草益气健脾;杜仲、山茱萸、益智仁补肾益精;枸杞子、当归、阿胶养血滋阴;白术、山药和胃安胎,从而促进胎儿在母体的生长发育(广西中医药,1999,1)。

2. 徐某,27岁。怀孕3个月时突然患急性阑尾炎。进医院施行手术,切除阑尾后,胎儿发育不良、胎位不见长大;近至怀孕5个月间而不感胎动,腹部亦不见膨大。曾在他处诊断胎儿可能已死,惟久未见胎下。近日胸闷纳呆,精神不振,腹痛阵作,秽带连绵,是否胎儿已坏?脉象虚弱而稍带滑,舌质淡、苔薄腻而未见青色,消化虽不良、吐气未有秽味,小腹阵痛而未有坠胀感。诊断为胎萎不长。证属气血受损,胎气亦伤。治宜峻补气血,滋养胎儿。药用桑寄生10g,党参、丹参、白术、杜仲、菟丝子、狗脊各9g,陈皮、紫苏梗、木香、川芎各6g。每日1剂,水煎服。服2剂后,腹痛已停,秽带亦少,自觉腹部较前稍大,切脉细滑,舌苔微白,胎儿转机有望,不过胎儿虽活而已受损,尚需继续调治,否则易生变端。药用熟地黄12g,谷芽、麦芽、党参、丹参、茯苓、川续断、狗脊各9g,鸡内金6g,砂仁(后下)3g。服8剂后,胎儿渐见增长。已感胎动。今晨下部漏红,量尚少,腰酸兼有腹胀感,小便频数,脉滑数,舌苔薄黄,告以回家必须卧床休息,服药后如能血止,当可挽回,否则有早产可能。因脉仍带滑,及时安胎。药用生地黄18g,苎麻根、阿胶珠、炒藕节、桑寄生各12g,杜仲、菟丝子、玄参各9g,白芍、淡黄芩各6g。服2剂后,流红已停,惟尚时有腰酸腹痛,仍以上方加减调治,服10剂后,妊娠虽将至8个月,按腹胎儿如6个月大小,仍有胎动,因暑天饮食不慎,突然腹痛泄泻,旋即流红,乃又赶来医治。诊时,患者心绪焦急,腰痛、泄泻、见红、腰酸,恐要早产,但按脉为滑数,舌苔薄腻,宜安静平卧,休息调治。药用桑寄生12g,杜仲、藕节炭、苎麻根各9g,党参、白术、陈皮、紫苏梗、淡黄芩、炮姜炭、香连丸(入煎)各6g。服4剂后,流血停,腹泻止,但时感腰酸,尿频,腹部下垂,胎动不甚。乃用调补之剂。药用桑寄生12g,党参、黄芪、杜仲、续断、白术、菟丝子、金樱子、覆盆子、苎麻根各9g,白芍6g。先后服15剂,过预产期数日而生,母子平安。隔数年后随访,孩子发育良好,身体健康。

按:胎萎不长又名胎弱症,宋代陈自明《妇人良方》中即有记述,"夫妊娠不长者，固有宿疾，或因失调，以致脏腑衰损，气血虚弱而胎不长也。”临证间，均因妊娠禀赋虚衰，难以养胎，或怀孕后跌仆受伤，或房事不节，以致漏胎下血。后流血虽停，但气血已虚，母腹不再膨长，胎亦不动，拖延日久，每易形成胎死腹中，而久不排出，又能造成过期流产。本例胎萎不长，乃怀孕4个月时，因切除阑尾手术，气血受损，胎气亦伤，所以胎儿不长。当时情况，确有胎死腹中之可能，促按生机，宜大力救治。服药后征象好转，腹渐增大，惟胎儿究因受伤，更加身体孱弱，变端时生。6个月发生流红，调治后流血止。过1个月，又因饮食不慎，腹痛泄泻，胎儿受震，旋即流血，有发生早产之虞，经调治后，又能转危为安，顺利生产。治疗本症，宜健脾胃，以充生化之源；峻补气血，滋养胎儿；予固肾安胎，防其重坠而小产。用上方后常能使胎萎不长而得以继续生长，因此，在此紧急时期，绝不可放松抢救机会。本病经治愈，大多能足月生产，亦有少数超过预产期，甚至可延长数月而分娩(《朱小南妇科经验选》，人民卫生出版社，1981)。

【名医提示】

1. FGR产前诊断率较低，为50%左右，利用超声检查和临床估计，结合胎盘功能(尿E_3)测定可使诊断率达70%左右。

2. 胎儿娩出后，应吸尽口、鼻内羊水黏液，勿将脐血挤入胎儿体内，以防止羊水吸入及红细胞增多症。

3. 妊娠期间出现妊娠剧吐者，应进行治疗，防止饮食过少而影响胎儿发育。

4. 补充营养，给予高热量、高蛋白饮食。间歇吸氧，增加胎儿的供氧。

5. 如有内科或产科合并症，虽未达37孕周，则需考虑终止妊娠。

6. 积极治疗先兆流产，以避免阴道出血过多而影响胎儿发育。

7. 卧床休息，左侧卧位，以改善子宫胎盘供血。

8. FGR行剖宫术前注意排除胎儿畸形。

9. 胎盘应送病理检查。

第十节 羊水过多

妊娠期的任何时期羊水量超过2000ml时称羊水过多。其中在数周内或更长的时间，羊水缓慢增加者，称慢性羊水过多；而羊水量在数日至2～3周急剧增加者称急性羊水过多。本病病因尚不清楚，但多与胎儿畸形、双或多胎妊娠、母子血型不合、孕妇糖尿病等因素有关。本病的病因尚不十分清楚，但已知羊水量与胎儿吞咽及排尿有关，胎儿肺分泌亦对羊水量有影响：通过胎膜及胎盘，胎儿与母体可交换大量水分，故两者任何一调节机制不平衡或交换障碍均可影响羊水的积蓄与丧失。羊水过多与胎儿畸形、多胎妊娠、母儿血型不合、孕妇合并糖尿病、妊娠高血压综合征等因素有关，原因不明者约占30%。中医学称本病为“子满”“胎水肿满”，主要因脾肾两虚，不能运化水湿，水停胞中，胎失濡养所致。

【诊断要点】

1. 急性羊水过多　约占2%。大多在妊娠20～24周发病。机械性压迫症状：数日内子宫胀大迅速，从而出现腹部长大快、胀痛、行走不便、呼吸困难、不能平卧。体格检查：孕妇呈痛苦表情，端坐呼吸，甚或发绀；腹部过度膨胀，腹壁变薄，皮下小静脉暴露，满腹压痛。产科检查：子宫大于足月妊娠，张力大，胎位不清，胎心音不清，下肢及外阴凹陷性水肿或静脉曲张。

2. 慢性羊水过多　约占98%。多发于妊娠28～32周。压迫症状不明显。产科检查：子宫显著大于正常妊娠月份，宫高超出正常百分位数，腹壁及子宫张力大，液体震颤感明显，胎位不清，有浮沉感，胎心音遥远或听不清。

3. B超检查　最大羊水水平段＞7cm，或羊水指数＞18cm，胎儿与宫壁间距离增大，四肢呈伸展的自由状态。同时检查胎儿有无畸形，是否为双胎。

4. 畸形胎儿的判别

(1)X线检查：无脑儿、脑积水可做确切诊断。

(2)羊膜腔造影及胎儿造影：可确诊胎儿有无消化道畸形。

(3)羊水甲胎蛋白(AFP)含量测定：胎儿有开放性神经管缺陷(如无脑儿、脑膨出、脊柱裂)时AFP升高4～10倍，尤其在妊娠20周以前，诊断价值更高。

【鉴别诊断】

1. 多胎　B超或X线摄片可鉴别。

2. 巨大胎儿　腹部检查及B超可鉴别。

3. 妊娠合并卵巢囊肿　原有卵巢囊肿病史，B超可确诊。

【西医治疗】

1. 已确诊胎儿有严重畸形者，应终止妊娠。宜采用经阴道高位破膜(应限制羊水，使之缓慢流出，以500ml/h为宜)引产。破膜12小时无宫缩，应予抗生素预防感染。24小时仍未临产，可静脉滴注缩宫素引产，或用普拉睾酮促宫颈成熟。

2. 如未发现胎儿畸形

(1)孕妇无症状者不需特殊处理，应注意休息，低盐饮食。

(2)妊娠＞37周，可行高位破膜或加静脉滴注缩宫素引产。

(3)胎儿肺不成熟，或妊娠＜37周，可经腹壁做羊膜腔穿刺，滴出部分羊水，以缓解症状。隔3～4周可重复穿刺减压。

(4)妊娠近37周，羊水量反复增长，如胎儿已成熟，可给人工破膜引产终止妊娠；胎儿肺不成熟可在羊膜腔内注入地塞米松10mg，48小时后再考虑引产。

3. 药物治疗：吲哚美辛2.2～3.0mg/(kg · d)，但其有动脉导管闭合的副作用，故不宜广泛应用。

【中医治疗】

1. 辨证论治

(1)脾肾两虚型:妊娠中期后,短时间内腹大异常,腹皮绷紧而发亮;胸膈胀满,纳呆,小便量少,表情痛苦,行走不便,甚则喘息不得卧,舌淡胖,苔白润或腻,脉沉缓滑。治宜健脾利水,补肾安胎。方选鲤鱼汤加减。药用鲤鱼 250g,黄芪 30g,续断、茯苓、桑寄生、白术各 15g,白芍、当归、生姜、橘红、大腹皮、桑白皮各 10g,甘草 6g。若喘甚者加葶苈子、杏仁、紫苏子、旋覆花各 10g,以降气平喘;肿甚而小便不利加泽泻、车前子各 10g,以渗湿利水。每日 1 剂,水煎服。

(2)脾虚湿盛型:妊娠中、晚期,腹大异常,胸闷气喘,腹部皮肤紧绷发亮,面目肢体水肿,纳呆神疲,小便短少,舌质淡体胖,苔白润或腻,脉沉细滑。治宜健脾,利水,佐以养血安胎。方选千金鲤鱼汤合防己黄芪汤。药用鲤鱼(去鳞、肠)1 尾,茯苓、白术各 15g,白芍、当归、黄芪、防己各 10g,甘草 6g,生姜 3 片。羊水甚多喘满气急者加车前子、猪苓各 15g 以利水渗湿;腰腹疼痛,胎动不安者加桑寄生、川续断各 20g 以补肾安胎。每日 1 剂,水煎服。

2. 通用加减方

(1)茯苓皮、白芍、当归、大腹皮各 15g,白术 10g,生姜皮、陈皮各 6g。下肢水肿而不温者,加生黄芪 15g,猪苓 9g,桂枝 5g;胃脘胀闷,食欲缺乏,舌苔厚腻,加木瓜 9g,苍术、枳壳各 6g;胸胁胀痛,去生姜皮,加紫苏叶、枳壳各 6g,木香 3g;面色不荣,疲乏,舌质淡,脉弦无力,加党参、生黄芪各 15g。每日 1 剂,加水煎煮 2 次,将两煎药液混合均匀,分 2 次服。用于急性羊水过多症。

(2)茯苓、当归各 15g,白术、大腹皮各 12g,木香、猪苓、泽泻、桑白皮、川芎各 9g,木瓜、槟榔、紫苏梗、陈皮各 6g,砂仁 5g。腹胀甚,加枳壳 9g;腿足肿甚,加防己 9g;喘甚,加葶苈子 9g。每日 1 剂,加水煎煮 2 次,将两煎药液混合均匀,分 2 次服。用于慢性羊水过多症。

3. 内服单方验方

(1)茯苓皮、冬瓜皮、大腹皮、山药、葫芦、扁豆各 15g,石莲子、车前子、冲天草(水葱)、续断、桑白皮各 10g,防己 6g。每日 1 剂,水煎,分 2 次服。主治羊水过多。

(2)炒白术 30g,山药 15g,葫芦 15g,冬瓜皮 15g,茯苓 12g,石莲子、车前子、大腹皮、冲天草、桑寄生、续断各 10g,冬葵子 6g。一般先服前方 6～10 剂,有效后再改服后方,至症状基本消失后停药。每日 1 剂,水煎,分 2 次服。主治羊水过多,能健脾益肾,利水消肿。

(3)桑寄生 15g,香附、陈皮、甘草、乌药、木瓜各 10g,紫苏 6g,生姜 3 片。若妊娠 8 个月以上,肿胀较重者加车前子、泽泻各 10g;腹胀满难忍,加大腹皮、莱菔子各 10g;肿甚纳呆者,加赤小豆、茯苓皮各 15g。每日 1 剂,水煎,分 2 次服。主治羊水过多症,能理气祛湿,舒郁化滞。

(4)茯苓皮、白芍各15g,大腹皮、当归、白术、生姜皮各10g,陈皮6g。若下肢水肿而不温者,加生黄芪15g,猪苓10g,桂枝6g;胃脘胀闷,食欲缺乏,舌苔厚腻者,加木瓜、苍术各10g,枳壳6g;胸胁胀痛去姜皮,加紫苏叶、枳壳各6g,木香3g;面色不荣,疲乏,舌质淡,脉弦无力者,加党参、生黄芪各15g。每日1剂,水煎,分2次服。主治羊水过多,能健脾渗湿行水,和血安胎。

(5)桑寄生15g,香附、陈皮、甘草、乌药、木瓜各10g,紫苏6g,生姜3片。每日1剂,水煎服。

(6)茯苓皮、大腹皮各15g,白术10g,生姜皮6g,陈皮5g。每日1剂,水煎服。

(7)白扁豆、赤小豆、陈葫芦各30g,大枣10枚。煎水代茶饮。

4. 中成药

(1)参苓白术散:健脾益气、渗湿,适用于脾虚湿盛证。散剂,每日2次,每次6~9g,口服。

(2)济生肾气丸:温补肾阳,利水消肿,适用于肾阳虚证。蜜丸,每日2次,每次2丸,口服。

(3)五皮丸:行水消肿,适用于脾虚水泛证。药汁丸,每日2次,每次9g,口服。

【验案举例】

1. 沈某,女,30岁。妊娠6个半月,脚肿已1个月,腹部胀满特甚,胀满至剑突部,气喘促,坐卧不宁。已在某部队医院住院20多天,诊为羊水过多,用救护车送来门诊。患者体格较肥胖,足部水肿明显,腹部膨隆如妊娠9个月状,气喘多汗,尿少纳呆,舌质淡胖,苔白,脉沉滑。证属脾虚湿重,妊娠水肿。治宜健脾燥湿,行气利水。方选全生白术散加减。药用白茯苓、茯苓皮各30g,白术、生牡蛎各25g,大腹皮、泽泻各15g,北杏仁12g,姜皮9g,苍术、陈皮各6g。每日1剂,水煎服。服4剂后,腹胀明显减轻,水肿亦减退,尿量稍增,喘促已基本平复,坐卧无不适感。上述方药已取效,仍守前法。药改白茯苓、茯苓皮、芡实各30g,白术25g,大腹皮、桑寄生各10g,姜皮、紫苏叶各9g,陈皮6g。服7剂后,肿满已完全消除,照上方减量再服7剂以巩固疗效。后足月顺产一男婴。

按:妊娠中后期水肿,包括西医诊断为羊水过多者,多属脾虚不运以致水湿内留,用全生白术散加减治疗,多能取效。但白术必须重用,茯苓应兼用茯苓皮,用量亦宜重,同时适当加入利尿之品。本例因有喘促,故加入北杏仁以降肺气,肺气得降,水道亦得以通调;牡蛎用于镇摄,使上逆之气易趋平复。再诊时因肿满喘促已好转,故改用芡实以健脾固肾,桑寄生以养血益肾安胎。妊娠病一般要多从脾肾着眼,但辨证时应辨别以脾为主还是以肾为主,用药时应有所侧重,收效则捷(《中国现代百名中医临床家丛书·罗元恺》,中国中医药出版社,2007)。

2. 姚某,女,30岁。怀孕7个月,两下肢肿胀已2个月,小便量少,神疲乏力,胃纳一般,自觉有胎动,外院诊断:羊水过多。检查:血压正常,宫底脐上4指,左枕

前位 (LOA),胎心正常,水肿肿膝关节,尿常规阴性。苔薄,质淡,脉细。诊断为羊水过多。证属脾肾气虚,水湿停聚。治宜健脾补肾,利水消肿。药用黄芪、怀山药各 15g,陈葫芦、车前子(包煎)、党参、谷芽各 12g,猪苓、茯苓、白术各 9g,柴胡、防己、附子各 6g,桂枝 3g。每日 1 剂,水煎服。服 5 剂后,两下肢水肿明显消退,尿量增多。苔薄,质淡,脉细。原方再进 7 剂而愈,当时国际和平妇幼保健院传抄该方,每用皆效。

按:《素问·水热穴论》曰:“肾者,胃之关也,关门不利,故聚水而从其类也。”脾运化水湿,肾化气行水,任何一脏发生病变,均可致水液代谢障碍而发生肿胀,尤其与脾关系更为密切,故“诸湿肿满皆属于脾”。若脏器本虚,胎碍脏腑,因孕重虚,因此脾肾阳虚,水湿不化为本病主要机制。治疗以健脾补肾,利水消肿为主;方中黄芪、党参补脾益气;附子温阳化气行水;桂枝通阳化气行水;猪苓、防己、陈葫芦、车前子利水消肿;茯苓、白术健脾利湿;怀山药健脾补肾;柴胡疏肝理气,因胎体渐长,有碍气机升降故用之;谷芽消食健胃。方能对症,肿去胎安(《李祥云治疗妇科病精华》,中国中医药出版社,2007)。

【名医提示】

1. 羊膜腔穿刺前应先 B 超胎盘定位,选择穿刺点,操作时严格消毒。腹穿放羊水速度不宜过快,以 500ml/h 为宜,以免引起胎盘早剥,每次放羊水量不宜过多,不超过 1500ml,以免诱发早产。给予抗生素预防感染。

2. 放水过程中应观察孕妇血压、脉搏变化及自觉症状。产后腹部加置沙袋防休克,并维持静脉滴注缩宫素 2 小时,以防产后出血。

3. 行人工破膜后注意羊水的流速,以 500ml/h 为宜,以免羊水短时间内大量流出,宫腔压力骤减,引起胎盘早剥。

4. 合并有胎儿畸形者,更应查致畸因素,避孕半年以上再妊娠,妊娠前在医院检查并遵从医生的指导,以防再次发生畸形儿。

5. 未发现胎儿畸形,孕妇无症状者,不需特殊处理,应注意休息,给予低盐饮食,保持心情舒畅。

6. 应定期测量宫高、腹围以了解羊水量变化,早日排除胎儿先天性畸形,发现胎儿畸形,必须终止妊娠。

7. 临产后应注意保持胎儿于纵产式,注意宫缩及防止脐带脱垂。

8. 积极寻找引起羊水过多的原因,如母亲疾病应及时治疗。

第十一节 羊水过少

妊娠晚期羊水量少于 300ml 者,称羊水过少。临床多发生于妊娠 28 周以后,发生率约占分娩总数的 0.1%。其原因尚不清楚,多与胎儿畸形、过期妊娠、双胎、胎膜早破及本身病变有关。羊水过少可导致胎儿发育畸形(如胎体粘连、肢体短缺、斜颈、曲背等)、胎儿宫内发育迟缓,还可引起胎儿窘迫、新生儿窒息,因而新生儿发病率和围生儿死亡率均较高。本病在中医古籍中无单独记载,其症状散见于"胎萎不长"等病症范畴中。多与气虚血弱,气虚血瘀等有关。

【诊断要点】

1. 孕妇常于胎动时感腹痛,腹部较同期孕妇小。

2. 产前检查:腹围及子宫底高度均小于同期妊娠,胎儿活动受限,自然回转不易,故臀先露多见。触诊腹部时有胎体被宫壁紧裹的感觉,羊水振波感不明显,子宫敏感,易激惹。

3. 分娩过程中常出现宫缩乏力而阵缩显著,宫口扩张缓慢,易发生第一产程延长。

4. 胎膜破裂时羊水极少,产时或手术时直接测量羊水少于300ml,黏稠,多呈黄绿色。

5. 若胎儿有手指或肢体离断现象,应考虑羊水过少发生于妊娠早期;若胎儿皮肤干燥如羊皮状,应考虑羊水过少发生于妊娠晚期。

6. B超检查:测定羊水暗区厚度,若其暗区<2cm或羊水指数<5cm,表示羊水少;羊水与胎体交界面不清;胎儿肢体明显聚集。

7. 人工破膜观察羊水量及其性质,在缺乏胎儿监护条件下及时进行人工破膜,测量流出的羊水量,观察羊水性质,是一种比较简便的方法。如羊水过少,所测得的羊水在300ml以下,甚至仅有数毫升。

【鉴别诊断】

1. *胎儿宫内发育迟缓* 其腹围及宫底亦小于孕月。B超检查:测量胎儿双顶径、股骨长度、头围、腹围、羊水最大宽径即可作出诊断。但往往羊水过少者同时存在胎儿宫内发育迟缓。

2. *早产* 指孕满28周、不足37周而妊娠终止者,宫底高度虽小,但符合孕周,与羊水过少不同点为子宫内羊水振波感明显,胎体无"实感",B超测BPD符合孕周,破膜时羊水量多,新生儿体重在1000~2500g是早产儿特征。

3. *胎儿生长受限* 子宫低,高度小于同孕周正常高度的第10百分数。妊娠36周前B型超声测胎头双顶径小于同孕周的5个百分数。检查子宫内羊水振波感一般较明显,无羊水过少的"实感",B型超声检查羊水量在正常范围,破膜时羊水量>300ml,足月分娩时新生儿体重<2500g。羊水过少者子宫紧裹胎体,B型检查超声测羊水暗区<2cm,甚至<1cm,足月新生儿体重往往>2500g。但胎儿生长受限常合并羊水过少。

【西医治疗】

1. 确诊胎儿有畸形者,给予引产终止妊娠。

2. 妊娠已>37周，给予引产终止妊娠，产程中行胎儿监护，若出现胎儿宫内窘迫，及时改行剖宫产，并做好抢救新生儿的准备。

3. 妊娠<37周，胎儿未成熟者，可行人工羊水治疗，即在B超定位下行羊膜腔穿刺，以15～20ml/min的速度滴入0.9%氯化钠注射液数百毫升，以改善胎儿情况，延长胎龄。甚至临产前后也可行人工羊水治疗，以减少宫内窘迫的机会。

4. 羊膜腔灌注法：羊水量减少是对妊娠期和分娩期母儿产生不良影响的主要原因。通过羊膜腔灌注法增加羊水量是有针对性的治疗措施。

(1)适应证：①增加胎儿内脏显影：羊水过少，胎体靠近宫壁和胎盘，内脏结构显示不清，难以判断是否合并胎儿畸形。通过羊膜腔灌注法可以增加声窗，提高胎儿畸形的诊断率。②诊断不典型的胎膜早破：对难以诊断的胎膜早破，经腹壁行羊膜腔灌注，如出现阴道溢液则可以诊断胎膜早破。③妊娠期减少胎体受压、胎儿生长发育和运动受限。④减少分娩过程中脐带受压，减少不协调的子宫收缩。

(2)种类：羊膜腔灌注法按灌注途径分为经腹壁和经阴道羊膜腔灌注两种。前者通常在未破膜的情况下，后者通常已经破膜。

(3)注意事项：①灌注液通常用生理盐水，灌注前加温。②通常灌注速度约180ml/h，一次最多800ml。③灌注动力为重力，避免应用推注法和输液泵。④灌注液中可以加入抗生素、促胎肺成熟药物和氨基酸类营养物质。⑤注意监测子宫收缩和胎心的变化。⑥可以连续或多次灌注，注意预防感染。

【中医治疗】

1. 辨证论治

(1)脾肾不足型：妊娠四五个月后，腹形明显小于正常妊娠月份者，胎动、心动存在，腰腹冷痛，或形寒肢冷，纳少便溏，舌淡苔白润，脉沉迟。治宜温肾健脾。方选温土毓麟汤加减。药用巴戟天、覆盆子、山药、桑寄生、川续断各15g。白术、人参各10g。每日1剂，水煎服。

(2)气血虚弱型：妊娠中、晚期，胎儿存活，但腹形明显小于孕月，体羸弱，乏力，面色皖白或萎黄，气短，心悸，头晕，腰膝酸软，舌淡红，苔薄，脉细滑无力。治益气养血，滋养胎元。方选八珍汤加减。药用桑寄生15g，党参、茯苓、熟地黄、白术、白芍、当归各10g，五味子、炙甘草各6g。每日1剂，水煎服。

(3)气滞血瘀型：妊娠中、晚期，胎儿存活，腹形明显小于正常孕月者，胸胁胀满，或头胀目眩，舌有瘀斑或瘀点，苔薄白，脉弦滑。治宜行气活血，养血安胎。方选当归芍药散加减。药用桑寄生、川续断各15g，当归、白芍、川芎、白术、茯苓、香附各10g。本证辨证要确切，用之得当，不仅不会伤胎，反能改善血液循环，促进胎儿生长。每日1剂，水煎服。

(4)阴虚内热型：妊娠中、晚期，腹形明显小于孕月者，胎动频繁，甚或躁动不安；烦躁不宁，潮热盗汗，五心烦热，夜寐不安，梦多，口渴，尿频数而赤，大便干结，舌红苔黄或少苔，脉滑数。治宜清热凉血，养阴安胎。方选保阴煎加味。药用生地黄、熟地黄、白芍、山药、女贞子、续断各15g，黄芩、黄柏、麦冬各10g，甘草6g。兼胸胁胀满者，加郁金、合欢花，以疏肝解郁。每日1剂，水煎服。

2. 中成药

(1)八珍丸：补气养血，适用于气血两亏证。蜜丸，每丸重9g。每日3次，清热泻火，滋阴生津安胎。适用于阴虚内热证。水丸，口服，每次6g，每日3次。

(2)保胎丸：健脾益气，补肾养血安胎，适用于脾肾虚衰，气血亏损证。蜜丸，每日2次，每次1丸，口服。

(3)健母安胎丸：补益气血，固肾安胎，适用于气血不足，肾本不固证。蜜丸，每日3次，每次1丸，口服。

(4)孕妇清火丸：清热泻火，滋阴生津安胎，适用于阴虚内热证。水丸，每日2次，每次6g，口服。

【名医提示】

1. 羊水过少是胎儿危险的重要信号，一旦确诊为羊水过少，处理应积极，并密切观察胎儿情况。

2. 选择剖宫产终止妊娠时需向家属说明清楚，即羊水过少时B超检查泌尿系统畸形有时不易看清。

3. 胎儿娩出后应仔细检查肺及肾脏有无畸形。

第十二节　胎位不正

胎位不正是引起难产的一个重要因素。胎位不正是指胎儿于30周后在子宫体内位置不正，常见于经产妇或腹壁松弛的妇女。胎头位置异常可能与骨盆形成异常、骨盆狭窄、头盆不称、胎头俯屈不良等有关；胎先露异常可能与孕妇腹壁过松、羊水过多或过少、胎儿活动度过大、双胎或多胎、子宫畸形等因素有关。

【诊断要点】

1. 患者多无自觉症状，经产前检查才能明确诊断，如臀位、横位、斜位等。

2. 臀位最常见，因臀小于头，分娩时胎臀娩出后，胎头可能娩出困难，产程往往过长，产后出血及产褥感染的可能性增大，也容易损伤子宫或造成新生儿产伤。

3. 横位较少见，但对母儿最为不利，如用各种方法未能纠正胎位，应提前住院待产。

【鉴别诊断】 B超可确诊胎位。

【西医治疗】

1. 妊娠期　①膝胸卧位。②外倒转术。

2. 临产后　①严密观察产程进展，了解有无头盆不称等情况。根据情况选择分娩方式。②牵引或产钳助产。③剖宫产。

【中医治疗】

1. 辨证论治

(1)气血虚弱型:妊娠30周后,胎位不正,神疲乏力,气短懒言,头晕心悸,纳少便溏,面色萎黄或㿠白,舌质淡,苔薄白,脉细滑无力。治宜益气养血,调气。方选转胞方。药用黄芪、杜仲各15g,人参、当归、川芎、白芍、白术、枳壳、陈皮、厚朴各10g,炙甘草6g。每日1剂,水煎服。

(2)气机郁滞型:胎位不正,胸胁胀满或胀痛,脘腹满闷,嗳气频频,纳食不香,舌质正常,苔薄白或薄黄,脉细弦滑。治宜理气行滞,养血转胎。方选保产无忧散。药用当归、白芍、川芎各10g,菟丝子、黄芪、枳壳、厚朴各10g,羌活、荆芥穗、艾叶、川贝母各6g,甘草3g,生姜3片。每日1剂,水煎服。

(3)肾阴亏虚型:胎位不正,头晕耳鸣,五心烦热,口干咽燥,腰下坠,两膝酸软,舌质红,少苔或无苔,脉细滑数。治宜滋补肾阴,养血安胎。方选归肾丸加味。药用熟地黄、山药各15g,茯苓、当归、枸杞子、山茱萸、菟丝子、杜仲、香附各10g。每日1剂,水煎服。

2. 通用加减方 当归12g,川芎9g,升麻5g。口吐清涎,神疲思睡,加党参、山药各15g,白术10g;吐酸水或苦水,嗳气脘胀,加乌梅炭10g,紫苏叶9g,黄连6g;小便色黄,舌红口干,加生地黄15g,黄芩12g;胎动不安,腰酸耳鸣,加菟丝子30g,续断15g;水肿或羊水量多,加大腹皮、茯苓各15g。每日1剂,加水煎煮2次,药液混合均匀,分2次服。

3. 内服单方验方

(1)当归12g,川芎9g,升麻5g。每日1剂,水煎服。服3天后进行胎位检查,如已转成横位时加用怀牛膝6g,助其归正;如已转成正位,则用宽布条缠裹腹部使其稳定。

(2)白术、当归、白芍各10g,川芎、泽泻各6g。每日1剂,水煎服。连服3剂,如已转正再服6～9剂。

(3)当归20g,川芎、香附、紫苏、枳壳、大腹皮各9g,生甘草6g,生姜3片。每日1剂,水煎服。

4. 外治单方验方

(1)艾熏足疗法:孕妇取半仰卧位,松解腰带,一下肢屈膝,自然下垂着地,另一下肢伸膝并低于髋关节30°左右,自然斜放,点燃艾条熏伸直膝之足底15～30分钟,每日1次,左右足调换熏疗。

(2)洗足疗法:白术、茯苓、黄芩各20g,加水1000ml煎上药,浸洗双足,每次20分钟。

5. 针灸疗法

(1)体针:取至阴、足三里、三阴交。让患者松解腰带,坐在靠背椅或仰卧床上,取上述穴,平补平泻。每日1次,每次20～30分钟。

(2)耳针:取子宫、交感、皮质下、肝、脾、腹。耳穴埋豆,每周2～3次,每日按压3～4次。

(3)艾灸:取至阴。让患者松解腰带,坐在靠背椅或仰卧在床上,以艾条灸双侧至阴穴15～20分钟,每日1～2次,至胎位转正为止。

【名医提示】

1. 膝胸卧位操纠正:孕妇排空膀胱,松解腰带,在硬板床上,俯撑,膝着床,臀部高举,大腿和床垂直,胸部尽量接触床面。每天早晚各1次,每次做15分钟,连续做1周,然后医院复查。

2. 用艾卷灸两小脚趾外侧的至阴穴,每日1次,每次10～20分钟,连续做1周。注意艾卷离皮肤不要太近,以免灼伤皮肤。

3. 需要在预产期前1～2周住院待产,由医生根据孕妇的具体情况决定分娩方式。

4. 孕妇不宜久坐久卧,要增加诸如散步、揉腹、转腰等轻柔的活动。

5. 忌寒凉性及胀气性食品,如西瓜、山芋、豆类、奶类等。

6. 大便要畅通,最好每日解大便。

第十三节　母儿血型不合

母儿血型不合是指孕妇和胎儿之间的血型不合而导致的被动同种免疫性疾病。由于胎儿从父亲遗传而获得的血型抗原恰为母亲所缺少,在妊娠、分娩或流产过程中,这种抗原物质通过胎盘进入母体,刺激母体产生了相应的免疫抗体,而使胎儿红细胞凝集破坏,引发胎儿或新生儿发生溶血。此病对母体无影响,根据胎儿或新生儿溶血的严重程度,可致新生儿早发性黄疸、心力衰竭或核黄疸后遗症,甚至流产或死胎。母儿血型不合分为两大类,即ABO型和Rh型,前者较多见,但病情较轻;后者较少见,病情较重。

【诊断要点】

1. 以往母体出现过不明原因的死胎、死产、流产、早产;或新生儿出生后很快死亡;或新生儿出生后24～36小时出现黄疸,无法用生理性和其他原因作解释时,应考虑到本病的可能。

2. 母体经B超提示羊水过多,胎盘水肿,出现水肿胎儿,或胎儿胸腔积液、腹水。

3. 有不明原因的反复流产、早产、死胎或新生儿严重黄疸、水肿,或严重黄疸死亡新生儿,应考虑诊断为本病。做夫妻血型检查及孕妇血清学检查,阳性者做定期抗体效价测定,进一步确立诊断。

4. 实验室检查

(1)血型:如果孕妇血型为O型,丈夫血型为A、B或AB型,母儿有ABO血型不合的可能;如果孕妇为R阴性,丈夫为阳性,则有血型不合的可能,应进一步做特异抗体检查。

(2)抗体血型不合,抗体效价>1∶32,ABO血型不合,抗体效价在1∶512以上,提示病情严重。

(3)辅助检查:①羊水检查:孕期血清抗体效价高时,可做羊膜腔穿刺,测定羊水中胆红素浓度,以了解胎儿血红蛋白与溶血程度。②B超:观察胎儿有无胸腹水,全身或头皮水肿及胎盘水肿。

【鉴别诊断】

1. 母儿血型不合,对母体没有危害,主要表现为新生儿溶血症,临床症状为新生儿水肿、黄疸、贫血,肝脾大,甚至出现核黄疸综合征,即嗜睡、吸吮反射消失、肌痉挛、抽搐,以至惊厥。

2. 以水肿为主者,应与先天性畸形引起的水肿鉴别,如先天性心脏病,多囊肾或其他肾先天畸形等。这些病有其特殊的临床症状、体征及特异性检查结果,故临床不难鉴别。

3. 以黄疸为主者应与下列疾病鉴别。

(1)新生儿生理性黄疸:一般发生于出生后第2～3天,黄疸轻,病程进展慢,不伴贫血及肝脾大,大多1周后自然消退。

(2)先天性胆管闭锁:黄疸多于出生后第2～3周后开始加重,粪便呈灰白色,无贫血症状。查尿有大量胆红素,血清直接胆红素明显增高。

【西医治疗】

1. 妊娠期　①提高胎儿抵抗力,给予大量维生素C及维生素E,吸氧。②口服苯巴比妥。③子宫内输血。④中止妊娠。

2. 产时　①孕妇吸氧,避免用麻醉药或镇静药。②新生儿娩出后立即断脐,以减少进入新生儿体内的抗体。

3. 新生儿　①激素、血浆、葡萄糖综合治疗,可选用泼尼松、氢化可的松。②苯巴比妥。③药用炭。④光照疗法。⑤换血疗法。

【中医治疗】

1. 辨证论治　对于母儿血型不合所致的新生儿黄疸,辨证多为肝胆湿热。当孕妇血型为O型,其丈夫血型为A,B或AB型,免疫抗体效价≥1∶64时,给予中药预防治疗,取得了一定疗效,但对R血型不合则疗效不明显。治宜清热解毒利胆。方选茵陈蒿汤加味,药用茵陈30g,黄芩15g,栀子、甘草、益母草、白芍、木香各10g,

大黄6g。每日1剂,水煎服。

2. 通用加减方 茵陈30g,苎麻根15g,生栀子12g,制大黄10g,黄芩9g。肾虚,加桑寄生15g,续断、白术、炒杜仲各10g;脾虚,加黄芪、山药、薏苡仁各15g,木香、茯苓各10g;腹痛,加白芍15g,当归10g;阴道流血,加仙鹤草15g,藕节10g;中、晚期妊娠血清抗体效价测定ABO血型在1∶512以上或Rh血型在1∶32以上,加益母草15g,丹参、赤芍各10g。每日1剂,水煎服,服至分娩前。如果ABO血型不合抗体效价在1∶512以上,Rh血型不合抗体效价在1∶32以上,每个月定期复查,在此值以下1～2个月复查1次。

3. 内服单方验方

(1)生地黄15份,当归、黄芩各10份,甘草6份,益母草、制大黄各3份。研成细末装入胶囊内,每粒含生药2.5g,每日3次,每次服4～8粒,服至分娩。

(2)茵陈15g,黄芩9g,制大黄3g,甘草1.5g,制成颗粒(上述药味剂量为1袋量),每日2次,每次1袋,服至分娩。

(3)茵陈、炒栀子各24g,桑寄生15g,菟丝子12g,续断、阿胶(烊化)各10g,制大黄9g。每日1剂,水煎服。

【名医提示】

1. 对有溶血病史的妇女,在妊娠期应进一步加强一般指标的监测,设法提高母体的免疫力及提高胎儿抵抗力,如加强母亲营养补充以利于胎儿生长,B超严密观察宫内胎儿发育情况。

2. 饮食宜清淡、易消化、富有营养,忌食辛辣动火及肥甘厚味之品。孕期应用中西药物综合治疗,预防死胎、早产,减少新生儿溶血、病理性黄疸的出现。

3. 孕期注意增强母体免疫力,避风寒,畅情志,不要过于劳累。

第8章

常见妊娠合并症

妊娠期合并有原有疾病未治愈者，或在妊娠期内患内、外科疾病者称妊娠合并症。因妊娠时孕妇全身各系统均有不同程度的变化，可使合并症复杂，同时有些合并症又影响妊娠。因此，妊娠合并症往往对孕妇及胎儿均产生极大的影响。妊娠合并心脏病为严重的妊娠合并症，因妊娠与分娩给予心脏额外负担，可导致心功能进一步减退，甚至引起严重的后果，故是仅次于产后出血的导致孕产妇死亡的主要原因之一。近年随着围生保健网络的形成，尤其对风湿病及时诊治水平的提高，故风湿性心脏病患者逐渐减少。同时随着外科手术进展，妊娠合并先天性心脏病患者相对增多。随着营养健康情况改善，故高血压性、冠状动脉粥样硬化性、肺源性、梅毒性、驼背性、贫血性、甲状腺功能亢进性心脏病及围生期心肌炎等已属罕见。本病多属中医学妊娠“心悸”“怔忡”等病症的范畴，多因素体虚弱，加之妊娠之后，血聚以养胎，故气血益虚，导致脏腑功能损伤，水饮留滞，瘀血内阻而发病。

第一节　妊娠合并心脏病

妊娠合并心脏病是引起孕产妇死亡的重要原因之一。妊娠期血容量的增加，内分泌的改变，体内水钠潴留及体重增加，子宫增大，膈肌上升，胎盘循环形成，氧供应的增加，使心脏负担加重。分娩时第一产程和第二产程中，子宫收缩，膈肌、腹肌和盆底肌肉都参加分娩活动，增加了周围循环阻力和回心血量；第三产程胎儿娩出后子宫缩小、腹压骤减，内脏血管扩张，回心血量减少；产后子宫收缩，胎盘循环停止，体循环血量剧增；产后 1 周，组织间水分进入血液循环，全身循环血量再次增加。以上各种因素均使心脏负担加重。妊娠合并心脏病者在妊娠第 32～34 周、分娩期及产褥期最初 3d，心脏负担最重，极易引起心力衰竭。心脏功能不全、缺氧，可引起胎儿发育不良、早产、胎儿宫内窘迫等。妊娠合并心脏病以风湿性心脏病最常见，其他有先天性心脏病、心肌炎和贫血性心脏病等。

【诊断要点】

1. *妊娠期* 孕期总循环血量逐渐增加，至32～34周达高峰，比未妊娠时增加30%～45%。尤其妊娠晚期，每次心搏量加大，心率加快，心脏负担加重，而子宫增大，膈肌上升，心脏向左向上移位，右心室压力增加，大血管屈曲等原因，导致机械性增加心脏负担。同时孕期的耗氧量在16～40周间增加15%。

2. *分娩期* 第一产程时，子宫每次收缩均使回心血量及心排出血量增加，同时，使右心房压力增高，使原来加重负担的左心室更进一步加重。第二产程时，除子宫收缩外，腹肌与骨骼肌都参加活动，使周围阻力更为增加，加之产妇屏气用力，肺循环压力增高，同时腹压加大，使内脏回心血量增加。所以，在此期心脏负担最重，易导致心力衰竭发生。第三产程，胎儿娩出后，腹压骤减，子宫迅速缩小，血液淤滞于内脏血管床，回心血量急减，产后胎盘排出，胎盘循环消失，排空的子宫收缩时，大量血液从子宫突然进入血液循环中，使心脏负担加重，易导致心力衰竭。

3. *产褥期* 产后24～48小时，潴留组织内液体大部分回至血液循环内，使血液循环量再度增加，再次加重心脏负担。一般4～6周多余水分逐渐从肾脏排出后，才能恢复到非孕时水平。因此，患心脏病孕妇最危险期为妊娠32～40周、分娩期及产褥早期。

4. *病史* 除现有病史外，孕前曾有心脏病病史、风湿热病史、心力衰竭史、心脏手术史。

5. *体征* 心脏扩大，有粗糙响亮的Ⅱ级或Ⅱ级以上收缩期杂音，有舒张期或舒张前期杂音，伴有严重心律不齐，如心房颤动或扑动等。

6. *X线检查* 心界扩大(含心房或心室扩大)。心电图：提示各种心律失常，ST-T段改变。超声心动图检查：可提示心内结构及各瓣膜的异常。

7. *心功能分级* Ⅰ级，一般体力活动不引起不适。Ⅱ级，一般活动引起不适并稍感不能胜任。Ⅲ级，一般体力活动多受限制，轻微活动即感不适，或不能胜任，休息后好转，尚有代偿功能。以往有心力衰竭史，无论目前疾病有无症状，均属Ⅲ级。Ⅳ级不能胜任任何体力活动，患者的代偿功能失调。

8. *早期心力衰竭的表现* ①轻微活动后即有胸闷、气急及心悸。②休息时心率超过110/min。③休息时呼吸超过20/min。④夜间阵发性呼吸困难。⑤肺底部出现少量持续性湿啰音，咳嗽后不消失。

9. *典型心力衰竭的表现*

(1)左心室衰竭：①劳动后呼吸困难，夜间阵发性呼吸困难，端坐呼吸，咳嗽，咳白色泡沫样痰，严重者咳粉红色泡沫痰。②呼吸次数增加，心率加快，初期肺内可闻及哮鸣音，后出现肺底湿啰音，可逐渐发展为全肺大、中、小水疱音。③青紫，有心脏病体征。

(2)右心室衰竭：①食欲缺乏，上腹部胀痛，恶心，尿少。②颈静脉充盈，肝大，下肢水肿，有心脏病体征。

(3)全心衰竭：为(1)和(2)的表现混合存在。

(4)左心房衰竭：呼吸困难，急性肺水肿的表现与急性左心室衰竭相同。

【西医治疗】

1. 节育与妊娠指征 凡有以下情况之一者不宜妊娠，一旦妊娠，应及早在妊娠12周以内行人工流产：①心功能Ⅲ－Ⅳ级，经治疗后无好转。②有心力衰竭史，且伴有其他内科合并症。③近期内有活动性风湿热，并发感染性心内膜炎、慢性心房颤动、高度房室传导阻滞。④发绀型先天性心脏病，原发性肺动脉高压或主动脉明显狭窄。

2. 继续妊娠的处理

(1)妊娠期：①根据心功能情况，限制体力活动，保证充足的休息睡眠时间，Ⅲ－Ⅳ级者应住院治疗。②加强营养，纠正贫血。应用含铁较多食物，妊娠中、后期补充铁剂，至少60mg/d，以维持血红蛋白的正常水平。③及早控制感染。孕期任何大小手术或创伤均应及早应用广谱抗生素以防感染。④限制钠盐摄入。限制在2g/d，但不能过分限制，以免影响孕期蛋白摄入。⑤定期产前检查及内科心脏病医师会诊，以加强自我监护及对孕妇心脏和胎儿发育生长监护。Ⅰ－Ⅱ级患者宜预产期前1～2周入院，Ⅲ－Ⅳ级患者应住院治疗。

(2)分娩期：除有产科并发症需行剖宫产结束分娩者，原则上经阴道分娩。分娩期应有心内科医师参加监护。①镇痛：阵缩开始可加重心脏负担，镇痛既能减少产妇疼痛，又有利于第二产程分娩处理，各种处理以不抑制胎心为原则。哌替啶每次50～100mg，肌内注射，宫口开大3cm以后用。地西泮，每次10mg，每日2次，口服。持续硬膜外麻醉适用于初产妇。②严密观察产妇情况：第一产程中每小时测脉搏、心率1次，第二产程每10分钟测1次，借以了解心脏的负荷代谢情况。分娩时采取半卧位，同时给予氧吸入，宫口开全，先露较低时，宜阴道助产，以缩短第二产程，减轻心脏负担。如脉率＞110/min可考虑给予快速强心药：毛花苷丙(西地兰)0.2～0.4mg加在5%～10%葡萄糖注射液10～20ml静脉缓慢注射，观察心率变化，必要时4～6小时可重复1次，24小时总量不超过1mg。③分娩后不应常规予以宫缩药，但如产后出血达300ml左右时，则应立即肌内注射缩宫素每次10U，以免出血过多增加心脏负担，禁用麦角新碱，以防静脉压升高。在静脉输液时，应注意速度，勿过快。④分娩后，腹部立即放置沙袋加压。⑤凡在产程中表现心功能不全有进一步升级者或伴有心力衰竭时，需控制心力衰竭后即行剖宫产术，麻醉宜用连续硬膜外麻醉。⑥产程中及产后应用抗生素预防感染。

(3)产褥期：①产褥早期尤其产后72小时内仍应密切观察产妇的心率、呼吸、血压及体温的变化，防止心力衰竭及感染。②充分休息，给予小剂量口服镇静药，如苯巴比妥及地西泮等。③应用抗生素预防感染，特别要谨防感染性心内膜炎的发生。④产前、产时应用强心药的产妇，产后如心率＞100/min，仍应继续使用强心药。⑤心功能Ⅲ级以上的产妇，产后不应哺乳。因哺乳增加机体代谢与液量需要，可使病情加重。⑥产后至少住院观察2周，待心功能好转后方能出院。

3. *心力衰竭的治疗* 孕产妇心力衰竭与非妊娠心力衰竭的治疗原则相同。

(1)急性心力衰竭：应用快速洋地黄制剂以改善心肌状况。①毛花苷丙0.4mg，加入25%葡萄糖注射液20ml中，静脉缓慢注射。必要时，可2～4小时后重复使用，总量可达1.2mg，维持量0.2～0.4mg。②毒毛花苷K 25mg加入25%葡萄糖注射液20ml中静脉缓慢注射，必要时6～8小时后再给0.125～0.25mg，前24小时用量不超过0.5mg，维持量0.125～25mg，注意药物蓄积中毒。

(2)慢性心力衰竭：①地高辛，每次0.25mg，每日3次，口服。2～3日后改为0.25～0.5mg，每日1次。②甲地高辛，每次0.1g，每日3次，口服，2～3日后改为每次0.1g，每日1次。③洋地黄毒苷，每次0.1mg，每日3次，口服，2～3日后改为每次0.1g，每日1次。

(3)利尿：①排钾利尿药：使用时应同时补钾。②依他尼酸钠：每次25mg，每日1～2次，静脉或肌内注射。③呋塞米：每次20～40mg，每日2次，静脉或肌内注射。④布美他尼(丁尿胺)：每次0.5～2mg，每日1～2次，静脉注射，多用于顽固性水肿。⑤氢氯噻嗪：每次25mg，每日2～3次，口服。⑥氯噻酮：每次0.1g，每日1～2次，口服。⑦保钾利尿药一般与排钾利尿药合用，单独应用时可发生高血钾。⑧氨苯蝶啶：每次25mg，每日3次，口服。⑨螺内酯：每次20mg，每日3次，口服。

(4)扩张血管：①硝酸异山梨酯(消心痛)，每次5～10mg，每日3次，口服。②硝酸甘油2～3mg，加入5%～10%葡萄糖注射液100～200ml中，开始以5～10μg/min静脉滴注，可逐渐加至40～50μg/min。③酚妥拉明10～20mg，溶于5%～10%葡萄糖注射液100ml中，以0.1～0.2mg/min的速度静脉滴入，危重患者可用1mg，自三通管中静脉注射，每3～5分钟1次。注意血容量。④硝普钠10mg，溶于5%～10%葡萄糖注射液中静脉滴入，开始为10～15pg/min，可逐渐加大至100pg/min。注意血压与防止胎儿窒息。⑤肼屈嗪，每次25mg，每日3次，口服。

4. *其他治疗*

(1)严格卧床休息，半坐卧位，或抬高床头。

(2)吸氧：咳泡沫痰者，可使氧气通过75%乙醇(酒精)后吸入。

(3)镇静：小剂量哌替啶不仅能镇静、止痛，抑制过度兴奋的呼吸中枢及扩张周围血管，减轻心脏前后负荷，且可抗心律失常。

(4)抗心律失常：可用利多卡因或普萘洛尔(心得安)每次10mg，每日3次，口服。

【中医治疗】

1. *辨证论治*

(1)阳虚水泛型：孕后心悸气喘，胸闷不舒；形寒肢冷，小便短少，下肢水肿，舌质淡，苔白滑，脉沉滑。治宜温阳制水，补肾安胎。方选苓桂术甘汤加减。药用丹参、桑寄生、杜仲、茯苓各10g，白术、葶苈子各10g，甘草、桂枝、附片各6g。每日1剂，水煎服。

(2)心肾阳虚型：孕后常觉心悸；面色苍白，汗出肢冷，口唇青紫，舌质淡嫩，苔薄白，脉沉细弱。治宜温通心肾，益气养胎。方选参附汤合肾气丸加减。药用黄芪30g，熟地黄15g，山药、山茱萸、泽泻、茯苓、牡丹皮、菟丝子、紫苏梗各10g，附子、红参各6g，肉桂、甘草各3g。每日1剂，水煎服。

(3)气阴两虚型：妊娠后心悸气喘；下肢水肿，心烦失眠，舌质偏红或紫暗，少津，脉细数或促。治宜益气养阴，滋肾固胎。方选生脉散加味。药用麦冬15g，茯苓12g，炒枣仁、丹参、白莲肉、苎麻根、山茱萸、参须各10g，五味子、远志、甘草各6g。每日1剂，水煎服。

(4)阴阳两虚型：孕后觉胸闷心悸，难以平卧；下肢水肿，形寒肢冷，心烦热，喜凉饮，舌质红，少苔，脉细数。治宜温阳利水，益气养阴。方选参附汤合生脉散加减。药用麦冬15g，丹参、菟丝子、续断、枸杞子各10g，红参、附片、甘草各6g，五味子3g。每日1剂，水煎服。

(5)心血瘀阻型：孕期心悸、气短、心胸憋闷或刺痛；疼痛常牵引肩背内臂，时发时止，口唇青紫，舌质紫暗，脉细涩或结代。治宜祛瘀通络，佐以安胎。方选瓜蒌薤白桂枝汤加减。药用桑寄生、生地黄、菟丝子、杜仲各15g，当归、瓜蒌仁、赤芍、桂枝各10g，枳实、薤白、川芎、桔梗各6g，甘草3g。每日1剂，水煎服。

2. 通用加减方　茯苓15g，白术、龙眼肉、赤芍、党参、当归各10g，桂枝、川芎各6g，甘草3g。气虚明显兼汗出者，加黄芪20g；阳虚较甚者，加制附子(先煎)10g，党参易红参3g；痰多头晕者，加法半夏10g，陈皮6g；心神不安，易汗出者，加浮小麦30g，或加生龙骨、生牡蛎各20g；水肿较甚者，加泽泻15g；血虚明显，加黄芪、丹参各30g；兼见阴虚症状者，加参须、麦冬各6g泡水喝；兼肝气郁滞者，加柴胡、黄芩各10g。每日1剂，加水煎煮2次，将两煎药液混合均匀，分2次服。

3. 内服单方验方

(1)黄芪、白术、茯苓、白芍、阿胶珠各15g，酸枣仁12g，人参(另煎)、龙眼肉、当归各10g，远志、木香、炙甘草各6g。每日1剂，水煎，分2次服用。

(2)熟地黄、天冬、麦冬、五味子、茯苓各15g，当归、酸枣仁、玄参各12g，人参(另煎)、柏子仁各10g，远志、桔梗各6g。每日1剂，水煎服。

(3)白芍、白术、茯苓、党参、生黄芪各15g，制附子(先煎)、泽泻、车前子(包煎)各10g，生姜5片。每日1剂，水煎服。

4. 中成药

(1)炙甘草合剂：益气养血，滋阴复脉，适用于气阴两虚证。合剂，每日3次，每次15～25ml，口服。

(2)参芪五味子片:补中益气,养血安神,适用于心脾两虚证。片剂,每日3次,每次4片,口服。

(3)补肾防喘片:温肾补阳,适用于脾肾阳虚证。片剂,每日3次,每次4片,口服。

【名医提示】

1. 患者应加强营养,进高蛋白低盐饮食,多休息,避免过度劳累及性生活,预防感染(尤其是上呼吸道感染),纠正贫血,防止心力衰竭。

2. 应用利尿药时,应注意水、电解质平衡,定期复查血钾、钠、氯、钙及血气分析,视情况进行补充。

3. 使用血管扩张药应注意血压、呼吸、心率及尿量变化,以防低血压,必要时合用多巴胺。

4. 使用洋地黄类药物时,应警惕洋地黄中毒,注意患者消化道反应及新近出现的心律失常。

5. 孕妇要学会自我监测,自数脉搏、呼吸,观察有无下肢水肿,自数胎动,发现异常及时就诊。

6. 心功能Ⅰ-Ⅱ级可于预产期前2周入院待产,心功能Ⅲ级以上者,应当立即住院治疗。

7. 有呼吸抑制、昏迷、休克者忌用哌替啶,以免引起呼吸抑制。

第二节 妊娠合并高血压

孕前或妊娠20周前血压升高至140/90mmHg者称妊娠合并原发性高血压,容易并发妊娠高血压综合征(简称妊高征)、胎盘早剥、产后出血、心肾功能不全等严重并发症。原发性高血压孕妇的胎儿易发生宫内发育迟缓、早产、死胎及新生儿死亡。本病多属中医学“子眩”“心悸”等病症的范畴,多因情志失调,饮食不节,内伤虚损,加之孕后阴血聚以养胎,导致阴阳失调而发病。

【诊断要点】

1. 有高血压家族史。

2. 妊娠前血压为140/90mmHg或以上。

3. 妊娠20周以前血压为140/90mmHg或以上。

4. 妊娠期血压高达200/120mmHg而无水肿、蛋白尿或自觉症状。

5. 产后6周以后血压仍持续在140/90mmHg或以上。

6. 在原有高血压的基础上,收缩压升高>30mmHg,舒张压升高>15mmHg,并有蛋白尿及明显水肿时为高血压合并妊高征。

7. 眼底有不同程度小动脉痉挛,动静脉压迹,视网膜渗血或出血。

【鉴别诊断】

1. 妊高征 妊娠20周以后出现高血压、蛋白尿、水肿等综合征,随妊娠终止而消失。

2. 妊娠合并慢性肾炎 妊娠前即有急、慢性肾炎史,妊娠早期即有水肿、蛋白尿。尿检验有红细胞、管型;眼底检查除动脉硬化外,视网膜尚有棉絮状渗出物或出血。产后症状及体征可减轻。

【西医治疗】

1. 高血压伴有脏器损害,不宜继续妊娠。

2. 妊娠期注意休息,营养,低盐饮食。

3. 加强产前检查,给予镇静、降压治疗,可参见"妊高征"。无合并症者应于孕38周住院待产。

4. 合并妊高征时应立即住院治疗。妊娠34周后出现妊高征时,应积极降压、解痉、镇静治疗,孕36周后即终止妊娠。如收缩压高于200mmHg,易发生颅内出血,应积极终止妊娠。

【中医治疗】

1. 辨证论治

(1)肝火亢盛型:妊娠后头痛眩晕,面红目赤;心烦易怒,便秘尿赤,舌红,苔黄,脉弦数。治宜平肝泻火,清热安胎。方选龙胆泻肝汤加减。药用白术、茯苓、莲子肉、桑寄生、生地黄、钩藤各15g,龙胆、栀子、黄芩、菊花、黄柏各10g,甘草6g。每日1剂,水煎服。

(2)阴虚阳亢型:孕后形体消瘦,头痛眩晕;腰膝酸软,耳鸣健忘,心悸失眠,舌质红,脉弦细而数。治宜育阴潜阳,益肾固胎。方选杞菊地黄汤加减。药用熟地黄、枸杞子、茯苓、桑寄生、龟甲、山药各15g,菊花、山茱萸、牡丹皮、天麻、何首乌、紫苏梗各10g,甘草6g。每日1剂,水煎服。

(3)痰湿壅盛型:妊娠期间头痛眩晕;胸闷心悸,纳少,呕恶痰涎,形体肥胖,苔白腻,脉滑。治宜祛痰化湿,健脾安胎。方选半夏天麻白术汤加减。药用白术、茯苓、钩藤、桑寄生、杜仲各15g,法半夏、天麻、竹茹、大腹皮各10g,甘草6g。每日1剂,水煎服。

2. 通用加减方 黄芪、山药各30g,白术、茯苓各20g,大腹皮、当归、党参、车前草各15g,泽泻10g。兼肾气素虚,不能化气行水,去党参、当归,加制附子(先煎)、白芍各15g,生姜3片;兼气滞,去党参、山药,加香附15g,乌药10g;兼血虚,加熟地黄30g,阿胶(烊化)20g;兼胎动不安,加桑寄生20g,杜仲15g;肿甚以致胸闷而喘,加葶苈子15g,杏仁、厚朴各10g。脾病及肾兼有肾阳不足,加巴戟天、淫羊藿各12g,肉桂3g;兼食欲缺乏,加山楂、神曲各15g。每日1剂,加水煎煮2次,将两煎药液混合均匀,分2次服。

3. 内服单方验方

(1)山羊角、钩藤、生地黄、白芍各30g,地龙20g,白僵蚕15g,当归12g,川芎9g。每日1剂,水煎服。

(2)地龙30g,羚羊角粉15g,郁金、天竺黄各12g,黄连10g,生胆南星、琥珀各9g。共研细末,装入胶囊备用。每日3～4次,每次15粒(约3g),口服。

(3)黄芪、山药各30g,白术、茯苓各20g,大腹皮、当归、党参、车前草各15g,泽泻10g。每日1剂,水煎服。

【验案举例】

1. 高某,女,27岁。停经2个月余,伴头痛,加重1周。曾测尿hCG(+)。孕前素体虚弱,孕后常自觉头脑空痛,神疲倦怠,腰酸。近1周来更甚,更兼眩晕耳鸣,视物模糊,手足心热,口苦心烦,食欲缺乏,泛泛欲呕。复查尿hCG(+),B超:早孕,单胎,见胎心搏动。舌红,苔少,脉细数无力。妇科检查:外阴已婚式;阴道畅;宫颈轻糜;宫体如孕2月余,附件(—)。平素月经量中,色红,无血块,无痛经。诊断为妊娠头痛。证属气血不足,髓海空虚。治宜益气养阴,和胃安胎。药用党参、黄芪、焦杜仲各15g,麦冬、枸杞子、南沙参、北沙参、菟丝子各12g,炒白术、生白芍、炒黄芩、姜竹茹各9g。每日1剂,水煎服。服7剂后,头痛趋缓,仍眩晕,诸症缓,唯眼目昏花,口苦咽干。舌红,苔薄白,脉细数。原方去麦冬、南沙参、北沙参,加白蒺藜、桑叶各9g。再服7剂,头痛即愈。

按:《内经》有云:“脑为髓海,其主在肾”。患者禀赋不足,肾精欠充,孕后精血聚冲任以养胎,胎血亦感不足,肾精愈亏,髓不上荣,脑海空虚,故头脑空痛。用党参、黄芪、白芍益气养血,资胎血之不足;菟丝子补肾益精,不温不燥,补而不腻,有平补阴阳之效,与杜仲共行补肾安胎之功;白术配杜仲,专治肝肾不足诸症;白术、黄芩配伍使用,清热安胎,为丹溪所称为“安胎之圣药”;加用竹茹更具健中增食,清胃热而降逆止呕以治恶阻之功;南沙参、北沙参养阴生津,清热止渴,与麦冬相须为用,更增清热养阴,益气除烦之效。方取益气养阴,清热安胎之意。头痛缓后出现肾水不能涵木,阴不潜阳,肝阳渐充,上扰清空之证。改用白蒺藜取其专入肝经,辛而胜散,苦而能降,与桑叶合用平降肝阳,清肝明目,又皆治肝经之痛。与原滋养肝肾之药相伍,以治肝阴不足,使肝肾能养,肝火平息,头痛自除,诸症皆缓。全方共奏滋养肝肾,清热安胎之效。由于辨证得法,用药合理,患者二诊即愈(《李祥云治疗妇科病精华》,中国中医药出版社,2007)。

2. 王某,28岁。自诉妊娠32周时血压增高,休息后能恢复正常,36周后出现头晕目眩,耳鸣,面色潮红,下肢水肿,血压150/100mmHg,休息后诸症不能缓解。尿蛋白(++),血象正常,舌质红、苔薄黄,舌下静脉曲张瘀紫,脉弦滑。诊断为妊娠高血压眩晕。证属阴虚阳亢,瘀热互结,治宜育阴潜阳、凉血活血。方选紫草决明汤,药用紫草、石决明各30g,钩藤、生地黄、丹参、车前子(包煎)、牡丹皮各15g,

菊花、枸杞子、山茱萸各10g。每日1剂,水煎服。服7剂后,血压降至正常范围,尿蛋白阴性,诸症缓解。效不更方,续进7剂,以资巩固。至足月分娩,血压未再回升。

按:妊娠高血压属中医学"子晕"范畴。其病因病机主要是素体阴虚火旺,孕后阴血聚以养胎,如遇情志不遂,烦劳过度,木火升腾,煎熬津液,瘀热互结。本病与血管高度反应性、全身动脉压升高,胎盘缺氧缺血、水钠潴留,循环血容量减少、血流动力学异常及血管内凝血等生理病理变化有关。因此采用育阴潜阳,凉血活血之法最为合拍。方中生地黄、菊花、山茱萸补益肝肾,滋养阴津;钩藤、石决明平肝潜阳,镇静息风;紫草、牡丹皮凉血活血,清理血分之热,改变血液黏稠度;丹参活血行瘀,改善血液循环;车前子利尿消肿。本方之疗效所以胜于天麻钩藤饮者,主要原因是内有补阴,可以涵阳,凉血活血,有利于清解瘀热,而天麻钩藤仅能平肝潜阳而已(《朱小南妇科经验选》,人民卫生出版社,1981)。

【名医提示】

1. 保持心情舒畅,注意休息和睡眠,左侧卧位休息以改善胎盘灌注情况,避免不良精神刺激,并创造环境安静、光线柔和的治疗和休息场所,防止病情加重。

2. 加强营养,在孕中、晚期增加蛋白质、维生素及叶酸的摄入。应避免进食过多食盐,尤其在严重水肿时须加以控制。

3. 避免声光刺激,绝对卧床休息,禁探访。

4. 定期进行产前检查,直到分娩。

第三节 妊娠合并病毒性肝炎

病毒性肝炎是妊娠伴发肝脏疾病中最常见的一种,也是孕妇黄疸最常见的病因。现已知以肝炎为主要表现的病毒最少已有5型,分别称甲(HAV)、乙(HBV)、丙(HCV)、丁(HDV)、戊(HEV)或A、B、C、D、E型病毒。据国内外文献报道,发病率为0.025%~1.6%。急性病毒性肝炎可发生在妊娠各期,一般认为在妊娠中期合并肝炎的发病率比早孕时为高,且病情较重,甚至造成母子死亡。各型肝炎急性期表现均类似,重要差别在传染途径、潜伏期长短,尤其是长期预后及对胎儿、婴儿的影响。由于妊娠加重了肝脏负担,特别是妊娠晚期如合并妊高征时,由于小血管痉挛,肝血流量减少,肝脏缺血,易引起肝脏大块坏死性病变,严重威胁母子生命,肝炎孕妇死亡率高达54%,而非孕期则为26%。当分娩时体力的消耗、出血、手术创伤和麻醉更加重产妇肝脏负担,特别因出血而导致血流动力学的改变,使脏器组织的循环血流量减少,引起肝脏缺氧和新陈代谢障碍,也促使肝细胞坏死,因此妊娠与分娩均能使肝炎病情加重。妊娠期间病毒性肝炎重型患者的发病率及病死率均为1.7%~10.4%,妊娠早期发生病毒性肝炎患凝血功能障碍,易导致产后严重出血。患病毒性肝炎的孕妇容易发生流产、早产、死胎、死产及新生儿死亡。乙型肝炎可通过胎盘、母血、羊水、唾液、乳汁垂直传播胎儿，母亲HBsAg阴性，其新生儿约50%亦为阴性；母亲HBeAg阴性，新生儿多为HBsAg长期携带者。甲型肝炎对胎儿无影响，丙型肝炎类似乙型肝炎对胎儿的影响，孕妇感染后多病情较重，胎儿多数死亡。中医认为妇女怀孕期间，由于胎内积热，容易阻碍中焦，脾胃受伤则湿热蕴积而不得外泄，熏蒸肝胆即生本病。

【诊断要点】

1. 病毒性肝炎分甲、乙、丙、戊型四种，从流行及预后方面，可将肝炎分为两类，一类包括甲型和戊型，主要经粪-口途径传播，有季节性，可引起暴发流行，很少转为慢性；另一类包括乙型、丙型，主要经血液传播，无季节性，多为散发，常转为慢性。

2. 各型肝炎急性期表现均类似，重要差别在传染途径、潜伏期长短，尤其是长期预后及对胎儿的影响。急性期主要表现为乏力、食欲减退、恶心、呕吐、肝大及肝功能损害。部分患者可有黄疸及发热，隐性传染较常见。

3. 持续的恶心、呕吐、高热，黄疸进行性加深，肝浊音界明显缩小，化验血清丙氨酸氨基转移酶(ALT)短期升高后又迅速下降，提示暴发型肝炎，要特别引起重视。

4. 近期突然出现消化道症状，表现为乏力、恶心呕吐、食欲减退、腹胀、腹泻、肝大有压痛。

5. 体格检查发现肝大，有触痛，肝区有叩击痛，部分患者脾大。

6. ALT、天冬氨酸氨基转换酶(AST)、血清胆红素明显上升。

7. 有肝炎患者的接触史，接受输血、注射血液制品的病史等。

8. 肝炎病毒抗原抗体系统的检查

(1)HAV：在有肝炎的临床症状及体征时如ALT、AST增高，同时血清中抗HAV-IgM阳性即可诊断为甲型肝炎。

(2)HBV：有HBsAg、HBeAg、抗HBs、抗HBc、抗HBe 5种抗原抗体检查，且各有不同的临床意义。

(3)HCV：有丙型肝炎抗体存在时可确诊。

【鉴别诊断】

1. 甲型肝炎：绝大多数急性发作，很少变成慢性肝炎。①消化道症状：恶心、呕吐、纳差、胃脘不适和腹泻等，如果在孕早期发病，易与妊娠反应相混淆，但甲型肝炎呕吐后可减轻，且有消瘦、肝脾大、黄疸和血转氨酶升高表现。②“类感冒”症状：体温上升，寒战，头晕，头痛，全身酸痛等。③自主神经紊乱症状：无力，易疲劳，易激动，失眠，多梦等。④黄疸：黄疸型者有小便黄赤，巩膜黄染，严重者皮肤变黄，血胆红素升高，尿胆红素阳性。⑤肝脾大，肝区疼痛和叩击痛。⑥血转氨酶升高。⑦部分患者可出现皮肤瘙痒和荨麻疹。

2. 乙型肝炎

(1)急性期临床表现与甲型肝炎相似。

(2)慢性活动性肝炎:①有乙型肝炎病史,或急性肝炎迁延超过半年而仍有明显症状。②肝大,质地较硬,肝病面容,肝掌,蜘蛛痣和脾大。③血转氨酶持续或反复增高,浊度试验阳性,血白蛋白/球蛋白比例异常。④可有关节炎、脉管炎或皮疹等肝外症状。

(3)慢性迁延性肝炎:肝炎病史超过半年以上,病情较轻,间有血转氨酶轻度升高,患者可有疲乏、消化不良,但一般情况较好。

(4)乙肝携带者:仅 HBsAg 阳性,或有 HBeAg 或抗 HBc 阳性,血转氨酶正常,患者无明显不适,但仍有传染性。

3. 丙型肝炎:①临床表现与乙型肝炎相似。②大部分患者无临床症状,为临床亚型感染。③临床型患者约半数成为慢性肝炎。

4. 戊型肝炎:①病情较重、中毒症状较重,肝大明显,右季肋部疼痛。②容易成为重症肝炎,出现肝性脑病、肝肾综合征。③孕妇病死率较高,多发生于孕晚期或产后早期。

5. 与非妊娠期病毒性肝炎诊断方法相同,甲型和戊型肝炎有流行史、水源污染、食物不洁和食物未煮熟等;乙型和丙型肝炎则多有输血、注射、手术和性接触史,妊娠期肝炎如临床症状较轻容易被忽视;发生于孕早期容易与早孕反应相混淆,因此诊断时除了临床表现之外,应做血转氨酶检查,并排除其他原因引起的肝炎,各型病毒性肝炎应做相应检查确诊。

6. 肝炎对妊娠的影响

(1)甲型肝炎:甲肝对孕妇的影响并不比非孕妇严重,发展成为重症肝炎仅1%左右,极少因甲肝造成孕产妇死亡,预后良好。孕早期甲肝容易导致流产,而发生于孕晚期则早产率较高,围生儿死亡率是总体围生儿的 4 倍。

(2)乙型肝炎:孕产妇死亡率是非孕妇的 3 倍。乙肝发生于孕早期,可加重早孕反应,发生于孕晚期容易并发妊高征、早期破膜、产力异常和产后出血。乙肝对胎儿和新生儿的影响包括:①流产、早产、死胎、新生儿窒息和新生儿死亡率明显增高。②孕早期感染严重者,有引起染色体畸变而致畸胎的可能。③母-胎垂直传播。

(3)丙型肝炎:对母胎的影响与乙型肝炎相似。

(4)戊型肝炎:重症肝炎和孕妇死亡率较高,容易并发凝血功能障碍和产后出血。围生儿死亡率明显增高,新生儿体格、智力发育也较迟缓。

7. 病毒性肝炎与其他肝病的鉴别

(1)妊娠剧吐引起肝损害:妊娠剧吐发生在妊娠早期,可引起腹水、尿少、消瘦、黄疸、酸中毒、尿酮体阳性等,有时 ALT 和碱性磷酸酶(AKP)轻度升高,但经治疗后恢复快。妊高征引起的肝功能损害:常发生在妊娠晚期,有高血压、水肿、蛋白尿,可有 ALT 的升高,尿酸升高。而肝炎无高血压和眼底小动脉痉挛现象。

(2)妊娠期急性脂肪肝:少见,但多见于年龄较轻的初孕妇,妊娠末期突有剧烈、持续的呕吐,有时伴上腹痛,数日后出现黄疸,可并发 DIC、肾衰竭、重度低血糖、代谢性酸中毒等,应与急性黄疸型病毒性肝炎鉴别。肝穿肝小叶呈弥漫性脂肪变性,但无肝细胞广泛坏死,超声检查有典型的脂肪肝波形。ALT 升高不如重症肝炎明显,直接胆红素定量>171μmol/L(10mg/dl),而尿中胆红素阴性。

(3)妊娠期肝内胆汁淤积症(ICP):无肝炎的前驱症状如发热、恶心、呕吐、肝痛等,全身情况良好,表现皮肤瘙痒或合并有黄疸,胆红素、ALT 轻度升高或胆酸明显升高,常随分娩终止而瘙痒、黄疸消退,肝功能恢复正常。

(4)药物性肝炎:表现和病毒性肝炎相似,出现 ALT 升高及黄疸,但无肝炎接触史及典型肝炎症状,黄疸常在用药后 1～4 周发生,停药后 4～8 周恢复。血清学检查不支持肝炎,同时有用药史、皮疹、皮肤瘙痒、蛋白尿、关节痛和嗜酸性粒细胞增多等表现,停药后症状迅速消退。

【西医治疗】

1. 孕期应注意营养,进食富含蛋白质、糖类及维生素的食物,注意饮食卫生,防止病从口入。适量补充葡萄糖、护肝药物如葡醛内酯(肝泰乐)每日 3 次,每次 0.1～0.2g,口服。肌苷,每日 3 次,每次 0.1～0.2g,口服。

2. 避免与肝炎患者或带病毒者接触。一旦接触后应及时注射高效价免疫球蛋白(HIG)或乙型肝炎免疫球蛋白(HBIG)及乙型肝炎疫苗。妊娠期如发现丈夫有乙型肝炎或携带 HBV,应禁止性生活。

3. 孕妇为肝炎或病毒携带者,应注意个人用具的消毒隔离。

4. 肝功能差者,如妊娠<3 个月,以终止妊娠为宜。>3 个月者,则应尽量采用支持疗法,但如病情加重,则亦应终止妊娠。

5. 由内科、产科共同拟订治疗计划,加强护肝。多用维生素、少进脂肪,不用对肝脏有损害的药物。重者住院治疗。

6. 产时配好新鲜血,选用适当的凝血药物和维生素 K,注意休息及进食,以保护产力,防止滞产。尽量争取阴道分娩,必要时行助产术缩短第二产程,产后注射宫缩药防止产后流血。

7. 产褥期选用对肝脏无损害的抗生素预防感染。尽量不哺乳,避免用雌激素退奶。

8. 孕母乙型肝炎阳性者,新生儿应留脐血检查乙型肝炎二对半,并在 24 小时内、1 个月、6 个月各注射乙型肝炎疫苗和 HBIG 1ml 防止感染。

【中医治疗】

1. 辨证论治

(1)湿热熏蒸型(急性黄疸型肝炎):孕后出现身目俱黄,黄色鲜明;发热口渴,脘腹胀满，口干而苦，恶心呕吐，小便短少，黄赤，大便秘结，舌苔黄腻，脉弦数。治宜清热利湿安胎。方选茵陈蒿汤加减。药用茵陈 15g，栀子、大黄（后下）、茯苓、猪苓、滑石、柴胡、郁金、川楝子、陈皮、竹茹、龙胆、桑寄生、杜仲各 10g，甘草 6g。每日 1 剂，水煎服。

（2）湿热蕴结型：孕后出现身目俱黄，头重身困；脘腹痞满，食欲缺乏，恶心呕吐，腹胀便溏，舌苔厚腻微黄，脉弦滑。治宜利湿清热安胎。方选茵陈五苓散合甘露消毒丹加减。药用茵陈 15g，茯苓、猪苓、白术、泽泻、黄芩、木通、滑石、连翘、藿香、桑寄生、法半夏、续断各 10g，甘草 6g。每日 1 剂，水煎服。

（3）肝郁气滞型（慢性活动性肝炎）：孕后胁肋胀满，腹胀嗳气；口苦心烦，小便黄赤，大便稀溏，或全身皮肤瘙痒，舌苔黄腻，脉滑而数。治宜疏肝理气，健脾安胎。方选柴胡疏肝散加减。药用板蓝根 30g，白芍 15g，柴胡、陈皮、川芎、香附、枳壳、黄芩、郁金、桑寄生、杜仲各 10g，甘草 6g。每日 1 剂，水煎服。

（4）热毒炽盛型（亚急性重症肝炎）：妊娠期急起发黄，迅速加深；高热烦渴，呕吐频繁，脘腹痞满，或疼痛拒按，小便短少，或烦躁不安，舌边尖红，舌苔黄，脉弦数。治宜清热解毒，利湿安胎。方选茵陈汤合黄连解毒汤加减。药用茵陈 20g，芦根 15g，栀子、大黄、黄柏、黄芩、野菊花、白花蛇舌草、田基黄、桑寄生、苎麻根各 10g，黄连、甘草各 6g。每日 1 剂，水煎服。

（5）疫毒内陷型（急性重症肝炎）：妊娠期间起病急骤，高热不退，面目皮肤呈金黄色；尿闭便血，或皮肤斑疹，或躁动不安，或神昏抽搐，舌质红绛，苔秽浊，脉弦细而数。治宜清热解毒，凉营活血。方选清营汤加减。药用生地黄 15g，茵陈 10g，犀牛角粉 3g（或水牛角 20g 代），白茅根 12g，龙胆、牡丹皮、丹参、玄参、生大黄、赤芍、续断、杜仲各 10g，黄连、甘草各 6g。每日 1 剂，水煎服。

2. 通用加减方

（1）甲型肝炎：茵陈、蒲公英、苦参各 30g，白术、茯苓各 15g，泽泻 12g，滑石（包煎）、郁金、栀子、砂仁各 10g，大黄、甘草各 6g。恶心呕吐，加法半夏、陈皮各 10g；口苦，心中不适，加龙胆 15g；血热，加生地黄 30g，赤芍 15g；血瘀，加丹参 30g；血虚，加当归 15g；气虚，加黄芪 30g，党参 15g；胁痛，加青皮、川楝子、延胡索各 10g。每日 1 剂，加水煎煮 2 次，将两煎药液混合均匀，分 2 次服。

（2）慢性活动性乙型肝炎：黄芪、薏苡仁、虎杖、赤芍、白芍、生山楂各 30g，柴胡、黄芩、夏枯草各 10g。气虚型，加茯苓 15g，炒扁豆、炒白术各 12g；湿热型，加茵陈 30g，金钱草 20g，郁金、炒鸡内金、栀子各 10g；阴虚型，加石斛、麦冬、南沙参各 15g，枸杞子、黄精各 12g；血瘀型，加丹参、炙鳖甲各 30g。牡丹皮 12g；肝区痛明显，加香附、延胡索各 10g；乙型肝炎抗原持续阳性，加土茯苓、贯众各 15g，木贼草 10g；伴腹水，加益母草、泽兰叶各 15g。每日 1 剂，加水煎煮 2 次，将两煎药液混合均匀，分 2 次服。

(3)慢性迁延性乙型肝炎：党参、续断各15g，白术、茯苓、白芍、当归、五味子、菟丝子各12g，厚朴、香附各9g。腹泻，加苍术、诃子、芡实各9g；腰腿痛，足跟痛，加牛膝、生薏苡仁、淫羊藿各12g；夜尿多，加鹿角霜、女贞子各12g；腹胀甚加冬瓜皮12g，木香5g；肝区隐痛，加桑寄生15g，木瓜12g。每日1剂，加水煎煮2次，将两煎药液混合均匀，分2次服。

(4)乙型肝炎病毒携带者：土茯苓、垂盆草各20g，虎杖、平地木、半枝莲各15g，赤芍、姜黄、黑料豆各10g，生甘草3g；肝郁气滞，加醋柴胡15g，香附10g；气火郁结，加牡丹皮、栀子各10g；湿热中阻，加炒黄芩10g，厚朴5g；肠腑湿热，加凤尾草、败酱草各15g；湿热在下，加炒苍术、黄柏各10g；湿热发黄，加茵陈、山栀子各12g；热毒偏重，加大青叶、蒲公英各15g，龙胆10g；血分瘀毒，加白花蛇舌草20g，制大黄6g；肝郁血瘀，加水牛角、牡丹皮、紫草各10g；肝肾阴虚，加桑椹子、墨旱莲各15g；肝血虚，加当归、白芍各10g；阴虚有热，加生地黄、石斛各10g；脾气虚，加黄芪12g，党参、白术各10g；肾阳虚，加淫羊藿、菟丝子各10g。每日1剂，加水煎煮2次，将两煎药液混合均匀，分2次服。

(5)丙型肝炎：苦参、丹参、赤芍、白花蛇舌草、制大黄、蒲公英、薏苡仁各30g，炙鳖甲、穿山甲、茯苓各15g，生甘草6g。肝区疼痛，加延胡索、郁金各10g；泛恶，加竹茹10g，半夏6g；大便干结，制大黄改为生大黄10g；脘腹作胀，加紫苏梗、生麦芽、生谷芽各10g，枳壳6g；尿黄，加车前草15g；齿出血，鼻出血，加仙鹤草15g，怀牛膝12g，青黛6g；失眠，加酸枣仁、夜交藤各12g。每日1剂，加水煎煮2次，将两煎药液混合均匀，分2次服。

(6)急性重症肝炎：水牛角(先煎)20g，生地黄、白茅根、茵陈各15g，龙胆、牡丹皮、丹参、玄参、生大黄、赤芍、续断、杜仲各10g，黄连、甘草各6g。每日1剂，加水煎煮2次，将两煎药液混合均匀，分2次服。

3. 内服单方验方

(1)茵陈、败酱草各30g，生大黄、厚朴、枳实、栀子、焦三仙、草豆蔻各10g。每日1剂，水煎，分2次服。服5剂后大黄减为6g，服10剂后减至3g，直至痊愈。此方大黄不煎，用药汤泡10分钟，去渣服。能清热利湿，宣通瘀热，疏泄肝胆，解毒退黄，主治妊娠合并急性黄疸型肝炎。

(2)茵陈30g，栀子、黄柏、黄连、野菊花各10g。每日1剂，水煎服。

(3)鲜白茅根60g，茵陈30g。浓煎去渣，加冰糖少许，每日服3～5次。

(4)玉米须100g，茵陈50g，栀子、郁金各25g，每日1剂，水煎服。

(5)鸭跖草全草30～60g，每日1剂，水煎服。

4. 中成药

(1)清开灵注射液：20～40ml，加入5%～10%葡萄糖注射液100～200ml中，静脉滴注，每日1～2次，对重症肝炎可以醒神开窍。

(2)安宫牛黄丸:每次1粒,顿服,重症患者昏迷时用。

(3)龙胆泻肝丸:每日3次,每日1粒,口服。

(4)舒肝丸:每日3次,每次10g,口服。

(5)逍遥丸:每日3次,每日10g,口服。

【名医提示】

1. 轻型肝炎,无论发生于妊娠早、中或晚期,均无大的不良影响,可继续妊娠。重型肝炎,无论采用何种终止妊娠的方法,均可加重病情,故应先治疗肝炎,使病情缓解后才考虑终止妊娠。进食高糖、高蛋白、高热量、低脂肪食物,以保证营养,但要注意适度。禁食生冷、油腻、辛辣食物,不吃油炸、坚硬的食物,避免损伤脾胃。

2. 急性肝炎早期应强调卧床休息,至症状明显改善、肝功能显著好转后可开始起床活动,一般恢复较顺利者至少需全休3个月,通常在病后3～6个月不宜参加重体力劳动或剧烈运动,以巩固疗效,防止病情反复。

3. 慢性肝炎症状较明显时,以休息为主,可做少量轻微活动,随症状减轻,可适量增加活动量,但以不产生疲劳为度,肝大小和肝功能恢复正常后,可逐步由轻工作过渡到正常工作,但日常生活应有一定规律,切忌过劳。

4. 急性病例的隔离期自发病日起至少30天,在30天后如病情仍在活动,则应继续隔离。慢性迁延性肝炎和慢性活动性肝炎的活动阶段最好也予以隔离,并将用过的物品予以消毒。平时也应积极预防,养成良好的卫生习惯,以免再次感染。

5. 各型肝炎在疾病活动期应暂停性生活,在病情相对稳定后亦应有所节制,同时乙肝病毒可存在于精液、经血及阴道分泌物中,夫妻之间可借性生活相互传播。

第四节　妊娠合并贫血

贫血是妊娠期常见的并发症之一,孕妇血红蛋白低于100g/L时,或红细胞计数$<3.5\times10^{12}$/L,或血细胞比容<30%时,均可诊断为妊娠期贫血。临床以妊娠合并缺铁性贫血最多见,妊娠合并巨幼细胞贫血次之,妊娠合并其他类型之贫血者少见。妊娠期合并贫血,较严重的可引起流产、早产、胎儿宫内发育迟缓、胎儿窘迫、死胎等,并可导致贫血性心脏病,分娩时易发生宫缩乏力、产后出血及产褥期感染等。中医学认为本病发生多因饮食失调或脾胃虚弱,气血不足或长期失血,妊娠失养,使阴血亏损所致。

【诊断要点】

1. 患者往往有慢性失血史,痔、月经过多等;慢性消耗性疾病史及慢性消化道系统疾病史;孕期有阴道出血或消化道、呼吸道出血史;偏食、孕吐、胃肠功能紊乱史;服用化学药物如氯霉素等及放射线接触史。另外,肾功能不全、感染、恶性肿瘤等疾病抑制骨髓造血功能均可出现贫血。

2. 妊娠期贫血多始自孕 12 周末，如不及时治疗可逐渐加重，至 30 周时，血红蛋白下降明显。早期或轻症患者常无特殊症状，此时常因影响酶系统功能，而出现疲倦、乏力、脱发、指甲异常、光面舌炎等。重度贫血可有皮肤黏膜苍白、体倦乏力、头晕耳鸣、食欲缺乏、失眠多梦、腹胀腹泻等症状，甚者可出现水肿、腹水、心衰。

3. 缺铁性贫血：表现为皮肤与黏膜苍白，头晕，眼花，水肿，疲劳乏力，口角浅裂，食欲缺乏，皮肤及毛发干燥，重度贫血时，可有全身水肿、心衰、晕厥等。

4. 巨幼细胞贫血：常于妊娠晚期发作，贫血程度较重，血红蛋白常低于 50g/L，表现为面色苍白，食欲减弱，消化不良，呕吐，腹泻，水肿，偶有发热、脾大，起病急，常伴舌炎。

5. 再生障碍性贫血：主要表现为有出血倾向，皮肤黏膜出血、鼻出血，易发生感染。

6. 溶血性贫血：急性溶血可突发寒战、高热、腰背酸痛、气促、乏力、烦躁，也可出现恶心、呕吐、腹痛等胃肠道症状。慢性贫血除贫血的一般症状外，可有不同程度的黄疸，肝脾大。

7. 其他类型的贫血：患者的临床症状除一般临床表现外，多伴有原发疾病的症状。

8. 孕妇血红蛋白＜100g/L 时，或红细胞计数＜3.5×10^{12}L，或血细胞比容＜30%时，即可诊断为妊娠合并贫血。

(1)临床表现有面色苍白，乏力，水肿，心悸气短，头晕目眩，耳鸣，腹胀纳差。

(2)血涂片显示小红细胞型低血红蛋白性贫血。红细胞平均体积(MCV)＜(90±10)fl[(90±10)/cm^3]；血清铁下降＜10.7pmol/L(60mg/dl)；总铁结合力(TIBC)增高＞5μmol/L(300μg/dl)，运铁蛋白饱和度(血清铁/总结合力)＜0.15～0.16(15%～16%)；血清铁蛋白测定能准确反映铁的储备量，一般不需再做骨髓穿刺。

【西医治疗】

1. 妊娠合并缺铁性贫血

(1)妊娠期给予营养指导，适当多食含铁及维生素丰富的食物，如肉类、蛋类、青菜等。

(2)病因治疗：如尿路感染，由于炎症阻断了铁从储存处释放至血液的通路，因而影响了骨髓中血红蛋白的合成。

(3)补充铁剂

①妊娠后期常规口服硫酸亚铁，每次 0.3g，每日 1 次，或其他铁剂作为预防。

②确诊后，用硫酸亚铁每次 0.6～0.9g，每日 3 次，同时加服维生素 C 以促进铁的吸收，饭后口服。如反应严重，可改服 10%枸橼酸铁铵每次 10～20ml，每日 3

次。一般服药4～6周即逐渐恢复正常。

③严重缺铁性贫血已接近妊娠晚期需迅速纠正，或口服药反应过重者可改用注射铁剂，如右旋糖酐铁每次50mg，每日1次，肌内注射。如无反应，加至每次100mg，每日1次，肌内注射。或山梨醇铁每次50～75mg，每日1次，肌内注射。应注意可能发生过敏性休克，应严格掌握，慎用注射铁剂。

④妊娠后期，若血红蛋白(Hb)＜60g/L，考虑少量多次输红细胞或全血，以防心力衰竭。血浆蛋白过低者，输人体白蛋白。分娩时注意预防产后出血，可在胎儿前肩娩出时静脉注射缩宫素10U或麦角新碱0.2mg。如出血多，应立即输血。

⑤产后常规应用广谱抗生素和补充铁剂。

2. 妊娠合并巨幼细胞贫血

(1)嘱孕妇加强营养，合理安排饮食。

(2)药物治疗：①叶酸：每次5～10mg，每日3次，口服。或每日5～10mg，为预防性用药，持续至分娩后1个月。②维生素B_{12}：每次100mg，每日1次，肌内注射。

(3)常伴缺铁性贫血，故同时补充铁剂。

3. 妊娠合并再生障碍性贫血　主要参见内科再生障碍性贫血治疗，产科处理要点如下。

(1)再生障碍性贫血的患者应避孕，若＜3个月妊娠，给予人工流产；＞3个月妊娠，可考虑继续妊娠。

(2)妊娠期应特别注意有无感染存在，应及时给予抗生素。

(3)多次小量输血，积极纠正贫血。

(4)高蛋白饮食，补充足量的维生素C、叶酸、维生素B_{12}。

(5)分娩方式尽量争取阴道分娩，适当缩短第二产程，产后及时应用宫缩药，预防产后出血。临产时要配好血，以备必要时用。

(6)产后给予抗生素，以防感染。

(7)妊娠骨髓移植，专家意见不一，移植术本身的干扰有引起流产、早产或胎死宫内的可能。

(8)对用铁剂、叶酸、维生素C及维生素B_{12}治疗均无效的贫血孕妇，均应警惕再生障碍性贫血的可能。

【中医治疗】

1. 妊娠合并缺铁性贫血

(1)辨证论治

①气血不足型：妊娠期间面色㿠白无华，倦怠乏力；头晕眼花，心悸气短，舌质淡，苔白，脉细弱。治宜补益气血养胎。方选八珍汤加减。药用党参、熟地黄，黄芪各15g，桑寄生、菟丝子、白术、茯苓、当归、白芍各10g，川芎6g，甘草3g。每日1剂，水煎服。

②脾胃虚弱型：孕妇面色㿠白；纳呆腹胀，大便稀溏，舌质淡，苔白厚，脉濡。治宜益气健脾安胎。方选六君子汤加减。药用党参、黄芪各 15g，白术、茯苓、法半夏、桑寄生、何首乌、枸杞子各 10g，陈皮、枳壳各 6g，甘草 3g。每日 1 剂，水煎服。

③肝肾不足型：孕妇面色苍白；头晕眼花，耳鸣心悸，腰膝酸软，舌质红，苔少，脉细。治宜滋补肝肾，以固胎元。方选二至丸合四物汤加减。药用女贞子、墨旱莲、熟地黄各 15g，白芍、枸杞子、阿胶（烊化）、山药、菟丝子、当归各 10g，川芎 6g，甘草 3g。

④脾肾阳虚型：孕妇面色苍白无华，形寒肢冷，唇甲淡白，遍身水肿；心悸气短，眩晕耳鸣，神疲肢软，大便稀溏，舌质淡或有齿痕，苔白，脉沉细。治宜温补脾肾养胎。方选真武汤加减。药用黄芪、茯苓各 15g，白术、当归、泽泻、白芍、桑寄生、杜仲各 10g，制附片、生姜、甘草各 6g。每日 1 剂，水煎服。

（2）通用加减方：党参、磁石、生黄芪各 30g，当归、白芍、熟地黄、何首乌、枸杞子、紫河车各 15g，阿胶（烊化）12g，鹿角胶（烊化）、龟甲胶（烊化）、白术、陈皮各 10g，炙甘草 6g。每日 1 剂，加水煎煮 2 次，将两煎药液混合均匀，分 2 次服。

（3）中成药

①驴胶补血颗粒：每日 2 次，每次 30g，口服。

②归脾养心丸：每日 2 次，每次 9g。口服。

2. 妊娠合并巨幼细胞贫血

（1）辨证论治

①心脾两虚型：孕妇面色苍白，疲乏无力；心悸气短，食少腹胀，大便溏薄，失眠多梦，口干舌痛，舌红而干，苔少，脉细数。治宜益气健脾，养血安神。方选归脾汤加减。药用党参、熟地黄、黄芪各 15g，当归、茯苓、白术、酸枣仁、阿胶（烊化）、桑寄生、菟丝子各 10g，木香、甘草各 6g。每日 1 剂，水煎服。

②脾肾两虚型：孕妇头晕耳鸣，心悸气短，畏寒肢冷，腰膝酸软，肢体麻木，腹胀便溏，夜尿频多，舌质淡，苔薄，脉沉细。治宜健脾益肾安胎。方选十四味建中汤加减。药用党参、黄芪、熟地黄各 15g，茯苓、白术、法半夏、白芍、肉苁蓉、补骨脂、枸杞子、桑寄生、杜仲各 10g，甘草 5g，肉桂粉（冲服）、制附片各 3g。每日 1 剂，水煎服。

（2）通用加减方：黄芪 60g，大枣 30g，白术 20g，当归、茯苓、陈皮、半夏、青皮、郁金、枳壳、木香、砂仁各 10g，甘草 5g。每日 1 剂，加水煎煮 2 次，将两煎药液混合均匀，分 2 次服。

3. 妊娠合并再生障碍性贫血

（1）辨证论治

①血热妄行型：孕妇发热，皮肤紫斑或鼻出血、牙齿出血，甚则呕血、便血，尿黄，舌质红，苔黄，脉洪数。多见于急性再生障碍性贫血。治宜清热凉血，止血安

胎。方选犀角地黄汤合三黄泻心汤加减。药用生地黄 30g,水牛角 15g,赤芍、牡丹皮、松针、紫草、人中黄、桑寄生、杜仲各 10g,黄芩 6g,黄连、大黄、甘草各 3g。每日 1 剂,水煎服。

②脾肾阳虚型:妊娠期间面色萎黄或晦暗无华,唇甲苍白;精神萎靡,形寒肢冷,头晕心悸,腰膝酸冷,纳呆腹胀,大便稀溏,舌淡胖,苔白,脉沉细。治宜补肾益髓,健脾养血。方选右归丸加减。药用黄芪、熟地黄各 15g,鹿角胶(烊化)、菟丝子、肉苁蓉、当归、山药、茯苓、枸杞子、桑寄生、杜仲各 10g,熟附片 6g,砂仁、肉桂粉(冲服)3g。每日 1 剂,水煎服。

③阴阳两虚型:孕妇既有阴虚证候,又有阳虚症状,证候错综复杂。治宜滋肾助阳安胎。方选右归饮加减。药用熟地黄、女贞子、墨旱莲、制首乌各 15g,山药、山茱萸、枸杞子、杜仲、菟丝子、淫羊藿、巴戟天各 10g,制附片、肉桂粉(冲服)各 3g。白细胞过低者,选加补骨脂、鹿角胶、紫河车、黄芪、红参各 10g;血小板过低者,选用紫草、卷柏、柿树叶、人参、水牛角各 10g。出血或皮下紫瘢,选用仙鹤草、白茅根、侧柏叶、藕节、地榆各 15g。每日 1 剂,水煎服。

(2)通用加减方:川芎、丹参、当归、鸡血藤各 15～30g,红花 10g。肾阳虚,加补骨脂、淫羊藿、巴戟天、菟丝子各 15g;肾阴虚,加熟地黄 30g,女贞子、枸杞子各 15g;脾气虚,加党参、黄芪各 30g,山药 20g;挟湿者,加佩兰、藿香各 24g,谷芽、薏苡仁各 20g,白术、厚朴各 15g,茯苓、山楂、陈皮各 10g,白豆蔻 6g;伴有感染,加蒲公英、千里光各 30g,野菊花 20g,射干、贯众、板蓝根各 15g,山豆根、重楼各 10g。每日 1 剂,水煮 2 次,将两煎药液混合均匀,分 2 次服。

(3)内服单方验方

① 党参、黄芪、白术、茯苓、熟地黄各 15g,当归 12g,白芍 15g,阿胶(烊化)10g,肉桂、炙甘草、川芎各 6g。每日 1 剂,水煎,分 2 次服。

②熟地黄、山药、当归、枸杞子、杜仲、菟丝子各 15g,山茱萸、茯苓各 10g。每日 1 剂,水煎服。

③黄芪 30g,当归 10g。每日 1 剂,水煎服。

(4)妊娠合并其他贫血

①溶血性贫血:仙鹤草 30g,党参、白术、续断各 12g,茯苓、白芍、当归、生地黄、熟地黄、黄芪、菟丝子、淫羊藿各 9g,川芎、炙甘草、大枣各 6g。每日 1 剂,加水煎煮 2 次,将两煎药液混合均匀,分 2 次服。

②失血性贫血:仙鹤草、玄参、生黄芪、龙眼肉、生地黄各 30g,茯苓、生山药各 15g,西洋参(另炖服)、砂仁、当归各 10g,大枣 5 枚,乌梅 2 枚。原发性血小板减少症,加槐花、茜草根各 10g;功能性子宫出血,加煅龙骨、煅牡蛎各 30g,五倍子 10g;子宫肌瘤,加鳖甲 15g,天花粉、刺蒺藜各 10g;子宫内膜增生,加败酱草 15g,香附、天冬各 10g;支气管扩张,加侧柏叶 15g,白及 10g,三七 6g;胃及十二指肠球部溃

疡，加生地榆15g，炙甘草、瓦楞子各10g；牙龈出血，加生荷叶15g，牡丹皮、牛膝各10g；便血，加血余炭、五倍子各10g；血尿，加伏龙肝15g，琥珀6g；皮下出血，加鸡冠花15g。每日1剂，加水煎煮2次，将两煎药液混合均匀，分2次服。

【名医提示】

1. 纠正偏食、挑食等不良习惯，尤其是不要偏吃糖类和脂肪食品，此类食品容易引起饱腹感。因黏腻肥甘，容易阻滞脾胃消化功能，影响其他食品的摄取量和营养素的吸收，不利于贫血和全身营养状况的改善。

2. 一般慢性贫血患者由于心肌代偿功能建立，即使血红蛋白低于60g/L，仍可无明显症状，此时不需要绝对卧床休息。因急性失血造成的贫血，症状比较明显，应限制下床活动，以免发生晕厥摔伤。

3. 贫血患者多有食欲缺乏、消化不良，故宜少食多餐。在食物的烹调上除注意色、香、味、形外，还要把饭菜做熟、做烂，如制成肉末、肉汤、肉泥、蛋羹、菜泥、果泥等，以利于营养素的吸收。

4. 病后痊愈中的患者，出现贫血症状时，应中止清淡饮食，并逐渐改善膳食的质和量，增加鱼类、肉类、蛋类、动物内脏等特点，否则难以纠正贫血状况。

5. 严格控制使用有损造血系统的药物，必须使用时要定期检查血象，及时采取适当措施。

6. 锻炼要量力而行，不可过于疲劳，防止出血、感染及体力消耗。

7. 注意休息，切忌劳累。

第五节　妊娠合并糖尿病

糖尿病是一种多基因遗传内分泌代谢性疾病，有家族遗传倾向。妊娠合并糖尿病多数是在妊娠期通过葡萄糖筛查才发现的，发生率2%左右。糖尿病孕妇易并发妊娠高血压综合征、羊水过多、难产及产后出血感染等。围生儿则易发生巨大胎儿、死胎、死产、畸形、新生儿低血糖、呼吸窘迫综合征(RDS)等，故围生儿死亡率较高。本病属中医学“消渴”范畴，多因素体阴虚，复因饮食不节、情志失调、劳欲过度所致，以阴虚燥热为基本病机。妊娠前既往有糖尿病，或孕前为隐型糖尿病，孕后发展为临床糖尿病，或妊娠后发现糖尿病者，称为妊娠合并糖尿病。妊娠期首次发生或发现糖尿病者称为妊娠糖尿病。糖尿病是一种多基因遗传的内分泌代谢性疾病，妊娠期由于胰岛素分泌量需求增多，或由于孕期抗胰岛素因素增多，如绒毛生长激素、雌激素、孕激素、肾上腺皮质激素及胎盘膜胰岛素酶的抗胰岛素作用，可使降解糖的作用减弱，而在孕中、晚期出现糖尿病。孕前胰岛素功能障碍者，妊娠后糖代谢功能下降，从而可使原有的糖尿病加重。当病情加重时，常可发生酮症酸中毒，而易引起流产、早产，同时易发生妊高征、羊水过多等，产科感染率亦明显高于正常妊娠产妇。妊娠合并糖尿病对胎儿影响也较大，易导致巨大儿、畸形儿、胎儿宫内发育迟缓、胎死宫内等，新生儿围生期死亡率也较高。

【诊断要点】

1. 病史：常有糖尿病家族史、患糖尿病病史、异常妊娠分娩史，以及久治不愈的假丝酵母菌阴道炎、外阴炎、外阴瘙痒等病史。

2. 孕期有多饮、多食、多尿症状，随妊娠体重增加明显，孕妇体重＞90kg。

3. 早孕期易发生假丝酵母菌感染、妊娠剧吐。

4. 尿糖检查：阳性。

5. 葡萄糖筛查试验：空腹口服 50g 葡萄糖，1 小时后抽血查血糖＞8mmol/L(140mg/dl)者做糖耐量试验确诊。

6. 口服葡萄糖耐量试验(OGTT)：糖筛查阳性者，行 75g 糖耐量试验。禁食 12 小时后，口服葡萄糖 75g，测空腹及服糖后 1 小时、2 小时、3 小时 4 个时点血糖，正常值为 5.6mmol/L、10.5mmol/L、9.2mmol/L、8.1mmol/L，即 100mg/dl、190mg/dl、165mg/dl、145mg/dl。若其中有任何 2 点超过正常值，可诊断为妊娠期糖尿病，仅 1 点高于正常值，诊断为糖耐量受损。

7. 眼底检查：视网膜有改变。

8. 糖尿病按国际通用 White 分级法分类，以估计糖尿病的严重程度。

(1)空腹血糖正常，OGTT 异常，仅需饮食控制，年龄及病程不限。

(2)成年后发病，年龄＞19 岁，病程＜10 年，饮食治疗及胰岛素治疗。

(3)10－19 岁发病，病程 10～19 年。

(4)＜10 岁发病，病程＞20 年，或眼底有背景性视网膜病变，或伴发非妊娠高血压综合征性高血压。

(5)盆腔血管病变。

(6)肾脏病变。

(7)增生性视网膜病变。

(8)冠状动脉粥样硬化性心脏病。

【鉴别诊断】　需与孕期生理性糖尿病鉴别，发生率 10%～20%，因暂时性肾阈降低而有糖尿，但血糖正常，可疑时测定空腹血糖和糖耐量试验确诊。

【西医治疗】

1. 糖尿病患者并发严重心血管病变、肾功能减退或眼底病变不宜妊娠。

2. 器质性病变较轻或控制较好的可在适当时机妊娠，但要严密监护母子情况。

3. 和内科、眼科医师一起了解孕妇心肺功能，眼底情况，勤做产前检查，必要时提前住院。

4. 积极发现和治疗妊高征。

5. 控制血糖在6.7mmol(120mg%)以下,围生儿死亡率最低,胰岛素量根据血糖调整。每日热量为150kJ/kg(36kcal/kg)左右,其中糖类占40%~50%,脂肪和蛋白质各为25%~30%,适当补充维生素、钙及铁剂等。

6. 密切监测胎儿生长,胎盘功能情况,排除胎儿畸形。一般认为妊娠36周的胎儿宫内死亡的发生率逐渐增加,故糖尿病孕妇应在妊娠35周左右住院,在严密观察下待产,宜孕37~38周分娩。若胎盘功能减退或孕妇病情加重需提前终止妊娠,要做L/S比值、PG测定和泡沫试验,以了解胎儿肺成熟度,糖尿病孕妇的新生儿易发生RDS,以L/S值2.5~3.5示肺成熟,未成熟者于羊膜腔内注射地塞米松为理想。

7. 巨大胎儿有相对头盆不称,产程长或引产不顺利,有死胎、死产或血管病变。产妇病情重应考虑剖宫产,否则尽量阴道分娩,应行阴道助产缩短第二产程,严格无菌操作,及早使用抗生素。产时产后适当减少胰岛素,警惕低血糖。

8. 无论孕周多少,所有新生儿均按早产儿处理,防止RDS、低血糖、低血钙,根据血糖结果早喂糖水。

9. 产后用抗生素预防感染。

【中医治疗】

1. 辨证论治

(1)肺热伤津型:妊娠期间,烦渴多饮;口干舌燥,尿频量多,舌尖边红,苔薄黄,脉洪数。治宜清热润肺,生津止渴。方选消渴方加味。药用生地黄、葛根各15g,麦冬、桑寄生各12g,天花粉、藕汁、续断、石斛、杜仲、黄连、甘草各6g。若烦渴不止,小便频数,脉洪数无力为肺肾气阴虚者,可用二冬汤加减。药用沙参15g,天冬、麦冬、知母各12g,黄芩、桑寄生、菟丝子各10g,甘草6g。每日1剂,水煎服。如苔黄燥,烦渴引饮,脉洪大,乃肺胃热炽,耗损气阴之候,可用白虎加人参汤加减。药用生石膏、沙参、玉竹各15g,知母12g,甘草、石莲子、苎麻根、续断各10g。

(2)胃热炽盛型:妊娠合并糖尿病,多食易饥;形体消瘦,大便干结,苔黄,脉滑实有力。治宜清胃泻火,养阴增液。方选玉女煎加味。药用石膏、生地黄各15g,麦冬12g,知母、栀子、玉竹、石斛、桑寄生、何首乌各10g,黄连、甘草各6g。每日1剂,水煎服。

(3)肾阴亏虚型:妊娠期间尿频量多,浑浊如膏脂,或尿甜;口干唇燥,舌红,脉沉细数。治宜滋阴固肾。方选六味地黄丸加减。药用山药、山茱萸、生地黄、熟地黄各15g,牡丹皮、泽泻、茯苓、菟丝子、参须、麦冬、玄参各10g,甘草6g。每日1剂,水煎服。若尿多而浑浊者,加益智仁、五味子各10g;若气阴两虚,气短,困倦,舌淡者,加党参、黄芪各15g。

(4)阴阳两虚型:妊娠期小便频数,浑浊如膏,甚至饮一溲一;面色黧黑,耳轮焦干,腰膝酸软,形寒畏冷,舌淡苔白,脉沉细无力。治宜温阳滋肾固摄。方选金匮肾气丸加味。药用熟地黄25g,山药15g,山茱萸12g,茯苓、牡丹皮、泽泻、续断、桑寄生、杜仲、覆盆子各10g,甘草6g。每日1剂,水煎服。

2. 通用加减方

(1)生地黄、山药各20g,石斛、党参、知母各15g,天花粉12g,山茱萸、牡丹皮、麦冬各10g,蚕茧10只。尿糖呈阳性,加生黄芪15g;血糖增加,加玄参15g,苍术12g;偏肺热多饮,加生石膏(打碎先煎)60g;偏胃热多食,去山茱萸、山药,加黄芩10g,制大黄6g(便秘可用至9g);偏肾虚多尿,加覆盆子15g,益智仁10g,五味子5g;气虚,加党参、黄芪、白术各10g;肾阳虚,加淫羊藿、菟丝子各10g,肉桂3g;水肿或有蛋白尿,加茯苓、益母草各15g,丹参10g;皮肤或外阴瘙痒,加茯苓皮、地肤子、白鲜皮各15g;高血压头晕头胀,加生石决明(先煎)30g,钩藤(后下)18g,葛根10g;视物模糊,加枸杞子15g,玉竹10g。每日1剂,加水煎煮2次,药液混合均匀,分2次服。

(2)猪苓、泽泻、丹参、黄精、龟甲胶、葛根各30g,白术、茯苓、山药各15g,红参(嚼服)、砂仁、法半夏各10g。气虚甚,加黄芪60g;阴虚甚,加女贞子30g,枸杞子15g;水肿,加冬瓜皮30g;蛋白超过(++),加黄芪60g,金樱子30g;阳虚甚,加干姜10g,肉桂3g;尿素氮高者,加大黄10g。每日1剂,加水煎煮2次,药液混合均匀,分2次服。

3. 内服单方验方

(1)茯苓15g,白术、葛根、菟丝子各12g,人参(另煎)、木香、藿香、甘草、山茱萸各10g,每日1剂,水煎服。

(2)山药90g,生地黄、黄芪各30g。每日1剂,水煎服。

(3)猪胰1只,焙干,研粉,每日2次,每次10g。

(4)玉米须30g,煎汤当茶饮。每日1剂。

4. 中成药

(1)抗饥消渴片:清热养阴,益气增液,适用于气阴两虚证。片剂,每日3次,每次6片,口服。

(2)麦味地黄丸:滋阴补肾,养肺生津,适用于肺肾阴虚证。丸剂,每日3次,每次1丸,口服。

(3)消渴平片:益气养阴,清热泻火,适用于气阴两虚证。片剂,每日3次,每次6片,口服。

(4)芪枣冲剂:益气健脾,适用于脾胃气虚证。颗粒,每日3次,每次15g,口服。

【名医提示】

1. 长期坚持控制饮食。饮食中要保证有足够的营养,糖、蛋白质、脂肪等比例要合适,一般不太胖而从事轻体力劳动的糖尿病患者,每天可吃主食250～300g,重体力劳动者主食400～500g。副食中蛋白质30～50g,脂肪(包括烹调油)50g。

2. 分娩后应继续注意电解质平衡，应用广谱抗生素预防创口感染，拆线时间可适当延长。更应注意预防产后出血。

3. 按年龄、体力、有无并发症等不同条件，选择不同方式进行体力锻炼，循序渐进，长期坚持。

4. 随身携带糖尿病卡片，注明姓名、住址、疾病、所用药物等，以便出现糖尿病昏迷时及时抢救。

5. 禁吃含糖多的食物，如白糖、水果糖、蜂蜜、土豆、山药、藕、果酱等。

6. 定期化验尿糖，以便观察治疗效果，调节饮食和合理用药。

7. 预防感冒，注意口腔卫生，防止口腔黏膜及牙龈溃疡。

8. 做好皮肤护理，常洗澡，避免生疖、痈等化脓性疾病。

第六节　妊娠合并甲状腺功能亢进

妊娠合并甲状腺功能亢进是一种自身免疫性疾病，常由于精神刺激诱发，有家族遗传倾向。由于甲状腺激素分泌过多，产生多方面的影响，使神经、肌肉的兴奋性刺激增加，抑制垂体促性腺激素的作用，以及影响三羧酸循环的氧化磷酸化过程，能量不能以腺苷三磷酸(ATP)的形式予以储存而消耗殆尽，故在妊娠期间常引起流产、早产、胎儿宫内发育迟缓、死胎、妊娠高血压综合征，产时子宫收缩乏力和产后感染等。抗甲状腺药物通过胎盘进入胎儿体内，可引起胎儿甲状腺功能减退(简称甲减)、甲状腺肿和畸形。甲状腺抗体中的一种免疫球蛋白(LATS)进入胎儿体内可引起新生儿甲亢，出生后3～4周消失，故应引起临床的重视。中医学认为，本病主要是因情志不畅、肝郁脾虚、水湿不化或肝郁化火，煎熬津液，凝集成痰，气痰交阻于颈前而发病。早期以肝火亢盛、气痰瘀结为主，日久伤阴，则出现心肝阴虚、肾阴不足之证。

【诊断要点】

1. 病史　多有甲亢病史。

2. 临床表现　食欲亢进，乏力，怕热，多汗，体重下降，易紧张急躁，心动过速，突眼，手指震颤。

3. 体征　甲状腺肿大，可触及震颤，听到血管杂音，突眼，手指震颤，有时血压增高。

4. 甲状腺激素检查　①血清总甲状腺素(TT_4)：明显＞64～167nmol/L。②血清三碘甲状腺原氨酸(TT_3)：明显＞1.8～2.9nmol/L。③血清游离T_3、T_4(FT_3、FT_4)：FT_3明显＞6.0～11.4pmol/L；FT明显＞18～38pmol/L。④血清蛋白结合碘(PBI)：0.8～1.92μmol/L。⑤甲状腺素结合球蛋白(TBG)明显＞13～25mg/L。⑥基础代谢率(BMR)：＞＋30％。

【西医治疗】

1. 甲亢孕妇无甲亢性心脏病和原发性高血压时可以继续妊娠。应由内科、产科医师共同监护母婴情况，每 1～2 个月复查甲状腺功能，根据甲状腺功能调整抗甲状腺药物用量，用量宜小，以丙硫氧嘧啶为首选。至于是否合用甲状腺素片防止胎儿甲状腺肿及甲减，目前认为价值不大。

2. 对甲状腺明显肿大而有压迫症状，或经药物治疗不能控制，或怀疑癌变时可考虑手术治疗。术后补充甲状腺片，防止甲减和流产。

3. 加强孕期保健及胎儿监护。

4. 产时处理：①适当应用镇静镇痛药物，吸氧。②注意热量、水分的补充。③尽量争取阴道分娩，病情较重者给予手术助产，缩短第二产程。

5. 产后处理：①预防子宫收缩乏力所致的产后出血。②预防产后感染。③产后仍继续服用甲状腺药物者不宜哺乳，因抗甲状腺药物可经乳汁排出而引起新生儿甲状腺功能损害。

6. 甲亢危象：因某些诱因如精神刺激、分娩、手术、产后感染等都可导致甲状腺素突然大量释放，症状急剧恶化而致甲亢危象，故分娩前后要注意此症。

(1)甲亢危象表现为：心率为 140～160/min，体温＞39℃，伴有烦躁不安、谵妄、嗜睡、昏迷等精神症状；部分患者出现恶心、呕吐、腹泻、黄疸、脱水，甚至发生肺水肿、心力衰竭。

(2)甲亢危象治疗：①碘化钠：1～2g 加入 10%葡萄糖注射液 500ml 静脉滴注。②丙硫氧嘧啶：1g/d，鼻饲。③氢化可的松：300～600mg/d，静脉滴注。④吸氧，物理降温，镇静，补充液体、电解质、维生素，控制感染。⑤在心电监护下应用普萘洛尔控制心率。

【中医治疗】

1. 辨证论治

(1)气郁痰阻型：孕后颈前瘿肿软而不痛；颈部觉胀，胸闷善太息，或胸胁窜痛，常因情志因素使病情加重。方选四海舒郁丸加减。药用党参 30g，白芍 15g，当归、昆布、海藻、柴胡、郁金、香附、紫苏梗、桑寄生、续断各 10g，甘草 6g。每日 1 剂，水煎服。

(2)痰结血瘀型：孕后颈前肿块按之较硬，或有结节，肿块经久未消；胸闷，纳差，苔薄白或白腻，脉弦或涩。治宜理气活血，安胎化痰。方选海藻玉壶汤加减。药用枸杞子、茯苓、山药各 15g，海藻、昆布、陈皮、法半夏、贝母、连翘、当归、紫苏梗、续断、甘草、山茱萸各 10g，青皮 6g。每日 1 剂，水煎服。

(3)肝火亢盛型：孕后颈前轻度或中度肿大，柔软，光滑；烦热，容易出汗，性情急躁易怒，眼球突出，手指颤抖，面部烘热，口苦，舌红，苔黄，脉弦数。治宜清泻肝火安胎。方选龙胆泻肝汤加减。药用桑寄生、续断、茯苓各 15g，龙胆草、黄芩、山栀子、泽泻、柴胡、海藻、山茱萸各10g,黄连、甘草各6g。每日1剂,水煎服。

(4)心肝阴虚型:孕后瘿肿或大或小,质软;心悸不宁,心烦少寐,易出汗,手指颤动,眼干目眩,倦怠乏力,舌红,脉细数。治宜养心安神,滋阴柔肝。方选天王补心丹加减。药用太子参、枸杞子、生地黄各15g,天冬、麦冬、柏子仁、酸枣仁、沙参、白芍各10g,五味子、远志、甘草各6g。若腰酸耳鸣者,加女贞子、龟甲各10g;手颤者,加珍珠母15g,钩藤10g;若大便溏稀,便次增多者,加山药15g,白术、薏苡仁各10g。每日1剂,水煎服。

2. 内服单方验方

(1)滑石、生牡蛎、土贝母各15～20g,柴胡、黄芩、法半夏、玄参、桔梗各10g,甘草6g。每日1剂,水煎服。主治甲状腺功能亢进(简称甲亢,下同)。气滞者加枳壳、郁金各10g,香附6g;痰多加紫苏梗10g,制南星6g;肝火盛加夏枯草、钩藤各15g,龙胆10g;大热口渴者去法半夏,加生石膏30g,天花粉15g,知母10g;火盛阴伤加鳖甲30g,生地黄20g,沙参15g,麦冬、天冬各10g;血瘀加赤芍、丹参各15g,桃仁10g;气虚多汗乏力加炙黄芪15g。

(2)龙骨、牡蛎(先煎)各20g,桂枝、甘草各10g。每日1剂,水煎服。主治甲亢。肝郁痰结者加柴胡、浙贝母;阴虚阳亢者加麦冬、玄参、珍珠母;气阴两虚者加党参、黄精,颈肿者加夏枯草、山慈菇;眼突者加石菖蒲、白芥子;心悸者加茯神;多汗者加浮小麦。30天为1个疗程。

(3)生石膏100g,大黄(后下)18g,知母15g,玄明粉(研,分冲服)12g,枳实、厚朴各10g。每日1剂,加水煎沸15分钟,滤出药液,再加水煎20分钟,去渣,两煎药液兑匀,分服。主治甲亢,烦躁易怒,口干咽燥,渴而欲饮,食欲旺盛,目睛外突,发热,羞明畏光。

(4)生牡蛎、夏枯草各30g,白芍、生地黄、麦冬、玄参各15g,象贝母、黄药子各10g,地龙9g,甘草5g。每日1剂,水煎服。主治甲亢。气郁者加柴胡、郁金;心悸者加珍珠母、丹参;多汗者加五味子;手颤者加双钩;肝火亢盛者加山栀、龙胆;甲状腺肿大者加海浮石。

(5)生地黄、麦冬、枸杞子、白芍、生龙骨、珍珠母、夜交藤、嫩钩藤、石决明各12g。每日1剂,水煎服,治疗时将甲亢辨证分型,治疗重点各不同。如肾阴虚、肝阳偏亢则滋阴为治疗要点,辅以平肝潜阳;肝郁痰结则疏肝理气为主,辅以化痰软坚;气阴两虚则益气养阴。

(6)太子参、生黄芪、麦冬、天花粉、夏枯草、牡蛎、茯苓各15g,黄连、甘草各6g。每日1剂,水煎服,主治甲亢。肝胃火旺者加牡丹皮、栀子、石膏;痰阻气郁者加昆布、海藻、半夏、浙贝母;气阴两虚者加龟甲、鳖甲、党参、黄芪。

(7)煅龙骨、淮山药、墨旱莲、夏枯草、紫丹参各15g。每日1剂,水煎服,主治甲亢。如肝阳上亢明显加龙胆、生地黄;肝郁气滞加柴胡、白芍、钩藤;肝肾阴虚加知母、黄柏；痰湿凝滞加贝母、陈皮；气阴两虚加黄芪、太子参。

(8)白芍、乌梅、木瓜、昆布、莲肉、扁豆、沙参、麦冬、石斛各10g，柴胡、桑叶、黑山栀各6g。每日1剂，水煎，分2次服，3个月为1个疗程。病情稳定后，用上方制蜜丸，每丸重9g，早晚各1丸。主治甲亢。

(9)浮小麦、生牡蛎各30g，酸枣仁、生地黄、黄芪各15g，玄参12g，当归、浙贝母、黄芩各9g，黄柏、黄连各6g。每日1剂，水煎，2次分服。阴虚火旺，痰热郁结，腠理不固。应滋阴泻火，益气散结。主治甲亢。

(10)荷叶30g，天冬、麦冬、沙参各10g，甘草10g，粳米100g，红糖适量。先将天冬、麦冬、沙参、荷叶、甘草水煎去渣，再入粳米煮粥，调入红糖即成。每日1剂。养阴清热，润燥生津。主治甲亢。

【名医提示】

1. 遵从医嘱，按时、按量服药，不可随意停药或改变药物剂量，需要减量或增加药量及其他药物时应征得医生的同意，以免引起意外发生。

2. 每日进食的热量，男性至少2400kcal，女性至少2000kcal。多吃高蛋白、维生素丰富食物，年轻患者还需多吃脂肪类食物，少吃辛辣食物，如辣椒、葱、姜、蒜等。少吃含碘多的食品，尽量不吸烟喝酒，少喝浓茶咖啡。

3. 患者特别注意心理情绪及精神生活水平自我调节，保持心情舒畅、精神愉快、情绪稳定。

4. 家人及同事要同情安慰、理解关心患者，避免与患者直接冲突。

5. 避免受风感冒，劳累过度，高度发热。

第七节　妊娠合并甲状腺功能减退

妊娠合并甲状腺功能减退简称甲减，分为原发性和继发性两种。原发性甲状腺功能减退分为地方性缺碘所致“呆小病”、散发性先天性“呆小病”、慢性淋巴性甲状腺炎（又称桥本病）、手术后或放射治疗后甲减。继发性甲减是由垂体萎缩等垂体病或下丘脑功能障碍所引起，较为少见。甲状腺功能减退时，严重者可以闭经、不孕，轻者可以妊娠，但有可能发生流产、早产、宫内发育迟缓（IUGR）、胎死宫内或胎儿出生后成为呆小病。中医学认为本病系先天禀赋不足，复因烦劳过度，或失治误治，损伤脾肾而成。

【诊断要点】

1. *病史*　有甲减病史、甲状腺手术史。

2. *临床表现*　疲乏无力，纳差，畏寒，黏液水肿，便秘，皮肤干燥，毛发脱落，反应迟钝，不孕，流产，早产，胎死宫内，新生儿死亡史等。

3. 化验检查

(1)原发性甲减：TSH 升高；游离 T_4 指数(FT_4I)降低；T_3、T_3 树脂摄取值(RT_3V)下降。

(2)继发性甲减：TSH 不高。

【西医治疗】

1. 甲状腺片治疗，原发性者可应用 T_4，缺碘者补充碘剂；继发性者治疗原发病。

2. 高度监护胎儿，注意流产、早产、IUGR 的发生。

3. 临产后注意能量的补充，第二产程长应助产，并注意防止胎儿窘迫，做好新生儿抢救准备，手术中应预防性应用抗生素。

4. 追踪观察新生儿甲状腺功能，注意甲状腺大小和新生儿甲减体征。

【中医治疗】

1. 辨证论治

(1)脾虚湿盛型：妊娠合并甲减，出现面色苍白或蜡黄，且少光泽；怠惰嗜睡，畏寒，纳呆腹胀，气怯懒言，声调低微，亦可见颜面及四肢水肿，舌质淡，苔白，脉沉缓细。治宜健脾利湿，益气安胎。方选补中益气汤加减。药用黄芪、党参各 30g，苍术、陈皮、当归、茯苓、桑寄生、杜仲各 10g，柴胡、桂枝、砂仁、炙甘草各 6g。

(2)寒湿凝滞型：妊娠合并甲减，出现颜面及四肢虚浮；畏寒肢冷，周身筋骨挛痛，倦怠嗜卧少神，厌食，腹胀，排便困难，舌胖，苔白滑，脉沉迟微弱。治宜温阳化湿安胎。方选扶阳理劳汤加减。药用黄芪 30g，人参、当归、苍术、生姜、大枣、炙甘草、茯苓、山药、续断、杜仲各 10g，肉桂、附子、陈皮各 6g。

2. 内服单方验方

(1)莲子肉 50g，党参、白术各 10g，干姜 6g，甘草 3g，大枣 10 枚。将莲子拣杂、去心、洗净，与洗净的大枣同放入大碗中，用温水浸泡 1 小时，待用。党参、白术、干姜、甘草分别拣杂、洗净、晒干或烘干、压成片，同放入纱布袋中，扎紧袋口，与浸泡的莲子、大枣同放入砂锅，加水适量，大火煮沸后，改用小火煨煮至莲子熟烂如酥，用湿淀粉勾芡成羹。早、晚分食。温补脾阳。主治脾阳虚弱型甲减。

(2)小麦 50g，白芍 20g，人参、附子、茯苓、生姜、甘草、白术、陈皮、枳壳、大枣各 15g。加水煎沸 15 分钟，滤出药液，再加水煎 20 分钟，去渣，两煎药液兑匀，分服，每日 1 剂。主治甲减，心肾阳衰，水气上泛者。

(3)紫河车(即胎盘)1 具，白参 20g。将干燥紫河车拣杂、微火烘干，与烘干的白参共研成细末，装入空心胶囊，瓶装防潮，备用。每次 4 粒，温开水送服，每天 2 次。温补脾肾。主治肾阳虚衰型甲减。

(4)黄芪 30g，党参 15g。煎水；鹿角粉 9g，用以上煎剂冲服，每日 1 剂，分 2～3 次服。用于脾肾阳虚衰型甲减。

(5)鹿茸10g,浸泡黄酒500ml。1个月后服用,每次10ml,每日2次。用于肾阳虚衰型甲减。

(6)人参、附子、巴戟天、仙茅、淫羊藿、肉桂各10g,甘草5g。每日1剂,水煎服,主治甲减。

(7)甘草20g,人参10g。每日1剂,水煎服。主治甲减。

【名医提示】

1. 建议在老年人或大于35岁的人群中每5年筛查1次,以便发现临床甲减患者;特别是孕期妇女、不孕症和排卵功能异常者;以及有甲状腺疾病家族史或个人史,症状或体检提示甲状腺结节或甲减、1型糖尿病或自身免疫功能紊乱和希望妊娠的妇女,更需筛查。

2. 甲减的病因预防:①呆小症:地方性的呆小症,胚胎时期孕妇缺碘是发病的关键。母体妊娠期服用抗甲状腺药物尽量避免剂量过大,用时加用小剂量甲状腺粉制剂,并避免其他致甲状腺肿的药物。②成人甲减:及时治疗容易引起甲减的甲状腺疾病,防止手术治疗甲状腺疾病或放射性^{131}I治疗甲亢引起的甲减。

3. 早期诊断,早期及时有效的治疗,是防止甲减病情恶化的关键。早期采用中医药治疗可有效预防并发症的发生。注意生活调理,避免加重病情因素的刺激。

4. 甲减病愈后机体尚处于调理阴阳,以"平"为期的阶段,此时的饮食、精神、药膳、锻炼、药物等综合调理,增强体质提高御病能力,是病后防止复发的重要措施。

5. 饮食以多维生素、高蛋白、高热量为主。多吃水果、新鲜蔬菜和海带等含碘丰富的食物。

6. 病人应动、静结合,做适当的锻炼。注意保暖。养成每天排便的习惯。

第八节 妊娠合并肺结核

妊娠合并肺结核有2种类型:活动性肺结核与非活动性肺结核。非活动性肺结核,或结核病变范围不大,肺功能无改变,对妊娠过程和胎儿发育无明显影响。如病变范围较广的活动性肺结核,尤其心肺功能不全者,妊娠分娩常使病情加剧甚至死亡。胎儿可因缺氧、营养不良导致发育迟缓或死胎,若结核菌破坏胎盘绒毛,进入胎体,可引起结核病。一般认为新生儿结核病多数由于母亲接触传染而来。中医学认为本病属"肺痨"的范畴。多因体质虚弱,气血不足及痨虫传染所致。

【诊断要点】

1. 症状 低热,全身不适,乏力,消瘦,盗汗,食欲减退,呼吸道症状有咳嗽、咳痰、咯血、胸痛、肺尖部可听到湿啰音。

2. 痰液检查 痰液涂片抗酸染色发现结核分枝杆菌,或痰液培养可找到结核分枝杆菌。

3. X线检查　肺部可见结核病改变。

【西医治疗】

1. 活动性肺结核患者不宜结婚,已结婚者应指导避孕,抗感染抗结核治疗,待病灶稳定,2～3年后再考虑妊娠。

2. 孕期治疗:与非孕期基本相同,应由呼吸系统内科医师与产科医师协商处理。

(1)一般治疗:注意休息,加强营养,供给高蛋白、多种维生素和富于矿物质的食物。住房通风良好,阳光充足。

(2)抗结核药物:早期治疗,剂量充足,联合用药。①一线用药:可选用异烟肼、乙胺丁醇、利福平。②二线用药:可选用卡那霉素、利福平、乙胺丁醇。③用药注意:早期妊娠首选异烟肼、乙胺丁醇,孕3个月后可应用利福平;链霉素、卡那霉素可通过胎盘,引起新生儿听力障碍,孕期慎用;利福平在动物实验中有致畸作用,故孕12周前避免使用。

(3)手术治疗:病情需行肺部手术者,可在3～7个月施行。

(4)终止妊娠指征:①严重肺结核并有肺功能减低,估计不能耐受继续妊娠及分娩者。②妊娠反应严重,经治疗无效者。③肺结核必须用药治疗,对胎儿可能有影响者,宜在3个月以内终止妊娠。

3. 分娩期处理。

(1)如无产科指征,以经阴道分娩为宜,产程中注意产妇休息、营养,防止过度疲劳。

(2)手术助产应缩短第二产程,避免用力屏气而致肺泡破裂和病灶扩散。

【中医治疗】

1. 辨证论治

(1)阴虚肺热型:妊娠后出现午后潮热,手足心热,盗汗;两颧发赤,皮肤干灼,唇红咽干,形体消瘦,干咳无痰,或痰少不易咳出,咳则胸痛,或痰中带血如丝如点,口燥鼻干,舌苔薄,边尖红,脉细数。治宜滋阴润肺。方选月华丸加减。药用山药30g,生地黄、沙参、熟地黄各15g,麦冬、天冬、百部、茯苓、贝母、阿胶(烊化)、桑叶、陈皮各10g,甘草6g。每日1剂,水煎服。

(2)肺肾阴虚型:妊娠后出现骨蒸潮热,盗汗;腰膝酸软,头晕耳鸣,心烦失眠,五心烦热,两颧潮红,形体消瘦,呛咳气急,痰少质黏或黄稠,时时咯血,血色鲜红量较多,或胸胁掣痛,舌质红,苔薄黄少泽或光剥,脉细数无力。治宜补益肺肾,滋阴降火。方选百合固金汤加减。药用生地黄、熟地黄、龟甲、白术、白芍各15g,麦冬、百合、阿胶、胡黄连、银柴胡、玄参、贝母各10g,甘草、五味子各6g。每日1剂,水煎服。

(3)气阴耗伤型:妊娠后午后潮热,常伴恶风,畏冷,自汗或盗汗;食少,腹胀便溏，神疲气短，声低，面色㿠白，午后颧红，咳嗽无力，痰清稀色白，量较多，偶带淡红血色，舌质淡，边有齿痕，苔薄白，脉细弱而数。治宜养气养阴，肺脾同治。方选保真汤加减。药用黄芪 30g，熟地黄 15g，生地黄 12g，党参、白术、茯苓、甘草、大枣、麦冬、天冬、白芍、银柴胡、地骨皮、知母、五味子、当归各 6g。骨蒸盗汗者加牡蛎 15g，乌梅 10g；便溏腹胀，食少者，加莲肉 20g，扁豆、薏苡仁各 10g。每日 1 剂，水煎服。

(4)阴阳两虚型：潮热不休，形寒肢冷，自汗盗汗；面浮肢肿，心慌气怯，咳逆喘息，气不接续，动则更甚，痰呈泡沫状或夹暗淡血色，口唇紫暗，或五更泄泻，舌光剥无苔，或紫暗，脉微细而数或虚大无力。治宜滋阴补阳，培元固本。方选补天大造丸加减。药用黄芪 30g，山药、枸杞子、龟甲、鹿角霜、紫河车、熟地黄、白芍各 15g，阿胶 12g，人参、麦冬、当归各 10g，五味子 6g。每日 1 剂，水煎服。

2. 外治单方验方

(1)五灵脂、白芥子各 15g，生甘草 6g。研末，大蒜泥 15g，同捣匀，入醋少量，摊纱布上，敷颈椎至腰椎大脊旁开 1 寸半，每周 1 次，每次 1～2 小时，皮肤有灼热感则去之。

(2)雾化吸入：大蒜 30～35g。捣碎，放入装置器内，通过雾化吸入，每周 2 次，每次 30～40 分钟，3 个月为 1 个疗程。

3. 中成药

(1)河车大造丸：每日 3 次，每次 1 粒，口服。

(2)人参保肺丸：每日 3 次，每次 1 粒，口服。

(3)大补阴丸：每日 3 次，每次 1 粒，口服。

(4)抗痨丸：每日 3 次，每次 1 粒，口服。

【名医提示】

1. 重症盗汗且长期卧床的病人，家属应注意加强护理，避免生压疮。还要注意观察病人的面色、神志、出汗量大小，如有特变要及时到医院检查。

2. 汗出多者，应勤换内衣，用干毛巾擦身，不可冒汗吹风，须防感冒。

3. 加强必要的体育锻炼，养成有规律的生活习惯，注意劳逸结合。

4. 患者的被褥、铺板、睡衣等，应经常清洗或晾晒，以保持干燥。

5. 在条件允许时，适当调节居住环境的温度与湿度。

6. 应经常洗澡，以减少汗液对皮肤的刺激。

第九节 妊娠合并急性肾盂肾炎

急性肾盂肾炎是妊娠常见的一种并发症，发病率占所有孕产妇的 5%～8%，常常是细菌从膀胱向上扩散或通过血管与淋巴管直接感染的结果。妊娠期泌尿系统解剖生理的特殊变化，更有利于肾盂肾炎的发生，以妊娠晚期和产褥早期为多见。一般为双侧性，以右侧较明显。妊娠期肾盂肾炎有两种表现，一种是无症状性菌尿症，即菌尿确属存在，但无任何尿路感染的症状出现，是妊娠期急性肾盂肾炎发作的重要原因。此类患者占孕妇的4%～7%，容易被忽视，如不及时恰当处理，孕期中将有30%的人出现急性肾盂肾炎症状。有人认为无症状性菌尿症可引起贫血，20%菌尿症孕妇会发生早产、无脑儿、脊柱椎裂及脑积水。另一种为症状性肾盂肾炎，除菌尿以外，还有全身临床表现，严重者可发生中毒性休克。急性肾盂肾炎高热可引起流产、早产，妊娠早期还可致胎儿神经管发育障碍，故无脑儿的发病率远较正常妊娠者高。中医学认为本病属“妊娠小便淋痛”的范畴，由于膀胱气化不行，水道不利，导致膀胱气化不行。临床常有实热和阴虚的区别。本病多发生在妊娠后期。妊娠期由于内分泌的影响，输尿管扩张，蠕动减弱；同时子宫增大出盆腔后，输尿管受压，张力增加而扩张，由于子宫右旋，右侧输尿管扩张更为常见。此外，受增大的子宫压迫、膀胱位置改变，引起排尿不畅、尿潴留，易发生感染。孕期尿中尿糖、氨基酸等物质的排出增加，也利于细菌生长。主要致病菌为大肠埃希菌。妊娠合并急性肾盂肾炎病情严重者，可引起流产、早产，亦可发生妊高征。

【诊断要点】

1. 寒战，高热，呕吐，全身不适，一侧或双侧腰部疼痛，尿频、尿急、尿痛及排尿不适，检查肾区压痛和叩痛。

2. 患者既往有急性肾炎史或反复发作链球菌感染史，慢性肾炎病史或妊娠第20周以前曾出现血尿、蛋白尿、水肿等。

3. 患者妊娠第20周前即出现蛋白尿、血尿、水肿，病情较重者血压升高，有时伴心脏扩大甚至心力衰竭。

4. 肾功能减退后出现少尿、易疲劳、头痛，并可出现尿毒症。根据上述症状及实验室检查可做出诊断。

5. 尿液检查有红细胞、白细胞、脓细胞及细菌，若高倍视野中白细胞超过10个或聚集成团，中段尿培养细菌数＞10^5/ml，则可诊断为尿路感染。

【鉴别诊断】

1. 膀胱炎　膀胱炎无发热和肾区叩痛。

2. 各种发热，如败血症等　尿液的检查有助于鉴别诊断。

3. 胆囊炎、阑尾炎等　一般多次尿液检查后常能明确诊断。

【西医治疗】

1. 卧床休息，多饮水，使尿量＞2L/d。高热呕吐时，静脉补液。

2. 抗生素控制感染，杀灭细菌。

(1)氨苄西林(氨苄青霉素)：每次1～2g，溶于100ml 0.9%氯化钠注射液中静脉滴注1～2小时，每日4次，待体温正常后改口服10～14日；肌内注射为每次0.5～1g，每日4次；口服为每次0.5～1g，每日4次。

(2)头孢菌素:①头孢噻肟:对肾功能有轻度影响。2～4g/d,溶于5%～10%葡萄糖注射液或0.9%氯化钠注射液中静脉滴注。②头孢唑林(先锋林):每次0.5～1g,重症可每次2g,每日3～4次,肌内注射或静脉滴注。③头孢拉定(先锋瑞丁):对肾无毒性。每次0.5～1g,每日4次,口服;或4～8g/d,静脉滴注。④头孢曲松(菌必治):对革兰阴性菌作用强,对耐第一代头孢菌素敏感。每次1～2g,溶于10ml 0.9%氯化钠注射液中,静脉缓慢注射,每8～12小时1次。

(3)对青霉素过敏者可选用以下药物:①呋喃妥因(呋喃坦啶):每次100mg,每日3～4次,口服;或每次100mg,每日2次,肌内注射。②磺胺类药:复方磺胺甲噁唑每次2片,每日2次,口服。

(4)以上抗生素治疗,体温下降后仍需继续用药10日以上,经多次尿培养阴性后始停药。

【中医治疗】

1. 辨证论治

(1)心火偏亢型:妊娠期间,突感尿频、尿急、尿痛,尿道灼热,溺短赤;小腹拘急,面赤心烦,口干渴或口舌生疮,舌尖红或舌尖边溃烂,苔黄而干,脉细滑数。治宜泻火通淋,佐以安胎。方选导赤散加减。药用玄参15g,麦冬、灯心草、车前草、黄柏、生地黄、木通、淡竹叶、甘草梢各10g。每日1剂,水煎服。

(2)湿热下注型:妊娠期间,突感尿频、尿急、尿痛,尿意不尽,溺短赤而臭;面色垢黄,口干不引饮,或寒热口苦、胸闷食少,倦怠,舌红,苔黄腻,脉弦滑数。治宜清热利湿通淋。方选加味五淋散。药用栀子、赤茯苓、当归、白芍、车前子、黄芩、生地黄、泽泻、滑石、木通、桑寄生、杜仲各10g,甘草6g。每日1剂,水煎服。

(3)阴虚内热型:妊娠期间,小便频数,淋漓不爽,尿浅黄,溺后尿道刺痛不适;腰膝酸软,五心烦热,夜寐不宁多梦,大便干结难解,舌红,少苔,脉细滑数。治宜滋阴润肺通淋,佐以安胎。方选知柏地黄汤加减。药用熟地黄10g,山药、山茱萸、茯苓、泽泻、牡丹皮、黄柏、知母、桑寄生、何首乌各10g,甘草6g。每日1剂,水煎服。

2. 通用加减方

(1)白花蛇舌草、黑大豆各30g,茯苓、鹿衔草各18g,益母草15g,白术、党参、黄芪各12g。尿少,加车前子(包煎)30g;腰痛,加桑寄生18g,杜仲12g;水肿,加玉米须30g,胡芦壳20g;血虚,加熟地黄12g;纳差,加砂仁5g;肾阳虚,加补骨脂10g,肉桂3g;肾阴虚,去鹿衔草,加生地黄15g;血压偏高,去黄芪,加珍珠母(先煎)30g,钩藤(后下)10g;尿蛋白高,加金樱子18g,桑螵蛸12g;血氮潴留,加六月雪30g,重楼12g。每日1剂,加水煎煮2次,将两煎药液混合均匀,分2次服。

(2)金银花、连翘、石韦、萆薢、萹蓄、白茅根各15g,黄柏、西瓜皮、白豆蔻各10g,木通、甘草各6g。恶寒发热,加柴胡、黄芩各15g;恶心呕吐,加苍术15g,姜半夏10g;血尿,加大蓟、小蓟各25g;小便浑浊,加鱼腥草、一见喜各15g;口苦心烦,渴喜冷饮，加生石膏30g，黄连10g；腰痛，加杜仲、牛膝各15g；大便干结，加柏子仁、当归各15g；手足心热，头晕心悸，加生地黄、牡丹皮、山茱萸各15g；头痛眩晕，血压偏高，加野菊花30g，地龙10g。每日1剂，加水煎煮2次，将两煎药液混合均匀，分2次服。

3. 内服单方验方

(1)大青叶、金钱草各50g，海金沙25g，每日1剂，水煎服。

(2)川贝母、苦参各12g，当归10g，每日1剂，水煎服。

(3)冬葵子、茯苓各60g，每日1剂，水煎服。

(4)玉米须25g，白糖10g，水煎，代茶饮。

(5)冬瓜汁1杯，调蜜服用。

4. 外治单方验方　鲜生地黄、鲜麦冬、玄参各15g，栀子10g，大蒜适量，盐少许，上药捣烂如膏状，用时取适量，贴脐，外用纱布覆盖，胶布固定，每日换药2次。

【名医提示】

1. 肾功能不正常的孕妇，有的可在行透析治疗的条件下继续妊娠，否则应及早终止妊娠。

2. 避免使用对肾脏有损害的药物，如链霉素、卡那霉素、硝普钠、哌替啶等。

3. 避免受凉，防止呼吸道感染，同时要进行保护性隔离，以免受到传染。

4. 饮食宜清淡，不要过食辛辣燥热之品，以免助湿生热，加重病情。

5. 定期复查尿常规，必要时做尿培养，治疗要彻底，避免反复发作。

6. 合并重度妊娠高血压综合征者，应在妊娠后第36周前终止妊娠。

7. 保持皮肤清洁，每天用热水擦洗，不要用肥皂水和酒精。

8. 定期进行围生期检查，监测肾功能及胎盘功能。

9. 孕期注意外阴清洁卫生，尤其需要节制性生活。

10. 卧床休息，加强营养。多饮开水。

第十节　妊娠合并肝内胆汁淤积症

妊娠合并肝内胆汁淤积症(TCP)又称妊娠特发性胆汁淤积，是由于妊娠期雌激素水平的提高或对其敏感性增加，使胆红素在胆管排出受阻，形成肝内梗阻性黄疸。雌激素可增加微胆管通透性，使胆汁流量减少，胆酸排出受阻，使血胆酸浓度增高。胎盘绒毛间隙狭窄，胎盘血流灌注量不足，胎儿处于缺氧状态，宫缩开始后，胎儿处于急性缺氧状态而致死。血中胆酸增高，可引起子宫平滑肌的收缩而导致早产。患者胆石症的发生率亦比正常孕妇高。此病目前的发生率为2.3%～4.4%，故应引起足够重视。中医学认为本病属“黄疸”范畴，且多属阳黄，多因湿热搏结，熏蒸肝胆而成。

【诊断要点】

1. 瘙痒　多起于孕28～30周，部分为12～28周，呈全身性瘙痒，以躯干及双下肢为重，并随孕周增加而加重，重度瘙痒者夜间无法入睡，分娩后很快消失。

2. 黄疸　瘙痒出现数日后，部分患者出现黄疸，程度轻，持续到分娩数日后消失。

3. 其他症状　少数患者偶有恶心、呕吐、食欲缺乏及腹泻等。

4. 约1/4的患者可触及肝脏，部分患者胆囊容积扩大

5. 实验室检查　ALT、AST正常或轻度增高，血清胆红素升高，但一般不超过85.5μmol/L(5mg/dl)，AKP升高。血清胆酸和鹅脱氧胆酸较正常妊娠分别升高10倍及5倍，分娩时各升高20倍及10倍。血清胆酸测定是早期诊断本病最敏感的指标。

【西医治疗】

1. 加强胎儿监护，定期做胎盘功能检查和宫缩激惹试验(CST)，临产后注意胎心的变化。

2. 考来烯胺(消胆胺)：每次4g，每日2～3次，口服。

3. 苯巴比妥：每次0.03g，每日3次，口服。

4. 维生素K_1：每次10～100mg，每日1次，静脉注射。

5. 间歇吸氧：每次30～60分钟，每日2次。

6. 产后给予宫缩药预防产后出血。

7. 因本病导致胎盘-血流量灌注不足，故在妊娠晚期易引起胎儿宫内窘迫，宜在妊娠38周结束妊娠，以提高胎儿存活率。

【中医治疗】

1. 辨证论治

(1)肝胆湿热型：妊娠中晚期出现全身皮肤瘙痒，身目俱黄，色较鲜；疲乏无力，胸脘痞满，恶心欲吐，食少纳呆，厌油，口渴，小便短黄，大便秘结，舌苔黄腻，脉弦数或滑数。治宜清热利湿，疏肝理气。方选茵陈蒿汤加减。药用茵陈20g，金钱草15g，茯苓、栀子、车前子、郁金、白术各10g，甘草、大黄、黄连、柴胡各6g。每日1剂，水煎服。

(2)肝气郁结型：妊娠中晚期出现全身皮肤瘙痒，尤以四肢为甚；胸闷乳胀，右胁下胀痛，嗳气，口苦，厌油，或有低热，食少纳呆，面色晦暗，舌苔薄白，脉弦滑。治宜疏肝理气，消风止痒。方选柴胡疏肝散加减。药用白芍、党参、茵陈各15g，枳壳、柴胡、茯苓、郁金、厚朴、栀子、当归、荆芥穗、桑寄生各10g，川芎、香附、甘草各6g。每日1剂，水煎服。

(3)热毒炽盛型：妊娠中晚期，突然出现全身皮肤发黄，色鲜明；面部及四肢出现疹子，瘙痒不宁，心烦，口渴，口苦，胁痛胀满，寐不安，大便干结，小便黄，舌红，苔

黄，脉弦滑数。治宜清热凉血，解毒安胎。方选牛角散加减。板蓝根30g，茵陈20g，生地黄、石斛、玄参各15g，栀子、牡丹皮、黄芩、水牛角粉各10g，甘草、黄连各6g。每日1剂，水煎服。

2. 内服单方验方

(1)茵陈30g，黄芩、薏苡仁、栀子各20g，板蓝根、党参各15g，茯苓、白术各10g，香附6g。每日1剂，水煎，分2次服。7剂为1个疗程。能清热利湿健脾，主治妊娠期肝内胆汁淤积症。

(2)白茅根、墨旱莲、生黄芪、黄芩、茵陈、垂盆草、薏苡仁根各15g，六一散12g，当归、牡丹皮、玄参、栀子、土茯苓各10g。每日1剂，水煎，分2次服。适用于阴液亏损的妊娠合并肝内胆汁淤积症。

【验案举例】

1. 朱某，女，27岁。妊娠5个月，胎动已显，口干溲少，更衣难下，左胁下胀满不适，腰背痛楚。第一胎由于患黄疸型肝炎而终止妊娠。第二、三胎足月分娩，婴儿因患溶血性黄疸而亡。现要求服中药保胎。经浙一医院血型检查：女方为O型，男方为A型，胎儿HA阴性。孕妇免疫球蛋白、抗A抗体1∶512。诊查时见两脉弦涩，苔薄燥，舌质偏绛。证属肝郁失宣，湿热内蕴。治宜清热利湿，疏肝理气。方选茵陈蒿汤化裁。药用绵茵陈30g，焦山栀15g，地骨皮12g，炒川柏、制大黄、黄芩、炒枳壳、炒知母、大枣、茯苓、泽泻各9g，生甘草3g。每日1剂，水煎服。服3剂后，口干溲少好转，大便转润，胁下胀满减轻。复查免疫球蛋白、抗A抗体下降为1∶128。脉弦细，舌质绛。再宗前意。前方去枳壳、茯苓、地骨皮、炒知母、大枣，加黄毛茸草20g，蒲公英15g，葡伏堇12g，半枝莲9g。嘱其连服两个月，再来复查。其家属来诉，婴儿早产，体重4斤多，虽发黄疸但3天后已退，产妇复验免疫球蛋白、抗A抗体1∶30，婴儿1∶2，均属正常，痊愈出院(《斑秀文妇科奇难病论治》，广西科学技术出版社，1989)。

按：本例妊娠黄疸属肝经蕴热，仿用仲景茵陈蒿汤，以茵陈为君，泄太阴、阳明之湿热，为泻黄之主药，栀子为臣，大黄为佐，分泻湿热从大小便而出。复诊对，病情显著好转，故去养阴生津之药，加重泻湿热之品而取效。

2. 王某，女，31岁。停经43天，妊娠试验阳性，皮肤巩膜黄染1周，化验胆红素和结合胆红素升高。6年前曾发现胆囊炎，囊内多发性结石，肝内胆管多发结石(右)，前因胎儿畸形而引产。苔薄黄腻，质红，脉细弦。肝功能报告：谷丙转氨酶82U/L，碱性磷酸酶241U/L，7-谷氨酰酶182U/L，总胆红素15.9μmol/L。诊断为妊娠胆汁淤积症。证属湿热熏蒸，胆汁外溢。治宜清热利湿，疏肝利胆。药用太子参30g，茵陈蒿、垂盆草、板蓝根各15g，薏苡仁12g，黄芩、虎杖、山栀、柴胡、茯苓、制大黄各9g，薄荷(后下)、生甘草、陈皮各6g。每日1剂，水煎服。服14剂后，皮肤巩膜黄色退去明显，肝功能化验黄疸指数下降。苔薄白，质红，脉细。上方去薄荷、茯苓、薏苡仁，加杜仲 15g，菟丝子 12g。服 7 剂后，黄疸皆退，肝功能化验正常，直至正常分娩(《李祥云治疗妇科病精华》，中国中医药出版社，2007)。

按：患者乃胆汁淤积性黄疸，常因砂石、虫体阻滞胆道而致。主要病因是湿热之邪为患，病变部位在肝胆脾胃。由于湿阻中焦，脾胃升降失常，影响肝胆疏泄，以致胆液不循常道，湿热蕴蒸，胆汁外溢肌肤而发黄，故前人有"脾胃不病而无湿，肝胆不病则不黄"之说。治疗上拟清热利湿，同时健脾疏肝，调畅气机。方中茵陈蒿、垂盆草、虎杖清热利湿，利胆退黄；黄芩、板蓝根、山栀清热解毒利湿；黄芩等又为安胎圣药；柴胡、薄荷、陈皮疏肝理气；太子参、茯苓、薏苡仁健脾利湿；制大黄泻下攻积，清热解毒；生甘草清热解毒，调和诸药。二诊黄疸消退明显，肝功能化验各项指标正常。患者正值妊娠之期，治疗同时勿忘安胎，故加入菟丝子、杜仲补肾安胎。此病人经积极治疗，黄退病愈，胎元得安。

【名医提示】

1. 目前尚无特效药物治疗，考来烯胺对止痒有一定效果，苯巴比妥不仅可以减轻瘙痒，还有助于夜间入睡，为了预防产后出血，产前可补充维生素 K。

2. 本疾病只有孕妇才会发生的特殊病症，患病率为 2.3%～3.4%。为了预防产后出血，产前可补充维生素 K。

3. 注意患者胆酸浓度变化，一旦异常升高变化，及时迅速地配合医师终止妊娠，防止胎死宫内。

第十一节　妊娠合并急性阑尾炎

急性阑尾炎是妊娠期最常见的外科疾病，发病率为 0.1%～2.95%，可发生于妊娠各期，但以前 6 个月最为多见。由于妊娠期腹腔组织疏松，毛细血管壁的通透性增高，大网膜与肠段被妊娠子宫推向上方，往往使炎症早期扩散，病情发展快，易发生穿孔及弥散性腹膜炎，其发生率为非孕期的 1.5～3.5 倍。且炎症波及子宫浆膜时，可诱发宫缩引起流产、早产；毒素吸收可导致胎儿缺氧甚至死亡。其临床症状和体征与非孕期亦有差异，易延误。故早期诊断，及时治疗殊为重要。本病属中医学"妊娠肠痈"范畴，多因孕妇摄生不慎，寒温乖违，饮食不节，情志过极，喜怒无常，以致脾虚气滞，运化失职，血气蕴结，化热为毒而成。

【诊断要点】

1. 病史　可有慢性阑尾炎病史。

2. 临床表现

(1)起病时上腹或脐周不适，渐渐移至右下腹，妊娠中、晚期疼痛位置上移，伴有恶心、呕吐等不同程度的消化道症状，以及发热、寒战、头痛等全身症状。

(2)右下腹麦氏点或稍靠上处有压痛、反跳痛、肌紧张。妊娠晚期，阑尾向上向外移位，且可被增大的子宫遮盖压向后方，故压痛、反跳痛有时不明显。

(3)早期妊娠时，与非孕期患阑尾炎症状与体征类同。恶心、呕吐应与妊娠反应相鉴别。

(4)中、晚期妊娠时，腹痛开始于上腹部或腰部，在孕8个月时压痛点位置可达髂嵴上3～4cm处。如阑尾周围有粘连，也可不上升而位于子宫后方或外侧。

(5)经产妇由于腹壁松弛，随着增大子宫的移动，压痛点可以不固定而造成误诊。

(6)盆腔充血，大网膜上移，炎症难以局限化，易发生腹膜炎。肛门检查仅有直肠前壁或右侧处触痛。

(7)发热：疾病初期可低热，炎症加剧则持续高热。

3. 实验室检查　白细胞计数升高，中性粒细胞左移。

【鉴别诊断】

1. 妊娠早期合并急性阑尾炎时，应与宫外孕、卵巢囊肿扭转、卵巢囊肿破裂、流产相鉴别。

2. 还需与输尿管结石、胃穿孔、十二指肠溃疡穿孔、胰腺炎等鉴别。

【西医治疗】

1. 若诊断一旦明确，应立即手术。

2. 术中发现阑尾穿孔，引流要通畅，以防术后残余脓肿形成。

3. 术中取样行菌种培养及药敏检查备用。

4. 应用广谱抗生素控制感染。

5. 术后使用镇静药及子宫肌松弛药防流产、早产。

6. 若足月妊娠或虽未足月，估计胎儿产后能存活者，手术时难以暴露手术野时，可先行腹膜外剖宫产后再行阑尾手术。

7. 遇有阑尾穿孔并发弥散性腹膜炎、盆腔感染严重者，或有子宫感染时，应剖宫产加子宫切除，以减轻感染中毒症状，而且易于炎性渗出液的引流通畅。

【中医治疗】

1. 辨证论治

(1)脓痈未成者：孕痈初起，绕脐疼痛，随后转至右下腹疼痛为主，拒按，痛引前后二阴；口渴，便秘，恶心呕吐，发热恶寒，舌红，苔黄腻，脉滑数。治宜清热化瘀，佐以安胎。方选牡丹皮汤加减。药用蒲公英20g，败酱草、白花蛇舌草各15g，牡丹皮、冬瓜仁、太子参、车前草、连翘、桑寄生各10g，枳实、甘草各6g。每日1剂，水煎服。

(2)肠痈已成者：孕痈腹痛剧烈，拒按，腹肌紧张；高热恶寒持续不退，烦渴欲饮，面红目赤，唇干口臭，呕吐不食，尿赤或频数，便结，舌红绛而干，苔黄干燥或黄厚腻，脉弦数或洪数。治宜清热解毒，排脓安胎。方选排脓散加减。药用白花蛇舌草、败酱草、金银花、黄芪各15g，赤芍、薏苡仁、当归、白芷、防风、川芎、瓜蒌、桑寄生、杜仲各10g，甘草6g。每日1剂，水煎服。

2. 通用加减方　蒲公英90g，厚朴、生大黄（后下）各15g。痛剧者，加延胡索、川楝子、木香、赤芍各10g；热盛，加金银花30g，连翘15g；大便通畅，热象减轻后，加鸡血藤30g，皂角刺15g，牡丹皮12g，当归10g。每日1剂，加水煎煮2次，将两煎药液混合均匀，分2次服。

3. 内服单方验方

（1）金银花、川楝子各15g，大黄、桃仁、木香、延胡索、牡丹皮各10g。每日1剂，水煎服。

（2）马齿苋60g，柳叶15g，甘草10g。每日1剂，水煎服。

（3）败酱草50～120g。每日1剂，水煎服。

4. 外治单方验方　侧柏叶、大黄、黄柏、泽兰各6g，薄荷3g，共为细末，用蜜糖调成糊状，外敷患部，药干即换。

【验案举例】

1. 万某，女，20岁。妊娠5个月余，诉两天前出现脐周疼痛，当时认为受凉所致，未予重视，仅自服生姜红糖汤一碗，但服后疼痛未止，且逐渐加剧，疼痛局限于右下腹，并出现轻度恶寒发热，口干，口中黏腻不爽，纳差乏味，大便两天未解，尿黄。检查：平右髂嵴处明显压痛及反跳痛，舌红苔黄腻，脉滑数。血常规：白细胞计数 $13.4\times10^{9}/L$，中性0.81。诊断为妊娠期急性阑尾炎。证属湿热壅滞，肠管受伤。治宜通里攻下、行气活血。方选阑尾清解方加减。药用白花蛇舌草30g，金银花、蒲公英各20g，黄芩15g，生大黄、晚蚕沙、赤芍、白术、佩兰、白芷各10g。每日2剂，水煎服。服5剂后，发热已退，大便亦通，疼痛大减，腻苔渐化，唯饮食欠佳。药已见效，无须更张，原方加砂仁6g，服完8剂后，诸症消失，复查血象正常，以加味香砂六君子汤调理善后（《张志钧医案精选》，学苑出版社，2015）。

按：急性阑尾炎属于中医学"肠痈"的范畴。妊娠肠痈之所以形成，自然有饮食不洁，湿热内蕴，或饮食后急剧奔走、肠管受伤，或寒湿不适、情志不畅等诸多因素，然妊娠胞脉受阻，气血运行不畅，加之饮食不节，恣食膏粱厚味，湿热内蕴或积热瘀阻，终成妊娠肠痈，遵照"有故无殒，亦无殒也"之宗旨，在治疗上主张清下与保胎相结合，根据具体证情或佐以行气，或辅以利湿，或兼以活血。本型多见于蜂窝织炎型阑尾炎或阑尾周围脓肿早期。多由怀孕期间过分强调"先天怡养"，恣食肥甘厚味，饮食过量等所致，致使湿热内蕴或积热瘀阻，不通则痛，日久热灼血败、肉腐成痈。这种病人体质多壮实，主要表现为发热，右下腹或中腹部剧痛拒按，腹皮急，反跳痛明显，便秘，尿赤，口干，口腻或口苦，舌红苔黄腻，脉弦滑数。治以清热利湿，通理攻下法，辅以行气治血之品，方中蚕沙利湿和营，白芷燥湿消肿，排脓止痛，对阑尾炎有很好的疗效。

2. 王某，28岁。妊娠7个月余，半个月前脐部疼痛伴恶心，因痛势尚轻，未曾就诊。翌日脐腹痛移于右下腹，呈阵发性剧痛，赴某医院急诊，诊断为妊娠合并阑尾炎，经外科保守疗法后好转。近两天来右下腹痛又加剧，腑通，体温正常。脉滑数，舌尖红，边青紫，苔薄腻。血象示：白细胞计数$12.8\times10^9/L$，中性0.8。诊断为妊娠期急性阑尾炎。证属胎热内炽，瘀滞成痈。治宜清热败毒，和营散结。方选清肠饮加减。药用生地榆30g，金银花、连翘各15g，玄参、麦冬、当归、赤芍、白芍、紫苏梗、炒黄芩、浙贝母、炙僵蚕各10g，川楝子6g，生甘草3g。每日1剂，水煎服。服3剂后，右下腹痛减轻，诊脉滑数，舌边尖红，苔少。再宗原方去连翘、赤芍、川楝子，加生地黄12g，生槐花10g。续服3剂而愈。届月顺产一女，母女皆健(上海中医药杂志，1995，5)。

按：关于妊娠肠痈的治疗，遵照"有故无殒，亦无殒也"之宗旨，在治疗上主张治病与保胎相结合，本案引用《青囊秘诀》中清肠饮加减治疗。方中地榆其性下降，善理下焦之血，《本经》谓"主除恶肉，疗金疮"，以其能和血也。当归、赤芍、白芍活血养阴；金银花、连翘、玄参、麦冬养阴以清肺热。浙贝母、僵蚕散结消痈，加金铃子、紫苏梗以泄肝理气，紫苏梗更有安胎之功。全方共奏养阴清热、和营散结之效。临床经验表明：在多例妊娠肠痈经西医外科保守治疗后，右下腹痛缓作而未消失，用清肠饮去薏苡仁，加金铃子、橘叶、橘核、炒白芍、紫苏梗、佛手等泄肝理气之品，皆能取效。

【名医提示】

1. 注意劳逸结合，避免暴饮暴食，特别是饱食后不要立即做跑、跳等剧烈运动。

2. 保持大便通畅，有便秘倾向的患者宜从饮食等方面进行调理，可以自我进行腹部按摩。

3. 饮食宜保持清淡，多食富含纤维的食物，以使大便保持通畅。

第十二节　妊娠合并急性胆囊炎与胆石症

妊娠期急性胆囊炎和胆石症的发病率仅次于急性阑尾炎。国外报道妊娠期急性胆囊炎的发病率为0.8%，70%合并胆石症。妊娠期在孕激素的作用下，胆囊及胆道平滑肌松弛致使胆囊排空缓慢及胆汁淤积；雌激素降低胆囊黏膜对钠的调节，使胆囊黏膜吸收水分能力下降而影响胆囊浓缩功能；加之胆汁中胆固醇成分增多，胆汁酸盐及磷脂分泌减少，有利于形成胆结石。妊娠是胆囊结石的重要诱因。临床上妊娠合并急性胆囊炎并不多见，是因为极少发生感染的缘故。胆囊炎和胆石症可发生在妊娠期任何阶段，以妊娠晚期更为多见。

【诊断要点】

1. 有慢性胆囊炎或胆石症病史。

2. 右上腹持续性剧痛,向右肩背部放射,伴恶心、呕吐、寒战、发热,多于油腻饮食后发作。

3. 体格检查有右上腹胆囊点压痛、肌紧张、反跳痛等。

4. 偶有黄疸,严重时可发生中毒性休克。白细胞计数明显升高。

5. 以往可有胆囊炎或胆石症病史,或见有结石物。

6. B超检查:可见胆囊增大,或见有结石物。

【鉴别诊断】　应与胃穿孔、胰腺炎等相鉴别。

【西医治疗】

1. 禁食脂肪类食物,或禁食并放置胃管。

2. 补充液体和能量,并给予广谱抗生素控制感染。

【中医治疗】

1. 辨证论治

(1)气郁型:妊娠期间,出现右上腹间歇性绞痛或闷痛,有时可向右肩背部放射,右上腹有压痛;伴低热,口苦,食欲减退,舌质淡红,苔薄白或微黄,脉弦紧。治宜疏肝利胆,理气开郁,佐以安胎。方选金铃子散合大柴胡汤加减。药用金钱草15g,川楝子、延胡索、柴胡、芒硝、枳实、厚朴、黄芩、半夏、海金沙、炒白术、桑寄生各10g,生大黄(后下)6g,熊胆粉(冲服)3g。每日1剂,水煎服。

(2)湿热型:妊娠期间,右上腹有持续性胀痛,多向右肩背部放射,右上腹肌紧张,有压痛,有时可摸到肿大之胆囊;伴高热,畏寒,口苦咽干,恶心呕吐,不思饮食,部分患者出现身目发黄,舌质红,苔黄腻,脉弦滑或弦数。治宜疏肝利胆,清热利湿,佐以安胎。方选茵陈蒿汤合大柴胡汤加减。药用茵陈15g,焦山栀、柴胡、芒硝、枳实、厚朴、黄芩、半夏、延胡索、生地黄、石斛、炒白术、桑寄生各10g,生大黄(后下)6g。每日1剂,水煎服。

(3)脓毒型:妊娠期间,右上腹硬满灼痛,或全腹满痛拒按,或可触及肿大胆囊,黄疸日深;壮热不退,或寒热往来,口干唇焦,便燥结,尿黄赤,舌质红绛,苔黄燥,脉滑数。治宜疏肝利胆,清热泻火,佐以安胎。方选黄连解毒汤合茵陈蒿汤加减。药用茵陈、板蓝根各15g,黄连、黄芩、黄柏、焦山栀、玄明粉、鲜生地黄、炒白术、桑寄生各10g,生大黄6g。热毒重者加安宫牛黄丸、金银花、石膏、知母等。每日1剂,水煎服。

2. 内服单方验方

(1)金银花、蒲公英各50g,赤芍40g,茵陈、连翘各30g,枳实、大黄各10g,柴胡、甘草各10g。每日1剂,水煎服。主治妊娠合并急性胆道感染,高热。里热炽盛加黄连10g;肝胆湿热加栀子、龙胆各10g,腹满加厚朴、木香各10g;湿盛去大黄、芒硝，加薏苡仁20g，苍术、白术各10g；恶心呕吐加半夏、竹茹各10g；血虚加黄芪、当归各15g；气虚加党参、黄芪各15g；腹泻去大黄、芒硝，加茯苓、白术、党参各10g，干姜5g；疼痛甚加延胡索、白芍、香附各10g，两胁痛加川楝子、延胡索各10g；胆石症加鸡内金、金钱草各15g，食少纳呆加山楂、神曲、麦芽各10g。

(2)茵陈、金银花各60g，蒲公英、连翘各40g，赤芍30g，柴胡、鸡内金、黄芩、大黄、姜半夏、生甘草各10g，猪胆汁2ml。每日1剂，水煎服。主治妊娠合并急性胆囊炎。内热炽盛者加黄连、栀子；肝胆实热者加龙胆草；腹满燥实者加厚朴、枳实；大便干结者加芒硝；痛甚者加延胡索、乌药；湿偏重加玉米须；气虚者去大黄，加黄芪、党参；血虚加当归。病重痛甚者每日2剂，每4小时服药1次。有清热解毒，降逆和胃，疏肝利胆，通腑利湿之功。

(3)金钱草、金银花各30g，柴胡、郁金、连翘各15g，香附、黄芩、大黄(后下)、枳壳、芒硝各10g。每日1剂，水煎服。主治妊娠合并急性胆囊炎。腹痛剧加延胡索15g，川楝子10g；高热者加生石膏30～60g，龙胆10g，大青叶10～15g；恶心呕吐甚者加生姜、半夏、竹茹各10g；黄疸重者加茵陈30g；由蛔虫所致者加使君子、槟榔各10g。本方有清热解毒，疏肝利湿，攻里通下的作用。

(4)金钱草、金银花各10～30g，黄芩10g，鸡内金12g，威灵仙、姜黄、郁金、大黄各6～10g。每日1剂，水煎服。主治妊娠合并胆系感染偏实热证。热毒偏重加败酱草、蒲公英；湿热偏重加茵陈、栀子、虎杖；气滞偏重加枳壳、木香；血瘀偏重加桃仁、赤芍；邪盛正虚加党参、黄芪、白术。

(5)茵陈、金钱草各30g，木香、白芍、芒硝(冲服)各10g，郁金、龙胆、炒栀子、大黄(后下)各10g，沉香(冲服)0.5g。重症患者应加大芒硝、大黄的用量。每日1剂，水煎，分2～4次服。有理气开郁，清热利湿，通里攻下之功，主治妊娠合并急性胆道感染或胆道术后感染。

(6)柴胡、枳壳各12g，黄芩、郁金、川楝子、赤芍、白芍、乳香、没药各10g，广木香6g，甘草3g。加水煎沸10分钟，滤出药液，再加水煎20分钟，去渣，两煎所得药液兑匀，分服。每日1剂。主治妊娠合并急性胆道感染，右胁下胀痛，有时绞痛，纳差，厌油腻，恶心，呕吐。

(7)桃仁20g，桂枝10g，大黄、黄芩、黄连、枳实、甘草各6g。每日1剂，水煎，2次煎液混合，急性者每6小时服1次，慢性者分2次服用。主治妊娠合并急慢性胆囊炎。痛甚者加芍药10g，延胡索10g；发热者加金钱草15g，栀子10g。有活血祛瘀，利胆导滞之功。

(8)金钱草、金银花、连翘各30g，芒硝(冲)15g，枳壳12g，栀子、黄芩、柴胡、半夏、赤芍、木香、大黄各9g。每日1剂，水煎服。主治妊娠合并急性胆道感染，胆道梗阻、痉挛，感染化脓，持续高热，腹痛拒按，便秘，小便赤。舌红，苔黄。

(9)大黄、鸡内金、枳实各30g，茵陈20g，厚朴、生地黄、金银花、黄连各15g，黄芩12g。每日1剂,水煎服。主治妊娠合并急性重症胆管炎。病情严重者重用大黄、枳实;肾功能不全者加泽泻。有清热解毒,解痉止痛,利胆排石之功。

(10)茵陈、金钱草各30g,蒲公英24g,柴胡、龙胆、郁金、大黄、芒硝(冲)、姜黄、黄芩、虎杖、败酱草各10g,枳实9g。每日1剂,水煎,分4次服。有清热泻火,解毒排脓之功,主治妊娠合并急性胆囊炎、胆石症属脓毒型者。

【名医提示】

1. 注意饮食。食物以清淡为宜,进食应限于低脂肪、低蛋白、少量易消化的流食或半流食,随着病症的消退可逐渐加入少量脂肪及蛋白食物,如瘦肉、鱼、蛋、奶和水果及鲜菜等。少食油腻和炸、烤食物,禁食过冷过热的食物。一般以进低脂流质、半流质饮食为宜。

2. 避免精神刺激,保持心情舒畅、乐观,树立战胜疾病的信心。要做到心胸宽阔,心情舒畅。长期家庭不和睦,心情不畅者可引发或加重此病。

3. 要改变静坐的生活方式,适当参加一些体育锻炼,增强体质,同时避免过度劳累及经常熬夜。

4. 严密观察患者体温、血压、脉搏、尿量变化,高温时采用物理降温。

5. 定时排便,保持大便畅通,因其能影响胆汁的排出而影响病情。

第十三节 妊娠合并流行性感冒

妊娠妇女是流行性感冒的易感人群,其发病较非孕妇女高。以头痛、鼻塞、流涕、打喷嚏、恶寒、发热等为主要症状。如患轻度流感时,一般预后良好。如感染严重,则可能引起流产、胎儿死亡及孕妇并发肺炎等严重后果。

【诊断要点】

1. 发病急,突然发热,2～3天后逐渐下降。

2. 全身酸痛、乏力、畏寒、头痛等中毒症状明显。

3. 伴有鼻塞、流涕、喷嚏、干咳、咽喉痛等。

【鉴别诊断】 根据临床表现即可做出诊断。

【西医治疗】

1. *对症治疗* 如有发热、头痛,可选用复方阿司匹林;咽痛可给予消炎喉片、草珊瑚含片。

2. *抗生素治疗* 如合并细菌感染,可选用适当抗生素治疗。

【中医治疗】

1. *辨证论治*

(1)风寒表虚型:恶风,发热,汗出,头痛项强,肢体酸痛,舌质淡红,苔薄白,脉浮缓。治宜调和营卫,补气固表。方选桂枝汤合玉屏风散。药用白芍、黄芪、白术、防风各10g,桂枝、炙甘草各6g,生姜3片,大枣3枚。每日1剂,水煎服。

(2)风寒表实型:恶寒,发热,无汗,头痛,鼻塞,流涕,咳嗽,肢节酸痛,舌苔薄白,脉浮紧。治宜祛风散寒,发汗解表。方选荆防败毒散。药用荆芥、防风、羌活、独活、川芎、柴胡、前胡、桔梗、枳壳、茯苓各10g,薄荷(后下)、生甘草各6g,生姜3片。每日1剂,水煎服。

(3)外感风热型:发热,微恶风,头痛,口干咽痛,或咳嗽,微汗出,舌质红,苔薄黄,脉浮数。治宜辛凉解表。方选银翘散加减。药用金银花、连翘、芦根各15g,淡竹叶、荆芥、牛蒡子、薄荷(后下)、淡豆豉、桔梗各10g,生甘草6g。每日1剂,水煎服。

2. 通用加减方

(1)生地黄20g,金银花、连翘、芦根、黄芩各15g,淡豆豉、玄参、桑寄生各12g,淡竹叶、荆芥穗、桔梗、牛蒡子、蔓荆子各10g,薄荷(后下)、甘草各6g。鼻塞流涕甚,加苍耳子、辛夷花各10g;发热热度较高,加生石膏20g,紫背天葵、青蒿各10g;兼咳嗽痰稠,加桑白皮15g,川贝母10g;风热挟湿,头重体倦,胸闷呕恶,苔黄腻,加藿香、佩兰各10g。每日1剂,加水煎煮2次,将两煎药液混合均匀,分2次服。用于妊娠期见发热,恶寒,头痛,鼻塞,流浊涕,口干口渴,小便短黄,大便干结,舌质红,苔薄黄,脉浮滑数。

(2)桑寄生、菟丝子各15g,苍耳子、辛夷各12g,荆芥、防风、柴胡、前胡、桔梗各10g,甘草6g。恶寒发热,加青蒿、黄芩各10g;头痛头重,体倦,呕恶,加藿香、佩兰各10g;咳嗽,加紫菀、百部、款冬花各10g。每日1剂,加水煎煮2次,将两煎药液混合均匀,分2次服。用于妊娠期鼻塞,流涕,喷嚏连连,头痛身痛,恶风寒,咽痒,咳嗽。

3. 内服单方验方

(1)牛蒡子、金银花各18g,大青叶、连翘各12g,荆芥、豆豉、桔梗、杏仁各9g,薄荷、前胡各6g,轻者每日1剂,水煎,分2次服。

(2)沙参15g,板蓝根15g,连翘15g,山豆根12g,桔梗12g,防风12g,桂枝、白芍、紫苏叶各10g,甘草5g,每日1剂,水煎服。

(3)党参、柴胡、黄芩、白芍各10g,桂枝、半夏、甘草各6g。生姜3片,每日1剂,水煎服。

4. 中成药

(1)感冒退热颗粒:辛温解表,祛风退热。适用于外感风寒证。颗粒,每日2次,每次1~2袋,冲服。

(2)正柴胡饮颗粒:清热解表。适用于外感风热证。颗粒,每日2~3次,每次3袋,冲服。

【名医提示】

1. 在感冒流行季节,孕妇应尽可能地避免到娱乐场所,更不宜与流感患者接触。

2. 适当地进行体育锻炼，以增强体质，提高机体防御外邪的能力。

3. 卧床休息，多食新鲜水果及含维生素丰富的食物，多饮水。

4. 保持室内空气新鲜、流通，同时避免风寒侵袭，预防感冒。

5. 禁食辛辣温燥之品，戒烟、酒(包括被动吸烟)。

第十四节 妊娠合并病毒感染

妊娠期妇女可合并各种病毒感染性疾病。病毒可通过胎盘进入胎儿体内，或经产道感染胎儿，从而影响胎儿发育，引起流产、早产、先天性畸形、胎儿宫内发育迟缓、死胎及新生儿围生期感染等。有的为隐性感染，逐渐转变为显性感染，而造成胎儿死亡和严重畸形。常见病毒种类有疱疹病毒、风疹病毒、肠道病毒、流感病毒、生殖道人乳头状瘤病毒等。

【诊断要点】

1. *疱疹病毒感染* 以单纯疱疹病毒及巨细胞病毒最常见，单纯疱疹病毒潜伏期为2～20天，大部分感染发生在接触病毒后3～7天。原发感染部分以外阴、肛周和下生殖道为主，疱疹病灶基底呈红色隆起，表面为疱状隆起，内含淡黄色渗出液，可融合成片，局部痒痛。全身症状可见疲乏无力、倦怠、低热、腹股沟淋巴结肿大触痛等。巨细胞病毒感染者，以初产妇多见，大多无明显症状和体征，部分患者表现为单核细胞增多症之症状，如低热、乏力、咽痛、淋巴结肿大、关节肌肉酸痛、宫颈炎及阴道分泌物增多。

2. *风疹病毒感染* 前驱症状为发热、头痛、咽痛、咳嗽、眼结膜炎及关节肌肉疼痛，皮疹从颜面和耳后开始，1～2天后向下扩散，全身出现弥漫性麻疹样红色斑疹、丘疹，皮肤黏膜充血，耳后、颈后淋巴结肿大，并可引起急性宫颈炎、淋巴滤泡增生和腹股沟淋巴结肿大，白带明显增多。

3. *肠道病毒感染* 常见柯萨奇病毒及埃可病毒感染。柯萨奇病毒A型感染的潜伏期为1～3天，典型病变为疱疹性咽峡炎，局部出现小疱疹，起病急，发热，咳嗽咽痛，流涕，皮疹。B型感染可合并发热、脑膜脑炎、心肌炎、吉兰-巴雷综合征、肝炎等。埃可病毒常见症状为上呼吸道感染，发热，非化脓性脑膜炎，斑丘疹或麻疹样皮疹，一般持续1～3天可自行消退。

4. *流感病毒感染* 常见症状有恶寒、发热，或高热寒战，咽喉肿痛，骨关节肌肉酸痛，多发于冬春季节，头痛，鼻塞，咳嗽流涕，部分患者胃肠道症状明显，也有的表现为肺炎型。

5. *人乳头状瘤病毒感染* 表现为外阴、阴道、宫颈、肛门周围皮肤和黏膜的乳头状与疣状赘生物，呈片状融合，并伴瘙痒和白带增多。

【鉴别诊断】

1. 上呼吸道感染 血常规检查白细胞计数升高，发病过程较缓，而流感病人发病急，血常规化验：白细胞正常或降低，鼻，咽分泌物可分离培养出流感病毒。

2. 妊娠湿疹 皮肤起疹，无发热、起病急等特点，病毒培养阴性。

【西医治疗】

1. 疱疹病毒治疗 对单纯疱疹病毒所致者，主要是抗病毒治疗。局部和全身的最有效药物是阿昔洛韦。感染巨细胞病毒，在妊娠早期应行人工流产，孕中、晚期视有无畸形酌情保留妊娠。抗病毒治疗目前最有希望的药物是DHPG，它是脱氧鸟苷类似物，可抑制所有人类疱疹病毒。

2. 风疹病毒治疗 无特殊治疗。早孕期感染风疹者当行治疗性流产，对中、晚孕期感染者，应在密切注意有无胎儿畸形后，方可酌情保留妊娠，尤其是孕20周以前感染者。

3. 肠道病毒治疗 无特殊治疗。合并细菌感染者，抗炎治疗。早孕期间应做系统检查，除外胎儿畸形。

4. 尖锐湿疣治疗 外用化疗药物治疗、微波治疗。免疫治疗可用干扰素。对生殖道巨大湿疣或多发尖锐湿疣者，可行选择性剖宫产。

5. 对症治疗 解热镇痛，祛痰镇咳。合并细菌感染者用抗生素。

【中医治疗】

1. 辨证论治

(1)卫分证型：妊娠期间突然发热，微恶寒；头痛，咽痛，咳嗽，口渴或皮肤起疹，甚或胎动不安，舌边尖红，苔薄白，脉浮数。治宜清热解毒，佐以安胎。方选银翘散加减。药用芦根、苎麻根各15g，黄芩、荆芥、淡竹叶、薄荷、牛蒡子各10g，桔梗、豆豉各6g。若咽痛甚，加板蓝根、大青叶各15g；若头痛明显加菊花、白芷各10g；若皮肤起疹痒甚，加白鲜皮15g，防风、浮萍各10g。每日1剂，水煎服。

(2)气分证型：妊娠期高热，咳嗽，气喘，咯痰黄稠，或胸膈烦闷不舒，口渴，牙龈肿痛，大便干结，胎动不安，舌质红，苔黄，脉数。治宜清热宣肺，安胎。方选麻杏石甘汤加味。药用生石膏、生地黄、知母、鱼腥草各15g，杏仁10g，麻黄、生甘草各6g。若心烦胸闷，加山栀、瓜蒌各15g；若大便干结加熟大黄10g。每日1剂，水煎服。

2. 通用加减方 金银花、连翘、芦根各15g，荆芥、淡竹叶、牛蒡子、桔梗、黄芩、苎麻根各10g，淡豆豉、薄荷(后下)各6g；咽喉肿痛，加板蓝根、大青叶各15g；头痛明显，加菊花15g，白芷6g；皮肤起疹痒甚，加白鲜皮15g，防风、浮萍各10g；大便干结，加柏子仁、郁李仁各10g；心胸烦闷，加栀子、瓜蒌各10g。每日1剂，加水煎煮2次，将两煎药液混合均匀，分2次服。

3. 中成药

(1)复方大青叶合剂：清热解毒，凉血透邪。适用于温热毒邪引起的发热、温毒、瘟疫等。合剂，每日 2～3 次，每次 10ml，口服。

(2)抗病毒颗粒：散风解表，清热解毒利咽。适用于疫毒初袭，邪在气分者。颗粒，每日 2～3 次，每次 1 袋，口服。

(3)清热解毒口服液：清热透表，散温解毒。适用于卫气同病证。口服液，每日 3 次，每次 10～20ml，口服。

(4)清瘟解毒丸：清热解毒，祛邪透表。适用于卫气同病证。蜜丸，每日 3 次，每次 1 丸，口服。

【名医提示】

1. 产科初诊当仔细询问有无疱疹史。巨细胞病毒阳性者不宜哺乳。免疫防治可用减毒巨细胞病毒疫苗主动免疫，免疫球蛋白被动免疫。生物工程疫苗含有细胞毒性 T 淋巴细胞、T 辅助细胞及中和补体，是理想的疫苗，尚待开发。

2. 非妊娠期未感染过风疹者可行疫苗接种。丙种球蛋白注射可提高免疫力，预防流感病毒感染。

3. 养成良好的卫生习惯，减少与病原的接触。

4. 避免不洁性交。

第9章

产时病变

第一节　子宫收缩乏力

子宫收缩乏力为产后出血的主要原因，占产后出血的70％～75％，多因产程延长、滞产使产妇精神紧张，过度疲劳，产程中过量使用镇静药，伴有全身急、慢性疾病或因双胎、巨大胎儿、羊水过多等致子宫肌纤维过度伸展失去弹性，以及子宫畸形、子宫肌瘤、子宫发育不良、膀胱充盈等，影响产后子宫收缩而致。

【诊断要点】

1. 病史　难产史，过量使用镇静药物史，子宫病变史。

2. 阴道出血　多发生在胎盘娩出后，血色暗红或有血块，阵发性增多；也可一次性大出血或宫腔大量积血。

3. 腹部检查　子宫收缩不良，较宽、软，按摩后可有短暂收缩，随后立即松弛；有时难以扪清宫体；如宫腔积血时宫底升高。

4. 协调性宫缩乏力　收缩力弱，持续时间短而间歇期长，甚或不规则。宫缩高峰时，子宫前后径增加较小，手指按压宫底时感觉不硬，产妇自感疼痛程度较轻。往往有产程延长或停滞。

5. 不协调性宫缩乏力　宫缩虽不很强，但宫缩间隙期子宫壁不能完全松弛，且子宫收缩的极性倒置，子宫中下段部位宫缩可施于宫底部，表现为子宫收缩不协调，不能使宫口有效扩张，先露部下降延缓或停滞，产程延长，常并发胎儿宫内窘迫。检查：下腹部压痛，胎位不清，胎心不规律，肠鸣音减弱或消失，尿潴留。

【西医治疗】

1. 止血：

(1)子宫收缩药：①麦角新碱：每次0.2mg，肌内注射，心脏病、高血压患者慎用。②缩宫素：每次10U，肌内注射或静脉滴注，也可经腹壁或宫颈直接注入子宫，然后用10～30U加入5％葡萄糖氯化钠注射液500ml内静脉滴注。③前列腺素

E:每次 0.5～1mg,经腹壁注射于子宫肌内。

(2)按摩子宫:经腹按摩子宫,以一手拇指与其他 4 指分开在产妇耻骨联合上缘处向上轻推子宫并紧压子宫下段,另一手放在宫体部均匀有节律地按摩,促进子宫收缩。如无效可试用腹部-阴道双手按摩子宫法。

(3)宫腔内填塞纱布条:取消毒长纱布,手术者用手或卵圆钳将纱布依次塞满宫腔,不留空隙,纱布条有刺激子宫收缩和压迫血窦止血作用。纱布条尾端露在宫口外,便于 24 小时后取出;放取纱条前后均应用宫缩药;放时既要压紧止血,又要防止子宫穿孔。

(4)经腹部短暂压迫腹主动脉。

(5)结扎子宫动脉或子宫次全切除术:如果上述方法均无效时,应迅速考虑开腹做子宫动脉结扎术、双髂内动脉结扎术或子宫次全切除术。

2. 密切观察血压,注意补充血容量,输液,纠正酸中毒,防治休克。

(1)输新鲜血,或用代血浆、右旋糖酐注射液(右旋糖酐-40 葡萄糖注射液)、葡萄糖注射液等补充血容量。

(2)视二氧化碳结合力检测,适量补充碱性溶液,如 5%碳酸氢钠。

(3)抗感染:给予相应抗生素,以防止产褥感染。

3. 消除产妇思想顾虑,鼓励产妇多饮食和休息(必要时予以地西泮 10mg 缓慢静脉注射或哌替啶 100mg 肌内注射),不能进食者可经静脉补充营养,并注意维持水、电解质和酸碱平衡。

4. 头盆不称或胎儿宫内窘迫应及早行剖宫产术。

5. 估计可经阴道分娩者。

(1)协调性乏力:增强产妇体力,加强宫缩(包括温热盐水灌肠、排空膀胱、人工破膜、静脉滴注缩宫素)。如经静脉滴注缩宫素 4～6 小时产程无明显进展,仍应行剖宫产术。

(2)不协调性乏力:可予适量镇静药(哌替啶 100mg 肌内注射,或哌替啶 100mg 加异丙嗪 25mg 肌内注射)使产妇充分休息调节宫缩。失败或出现胎儿宫内窘迫者行剖宫产。禁用缩宫素。

6. 胎儿娩出或胎盘娩出后即用宫缩药,预防产后出血。

【中医治疗】

1. 辨证论治

(1)厥脱型:产妇分娩后,阴道出血量多;突发头晕目眩,面色苍白,心悸胸闷,渐至昏不知人,甚则手撒、肢冷、汗出,舌淡,无苔,脉微欲绝或浮大而虚。治宜益气固脱。方选独参汤:人参 30～60g。若汗出肢冷者,加制附子 6g;阴道出血不止者,加附子炭、炮姜炭、鹿角胶各 10g。每日 1 剂,水煎服。

(2)瘀阻型:产妇分娩后,恶露不下或量极少,下腹阵痛拒按;胸闷喘促,面色紫暗，神昏口噤，不省人事，唇舌紫暗，苔少，脉细涩。治宜活血化瘀。方选夺命散合佛手散加减。药用没药、血竭、当归、川芎各10g，甘草6g。每日1剂，水煎服。

(3)气虚型：临产时宫缩虽有节律性、对称性、极性，但软弱无力，维持时间短，间歇时间长，产程过长；神疲乏力，久产不下，舌淡胖，苔薄，脉虚软无力。治宜大补元气。方选催生如意散合催生饮加减。药用牛膝30g，人参、乳香、当归、川芎、大腹皮、枳壳、白芷各10g，甘草6g。每日1剂，水煎服。

(4)血虚型：胎膜先破，或未产先出血，宫缩微弱，久产不下；头晕目眩，心慌心悸，神疲乏力，舌淡，苔薄，脉细软无力。治宜养血补气。方选蔡松汀难产方。药用黄芪、党参各30g，龟甲、当归各15g，茯神、白芍、枸杞子、川芎各10g，甘草6g。每日1剂，水煎服。

(5)气滞型：临产时腰酸腹胀较剧，拒按，宫缩虽剧，但缺乏极性、对称性及节律性；情绪抑郁、紧张，胸闷脘胀，舌苔薄，脉弦滑。治宜理气活血，行滞催生。方选舒气散合催生饮加减。药用党参30g，当归、牛膝各15g，川芎、白芍、紫苏梗、大腹皮、枳壳、白芷各10g，陈皮、柴胡、甘草各6g，葱白10根。每日1剂，水煎服。

2. 内服单方验方　黄芪30g，当归、益母草各24g，党参18g，川芎15g，牛膝9g、厚朴6g。每日1剂，水煎服。服药后腹痛频频，持续时间较长时，继续服第2剂。主治宫缩乏力，能大补元气，催生助产。

3. 针灸治疗

(1)针刺合谷、三阴交催产，强刺激，温灸足三里；或缩宫素(催产素)穴位注射。或取人中、涌泉、眉心、十宣穴，深刺。

(2)耳穴贴压法：0.75cm 麝香风湿膏1张，王不留行子1粒。取子宫、内分泌、脑点3穴，在0.75cm^2膏块上放1粒王不留行子，贴压在穴位上。嘱产妇每隔10～20秒按压1～2秒，产后3～5日弃去。能行气化瘀，止痛催产，加速产程进展。

【名医提示】

1. 及时发现和纠正胎位异常。加强产时监护，消除恐惧心理。

2. 关心产妇休息、饮食和大小便，避免过多使用镇静药物。

3. 加强孕期保健，积极治疗营养不良及慢性疾病。

4. 及时发现和处理难产因素。

第二节　子宫收缩过强

产力中以子宫收缩力为主，子宫收缩力贯穿于分娩全过程。在分娩过程中，子宫收缩的节律性、对称性及极性不正常或强度、频率有改变，称为子宫收缩力异常。临床上多因产道或胎儿因素异常形成梗阻性难产，使胎儿通过产道阻力增加，导致继发性产力异常。产力包括子宫收缩力、腹壁肌和膈肌收缩力及肛提肌收缩力，其中以子宫收缩力为主。在分娩过程中，子宫收缩的节律性、对称性及极性不正常或强度、频率有改变，称为子宫收缩力异常。临床上多因产道或胎儿因素异常形成梗阻性难产，使胎儿通过产道阻力增加，导致继发性产力异常。子宫收缩力异常临床上分为子宫收缩乏力和子宫收缩过强两类，每类又分为协调性子宫收缩和不协调性子宫收缩。

【诊断要点】

1. 协调性子宫收缩过强　收缩的节律性、对称性和极性均正常，仅子宫收缩过强、过频。如在短时内(3 小时内)结束分娩，称急产。对母儿均可能造成伤害。

(1)对产妇的影响：可致初产妇宫颈、阴道以及会阴撕裂伤；接产时来不及消毒而增加产后感染的机会；胎儿娩出后宫缩突然转为乏力而致胎盘滞留及产后出血。

(2)对胎儿及新生儿的影响：易发生胎儿宫内窘迫、新生儿窒息或死亡，亦可因分娩过快，接生不及时而有新生儿外伤、感染或因胎儿在产道内受到的压力突然解除而致新生儿颅内出血。

2. 不协调性子宫收缩过强　表现为两种情况。

(1)强直性子宫收缩：产妇烦躁不安，持续腹痛，拒按，胎位触及不清，胎心听不清。有时可出现病理缩复环、血尿等子宫破裂征象。

(2)子宫痉挛性狭窄环：即子宫壁局部肌肉痉挛性不协调性收缩形成的环状狭窄。狭窄环可发生于宫颈、宫体的任何部位，多在子宫上下段交界处。表现为宫颈扩张缓慢，先露下降停滞，胎心时快时慢。

【西医治疗】

1. 协调性子宫收缩过强　急产新生儿应肌内注射维生素 K_1 预防颅内出血，并尽早肌内注射破伤风抗毒素 1500U。产后检查宫颈、阴道、外阴，及时缝合撕裂；未及时消毒的接产，给予抗生素预防感染。

2. 不协调性子宫收缩过强

(1)强直性子宫收缩：及时给予宫缩抑制药，如 25%硫酸镁 20ml 加于 5%葡萄糖注射液 20ml 内缓慢静脉注射(不少于 5 分钟)，或肾上腺素 1mg 加于 5%葡萄糖注射液 250ml 内静脉滴注。若属梗阻性原因，立即行剖宫产术。

(2)子宫痉挛性狭窄环：认真查找原因，及时纠正。停止一切刺激，如阴道内操作、缩宫素等。若无胎儿窘迫现象，可给予镇静药如哌替啶 100mg 或吗啡 10mg 肌内注射。也可给予宫缩抑制药如硫酸镁等。如经上述处理子宫痉挛性狭窄不能缓解，宫口未开全，胎先露仍高，或伴胎儿宫内窘迫，应立即行剖宫产术。

【中医治疗】　参见第一节“子宫收缩乏力”的中医治疗。

【名医提示】

1. 加强孕期保健，积极治疗营养不良及慢性疾病，及时发现和纠正胎位异常。加强产时监护，消除恐惧心理，关心产妇休息、饮食和大小便，避免过多使用镇静药物，及时发现和处理难产因素。

2. 缩宫素静脉滴注必须有专人负责观察，先以缩宫素2～5U加入5%葡萄糖注射液500ml中静脉滴注，每分钟10～20滴，隔20～30分钟后根据宫缩情况调整滴速。

3. 静脉滴注缩宫素的禁忌证。

(1)胎儿过大、羊水过多或双胎等子宫壁已过度膨胀者。

(2)子宫颈有瘢痕、癌肿或坚硬不能扩张者。

(3)胎位不正或初产妇胎儿胎头尚未入盆者。

(4)有剖宫产史或曾行子宫肌瘤剜出术者。

(5)有阻塞性分娩可能者。

(6)胎儿窘迫。

第三节　骨产道异常

产道是胎儿经阴道分娩的必经通道。它分为骨产道及软产道，临床以骨产道异常多见。骨盆的任一径线较正常短时即为骨盆狭窄(可同时伴有或不伴有骨盆形态异常)，可影响产妇临产后的产力及胎位，是引起足月胎儿分娩异常的重要因素。

【诊断要点】

1. 病史　产妇以往有佝偻病、骨软化症、血吸虫病、骨结核等慢性消耗性疾病，故而影响骨骼的发育。如为经产妇，多有难产史。

2. 一般检查

(1)身材矮小(<150cm)的孕妇、悬垂腹者、跛足、脊柱弯曲侧凸、米氏菱形窝歪斜或其上三角消失者，亦应特别注意有无骨盆异常。

(2)妊娠末期胎位异常或多次变换，应注意有无骨盆异常。初产妇近产期胎头仍高浮者应检查有无胎头骑跨征。阳性者表示很可能头盆不称。

3. 骨盆测量

(1)外测量：测量髂棘间径IS(正常值为23～26cm)、髂嵴间径IC(正常值为25～28cm)、骶耻外径EC(正常值为18～20cm)、坐骨结节间径TO或称下口横径(正常值>8cm，<8cm时应加测下口后矢状径，两径之和>15cm为正常)、耻骨弓角度(正常在80°～90°)。①均小骨盆：各外测量径线均按比例缩短2cm以上时。②扁平骨盆：骶耻外径<18cm，而其他径线正常者，表示有扁平骨盆的可疑。若其髂前上棘间径和髂嵴间径的数值相等或相差<2cm者，表示有佝偻性扁平骨盆的可能。③漏斗骨盆：坐骨结节间径<8cm，表示可能为漏斗形骨盆，往往伴有中骨盆狭窄，此径特别长时可能为佝偻性扁平骨盆。④畸形骨盆：如怀疑骨盆不对称

时，应测量左右斜径（即由一侧髂前上棘至对侧髂后上棘间的距离）及侧直径（即由髂前上棘至同侧髂后上棘间的距离）。若两侧斜径和侧直径相差在2cm以上，为骨盆不对称。

（2）内测量：宜在28～36孕周或临产时进行。测量骶耻内径DC，即对角径（正常值为12.5～13cm，此值减去1.5～2.0cm，即为骨盆上口前后径的长度，又称真结合径），坐骨棘间径（正常值为10cm），坐骨切迹宽度为3横指宽（正常为5～5.5cm）。

4. 骨盆狭窄分类

（1）骨盆上口狭窄：多见于胎膜早破或宫缩乏力。活跃期停滞常发生在宫口扩张5cm以上，先露持续在棘上时。骨盆上口狭窄的估计：①明显的头盆不称，骨盆上口平面骶耻外径＜16cm（上口前后径＜8.5cm），正常大小之足月活胎不能入盆。②轻度头盆不称，骶耻外径17～18cm（上口前后径8.5～9.5cm），足月活胎2500～3000g，应在严密监护下试产。③头盆不均倾，骨盆上口前后径狭窄时，胎头即以矢状缝嵌入骨盆上口横径，常以后顶骨先嵌入，矢状缝靠近耻骨联合，称头盆前不均倾。当后顶骨越过骶岬后，胎头向后侧曲使前顶骨下降。反之，前顶骨先降入骨盆称后不均倾，如骶岬过度突出可阻碍后顶骨下降入盆，即导致梗阻。

（2）中骨盆狭窄：①常见活跃期延长及停滞，发生在宫口扩张至6cm以上，或第二产程延长。②胎头呈持续性枕横位或枕后位，先露停滞于坐骨棘下2cm处。③中骨盆狭窄的估计：坐骨棘间径＜9.5cm为中骨盆狭窄，临床上不易测量，需做X线测量，但在内测量时如感到坐骨棘明显突出，或坐骨切迹＜2横指，或骶凹度浅平，或骨盆侧壁明显内聚时，均示有中骨盆狭窄，常与下口狭窄同时存在。

（3）骨盆下口狭窄：①第二产程延长或停滞。②下口狭窄的估计：若耻骨弓＜80°，坐骨结节间径＜8cm，则表示下口横径狭窄，此时应测后矢状径，此二径之和＜15cm，则表示出口狭窄。如骶骨末端隆起，或骶尾关节不活动，而尾骨末端前翘，则可造成胎头娩出困难。.

【西医治疗】

1. 骨盆狭窄　除骨盆重度狭窄或重度变形者，足月活胎不能自阴道分娩外，轻度骨盆狭窄应根据胎位、产力、胎头大小及可塑性进行全面衡量后，再决定能否试产及阴道分娩。

（1）骨盆上口狭窄的处理：①明显的头盆不称：骶耻外径＜16cm（上口前后径＜8.5cm），正常大小之足月活胎不能入盆，应行剖宫产。②轻度头盆不称：骶耻外径17～18cm（上口前后径8.5～9.5cm），应试产，不应过早决定剖宫产。无子宫本身病变的初产妇，宫颈扩张进入活跃期后可试产6～8小时。临产后，使产妇取半卧位，两腿稍弯曲，可使骨盆倾斜度较平卧位时减小，有利于胎头入盆。

（2）中骨盆狭窄的处理：宫口已开全而胎头为枕后或枕横位时，可手转成枕前位，观察胎头双顶径能否降至坐骨棘水平以下，如能下降则可阴道助娩。如不下降，应行剖宫产。

(3)骨盆下口狭窄的处理：①坐骨结节间径与后矢状径之和<13.5cm时，足月活胎不能从阴道分娩，应行剖宫产。②对轻度的下口狭窄产妇，在胎头娩出前应做较大的会阴侧切，以免侧切后再撕裂。第二产程延长时，可以使用出口产钳或胎头负吸术。

2. 外阴异常

(1)外阴瘢痕：可行会阴侧切以助胎头娩出，必要时可行双侧会阴侧切。较广泛的瘢痕不能经阴道分娩者，行剖宫产术。

(2)外阴水肿：临产前应用50%硫酸镁湿热敷，每日多次，每次20～30分钟以助消肿，并可在严格消毒下，在水肿部位的皮肤上做多处针刺，使水肿液外流。分娩时行会阴侧切手术。

3. 阴道异常

(1)先天畸形：① 阴道横膈：在分娩时发现，做"十"字形切开，待分娩结束后再剪除遗留的膈，以肠线间断缝合。② 阴道纵隔：一般很少影响分娩，如阻碍先露下降，则将其剪断，分娩结束后剪去遗留部分，肠线缝合。

(2)阴道瘢痕：①范围较小较轻的瘢痕一般不影响分娩。②范围广泛较重者，应行剖宫产术。

(3)阴道肿瘤：①阴道潴留囊肿：穿刺囊肿吸出囊液。②阴道肿瘤：如肿瘤较大无法切除或为阴道癌，则行剖宫产。产后再适时处理阴道肿瘤。

(4)阴道尖锐湿疣：妊娠期尖锐湿疣生长迅速，体积大，范围广泛的可阻碍分娩，易发生裂伤、血肿及感染。为预防新生儿感染，应行剖宫产术。早期治疗参见第11章第一节"外阴炎"。

4. 宫颈异常

(1)宫颈坚韧：静脉推注地西泮10mg或宫颈旁每侧注射0.5%利多卡因5～10ml，如无进展，3～4h后行剖宫产。

(2)宫颈水肿：在宫颈旁每侧注射0.5%利多卡因5～10ml或静脉推注地西泮10mg，观察3～4小时，无进展，则行剖宫产。如仅宫颈前唇水肿，或宫口已开直径>8cm，则在消毒下，于宫缩时用手指将水肿的前唇上推，使宫颈逐渐越过胎头，以顺利分娩。

(3)宫颈瘢痕：一般不影响宫颈扩张，但如阻碍扩张，应行剖宫产术。

(4)宫颈肿瘤：宫颈肌瘤阻塞产道，影响胎头娩出，应行剖宫产术。宫颈癌必须行剖宫产。

(5)宫颈息肉：分娩时常随胎儿娩出而脱落。如未脱落，胎盘娩出后可予摘除并送病理检查。

5. 子宫体异常

(1)子宫肌瘤:若肌瘤阻塞产道,影响阴道分娩,应行剖宫产术。在剖宫产的同时根据肌瘤的数量、部位等具体情况,同时做肌瘤剜出术或子宫切除术。产后应给予较大剂量抗生素,预防感染。

(2)子宫畸形:子宫畸形中对分娩影响较大者为双子宫,未受孕的子宫若位于盆腔底部阻碍先露下降,需行剖宫产术。

6. 卵巢肿瘤　可影响软产道,阻塞分娩。

(1)若卵巢肿瘤阻塞分娩可试将卵巢肿瘤上推,如能推出盆腔,则先露下降,可自阴道分娩。

(2)如已嵌顿,不能推出盆腔,阻碍胎先露下降,应行剖宫产术,同时切除卵巢肿瘤。

【名医提示】

1. 试产时间的长短应根据胎头下降的情况,骨缝是否重叠,产瘤是否已形成,胎膜是否已破,宫口开张大小及产力强弱等情况来决定。前次剖宫产产妇及高龄初产妇试产的时间应缩短。

2. 试产期间应有专人严密观察产程的进展,试产过程中不宜用止痛药,禁用子宫收缩药。如胎膜已破 12h 以上或经多次阴道检查者,需用抗生素预防感染。

3. 在试产的过程中,若发现下列情况,应立即停止试产。

(1)胎头未入盆而胎膜已破,并出现颅骨重叠,产瘤形成,枕后位或胎头俯屈不良(易触及大囟门)。

(2)胎先露异常:胎头高直位(即胎头枕额径位于骨盆上口前后径口),额先露,颏后位,胎头入盆倾势不均,前顶先露,复合先露(上肢已脱出宫口,不能回纳者)。

(3)宫颈水肿,经处理效果不佳。

(4)出现继发性宫缩乏力。

(5)胎儿窘迫。

第四节　胎位异常

胎位异常是造成难产的因素之一。临床常见胎头内旋转受阻,致使出现持续性枕后位及枕横位、胎头俯屈不良、头盆衔接异常、胎产式异常、复合先露等。

胎头入盆时多以枕横位衔接,少数以枕后位衔接。如枕横位不能回转,形成持续性枕横位,以枕后位入盆者大多数能转为枕前位,亦有少数转到枕横位而停滞,成为持续性枕横位,或保持在持续性枕后位。

【诊断要点】

1. 临床表现　常伴有宫缩乏力、宫口扩张缓慢、宫颈水肿、活跃期及第二产程延长。枕后位者胎儿枕骨压迫直肠，产妇有排便感，过早屏气，易致疲劳过度。

2. 检查

(1)持续性枕后位：先露为头，腹部可较清楚地摸到胎儿肢体，胎心音在母体下段之侧后方较清晰，如胎胸贴在腹壁，也可在腹中线听到。肛门检查及阴道检查，胎头矢状缝位于骨盆斜位上，大囟门在前端，小囟门在后端，必要时以胎耳位置及方向固定。

(2)持续性枕横位：先露为头，肛门检查、阴道检查可发现胎头矢状缝位于骨盆横线上，大、小囟门常在同一平面上，枕左横位时枕部在母体左侧，枕右横位时枕部在母体右侧。

3. B 超检查　根据胎头双顶径、颜面和枕部位置，比较准确地探查胎头位置，及时诊断。

【西医治疗】

1. 加强全身支持疗法，补充水分及营养，仔细监测胎心。嘱产妇向肢体方向侧卧，以利胎头枕部转向前方。宫颈未开前不要过早屏气。

2. 第二产程延长时，双顶径已达坐骨棘水平或以下者可以徒手将胎头转成枕前位，或用产钳、胎头吸引器旋转助产。无法转为枕前位时，可转成枕后位，以枕后位行产钳助娩。如双顶径在坐骨棘水平以上，应行剖宫产术。

3. 取胸膝卧位：即孕妇保持头低臀高姿势。做胸膝卧位前应解小便，松解裤带。孕妇可跪在硬板床上，胸部垫一个枕头，将两手前臂上屈，头部放在床上转向一侧，臀部与大腿成直角。每日 2～3 次，每次 10～15 分钟，5～7 天为一个疗程，一周后复查。这是一种借胎儿重心的改变增加胎儿转为头位的机会。

4. 行外倒转术：用以上方法纠正胎位无效者，一般可在妊娠 30 周以后，到医院由医生通过手推等动作倒转胎儿。此法需要专业技术，孕妇不可在家自行做。

【中医治疗】

1. 辨证论治

(1)气血虚弱型：妊娠 30 周后，胎位不正，神疲乏力，气短懒言，头晕心悸，纳少便溏，面色萎黄或㿠白，舌质淡，苔薄白，脉细滑无力。治宜益气养血，调气转胞。方选转胎方。药用黄芪 15g，人参、当归、川芎、白芍、白术、枳壳、陈皮、杜仲、厚朴各 10g，炙甘草 6g。每日 1 剂，水煎服。

(2)气机郁滞型：胎位不正，胸胁胀满或胀痛，脘腹满闷，嗳气频频，纳食不香，舌质正常，苔薄白或薄黄，脉细弦滑。治宜理气行滞，养血转胎。方选保产无忧散加减。药用黄芪 15g，当归、白芍、川芎、菟丝子、枳壳、厚朴、羌活、荆芥穗、艾叶、川贝母各 10g，甘草 6g，生姜 3 片。每日 1 剂，水煎服。

(3)肾阴亏虚型：胎位不正，头晕耳鸣，五心烦热，口干咽燥，腰酸下坠，两膝酸软，舌质红，少苔或无苔，脉细滑数。治宜滋补肾阴，养血安胎。方选归肾丸加味。

药用熟地黄、山药、茯苓、枸杞子各15g,当归、山茱萸、菟丝子、杜仲、香附各10g。每日1剂,水煎服。

2. 内服单方验方

(1)生黄芪15g,荆芥、川贝母各10g,当归、川芎、羌活、甘草各6g,生姜3片。妊娠6～7个月服1剂,7～8个月服2剂,8～9个月服3剂。均在服药后10～15日复查胎位。主治胎位不正,能益气升阳,养血活血。

(2)当归30g,人参10g,牛膝9g,升麻、川芎各6g,附子3g。每日1剂,水煎,分2次服,连服2剂为1个疗程。2剂服完后即复查胎位,若胎位尚未转正,可继续再服1个疗程。主治胎儿足、手先下之胎位不正,能补气养血,活血行气。

(3)党参、黄芪、续断、桑寄生各15g,当归、大腹皮、枳壳、白术各10g,陈皮、升麻、柴胡各6g,甘草3g。隔日1剂,水煎,分2次服。服药同时用艾灸双侧至阴穴,每日1次,每次15分钟,7日为1个疗程。第8日复查,胎位转正者停止用药,无效者可行第2个疗程。主治胎位不正,能益气健脾,行气宽中,补肾安胎。

(4)菟丝子20g,桑寄生15g,赤芍、续断各12g,当归、党参、白术、泽泻各10g,川芎6g。每日1剂,水煎,分2次服。3剂为1个疗程,嘱孕妇服药后平卧1小时,1周后复查,未矫正者再行第2个疗程。主治胎位不正,能益气养血,行血运胎,滋肾固胎。

(5)当归、川芎、枳壳、陈皮、甘草各9g。每日1剂,水煎,分2次服,连用3剂为1个疗程。主治臀位之胎位不正,能调和气血,矫正胎位。

3. 针灸疗法

(1)针刺:取至阴穴,中强刺激,留针15分钟,平补平泻。针刺毕,回家后用艾灸,以温热为度,每次10～15分钟,每日2次,7日为1个疗程。主治臀位、横位、足位等胎位不正。

(2)艾灸:取至阴穴,以2根艾条进行温和灸,每次7～10分钟,每次2次,连续2周。主治胎位不正,能温通经络,行气活血,祛寒除湿。

(3)耳压矫正法:取子宫、交感、皮质下、肝、脾、肾、腹穴位,以王不留行子置胶布块上贴压上穴。指压穴位,每日3次,每次5分钟,4日为1个疗程。主治胎位不正。

4. 中成药

保产无忧散:益气养血安胎。用于气血虚弱证。散剂,每日2次,口服,每次5g。

【名医提示】

1. 做好产前检查,预先诊断出胎位不正,及时治疗,如未转为头位,则先做好分娩方式选择,提前住院待产,可以预防分娩时胎位不正及避免因胎位不正造成的严重后果。

2. 横位应做选择性剖宫产。臀位分娩，初产妇多做剖宫产；经产妇，胎儿较小、骨盆够大者，可考虑阴道分娩。

3. 臀位有破水后脐带脱垂可能，分娩过程中有后出头危险，会造成胎儿宫内窒息，甚至死亡。

4. 横位如未分娩应及时处理，否则会导致脐带脱垂、胎死宫内，甚至有子宫破裂危险。

第五节　胎儿发育异常

胎儿发育异常引起难产，如巨大胎儿及畸形胎儿（脑积水、无脑儿、联体胎儿）或有先天较大肿瘤的胎儿。胎儿体重达到或超过4000g，发育正常者称巨大胎儿。由于胎儿过度发育，除体重增加外，胎头也较大，且骨质较硬，可塑性差，因此难产的发生率相应增高。

【诊断要点】

1. 病史　患有糖尿病、孕妇肥胖、过期妊娠而胎儿继续长大者。另外，孕妇营养及遗传因素与胎儿体重也有一定关系。

2. 症状　孕妇常有腹部沉重、腹痛、呼吸困难等症状，伴体重增长迅速。

3. 体征　根据宫高、腹围及先露高低计算出胎儿体重＞4000g者，可能为巨大胎儿。

4. B型超声波（B超）检查　测定胎儿双顶径、腹径、股骨长度等预测胎儿体重。当测得胎儿双顶径＞10cm，腹径/股骨长度＞1.385时，80％～85％为巨大胎儿。

【鉴别诊断】

1. 双胎　双胎时腹部检查往往大于单胎，但可触及2个或3个以上的胎体，胎儿肢体较多，可听到2个胎心音，B超检查可确诊。

2. 羊水过多　羊水过多时腹部膨隆明显，但检查时宫内羊水较多，胎体浮动感明显，胎心音较遥远，B超可确诊，其双顶径多在正常范围内，常伴有胎儿畸形。

3. 脑积水　脑积水胎儿头大而有弹性，与胎体大小不成正比例。阴道检查胎儿头大，囟门骨缝宽，颅骨壁薄如乒乓球感。B超可确诊。

【西医治疗】

1. 孕期疑有巨大胎儿应做糖筛查试验，以便及早发现糖尿病。应积极控制血糖，相关处理参见第8章第五节“妊娠合并糖尿病”。

2. 骨盆及胎位正常者，可在严密观察下试产。如产程进展不顺利应行剖宫产术。

3. 巨大胎儿阴道分娩，应注意有无肩难产，如有肩难产应采取下列措施分娩。

(1)助前肩娩出法:接产者手伸入阴道置于胎儿前肩后,于宫缩时,将前肩推向骨盆斜径使之较易入盆,然后下引胎头,助手并在耻骨联合上加压。

(2)助后肩娩出法:接产者手伸入阴道置于胎儿后肩后,并使胎臂滑向胎儿腹部,同时下引胎头,助后肩娩出。

4. 胎位不正及合并糖尿病孕妇的巨大胎儿应行剖宫产。

5. 巨大胎儿阴道分娩前应及时行会阴侧切,娩出后,应仔细检查软产道,如有损伤,应予修补。并注意预防及处理产后出血。

【中医治疗】

1. 辨证论治

(1)肺胃燥热型:妊娠期口渴引饮,咽干舌燥,消谷善饥,小便频多,身体渐瘦,舌质红少苔,脉滑数。治宜滋阴清热,生津止渴。方选玉泉丸加减。药用生黄芪、天花粉、葛根各15g,麦冬、人参(另煎)、茯苓、乌梅各10g,甘草6g。若大便燥结,加玄参、知母以苦寒清泻肺胃燥热。每日1剂,水煎服。

(2)脾胃气虚型:妊娠后口渴喜饮,食多而便溏,精神不振,四肢乏力,下肢水肿,或胎水肿满,胎儿过大,舌质淡,苔白少津,脉细弱。治宜健脾益气,生津止渴,佐以安胎。方选七味白术散加味。药用人参(另煎)、白术、茯苓、木香、藿香、葛根、山茱萸、菟丝子各10g,甘草6g。每日1剂,水煎服。

(3)肝肾阴虚型:妊娠期小便频多,头晕耳鸣,腰膝酸软,皮肤干燥,胎儿宫内生长迟缓,舌质红,少苔,脉细数。治宜滋养肝肾,润燥止渴,固冲安胎。方选生地黄饮子加减。药用黄芪、生地黄、熟地黄、石斛各15g,人参(另煎)、麦冬、枳壳、枇杷叶、泽泻、山茱萸各10g,甘草6g。每日1剂,水煎服。

(4)气阴两虚型:妊娠期口渴引饮,咽干舌燥,神疲乏力,消瘦,气短懒言,头晕目眩,手足心热,午后潮热,腰酸腿软,尿少便结,胎儿宫内生长迟缓。舌质红绛,少苔或无苔,脉细数无力。治宜益气养阴,滋养胎元。方选二冬汤加减。药用菟丝子15g,人参(另煎)、天冬、麦冬、沙参、天花粉、黄芩、知母、荷叶各10g,甘草6g。每日1剂,水煎服。

2. 中成药

(1)麦味地黄丸:滋阴补肾,养肺生津,适用于肺肾阴虚证。丸剂,每日3次,每次1丸,口服。

(2)芪枣颗粒:益气健脾,适用于脾胃气虚证。颗粒,每日3次,每次15g,口服。

【名医提示】

1. 孕期监测胎儿宫内发育情况及胎盘功能。对病情较重者,妊娠期及分娩期须由内科、产科医师共同观察。

2. 加强婚前和孕前检查。加强围生期宣教及管理,定期产前检查,早期诊断治疗。

3. 产后需儿科医师参与处理新生儿。有产科并发症者当于孕35周左右入院。

第六节　胎盘滞留或残留

胎儿娩出后30分钟，胎盘尚未娩出者称胎盘滞留。临床上常见于因宫缩及腹肌收缩无力，致已剥离胎盘滞留于宫腔，也可见胎盘剥离不全、胎盘嵌顿、胎盘粘连、植入性胎盘。中医学称此病为“胞衣不下”或称“息胞”。常因产妇体虚，无力送胞衣外出，或寒邪侵袭，气血凝滞，或瘀血壅滞而成。

【诊断要点】　胎盘未娩出或部分未娩出，或全部娩出后检查胎盘时发现胎盘小叶和胎膜缺损或有副胎盘残留，并有阴道流血或宫腔积血。胎盘滞留所致产后出血诊断并不困难，但进一步应做阴道及宫颈探查，以了解胎盘滞留及残留原因。

【西医治疗】　处理原则：加强宫缩，迅速止血，防止休克及感染。

1. 胎盘已剥离但未排出　有胎盘剥离征象，可于导尿排空膀胱后，自腹部轻揉子宫，顺产轴方向向下轻轻挤压，如不能自娩，则在严密消毒下，伸手入宫腔取出已剥离的胎盘。

2. 胎盘嵌顿　常因不恰当使用宫缩药后，子宫内口附近肌纤维痉挛性收缩，形成狭窄环，使胎盘阻塞于环上方，可用阿托品0.5mg或吗啡10mg肌内注射，使环自然放松，有时需在全麻下用手指缓慢将收缩环扩大，取出胎盘。

3. 胎盘粘连或胎盘剥离不全　胎盘剥离不全应行徒手剥离胎盘法以取出胎盘，操作须正确，切忌牵抓。对难以取净的残留胎盘碎片和胎膜，在使用宫缩药下用大号刮匙小心刮取。

4. 胎盘植入　较少见。当徒手剥离胎盘困难时，应考虑是否植入胎盘，勿强力挖取，如出血多，应行子宫次全切除术；如未出血或出血不多者，可在抗感染的情况下加强子宫收缩，应用止血药等保守治疗观察。

【中医治疗】　辨证论治。

(1)气虚不运型：产后胞衣不下，腹无胀痛，恶露甚多，质稀色淡；头晕目眩，神疲乏力，面色无华，苔薄白，脉细弱无力。治宜补中益气，行瘀下胞。方选补中益气汤合生化汤。药用益母草30g，黄芪、白术各15g，人参、当归、陈皮、川芎、桃仁各10g，升麻、柴胡、炮姜、甘草各6g。每日1剂，水煎服。

(2)寒凝血滞型：胎儿娩出后胞衣不下，腹痛拒按，恶露甚少或量多有块，色暗红；舌暗滞，苔薄白，脉弦紧。治宜温经散寒，活血化瘀。方选黑神散合桃红四物汤。药用黑大豆、益母草各30g，熟地黄15g，当归、肉桂、干姜、赤芍、蒲黄、五灵脂各10g，甘草6g。每日1剂，水煎服。

(3)败血壅滞型：胎儿娩出后，胞衣不下，少腹胀急，疼痛拒按；甚则胸胁胀闷，面色青紫，舌暗滞，苔薄，脉弦滑。治宜活血祛瘀。方选夺命丹合生化汤加减。药用益母草30g，没药、血竭、当归、川芎、桃仁各10g，炮姜、炙甘草各6g。每日1剂，水煎服。

【名医提示】

1. 术前、术后均应做好输液准备，术后应用抗生素预防感染。

2. 胎盘排出后，仔细检查是否完整，胎膜有无血管断裂。

3. 行徒手分离胎盘时，注意动作轻柔，勿损伤宫壁。

4. 正确处理第三产程，勿强行牵拉脐带。

第七节 软产道损伤

软产道损伤为产后出血的重要原因。分娩所致的软产道裂伤包括：子宫下段、宫颈、阴道、会阴裂伤。多因胎儿过大，产力强，产程进展快，软产道未充分扩张，加之施行产科手术欠妥：如产钳术、臀牵引或胎头吸引器等可导致损伤，同时也可因保护会阴不当导致损伤。

【诊断要点】

1. 胎儿娩出后即有活动性鲜红色血自阴道流出，能自凝，损伤较深或波及血管时，量较多，或表现为胎盘娩出后子宫收缩良好，检查胎盘完整，无副胎盘而阴道仍有活动性出血者。

2. 有急产、巨大胎儿、阴道助产后有阴道出血者。

3. 妇科检查：应经阴道观察有无损伤，宫颈裂伤常发生在两侧，也有少许呈花瓣状，依次检查阴道和会阴。阴道裂伤多在侧后壁，前庭阴蒂两侧及尿道口周围的裂伤亦不可忽视，多呈不规则的裂伤。会阴阴道裂伤根据深浅不同分为3度：Ⅰ度指会阴皮肤及阴道入口黏膜裂伤，未达到肌层，一般出血不多；Ⅱ度指裂伤已达会阴体肌层，累及阴道后壁侧沟向上撕裂使原解剖不易识别，出血较多；Ⅲ度指肛门括约肌，甚至阴道直肠膈及部分直肠前壁有裂伤。

【西医治疗】

1. 分娩后发现损伤部位，立即进行缝合止血。

(1)会阴阴道裂伤：对不同程度的裂伤均应立即止血、修补缝合。如Ⅲ度裂伤应重新消毒外阴，更换无菌巾、手套后再进行缝合。

(2)宫颈裂伤需查清裂口部位，用阴道拉钩暴露宫颈，找到裂口顶端后，用0号铬制肠线进行间断缝合。缝时第1针应从裂口顶端稍上方开始，最后1针应距宫颈外侧端0.5m处止，以免日后宫颈口狭窄。

2. 术后给予抗生素预防感染。

【中医治疗】 参见“第一节 子宫收缩乏力”治疗。

【名医提示】

1. 会阴撕裂修补时止血应彻底，缝合时注意避免留下死腔。

2. 缝合后应常规做肛门检查，以避免缝线穿透肠壁而导致瘘道。

第八节 凝血功能障碍

凝血功能障碍为产后出血少见的原因，常见于妊娠合并血液病如白血病，凝血因子减少，再生障碍性贫血（简称再障），以及肝功能严重损害等；此外，妊娠并发症如胎盘早期剥离、羊水栓塞、宫内死胎、前置胎盘等使组织释放更多凝血活酶，这种凝血活酶进入母体循环后，导致DIC，母体血液循环中纤维蛋白原、血小板及其他凝血因子大量消耗，而发生难以控制的产后大出血。

【诊断要点】

1. *病史* 产妇孕前患有全身性出血倾向疾病，如血小板减少、再生障碍性贫血、白血病等，或此次妊娠合并胎盘早剥、妊高征等。

2. *出血时血液不凝* 为持续不断不凝固阴道流血，常伴有皮下出血、瘀斑、注射针孔出血、呕血、便血、血尿及手术创面等全身出血表现。

3. *休克* 产后出血时，易发生DIC，而DIC又可加重出血及休克，两者互为因果而形成恶性循环，以致影响重要器官功能如脑、肺、肾而出现昏迷、抽搐、缺氧、少尿或无尿等。

4. *溶血性贫血* 微循环中微血栓的纤维蛋白形成网孔，血液通过时，红细胞受挤压，引起溶血，可出现黄疸、血红蛋白尿、高热和寒战等。

5. *凝血功能的检查* 主要进行凝血因子缺乏、凝血功能的检查，以及有关纤溶酶活性增高的检查。

【西医治疗】

1. *祛除病因* 产科DIC所致产后出血，在分娩后其病因已基本去除，但如病情继续发展，出血不止，则应设法阻断促凝物质进入母体循环的途径。

2. *抗休克* 采取综合措施纠正休克，改善微循环，是抢救DIC的重要环节。

(1)给氧。

(2)补充血容量：输新鲜全血或成分输血、输液、输代血浆等。

(3)纠正酸中毒：应用碱性药物如碳酸氢钠溶液。

(4)扩血管活性药物：①多巴胺：10～20mg加入5%～10%葡萄糖注射液中静脉滴注。②酚妥拉明：10～20mg加入5%～10%葡萄糖注射液200ml中静脉滴注。

(5)补充凝血因子：最有效的为新鲜血液和血浆，或用纤维蛋白原，每次2～4g，静脉滴注。

(6)疏通微循环:①右旋糖酐-40葡萄糖注射液:可降低红细胞和血小板黏附性,降低血液黏稠度,疏通微循环,保证脏器的灌流量,缓解栓塞症状,防止DIC发展。但有干扰凝血因子,增加出血倾向之弊,不适用于纤溶期。一般用量为500~1000ml/d。②肝素:有较强的抗凝作用,能抑制进入母体循环的促凝物质激发的凝血过程,防止微血栓形成,减少血小板和纤维蛋白等凝血因子的消耗,防止DIC的发展。如果DIC病因已除去,用肝素可加重出血倾向,应慎用。常用间歇滴注法:0.5~10mg/(kg·d)加入5%或10%葡萄糖注射液250ml内,静脉滴注,每次/4~6小时,每次应在4小时内滴完。用药过程应用试管法做凝血时间监测,维持在20~25分钟。如<12分钟,示肝素不足;>30分钟,肝素过量,应及时停药,并用等量鱼精蛋白中和肝素。持续滴注法:多用于重症高血压综合征等。首次剂量:50mg加5%葡萄糖注射液150~250ml静脉滴注1~2小时,以后按病情和实验室结果减量或维持,24小时总量为150~200mg。

(7)抗纤溶药物:只用于DIC后期(纤溶期)。在慎重使用小量肝素的基础上,同时补充血容量时才可选用。氨甲环酸(止血环酸),每次0.25~0.5g;氨甲苯酸(对羧基苄胺、抗血纤溶芳酸),每次0.05~0.1g;氨基己酸,每次5~10g,任选1种加入5%葡萄糖注射液100~200ml内静脉滴注。

【中医治疗】

1. *辨证论治* 参见"第一节 子宫收缩乏力"的治疗。

2. *针灸治疗* 取人中、涌泉穴深刺。

【名医提示】

1. 注意宫腔内容物的适时清除,终止妊娠前要做好补充凝血因子、补充血容量的一切准备。

2. 针对引起DIC的不同病因、DIC的发展阶段及终止妊娠时间选用抗凝治疗。

3. 重视引起DIC的原发病的积极治疗及处理。

4. 饮食均衡,注意补充人体所需物质。

5. 劳逸结合,注意控制原发病的发生。

第九节 子宫破裂

子宫体部或下段于妊娠期或分娩期发生裂伤,称子宫破裂。根据破裂的程度可分为完全破裂及不完全破裂。完全破裂指子宫壁全层裂开,宫腔与腹腔相通;不完全破裂则为子宫浆膜层或子宫下段部位膀胱腹膜反褶尚完整,肌层虽已全部或部分裂开,但宫腔与腹腔不通。子宫破裂为产科最严重的并发症,如诊断或处理不及时,不仅造成胎儿死亡,孕产妇也往往死于出血或感染。

【诊断要点】 一般可分为先兆子宫破裂及子宫破裂两个阶段,多数有短暂的先兆破裂表现,有时可无明显先兆破裂征象(如子宫瘢痕或缩宫药物引起的子宫破裂)。

1. 先兆子宫破裂

(1)多见于产程延长,先露下降受阻时,或不恰当地应用缩宫素。

(2)子宫上段强直性收缩,下段伸展变薄,压痛拒按,阵缩时下段明显隆起,使子宫上段与下段之间形成环状的病理缩复环,此环可随强烈的宫缩不断上升,可达脐或脐上。

(3)产妇烦躁不安,诉腹痛难忍,腹下区压痛拒按,膀胱胀满,小便困难,并可出现血尿。

(4)胎动频繁,胎心音低弱,胎心律快慢不一。

2. 子宫破裂 临床表现与破裂的程度、部位、内出血量及胎儿是否排入腹腔有关。

(1)不完全破裂:①不完全破裂处有定点压痛。②当破裂发生在子宫侧壁阔韧带两叶之间时,子宫此侧可触及压痛且逐渐增大,阔韧带内血肿。③一般胎心音仍有,但多不规则或低弱。④产妇一般情况、宫缩、排尿等均与先兆子宫破裂相同。

(2)完全破裂:①突然感觉剧烈撕裂样腹痛,阵缩骤停。②胎动停止,胎心音消失。③胎儿自破口进入腹腔时,腹膜刺激症状明显:全腹压痛、反跳痛及腹肌紧张,腹壁下可清楚扪及胎体,其旁有缩小的子宫。④已开大的宫颈口缩小,已下降的胎先露上升。⑤如发生子宫动脉断裂,则见大失血,并出现急性内出血休克症状(如面色苍白,脉细弱而数,血压下降,四肢厥冷,出冷汗等,可有移动性浊音)。⑥阴道出血量:多少不定,可有血尿。

【鉴别诊断】 主要与胎盘早剥相鉴别。胎盘早剥常合并妊娠高血压综合征,或有腹部受撞击或摔倒等外伤史,或有行外倒转术纠正脱位史。无腹胀或腹膜刺激征,无移动性浊音。宫体轮廓清楚,可增大,呈板状,硬,摸不清胎体。经宫口可触及胎先露,宫壁无裂口。

【西医治疗】

1. 先兆子宫破裂

(1)抑制宫缩药物的应用:如乙醚吸入,应用哌替啶(杜冷丁)或硫酸镁。

(2)迅速娩出胎儿:除能立即经阴道助产(宫口已开全,阴道口见胎头,有条件阴道助产)分娩者外,应立即行剖宫产。

(3)给产妇吸氧、输液、配血备用。

2. 子宫破裂

(1)给氧,输血,积极纠正休克,准备手术。

(2)手术治疗:行剖宫取胎术,同时行子宫修补术或子宫切除术。

(3)行子宫修补术或子宫切除术:依据产妇状况、子宫破裂的时间、裂口情况及是否需保留生育功能等来决定。子宫修补术仅限于需保留生育功能,且破裂发生在术前12小时内,裂口边缘整齐,无感染者;产妇情况不好,不能耐受子宫切除术者;或破裂发生在术前12小时内,裂口不大且无感染者。

(4)行子宫修补术而不需保留生育功能者,应同时行双侧输卵管结扎术。①子宫破裂时间已超过12h,或多处裂伤,或并发感染者应行子宫切除术。裂伤未累及宫颈,则行次全切除;若裂伤已累及宫颈甚或阴道穹隆,则行全子宫切除,或须同时行阴道上段裂伤缝合术。②阔韧带内血肿应打开阔韧带,游离并结扎子宫动脉上行支,必要时可结扎卵巢动静脉及髂内动脉,挖除血肿。③术前、术后应用大剂量抗生素。必要时腹腔内应置放引流管。术后积极支持疗法。

第十节 羊水栓塞

羊水栓塞是严重的分娩并发症,是指分娩过程中因羊水通过宫颈黏膜静脉、开放血管进入母体血液循环而引起的急性肺栓塞、休克、DIC、肾衰竭或骤然死亡的疾病,病势凶险,死亡率高达70%~78%,幸存者可出现凝血功能障碍。发病原因常见于宫缩过强或为强直性收缩,子宫有病理性血管开放,如宫颈裂伤、子宫破裂、剖宫产、前置胎盘、胎盘早期剥离、大月份钳刮、中期妊娠引产等。

【诊断要点】

1. 胎膜破裂或胎儿娩出前后的短时间内产妇突然发生寒战、烦躁不安、呛咳、气急、呕吐等先兆症状,继之出现咳嗽、呼吸困难、发绀、抽搐、昏迷、心率加快、血压下降、肺水肿、咳粉红色泡沫样痰,并迅速转入休克状态。一般发病急骤凶险,甚至惊叫一声后血压于数分钟内消失,并迅速死亡。

2. 未在短期内死亡者,出现DIC,有血液不凝和出血倾向,表现为产后大出血;皮肤、黏膜、胃肠道、肾出血;或切口创面、针孔处等广泛出血。

3. 继之出现肾衰竭、少尿、无尿及尿毒症现象。

4. X线肺部摄片可见双肺弥漫性点片状浸润影,沿肺片周围分布,可伴有右心扩大及轻度肺不张。

5. 心电图示右心房、右心室扩大,心肌劳损。

6. 凝血功能障碍。

(1)凝血因子缺乏的检查:①血小板计数:急性DIC时,一般$<100\times10^9/L$,重症者可$<50\times10^9/L$;慢性DIC时,可正常。②血浆纤维蛋白原:一般<1.6g/L,重度DIC时可<1.0g/L。③凝血酶原时间:>13秒。④出、凝血时间:出、凝血时间延长,全血凝固时间亦延长。

(2)凝血功能的检查:①3P试验:阳性,但如纤溶亢进,纤溶酶作用增强,大量的纤维蛋白被降解为碎片D及E，则3P试验为阴性。②乙醇胶试验：1分钟内即有明显的凝胶形成。

(3)有关纤溶活性增高的检查：①优球蛋白溶解试验：正常时>120分钟，纤溶亢进时<90分钟。②凝血酶时间：时间延长，被检者血浆比对照者超过3秒以上有诊断意义。③乳胶絮凝反应抑制试验(简称FT试验)：用免疫法测定血中FDP抗体正常滴定效价<1∶8。如滴定效价>1∶16即有诊断意义。

(4)以上测试中，如临床上发现DIC症状而血小板计数下降，纤维蛋白原定量减少，凝血酶原时间延长3项异常，尤其动态连续观察有明显异常变化，即可初步进行诊断。如以上3项有2项异常，则需视纤溶活跃确诊试验如3P试验、乙醇胶试验、优球蛋白溶解时间及凝血酶时间等结果，有1项以上异常即可协助诊断。

7. 腔静脉取血查出血液中含有羊水中的有形物质的碎屑，此为羊水栓塞确切的诊断依据。

【鉴别诊断】

1. 子痫　有明显妊娠高血压综合征症状即高血压、水肿、蛋白尿，以及头痛、眼花、头晕、视物模糊等自觉症状；休克发生较晚，在多次抽搐、昏迷后，或于分娩结束后，由于血液循环衰竭所致，表现为面色苍白，血压下降，脉搏细弱，而无羊水栓塞综合征。

2. 空气栓塞　包括产时、产后、人工流产术中，由于空气栓塞而致死者极为罕见，但在分娩过程中，少量空气从静麻窦进入血液循环，由右心室压入肺动脉并分散到肺小动脉，最后至毛细血管，无明显症状而不被发现者可能并不太少。

3. 产后虚脱　有妊娠高血压综合征病史，于分娩结束后突然出现面色苍白、血压下降、脉搏微弱等虚脱证候，而无羊水栓塞综合征，主要为低血钠所致，补充钠盐效果明显。

【西医治疗】

1. 供氧　面罩给氧，病情严重者可行气管切开，正压给氧。

2. 抗过敏

(1)地塞米松：每次20mg，静脉注射，继而20～40mg，静脉滴注维持。

(2)氢化可的松：每次200mg，静脉注射，继而500mg加入5%～10%葡萄糖注射液100～200ml中静脉滴注维持。

3. 解除肺动脉高压

(1)盐酸罂粟碱：首次用量30～90mg，加入10%～25%葡萄糖注射液20ml中缓慢静脉注射，必要时重复使用，总量<300mg。

(2)阿托品：每次1～2mg，加入10%～25%葡萄糖注射液20ml中静脉注射，每15～30分钟1次，直至面部潮红或症状好转中止。

(3)氨茶碱：每次250mg，加入10%～25%葡萄糖注射液20ml中缓慢静脉注射。

(4)酚妥拉明:0.3mg/min 的速度静脉滴注,一般应用 5～10mg,观察症状有无改善,再据病情而决定用量。

4. 纠正酸中毒

(1)5%碳酸氢钠:250～500ml 静脉滴注,抢救有酸中毒时用。

(2)抽血查 Na^{+}、K^{+}、Cl^{-} 含量及二氧化碳结合力,监测有无电解质紊乱及酸中毒。

5. 抗休克 补充血容量,如血压波动大,可用血管扩张药。

(1)多巴胺:10～20mg 加入 5%葡萄糖注射液 500ml 中静脉滴注。

(2)间羟胺:20～80mg 加入 5%葡萄糖注射液 500ml 中静脉滴注。

(3)根据血压调速,禁用缩血管升压药。

6. 强心

(1)毛花苷丙:每次 0.4mg,加入 10%～25%葡萄糖注射液 40ml 中缓慢静脉注射。

(2)毒毛花苷 K:0.25mg,静脉注射,必要时 0.5～2 小时重复使用。

(3)可用辅酶 A、腺苷三磷酸(ATP)、细胞色素 C 等心肌营养药。

7. 防治凝血障碍 参见"第二节晚期产后出血"。

8. 防止肾衰竭 尿量<400ml/24h,应给予呋塞米(速尿)40～100mg 或依他尼酸钠 50～100mg 静脉注射,或甘露醇 250ml 静脉滴注。如尿量不增加,按肾衰竭处理。

9. 抗感染 选用对肝、肾功能影响较小的大剂量广谱抗生素,首选青霉素及头孢菌素等。

10. 产科处理 病情好转后,如在第一产程中发病,行剖宫手术;在第二产程发病即行阴道手术助产。产后出血无法控制时,即使处于休克状态,亦应切除子宫以减少出血,并阻断羊水再进入母血液循环。

【中医治疗】

1. 辨证论治

(1)血瘀型:产后出血淋漓不尽,量时多时少,色紫暗有血块,小腹疼痛拒按,血块排出后腹痛缓解,舌质紫暗,舌边尖有瘀斑或瘀点,脉细涩或弦涩。治宜活血化瘀止血。方选生化汤加味。药用益母草 15g,蒲黄、当归、川芎、桃仁各 10g,炮姜、炙甘草各 6g。每日 1 剂,水煎服。若气短、乏力,加党参、黄芪以益气;若腹胀、胁痛,加川楝子、郁金以理气行滞;若小腹冷痛,四肢不温,加肉桂,鹿角霜以温阳活血止血。

(2)气虚型:产后出血量多或过期不止,色淡红,质稀薄,无血块,小腹下坠;气短懒言,倦怠乏力,面色㿠白;舌质淡,苔薄白,脉细弱。治宜补气摄血。方选益气摄血汤加减。药用党参、黄芪各15g,山茱萸、生蒲黄(包煎)、白芍、阿胶珠、升麻炭、赤石脂、陈棕炭各10g,三七粉(分冲)6g。每日1剂,水煎服。若畏寒肢冷、小腹冷痛者,加鹿角霜,鹿衔草以温阳散寒;若手足心热者,加女贞子、墨旱莲以滋阴清热。

(3)血热型:产后出血量多,色鲜红或紫红,质稠黏,或秽臭,面红身热,口干喜饮,舌质红或红绛,苔薄黄少津,脉细数。治宜清热养阴止血;方选保阴煎合二至丸。药用熟地黄、生地黄、山药、女贞子、墨旱莲各15g,黄芩炭、黄柏、川续断、白芍各10g,甘草6g。每日1剂,水煎服。若恶露如败酱,高热,小腹刺痛,合五味消毒饮(蒲公英、金银花、野菊花、紫花地丁、紫背天葵子)以清热解毒。

(4)血虚气脱型:产后出血量多,日久不止,色淡质稀,头目晕眩,心悸胸闷,甚则昏不知人,面色苍白,舌质淡红,少苔,脉微细欲绝。治法益气固脱。方选独参汤。药用人参15～30g。每日1剂,水煎服。若冷汗出,四肢厥逆,用参附汤(人参,熟附子)以回阳救逆。

2. 中成药

(1)断血流片:凉血止血固冲。适用于血热证。片剂,每片相当于断血流生药7g。每日3次,每次2～3片,口服。

(2)生脉颗粒:益气养阴,复脉固脱,适用于血虚气脱证。颗粒,每日3次,每次1包,冲服。

(3)加味益母草膏;养血祛瘀,适用于血瘀证。煎膏剂,每日2次,每次10～15g,口服。

(4)补中益气丸:补益气血,适用于气虚证。水丸,每日2次。每次6～9g,口服。

【名医提示】

1. 避免不必要的损伤子宫或宫颈内膜血管,如严格掌握剖宫产指征、人工破膜时不同时剥离胎膜,并应避开宫缩期或宫缩即将开始时。

2. 严格掌握宫缩药使用指征,应用时有专人监护,避免宫缩过强。

3. 对自发性宫缩过强可应用25%硫酸镁以缓解宫缩。

第十一节 脐带先露与脐带脱垂

胳带脱垂分为脐带先露(胎膜未破、脐带位于先露部处或先露部之下者)和脐带脱垂(胎膜已破,脐带脱出于先露之下,可经宫颈至阴道内,甚至露于外阴部)。多发生于胎位异常,如足先露、肩先露、早产、双胎、脐带过长、羊水过多、骨盆狭窄或头盆不称等,当破膜时(人工或自然破膜)脐带易脱出。脐带脱垂如不及时处理,易致胎儿窒息死亡。

【诊断要点】

1. 胎动突然频繁加剧，胎心音快慢不均或过缓，尤其在破膜后有胎心音变化，或头先露破膜时见羊水内染有胎粪。

2. 抬高产妇臀部或改变其侧卧位时胎心音有好转者。如按压胎先露使之向盆腔，胎心率明显变慢，则示脐带受压。

3. 肛门检查。可触及手指粗细、能滑动的索状物，且可触及波动感。

4. 阴道检查。如有可疑应做阴道检查以确诊。

【西医治疗】

1. *脐带先露*　抬高产妇臀部，如为足先露、肩先露或有头盆不称，宫口未开全，应行剖宫产术。如胎心音好，无头盆不称，可经阴道分娩，破膜时注意胎心音变化。

2. *脐带脱垂*　应避免胎膜早破脐带脱垂，如先露部高或胎位不正者，临产时宜多卧床休息。胎膜破时立即听胎心音，做肛门检查，并抬高产妇臀部，必要时做阴道检查，发现脐带脱垂，必须迅速进行抢救。

(1)宫口已开全，无头盆不称，先露部较低，应立即施行阴道助产术，如产钳、胎头吸引或臀牵引术。

(2)子宫口未开全，但已超过5cm，应抬高产妇臀部，用以下两种方法还纳脐带。①徒手还纳脐带：检查者用手掌托住用纱布垫包裹脱出的脐带，一边用手将先露部上推，同时将脱出的脐带送回宫腔，尽可能高一些，然后在腹部将先露部推向骨盆上口，待宫缩时迫使先露下降并嵌入骨盆上口，同时听胎心音，如胎心音良好，检查者的手可退出阴道。②器械还纳脐带：用1根肛管，加大其旁孔，内置1个金属条，将1块棉布条轻系于脱出脐带的下部，然后在肛管旁孔处，以金属条插入棉布条圈内。然后将肛管送入宫腔底部，于是脱出脐带随肛管而复入宫腔内。抽出金属条，然后抽出肛管，脐带与所系之纱布条留于胎先露以上。如脐带还纳成功，胎心音好，无剖宫产条件或产妇及家属不同意剖宫产，又无头盆不称，可任其自然分娩；如有头盆不称，应立即行剖宫产术。

(3)如还纳脐带失败，或宫口开大不足3cm，回纳有困难，应迅速行剖宫产术。在准备过程中，抬高产妇臀部，检查者用手在阴道内将先露上推，减少脐带受压，并将脱出的脐带轻轻纳回阴道内，使脐带免受外界冷刺激，可减少胎儿因脐血管痉挛及迷走神经兴奋所致的循环障碍。

【名医提示】

1. 无论剖宫产或阴道助娩，均应给产妇吸氧及静脉输液，并做好新生儿抢救工作。

2. 胎儿已死，或胎儿小，估计娩出后不能成活者，可待其阴道自娩，必要时行穿颅术。

第十二节 胎儿宫内窘迫

胎儿在宫内缺氧，危及胎儿健康和生命称胎儿宫内窘迫，是围生儿死亡的主要原因，约占42.6%。主要病因为慢性胎儿缺氧及急性胎儿缺氧。

【诊断要点】

1. 胎心率改变

(1)胎心率<120/min，尤其是<100/min。

(2)胎心率>160/min，尤其是>180/min。

(3)胎儿心律不齐。

2. 羊水胎粪污染　胎儿缺氧时可引起迷走神经兴奋，使肠蠕动增加，肛门括约肌松弛，致胎粪排于羊水中。羊水Ⅰ度污染呈绿色，Ⅱ度污染呈黄绿色，Ⅲ度污染呈棕黄浑浊。Ⅰ度、Ⅱ度污染但胎心音好，不一定有胎儿窘迫。Ⅲ度污染考虑为胎儿窘迫。

3. 胎动减少或频繁　孕妇自测胎动，早、中、晚各1小时，3次相加乘4，即12小时内胎动数。一般3～5次/小时，12小时内胎动不少于10次；少于10次/12小时，表示胎儿缺氧，胎动频繁表示缺氧早期。

4. 胎心监护

(1)早期减速频发出现。

(2)晚期减速、变异减速。

(3)基线缺乏变异。

(4)胎动后胎心率增速<10/min。

5. 胎盘功能检查

(1)24小时孕妇尿值：持续低值<10mg/d，或降低50%是诊断胎盘功能减退的可靠指标。

(2)雌激素/肌酐：E/C比值<10。

6. B超测定4项生物物理指标

(1)羊水平段：<2cm。

(2)30分钟内胎儿无呼吸运动或持续不足30秒。

(3)30分钟内胎儿无胎动。

(4)胎儿肌张力：有胎动胎体伸展不回原位。

7. 羊膜镜检查　发现胎粪污染。

【西医治疗】

1. 左侧卧位：提高子宫血流量，改善胎盘功能。

2. 左氧：间歇给氧。

3. 静脉注射50%葡萄糖注射液40ml和维生素C 1g,以增加胎儿组织对缺氧的耐受力。

4. 积极分析胎儿窘迫原因,如发现脐带脱垂及时处理。

5. 宫口开全、先露低,可行阴道助产。

6. 宫口未开全或先露高,经以上处理无效,应行剖宫产术结束分娩。

【名医提示】

1. 距离足月妊娠越远,胎儿娩出后生存可能性越小,应将情况向家属说明。

2. 警惕胎头浮动或臀位发生脐带脱垂的可能。

3. 临产后密切观察产程,早发现早处理。

4. 做好产前检查,对高危妊娠加强监护。

5. 防止宫缩过强,正确使用缩宫素。

第十三节　胎膜早破

在临产前胎膜破裂者称胎膜早破,占分娩总数的2.7%～17%,是引起早产、围生儿死亡及产后感染的重要原因。主要由宫颈内口松弛、妊娠后期腹压急剧增加,如咳嗽、性交、胎位异常、头盆不称、多胎妊娠、羊水过多或胎膜发育不良所致。中医学称本病为“胎衣早破”,又称“试水”。由母体气血不足,气虚下陷,或胎衣单薄,妊娠后期外力损伤或房室损伤所致。

【诊断要点】

1. 未临产突然出现阴道流液,量时多时少,活动后增加。

2. 肛诊:触不到前羊膜囊,向上推胎先露或腹部宫底处加压时,液体流出量增多。

3. 阴道窥器检查:后穹隆有积液,宫颈管内有液体流出。

4. 阴道酸碱度检查:pH>6.5。

5. 阴道液涂片检查:悬滴液可见到成堆的胎儿上皮细胞和毳毛,加温烘干后镜下见羊齿状结晶可以确诊。

6. B超检查:羊水量少。

7. 破水后是否并发感染的诊断:体温升高、羊水有臭味和(或)宫底有压痛,胎心>160/min。

【西医治疗】

1. 立即卧床休息,先露衔接应抬高臀部。禁止灌肠,勤听胎心。

2. 足月妊娠、无感染征象,采取期待疗法,适当应用抗生素预防感染。如12～24小时仍未临产,应静脉滴注缩宫素1～2日引产,不成功者行剖宫术。

3. 妊娠尚未足月

(1)胎儿肺已成熟,按足月妊娠处理,如无感染征象,等待的时间可以适当延长。

(2)胎儿肺未成熟,则应尽量等待,有先兆早产症状时,可应用宫缩弛缓药保胎。

4. 如有宫内感染,无论孕周多少,均应从速终止妊娠。

(1)宫口未开全,行剖宫产术。

(2)宫口开全,按足月妊娠处理。

5. 产前产后,或术前术后均应静脉滴注抗生素抗感染,首选青霉素。

【中医治疗】

1. 辨证论治。

(1)气虚不摄型:阴道流水,质清稀;头晕目眩,神疲乏力,腰坠腰酸,舌淡胖,边有齿印,苔薄白,脉细软无力。治宜健脾益气,固摄胞宫。方选补中益气汤加减。药用黄芪30g,当归、人参、白术、桑寄生各10g,甘草、陈皮、升麻各6g。每日1剂,水煎服。适用于期待疗法的孕妇。

(2)湿热蕴结型:胎水外流,质稠,或有秽气;腹痛,甚则发热,口干,大便干结,舌略红,苔黄腻,脉细数。治宜清热解毒,益气和血。方选五味消毒饮合蔡松汀难产方。药用黄芪、金银花、菊花、蒲公英、紫花地丁、党参各15g,当归、茯神、白芍、枸杞子、龟甲各10g,甘草6g。每日1剂,水煎服。适用于破膜超过12小时的期待疗法的孕妇。

2. 如需引产下胎时,参见死胎辨证用药治疗。

【名医提示】

1. 阴道液体酸碱度检查时,如阴道内有血液,可出现假阳性结果;破膜时间较长,或较长时间无羊水流经阴道时,则可出现假阴性结果,故诊断时应综合考虑。

2. 疑宫内感染的新生儿出生后,立即送咽喉分泌物或耳拭子分泌物做细菌培养,同时静脉滴注氨苄西林100mg/(kg·d),连用3日防治感染。

3. 宫内感染应做宫腔内分泌物细菌培养及药敏试验,以指导抗生素的选择和应用。

4. 胎盘应送病理切片检查。

第十四节　死　胎

妊娠20周后,胎儿在宫腔内死亡,称死胎。胎儿在分娩过程中死亡者称死产,部分与产程处理有关,不在本节讨论。导致死胎发生的原因常见于胎盘因素、脐带因素、母体原因,如使胎儿宫内缺氧而死亡,但仍有一部分死胎原因不明。中医学称本病为“子死腹中”,对于死胎滞留宫腔不能自行排出者,称“胎死不下”或“死胎不下”。胎死的原因,或因母患热病伤胎,或胎元孱弱不成而殒。而胎死不下,则多由气滞血瘀、气血虚弱,致使死胎不能排出所致。

【诊断要点】

1. 孕妇自感胎动停止，腹部不继续增大，甚至缩小，乳房缩小，胀感消失。

2. 胎死时间较长时，孕妇感口臭，食欲缺乏，低热，乏力。

3. B超检查。无胎心搏动，胎动消失即可确诊，死亡过久还可见到胎头塌陷，脊柱弯折。

4. 超声多普勒检查。听不到胎心。

5. 24小时尿雌三醇(E3)测定<3mg。

【西医治疗】

1. 确诊死胎后应尽早使妊娠产物排出。

(1)己烯雌酚：每次5mg，每日3次，口服，连服5日，以提高子宫肌肉对缩宫素的敏感性。

(2)缩宫素静脉滴注引产：缩宫素10～20U加入5%葡萄糖注射液500ml内静脉滴注，可视宫缩调速但勿过强。

(3)羊膜腔内或宫腔内羊膜腔外注射依沙吖啶(利凡诺)引产。

2. 临产后配新鲜血备用，预防产后出血。

3. 产后退奶。己烯雌酚4mg，肌内注射，每日2次，共3日，有糖尿病或心、肝疾病者，改用溴隐亭2.5～5mg，每日3次，共3日。

【中医治疗】

1. 辨证论治

(1)气血虚弱型：胎死腹中，腹形小于孕月，胎动停止；小腹冷感或冷痛坠胀，面色青白无华，神疲乏力，气短懒言，食欲缺乏，口气臭秽，舌淡，苔薄腻，脉细弱涩。治宜益气养血，活血下胎。方选救母丹加减。药用益母草30g，人参、当归、川芎、赤石脂、炒芥穗、牛膝、乌桕各10g，甘草6g。每日1剂，水煎服。

(2)气滞血瘀型：胎死腹中，腹形小于孕月，胎心、胎动消失；小腹胀痛或阴道下血，量少色紫黑或如赤豆汁，面色青暗，口出恶臭，舌紫暗，苔白略腻，脉弦涩。治宜活血行滞，祛瘀下胎。方选脱花煎加减。药用当归20g，车前子、枳壳、牛膝各15g，川芎、红花、乳香各10g，肉桂、甘草各6g。每日1剂，水煎服。

(3)脾虚湿困型：胎死腹中，日久不下，腹形小于孕月；小腹阴冷坠胀，头胀，胸闷呕恶，厌臭，腹满胀痛，口出臭秽气或阴道流黏腻黄汁，唇舌紫暗，苔厚腻，脉弦缓。治选健脾化湿，行气下胎。方选平胃散加减。药用苍术、厚朴、陈皮、芒硝各10g，甘草6g。每日1剂，水煎服。气虚不足者，加黄芪15g，人参、白术各10g；血虚者，加当归、川芎各10g。

2. 可参照过期妊娠、中期妊娠引产中的助产催生针灸等法治疗。亦可用蓖麻油鸡蛋法引产：蓖麻油30ml，加入调匀的鸡蛋3个，逐渐加热炒熟，空腹进服。常可引起自发有效的宫缩而临产，成功地排出胎儿胎盘。

【验案举例】

1. 黄某，29岁。人工流产2个月后，阴道流血10天。妇检宫体脐下2指，超声波检查有羊水液平及胎儿肢体，拟诊为“晚期先兆流产”。即行依沙吖啶羊膜腔注射引产，6天后胎儿死亡（B超未探查到胎动及胎心反射），18天后仍无产兆，行第二次依沙吖啶羊膜腔注射引产，因穿刺未成功，故考虑小型剖腹产，但病人及家属不愿做手术，因改用中药下死胎，同时静脉滴注催产素。诊断为胎死不下。证属人流未成，胎留宫中。治宜理气活血，引下死胎。药用芒硝、焦山楂、当归各12g，益母草10g，苍术、厚朴、川芎、陈皮各6g。每日1剂，水煎服。仅服1剂，于当天下午3时30分娩出死胎（男婴），胎盘已部分机化变形，避孕环亦随之排出，产后恶露不多，腹不痛。治愈出院。

按：平胃散加芒硝治疗胎死腹中，早已见于《医学入门》及《济阴纲目》中。但临床上平胃散一般多用来治疗胃肠疾病，其下死胎的作用尚未引起人们的注意。本例单纯用西医方法处理未能及时获效，而采用平胃散加减起效的。虽然本例并用西药，但至少也能说明本方有协助促进死胎提早排出的作用（《班秀文妇科奇难病论治》，广西科学技术出版社，1989）。

2. 崔某，女，43岁。20岁结婚，40岁初孕时，足月产1死胎，42岁又足月产1死胎，两次均于7个月左右开始水肿，肿势日增，产后自消。平时神疲乏力，心悸易汗，纳呆食少，腰痛腿酸，带下淋漓，入冬后畏寒肢冷，历时已久。18岁月经初潮，一向1～4个月一行，带经3～5天，色淡量少。现怀孕近半年，要求服药以防胎死腹中。面色萎黄，唇舌色淡，苔薄白润，脉滑无力。证属脾肾阳虚，气血双亏。治宜健脾温肾，补气养血。药用生黄芪、山药、熟地黄、茯苓、菟丝子、党参各15g，何首乌12g，当归、白芍、阿胶（烊化）、白术各9g。每日1剂，水煎两次，共煎取500ml，分两次温服。服3剂后，食纳渐增，带下减少，唯腰痛依故，按前方加补骨脂、续断各9g。共进9剂，孕期水肿轻微，后产1女婴，母女平安。

按：本案久苦神疲体倦，心悸易汗，纳呆食少，腰痛腿酸，带下淋漓，入冬后畏寒肢冷，知其旧有气血双亏，脾肾阳虚之宿疾；孕后胎赖血养，脾虚则血少，故胎失血养而死；脾肾阳虚则不能行气化水，故胎愈大而肿愈甚，皆旧有宿疾孕后益虚所致；其面色萎黄，唇舌色淡，脉滑无力，皆气血不足之象。方中黄芪、山药、党参、茯苓、白术补气健脾；熟地黄、当归、白芍、阿胶滋补阴血；菟丝子、补骨脂、何首乌、续断壮火益土，强阴固阳。以冀脾肾阳复，气血渐旺则胎殒得免（《郑长松妇科》，中国中医药出版社，2007）。

【名医提示】

1. 胎儿死亡4周后如仍未娩出，蜕变的胎盘可释出凝血活素，进入母体循环后引起DIC，导致血纤维蛋白原及血小板降低，程度随胎死时间延长而加重，排出胎儿后可有产后大出血。故应每周查1次血小板、血纤维蛋白原、试管法凝血时间。

2. 在用缩宫素引产时,因缩宫素剂量较大,虽不需顾虑胎儿窘迫,但应注意宫缩不应过频过强,以免宫颈撕裂,甚至子宫破裂。

3. 多胎妊娠者如其中1胎儿先死于宫内,一般可以观察等待,孕妇常有一过性纤维蛋白原及血小板计数降低,其后又自行恢复正常。

4. 产后应常规检查胎儿、脐带及胎盘并送病理检查,以尽可能明确胎死宫内的原因。

5. 如合并感染,应考虑用抗生素防治感染。

第10章

产后病变

第一节　产褥感染

产褥感染是指产褥期生殖道感染引起的局部或全身的炎症变化。如果自产后24小时后的10日之内，每天用口表测体温4次，若连续2次体温达到或超过38℃时，则称产褥感染，包括产后上呼吸道感染、泌尿系感染、乳腺炎，故两者含义不同。严重的产褥感染可发展为败血症及中毒性休克。本病多由细菌感染所致，细菌来源有2方面：外源性，如妊娠期性生活、盆浴、手术、阴道检查、胎膜早破，均可使细菌进入。亦可由内源性而致，如产道创面及宫壁、胎盘剥离面坏死组织均有利于细菌繁殖，使原来不致病的细菌成为严重的致病菌。而患者有贫血、产程延长、产前产后出血、慢性消耗性疾病时，更易发病。主要致病原是需氧或厌氧性链球菌、大肠埃希菌、葡萄球菌、梭状芽孢杆菌等。产生多种毒性物质或内毒素，引起菌血症时发生感染性休克。如累及器官及组织可表现为急性外阴阴道炎、宫颈炎、急性宫内膜炎、急性输卵管炎、急性盆腔炎、急性腹膜炎、血栓性静脉炎，甚至脓毒血症、败血症。根据临床症状属中医学"产后发热"的范畴，多因产后正气大虚，腠理不密，外邪乘虚而入；或产后血室正开，邪毒乘虚直犯胞中所致。

【诊断要点】

1. 产后发热。如分娩后24小时体温达到或超过38℃或持续不恢复正常，或分娩24小时后至10日内，体温相隔24小时有2次达到或超过38℃为病态产褥，应考虑合并有感染。在不能确定是由其他系统感染引起时，应考虑为产褥感染。

2. 有明显的生殖道感染的症状与体征，并因部位不同，各自的临床表现有异。

(1)急性外阴、阴道、宫颈炎：局部有切开或撕裂的伤口感染，红、肿、触痛、发硬或有脓液，伤口拆线后可裂开，有脓性分泌物流出。体温常在38℃以下。

(2)急性子宫内膜炎、子宫肌炎：恶露量多、浑浊，有时有泡沫和臭气。下腹疼痛，压痛，子宫复旧差。体温在38℃以上，脉搏快。严重者可有寒战、高热、头痛、嗜睡、下腹剧痛。

(3)急性输卵管炎:一般在产后 8～10 天,体温高达 39℃,下腹部疼痛,双合诊时腹肌紧张,宫旁可扪及条索状物或包块,触痛明显。

(4)急性盆腔结缔组织炎:高热,下腹疼痛,压痛。肛门检查子宫复旧不良,双附件增厚,深压痛明显,病程迁延数个月不愈。

(5)急性腹膜炎:寒战高热,下腹或全腹疼痛及压痛、反跳痛,腹肌紧张,腹胀呕吐。妇科检查:盆腔内有包块,有波动感。

(6)血栓性静脉炎:发热多在产后 1～2 周,体温 36～40℃,呈弛张热型,且寒战高热交替。自觉下肢疼痛难忍,静脉呈条索状,触痛,或下肢肿胀发硬,皮肤发白,病程持续时间长。

(7)脓毒血症及败血症:持续高热、寒战、谵妄、气促、脉速或昏迷、抽搐、休克。

3. 外周血检查。有白细胞计数升高及核左移现象,严重时白细胞中有感染中毒性颗粒。

4. 宫腔棉拭子标本细菌培养。应做需氧菌及厌氧菌两种培养,可找到细菌种类。

5. B 超检查。可发现盆腔的肿块。

6. 胸部 X 线摄片。可发现肺栓塞,并排除肺部感染。

7. 超声多普勒检查。如为下肢栓塞性静脉炎则下肢血管血流图有异常改变。

8. 下肢静脉造影。下肢栓塞性静脉炎时可见异常 X 线显影。

9. 血培养。脓毒血症或败血症患者可找到致病原。

【鉴别诊断】

1. 外阴、阴道炎　局部红肿、疼痛,触之有硬结,多无全身症状,严重者亦可有体温上升,拆线后伤口裂开或有少许脓液流出。

2. 子宫内膜炎及子宫肌炎　轻症者产后 3～5 天有下腹部轻微疼痛、低热,重者感染深入肌层,产后体温升高明显且早,子宫压痛明显,子宫复旧不良。

3. 急性盆腔结缔组织炎　产妇多表现为寒战、弛张热、下腹痛,检查时子宫一侧或双侧压痛,可扪及边界不清之包块。

4. 盆腔腹膜炎及弥漫性腹膜炎　盆腔腹膜炎时,患者寒战、高热、下腹痛。检查时下腹压痛、反跳痛明显。如炎症扩散致弥漫性腹膜炎时,则满腹剧痛、呕吐、腹胀、腹肌紧张、压痛及反跳痛明显。

5. 栓塞性静脉炎　盆腔内栓塞性静脉炎常侵及子宫、卵巢、髂内静脉,有弛张热,局部检查不易与盆腔结缔组织炎鉴别。

6. 下肢血栓性静脉炎　多在股静脉、腘静脉或大隐静脉,除弛张热之外,有下肢痛,局部静脉压痛或呈硬索状,血液回流受阻,下肢水肿,皮肤发白。

7. 上呼吸道感染　有咳嗽、咽痛,妇科检查无生殖道感染症状。

8. 肾盂肾炎 肾区有压痛、叩击痛，尿常规可见脓细胞，尿培养可发现致病菌。

9. 乳腺炎 乳房肿胀、压痛，或皮肤发红，局部有波动感，其他部位无阳性体征。

【西医治疗】

1. 一般治疗

(1)半坐卧位，高蛋白、高维生素、易消化吸收饮食，补充足够水分。

(2)物理降温，贫血应及早输血，注意电解质紊乱。

(3)会阴感染，伤口化脓时及早拆线，局部换药。

(4)使用宫缩药：① 麦角流浸膏：每次 10ml，每日 3 次，口服。②产复康：每次 4 片，每日 3 次，口服。缩宫素：每次 10U，每日 2 次，肌内注射。③麦角新碱：每次 0.2mg，每日 1 次，肌内注射。

2. 抗生素治疗。根据细菌培养及药物敏感试验结果，有针对性地选择抗生素，一般以青霉素及氨基苷类抗生素联合应用为首选。

(1)青霉素类药物：皮试阴性后用。① 青霉素：每次 80 万 U，每日 4 次，肌内注射。② 青霉素：每次 320 万 U，加入 5%葡萄糖注射液 250ml 中静脉滴注，每日 1 次。③ 氨苄西林：每次 2g，加入 0.9%氯化钠注射液 40ml 静脉推注，每日 2～3 次。④ 苯唑西林：2～4g/d，分 3～4 次肌内注射或静脉滴注。⑤氯唑西林(邻氯西林)：1～3g/d，分 2～4 次肌内注射或静脉滴注。⑥ 羧苄西林(卡比西林)：2～10g/d，分 4 次肌内注射或 10～40g/d 静脉滴注。对铜绿假单胞菌、大肠埃希菌和变形杆菌有较强作用。

(2)氨基苷类抗生素：① 链霉素：1g/d，每日 2 次，肌内注射。② 卡那霉素：1g/d，每日 2 次，肌内注射。③ 阿米卡星(丁胺卡那霉素)：0.2～0.4g/d，静脉滴注。④ 庆大霉素：每次 8 万 U，每日 2 次，肌内注射或静脉滴注。

(3)如用青霉素和庆大霉素或卡那霉素治疗 24～48 小时体温仍持续不降，需考虑为青霉素耐药的脆弱拟杆菌感染，应改用抗厌氧菌有效药物。① 林可霉素(洁霉素每次 600mg，每日 3 次，肌内注射。② 甲硝唑(灭滴灵)：1～1.6g/d，分 3 次服。或每次 500mg，静脉滴注，每日 2 次。

(4)头孢菌素类抗生素：① 头孢唑林：3～6g/d，分 3～4 次静脉注射。② 头孢拉定：2～4g/d，分 3～4 次静脉注射。

3. 手术治疗

(1)清宫：胎膜、胎盘残留者。

(2)切开排脓：盆腔脓肿形成者。

4. 如发生血栓性静脉炎，用大剂抗生素治疗体温持续不降时，可用肝素 50mg 稀释于 5%葡萄糖注射液 100ml 中静脉滴注，每日 4 次。24～48 小时后体温可下降，一般需继续用 10 天。

【中医治疗】

1. 辨证论治

(1)感染邪毒型:产后数日高热、畏寒,热势不退,体温多在38℃以上;小腹疼痛拒按,恶露量多或量少,色紫暗,气臭,烦躁,口渴喜冷饮,尿少色黄,大便干,舌红,苔黄,脉弦数有力。治宜清热解毒,凉血化瘀。方选五味消毒饮合失笑散加减。药用金银花、野菊花、蒲公英、紫花地丁、鱼腥草、益母草各15g,天葵子、蒲黄、五灵脂、牡丹皮、赤芍各10g,甘草6g。每日1剂,水煎服。若高热不退,腹痛拒按,大便不通,恶露不畅者,属实热瘀血内结,可用大黄牡丹皮汤加减。药用芒硝15g,败酱草、红藤、薏苡仁、益母草各12g,大黄、牡丹皮、桃仁、冬瓜仁各10g,甘草6g。若高热不退,烦渴汗出,尿少色黄者,属热气未消,热伤津液,可在上方中加生石膏15g,沙参12g,天花粉、石斛各10g。若高热不退,心烦汗出,皮肤斑疹,舌红绛,苔黄燥,脉弦细而数者,属热入营血,用清营汤加味。药用紫花地丁、蒲公英、金银花、丹参各15g,栀子、牡丹皮、水牛角、玄参、生地黄、麦冬、连翘、竹叶心、黄连各10g,甘草6g。若持续高热,神昏谵语,甚则昏迷,面色苍白,四肢厥冷,脉微而数者,系热入心包,用清营汤送服紫雪丹或安宫牛黄丸。

(2)血瘀气滞型:产后数日,乍寒乍热,恶露不下或下亦甚少,色紫暗有血块;小腹疼痛,拒按,口干不饮,大便结。舌紫暗或有瘀点,脉弦涩。治宜活血化瘀,清热解毒。方选生化汤加减。药用益母草、蒲公英、连翘、当归各15g,桃仁、炮姜、牡丹皮各10g,川芎、甘草各6g。若血瘀甚者,可用桃红消瘀汤加减。药用益母草20g,败酱草、丹参、蕺菜各15g,川楝子、牛膝、当归、桃仁、乳香各10g,红花、甘草各6g。每日1剂,水煎服。

(3)血虚发热型:产时出血较多,持续低热;自汗,心悸,头晕目眩,小腹绵绵作痛,恶露少,质稀,舌淡,苔薄白,脉虚微数。治宜补气益血,养阴清热。方选圣愈汤加减。药用黄芪、党参、白芍各15g,生地黄、熟地黄各12g,当归10g,川芎、甘草各6g。每日1剂,水煎服。

2. 通用加减方　泽兰叶10～15g,荆芥、秦艽各10g,炮姜炭6g。因感染邪毒而发,加金银花30g,赤芍、紫丹参各15g,细生地黄10g,薄荷6g;大便未解,加麻仁30g;纳差,加焦山楂、陈皮各30g,青蒿梗15g;瘀血,加王不留行30g,桃仁、益母草各10g;外感风寒,加金银花、海桐皮各30g,焦山楂15g,薄荷6g;感受湿热,加海桐皮、益元散各30g,焦山楂15g;荷梗、炒全当归各10g;失眠,加酸枣仁、夜交藤各12g;气滞腹痛不止,加延胡索、香橼、沉香各10g;发热甚,加金银花、连翘各15g,紫花地丁10g;寒热往来,加柴胡、黄芩、半夏各10g,生姜6g。每日1剂,加水煎煮2次,将两煎药液混合均匀,分2次服。

3. 内服单方验方

(1)金银花、野菊花、蒲公英、紫花地丁各30g,天葵子15g。熟地黄、白芍各

10g,川芎、甘草各6g。若气虚加党参、黄芪各15g;热甚者加黄芩、黄柏、黄连各10g;血瘀者加赤芍、丹参、桃仁、红花各10g;阴虚者加生地黄、麦冬各15g。每日1剂,水煎,分2次服。主治产后感染性发热。

(2)石膏30g,薏苡仁20g,苍术、桃仁、山楂各15g,当归12g,知母、淡竹叶、川芎各10g,甘草6g。若壮热口渴,加山栀10g;少腹胀痛,恶露不净者加红花、苏木各10g;燥屎内结者加大黄(后下)10g。每日1剂,水煎,分2次服。主治瘀血所致产后发热。

(3)柴胡、黄芩、半夏、党参各10g,炙甘草6g,大枣10枚。每日1剂,水煎服。

(4)泽兰叶10～15g,荆芥、秦艽各5～10g,炮姜炭5g。每日1剂,水煎服。

4. 针灸治疗

(1)血瘀者,针刺支沟、曲池、血海、三阴交、足三里,用泻法,每日1次。

(2)血虚者,针刺曲池、三阴交、足三里、关元、复溜,用补法,每日1次。

(3)邪毒感染者,针刺足三里、三阴交、曲池,用泻法,每日1次。

5. 中成药

(1)清开灵注射液:每次2ml,每日3次,肌内注射;或20～40ml/d,稀释于10%葡萄糖注射液200ml中,静脉滴注。能清热解毒,镇静安神。

(2)安宫牛黄丸:每日2次,每次1丸,口服。用于高热惊厥,神昏谵语,舌红绛,苔黄,脉数者。

(3)紫雪丹:每日2次,每次1.5～3.0g,口服。用于高热烦躁,神昏谵语,尿赤便秘者。

(4)脉络宁注射液:每日1次,每次10～20ml,静脉滴注。用于栓塞性静脉炎。

(5)生脉饮:每日3次,每次10ml,口服。用于血虚发热型患者。

(6)牛黄安宫片:每日3次,每次4片,口服,用于高热不退者。

(7)柴胡注射液:每日2次,每次2～4ml,肌内注射。退热时用。

(8)妇科千金片:每日4次,每次6片,口服。

(9)穿心莲片:每日4次,每次6片,口服。

【名医提示】

1. 饮食既要营养丰富,又要易于消化,忌食生冷寒凉之品,以免恶露排出不畅;忌食辛辣及发物,以防助火生热,使病情加重。

2. 注意补充水分,饮水不足时可经静脉补充,重症病例可少量多次输血,注意纠正水与电解质紊乱。

3. 产妇取半卧位,以利于恶露的排出和炎症局限于盆腔内。

4. 居室宜避风寒,注意保暖,衣着厚薄适宜。

5. 注意床边隔离,防止交叉感染。

6. 高热者应采用物理降温。

第二节 晚期产后出血

产后出血分为产后出血和晚期产后出血，胎儿娩出后24小时内出血量超过500ml者，称为产后出血，是造成产妇死亡的主要原因。晚期产后出血是指分娩24小时后，在产褥期内发生的子宫大量出血，以产后1～2周发病最为常见，少数发生于产褥期末。产妇阴道流血，可少量或中量，持续或间断，也可表现为突然的大量出血，伴有寒战、低热，或常常导致休克、贫血，甚至危及生命。晚期产后出血发生的主要原因多为胎盘残留、胎盘附着部复旧不全，以及剖宫产术后伤口裂开。此外，子宫内膜炎、子宫黏膜下肌瘤感染、绒毛膜癌亦可引起晚期产后出血。

【诊断要点】

1. 出血时间。从产后数日到1个月左右；剖宫产子宫切口感染、坏死、裂开，多见于手术后20日左右；胎盘息肉出血可在产后数周至数个月。

2. 出血方式。常反复出血，或血量少而淋漓不止；或突然阴道大量出血。后者多见于剖宫产术后伤口感染裂开者，出血量大多每次＞500ml，严重者可达2000～3000ml而致休克。

3. 并发感染时，恶露臭、秽污，有低热。

4. 妇科检查子宫大而软，宫口松，血液来自宫腔，或有残留胎盘组织。

5. 血液检查。出血多时血红蛋白及红细胞总数下降，呈失血性贫血表现；合并感染时白细胞总数及中性粒细胞计数增高。

6. B超检查。可发现子宫腔内有残留组织及积血，子宫复旧不佳，或子宫肌壁裂开。

【鉴别诊断】

1. 软产道损伤　主要依赖分娩病史及详细妇科检查，如有血肿形成，可用B超检查鉴别。

2. 绒毛膜癌　血、尿hCG测定阳性，X线胸片及CT检查可见胸、脑转移病灶，刮出物病理检查可鉴别。

【西医治疗】

1. 药物治疗

(1)宫缩药：① 缩宫素：每次10U，每日2次，肌内注射；或每次20U，每日1次，静脉滴注。② 麦角新碱：每次0.2mg，每日2次，肌内注射。

(2)抗生素：① 青霉素：每次320万U，每日2次，静脉滴注；或每次80万U，每日3次，肌内注射，皮试阴性后用。② 氨苄西林：每次0.5g，每日3次，口服。③ 甲硝唑：每次0.2g，每日3次，口服。

2. 手术治疗

(1)刮宫术:适用于:①子宫复旧不良,时有鲜血流出,或突然大量出血而无休克症状者;②阴道流血多,或阴道检查宫颈有组织堵塞。

(2)子宫切除术:主要用于:①对刮宫术后仍有多量出血,尤其反复大量出血者;②剖宫产术后,切口感染裂开。

【中医治疗】

1. 辨证论治

(1)气虚型:产后恶露过期不止,量多,色淡,质稀,无臭气;伴小腹空坠,精神不振,气短懒言,面色㿠白,舌淡胖,有齿印,苔白,脉缓弱。治宜补气摄血,固摄冲任。方选补中益气汤加减。药用黄芪、鹿角胶各15g,艾叶炭、白术、陈皮、炒当归各10g,升麻、柴胡、甘草各6g。若气短,乏力,心悸者,加龙眼肉20g,阿胶10g,五味子6g。每日1剂,水煎服。若气虚夹瘀者,加益母草15g,炒蒲黄、五灵脂各10g,三七3g。若肝肾亏损者,加桑寄生、续断、杜仲炭、菟丝子各12g。

(2)血热型:产后恶露过期不止,出血较多,色紫红,质黏稠,或有臭气;面红身热,口干思凉,心烦易怒,便干溲赤,或入夜盗汗,舌红,苔薄黄,脉细数。治宜养阴清热,凉血固冲。方选保阴煎加减。药用生地黄、熟地黄、山药、续断、白芍、阿胶、墨旱莲、乌贼骨各15g,黄芩、黄柏各10g,甘草6g,每日1剂,水煎服。若湿热蕴结者,加败酱草30g,鱼腥草、薏苡仁各15g,土茯苓10g;若肝郁化热者,加牡丹皮、栀子、川楝子各10g。

(3)血瘀型:产后恶露过期不止,淋漓不断,量时多时少,色紫暗有块;小腹疼痛拒按,块下腹痛暂缓,或伴有胸腹胀痛,舌紫暗或舌边尖有瘀点,苔白,脉沉弦。治宜活血化瘀止血。方选生化汤合失笑散加减。药用益母草20g,当归、山楂各12g,赤芍、桃仁、五灵脂、花蕊石、蒲黄各10g,川芎、甘草各6g。每日1剂,水煎服。若气虚血瘀者,加党参、黄芪各15g,白术10g;若寒凝血瘀者,加川椒、台乌药各10g,肉桂6g;若瘀热者,加败酱草、马齿苋各15g,生贯众10g。

2. 通用加减方　太子参、黄芪、炒白芍各15g,麦冬、五味子、甘草各10g,肉桂2g。下血日久,加茜根炭15g;失眠,加柏子仁、酸枣仁各10g;心悸,筋脉拘挛,加煅龙骨15g;便秘,加全瓜蒌15g;血热,加白头翁12g;腰痛,加杜仲10g;纳呆,加焦三仙各12g;恶心,加姜半夏10g;心悸,加炒枣仁15g;食欲缺乏,苔白腻,加炒白术10g。病程较长,贫血重者,加黄精15g,当归10g。每日1剂,水煎,加水煎煮2次,将两煎药液混合均匀,分2次服。

3. 内服单方验方

(1)红藤30g,当归20g,生地黄15g,川芎10g,黄连、炮姜、生甘草各6g,蜈蚣3g。若小腹硬满疼痛甚者,加益母草30g,失笑散10g;瘀血重者,加丹参、鸡血藤、牛膝各10g;热甚伤阴加月季花、玫瑰花各10g;气滞加香附、枳壳各10g。每日1

剂,水煎,分 2 次服,10 剂为 1 个疗程,主治晚期产后出血。

(2)益母草、蒲黄、五灵脂各 12g,当归、桃仁、丹参、牡丹皮、血余炭各 10 g,川芎、炮姜各 6g。每日 1 剂,水煎,分 2 次服,5 剂为 1 个疗程。主治产后出血。

(3)益母草、焦山楂各 30g,重楼、枳壳各 20g,川芎、当归、刘寄奴、桃仁各 12g,炮姜、甘草各 6g。每日 1 剂,水煎,分 2 次服。适用于血瘀型恶露不绝。

4. 中成药

(1)三七粉:每次 2g,每 2～4 小时 1 次,血止停服。

(2)云南白药:每次 0.2g,每 4 小时 1 次。口服。

(3)人参粉:3g,分 2 次吞服。

【名医提示】

1. 晚期出血治疗时首先应排除绒毛膜癌,故应常规做尿或血绒毛膜促性腺激素(hCG)检查,并参照该病治疗。

2. 在产程中注意检查胎盘、胎膜是否完整,如发现不全时要及时清理宫腔。

3. 刮宫术应在补液、输血条件下进行,刮出物应常规送病理检查。

4. 剖宫术后晚期出血行刮宫时要注意,可能引起大出血。

5. 注意保持心情舒畅,情绪稳定,纠正贫血,改善营养状态。

6. 产褥期保持阴部清洁,禁止性生活,以避免感染。

第三节 产褥期抑郁症

产褥期抑郁症是指产妇在分娩后出现抑郁症状,通常在产后 2 周发生,表现为易激惹、恐怖、焦虑、沮丧和对自身及婴儿健康过度担忧,常失去生活自理及照料婴儿的能力,有时还会陷入错乱或嗜睡状态。中医学认为,其发病多因心气亏损,胆虚神怯,或气郁胆气不宁所致。

【诊断要点】

1. 产后抑郁症是在产褥早期最常见的精神障碍,主要表现为不明原因的阵发性哭泣和忧郁,产妇还可以伴有感觉疲劳、容易激动、不安、睡眠不好甚至失眠,以及与丈夫发生隔阂等。

2. 产后抑郁症指产后产生的抑郁,较产后忧郁综合征为重,但较产后精神病为轻,发病率较高。一般在产后 2 周内发病,至产后 4～6 周逐渐明显,表现为产后心理不适、睡眠不足,病人感到疲乏无力、烦躁、易怒、悲观厌世、有犯罪感、严重者不能照料婴儿,甚至有伤婴者。

3. 临床表现。①情绪抑郁。②对全部或多数活动明显缺乏兴趣或愉悦。③体重显著下降或增加。④失眠或睡眠过度。⑤精神运动性兴奋或阻滞。⑥疲劳或乏力。⑦遇事皆感毫无意义或自罪感。⑧思维力减退或注意力难以集中。⑨反复出现死亡想法。凡产后2周内出现上列5条或5条以上症状者，必须具备(1)、(2)2条。

【鉴别诊断】

1. *抑郁状态*　是产后精神病中最多见的一种状态，多在产后7天内发病。发病与心理因素密切相关。主要表现为情绪低落、悲观失望、伤感不安、焦虑，不愿与外界接触。病情加重时可出现抑郁自卑、自责自罪。表现出对新生儿强迫性担心或对新生儿厌恶，甚至有杀婴的想法存在。

2. *谵妄状态*　起病多在产后早期。初期可有失眠烦躁、情绪不稳、食欲缺乏等，以后发展成对新生儿过分担心，易激惹、猜疑，然后很快出现明显的精神运动性兴奋，思维紊乱伴有各种幻觉，听到婴儿哭泣声及别人议论她等，对新生儿根本不能关心，也有杀害婴儿的危险。

3. *躁狂状态*　产后1～2周发病，表现为少眠、兴奋、多语好动，唱歌，情绪高涨、好夸耀自己，昼夜忙碌不停，精力充沛、记忆增强、自我感觉良好，躁狂状态，镇静后可发展为抑郁状态，故又称为躁郁状态。

4. *幻觉妄想状态*　产后大多数急性或亚急性起病，情感症状明显，妄想内容波动且欠系统，存在片段的关系妄想，嫉妒妄想，大喊大叫，行为孤僻、伤人伤物等，类似精神分裂症样状态。国内资料表明，大多数急性起病；国外文献报道，以紧张型和青春型较多。

5. *感染性精神病*　临床症状有高热、意识恍惚或蒙眬状态，语言不清，定向障碍行为紊乱，有时喃喃自语。分娩后抑郁症的早期表现很难与“母亲忧郁”相区别，但若发生了自杀的倾向或企图或妄想，就可以诊断为产后精神病。

6. *反应性精神病*　表现焦虑紧张、乱语、意识欠清，定向障碍反复发生错觉及幻觉等。

【西医治疗】

1. *心理治疗*

(1)可以使产后抑郁患者宣泄，感到被支持、尊重、理解，信心增强，加强自我控制及建立与他人良好交流的能力，激发患者的内在动力，去应付自身问题。

(2)心理治疗对产后抑郁症显著有效，同时不会给母乳喂养的婴儿造成危险，应被视为产后抑郁症的一线治疗，而不是药物疗法的辅助治疗。

(3)研究显示，有保健护士提供的非训诫式咨询，对轻至中度抑郁症妇女是有效的。让受过高度专业培训的精神病学家给患者提供人际关系的心理治疗，对重症抑郁症患者有明显的疗效，还有数据支持行为认知疗法对产后抑郁症的疗效，但须对干预的手段及对象进一步研究。

2. *药物治疗*

(1)三环类抗抑郁药：早期第一代药有丙米嗪、阿米替林等；第二代药有马普替林、乙氧苯氧甲吗啉；目前最新的第三代抗抑郁药是氟西汀等。因此类药在体内起效慢及代谢存在个体差异，使用时应严密监测血药浓度及对乳汁的影响。

(2)单胺氧化酶类抗抑郁药：具有非选择性、非可逆性的特点。起效快，副作用大，一般不作首选药。目前用的新药为吗氯贝胺，是一种安全、有效的抗抑郁药。

(3)选择性5-HT再摄取抑制药：如氟西汀、舍曲林和帕罗西汀等，其副作用小，疗效却与传统药物相当，抗抑郁药应足量并连续应用8周。在妊娠期患抑郁或继往有产后抑郁症史者，产后立刻给予预防性抗抑郁药是有益的。

(4)雌激素治疗：雌激素有多种神经调节功能，包括直接的细胞内效用和作用于5-HT系统间接效用，在特定女性人群中，这些效用可能共同发挥抗抑郁的作用。

【中医治疗】

1. 辨证论治

(1)心脾两虚型：产后常感自卑，恐惧，心悸，惕惕然如人将捕；神疲乏力，头晕健忘，食少便溏，面色萎黄，舌淡，脉弱。治宜补益心脾。方选人参养营汤加减。药用人参、黄芪各15g，白术、茯苓、当归、熟地黄各10g，肉桂、五味子、陈皮、甘草各6g，生姜3片，大枣5枚。每日1剂，水煎服。

(2)心虚神怯型：产后常自卑，恐惧，胆怯易惊；头晕心悸，神疲乏力，或见失眠多梦，时被惊醒，舌淡，脉弱。治宜养心安神。方选琥珀养心丹加减。药用人参、茯神各15g，琥珀、龙齿、酸枣仁、柏子仁、猪心血各10g，菖蒲、牛黄、远志各6g。每日1剂，水煎服。

(3)肝郁脾虚型：产后心情抑郁，神情不舒，自卑恐惧；胸闷烦躁，不愿与人交往，食欲缺乏，便溏不爽，神疲乏力，或见胸胁胀痛，舌淡，苔薄，脉弦。治宜疏肝健脾，方选逍遥散加减。药用白芍15g，柴胡、当归、茯苓、白术、甘草、生姜、薄荷各6g。每日1剂，水煎服。

(4)脾肾阳虚型：产后神怯易惊，自卑恐惧，脑力迟钝，反应缓慢，心情沮丧；性欲减退，畏寒肢冷，腰膝酸软，腹胀便溏；或完谷不化，舌淡，苔白，脉沉细无力。治宜温补脾肾，方选附子理中汤加味。药用琥珀、龙齿、酸枣仁、人参各10g，炮附子、甘草、干姜各6g。每日1剂，水煎服。

2. 通用加减方

(1)小麦50g，生甘草20g，酸枣仁、柏子仁、白术、当归、茯神、龙眼肉各15g，人参(另煎)、木香、远志各10g。每日1剂，加水煎煮2次，将两煎药液混合均匀，分2次服。用于忧郁淡漠型。

(2)生铁落30g，天冬、麦冬、浙贝母、橘红、石菖蒲、连翘、茯苓、丹参、玄参、钩藤各15g，胆南星10g，朱砂(冲服)0.5g。每日1剂，加水煎煮2次，将两煎药液混合均匀，分2次服。用于狂躁兴奋型。

(3)合欢花、夜交藤各20g,生石决明、珍珠母(先煎)各18g,生地黄、鸡血藤、炒枣仁各15g,白芍12g,远志、石菖蒲、阿胶(烊化)、郁金、甘草各10g,黄连6g。心火不甚,可去黄连,加栀子10g,白薇10g;眩晕甚者,加天麻20g,钩藤15g,葛根10g。每日1剂,加水煎煮2次,将两煎药液混合均匀,分2次服。用于神经症型。

(4)茯苓30g,炒枣仁25g,磁石、天麻、石决明(先煎)、秫米各20g,半夏、白术、瓜蒌、远志各15g,石菖蒲、橘红、竹茹、枳壳、郁金、灯心草、胆南星各10g,黄连6g。寒痰凝聚者,去黄连,加白芥子10g;胸胁胀满甚者,加青皮、香附各10g。每日1剂,加水煎煮2次,将两煎药液混合均匀,分2次服。

3. 内服单方验方

(1)莲子、百合各15g,牡丹皮12g,共研细末,每次2～3g,每日2次,黄酒送服。

(2)黑木耳、黑豆各30g。共研细末,每日2次,每次2～3g,黄酒送服。

(3)当归、白芍各15g,猪肝150～250g。每日1剂,炖服,连用3～7日。

(4)酸枣仁100g,研末。每日2次,每次5g,吞服。

4. 外治单方验方

甘遂、大戟、黄连、艾叶、石菖蒲各10g,白芥子6g。共研细末,水调成糊状,取适量敷于脐部,盖以纱布,胶布固定,每日1次。

5. 针灸疗法

(1)体针疗法:取穴风池、内关、神门、足三里、三阴交、百会、中脘、肝俞、肾俞等,2～4穴/次,平补平泻法。

(2)耳针疗法:取穴神门、皮质下、交感、心、肾、胃、脑点、脑干等,任选2～3穴,每日1次,或埋针。

【名医提示】

1. 加强孕期保健。重视孕妇心理卫生的咨询与指导,对不良个性、既往有PPD史或家族史、筛查出有精神症状的高危孕妇进行监测和必要的干预。重视办好孕妇学校,鼓励孕妇及其丈夫一起来上课,学习认识妊娠和分娩的相关知识,了解分娩过程及分娩时的放松技术与助产人员的配合,消除其紧张、恐惧的消极情绪。

2. 改善分娩环境。建立家庭化分娩室,以替代以往封闭式的产房,提高产妇对分娩自然过程的感悟。开展导乐式分娩,临产后有丈夫或其他亲人陪伴可减少其并发症及心理异常的发生。

3. 重视产褥期保健,尤其要重视产妇心理保健。对分娩时间长、难产或有不良妊娠结局的产妇应给予重点心理护理,注意保护性医疗,避免精神刺激。实行母婴同室,鼓励指导母乳喂养并做好新生儿的保健指导工作,减轻产妇的体力和心理负担。辅导产妇、家属共同做好产褥期产妇及新生儿的保健工作。对以往有精神抑郁史或出现有情绪忧郁的产妇要给予足够的重视,及时发现识别,并予以适当的处理,防止产后抑郁症的发生。

4. 围生期的保健工作应注意主动医疗服务,掌握孕产妇心理学特点和心理咨询技巧,提高服务技能和质量。要重视社区围生期孕产妇心理保健工作。

5. 产褥期是妇女一生中的特殊时期,应有充足的睡眠,合理的营养,才能早日康复。

6. 丈夫多与产妇进行情感交流,抚慰痛苦,共同关爱喂养孩子。

7. 消除不必要的顾虑、焦躁,保持心情舒畅。

第四节 产褥中暑

产褥中暑是指产妇在室内高温高湿闷热环境下,体内余热不能及时散发引起的中枢性体温调节功能障碍所致的急性热病。产后,产妇体内潴留的水分需要排出,除经尿液排泄外,尚借出汗排出体外,故常见产妇衣、被为汗水浸湿。当环境超过35℃时,机体将借助大量汗液蒸发进行散热,然而由于旧风俗习惯的影响,要求产妇包头盖被,穿长袖衣、长裤,卧室紧闭门窗,加之炎热夏季,气温高,湿度大,产妇出汗散热受到严重障碍,终致体温调节失常,出现高热,电解质代谢紊乱及神经系统功能损害等一系列病变。产褥感染患者发热时更易中暑。

【诊断要点】

1. 重度中暑　进一步出现高热,体温可高达40～42℃,出现昏迷、谵妄、抽搐、呕吐、腹泻、呼吸短促、脉搏加快微细,血压下降、面色苍白、瞳孔缩小、瞳孔对光反射及膝腱反射减弱或消失。如不及时抢救,常于数小时内出现呼吸循环衰竭而危及生命。

2. 临床表现　头痛,头晕,口渴,多汗,胸闷,恶心呕吐,体温升高达42℃,脉搏加快,血压下降,甚至出现神志不清,昏睡抽搐,对光反射消失,膝反射减弱。更严重者可出现循环衰竭。

3. 先兆中暑　发病急,出现口渴、多汗、恶心、头晕、头痛、胸闷、心悸及全身无力等症状,如能改变衣着,置于通风良好及凉爽的室内,补充水及盐分,可很快改善症状。

4. 轻度中暑　除以上症状外,可有体温上升,脉搏、呼吸增快,面色潮红,出汗停止,皮肤干热,痱子布满全身,或出汗而体温不降。本病根据上述症状、体征及环境,初诊并不难。如中暑不及时抢救,可导致死亡。根据发病季节、居家环境、产妇衣着、临床表现等,不难诊断产褥中暑。

5. 病史　结合发病季节、家庭环境和产妇着衣盖被等。

【鉴别诊断】

1. 产后子痫　有妊高征症状或产后高血压,头痛,头晕,目眩,牙关紧闭,四肢抽搐,无发热,与发病季节无关。

2. 产褥感染　与发病季节无关,体温增高,有生殖系统的局部症状,白细胞计数可增高。

【西医治疗】

治疗原则为迅速降温,纠正水、电解质及酸碱紊乱,积极防治休克。

1. 物理降温

(1)移至通风凉爽的地方、电风扇下、空调室。

(2)用冰水或冰水乙醇在头部、颈部、腋下、腹股沟处擦浴,冰水灌肠等。

(3)用力按摩四肢以防周围循环瘀滞。

2. 药物治疗

(1)药物降温:氯丙嗪每次 25～50mg 加入 5%葡萄糖氯化钠注射液中,静脉滴注,2 小时滴完;或加地塞米松每次 5mg,每日 1 次。

(2)补充液体及电解质:补液总量为 2000～3000ml,注意补充钠及钾盐。

(3)酸中毒:适当使用 5%碳酸氢钠注射液 200ml 静脉滴注。

(4)呼吸衰竭:尼可刹米 0.375g 或洛贝林每次 0.3mg,肌内注射。

(5)抽搐:地西泮每次 10mg,肌内注射。

【中医治疗】

1. 辨证论治

(1)暑入阳明型:产后头痛头晕,恶热心烦;药用西瓜翠衣 50g,粳米 20g,生石膏、党参各 15g,淡竹叶、荷梗、石斛、知母各 10g,甘草 6g。每日 1 剂,水煎服。

(2)暑犯心包型:产后猝然晕倒,不省人事;身热肢厥,气粗如喘,牙关微紧或口开,脉洪大或滑数。治宜清心开窍。方选牛黄清心丸。药用石膏 30g,黄连、黄芩、栀子、郁金各 10g,甘草 6g,朱砂(水飞)5g,牛黄 3g。每日 1 剂,水煎服。

(3)阴阳离决型:产后头晕心慌,四肢无力;汗出肢冷,昏仆,脉细数而微。治宜益气养阴,回阳固脱。方选生脉散合参附汤加味。药用龙骨、牡蛎各 15g,人参、麦冬各 10g,五味子、炮附子、甘草各 6g。每日 1 剂,水煎服。

2. 通用加减方　西洋参、麦冬、石斛、西瓜翠衣、生石膏(先煎)各 30g,粳米 15g,黄连、淡竹叶、荷梗、知母各 10g,甘草 6g。身重,脘痞呕恶,苔腻,加苍术、藿香、佩兰、半夏各 15g;口渴甚,加沙参、麦冬、葛根各 15g;体倦少气,加太子参 10g,石斛 10g;小便短赤,加泽泻、车前子(包煎)各 10g;面赤,心烦口干,夜寐不安,时有谵语,加水牛角 30g,生地黄、牡丹皮各 10g。每日 1 剂,加水煎煮 2 次,将两煎药液混合均匀,分 2 次服。

3. 内服单方验方

(1)柴胡、酒炒黄芩、清半夏、竹茹、党参、当归、炒白芍各 9g,枳壳 6g,甘草 3g。每日 1 剂,水煎,分 2 次服。适用于微发寒热,眩晕闷乱,呕不能食,大便反坚的中暑患者。

(2)太子参、黄芪、炒白芍各 15g,麦冬、五味子、甘草各 10g,肉桂 3g。每日 1 剂,水煎服,7 剂为 1 个疗程。适用于平素血虚气弱,复因产后失血过多,以致中暑者。

(3)莲叶梗 30g,薏苡仁、扁豆各 15g,柳叶 3g。将 4 味药物加水 600ml,煎至 200ml,1 次服。

(4)绿豆 60g,鲜丝瓜花 10 朵。用清水煮绿豆,豆熟后取汤 250ml,放鲜丝瓜花煮沸,1 次服。

(5)六一散(包)30g,香薷、藿香、金银花、连翘各 10g。水煎后放凉,频频服。

4. 针灸治疗　针刺人中、内关、足三里、手十二井穴、十宣穴。用泻法,急刺。

5. 中成药

(1)藿香正气水:每日 3 次,每次 10ml,口服。

(2)十滴水:每日 2 次,每次 5ml,口服。

【名医提示】

1. 实行物理降温,冰水或酒精擦洗全身,在头、颈、腋下、腹股沟等血管表浅区放置冰袋,并进行肢体按摩,防止周围血液循环的淤滞,同时对患者扇风,争取在短时间内将体温降至 38℃左右。

2. 饮食宜清淡而富于营养,可多食西瓜等水果之类,有利于清暑泻热,但忌食冰冻之品。

3. 立即将产妇移至凉爽通风处,解开衣服,补充水分和盐类,使其安静休息。

4. 在产褥中暑降温过程中,要密切观察患者体温、血压、心脏等情况。

5. 每 15 分钟测 1 次体温,如已降至 38℃应立即停止降温处理。

6. 注意血压、心率、呼吸的变化。

第五节　产后缺乳

一般正常生理发育,乳腺从青春期开始发育较快,妊娠后受多种激素的调节而高度发育。分娩后的 2～3 天乳腺开始泌乳。如果产妇在哺乳期间,乳汁分泌过少(不够喂养婴儿)或全无,称为产后缺乳。某些因乳头凹陷和皲裂造成的乳汁壅积不通者,不属本病范畴。近年来由于产孕年龄增高,剖宫产率上升及某些社会、心理因素的影响,产后缺乳的发生率越来越高。乳汁的分泌与乳母的精神创伤、营养状况、休息和劳动都有关系。任何精神上的刺激如忧虑、惊恐、烦恼、悲伤,都会减少乳汁的分泌;营养不良不仅影响母乳的成分,也影响母乳的分泌量;劳动过度,体力消耗过多,除影响乳汁分泌量以外,也可使乳汁内蛋白含量下降,影响乳汁的成分。异常气味的刺激或者婴儿没有及时吸吮,均可使乳汁分泌不足或全无。本病主要表现为乳房柔软，乳汁甚少，乳质清稀，或乳汁点滴皆无，饮食量少，面色萎黄，精神疲倦；或乳房胀痛，乳汁虽稠，但量少，或无乳汁分泌，胸闷胁胀，精神抑郁。本病的特点是产后排出的乳汁量少，甚至完全没有。但目前尚无具体的定量诊断标准。一般而言，周岁以内的婴儿只需母乳喂养，若大于周岁的婴儿，母乳不够喂养属正常现象；产后乳汁甚少或全无，称产后缺乳。乳汁的分泌除与乳腺的发育、催乳素的分泌及全身情况密切相关外，尚与哺乳方法不当、营养不良、精神恐惧和休息有关。其中任何因素的异常均可导致产后缺乳。中医学称为“产后乳汁不行”“无乳”，多由产时失血，气随血耗，或肝失调达，疏泄失职，乳络壅塞所致。

【诊断要点】

1. 产后无乳汁分泌，或乳汁甚少，无发热、恶寒等症状。

2. 检查乳房柔软，无乳汁感，挤压时仅有点滴乳汁。

3. 血液检查无异常。

【鉴别诊断】

乳腺炎 虽乳汁不通或缺乳，但有畏寒发热，乳房局部红肿痛热。

【西医治疗】

1. 指导哺乳方法，按时哺乳，并将乳汁吸尽。

2. 增加营养，调节饮食。

【中医治疗】

1. 辨证论治

(1)气血虚弱型：产后乳少或全无，乳汁清稀，乳房柔软无胀感；面色少华，神疲乏力，食欲缺乏，心悸，头晕，舌淡红，少苔，脉虚细。治宜补气养血，增液通络。方选通乳丹加减。药用猪蹄120g，黄芪30g，人参、当归、麦冬、木通、桔梗各10g，甘草6g。每日1剂，水煎服。

(2)肝气郁滞型：产后乳汁少或全无，乳汁浓稠，乳房胀硬或疼痛；情志抑郁，或有低热，食欲缺乏，舌淡红，苔薄黄，脉弦。治宜疏肝解郁，通络下乳。方选下乳涌泉散加减。药用穿山甲、王不留行、白芍各15g，生地黄、天花粉各12g，当归、川芎、柴胡、青皮、通草、桔梗、白芷各10g，甘草6g。每日1剂，水煎服。

2. 通用加减方 通草、王不留行各15g，柴胡、当归、棉花子各12g，桔梗、穿山甲、漏芦、路路通各10g，川芎、木通各6g。乳房不胀，乳汁点滴也无，去柴胡、川芎、漏芦，加党参、黄芪各15g，麦冬、熟地黄、太子参各10g；乳房胀硬有包块，加皂角刺12g，青皮、橘核、白芷各10g；乳房胀痛灼热，加蒲公英、连翘各15g，重楼10g；食欲缺乏，加神曲、麦芽各10g；阴虚明显，加麦冬、炙鳖甲各10g；湿盛，加苍术、藿香各10g。每日1剂，加水煎煮2次，将两煎药液混合均匀，分2次服。

3. 内服单方验方

(1)丝瓜络15g，王不留行、炮穿山甲各12g，路路通、漏芦、川芎、天花粉、麦冬各 9g。若气血亏虚者加黄芪 15g,党参 12g,当归、白术、神曲各 9g,通草 3g,去炮甲;若肝气郁滞者,加桔梗 9g,柴胡、青皮各 6g,通草 3g。将诸药用纱布包好放入去内脏公鸡腹内,温水泡半小时,以慢火煎,开锅后再煎半小时。待鸡脱骨后即可喝汤吃肉。一般 3 剂为 1 个疗程。主治产后哺乳期乳汁甚少或全无。

(2)桃仁 12g,红花、当归、生地黄、牛膝各 9g,川芎、赤芍、桔梗、柴胡、枳壳、甘草各 6g。每日 1 剂,水煎,分 2 次服。服 3 剂后加黄芪 20g,王不留行 15g。主治产后缺乳因血瘀者。

(3)红薯 250g,新鲜狗脊髓骨 500g,先用清水将红薯洗净,不要破红皮,与狗脊髓骨同煮至烂熟,任意服饮。

(4)薏苡仁 30g,黄芪 20g,柴胡 15g,木通 9g,猪蹄(另炖)1 个。每日 1 剂,水煎取液,与猪蹄汤混合食用。

(5)鲜虾 250g,黄酒 60ml。每日 1 剂,将鲜虾洗净捣烂,用纱布包好取汁加热煮沸,兑黄酒热服。分 2 次服。

(6)生黄芪 30g,当归 10g,每日 1 剂,炖猪蹄服。

(7)猪蹄 2 只,通草 24g。每日 1 剂,炖服。

(8)鹿角粉:每日 2 次,每次 4.5g,冲服。

4. 针灸治疗

(1)气血虚弱证:补益气血,生乳通乳。取膻中、乳根、脾俞、足三里、少泽。膻中、乳根、脾俞施捻转补法;足三里施提插捻转补法;少泽为经验穴,仅留针,不用捻转手法。

(2)肝气郁滞证:疏肝解郁,通络下乳。取膻中、乳根、少泽、内关、太冲。膻中、乳根、少泽捻转泻法;内关、太冲捻转泻法。

(3)取主穴膻中、乳根,配少泽、天宗、合谷。针刺,每日 1 次,留针 15～30 分钟。

(4)耳针:取胸区、内分泌、乳腺穴、脑点穴,针刺,每日 1 次,每次留针 15 分钟。

(5)按摩法:热敷乳头和乳房后,术者用手掌按摩之,边轻轻回搓揉边帮助挤压乳房,再提捏乳头数次,每次 15～20 分钟。

5. 中成药

(1)催乳丸:补气活血,通络下乳。适用于气血虚弱证。蜜丸,每日 2 次,每次 1 丸,口服。

(2)涌泉散:活血通络下乳。适用于肝气郁滞证。散剂,每日 3 次,每次 3g,口服。

【验案举例】

1. 王某,27 岁。生第三胎,产后 45 天,头眩腰酸,胸闷腹胀,乳汁缺乏,以致婴儿闹饥,时常啼哭,使产妇烦闷不堪。就诊时见面色萎黄,头晕目眩,精神疲乏,脉细软,舌质淡、苔薄白。证属气血虚亏,乳源不足。治宜健脾益血,充养乳汁。药用当归、黄芪、茯苓各9g，川芎、焦白术、白芍、陈皮、郁金、路路通、炒枳壳各6g。每日1剂，水煎服。服3剂后，乳汁渐增，头眩胸闷等症亦次第好转，刻尚有腰酸肢软，大便不爽。此乃肝肾虚亏、血少肠燥。药用当归、黄精、丝瓜络、黄芪、淮山药、肉苁蓉、黑芝麻、杜仲、狗脊各9g，川芎、白术各6g。连服3剂而愈。

按：产后气血虚亏者乳汁常感不足，《妇人大全良方》谓："妇人乳汁不行，皆由气血虚弱、经络不调所致。"乳汁为血生化，血虚则乳源不充，乳汁不多，必须在调养气血中，稍佐一、二味行血通乳即效。本例处方，乃根据黄芪八物汤（《医略六书》方：熟地黄、黄芪、白术、茯苓、当归、川芎、白芍、炙甘草）化裁。用当归、白芍、川芎补血养血活血；黄芪补气；白术、陈皮、茯苓健脾胃以充气血之源；郁金宽中解郁；枳壳行气除胀；路路通、通草乃性质缓和的通乳药，服药后效颇显著。复诊乃以调补培本，仅加丝瓜络一味行乳，盖气血足，化源生，而乳汁自增（《朱小南妇科经验选》，人民卫生出版社，1981）。

2. 姚某，24岁。产后10天，初期奶量充足，后因情志波动，乳房胀痛，不可触及，乳汁随之减少，检查：局部无红、肿、热之象，整个乳房发硬，青筋暴露。脉弦，舌质暗，边尖红，苔薄白。诊断为产后乳汁缺乏。证属肝郁气滞，乳络不通。治宜疏肝解郁，通络下乳。方选下乳涌泉散加味。药用蒲公英、天花粉各25g，王不留行、当归、柴胡、青皮、路路通、白芷各15g，穿山甲10g，细辛3g。每日1剂，水煎服。服3剂后，乳汁量增，乳房肿痛渐消，继服3剂，以求全效。

按：乳汁来自气血，为水谷精微所化生，赖气以运行和控制。乳头、乳房分别络属足厥阴肝、足阳明胃经，故生乳、排乳功能与肝胃之经气密切相关。肝郁气滞之缺乳症，多为初期奶量充足，而后突然量小，伴有肿硬胀痛之特征。治此，下乳涌泉散合拍，疏肝解郁，通络下乳。穿山甲、王不留通行十二经，无处不到，蒲公英助其软坚活络以下乳，郁解络通，乳汁自畅（《门成福妇科经验精选》，军事医学科学出版社，2005）。

【名医提示】

1. 要进食营养丰富、味道清淡、容易消化、清洁卫生的饮食，如红糖水、果汁、豆浆等。在产褥期应加2～3次小餐，正餐饮食应是高蛋白、高脂肪、高糖饮食，并应含有钙、磷、矿物质及维生素，如清炖鸡汤、豆浆、清蒸鲫鱼汤、排骨汤及各种面食等。

2. 产前加强乳房护理，经常清洗和按摩乳房。产后尽早哺乳，不要因乳汁少而推迟哺乳时间，因为吸吮动作可以促进乳汁的分泌。

3. 每次哺乳时，一定让乳汁吸尽，既可使乳汁增加，又可预防乳腺炎。如乳房胀硬，可用热毛巾温敷。

4. 产后体质较虚，要静心休养，加强营养，避免劳累和精神刺激。

第六节　产后乳汁自出

西医学中无本病名，中医学认为产后及哺乳期中，乳汁不经婴儿吸吮而自然流出者，称产后乳汁自出，又称“漏乳”“产后乳汁自涌”“产后乳汁自溢”。由气虚不能固摄乳汁，或肝火内炽，迫乳外溢而发生本病。

【诊断要点】

1. 哺乳期中，乳汁未经婴儿吸吮而自然流出，乳汁正常。

2. 检查。乳房可见乳头有乳汁点滴而下，渗湿衣襟，乳房松软，无胀感。

【鉴别诊断】

1. 生理性溢乳　表现为乳汁过多，且又未按时哺乳，或断奶后乳汁胀满，自然流出。

2. 乳溢闭经综合征　闭经患者同时伴有溢乳，伴有不孕。属月经病范畴，而不是在产后。

3. 乳腺癌　多为血性分泌物，乳房有包块。

【西医治疗】

无特殊。

【中医治疗】

1. 辨证论治

(1)气虚失摄型：产后乳汁自出，量少质清稀，乳房柔软无胀感，面色无华，神疲乏力；舌质淡，苔薄白、脉细弱。治宜补气益血，佐以固摄。方选补中益气汤加味。药用黄芪15g，人参、白术、当归、橘皮、柴胡、升麻、芡实、五味子各10g，甘草6g。每日1剂，水煎服。

(2)气血虚弱型：产后乳汁自出，量少，质清稀，乳房柔软，无胀满感；伴疲乏无力，气短懒言，面色少华，舌淡，苔薄白，脉细弱。治宜补气养血，固摄敛乳。方选人参养营汤加减。药用白芍、熟地黄、黄芪各15g，人参、当归、白术、茯苓、陈皮各10g，肉桂、甘草、五味子各6g，远志5g。每日1剂，水煎服。

(3)肝经郁热型：产后乳汁自出，量少，质较浓稠，乳房胀痛；情志抑郁，或烦躁易怒，便秘尿黄，舌红，苔薄黄，脉弦数。治宜疏肝解郁，清热敛乳。方选丹栀逍遥散加减。药用白芍12g，当归、柴胡、茯苓、白术、生姜、牡丹皮、栀子仁各10g，薄荷、甘草各6g。每日1剂，水煎服。

2. 内服单方验方

(1)黄芪、防风各15g，白芷6g。每日1剂，水煎，分2次服。

(2)黄芪20g，五味子10g。研末，冲甜酒服，每日1次。

3. 针灸疗法

(1)气虚血弱：针气海、膻中、足三里，用补法。

(2)肝经郁热：针阳陵泉、行间、支沟，用泻法。

【名医提示】

1. 加强产后营养及适当锻炼，促进脾胃健运以补气固摄。

2. 注意乳房卫生，防止继发感染。

3. 注意排除乳房器质性病变。

4. 保持情绪乐观，心情舒畅。

第七节　产后急性乳腺炎

产后急性乳腺炎是乳腺的急性化脓性感染，多发生于哺乳的产妇，以初产妇多见。主要因乳汁瘀积或细菌感染所致。常见致病菌为金黄色葡萄球菌，其次为链球菌。本病属中医学“乳痈”“妒乳”的范畴，多因肝郁胃热，外感邪毒蕴结而成。

【诊断要点】

1. 初产妇多见，常发生在产后3～4周，多发于单侧。

2. 病初多见畏寒发热，乳房胀痛，有界限不清的肿块，触痛，表皮微红。

3. 继之寒战，高热，乳腺疼痛加重，有跳动感，局部红肿发热。腋下淋巴结肿大，压痛。

4. 数日内乳腺局部形成脓肿，有波动感，溃破后排出脓液，或从乳头排出脓液。

5. 血液检查。白细胞总数及中性粒细胞增加，有核左移现象。

6. B超检查。乳房后有积液暗区。

7. 局部穿刺。可抽到脓液。

8. 乳房红外线透光检查。血管充血，局部有炎症浸润阴影。

【鉴别诊断】

炎性乳腺癌　患侧乳房弥漫性肿胀，皮肤焮红，发展迅速，疼痛剧烈，但始终无脓液形成，针吸液细胞学检查或切取活体组织检查可明确诊断。

【西医治疗】

1. 一般治疗

(1)用胸罩或三角巾托起乳房，使其休息。

(2)暂停哺乳，清洁乳头。

(3)采用吸乳器吸出乳汁，保持乳汁通畅。

2. 药物治疗

(1)青霉素：每次80万U，每日3次，肌内注射，皮试阴性后用。

(2)氨苄西林:每次 0.5g,每日 3 次,口服。

(3)乙酰螺旋霉素:每次 0.2g,每日 4 次,口服。

(4)青霉素如效果不好,可改用苯唑西林:每次 1.0g,每日 4 次,肌内注射,皮试阴性后用。

(5)氯唑西林:每次 0.5g,每日 4 次,口服。

(6)乙酰麦迪霉素:每次 0.4g,每日 4 次,口服。

(7)红霉素:每次 0.2g,每日 4 次,口服。对耐青霉素金黄色葡萄球菌有效。

3. *对症治疗*

(1)发热:① 安痛定:每次 2ml,每日 1 次,肌内注射。② 柴胡注射液:每次 2ml,每日 1 次,肌内注射。

(2)疼痛:① 去痛片:每次 0.5g,每日 1 次,口服。② 苯巴比妥:每次 0.03g,每日 2 次,口服。

4. *局部治疗*　25%硫酸镁溶液湿敷,适用于乳腺炎早期,每日 1~2 次。

5. *手术治疗*　适用于脓肿形成者。

(1)弧形切口:适用于乳晕部脓肿。

(2)放射状切口:适用于腺叶间脓肿。

(3)弓形切口:适用于乳房后脓肿或深部较大脓肿。

【中医治疗】

1. *辨证论治*

(1)气郁热结型:产后乳汁瘀积,乳房肿胀触痛,皮肤不红,或有肿块;伴恶寒发热,口渴,舌红,苔薄黄,脉数。治宜疏肝清胃,通乳散结。方选瓜蒌牛蒡子汤加减。药用金银花 15g,花粉、瓜蒌各 12g,栀子、牛蒡子、皂刺、连翘、黄芩、青皮、陈皮、柴胡、橘叶各 10g,甘草 6g。每日 1 剂,水煎服。

(2)肉腐成脓型:肿块明显增大,皮色焮红,跳痛剧烈,形成脓肿后,表浅者应指明显;高热寒战,舌质红,苔黄腻,脉滑数。治宜清热解毒,透脓通乳。方选透脓散加减。药用黄芪、蒲公英各 20g,金银花、紫花地丁各 15g,穿山甲 12g,当归、川芎、皂角刺、牛蒡子、白芷各 10g,甘草 6g。每日 1 剂,水煎服。

(3)正虚毒滞型:脓肿破溃或切开,脓液黄稠,肿胀渐减;疮口逐渐愈合,全身症状随之减轻,舌淡,苔白,脉滑。治宜调理气血,清解余毒。方选四妙汤加减。药用炙黄芪、炒麦芽各 30g,当归、金银花各 15g,玄参,炙甘草各 10g。每日 1 剂,水煎服。

2. *内服单方验方*

(1)焦麦芽、蒲公英、败酱草各 30g,大青叶、重楼各 15g,蜂房、柴胡、瓜蒌、黄连(冲)各 10g,青皮 6g。每日 1 剂,水煎,分 2 次服,适用于乳腺炎早期。

(2)蒲公英 30g,金银花 15g,橘叶 10g,鹿角霜 6g。前 3 味水煎,冲鹿角霜服,每日1剂，分2次服。

3. 外治单方验方

(1)金黄散：每日1次，每次60g，温开水调敷。脓尽后用生肌散每次6g或九华粉每次6g敷破处。

(2)初起时，将乳房托起，将乳房按摩后拔火罐吸出瘀乳，或用吸乳器吸出乳汁。

(3)芙蓉叶、鲜蒲公英、犁头草各30g，金疮小草15g。每日1剂，捣烂外敷。

(4)陈木梳烤热后，自乳房四周向乳头部熨按通乳。

(5)芒硝溶液：每日3～4次，湿敷。

4. 针灸治疗　针刺足三里、肩井穴，用提捻转手法。

5. 中成药

(1)蒲公英片：每日4次，每次3～5片，口服。

(2)妇科千金片：每日4次，每次4片，口服。

(3)穿心莲片：每日3次，每次4片，口服。

(4)乳疮丸：每日2～3次，每次9g，口服。

【验案举例】

1. 苏某，女，27岁。左乳红肿、热、痛半个月。产后20天，左乳红肿明显，皮肤扪之皮温较高，乳头挤出脓性乳汁，乳晕下扪及约10.0cm ×8.0cm肿块，质硬，边界不清，活动差，压痛明显。左腋下触及 一约1.0cm×1.2cm肿大淋巴结，质硬，活动度好，有压痛，体温38.1℃，病人时觉身热，烦躁，口渴，舌红，苔黄略腻，脉弦数。B超检查左乳探及1.8cm×1.4cm液性暗区。血常规：白细胞$10.3\times10^{9}/L$，中性80%。穿刺脓液细胞学检查：见有大量炎症细胞及泡沫细胞。诊断为化脓性乳腺炎。证属胃热壅滞，蕴积成脓。治宜清热解毒，透脓消肿。药用红藤、天花粉、黄芪、皂角刺、金银花、蒲公英、紫花地丁各30g，连翘15g，牡丹皮、漏芦、栀子、柴胡、穿山甲、甘草各10g。每日1剂，水煎服。并外用芒硝湿热敷。服用3剂病情明显好转，7日后肿块基本消失，红肿消退，血常规正常，乳汁正常。

按：本病例辨为胃热壅滞型乳痈，以患者乳房结块，红热疼痛，按之跳痛，局部有波动感，身热，口渴，烦躁，舌红，苔黄厚，脉弦数为辨证要点。此证为肝胃失和，阳明积热，或风邪客热，蕴结肝胃之络，使胃火壅盛不化，导致冲任气血凝滞，邪正相争于乳络而酿热积脓。方中连翘、金银花、紫花地丁、牡丹皮、蒲公英清热凉血，解毒消肿；穿山甲、黄芪、皂角刺、漏芦、柴胡通络透脓散瘀；天花粉、栀子、红藤清胃泻热。全方共奏清热解毒、散结消肿之功(《中国现代百名中医临床家丛书·韩冰》，中国中医药出版社，2007)。

2. 许某，女，29岁。产后乳房胀痛伴发热3天。伴恶寒发热，达38.5℃，身痛，头痛，口干便结。产后因乳汁少，流出不畅，时常用手挤压乳房，使乳汁流出而溢乳。患者因对多种抗生素过敏,故要求中医治疗。苔薄黄,脉细数。检查:右乳房外上象限有直径约 4cm 大小红肿块物,触痛明显,但未见溃破。诊断为产后乳痈。证属胃热壅滞,乳络闭阻。治宜清热泻火,消肿散结。药用蒲公英 30g,全瓜蒌(切)、石膏各 12g,山栀仁、黄芩、柴胡、枳实、牛蒡子、王不留行、金银花、炒荆芥、炒防风、路路通各 9g。每日 1 剂,水煎服。并外敷如意金黄膏。嘱乳汁用吸奶器吸出。服 5 剂后,发热已退,红肿明显减轻,用手按压时仍感乳痛,口干。仍服上方去炒荆芥、炒防风、石膏,加天花粉 12g,赤芍 9g。再服 7 剂而愈。

按:乳痈是由热毒侵入乳房所引起的一种急性化脓性疾病,西医称为急性乳腺炎。患者常去外科就诊,因产后不久,产妇来妇科就诊者并不少见。乳痈产生原因很多,可因乳汁多或乳汁流出不畅,乳汁壅积,亦可因过食辛辣炙烤之物;也可因外伤挤压乳络损伤等。本患者即因挤压而感染。患者初因肝郁气滞,胃热壅滞,致乳络闭阻不畅;后又因气滞血瘀,郁久化热酿脓而致乳痈。故治疗采用疏肝泻胃火,消肿散结之法。方用瓜蒌牛蒡汤,柴胡疏肝散等加减治疗。方中山栀仁、黄芩、金银花、蒲公英清热解毒,消痈散结;柴胡疏肝退热;炒荆防发表散风止痛;牛蒡子疏散风热,解毒消肿;石膏清热泻胃火;王不留行、路路通有活血通络下乳之功;瓜蒌消肿散结,专治乳痈;枳实消积导滞。二诊因热邪已退,红肿减轻,去炒荆芥、炒防风、石膏;热病伤阴,加天花粉清热生津,解毒消痈;赤芍清热散瘀止痛。临床观察乳痈早期或未溃时用中药治疗,效果极佳(《李祥云治疗妇科病精华》,中国中医药出版社,2007)。

【名医提示】

1. 指导孕产妇防止乳汁瘀积及保持乳头、乳房清洁,避免乳头破损及细菌侵入。
2. 加强产前乳房保健,保持乳头清洁,避免皲裂,如已发生,应及时治疗。
3. 早期乳腺炎的病人可继续哺乳,局部可用冰敷,以减少乳汁分泌。
4. 定期哺乳,多余之乳汁应排出;避免挤压乳房,防止乳汁瘀积。
5. 炎症比较明显的患者,应暂停哺乳,给予回奶。

第八节　产后腹痛

产后腹痛是指产妇在分娩后至产褥期以小腹疼痛为主症的疾病。系产后子宫收缩呈阵发性痉挛状态,使子宫肌壁血管缺血、组织缺氧、神经细胞受到刺激所致。中医学称本病为"产后腹痛",又称"儿枕痛",是由于瘀血阻滞,气血运行不畅或产时失血、产后调养失宜,胞脉失于濡养所致。

【诊断要点】

1. 产后第 1 日迅速出现腹下区阵发性疼痛。
2. 经产妇多见,初产妇较轻。阵发性疼痛可因哺乳而加重。

3. 检查子宫变硬，隆起，恶露增多。

【鉴别诊断】

1. 产后痢疾腹痛　腹痛呈里急后重，窘迫感，腹泻，大便呈赤白脓血样，大便常规发现脓细胞，红、白细胞。

2. 产褥感染腹痛　有恶寒发热，腹痛拒按，恶露臭秽，血常规有异常。

【西医治疗】

1. 吲哚美辛　每次10mg，每日3次，口服。

2. 去痛片　每日3次，每次1片，口服。

【中医治疗】

1. 辨证论治

(1)血虚型：产后小腹隐隐作痛，腹软喜按，恶露量少、色淡、质稀；头晕心悸，大便干燥，舌淡红，苔薄白，脉细弱。治宜补益气血，温经止痛。方选肠宁汤加减。药用熟地黄、阿胶、山药各15g，当归12g，人参、续断、麦冬各10g，肉桂、甘草各6g。若血虚气滞者，加川楝子、台乌药、荔枝核各10g；血虚气虚者，加黄芪15g，浮小麦10g。每日1剂，水煎服。

(2)血瘀型：产后小腹疼痛拒按，得热稍减，恶露量少，色暗有块；面色青白，四肢欠温，或胸胁胀痛，舌暗，苔白滑，脉沉弦。治宜活血祛瘀，散寒止痛。方选生化汤合失笑散加减。药用益母草15g，当归12g，川芎、桃仁、炮姜、山楂、五灵脂、生蒲黄各10g，甘草6g。每日1剂，水煎服。

2. 通用加减方　益母草30g，当归15g，延胡索10g，川芎、桃仁、炙甘草各6g，炮姜3g。以气滞为主，胀甚于痛，并见胸胁胀满，加枳壳、香附各10g；以血瘀为主，痛甚于胀，并恶露少而夹血块者，加五灵脂(包煎)、生蒲黄(包煎)各10g；热甚伤阴，加月季花、玫瑰花各10g；气滞，加香附、枳壳各10g。每日1剂，加水煎煮2次，将两煎药液混合均匀，分2次服。

3. 内服单方验方

(1)延胡索、川芎、赤芍、蒲黄(包煎)、五灵脂(包煎)各9g，小茴香6g，炮姜炭、官桂各3g。每日1剂，水煎服。

(2)益母草30g，丝瓜络20g，五灵脂(包煎)12g，香附8g。共研细末，调拌蜂蜜冲服，每日3次，连服1周。

(3)益母草、红糖各30g，艾叶6～9g。每日1剂，水煎，分2次服，连服3日。

(4)生山楂、红糖各30g，生姜3片。每日1剂，水煎，分2次服。

(5)羊肉250g，当归10g，生姜10片。每日1剂，炖服。

(6)百草霜、红糖各30g，煮熟鸡蛋2个，煮水顿服。

(7)生山楂30g，煎汁去渣，和入红糖冲服。

(8)红糖25g，干姜粉1.5g。开水冲服。

4. 针灸治疗

(1)血虚:针刺三阴交、足三里、内关,用补法,亦可灸百会穴。

(2)血瘀:针刺合谷、三阴交、昆仑、足三里,用平补平泻法。

5. 中成药

(1)八珍益母丸:补益气血,养血调经,适用于血虚证。蜜丸,每日 2 次,每次 1 丸,口服。

(2)人参养荣丸:补益气血,适用于血虚证。蜜丸,每日 2 次,每次 1 丸,口服。

(3)妇珍片:养血活血,适用于血瘀证。片剂。每日 3 次,每次 4 片,口服。

【验案举例】

1. 赵某,女,40 岁。产后 43 天,仍小腹隐痛,绵绵不愈,朝轻暮重,得按则舒。因难产失血,仍感头晕,夜寐梦扰,神疲乏力。面色苍白,舌淡苔少,脉沉虚弱。诊断为产后腹痛。证属气血亏虚,冲任失养。治宜益气养血,调补冲任。药用生黄芪 30g,当归、炒白术各 15g,阿胶(烊化)、川续断各 12g,延胡索(捣)、白芍、川芎各 9g,蕲艾叶、肉桂(后下)、炮姜炭各 3g。每日 1 剂,水煎 2 次,共取 500ml,分早、晚 2 次温服。服 5 剂后,腹痛尽止,夜寐颇安,余无进退。药既合病,宗原意出入。前方去白芍、蕲艾叶;加熟地黄、党参各 15g。共进 10 剂,诸苦若失,渐次康复。

按:本案因难产失血,气随血耗,致气血亏虚。气血亏虚则血流不畅,冲任失养,故小腹隐痛,朝轻暮重,得按则舒;血虚上不能荣巅则头晕,外不能充表则面色苍白;其神疲乏力,夜寐梦扰,舌淡苔少,脉沉虚弱皆气血亏虚之象。方中四物汤、川续断、阿胶养血充营,调补冲任;黄芪、党参、白术益气培中;蕲艾叶、肉桂、炮姜炭、延胡索温经止痛(《郑长松妇科》,中国中医药出版社,2007)。

2. 刘某,女,30 岁。因分娩时室温偏低,产后常觉小腹冷痛,得热则舒,时轻时重,月余不愈。近日来食纳无味,畏寒肢冷。舌质淡,苔薄白,脉沉无力,尺肤不温。诊断为产后腹痛。证属寒客冲任,阴血不足。治宜温经散寒,养血和血。药用山羊肉 150g,生姜(切)30g,熟地黄、当归、赤芍、川芎各 15g,大葱白(连须)2 根。上药合 1 处,加水煮沸(至肉烂为度),取液 800ml,分早、午、晚 3 次温服。连进 3 剂,小腹转温,疼痛尽止。嘱仍守原方继进 2 剂,以期巩固。共服 5 剂遂瘥。

按:本案由分娩之际,血室正开,天冷屋凉,寒气乘虚客于冲任,故产后小腹冷痛,得热则舒;寒邪阻滞,阳气不得宣达,则畏寒肢冷,尺肤不温;其舌质淡,苔薄白,脉沉无力皆阴血不足之候。因患者以寒为主,兼有血虚。仿仲景“当归生姜羊肉汤”方加减施治。方中重用羊肉补虚暖下;加大葱白、生姜温通散寒;以四物汤治营血虚滞(《郑长松妇科》,中国中医药出版社,2007)。

3. 王某,女,26 岁,因产时出血较少,产后第 3 天少腹疼痛,扪之有块,拒按,伴自汗、心烦、口渴、唇焦、咽燥、大便秘结,曾服生化汤合失笑散。药后瘀血未下,块痛攻冲,心烦,口干渴。以鹿衔草汤代茶饮之不能止。诊断为产后腹痛。证属阴血亏损，热由内生。因产后汗多伤津，复投辛温，益伤其阴，然阴虽伤而瘀仍未化，故致证情加重。治宜救液为主，祛瘀为辅。药用鲜石斛、鲜藕节、花粉、生地黄、牡丹皮、益母草、茜草、瓜蒌仁各10～15g。每日1剂，水煎服。服一剂而烦渴瘥，痛减，服2剂瘀行病愈。

按：本例为阴虚血瘀而腹痛。素体阴亏，产后损伤阴血，内热由生，见口渴咽干，便秘等症。兼恶露去少，有瘀血内停，少腹疼痛，有块拒按。又曾误服生化汤及鹿衔草，辛温更耗阴津，故治以育阴为主，兼以祛瘀。以生地黄、花粉、益母草滋阴养血，茜草、牡丹皮、藕节凉血祛瘀，石斛清热，瓜蒌仁润燥，方虽简而组合严密，故2剂症愈(《中医杂志》，1985，4)。

【名医提示】

1. 如疼痛不止，子宫复旧不佳，恶露不多，应考虑宫腔积血或胎盘组织残留、炎症，应做详细检查而确诊，并做相应处理。

2. 不吃生冷的食物和服用寒凉的药物，不要过早服用滋补腻滞的药物。

3. 产妇在分娩过程或产后要注意保暖，防止受寒。

4. 产褥期中应注意休息和保证充足的睡眠。

第九节　产后大便难

产后大便艰涩，或数日不解，或大便干燥疼痛难以解出，称产后大便难。多因产褥期卧床过多，活动过少，腹肌及盆底肌肉松弛，肠蠕动减弱所致。中医学称"产后便秘"，属新产三病之一，系产后分娩失血，营血骤虚，津液亏耗，不能濡润肠道；或阴虚火盛，内灼津液，肠道失于滋润，传导不利所致。

【诊断要点】

1. 新产后或产褥期，饮食如常，无腹痛、呕吐。

2. 大便困难，数日不解，或干燥疼痛，难以解出。

【西医治疗】

1. 药物治疗

(1)酚酞片：每次2片，每日2次，口服。

(2)双醋酚酊：每次1片，每日2次，口服。

2. 外治法

(1)用温肥皂水灌肠，每日1次。

(2)开塞露：每次1支，每日1次，纳入肛门内。

【中医治疗】

1. 辨证论治

(1)血虚津亏型：产后大便干燥，不易解下，或多日不解，无明显腹胀；饮食如常，面色萎黄，皮肤不润，头晕心悸，舌淡，苔白，脉细弱。治宜养血润燥通便。方选四物汤加味。药用白芍、肉苁蓉、胡桃肉各 15g，何首乌、生地黄、当归各 12g，川芎、火麻仁各 10g，甘草 6g。若气血虚弱者，加党参、黄芪各 15g。每日 1 剂，水煎服。

(2)气虚失养型：产后大便数日不解，时有便意，临厕努责乏力，大便不坚；气短出汗，便后疲乏更甚，舌淡，苔薄白，脉虚缓。治宜益气润肠。方选黄芪汤加味。药用黄芪 30g，党参 15g，陈皮、火麻仁、郁李仁、杏仁、全瓜蒌各 10g，甘草 6g，蜂蜜 10ml。每日 1 剂，水煎服。

(3)阴虚燥热型：产后大便秘结，多日不解，解时疼痛，矢气臭秽；口臭咽干，五心烦热，腹胀痛，小便黄，舌红，苔黄腻，脉细数。治宜滋阴清热，润肠通便。方选五烛散加减。药用熟地黄、白芍各 15g，当归、黄芩、枳壳各 10g，川芎、大黄、甘草各 6g。每日 1 剂，水煎服。

2. 通用加减方　生地黄、当归、党参、火麻仁各 15g，枳壳、桃仁、川芎、柏子仁各 10g，甘草、槟榔各 6g。便后肛门疼痛，加生地榆、防风各 10g；数日不大便，加麦芽 25g，肉苁蓉 10g；腹痛脘痞，加木香、炮姜各 6g；食后呃逆，加陈皮 10g，砂仁 5g；大便带血，加炒槐花、阿胶（烊化）各 10g；阴虚灼热，加地骨皮 10g，重用生地黄。每日 1 剂，加水煎煮 2 次，将两煎药液混合均匀，分 2 次服。

3. 内服单方验方

(1)黄芪、当归、麦冬、生地黄各 50g，茯苓 30g，沙参、五味子、枸杞子、火麻仁、郁李仁各 25g。每日 1 剂，水煎，分 2 次服。主治产后便秘。

(2)生地黄 60g，生白术 30g，升麻 10g。每日 1 剂。上药加水煎煮 2 次，将两煎药液混合均匀，分 2 次服。

(3)肉苁蓉 30g，当归 20g，火麻仁、郁李仁各 15g，蜂蜜（冲服）30ml。每日 1 剂，水煎服。

(4)粳米 100g，芝麻 15g，苏子 10 g。加水 500ml，煮粥。每日 1 剂，分 2 次服。

(5)黑芝麻 25g，捣烂，同蜂蜜、牛奶各 50ml 调和，每日早晨空腹时冲服。

(6)胡桃肉 20g，捣碎，冲豆浆服，每日 1 次。

(7)番泻叶：每次 5g，泡服，每日 1 次。

4. 外治单方验方

(1)蜂蜜 60g，微水缓煎，时时搅动，熬如胶饴状，稍冷后，捻如锭状，勿使冷透，趁温热时纳入肛门内，每日 1 次。

(2)猪胆 1 枚，倾汁入碗内，加好醋 30～60g，搅匀，灌入肛门内。每日 1 次。

5. 针灸治疗

(1)虚证：针刺三阴交、天枢、足三里，补法。

(2)燥热：针刺支沟、阴陵泉、曲池，用泻法。

(3)用双手示指压按迎香穴，每日 4～5 次，每次 5～10 分钟，以促进肠蠕动。

6. 中成药

(1)麻仁丸:每日3次,每次10g,口服,适用于血虚津亏者。

(2)补中益气丸:每日3次,每次10g,口服,适用于气虚者。

【验案举例】

1. 廖某,24岁,已婚。产后旬余,恶露未净,大便秘结,7日未行,胸腹胀满,纳少泛恶,口干欲饮,脉细数,舌边尖红,苔略黄,极腻。诊断为产后大便难。证属产后津伤,肠道滞涩。治宜滋阴生津、泻热通腑。药用黑芝麻、黑桑椹、火麻仁各15g,肉苁蓉、野党参各12g,当归、天冬、香佩兰、炒枳壳、炒神曲、鸡内金各9g,紫厚朴、番泻叶(包后下,便泻后去此味)6g。每日1剂,水煎服。服4剂后,肠道得润,大便自通,唯仍脘闷腹胀,泛恶纳呆,身倦无力。舌淡红,苔薄黄,根腻已退,脉细。此气血未复,运化迟滞,改拟健脾胃,运中州,滋阴液,以复其损。药用野党参、黑芝麻各12g,天冬、云茯苓各9g,香佩兰、炒枳壳、紫厚朴、砂仁、干佛手、焦三仙各6g。续服6剂,头晕乏力已除,恶露已净,大便间日1次,初硬后溏,胸腹略宽,纳谷亦增,时或泛恶腹胀,小溲不利。此脾胃升降不利,湿气难免壅滞,转予调理脾胃,兼以快脾利湿。药用车前子、冬葵子(同布包)各12g,清半夏、淡竹茹、云茯苓、香佩兰、杭白芍、香稻芽、福泽泻、远志各9g,紫厚朴、广陈皮各6g。服3剂后,改服丸剂,上午服麻仁滋脾丸9g,晚服归脾丸9g,连服10天,以资巩固。

按:产后便秘,饮食如常,腹无胀痛,多系血去过多,津液亏耗,肠道失润所致,故《金匮要略》说:"亡津液,胃中燥,故令大便难",治疗应以养血增液,润燥滑肠为主,倘因阴虚火燥,煎熬津液所致者,也可佐以泻热通便之品。苦寒峻下最忌妄投,以防滑泄之变。本例大便秘结,胸腹胀满。泛恶纳少,不独液亏肠燥。且气机不畅,饮食停滞,胃失和降,传导受阻。故治以滋阴润燥,泻热通便兼予理气散结之法。方中黑芝麻、桑椹、肉苁蓉、天冬、火麻仁等滋阴养血、润肠通便;厚朴、枳壳、佩兰、鸡内金、焦麦芽、焦神曲、焦山楂等理气宽中,开胃醒脾,兼消食积,再加入参以顾正气。复诊后大便自通,即转予调理脾胃,增进饮食,以滋化源,恢复气血。方中番泻叶甘苦气寒,入大肠经,功能泻热通滞,本品泻下作用虽较强猛,但少有缓下作用,且可用苦味健胃药,能促进消化,非大走而不守,苦寒败胃者可比(《哈荔田妇科医案医话选》,天津科学技术出版社,1982)。

2. 于某,25岁。近生第一胎,流血较多,头眩目花,面色萎黄,分娩后数日间,饮食如常而大便不爽,排出困难,最近3日未解大便,恶露不多,色较淡,腹部并无膨胀感。脉细涩,舌质淡而有薄苔。诊断为产后大便难。证属血枯肠燥,传送乏力。治宜养血润肠,顺气导滞。药用炒黑芝麻12g,油当归、柏子仁、甜苁蓉、瓜蒌、云茯苓各9g,陈皮、制香附、炒枳壳、焦白术各6g。每日1剂,水煎服。服1剂后,大便得以润下。

按:产后大便难,《金匮要略》谓:"新产妇有三病,一者病痉,二者病郁冒,三者大便难”。盖分娩后气血暴虚，津液不足，肠间干燥，传送乏力，故而大便艰难。轻者可用食治法。一为多食菠菜，菠菜能补血润肠，使大便容易排出。另一为清晨空腹时服蜂蜜一大匙，然后再饮温开水一大杯，往往能够达到润肠通便之目的。药治以当归为主，因其既能补血又能润肠，此外黑芝麻、肉苁蓉能润肠而不伤正，数日未曾大便，可加瓜蒌润大肠、导积滞；另佐以芳香顺气、健脾悦胃之品，如香附、枳壳、白术、陈皮等，健脾气助运化，帮助大肠传送之力（《朱小南妇科经验选》，人民卫生出版社，1981）。

【名医提示】

1. 饮食既要营养丰富，亦要含有足够的纤维素，每日应进食含10g左右纤维素的食物。含有纤维素的食物主要有：各种各样的水果、粗制面粉、粗制大米、玉米面、韭菜、芹菜、其他新鲜蔬菜等。

2. 使用中西医外治方法时，注意外阴清洁卫生，如大便通畅后，应立即清洗外阴。

3. 适当吃些有润肠作用的食物，如蜂蜜、芝麻、奶油、牛奶等。

4. 注意调节饮食，多饮水，食清淡新鲜蔬菜，并适当活动。

5. 大便通畅后，无须再用药物治疗。

6. 产后宜早期活动，促进肠蠕动。

7. 应多喝开水，有助于大便软化。

第十节　产后小便疼痛

产后出现尿频、尿急、淋漓涩痛等症状者，称产后小便疼痛。多见于产后泌尿系感染，如尿道炎、膀胱炎、肾盂肾炎。主要由产后体虚、抵抗力弱，加上分娩时胎儿对膀胱的压迫，容易出现排尿不畅和尿潴留而继发感染。本病中医学称“产后小便淋痛”，多由产后膀胱气化失司，水道不利，或产时损伤所致。

【诊断要点】

1. 产后出现尿频、尿急、淋漓涩痛。

2. 小腹胀急疼痛。

3. 尿常规。可见脓细胞、红细胞。

【鉴别诊断】

1. 尿血　以小便出血为特点，多无尿痛，常见于肾结石。

2. 产后小便不通　产后小便点滴而下，或无尿排出，无尿痛感觉。

3. 淋病性尿道炎　虽有灼热疼痛及尿频，但用手指由内向外按压阴道前壁时，可由尿道挤出脓性分泌物，或出现尿道周围脓肿。

【西医治疗】

1. 药物治疗

(1)呋喃妥因:每次0.1g,每日3次,口服。

(2)尿炎清:每次1片,每日3次,口服。

(3)氧氟沙星:每次0.2g,每日3次,口服。

(4)青霉素:每次80万U,每日2次,肌内注射,皮试阴性后用。

(5)复方磺胺甲噁唑(复方新诺明):每次1g,每日2次,口服。

2. 外治法

(1)0.02%高锰酸钾溶液:清洗外阴,每日2次。

(2)0.1%苯扎溴铵(新洁尔灭)溶液:清洗外阴,每日2次。

【中医治疗】

1. 辨证论治

(1)湿热蕴结型:产褥期小便短涩,淋漓灼热,刺痛,尿色黄赤或浑浊;口干渴而不多饮,或伴恶寒低热,或面赤心烦,舌红,苔黄腻,脉滑数。治宜清热利湿通淋。方选加味五淋散加减。药用白芍、滑石、益母草各15g,生地黄12g,栀子、黄芩、赤茯苓、泽泻、当归、车前草各10g,木通、甘草各6g。每日1剂,水煎服。

(2)肝肾阴虚型:产后小便频数,淋漓不爽,刺痛,尿少而热,色深黄;伴腰膝酸软,手足心热,头晕耳鸣,舌红,苔少,脉细数。治宜滋肾养阴通淋。方选化阴煎加减。药用绿豆20g,白芍、枸杞子各15g,车前子、生地黄、熟地黄各12g,牛膝、猪苓、泽泻、黄柏、知母、龙胆、玄参、地骨皮各10g,甘草6g。每日1剂,水煎服。

(3)肝郁气滞型:产后小便艰涩而痛,余沥不尽,小腹胀满;情志抑郁,或胁肋胀痛,烦闷不安,叹息,口干苦,尿赤,大便干,舌红,苔黄,脉弦数。治宜疏肝解郁通淋。方选沉香散加减。药用滑石15g,萆薢、沉香、石韦、当归、王不留行子(包煎)、瞿麦、冬葵子、赤芍、白术各10g,炙甘草6g。若气滞血瘀者,加益母草、牛膝各10g,红花6g。每日1剂,水煎服。

2. 内服单方验方

(1)金银花60g、白糖120g,同蒸,代茶频饮。

(2)茵陈、生地黄各30g,煎水代茶饮。

(3)丝瓜络60g,每日1剂,水煎服。

(4)糯稻须30g,每日1剂,水煎服。

【验案举例】

1. 谭某,25岁。6天前产一男孩,因产程较长,产后小便癃闭,非用导尿管尿不能出。就诊时见患者面色不华,身无寒热,胃纳不佳,脉细,舌苔微白。诊断为产后小便不通。证属中气虚弱,膀胱失职,治宜补中益气,通调水道。方选补中益气汤加味。药用黄芪20g,冬葵子15g,党参、炒白芍、当归、焦白术、炙升麻、柴胡各

10g。每日1剂，水煎服。服1剂6小时后，已能自排小便约100ml，再服1剂，小便畅通。

按：产后癃闭(尿潴留)，《女科辑要》已认识到是"气虚不能升举"，由难产而致癃闭者，更为中气虚弱，州都气化无权，故主张用黄芪补气、麦冬清上、通草达下，采用李东垣补中益气汤，益气扶元，帮助膀胱恢复气化之职；加茯苓、车前子(或冬葵子)利水滑窍，一升一利，一补一泄，岂小便有不利者乎！(上海中医药杂志，1984，4)。

2. 汪某，女，35岁。产后尿潴留25天，系二胎二产，足月分娩，婴儿已亡。分娩后即有尿闭，曾在某医院行普鲁卡因封闭、针灸及服中药均告无效。后到省某医院再次封闭、电疗、留置导尿管，但拔管后仍不能自行排尿，故转中医院门诊治疗。诊查时见少腹拘急胀痛，小便浑浊，点滴难出，畏寒，面色㿠白无神，恶露尚未净，脉濡细无力，苔薄白，质淡紫。诊断为产后癃闭。证属中气虚弱，膀胱失职。治宜补中益气，通调水道。自拟桂车汤化裁。药用生黄芪、忍冬藤各10g，车前子、冬葵子各10g，淡竹叶、木通各5g，肉桂末(冲服)1.5g。每日1剂，水煎服。服1剂后，小便即能自排畅行，少腹作胀已除，食欲亦振。

按：加味桂车汤，乃是循理究源所制定之经验方。方中肉桂味厚性升，为阳中之阳药，通百脉而入下焦肝肾之经，补命门之火而引火归元。车前子味甘性降，为阴中之阴药，入肝经小肠之经，为行水泄浊之品，利小便而不泄气。二药合用，一温一寒，一升一降，相互促进，温阳利水，则州都气化得行，小便自通。加黄芪、冬葵子，取其补益肺气而利水(《孙浩铭妇科临床经验》，福建人民出版社，1978)。

【名医提示】

1. 注意产后外阴卫生，积极治疗尿潴留。
2. 多饮水，多食清淡蔬菜与水果。

第十一节　产后尿潴留

产后发生排尿困难，点滴而下，甚至闭塞不通，小腹胀急疼痛，称产后尿潴留。多发生于初产妇及滞产者。由于胎头对膀胱及骨盆底长时间的压迫，产生暂时性神经支配障碍，膀胱尿道内口水肿、充血，或因会阴伤口疼痛反射所致。多在产后6～8小时至3日内发生。中医学称本病为"产后小便不通""产后癃闭"，临床有虚实之分，实者多由瘀热、肝郁所致，虚者多因气虚、肾虚所致。

产后6～8小时排尿困难，尿液点滴而下或完全闭塞不通，伴有小腹胀急疼痛，或产后多日小便不能解尽，膀胱内残留尿超过100ml，称为产后尿潴留。尿潴留是产后常遇到的并发症之一，多发生于初产妇，特别是手术产及行会阴切开者占多数。本病病因有胎头先露压迫膀胱时间过长，产程过长，引起膀胱三角区组织水肿,影响尿液难以排出,或因产后腹肌松弛排尿无力。会阴部手术后,局部伤口疼痛产生反射性的盆底肌肉痉挛,也可导致尿液滞留,精神因素、惧怕疼痛,不习惯卧床排尿等也是产后尿潴留的原因。

【诊断要点】

1. 根据患者产后有较长时间的未排尿史,以及检查时子宫底达脐以上水平,或在子宫前方扪及囊块者,即可做出诊断。

2. 检查时下腹部膀胱充盈,有触痛。行导尿术可有尿液流出。

3. 患者多有难产、产程延长及手术助产史。

4. 尿常规检查。正常。

【鉴别诊断】

1. 泌尿道感染 表现为尿频、尿急、尿痛,尿常规异常。

2. 肾衰竭 有慢性肾炎史,有肾衰竭症状和体征,尿常规异常,尿素氮、肌酐均异常,临床表现为无尿,但无小腹胀急疼痛。

【西医治疗】

1. 0.02%高锰酸钾溶液。坐浴,每日2~3次。

2. 用温开水冲洗外阴部,使产妇听到流水声,诱导排尿。

3. 新斯的明:每次0.5~1mg,肌内注射。

4. 士的宁:每次1mg,每日2次,肌内注射,共3日。

5. 经上述中西医结合治疗无效者,可用导尿术,并留置导尿管,定时开放。24~48小时拔管。

6. 抗生素:青霉素每次80万U,每日3次,肌内注射,皮试阴性后用。

7. 伤口疼痛:去痛片,每次0.5g,每日2次,口服。

【中医治疗】

1. 辨证论治

(1)气虚型:产后小便不通,欲解不下,少腹胀急疼痛;倦怠乏力,少气懒言,语言低微,面色少华,舌淡胖,有齿印,脉缓弱。治宜补气升清,化气行水。方选补中益气汤加减。药用黄芪30g,党参15g,白术、陈皮、柴胡、当归、桔梗、茯苓、通草各10g,甘草6g。每日1剂,水煎服。

(2)肾虚型:产后小便不通,小腹胀满而痛;面色晦暗,腰膝酸软,舌淡,苔薄白,脉沉迟。治宜补肾温阳,化气行水。方选济生肾气丸加减。药用熟地黄、山药各15g,山茱萸、牡丹皮、茯苓、桂枝、泽泻、附子、牛膝、车前子(包煎)各10g,甘草6g。每日1剂,水煎服。

(3)肝郁型:产后小便不通,小腹胀急疼痛;精神抑郁,两胁肋痛,烦闷不安,舌淡红,苔薄白,脉弦。治宜疏肝理气,利尿行滞。方选木通散加减。药用滑石15g,枳壳、槟榔、木通、冬葵子各10g,甘草6g。若肝郁化火者,加黄芩、栀子、牡丹皮各

10g。每日 1 剂，水煎服。

(4)瘀热型：产后小便不通，或短涩，点滴而下，有热烫感，尿黄，小腹胀急；口渴心烦，舌红，苔薄黄，脉数。治宜清热泻火，化瘀利水。方选化阴煎加减。药用绿豆 20g，生地黄、熟地黄各 15g，牛膝、猪苓、泽泻、黄柏、知母、龙胆、车前子(包煎)各 10g，甘草 6g。每日 1 剂，水煎服。

2. 通用加减方　黄芪 20g，党参、金樱子各 15g，白术、茯苓、山茱萸各 10g，当归 9g，萹蓄 6g，桂枝 3g。气虚，去生黄芪，加炙黄芪 20g；气滞，加乌药 6g；肾虚，加山药 30g；伴有发热，小便频数，淋沥涩痛，尿路感染，加白花蛇舌草 15g，栀子、猪苓各 10g；小便不通，加桔梗、车前子(包煎)各 10g；尿意频数，加益智仁、覆盆子各 10g；小便滴沥或遗尿，加补骨脂、桑螵蛸各 15g。每日 1 剂，加水煎煮 2 次，将两煎药液混合均匀，分 2 次服。

3. 内服单方验方

(1)黄芪 30g，泽泻 15g，当归、猪苓、白术、茯苓、杏仁、皂刺各 10g，桂枝、木通、甘草各 6g。若湿热盛者加苍术、薏苡仁、藿香各 10g；肺热壅盛者，加桑白皮、柴胡、黄芩、薄荷各 10g；气血不足倍用黄芪，加太子参 15g、黄精 15g；阴虚者加生地黄、女贞子、墨旱莲 10g；会阴侧切，伤口肿痛加金银花、蒲公英、红藤、败酱草各 10g。每日 1 剂，水煎，分 2 次服，主治产后尿潴留。

(2)炙黄芪 12g，炙升麻、荆芥穗各 9g，肉桂(后下)、琥珀末(冲服)、甘草梢各 3g。每日 1 剂，水煎，分 2 次服。主治产后尿潴留症。

(3)蝉蜕(去头足)9g，加水 500～600ml，煎至 400ml，去渣加红糖 1 次服完。

(4)滑石(包煎)15g，瞿麦穗 10g，煎汤去渣，加粳米煮粥服食。

4. 外治单方验方

(1)盐填脐中，葱白 10 余根去粗皮，捆作 1 束，切成 1cm 左右的段，置脐之盐上，用艾灸，至自觉热气入腹，小便可通。

(2)陈瓜蒌 30～60g。煎汤坐浴约 20 分钟。可使肺气下行，清升浊降而小便流畅。

(3)荆芥、紫苏、艾叶各 15g，香葱 5 根，煎汤熏洗。

5. 针灸治疗

(1)针刺：①中极、三阴交、阴陵泉，用补法，体虚者可加关元、气海。每日 1 次。②内关、人中、秩边透水道、中极、归来。内关捻转提插泻法；人中施雀逐手法；秩边进针后，迅速地提插泻法透向水道；中极、归来提插泻法。

(2)灸法：①食盐炒热，加少许麝香，填脐中，用葱白 10 根，去粗皮作 1 束，切 1 寸厚，加盐敷脐上，用艾灸至患者自觉有热气入腹内，小便可通。②百会：艾条灸百会穴 10 分钟。

(3)按摩法：取双水道穴，用按、点、揉法，逆时针旋转，由轻至重。

6. 中成药

(1)济生肾气丸:温补肾阳,化气行水,适用于肾虚证。蜜丸,每日2～3次,每次1丸,口服。

(2)补中益气丸:升阳益气,适用于气虚证。蜜丸,每日2～3次,每次1丸,口服。

【验案举例】

1. 徐某,女,24岁。第一胎足月分娩后19天,小便不能自解,由某医院用中西药物治疗,无效,采取导尿管维持。追询病史,得知第二产程过长,达10多个小时,且产时出现子痫,抽搐1次,经抢救后,会阴切开胎吸助娩,出血量较多。产前排尿困难,小便不能自解,小腹膨起,触之胀痛,考虑娩出胎儿时产道受压,以致膀胱内压过高,影响膀胱功能。西医诊断为产后尿潴留,贫血,泌尿系统感染。建议继续保留导尿,持续开放,加用加兰他敏肌注,使平滑肌收缩以利排尿,同时加用庆大霉素预防感染及其他对症处理。就诊时患者小便不能自解已21天,靠保留导尿,痛苦不堪,少腹坠胀,尿道有灼热感,面色㿠白,气短神疲,语声低微,眩晕自汗,食欲缺乏,大便4日未解,小便经导尿,每日约1500ml。脉细弱,舌质淡,苔薄白。尿常规检查:色淡黄,透明度浑浊,蛋白微量,脓细胞(++)。诊断为产后小便不通。证属气血亏虚,不能升降。治宜补中益气,养血利水。方选升麻黄芪汤加味。药用黄芪20g,党参、炒白芍、萹蓄、蒲公英各15g,当归、焦白术、炙升麻、柴胡各10g,肉桂(研末令冲)3g。每日1剂,水煎服。嘱拔除导尿管。服药1煎,小便即能自解,但不畅,自觉腹部缓和,大便亦通。连服2剂,小便渐趋正常,唯腹部仍有坠胀感,尿道有灼热感,眩晕气短,原方去肉桂,生白芍易炒白芍,黄芪增至30g,加六一散20g,续服2剂,痊愈出院。

按:本病属癃闭范畴,主要是膀胱气化失职所致。《素问·宣明五气篇》云:"膀胱不利为癃,不约为遗溺。"导致膀胱气化失职的原因与肺、脾、肾三脏密切相关。因肺主一身之气,通调水道,下达膀胱,肾司二便,与膀胱相表里,而脾主中州,是为气化升道降之枢纽,故《内经》云:"中气不足,溲为之变。"张锡纯认为:"三焦之气化不升则不降。小便不利者,往往因气化下陷,郁于下焦,滞其升降流行之机也。故用一切利小便之药不效,而投以升提之药恒多奇效。"产后癃闭多因素体虚弱,产时努力太过,复伤气血所致,升麻黄芪汤切合病机,屡用屡效。升麻黄芪汤出于《医学衷中参西录》,由黄芪、当归、升麻、柴胡四味药组成,治疗产后尿潴留有较好的效果。少腹坠胀,加党参或红参;尿道有灼热感,加六一散、萹蓄、瞿麦;脘部不适,加陈皮、炒枳壳;大便秘结,加肉苁蓉、何首乌;有明显热象,去当归,加知母、黄柏、蒲公英等(山东中医杂志,1983,4)。

2. 刘某,28岁。产后尿闭7天,经用新针、催产素、新斯的明等治疗无效。膀胱底高达脐上一横指。症见腹坠胀溺痛,口渴喜饮,咳绿痰;膝以下冷,足心凉,得热则缓;脉滑,两寸弱;舌淡苔白。诊断为产后小便不通。证属命门火衰,传送失职。治宜温肾通窍,通调水道。方选济生肾气丸加减。药用黄芪30g,党参15g,茯苓皮、熟地黄12g,牡丹皮、泽泻、山茱萸、牛膝、车前子、甘草9g,附片5g。每日1剂,水煎服。并用栀子9g,蒜1只,研末加盐少许敷于脐部。服3剂后,小便通,下肢及足转温。观察两日痊愈出院。

按:癃闭一证,病在膀胱,除因结石、肿瘤等使尿路阻塞外,均与三焦之气化不利密切相关。为助三焦之气化,多用清肺热,利水道,补脾肾,助气化或散瘀结等法,使小便畅通。然妇人产后癃闭,虽属同类病证,但其生理与病理的特殊性不可执一而论。妇人产后癃闭大多由正气虚损,导致三焦气化不利所致,故治疗应以补气扶正为主,"气行则水行",故以黄芪、党参、麦冬(麦冬润肺,而肺主气,故可间接补气也)为君,兼以它法。"六腑以通为用",故以车前子、泽泻为臣,以利疏通水道。只补气而不通利水道,气则无所用焉;只通利水道而不补气,则无力使通。口渴喜饮且咳绿痰;脾虚不能升提运化,故坠胀身倦;命门火衰,真阳不足,传送失职,故膝以下冷,足心发凉。今肺、脾、肾三脏俱病,导致三焦气化失常,乃至尿闭。只有清肺热、益气活血才能收效(上海中医药杂志,1984,4)。

【名医提示】

1. 因导尿法可能造成尿路感染,因此一般不要轻易导尿,如膀胱充盈超过800ml时可用此法,并留置导尿管,24小时后多能自行排尿。

2. 饮食宜清淡且富于营养,忌食生冷寒凉及辛辣香燥之品,产后短时间内多饮汤水,从而引起尿意。

3. 排尿困难者,可用热水熏洗外阴,用温开水冲洗尿道口,或按摩膀胱,以诱导排尿。

4. 注意产褥期会阴伤口处理,避免伤口水肿、感染而刺激尿道。

5. 鼓励产妇尽早下床活动,自解小便。

第十二节 产后关节痛

产后关节疼痛除关节本身病变外,由于分娩过度的劳累、产后未能得到良好休息或旧病复发而引起关节疾病,称产后关节痛。本病中医学称"产后身痛"或"产后痛风",临床有虚、实之分,实者多因血瘀、外感所致,虚者多因血虚、肾虚所致。产妇分娩之后的最初几天,由于产时用力过度,出现身体某部位疼痛不适,属于正常现象。但在产褥期,经过适当的休息以后,仍有躯体、四肢、腰部及关节疼痛、麻木、重着者,则称之为产后身痛,相当于产后以关节疼痛为主的纤维组织炎。本病的发生可能与上呼吸道感染、寒湿过度、精神创伤等因素有关。

【诊断要点】

1. 肢体关节酸痛、麻木、重着、恶风畏寒，关节活动不利，甚至关节肿胀。

2. 多发生于产褥期，如失治或误治，症状延续至产褥期以后。

3. 体格检查可见肢体关节活动受限，局部有压痛。

4. 产褥期间出现肢体酸楚、疼痛、麻木、重着。

5. 本病多表现为突发，并常见于冬春季节。

【西医治疗】

1. 吲哚美辛　每次25mg，每日3次，口服。

2. 布洛芬　每次0.2g，每日3次，口服。

【中医治疗】

1. 辨证论治

(1)血虚型：产后遍身酸痛，肢体麻木，关节酸楚；头晕心悸，舌淡，苔少，脉细无力。治宜补血益气，宣络止痛。方选黄芪桂枝五物汤加味。药用黄芪、鸡血藤各20g，桂枝、白芍、生姜、秦艽、当归各10g，大枣10枚。每日1剂，水煎服。

(2)血瘀型：产后遍身疼痛，或关节刺痛，按之痛甚；恶露量少色暗，小腹疼痛拒按，舌紫暗，苔薄白，脉弦涩。治宜养血活络，行瘀止痛。方选生化汤加味。药用益母草20g，当归、川芎、牛膝各10g，桃仁、炙甘草、炮姜、桂枝各6g。每日1剂，水煎服。

(3)外感型：产后遍身疼痛，颈背不舒，关节不利；或痛处游走不定，或冷痛剧烈，恶风畏寒，或关节肿胀、重着，或肢体麻木，舌淡，苔薄白，脉浮紧。治宜养血祛风，散寒除湿。方选独活寄生汤加减。药用桑寄生30g，人参、茯苓、杜仲各15g，独活、秦艽、防风、白芍、川芎、生地黄、牛膝、桂枝、当归各10g，甘草6g，细辛3g。每日1剂，水煎服。

(4)肾虚型：产后遍身疼痛，关节无力；腿脚无力，甚或脚跟疼痛，舌淡胖，苔薄白，脉沉细尺弱。治宜补肾通络，温经止痛。方选养荣壮肾汤加味。药用桑寄生、续断各30g，杜仲15g，独活、当归、防风、生姜、川芎、秦艽、熟地黄各10g，肉桂6g。每日1剂，水煎服。

2. 通用加减方　酒白芍、生姜各20g，桂枝、党参各15g，甘草10g，红枣5枚。肢体酸痛麻木，头晕乏力，心悸气短，加黄芪15g，当归10g；痛如锥刺，肢体肿胀，屈伸不利，加怀牛膝、杜仲各10g，细辛3g；汗出畏风寒，肢体冷痛，加黄芪15g，白术、防风各10g；腰膝酸痛，加怀牛膝、木瓜各15g；手足拘挛，加木瓜、当归、钩藤各10g；肢体麻木，加黄芪25g，地龙10g。头痛明显，加蔓荆子、川芎各10g；上肢痛甚，加桑枝15g，羌活10g；足跟痛，加杜仲15g，蚕沙(包煎)10g；两胁胀痛，叹息嗳气，加柴胡、枳壳各10g；下肢疼痛，加薏苡仁15g，独活、木瓜各10g；伴有颈项强，加葛根10g。每日1剂，加水煎煮2次，将两煎药液混合均匀，分2次服。

3. 内服单方验方

(1)海风藤、追地风、穿山甲各 25g,泡 60 度酒 7 日后服用,早饭前和睡前各服 1 盅,用于各型产后关节痛。

(2)薤白 25g,山地龙 20g,桂枝 10g。每日 1 剂,水煎服。用于产后因感受风寒而诱发的身体疼痛。

(3)桑寄生 30g。炖鸡服,用于风寒湿邪外侵型。

(4)荆芥穗 45g。黄酒二碗煎至半碗温服。

4. 外治单方验方

(1)透骨草 30g,桑寄生 20g,虎杖、威灵仙、千年健、豨莶草各 15g。上药煎沸,用热毛巾浸透药汁,趁热敷于关节疼痛处,每日 2 次,每次敷 20 分钟。

(2)木瓜 20g,三棱、莪术、威灵仙、防风各 12g,杜仲 10g,独活 8g,冰片 3g,研细末,调拌凡士林,外敷腰眼。用于产后腰痛。

(3)透骨草 50~100g,大萝卜数片,水煮,熏洗患处,用于各型产后关节痛。

(4)麝香壮骨膏或香桂活血膏外贴关节疼痛处。

5. 针灸治疗

(1)血虚证:养血通络止痛。取脾俞、膈俞、阴陵泉、足三里。均施捻转补法,并可配合灸治。

(2)血瘀证:活血通络,化瘀止痛。取膈俞、血海、气海、阿是穴。膈俞施捻转泻法;血海施提插泻法;气海施呼吸补泻之补法;阿是穴取压痛明显处,用三棱针刺络,拔罐以排瘀血。

(3)风寒证:祛风散寒,养血通络。取风池、曲池、膈俞、阳陵泉。风池施捻转泻法;曲池施捻转提插泻法;膈俞施捻转平补平泻法;阳陵泉施提插泻法。

(4)肾虚证:补益肾气,壮腰强骨。取大杼、肾俞、命门、关元、三阴交。大杼、肾俞、命门、三阴交施捻转补法;关元施呼吸补泻之补法。

6. 中成药

(1)妇科毛鸡酒:祛风活血,补气养血,适用于风寒证。酒剂,每日 1~2 次,每次 30~50ml,口服。

(2)健肾壮腰丸:健肾壮腰,强筋坚骨,适用于肾虚证。丸剂,每日 2 次,每次 1 丸,口服。

(3)华佗再造丸:每日 2 次,每次 9g,口服。

(4)木瓜丸:每日 2 次,每次 9g,口服。

【验案举例】

1. 闫某,女,30 岁。流产后关节酸痛 3 年。曾做药物流产术,术后不久即外感风寒,出现畏寒、四肢不温,周身关节、腰骶部冷痛,小腹冷痛,腰酸等症,经行量中,色淡夹血块,二乳胀。苔薄,脉细。诊断为流产后关节酸痛。证属百脉空虚,筋脉失养。治宜补益气血，温通经络。药用紫石英、怀山药、桑枝、千年健、桑寄生各15g，党参、黄芪、片姜黄、熟地黄各12g，附子(先煎)、荆芥、防风、羌活、当归各9g，川芎、桂枝、小茴香各6g。每日1剂，水煎服。服7剂后，畏寒感已减轻，腰骶酸胀，似有块物走窜，肛门坠胀感。苔薄，脉细。药用千年健、党参、黄芪各30g，桑寄生，桑枝、地龙各12g，附子(先煎)、陈皮、大腹皮、桂枝、防风、荆芥、柳枝、当归各9g，细辛、小茴香、白芷、川芎各6g。以后按上述变化随证加减服药，诸症基本消失。停服药后3个月，症情复发，又再继续服上药而愈。

按：本案是流产后出现肢体关节疼痛麻木重着之病。其发病机制主要是产后血虚，经脉失养；或产后卫阳不固，外邪乘虚袭于经络而致。《叶天士女科》云"产后遍身疼痛，升降失常留滞于肢节间，筋脉引急，或手拘挛不能回伸，故遍身肢节走痛，宜趁痛散，若瘀血不尽流于遍身，则肢节疼痛。"患者药物流产后，气血不足，百脉空虚，筋脉失养(又外感风寒，外邪乘虚入络，客于经脉)，以致周身关节酸胀、疼痛、四肢不温、腰骶酸胀、攻撑走窜、肛门坠胀，所以正虚邪实是致病特点。所谓"正气存内，邪不可干，邪之所凑，其气必虚"，气血亏虚，血流缓慢，瘀血阻滞，故治疗当应标本兼顾。以党参、黄芪补益气血，扶助正气；当归养血活血；川芎活血化瘀，推动血流运行全身；川乌、附子、桂枝温通经脉；羌活、独活通络止痛；桑寄生温补肾阳；千年健、桑枝祛风湿通经络；荆芥、防风散寒。治疗后取得暂时疗效，以后未能巩固治疗，停药后痼疾复发，而经巩固治疗后，才彻底愈疾(《李祥云治疗妇科病精华》，中国中医药出版社，2007)。

2. 刘某，女，31岁。产后受凉，发为腰痛，四肢关节流胀，麻木，酸痛，治后缓解，尔后每因受凉或经期则反复发作，病情日渐加重，本月10日复感外邪发病，尤以大腿外侧痛甚，固定不移，屈伸不利，服药治疗无效，而用中药治疗。诊脉弦细数，舌质红，苔薄白。证属血瘀成痹，复感外寒。治宜养血祛风，活血祛瘀。方选桃红四物汤加味。药用杭白芍、鲜生地黄、伸筋草各15g，当归身10g，桃仁、宣木瓜、汉防己、北防风、香白芷、制乳香、制没药各10g，川芎、羌活、独活各6g，杜红花3g。每日1剂，水煎服。服22剂后，臂部及大腿外侧疼痛基本消失，两膝关节以下仍有流胀痛，脚重懒行，湿重也，改用祛风利湿为主。生黄芪15g，汉防己、云茯苓各12g，川独活、全当归、秦艽、宣木瓜、晚蚕沙、淮牛膝、杭白芍各10g，甘草3g。服21剂后，病情明显进步，除下肢流胀外，余已正常，病愈出院。

按：血瘀痹证，临床并不少见。《类证治裁》指出："诸痹……良由营卫先虚，腠理不密，风寒湿乘虚内袭，正气为邪所阻，不能宣行，因而留滞，久而成痹"。本例气血瘀绵，由寒湿稽留经络，寒主收引，致使气滞而血凝，湿性缠绵，致使日久不愈。治法先养血祛瘀，祛瘀而不伤营血，气血流畅，寒湿无稽留之地，寒易去而湿难愈，专以祛风化湿之品治之，效果明显，病有因果，治有阶段，不可不研(《何子淮女科经验集》，浙江科学技术出版社，1982)。

【名医提示】

1. 适当保暖,避免居住在寒冷潮湿的环境中,注意起居之冷暖,防止外邪侵袭。

2. 产后应有足够的休息时间,适当进行床上或床下活动。

3. 产后应增加营养,纠正贫血。

4. 锻炼身体,增强机体抵抗力。

第十三节 产后自汗、盗汗

产后汗出过多,或持续不止,称为产后自汗。如产妇在产后出现睡中汗出过多,醒来即止者,称为产后盗汗。新产后气血偏虚,阴阳暂失平衡,不少妇女产后汗出较平时多,尤其在进餐、活动之后更为明显,但在产后数日内自行缓解,不做病论。

【诊断要点】

1. 产后自汗。产褥期汗出过多,表现为静时汗出不止,动则愈甚,或但仅头部汗出,甚或面如水洗,或虽汗出不多,但持续多日不止。

2. 产后盗汗。产后睡则周身汗出,甚则通身如浴,醒后自止。

3. 自汗及盗汗一般检查均正常,无感染等炎症表现,有的可见贫血征象。

【鉴别诊断】

产褥中暑 发生中暑先兆时亦表现为汗出过多,且体温不正常,易与产后自汗混淆。前者发生在夏季,气候闷热,表现为骤然汗出增多,伴心慌头晕、胸闷欲呕、烦躁等症状,若不及时治疗,则可发展为高热、无汗、少尿,甚则出现神志不清症状。

【中医治疗】

1. *辨证论治*

(1)气虚自汗型:产后汗出较多或持续不止,动则益甚,气短懒言,倦怠乏力,面色皖白,舌质淡,苔薄白,脉虚弱。治宜益气固表止汗。方选黄芪汤加减。药用黄芪、熟地黄、煅龙骨、煅牡蛎各 15g、白术、防风、麦冬、茯苓各 10g,甘草 6g。若汗出过多者加浮小麦 30g,麻黄根、山茱萸各 10g。每日 1 剂,水煎服。

(2)阴虚盗汗型:入睡则周身汗出,醒来自止,头晕耳鸣,五心烦热,腰膝酸软,口燥咽干,舌质嫩红,少苔或无苔,脉细数无力。治宜养阴益气,生津敛汗。方选麦味地黄丸合生脉散加减。药用太子参、熟地黄、山药、茯苓各 15g,麦冬、五味子、山茱萸各 10g。每日 1 剂,水煎服。

2. *通用加减方*

(1)黄芪、煅牡蛎各 30g,熟地黄、何首乌各 20g,麦冬、茯苓、白术各 15g,防风、党参、五味子各 10g,炙甘草 6g,大枣 8 枚。恶风,加桂枝 10g;身凉肢冷,加炮姜

10g，熟附子(先煎)6g；汗出过多，加浮小麦20g，麻黄根10g。每日1剂，加水煎煮2次，将两煎药液混合均匀，分2次服。用于产后自汗，表现为汗出过多，或持续不止，动则加剧，时有恶风，汗出身冷，面色苍白，气短懒言，倦怠乏力，舌质淡，苔薄白，脉虚弱。

(2)煅龙骨、煅牡蛎各30g，浮小麦、糯稻根、太子参各20g，麦冬15g。五心烦热，加地骨皮15g，白薇12g，五味子、栀子各10g；咽干口燥，加白芍15g，石斛、玉竹各12g；大便干结，加火麻仁30g，生地黄、何首乌各20g，玄参15g；腰膝酸软，加杜仲、桑寄生各15g。每日1剂，加水煎煮2次，将两煎药液混合均匀，分2次服。用于产后盗汗，表现为睡中汗出过多，甚则如浴湿衣，醒来汗止，伴有颧红，五心烦热，口燥咽干，头晕耳鸣，大便秘结，舌嫩红，少苔，脉细数。

3. 内服单方验方

(1)黄芪、龙骨(先煎)各15g，白术、防风、五味子、当归各9g。每日1剂，水煎服。用于产后体虚盗汗者。

(2)牡蛎、小麦各等份，炒黄研粉，每次6g，用肉汤调服。

4. 外治单方验方　何首乌20g，研末，水调成糊状，敷于脐中，外用纱布、胶布固定。用于产后虚汗不止。

5. 中成药

(1)大补阴丸：滋阴降火，适用于阴虚盗汗证。蜜丸，每日2～3次，每次1丸，口服，淡盐汤或温开水送服。

(2)参芪膏：补中益气，升阳固卫，适用于气虚自汗证。膏剂，每日3次，每次1g，口服。

【名医提示】

1. 重症盗汗且长期卧床的病人，家属应特别注意加强护理，避免发生压疮。还要注意观察病人的面色、神志、出汗量大小，如有特殊改变要及时到医院检查。

2. 注意饮食调理，自汗者宜吃鸡、鸭、鱼、蛋、山药、扁豆、羊肉、桂圆、狗肉等，盗汗者宜吃鱼、甲鱼、蛤士蟆、猪肝、白木耳、菠菜、白菜等。

3. 患者的被褥、铺板、睡衣等，应经常清洗或晾晒，以保持干燥，并应经常洗澡，以减少汗液对皮肤的刺激。

4. 汗出多者，应勤换内衣，用干毛巾擦身，不可冒汗吹风，须防感冒。

5. 加强必要的体育锻炼，养成有规律的生活习惯，注意劳逸结合。

6. 在条件允许时，适当调节一下居住环境的温度与湿度。

第十四节　产后子宫复旧不良

产后子宫收缩无力，致胎盘滞留，或产后3～4周而恶露不绝者，称为产后子宫复旧不良,亦称子宫复旧不全。产后胞衣不下即胎盘剥离不全,易致大出血,应迅速住院治疗。恶露是指分娩或流产后阴道的排出物,包括宫腔内积血、坏死的胎膜组织和宫颈黏液等。正常情况下,恶露有血腥味,产后3～4天为红色,量多。以后逐渐变为淡红色,产后2周左右变为黄色,3～4周完全干净。如4周以上,阴道仍有暗红色液体或血液流出者,称为恶露不绝,多是产程过长,使产后子宫复旧无力所致。中医学称为产后胞衣不下、产后恶露不绝。

【诊断要点】

1. 恶露异常。子宫复旧不全时,血性恶露持续的时间延长,可达7～10天或更长时间;量明显增多,有时可出现大量流血;恶露浑浊或伴有臭味。血性恶露停止后还可有脓性分泌物排出。产妇多有腰痛及下腹坠胀。偶尔亦有表现为恶露量少而腹痛剧烈者。

2. 有时能见到坏死的残留胎盘组织和(或)胎膜组织随恶露一起排出。在血性恶露停止后,若有脓性分泌物流出,提示伴有子宫内膜炎症。病人在这段期间常有腰痛及下腹部坠胀感,但也有少数病人血性恶露量极少,而主要是下腹部出现剧烈疼痛。

3. 如子宫复旧不全未能及时纠正,因伴有慢性炎症,致使子宫壁内纤维组织增多,形成子宫纤维化,纤维化子宫可引起月经期的延长和月经量的增多。

4. 若行双合诊检查,常发现宫颈较软,宫颈外口至少能通过一指;子宫较同时期正常产褥子宫稍大、稍软,多数子宫呈后倾后屈位并有轻微压痛。若因子宫内膜炎、子宫肌炎或盆腔感染所致的子宫复旧不全时子宫压痛更明显,甚至附件区也有不同程度的压痛。

【鉴别诊断】

1. 根据患者恶露持续时间延长、增多、伴腰痛及下腹坠胀等,以及妇科检查发现子宫较同时期的正常产褥期子宫为大且软,并有轻度压痛,宫颈口多未关闭等阳性体征时,即可做出初步诊断。

2. 若恶露干净20天后,又见阴道出血者,要考虑为正常月经。

3. 必要时做诊断性刮宫,刮出物送病理检查以便确诊。

【西医治疗】

1. 子宫复旧不全时,均应给予子宫收缩药。最常用的药物有:麦角新碱(ergometrine)0.2～0.4mg,每日2次,肌内注射;缩宫素(oxytocin)10～20U,每日2次,肌内注射;麦角流浸膏2ml,每日3次,口服;益母草颗粒2g,每日3次,冲服;生化汤25ml,每日2～3次,口服;产复康颗粒20g,每日3次,冲服。以上各药至少应连续用2～3天。

2. 确诊为部分胎盘残留或大部分胎膜残留所致子宫复旧不全时,因常伴有子宫内膜和(或)子宫肌层轻度感染,故应先口服头孢氨苄1g和甲硝唑0.2g,每日4

次，口服，连服2天后再行刮宫术，以免发生感染扩散。应全面、彻底地刮除残留组织及子宫蜕膜，以达到止血和进行病理检查的双重目的，还应注意排除子宫绒毛膜癌。术后应给予子宫收缩药促进子宫收缩，并继续应用广谱抗生素1～2天。

3. 子宫复旧不全的病因，若为子宫肌壁间肌瘤，主要是应用子宫收缩药若治疗数天无显著效果，阴道仍持续较多量流血，则应考虑切除子宫。

4. 子宫后倾较重可采用膝胸卧位，每日1～2次，每次10～15分钟。

【中医治疗】

1. 辨证论治

(1)脾肾气虚：产后恶露不止，量多或少，色淡，腰脊酸楚，小腹空坠，神疲懒言，面色苍白，苔白，舌淡，脉细弱。治宜健脾益气，固肾摄血。药用潞党参、炙黄芪、炒淮山、炒杜仲、桑寄生、鹿角胶、金樱子、金狗脊各15g，炒白术10g。每日1剂，水煎服。方中参、芪、术健脾益气以统血；杜仲、桑寄生、狗脊补肾壮腰；鹿角胶、金樱子温肾暖宫以宁血。脾健肾充，胞宫得养以冀复归。

(2)阴虚血热：产后恶露不止，量多，色红，质黏稠，口渴便结，虚烦少寐，苔少，舌红，脉虚细而数。治宜养阴清热，凉血止血。药用女贞子、墨旱莲、细生地黄、地骨皮、阿胶(烊冲)、炒地榆、大白芍、鹿衔草各15g，麦冬10g。每日1剂，水煎服。方中女贞子、墨旱莲、鹿衔草养阴清热，固冲止血；生地黄、牡丹皮滋阴清热；麦冬、阿胶滋阴养血摄冲；白芍敛阴；地榆凉血止血。全方滋阴则火降，清热则血宁，胞宫得安。

(3)热毒蕴结：恶露量多，或少，色紫暗，或呈浑浊如败酱，臭秽，小腹压痛，刺痛，或伴发热，苔黄腻或腐腻，舌红绛，脉弦滑数。治宜清热解毒，凉血化瘀。药用蒲公英、金银花、野菊花、紫花地丁各15g，天葵、生蒲黄、炒五灵脂、柴胡各10g。每日1剂，水煎服。方中五味消毒饮清热解毒，化瘀散结；失笑散祛瘀止血止痛；柴胡解郁散火，合之使热毒瘀血得以消散。

(4)瘀血阻滞：产后恶露淋漓不净，色紫黯，有瘀块，小腹疼痛拒按，苔薄，舌紫暗，边有瘀斑，脉弦涩。治宜祛瘀止血。药用全当归、刘寄奴、益母草、生山楂各15g，炒枳壳、炒蒲黄、炒五灵脂、川芎各10g，炮姜6g。每日1剂，水煎服。方中当归、川芎、刘寄奴、益母草、生山楂活血化瘀；炮姜温经散寒；枳壳理气以行滞；炒蒲黄、五灵脂增强化瘀止痛止血之力。全方祛瘀而不伤正，瘀去则血归经，胞宫自复。

2. 通用加减方　黄芪、乌贼骨、益母草、桑寄生各30g，党参、当归、茜草炭、侧柏炭、血余炭、炒蒲黄(包煎)各15g，枳壳10g，甘草5g，三七粉(吞服)3g。气虚型，重用黄芪50g，党参30g；血瘀型，重用三七粉(吞服)6g，加桃仁、红花各10g；血热型，黄芪、党参均用10g，加生地黄30g，牡丹皮、栀子各10g。每日1剂，加水煎煮2次，将两煎药液混合均匀，分2次服。

3. 内服单方验方

(1)鸡冠花、地榆、仙鹤草、椿根皮各 30g,炒槐米、黄柏、棕榈炭各 12g,每日 1 剂,水煎服。

(2)桃仁、红花、赤芍、生地黄、川芎各 9g,水蛭(研末冲服)5g。每日 1 剂,水煎服。

(3)党参 20g,川芎、当归各 15g,三七、桃仁各 6g。每日 1 剂,水煎服。

(4)益母草 30g。水煎,加入红糖适量,用于单纯性子宫复旧不良者。

【名医提示】

1. 临产后,必须正确处理胎盘及胎膜的娩出,应认真、仔细检查娩出的胎盘胎膜是否完整,并注意检查胎盘胎儿面边缘有无断裂血管,以便能够及时发现副胎盘。若怀疑有副胎盘、部分胎盘残留或大部分胎膜残留,应在严密的无菌操作下伸手入子宫腔内取出全部残留组织。若检查胎膜后确认仅有少许胎膜残留,产后可及时应用子宫收缩药及抗生素,等待其自然排出及预防感染。

2. 产后应避免长时间仰卧位,应尽早下床活动。流血量多或长期流血不止者,应行 B 超检查,如发现宫腔内有残留物,应行清宫术。刮出物送病理检查。如有发热、白细胞计数增高者,可能已有感染发生,应在做宫腔内容物细菌培养的同时,开始大剂量广谱抗生素治疗。确实经保守治疗无效者亦可考虑手术治疗。根据肌瘤的情况可行肌瘤挖除,很少需要子宫切除者。

3. 应加强分娩及产褥期护理,尽可能预防子宫复旧不全的发生。如怀疑有残留时,应立即清理宫腔,同时给予子宫收缩药促进子宫收缩,预防性应用抗生素。积极处理产后尿潴留,一旦出现产后小便困难,应尽快予以处理,如热敷下腹部、针灸、艾灸穴位封闭新斯的明。如小便仍尿不尽,膀胱胀至近脐平,需放置导尿管持续导尿。

4. 为避免产后尿潴留,嘱产妇于胎盘娩出后 4h 内及时排尿。若产后 6h 仍不能自行排尿并诊断为尿潴留时,应及时处理,必要时导尿。

5. 嘱产妇避免长时间仰卧位,并鼓励产妇早期下床活动。若确诊为子宫后倾后屈位,每天应行膝胸卧位 2 次,每次 15～20 分钟予以纠正。

6. 产后 5 周内应卧床休息,吃易消化的饮食。以后适当地增加活动量,并加强营养,以恢复体力。

7. 子宫后倾时,产妇宜做膝胸卧式,每日 1～2 次,每次 10～15 分钟,同时设法纠正子宫位置。

8. 产后 7 周以内严禁房事,如恶露时间延长,禁欲时间也要相应延长,以防宫内感染。

9. 产后恶露不绝,要排除胎盘滞留和宫内感染。

第11章

女性外阴病变

外阴是指女性的外生殖器，也即生殖器的外露部分，包括耻骨联合至会阴及两股内侧之间的组织。外阴炎就是外阴的皮肤或黏膜所发生的炎症病变。其常见症状为外阴皮肤瘙痒、烧灼感和疼痛，在活动、性交和排尿后加重。急性期红肿、充血、有抓痕。慢性炎症、痛痒、外阴发生开裂、苔藓化。有些患者小阴唇内侧肿胀、充血、糜烂和成片湿疹。外阴部接近尿道、阴道和肛门，经常受尿、粪和阴道分泌物的浸渍，处于既潮湿又温热的环境中，加之走路时不断受到摩擦，因此容易发生各种皮肤和黏膜病变。外阴皮肤病包括：皮肤和黏膜非赘生性上皮病变、鳞状上皮细胞增生、硬化性苔藓、赘生性鳞状上皮内瘤样病变、轻度不典型增生、中度不典型增生、重度不典型增生或原位癌等病变。

第一节　外阴炎

由于解剖学的特点，外阴部与尿道、阴道、肛门邻近，经常受尿液及阴道分泌物的浸渍，行动时又受大腿的摩擦，因而为炎症的好发部位。外阴部皮肤或黏膜发炎时统称外阴炎，它可分为特异性和非特异性感染 2 种。特异性以假丝酵母菌、滴虫感染为主；非特异性如葡萄球菌、大肠埃希菌感染等。非特异性外阴炎不是由特异病原体引起的外阴炎症称非特异性外阴炎，表现为阴道分泌物增多。月经垫或尿瘘患者的尿液等刺激、外阴皮肤不洁及糖尿病患者的尿液刺激均易引起外阴炎。常见的致病菌为葡萄球菌、链球菌及大肠埃希菌等。中医学称本病为“阴痒”“阴疮”“阴痛”。由湿毒内侵或肝经郁热，脾虚生湿，蕴而化热，湿热下注外阴所致。

【诊断要点】

1. 急性外阴炎的症状。患者先感到外阴不适，继而出现瘙痒及疼痛，或有灼热感，同时可出现外阴部位（包括大、小阴唇，阴蒂）皮肤及黏膜有不同程度的肿胀充血，严重时还会形成糜烂、溃疡，或出现大片湿疹等，并伴有排尿痛、性交痛。另外，外阴部位出现毛囊炎时，也可以因脓肿的发生而使外阴高度肿胀及疼痛，进而形成疖肿。

2. 慢性外阴炎的症状。主要表现为外阴瘙痒、皮肤增厚、粗糙、皲裂，也可以伴有排尿痛或性交痛。

3. 局部充血、肿胀，常有抓痕，有时形成溃疡或成片的湿疹，长期慢性炎症可使皮肤增厚甚至皲裂。

4. 阴道分泌物显微镜检查可找到一般病原菌，无滴虫、假丝酵母菌。

【鉴别诊断】

1. 外阴癌 早期可见外阴溃疡，但易出血，易感染，久治不愈。妇科检查，病变呈乳头状或菜花样，溃疡边缘硬，不规则。局部组织活检可找到癌细胞。

2. 外阴结核 罕见。多有结核病史。溃疡好发于阴唇及前黏膜，无痛感。妇科检查，病变部位溃疡浅，边缘软，不规则，基底部凹凸不平，常有黄色干酪样污苔，局部组织活检可发现结核性改变。

3. 硬下疳 有性乱史。外阴溃疡，多为单个，无痛感，伴腹股沟淋巴结肿大。妇科检查，溃疡为圆形，多为单发，表面清洁无痛感，基底坚硬。局部分泌物检查，可见梅毒螺旋体。

4. 软下疳 有不洁性交史。外阴局部浸润性溃疡，边缘不规则，基底部有黄色腐肉及脓性分泌物且恶臭，疼痛剧烈。

【西医治疗】

1. 积极治疗可以消除易感因素。保持外阴清洁干燥，避免搔抓。不宜食用辛辣刺激性食品，效果很好。勤换内裤，并用温水进行洗涤，切不可与其他衣物混合洗，避免交叉感染。

2. 阴部的弱酸性环境能保持阴道的自洁功能，正常人为3.7～4.5，因此用pH＝4弱酸配方的女性护理液除了适合日常的清洁保养外，治病期间使用弱酸配方的女性护理液对病原体的生长繁殖会有抑制作用。外出如厕时可用女性卫生湿巾拭干外阴，保持外阴干燥，以抑制病原体的生长。

3. 外阴部用妇炎洁洗液坐浴，每日2次，坐浴后局部涂以抗生素软膏。有发热及白细胞计数增高者，可口服或肌注抗生素。

4. 用0.02%高锰酸钾溶液清洗外阴每日1～2次，拭干后涂以磺胺类或其他抗生素软膏。

5. 青霉素。每次80万U，每日3次，肌内注射，皮试阴性后用。用于感染较重者。

6. 丙酸倍氯米松乳膏。局部涂搽，每日1～2次，用于慢性炎症。

【中医治疗】

1. 辨证论治

(1)湿热下注型：外阴肿胀瘙痒，灼热疼痛，充血或糜烂、溃疡，局部分泌物增多；烦躁易怒，口干口苦，尿黄便秘，舌质红，苔黄腻，脉弦数。治宜清热利湿。方选龙胆泻肝汤加减。药用生地黄 15g，当归 12g，龙胆、栀子、黄芩、柴胡、车前子（包煎）、木通、泽泻各 10g，生甘草 6g。每日 1 剂，水煎服。

（2）湿毒浸渍型：外阴疼痛、肿胀、充血、溃疡，分泌物多，呈脓样；大便干结或臭秽，小便黄，舌红，苔黄糙，脉数。治宜清热解毒。方选五味消毒饮加减。药用蒲公英、金银花、野菊花、紫花地丁、土茯苓、薏苡仁、萆薢、连翘各 15g，甘草 6g。每日 1 剂，水煎服。

2. 外治单方验方

（1）重楼、土茯苓、苦参各 90g，黄柏、大黄各 45g，龙胆、萆薢各 30g，枯矾 15g。每日 1 剂。上药加清水适量，煎沸 5～10 分钟，将药液倒入盆内，趁热先熏后洗外阴。每日早、午、晚各 1 次，适用于外阴炎。

（2）蛇床子、百部、苦参、川黄柏各等量。上药加清水适量，煮沸 5～10 分钟，将药液倒入盆内，趁热先熏后洗外阴、阴道。每日熏洗 1～2 次。清热燥湿、杀虫止痒。适用于外阴炎、阴道炎。

（3）金银花、红花、五倍子、蒲公英、鱼腥草各 30g，生黄柏、川黄连各 15g。上药水煎后过滤取汁，倒入盆内先熏后洗局部。每次 20 分钟，每日 2 次。清热解毒。适用于热毒较盛的外阴炎，如脓肿、湿疹。

（4）鹤虱 30g，苦参、狼毒、蛇床子、归尾、威灵仙各 15g。上药放入清水煮煎后，过滤去渣取汁，倒入盆内，先熏后洗外阴部。每日 2 次，每次 20 分钟。杀虫解毒。适用于外阴炎。

（5）艾叶 15g，白矾 6g。上药水煎，熏洗患部。每日 1～2 次，每次 20 分钟。燥湿止痒，适用于外阴炎。

（6）苦参、生百部、蛇床子、白头翁、土茯苓、黄柏各 30g。上药煎水先熏后洗。每日 2 次，每次 20 分钟。燥湿止痒。用于外阴炎、外阴湿疹、皮炎。

（7）茵陈、蒲公英、地肤子各 30g，紫花地丁 15g，冰片（后下）1.5g。煎汤熏洗外阴，每日 1 次，10 日为 1 个疗程。

【验案举例】

1. 梁某，22 岁。患者阴部反复瘙痒 1 年多，近来日益严重。用手指抓破后，因感染阴部红肿奇痒。日轻夜重，并在阴部右侧有一如桃核大之肿物，痛痒难忍，不能坐，行走摩擦痛苦更甚。经当地医院用抗生素治疗，病情尚未控制，仍觉阴部肿痛奇痒，彻夜不眠，且肿物痛连肛门，小便时刺痛，伴口干而苦、烦躁不安，小便短赤、大便 3 天未解、腹微胀痛。面红、目赤，脉滑数，舌质红，苔黄腻。诊断为阴肿。证属风湿热毒，流注外阴。治宜清热利湿，解毒消肿。药用白头翁、土茵陈各 30g，大黄、苦参、玄参、皂角刺各 18g，蛇床子、黄柏各 12g，黄连 6g。每日 1 剂，水煎服。外用地肤子、白鲜皮、蛇床子、苦参各 30g，荆芥、黄柏各 18g。以上 6 味药煎数沸之后，倾入洗面盆，合适温度外洗患处，每天1次。服8剂后，大便已通，外阴痛痒已减，肿物渐消，病有起色，仍觉口干苦，小便黄短赤痛。治宜泻火除湿，清热利尿。药用白头翁、土茵陈、车前草、石斛各30g，地肤子、苦参、玄参、皂角刺各18g，蛇床子12g。服8剂后，痒痛大减，夜寐亦安，局部症状好转，肿物消至如花生仁大。效不更方，连服7剂。阴肿痛痒全消，唯腹胀痛、食欲缺乏、大便不畅、舌红、苔薄黄腻、脉濡数。拟健膳清热化湿药，以巩固疗效。

按：阴肿是由湿毒内侵或肝经郁热、脾虚生湿、郁而化热、湿热下注外阴所致。《妇人良方》说：妇人阴内痛痒，内热倦怠，饮食少思，此肝脾郁热，元气亏损，湿热所致。且湿热下注，为病虫生存繁殖提供有利条件，两者常互为因果。本案阴肿为风湿热毒留注外阴而成，治疗以清热利湿、解毒消肿为中心，采用内服和外洗兼治的方法，效果比较满意。先以白头翁、土茵陈、大黄清热化湿、通泄大便；黄柏、黄连、苦参清热解毒、化湿止痒；玄参凉血解毒；蛇床子、地肤子消风而止痒；皂角刺消肿散结。并配合清祛肿毒，化湿止痒的外洗剂，内外合治。药后大便已通，邪毒外泄，外阴痛痒已减，肿物渐消，病有起色，仍觉口干苦，小便黄短赤痛。调整药物泻火除湿，清热利尿。药后病症大减，效不更方，阴肿痛痒全消，即以健脾清热化湿剂，巩固疗效。整个治疗围绕主要病机，随症加减药物，守法治疗而收功(《奇难杂症精选》，广东科技出版社，2006)。

2. 潘某，女，29岁。人工流产术后月余，近1周外阴红肿，疼痛甚剧，伴有瘙痒，自觉头晕腰痛，现正值行经期。妇检：大小阴唇红肿，小阴唇下部内侧溃疡，大阴唇内侧有针尖大点状糜烂。脉细软，苔微黄。诊断为阴疮。证属湿热蕴结，下注成疮。治宜清热利湿，凉血愈疮。药用紫丹参15g，炒白芍、牡丹皮、制川续断、桑寄生各10g，赤芍、地肤子、白鲜皮各9g，防风、荆芥穗各6g。每日1剂，水煎服。外用蛇床子、苦参子各9g，黄柏6g。煎水外洗，每日2～3次。服4剂后，月经净，外阴瘙痒减轻，疼痛亦有好转，仍感头晕腰痛，治宗前方去丹参、白芍，加黄芩、炒贯众、冰绿豆衣(包)各10g。外洗改用紫草、黄柏各6g，五倍子3g。内外用药月余。外阴溃疡已基本好转，面色转红润，经前似有复发之势，嘱其每遇经前7天，按前方及外用药巩固治疗，以防复发。

按：阴疮多因湿热下注，蕴结成毒；或因正气虚弱，寒湿凝结而成。本案患者流产后气血未复，复感湿邪，导致外阴溃疡，伴有剧痛瘙痒，头晕腰痛，脉细软，苔微黄。治宜养血祛风，清利湿热，止痒止痛兼顾。药用丹参、白芍、防风、荆芥、桑寄生养血，祛肌表之风；地肤子、白鲜皮、绿豆衣清热利湿，祛风止痒；复加牡丹皮、黄芩、栀子、贯众等药清营凉血。并配合外洗，清热化湿止痒，待湿化热清，血和风止，溃疡愈合(《裘笑梅妇科临床经验选》，浙江科学技术出版社，1984)。

【名医提示】

1. 不穿化纤内裤，不借穿他人内衣、内裤及泳装；使用公共厕所时尽量避免坐式马桶；提倡淋浴，不洗盆塘；浴后不直接坐在浴室坐椅上；不在消毒不严的泳池内游泳。

2. 不滥用不洁卫生纸；排便后擦拭外阴时宜从前向后擦；每日清洗外阴，换洗内裤并放于通风处晾干；内裤与袜子不同盆清洗。

3. 保持外阴清洁干燥，尤其在经期、孕期、产褥期，每天用 pH＝4 的弱酸配方女性护理液清洗外阴，更换内裤。

4. 外阴瘙痒者应勤剪指甲、勤洗手，不要搔抓皮肤，以防破溃感染从而继发细菌性感染。

5. 不用刺激性的香皂、药物及太凉或太热的水来清洗外阴。

6. 急性期应注意休息，减少外阴部摩擦，禁止性生活。

第二节　非特异性外阴炎

非特异性外阴炎是指不是由某种特定细菌所引起的外阴炎症，以单纯性外阴炎为多见。另外，还包括外阴毛囊炎、毛囊性脓皮病及外阴疖病。引起本病的原因常常是由于阴道分泌物增多刺激外阴局部所致，如阴道、宫颈的炎性白带或经血、产后恶露的刺激，或糖尿病患者的糖尿，尿瘘、粪瘘患者的大小便刺激，或外阴不洁，继发感染而致。常见的致病菌为葡萄球菌、大肠埃希菌、链球菌。

【诊断要点】

1. 急性期时，外阴肿胀、充血，重者有糜烂、成片的湿疹或形成溃疡。患者自觉有灼热感、瘙痒或疼痛，排尿时症状加重。

2. 慢性炎症时外阴皮肤增厚、粗糙，可有皲裂，伴有瘙痒。

3. 根据临床表现即可做出诊断。必要时进行阴道分泌物检查，以除外滴虫、真菌等感染；查尿糖以除外糖尿病；大便检查以除外蛲虫感染。

【鉴别诊断】

霉菌性外阴炎　主要表现为外阴奇痒不堪，灼热感。局部分泌物涂片检查，可见霉菌的菌丝及芽孢。

【西医治疗】

1. 急性期，卧床休息。每日用高锰酸钾液坐浴后，涂以抗生素药膏。

2. 慢性期，可选用去炎松软膏或复方康纳乐霜。

3. 感染有扩散时，全身加用抗生素。

4. 针对病因治疗。

【中医治疗】

1. 辨证论治

(1)肝经湿热型：阴户红肿痒痛，甚则溃烂。口苦咽干，胸胁苦满，心烦易怒，小便短黄，大便燥结或不爽，舌质红，苔黄腻，脉滑数或弦数。治宜清利湿热。方选龙胆泻肝汤加减。药用生地黄、车前子(包煎)各 15g，龙胆、黄芩、栀子、木通、泽泻、当归、柴胡各 10g，生甘草 6g。每日 1 剂，水煎服。若大便燥结者，加大黄(先下) 10g，以泻热通便，引热自大便解。

(2)阴虚血燥型：阴部皮肤粗糙、增厚，瘙痒不已，头晕耳鸣，口咽燥，肌肤不润，大便秘结，舌质淡，少苔，脉细数或细弱。治宜滋阴润燥，养血祛风。方选药当归饮子加减。药用当归、川芎、白芍、生地黄、防风、荆芥、黄芪、白蒺藜、何首乌各 10g，甘草 6g。每日 1 剂，水煎服。若潮热颧红，加地骨皮、玄参各 15g 以滋阴退热；若瘙痒难忍者加蝉蜕 10g 以祛风止痒。

2. 通用加减方　白鲜皮 30g，熟地黄、制首乌各 15g，黄柏、知母、山药、山茱萸、牡丹皮、茯苓、泽泻、当归各 10g。若带下量多，色黄臭秽者，去茯苓，加土茯苓 20g，白蔹 10g；头晕目眩，视物昏花者，加枸杞子、菊花各 10g；兼有发热，加金银花、连翘各 15g；外阴肿痛，破溃者，加紫花地丁 20g，野菊花、蒲公英各 15g；痒甚，夜寐不安，加炒枣仁、夜交藤各 15g；大便燥结，加大黄、枳实各 6g。每日 1 剂，加水煎煮 2 次，将两煎药液混合均匀，分 2 次服。

3. 外治单方验方

(1)芒硝、苦参、蛇床子、黄柏、川椒各 15g。加水煎至 1500ml，去渣取液，坐浴，每日 1～2 次，每次 15～20 分钟。

(2)紫荆皮、黄柏各 20g。共研细末，以香油调匀，外搽患处，每日 2～3 次。用于外阴炎，瘙痒明显，搔破后流水者。

(3)樟丹、蛤粉各 30g，冰片 1g。共研细末，香油调匀，涂搽患处，每日数次。用于渗液较多者。

4. 中成药

(1)龙胆泻肝丸：清利肝胆湿热，适用于肝经湿热证。水丸，每日 3 次，每次 6g，口服。

(2)当归龙荟丸：清利湿热，适用于湿热证。水丸，每日 3 次，每次 6g，口服。

【名医提示】

1. 积极治疗阴道炎、宫颈炎、糖尿病、肠道蛲虫等疾病，以防止外阴感染，发生炎症。

2. 禁止性生活。保持外阴清洁、干燥，内裤应柔软，避免摩擦，且经常换洗内裤。

3. 急性期注意休息，及时治疗，防止迁延不愈而转成慢性。

4. 外阴用 1∶5000 的高锰酸钾溶液坐浴。

第三节　真菌性外阴炎

真菌性外阴炎是由于类酵母菌引起的外阴炎症。常见的致病菌是白色念珠菌,多与真菌性阴道炎并存;以外阴瘙痒,有灼热感,排尿痛,性交痛为主要特征。白念珠菌常寄存于正常人体的皮肤黏膜或消化道中,当机体抵抗力减弱或菌群平衡失调时,即引起本病的发生。阴道上皮细胞糖原增多,酸度增高时,最适合念珠菌繁殖而引起炎症,故多见于孕妇、糖尿病及接受大量雌激素治疗的患者。广谱抗生素及肾上腺皮质激素的长期应用,致使机体的菌种、菌群发生紊乱及抗感染能力下降,导致念珠菌生长。其他如复合维生素 B 的缺乏,严重传染性疾病和其他消耗性疾病,均可为念珠菌繁殖生长的有利条件。

【诊断要点】

1. 妇科检查　外阴充血明显,表皮出现成群、浅表的水疱状丘疹,或湿疹样糜烂,甚则形成溃疡。分泌物涂片检查,可发现菌丝和芽孢。

2. 外阴瘙痒,有灼热感,伴有尿痛及性交痛,与真菌性阴道炎同时存在时,白带增多,呈白色豆渣样或凝乳样。

3. 根据症状即可做出初步诊断。如有症状而多次涂片检查阴性时可做真菌培养,以明确诊断。

【鉴别诊断】

1. 外阴灼热感及瘙痒,常诉有性交痛及排尿痛。

2. 妇科检查。外阴红肿,有时发生水疱状丘疹或湿疹样糜烂,病变局限于外阴或扩展至会阴、肛门周围及股生殖皱襞,严重时可形成溃疡。

3. 分泌物直接涂片或培养。显微镜检查可看到假菌丝和芽孢。

【西医治疗】

1. 2%～4%的碳酸氢钠液　清洗外阴,每次 100ml,每日 2 次。

2. 局部涂药　制霉素软膏或克霉唑软膏或 2%甲紫(龙胆紫),涂于外阴部,每日 2～3 次。

3. 阴道塞药　制霉素栓(每栓含制霉素 10 万 U),早、晚各 1 个,塞入阴道深处,共 5 日。

4. 口服　制霉素片,每次 50 万 U,每日 4 次,口服,共 10 日。

【中医治疗】

1. 辨证论治

(1)脾虚湿胜型:外阴瘙痒,坐卧不宁,带下色白如豆渣样;舌苔薄白,脉细濡。治宜健脾燥湿,杀虫止痒。方选萆薢分清饮加减。药用滑石(包煎)15g,椿根皮、茯苓、萆薢、薏苡仁各 12g,黄柏、牡丹皮各 10g,通草、甘草各 6g。每日 1 剂,水煎服。

(2)肾虚湿阻型：外阴瘙痒，带下增多，色白如豆渣状；腰脊酸楚，面色白，神疲乏力，舌淡，苔薄白，脉细软。治宜温肾燥湿，除虫止痒。方选温肾除霉汤加减。药用党参、补骨脂、淫羊藿各15g，桑螵蛸、生地黄各12g，熟附子、山茱萸、白术、苦参、黄柏各10g，甘草6g。每日1剂，水煎服。

2. 通用加减方　生薏苡仁、滑石(包煎)各30g，赤茯苓15g，黄柏、泽泻、萆薢、牡丹皮、苦参、贯众各10g，通草6g。带下量多，色黄有味，加土茯苓、野菊花、败酱草各15g；胸闷纳呆，加陈皮10g，砂仁(后下)6g；小便淋漓涩痛甚者，加车前子(包煎)10g，甘草梢6g；大便干结，加生大黄6g。每日1剂，加水煎煮2次，将两煎药液混合均匀，分2次服。

3. 内服单方验方

(1) 金银花、蒲公英各30g，野菊花、紫花地丁各15g，紫背天葵子、赤芍、牡丹皮、乳香、没药各10g。每日1剂，加水煎煮，分2次服。

(2)龙胆15g，山栀子、黄芩、泽泻、生地黄、车前子(包煎)、当归各10g，木通、牛膝各6g，每日1剂，水煎服。

(3) 白鲜皮30g，熟地黄、制首乌各15g，黄柏、知母、山药、山茱萸、牡丹皮、茯苓、泽泻、当归各10g。每日1剂，水煎，分2次服。

4. 外治单方验方

(1)生百部50g，苦参、土茯苓、蛇床子各30g，地肤子24g，龙胆、黄柏、紫槿皮、川椒、苍术各15g。每日1剂，加水2000～3000ml，煮沸10～15分钟后去渣取汁、热熏，待药汁温和时坐浴并洗外阴。早、晚各洗1次，每次20～30分钟。10天为1个疗程。最多使用3个疗程。

(2)苦参、蛇床子、地肤子、白鲜皮各15g，川椒6g，青盐3g。将药装入布袋放入水中，煮沸20分钟。温液坐浴，每日2～3次，每次15～20分钟。本方清热燥湿，杀虫止痒，可用于糖尿病外阴瘙痒，以及滴虫、霉菌等感染引起的外阴瘙痒。

(3)虎杖100g，苦参、木槿皮各50g。上药加水4500ml，煎取4000ml，过滤待温，取2000ml，坐浴10～15分钟，每天2次，7天为1个疗程。

(4)蛇床子、花椒、明矾、百部、苦参各15g。水煎，趁热先熏后洗，每日早、晚各1次，10次为1个疗程。

(5)蛇床子、土槿皮、百部、川椒、枯矾各等份。上药加水浓煎后熏洗阴部。早、晚各1次。

(6)苦参30g。煮水频洗，每日3～5次。

5. 针灸治疗　针刺阴廉、曲骨、横骨、三阴交。快速、中强度刺激，每穴刺激3分钟，每日或隔日1次。

【验案举例】

1. 曾某，35岁。外感风湿热邪，咽痛，溲黄便结。经内科治疗，湿热未尽而下注。外阴部出现疱疹 10 余天,滋水淋漓,奇痒难忍。肛周、外阴及双腹股沟内侧有弥漫性疱疹,皮色潮红,部分表皮溃破,糜烂渗液。右边腹股沟处可扪及蚕豆大小溃疡。脉滑数,舌质红,苔黄腻。诊断为阴疮。证属湿热下注,蕴结成毒。治宜清热利湿,解毒散结。药用生地黄 15g,当归、金银花各 12g,山栀仁、泽泻、木通、车前仁、柴胡各 10g,黄芩、龙胆、甘草各 6g。每日 1 剂,水煎服。外用路路通 50g,大青叶、青蒿、土黄柏各 30g,硼砂(后兑)6g,皮硝(后兑)3g。煎水外洗,每日 2～3 次。忌鱼、虾、羊肉。服 3 剂后,瘙痒减轻,渗液明显好转,口渴减,二便调。内服方去当归、木通,加地肤子、白鲜皮。外用药照原方。治疗 7 天,病愈。

按:妇女阴户生疮,甚则破溃,脓水淋漓,局部肿痛者,称为阴疮,又称“阴蚀”。本病相当于西医学的非特异性外阴溃疡、前庭大腺脓肿等疾病。本病多因湿热下注,蕴结成毒;或肝肾阴虚内热,熏灼阴户;或正气不足,不能托毒外达,蕴结阴部,肉腐成脓而成。本案患者外阴疱疹滋水淋漓,奇痒难忍。肛周、外阴及双腹股沟内侧有弥漫性疱疹,皮色潮红,部分表皮溃破,糜烂渗液,舌质红,苔黄腻,脉滑数。根据脉症,显系肝经湿热下注之阴疮。治宜清热利湿,龙胆泻肝汤为治湿热下注之特效方,使用正确,收效甚速。故以龙胆泻肝汤加金银花以加强清热解毒之功,并配合清热利湿热,通络止痒药外洗。如此内外合用,疗效甚佳。但本方药多寒凉,恐伤脾阳,须中病即止(《妇科名家庞泮池学术经验集》,上海中医药大学出版社,2004)。

2. 梁某,22 岁。患者阴部反复瘙痒 1 年多,近来日益严重。用手指抓破后,因感染阴部红肿奇痒。日轻夜重,并在阴部右侧有一如桃核大之肿物,痛痒难忍,不能坐,行走摩擦痛苦更甚。经当地医院用抗生素治疗,病情尚未控制,仍觉阴部肿痛奇痒,彻夜不眠,且肿物痛连肛门,小便时刺痛,伴口干而苦、烦躁不安,小便短赤、大便 3 天未解、腹微胀痛。面红、目赤,脉滑数,舌质红,苔黄腻。诊断为阴肿。证属风湿热毒,留注外阴。治宜清热利湿,解毒消肿。药用白头翁、土茵陈各 30g,大黄、苦参、玄参、皂角刺各 18g,蛇床子、黄柏各 12g,黄连 6g。每日 1 剂,水煎服。外用地肤子、白鲜皮、蛇床子、苦参各 30g,荆芥、黄柏各 18g。以上 6 味药煎数沸之后,倾入洗面盆,合适温度外洗患处,每天 1 次。服 8 剂后,大便已通,外阴痛痒已减,肿物渐消,病有起色,仍觉口干苦,小便黄短赤痛。治宜泻火除湿,清热利尿。药用白头翁、土茵陈、车前草、石斛各 30g,地肤子、苦参、玄参、皂角刺各 18g,蛇床子 12g。服 8 剂后,痒痛大减,夜寐亦安,局部症状好转,肿物消至如花生仁大。效不更方,连服 7 剂。阴肿痛痒全消,唯腹胀痛、食欲缺乏、大便不畅、舌红、苔薄黄腻、脉濡数。拟健脾清热化湿剂,以巩固疗效。

按:阴肿是由湿毒内侵或肝经郁热、脾虚生湿、郁而化热、湿热下注外阴所致。《妇人良方》说:妇人阴内痛痒,内热倦怠,饮食少思,此肝脾郁热,元气亏损,湿热所致。且湿热下注,为病虫生存繁殖提供有利条件,两者常互为因果。本案阴肿为风湿热毒留注外阴而成，治疗以清热利湿、解毒消肿为中心，采用内服和外洗兼治的方法，效果比较满意。先以白头翁、土茵陈、大黄清热化湿、通泄大便；黄柏、黄连、苦参清热解毒、化湿止痒；玄参凉血解毒；蛇床子、地肤子消风而止痒；皂角刺消肿散结。并配合清祛肿毒，化湿止痒的外洗剂，内外合治。药后大便已通，邪毒外泄，外阴痛痒已减，肿物渐消，病有起色，仍觉口干苦，小便黄短赤痛。调整药物泻火除湿，清热利尿。药后病症大减，效不更方，阴肿痛痒全消，即以健脾清热化湿剂，巩固疗效。整个治疗围绕主要病机，随症加减药物，守法治疗而收功(《奇难杂症精选》，广东科学技术出版社，2006)。

【名医提示】

1. 保持外阴清洁干燥，勤换内裤并煮沸消毒。做好经期、孕期、产时、产褥期卫生保健，选用棉质内裤以减少异物刺激。

2. 患糖尿病者应积极治疗，合理应用广谱抗生素。

3. 加强卫生宣教，注意个人卫生，勤换内衣裤。

4. 配偶有生殖器真菌感染时需积极治疗。

5. 改善公共卫生设备，避免交叉感染。

6. 定期普查，早日发现，早期治疗。

7. 患病期注意休息，禁止性生活。

8. 及时停用广谱抗生素、雌激素。

9. 如有糖尿病，需同时治疗。

10. 注意营养，增强抵抗力。

11. 同时治疗真菌性阴道炎。

第四节 外阴溃疡

外阴溃疡多由于外阴炎症引起，可见于多种疾病。其表现可有急性及慢性2种。急性外阴溃疡多见于搔抓破损、会阴创伤、药物灼伤等伴有感染所致。慢性外阴溃疡多见于外阴结核、外阴癌，发病较慢，疼痛不剧，病久不愈，溃疡灶可向周围扩展。大多以为是白化病发展而来。中医学称本病为“阴疮”，主要由热毒蕴积于下，伏于肝经，与血气相搏，郁结成疮；或寒邪凝滞气血，瘀积于内，邪气不能外出，内陷于肌肉；或平素阳虚，气血失畅，与痰湿凝结成块。

【诊断要点】

1. 急性溃疡。多有低热、乏力、局部疼痛等症状，溃疡多发生于小阴唇及大阴唇近小阴唇部位。多发或单发，先为小疱状，迅速溃破、坏死，呈圆形，表面附有坏死物。重者3～4周治愈，轻者7～10日自愈。

2. 慢性溃疡。大多无痛，亦无发热。溃疡边缘清晰，形态不规则，基底部高低不平，分泌物不多，溃疡底部可有或无硬结性浸润，腹股沟淋巴结可肿大。溃疡经久不愈，并可向周围发展。

3. 病者多呈体弱、营养不良状。根据外阴病变表现，诊断容易，必要时做分泌物涂片、培养以明确诊断。

4. 急性外阴溃疡发病急，发展迅速，伴有发热，外阴部灼热、痛剧，分泌物有臭味，多见于青春期、少女和幼女。有的有外阴为药物灼伤或分娩创伤病史。慢性外阴溃疡可见于结核及癌症。

5. 体征。急性外阴溃疡有大小或数目不等的溃疡，常位于大、小阴唇，多为表浅的圆形或卵圆形损害，表面有脓性分泌物，基底呈红色。慢性溃疡好发于阴唇或前庭黏膜，病变发展缓慢，初起常为一局限小结节，不久即溃破为边缘软薄而穿掘的浅溃疡，形状不规则，基底不平，覆以干酪样污垢，病变无痛，但受尿液刺激或摩擦后可有剧痛，溃疡经久不愈，并可向周围扩展。

6. 溃疡处分泌物涂片培养。可见粗大的革兰阳性杆菌。

【鉴别诊断】

1. 粟粒型　溃疡面较小，如针头至粟粒大，但数目较多，易愈合，症状轻。

2. 下疳型　此型较常见，症状较轻，病程长，无明显全身症状，溃疡较浅，进展较慢，数目不定，大小不等，深浅不一，边缘不整，基底柔软有灰白分泌物，易于复发。

3. 坏疽型　多有全身症状，如发热无力等，外阴病损红肿明显，溃疡深呈圆形或卵圆形，数目少，边缘不整，有穿凿现象，局部疼痛明显，或可见溃疡表面附着脓液。

4. 软下疳　好发于阴道口，溃疡边缘软，锯齿状，触痛，可发生腹股沟淋巴结脓肿。分泌物培养可发现 Ducrey 嗜血杆菌。

5. 外阴结核　溃疡面有黄色干酪样污苔，分泌物培养及涂片可有结核分枝杆菌。

6. 外阴癌　多数患者为绝经后老龄妇女，溃疡呈硬性结节状，边缘外翻，病理切片检查可确诊。

【西医治疗】

1. 青霉素。每次 80 万 U，每日 3 次，肌内注射，皮试阴性后用。

2. 0.02%高锰酸钾液坐浴，拭干后，局部涂以 1%硝酸银软膏或新霉素软膏。

【中医治疗】

1. 辨证论治

(1)热毒蕴积型：外阴一侧或双侧焮红肿痛，灼热结块，拒按；伴恶寒发热，口舌咽干，便秘尿黄，舌红，苔黄腻，脉弦滑数。治宜清热解毒，消肿散结。方选五味消毒饮合仙方活命饮加减。药用蒲公英、金银花、野菊花、紫花地丁各 15g，天葵子、穿山甲、皂角刺、天花粉各12g，赤芍10g，贝母9g，白芷9g，甘草6g。每日1剂，水煎服。

(2)寒湿瘀滞型：外阴一侧或双侧结块肿胀，疼痛缠绵，皮色不变，经久不消；神疲体倦，纳谷不馨，舌质淡嫩，苔淡黄腻，脉细软无力。治宜益气养血，托毒外出。方选托里消毒散加减。药用生黄芪、金银花、皂角刺、茯苓各15g，当归、白芍、白术、白芷各10g，甘草、川芎、桔梗各6g。每日1剂，水煎服。

2. 通用加减方　生地黄20g，泽泻、车前子(包煎)各15g，当归、木通、龙胆、栀子、黄芩、柴胡各10g，甘草6g。带下量多色黄有臭味，加土茯苓20g，虎杖15g；发热，加生石膏30g，知母12g；外阴肿痛甚，加蒲公英、紫花地丁各20g，没药15g。每日1剂，加水煎煮2次，药液混合均匀，分2次服。

3. 内服单方验方

(1)紫草根60g。晒干研末，加水500ml煎煮5分钟，过滤，每日分4次服完。药汁必须呈紫红色方可服用，色黑者不可服。

(2)赤小豆、无花果、土茯苓各50g。每日1剂，水煎服。

4. 外治单方验方

(1)黄连、黄柏各15g，青黛6g，玄明粉1.5g，冰片0.6g，混合研成细末，扑撒在溃疡基底部。每日2～3次，6～7日为1个疗程。

(2)黄柏30g，青黛15g。共研细末，局部外敷，每日1～2次。

5. 中成药治疗

(1)妇科千金片：每日3次，每次4片，口服。

(2)小金丹：每日3次，每次3片，口服。

【验案举例】

1. 潘某，女，29岁。人工流产术后月余，近1周外阴红肿，疼痛甚剧，伴有瘙痒，自觉头晕腰酸，现正值行经期。妇检：大小阴唇红肿，小阴唇下部内侧溃疡，大阴唇内侧有针尖大点状糜烂。脉细软，苔微黄。诊断为阴疮。证属湿热蕴结，下注成疮。治宜清热利湿，凉血愈疮。药用紫丹参15g，炒白芍、牡丹皮、制川续断、桑寄生各10g，赤芍、地肤子、白鲜皮各9g，防风、荆芥穗各6g。每日1剂，水煎服。外用蛇床子、苦参子各9g，黄柏6g。煎水外洗，每日2～3次。服4剂后，月经净，外阴瘙痒减轻，疼痛亦有好转，仍感头晕腰酸，治宗前方去丹参、白芍，加黄芩、炒贯众、绿豆衣(包)各10g。外洗改用紫草、黄柏各6g，五倍子3g。内外用药月余。外阴溃疡已基本好转，面色转红润，经前似有复发之势，嘱其每遇经前7天，按前方及外用药巩固治疗，以防复发。

按：阴疮多因湿热下注，蕴结成毒；或因正气虚弱，寒湿凝结而成。本案患者流产后气血未复，复感湿邪，导致外阴溃疡，伴有剧痛瘙痒，头晕腰酸，脉细软，苔微黄。治宜养血祛风，清利湿热，止痒止痛兼顾。药用丹参、白芍、防风、荆芥、桑寄生养血，祛肌表之风；地肤子、白鲜皮、绿豆衣清热利湿，祛风止痒；复加牡丹皮、黄芩、栀子、贯众等药清营凉血。并配合外洗，清热化湿止痒，待湿化热清，血和风止，溃疡愈合(《裘笑梅妇科临床经验选》，浙江科学技术出版社，1984)。

2. 朱某，40岁。1年前无明显诱因出现尿道灼热涩痛，发作时波及外阴肿痛，小便化验无异常，肌注庆大霉素后症状可缓解，但反复发作，尤以经行前后多见。现尿道灼热，小便腥臭，溺后白浊，外阴肿痛，小腹作胀，性交则外阴痒痛加剧，夜难入寐。查见两侧阴唇肿胀，小阴唇中段色素变浅，范围约1.5cm×1.5cm大小。脉细，舌质淡，苔白厚腻。诊断为阴肿。证属肝经湿热，下注阴部。治宜清热解毒，化瘀利湿。药用鸡血藤、土茯苓、忍冬藤各20g，生薏苡仁、丹参各15g，车前草、益母草、石韦、紫草各10g，甘草6g。每日1剂，水煎服。另用苦参、百部各60g，仙鹤草30g。水煎熏洗坐盆，每日1～2次。服30剂后，尿道灼热感消失，阴肿已瘥，但性交后局部灼热感偶作，脉细，舌淡红，苔薄白。转用健脾利湿之剂。药用茯苓、连翘各20g，淮山药、党参、生薏苡仁、桑寄生各15g，蚕豆花、川续断各10g，甘草5g。服7剂后，性交灼热感消失。妇检见小阴唇色素变浅部位已有好转，继以归芍地黄汤滋肾养阴善后。

按：女性外阴肿胀疼痛，或阴道口一侧或双侧出现囊性肿块者，称为阴肿。本病发病机制为肝经湿热，下注阴部；或寒湿凝结，痰瘀交阻而成。《景岳全书》云："妇人阴肿，大都即阴挺之类，然挺者多虚，肿者多热。"外阴、尿道位于下焦阴湿之地，其之所以灼热肿痛与湿、热、瘀有关。湿为阴邪，其性重浊黏滞，蕴久则化热生火，灼伤尿道阴部，故局部灼热肿痛不适。湿阻气机，经络不畅，故小腹作胀。依据脉症分析，证属湿瘀下注，脾肾两虚。患者目前阴肿加剧，痒痛日甚，夜难入寐，急则治标，缓则治本。故一诊采用鸡血藤、丹参养血行血；土茯苓、忍冬藤、紫草清热解毒，凉血而不伤阴；车前草、益母草、石韦利湿化瘀消滞，共奏清热解毒，利湿化瘀之功。外用百部、苦参、仙鹤草杀虫利湿，局部治疗与整体治疗相辅相成，故药后疗效卓著。由于湿瘀为标，脾肾虚为本，故二诊转用健脾利湿兼以益肾，以图其本。三诊病症基本痊愈，则滋肾养阴以善其后，固其本。分析本案，理法方药丝丝入扣，秩序井然，因而疗效显著。若因湿热下注，阻滞气机，湿瘀互结而致阴肿、阴疮者，宜在清热解毒利湿的同时兼化瘀，湿瘀并治。由于病变位于阴器，故不论病程新旧长短，均可配用外洗之药(《斑秀文妇科奇难病论治》，广西科技出版社，1989)。

【名医提示】

1. 在治疗过程中，注意前阴部位的卫生，经常清洗消毒，保持清洁，禁止房事。

2. 积极治疗引起外阴溃疡的疾病，如外阴炎、阴道炎、外阴湿疹、外阴瘙痒及糖尿病等。

3. 对急性外阴溃疡的患者应注意检查全身皮肤、眼、口腔黏膜等处有无病变。

4. 内裤以舒适柔软为宜，避免用不透气或粗硬织物做内裤。

5. 注意及早防治，初期仅有阴痒时即予以治疗，往往极易治愈。

6. 卧床休息，多饮水，保持患部清洁干燥，减少摩擦。

7. 改善饮食结构，忌食辛辣之品。

第五节　外阴湿疹

外阴湿疹是由变态反应、神经功能障碍、先天性过敏体质等所致的非感染性炎症性皮肤病。临床较为多见，尤其有过敏性疾病者。病因较复杂，变应原可来自外界或机体内部。外在因素：有寒冷、炎热、干燥、多汗、搔抓、摩擦、化学药品、化纤衣物、化妆品、染料及某些动物的毒素，蛋、鱼、虾、牛奶等异性蛋白以及某些植物花粉或空气中的尘埃等。内部因素：如慢性疾病，肠寄生虫病，失眠，过度疲劳，情绪变化，内分泌功能障碍，或人体组织在某些因子的影响下，其成分发生改变而形成自身抗原等。湿疹患者多具有过敏性体质，有人发现过敏体质与遗传性 IgA 缺乏有一定关系。当机体处于过度疲劳、精神紧张等情况下，内分泌系统发生一系列的相应变化，通过神经反射或内分泌影响使皮肤对各种刺激因子易感性增高，而诱发湿疹。根据病程可分为急性湿疹和慢性湿疹。本病属中医学"阴痒""阴蚀"等病症范畴，多因湿热蕴结，精血亏虚所致。

【诊断要点】

1. 急性期外阴开始红肿，继而在发红的皮肤上发生许多密集、针尖大小的丘疹，且很快变成丘疱疹或小水疱，合并感染后有脓疱，破裂后出现红色湿润的糜烂面并流出浆液性渗出液，干燥后形成痂皮，痊愈后不留任何痕迹。

2. 慢性期外阴皮肤干燥、变厚，粗糙不平，常有苔藓样硬化，上覆鳞片，并伴色素脱失或色素沉着。如反复发作或有慢性感染时，可引起淋巴淤滞，外阴局部皮肤呈象皮样改变。

3. 常有过敏体质，有对吸入物过敏史；有物理或化学性刺激物接触史；有白带增多或糖尿病病史。

4. 病变多发生于两侧大阴唇，亦可累及小阴唇及两侧大腿皱襞，双侧常对称分布。

5. 病损区灼热及剧烈的瘙痒，遇热后加剧。

【鉴别诊断】

1. 急性湿疹应与接触性皮炎鉴别　后者的特点为易发现接触的致病物质，病变局限于接触部位，皮疹多为单一形态，病程短，祛除病因后易治愈。

2. 慢性湿疹应与神经性皮炎鉴别　后者常继发于外阴瘙痒，病因为反复搔抓引起，无急性过程，病损区常为成片丘疹，干燥，有碎小鳞屑，皮肤损害中央肥厚，边缘变薄，多为小的扁平丘疹，边界清楚。

【西医治疗】

1. *全身治疗*　选抗组胺类药物以止痒，如苯海拉明、氯苯那敏。急性期可静脉注射 10%葡萄糖酸钙。对有广泛继发感染者配合应用有效抗生素治疗。此外可给予维生素 C 和 B 族维生素。

2. *局部治疗*　急性者无渗液或脓疱者，可用 1%含酚炉甘石剂或 40%的氧化锌油；有水疱渗出及脓疱者，可用 1∶5000 高锰酸钾液坐浴，或用 1%醋酸铅溶液湿敷。慢性者可涂搽 10%松焦油泥膏，或皮质类固醇软膏。

【中医治疗】

1. *辨证论治*

(1)湿热下注型：阴户瘙痒难忍，坐卧不安，带下量多，色黄如脓呈泡沫米泔样，外阴局部红肿；心烦少寐，口苦而腻，小便灼热，大便干结。舌苔黄腻，脉弦或滑数。治宜清热利湿，止带止痒。方选龙胆泻肝汤合二妙丸加减。药用白鲜皮、生地黄各 15g，龙胆、栀子、当归、泽泻、苦参、车前子、木通、苍术、黄柏各 10g，甘草 6g。每日 1 剂，水煎服。

(2)血虚阴亏型：阴部瘙痒，夜晚或遇热时尤甚，阴部皮肤干涩粗糙，缺乏光泽，或见脱屑，甚或皲裂；头晕眼花，失眠多梦。舌质淡，苔薄白，脉细或细数无力。治宜养血润燥，祛风止痒。方选养血胜风汤加减。药用生地黄、白鲜皮、黑芝麻 15g，白芍、酸枣仁、桑叶、菊花、枸杞子、柏子仁、当归、大枣、何首乌、紫荆皮、防风各 10g，川芎 6g，五味子 5g。每日 1 剂，水煎服。

2. *通用加减方*　萆薢、薏苡仁各 15g，黄柏、赤茯苓、牡丹皮、泽泻、滑石(包煎)、苍术各 10g，通草 6g。红肿热盛者，加生地黄 12g，赤芍 10g；搔破后流黄水者，加蒲公英、紫花地丁各 15g；便秘者，加生大黄 6g；腹胀矢气，大便溏者，加六曲 10g，砂仁、煨木香各 5g；带下量多者，加山药、芡实、墓头回各 10g；痒甚者，加白鲜皮、地肤子各 10g，制乌梅 5g；纳呆脘闷者，加鸡内金、麦芽各 10g。每日 1 剂，加水煎煮 2 次，将两煎药液混合均匀，分 2 次服。

3. *外治单方验方*

(1)蒲公英、生侧柏叶、苦参、朴硝、苍术、地榆、防风、黄柏、赤芍各 15g，五倍子、川椒、生甘草各 10g。水煎成 500ml，先熏后洗，每日 2～3 次，多用于疮面较新鲜、分泌物不多者。

(2)马鞭草、白鲜皮、黄柏、苦参、王不留行、赤芍各 15g，川椒 10g，冰片适量。加水煎成 500ml，趁热先熏后坐浴，每日 1 次，10 次为 1 个疗程。外阴破溃者去川椒。

(3)蛇床子、黄柏、蒲公英、野菊花各 15g。加水煎成 300ml，待冷后外洗或湿敷，每日 2 次。适用于急性湿疹，或有感染者。

(4)当归、赤芍、牡丹皮、威灵仙各 15g，川芎 10g。加水煎成 300ml，待冷后外洗或湿敷,每日 2 次。适用于血虚生风证。

(5)40%紫草油:紫草、芝麻油组成,外抹患处,适用于阴部干涩灼痛者,每日 1～2 次,有凉血活血,清热解毒润燥功效。

(6)马齿苋 120g,青黛粉 30g,将马齿苋焙干研末与青黛粉一起用香油调后外敷。用于外阴湿疹无滋水者。

(7)青黛散:干扑或用麻油调敷患处,每次 5～6 次,适用于外阴皮肤潮红,有渗液者。

(8)铜绿散:五倍子、白矾各 9g,乳香、铜绿各 6g,轻粉 3g。上药调末外扑患处。

(9)蛇床子、明矾、苦参、百部各 15g。煎汤,趁热先熏后洗,每日 1 次。

(10)徐长卿 50g。每日煎 2 次,早晚各 1 次,每次煎水 500ml,温时熏洗。

(11)黄连粉适量,加麻油调匀涂搽,每日 2 次。适用于急性期。

4. 针灸疗法

(1)体针:清热利湿。主穴:中极、会阴、三阴交、阴陵泉、阳陵泉、行间。配穴:剧痒者加肝俞、神门;慢性期者加血海。中极、会阴、三阴交、阴陵泉、行间施捻转泻法;阳陵泉施提插泻法;肝俞、神门、血海可用平补平泻法。

(2)耳针:主穴:神门、肾上腺、外生殖器、肝、脾、脑点、三焦、皮质下。配穴:剧痒者加耳背静脉放血。埋针或埋豆,每周 2 次。

(3)电针:取穴:中极、三阴交、阳陵泉、阴陵泉、三焦俞。密波中等刺激,每次选 3～4 个穴。每日 1 次。

5. 中成药

(1)当归拈痛丸:祛湿、清热、散风。适用于湿热蕴结挟有风邪证。水丸,每日 3 次,每次 9g,口服。

(2)龙胆泻肝丸:清肝泻热,利湿。适用于肝经湿热证。水丸,每日 3 次,每次 6～9g,口服。

【名医提示】

1. 尽可能寻找病因,隔绝致敏原,避免再刺激,去除病灶,治疗全身慢性疾病,如消化不良、肠寄生虫病、糖尿病、精神神经异常等。

2. 注意会阴卫生,不穿化纤织物的内裤,勿用热水烫洗和肥皂清洗皮损,不宜搔抓外阴,设法控制皮肤瘙痒,预防继发感染。

3. 避免食用辛辣、寒凉、鱼虾海味等食物及其他致敏食物。避免致敏药物,勿饮酒及进食辛辣刺激性食品。

4. 改善营养状况,避免食用易致敏及刺激的辛辣食物,过于肥胖者应节制饮食。

5. 慢性病程可达数个月或更久,注意及时适当治疗,避免反复发作或合并感染。

6. 患有肠寄生虫或便秘者，治愈后，往往湿疹亦明显好转。

7. 保持外阴清洁，注意经期卫生，应穿棉织品内裤。

8. 治疗可能查出的病因及慢性周身疾病。

9. 避免过劳及精神紧张，保证睡眠。

第六节　外阴瘙痒

外阴瘙痒是外阴各种不同病变所引起的较为常见、只有瘙痒而无任何损害的皮肤病。多发于中老年妇女，增多的白带或异常的尿液刺激外阴部是最常见的原因；此外，局部摩擦刺激、药物过敏、寄生虫及其他全身疾病，甚至精神因素等均可导致本病的发生。本病属中医学“阴痒”“带下病”等病症的范畴，常由肝经郁火，下注阴户，或血虚生风，外阴脉络失濡而致瘙痒。

【诊断要点】

1. 无原因的外阴瘙痒一般发生在生育年龄或绝经之后，多是整个外阴瘙痒。同时，除瘙痒外，阴道内常有黄带流出，并伴有心烦、失眠、尿黄等症状。

2. 多是阵发性发作，一般昼轻夜重，在月经期间或吃刺激性食物后加剧，严重者日夜都瘙痒不安，影响睡眠。

3. 精神紧张是引起本病的主要原因之一，神经质或疑病性素质的妇女可在无任何外因刺激存在时感到瘙痒。

4. 某些疾病，如各种皮肤病、糖尿病、阻塞性黄疸、白血病、贫血、营养不良等，也常成为本病的原因。

5. 瘙痒部位多位于阴蒂及小阴唇，严重者波及大阴唇、阴道口、会阴部，甚至波及肛周及大腿内侧。

6. 病初只有瘙痒而无皮损，由于搔抓或摩擦常致使外阴部皮肤粗糙或色素减退。严重者常并发感染。

7. 瘙痒为阵发性，轻重不等，一般夜间加剧，吃刺激性食物或饮酒后可加重。

8. 瘙痒部位多发生在阴蒂和小阴唇附近，也可波及大阴唇、会阴甚至肛门周围。

9. 长期瘙痒可导致局部红肿、溃破并继发感染，转为慢性时皮肤增厚、粗糙。

10. 阴道炎、宫颈炎、宫颈息肉、盆腔肿瘤等引起的分泌物过多外流刺激外阴。

11. 对避孕药具、月经用具、外用药物或化纤织物过敏反应可引起外阴瘙痒。

12. 由全身性疾病引起者，尚有其他疾病的伴随表现。

13. 多发于中老年妇女。

【鉴别诊断】

1. 神经性皮炎　有皮疹，与正常皮肤境界明显，病理检查有特定病理改变。

2. 外阴湿疹　有原发性皮肤损害，且全身其他部位可有类似病变。

【西医治疗】

1. 对症治疗

(1)镇静:对于精神过度紧张者,选用下列药物。① 苯巴比妥:每次 0.03g,每日 3 次,口服。② 地西泮:每次 2.5～5g,每日 3 次,口服。③ 奋乃静:每次 2～4mg,每日 3 次,口服。

(2)脱敏:选用下列药物。① 氯苯那敏:每次 4mg,每日 3 次,口服。② 阿司咪唑:每次 10mg,每日 1 次,口服。

(3)苯海拉明:每次 25～50 毫克,每日 2～3 次,口服。

2. 局部治疗

(1)硼酸氧化锌粉:滑石粉 70g,氧化锌 20g,硼酸 10g。混匀。清洗外阴,擦干后扑撒适量药粉,每日 1～2 次。

(2)2%苯海拉明药膏:外涂,每日 1～2 次。

(3)2%樟脑霜:外涂,每日 1～2 次。

(4)2%石炭酸软膏:外涂,每日 1～2 次。

(5)15%尿素软膏:外涂,每日 1～2 次,适用于有皮肤干燥者。

(6)氢化可的松等皮质类固醇激素软膏:外涂,每日 1～2 次,用于有苔藓化者。

(7)磺胺类油膏或 0.5%新霉素等抗生素软膏:外涂,每日 1～2 次,用于局部继发感染者。

3. 病因治疗　查出病因进行治疗,如滴虫、真菌感染或糖尿病等。

【中医治疗】

1. 辨证论治

(1)肝郁化火型:外阴瘙痒疼痛,夜间尤甚,带多色黄;心烦易怒,小便黄,大便结,口舌生疮,苔薄黄或黄糙,脉弦。治宜泻肝止痒。方选龙胆泻肝汤加减。药用生地黄、夜交藤 15g,龙胆、栀子、黄芩、柴胡、当归、泽泻、车前子、木通各 10g,生甘草 6g。每日 1 剂,水煎服。

(2)血虚生风型:外阴瘙痒,夜间加剧,病程已久,皮肤干燥或粗糙;头晕目眩,心悸失眠,神疲乏力,舌淡,苔薄,脉细。治宜养血祛风,活血止痒。方选四物汤加味。药用生地黄、熟地黄各 15g,当归、赤芍、党参、山药、茯苓、防风、乌梅各 10g,川芎、生甘草各 6g。每日 1 剂,水煎服。若失眠者,加珍珠母、夜交藤各 15g 以镇惊安神;若腰酸头晕者,加续断、杜仲、钩藤各 15g 以补肾平肝。

(3)湿热下注型:外阴及阴道瘙痒难忍,坐卧不安,白带增多,色白或黄,或呈脓性,秽臭;心烦易怒,胸胁作痛;口苦口干,尿黄便结,舌略红,苔黄腻,脉弦数或濡滑。治宜清热利湿,杀虫止痒。方选革薢渗湿汤加味。药用滑石、革薢、白鲜皮、薏苡仁各 10g,黄柏、茯苓、丹皮、泽泻、通草、苦参各 10g。每日 1 剂,水煎服。若外阴红肿破溃者,加野菊花、紫花地丁、蒲公英各 15g 以清热解毒。

2．通用加减方　玄参、白鲜皮、茯苓、熟首乌、当归、连翘、生地黄各 15g，赤芍、红花、牡丹皮、黄柏、防风、炒栀子、独活、藁本、地肤子各 10g，薄荷 6g，白矾 1g，花椒 3g。湿盛，加薏苡仁 15g；五心烦热，加知母 12g，地骨皮 10g；便秘，加大黄 6g。每日 1 剂，加水煎煮 2 次，将两煎药液混合均匀，分 2 次服。

3．内服单方验方　苦参子 60g，研末，每日用温开水冲服 2 次，每次 3g。

4．外治单方验方

（1）蛤粉 3g，雄黄 1.5g，冰片 0.3g。共研细末，外搽外阴局部；或用香油调匀涂搽。每日 1～2 次，适用于外阴皮肤破损者。

（2）鹤虱、苦参、威灵仙、当归、狼牙草、蛇床子各 15g。每日 1 剂，煎汤熏洗外阴，每日 1～2 次。

（3）黄柏 9g，儿茶 6g，珍珠、青黛、雄黄各 3g，冰片 0.3g。共研细末，外搽患处，每日 1～2 次。适用于皮肤破损者。

（4）苦参 30g，加水煎煮，去渣，温洗阴部，每日 3～5 次。

（5）苦参、白芷、大黄、青蒿、黄连、艾叶各 15g。每日 1 剂，煎汤熏洗外阴，每日 1～2 次。

（6）黄柏 10g，鸡蛋清适量。先将黄柏研为细末，再与鸡蛋清调匀，涂敷于患处。

（7）蛇床子、白矾各 15g，花椒 10g。每日 1 剂，煎汤熏洗外阴，每日 1～2 次。

5．针灸治疗

（1）针刺：取会阴、气冲、阴陵泉、三阴交、照海、太冲穴。每周 2 次，10 次为 1 个疗程。

（2）电针加灸法：分 3 组治疗穴位。①组：关元、曲骨、阴阜、三阴交；②组：坐骨上穴（大转子和尾骨尖之间的联线中点上 2 寸稍外方处）；③组：关元、曲骨、阴廉、脾关。手法：关元、三阴交用补法，其他穴位均平补平泻。阴阜穴则用 3 寸长针向下斜刺，以局部酸胀感为度。各穴位针刺均以能传到外阴部为佳，3 组交替应用。灸是用 2 寸、1 寸半艾卷燃着放到艾灸器内，直接放在外阴部 30 分钟，有温热感为佳。针刺得气后接 G6805 治疗仪连续波频率开到 6，强度以患者耐受为宜，通电 20～30 分钟。

【名医提示】

1．对外阴有刺激的药品、化学品，如苯扎溴铵、升汞、肥皂、橡胶制品等尽量少用或不用，内裤宜穿全棉制品，不用化纤织布制作内裤。

2．注意性卫生，性生活后及时排尿等，这样有利于保持外阴清洁卫生，防止真菌、滴虫等病原微生物的侵入。

3．保持外阴清洁干燥，勤换洗内裤，穿宽大柔软棉织品内衣裤。

4．有二便失禁者，应及时清洗大小便，避免尿、粪浸渍外阴而致痒。

5. 避免热水、肥皂水烫擦，不用各种消毒液，避免搔抓。

6. 心理咨询，精神安定，减少烦躁等情绪刺激。

7. 不食辛辣炙煿等刺激性食品，戒烟、戒酒。

第七节　外阴神经性皮炎

神经性皮炎又称慢性单纯性苔癣，是一种慢性瘙痒性皮肤病。外阴部为好发部位，且多发于老年妇女。本病发生原因尚未十分明了，可能与中枢神经系统功能障碍有关，如忧虑、惊恐、高度精神紧张等，均易诱发本病。以剧痒和皮肤苔藓化为特征，且夏季病情较重，冬季缓解，病程较长，治疗后易复发。据其症状和体征，属中医学“阴痒”“摄领疮”等病症的范畴，多由心火内生，血热生风；外感风邪，郁结腠理；血虚生风，风盛作痒所致。

【诊断要点】

1. 发病初期，皮疹为圆形或多角形扁平丘疹，大如粟粒，密集成群，微微隆起，呈淡褐或灰白色，边界清楚，表皮肥厚、粗糙，日久呈苔藓样变化。病变中央较重，周边较轻，有时双侧对称发生。

2. 好发于外阴部，颈部、前臂、股内侧亦有类似病变，但只发生于皮肤，不累及黏膜。

3. 患者多有自主神经系统功能紊乱的表现，如易于激动、性情急躁等。

4. 起病时常为外阴部阵发性瘙痒，并逐渐加重，继之再出现皮疹。

5. 多发于老年妇女，有明显的季节特征。

6. 局部活体组织检查：有明显的病理特征。

(1)表皮过度角化，棘层增生肥厚，上皮脚延长，变宽，呈锯齿状。

(2)真皮浅层毛细血管周围有淋巴细胞浸润，呈灶状，胶原纤维及弹力纤维增生，甚至纤维化。

【鉴别诊断】

1. 外阴慢性皮炎　常有白带增多、蛲虫症或糖尿病病史，病理改变有明显区别。

2. 外阴瘙痒症　先有瘙痒，无原发性皮疹，呈灰白色苔藓样皮。

3. 慢性湿疹　多有过敏性体质。

【西医治疗】

1. 抗组胺药物及镇静药　对瘙痒剧烈及神经衰弱症状明显者可选用。

(1)苯海拉明：每日 2 次，每次 25mg，每日 2 次，口服。

(2)阿司咪唑(息斯敏)：每日 1 次，每次 1 片，口服。

(3)氯苯那敏：每日 3 次，每次 4mg，口服。

(4)10%硫代硫酸钠:每日1次,每次10ml,静脉注射,10次为1个疗程。

(5)10%葡萄糖酸钙:每日1次,每次10ml,静脉注射。

(6)葡萄糖酸钙:每日3次,每次1~2g,口服。

2. 局部治疗

(1)5%水杨酸:湿敷,每日1~2次。

(2)复方曲安奈德(复方康纳乐霜):外涂患处,每日2~3次。

(3)氟轻松软膏:外用,每日2~3次。

(4)黑豆馏软膏:外涂,每日1~2次。

(5)松馏油糊剂:外涂,每日1~2次。

(6)慢性皮炎硬膏:局部贴用。

【中医治疗】

1. 辨证论治

(1)血虚风盛型:外阴病损区呈灰褐色,粗糙肥厚,剧痒;头晕目眩,神疲乏力。舌淡,苔白,脉弦缓。治宜养血祛风,消风止痒。方选养血消风散加减。药用熟地黄15g,当归、荆芥、白蒺藜、苍术、苦参、麻仁、秦艽各10g,全蝎、甘草各6g。每日1剂,水煎服。

(2)血虚风燥型:外阴瘙痒,病久不愈,皮损色淡或灰白,肥厚,搔之有细屑;心悸头晕,夜寐不宁。舌质淡,苔净,脉弦细。治宜养血润燥,息风止痒。方选地黄饮子加减。药用熟地黄、生地黄、珍珠母各15g,当归、玄参、牡丹皮、白蒺藜、僵蚕各10g,红花、甘草各6g。每日1剂,水煎服。

(3)肝郁风热型:外阴皮损色红,剧痒阵作,与情绪变化有关;心烦易怒,寤寐不宁,口苦咽干。舌质红,苔薄黄,脉弦滑。治宜清肝凉血,消风止痒。方选皮癣汤加减。药用白鲜皮、地肤子、生地黄各15g,当归、赤芍、黄芩、苦参、苍耳子各10g,生甘草6g。每日1剂,水煎服。

2. 外治单方验方

(1)外洗:参见湿疹治疗。

(2)五倍子膏:外涂患处,每日2~3次。

(3)玉黄膏:外涂患处,每日2~3次。

【名医提示】

1. 治疗期间避免摩擦、搔抓、热水烫洗等用以止痒的错误方法,以防感染,影响疗效。

2. 及时治疗其他器官慢性疾病,纠正胃肠功能失调。

3. 保持外阴清洁、干燥,避免搔抓,不穿化纤内裤。

4. 避免饮酒、浓茶、辛辣等刺激性食品。

5. 避免精神过度紧张,保证睡眠。

6. 寻找病因，进行针对性治疗。

第八节　外阴象皮病

外阴象皮病又称慢性肥厚性外阴炎，是外阴部皮肤局限性或弥漫性增厚的一种疾病，多由丝虫病引起。其他如结核、腹股沟淋巴肉芽肿或梅毒，可引起结缔组织纤维化、静脉和淋巴回流受阻，也可发生类似病变。中医无此病名，根据其症状，可归属于“阴痒”“阴疮”的范畴，多因湿热虫毒，结于外阴，或内伤脾胃所致。

【诊断要点】

1. 病史。多有丝虫病感染及乳糜尿史，病程缓慢。

2. 外阴局限性或弥漫性肿大，可呈腊肠形、圆桶状或乳房形，病情严重者一侧或整个外阴肿大，有时形如肿瘤，悬垂于两股之间。病变部位的皮肤增厚如象皮，呈结节状、疣状或菜花样，伴有瘙痒感。如继发感染，形成慢性溃疡时感觉疼痛，经久不愈。

3. 淋巴管炎。常数个月急性发作 1 次，每次发作 1～2 次，长者达 10 日。急性期可有寒战、高热、头痛等全身症状。

4. 血常规检查。早期白细胞总数增高，嗜酸性粒细胞增高。

5. 病原学检查。午夜 12 时前后 2 小时，取指尖或耳垂血液数滴查微丝蚴，如找到微丝蚴即可确诊，但阴性亦不能完全排除。血清抗链球菌溶血素“O”值可能增高。

6. 病理检查。上皮肥厚，乳头增多、延长，真皮层结缔组织增生肥厚，有炎症细胞浸润及水肿，淋巴管扩张，数目增多。

【西医治疗】

1. 乙胺嗪(海群生)：每日 3 次，每次 200mg，口服，连服 1 周。

2. 左旋咪唑：每日 3 次，每次 100mg，口服，连服 3 日。

3. 青霉素：每日 3 次，每次 80 万 U，肌内注射，皮试阴性后用。

4. 氨苄西林：每日 3 次，每次 0.5g，口服。

5. 金霉素软膏：涂外阴，每日 2 次。

6. 大的象皮肿可考虑手术治疗。

【中医治疗】

1. 辨证论治

(1)湿热下注型：外阴皮肤粗糙，结节状，伴瘙痒，疼痛；小便黄，大便干结，苔黄腻，脉弦滑。治宜清热利湿止痒。方选萆薢分清饮加减。药用白鲜皮、萆薢各 15g，黄柏、石菖蒲、茯苓、丹参、车前子(包煎)、白术、泽泻各 10g，甘草 6g。每日 1 剂，水煎服。

(2)痰湿阻络型:外阴皮肤增厚,粗糙,分泌物多;伴外阴肿痛,行走不便,舌质暗,苔腻,脉弦或滑。治宜燥湿化痰通络。方选导痰汤加减。药用海桐皮、白鲜皮各15g,法夏、枳实、茯苓、浙贝母各10g,陈皮、白芥子、制南星、甘草各6g。每日1剂,水煎服。

2. 内服单方验方 苍术、泽泻各1500g,防己、木瓜各750g,升麻500g。共研细末,水泛为丸,如胡椒大,每日10g,分2次服,20日为1个疗程。

【名医提示】

1. 避免过劳和精神紧张,保证睡眠,注意外阴清洁等。

2. 忌食辛辣、油腻、刺激的食物以及鱼、虾、浓茶、咖啡和烟酒等食品。

3. 尽量寻找和避免可能发生本病的各种因素。禁忌用热水烫洗、搔抓,或用肥皂洗擦患处。

4. 保持外阴局部干燥,防止继发感染。

5. 注意防蚊,避免同室交叉感染。

第九节 前庭大腺炎

前庭大腺位于两侧大阴唇下方,腺管开口于小阴唇内侧靠近处女膜处,因解剖部位的特点,在性交、分娩或其他情况污染外阴部时,病原体易侵入腺体而引起炎症,称前庭大腺炎。病原体主要有葡萄球菌、大肠埃希菌、链球菌及肠球菌等混合感染。随着性传播疾病发病率的增加,淋病奈瑟菌及沙眼衣原体已成为常见的病原体。多发生于生育年龄妇女。本病属中医学"阴疮"的范畴,因经行产后,忽视卫生,或阴户破损,感染邪毒;或湿热毒邪,蕴积于下,伏于肝经,与血气相搏,郁结成疮。

【诊断要点】

1. 感染多为单侧性。

2. 急性炎症时,外阴一侧疼痛、肿胀,甚至不能行走,检查时局部皮肤红肿、发热,压痛明显;脓肿形成时,因管口堵塞,脓汁不能外流,脓肿迅速增大,直径可达5～6cm,检查时局部有波动感,伴有发热等全身症状。

3. 当脓腔内压力增大时,可自行破溃,如破孔大,引流通畅,则炎症较快消退而痊愈;如破孔小,引流不畅,则炎症持续不消失,并可反复急性发作。

4. 本病特点为初发阶段有外阴疼痛及腺管口发红,脓肿阶段有肿块及发热等全身症状。

【鉴别诊断】

1. 外阴疖肿。位于大阴唇后半部时很像前庭大腺炎,应予鉴别。疖肿初起时位置较浅,逐渐在根部形成硬结,由顶端开始化脓,脓排出后,脓腔不大,炎症迅速减轻。

2. 前庭大腺癌与前庭大腺炎两者部位相同，但前庭大腺癌无炎性症状，局部为无痛的实质性肿块。

【西医治疗】

1. 药物治疗

(1)0.02%高锰酸钾液：坐浴，每日1～2次。

(2)复方新霉素软膏：外涂患处，每日2次。

(3)青霉素：每日3次，每次80万U，肌内注射，皮试阴性后用。

(4)氨苄西林：每日3次，每次0.5g，口服。

(5)复方磺胺甲噁唑片：每日2次，每次0.96g，口服。

2. 手术治疗　脓肿形成，应切开排脓，排脓后腔内填塞浸有青霉素20万～40万U的0.9%氯化钠溶液纱布条。用苯扎溴铵棉球擦净，每日2次，0.02%高锰酸钾或0.0125%呋喃西林坐浴，每日1～2次，并更换纱条。

【中医治疗】

1. 辨证论治　多为热毒型，初期阴户一侧或两侧忽然肿胀疼痛，行动艰难，或肿处高起，形如蚕茧，不易消退，3～5日便欲成脓，并易向大阴唇内侧黏膜处溃破，溃后脓多臭秽而稠；伴恶寒发热，口干纳少，大便秘结，小便涩滞，舌苔黄腻，脉沉而数。治宜清热解毒，活血化瘀。方选五味消毒饮合仙方活命饮加减。药用蒲公英、金银花、野菊花、紫花地丁各15g，天葵子、穿山甲、皂角刺、当归尾、天花粉各12g，赤芍、浙贝母、白芷各10g，甘草6g。若脓已溃破，去皂角刺、穿山甲。每日1剂，水煎服。

2. 通用加减方　金银花、赤芍、穿山甲各15g，天花粉、制乳香、制没药、当归尾、皂角刺、贝母、白芷、生甘草、陈皮、紫花地丁各10g。兼高热，加白花蛇舌草25g，羚羊角粉(吞服)1g；大便干结，加大黄、瓜蒌各10g；畏寒发热，加荆芥、防风各10g；口苦咽干，加生地黄15g，龙胆草10g；脓成已溃，加生黄芪20g，薏苡仁12g。每日1剂，加水煎煮2次，将两煎药液混合均匀，分2次服。

3. 外治单方验方

(1)朴硝、小麦、葱白各30g，桃仁15g，红花15g，防风、艾叶、白矾、五倍子各10g，大戟3g。水煎冲洗外阴，每日2～3次。

(2)黄柏、石膏各60g。共研细粉，以香油调成糊状，取适量敷于患处，上盖无菌纱布，每日更换2次。

(3)石膏、寒水石、野菊花各30g。煎汤熏洗外阴，每日1～2次，每次15～20分钟。

(4)蛇床子、花椒、明矾、百部、苦参各10g。煎汤熏洗外阴，每日1次，每次15～20分钟。

(5)黄连 15g。加水 500ml,水煎 30 分钟后,取汁温热冲洗阴部,每日 1～2 次。

(6)金黄散:浓茶调敷患处,每日 3 次,适用于红肿未溃脓时。

(7)新鲜蒲公英 60g,捣烂敷患处。每日 2 次。

(8)冰硼散:扑撒患处,每日 2 次。

【验案举例】

1. 周某,女,30 岁。患阴疮 3 年,两月一发。发前常见身热心烦、口渴等症,继之阴户之侧起小指尖大之肿块、微痛,溃后则有脓水流出,小便黄,大便干,脉来弦数。某医院诊为"巴氏腺脓肿",服消炎药,时好时发。本次阴户旁发生一肿块,尚未溃破,触之疼痛。诊断为阴疮。证属肝经湿热,毒邪下注。治宜清热解毒,消肿散结。药用生甘草、玄参各 30g,金银花、蒲公英各 15g。每日 1 剂,水煎服。服 5 剂后阴户肿块消之大半,金银花用量增至 30g,并加龙胆泻肝丸以清利肝经湿热。服半个月病愈。半年后随访,未再复发。

按:巴氏腺脓肿即为前庭大腺炎,属中医学"阴疮"之列。其特征是:初生如莲子,微痒作痛,日久焮肿,形如桃李。又因阴户周围部位肌肤疏松而易感染,故常表现为疮痈,经久不愈。患者发前常见身热心烦,口渴,小便黄,大便干,脉弦数等症,属三阴亏损,兼忧思气结,致使湿热蕴毒,循肝经下注阴部所致,本例正值病症初期,治疗当以清热解毒利湿为主。先行解毒清热,消肿散结,截断病势发展,以防破溃成脓,再行清利肝经湿热。初诊宗四妙勇安汤之意,以甘草配金银花清热解毒,玄参泻火解毒散结。因本证为火毒挟湿,当归气温质润,恐其助热增湿,故减当归。用药后阴户肿块消之大半,当继续清解热毒,加大金银花用量,并佐龙胆泻肝丸清利肝经湿热。本案药精力专,直中病机,因而取效迅速(《刘渡舟临证验案精选》,学苑出版社,1996)。

2. 梁某,22 岁。患者阴部反复瘙痒 1 年多,近来日益严重。用手指抓破后,因感染阴部红肿奇痒。日轻夜重,并在阴部右侧有一如桃核大之肿物,痛痒难忍,不能坐,行走摩擦痛苦更甚。经当地医院用抗生素治疗,病情尚未控制,仍觉阴部肿痛奇痒,彻夜不眠,且肿物痛连肛门,小便时刺痛,伴口干而苦、烦躁不安,小便短赤、大便 3 天未解、腹微胀痛。面红、目赤,脉滑数,舌质红,苔黄腻。诊断为阴肿。证属风湿热毒,留注外阴。治宜清热利湿,解毒消肿。药用白头翁、土茵陈各 30g,大黄、苦参、玄参、皂角刺各 18g,蛇床子、黄柏各 12g,黄连 6g。每日 1 剂,水煎服。外用地肤子、白鲜皮、蛇床子、苦参各 30g,荆芥、黄柏各 18g。以上六味药煎数沸之后,倾入洗面盆,适温度外洗患处,每天 1 次。服 8 剂后,大便已通,外阴痛痒已减,肿物渐消,病有起色,仍觉口干苦,小便黄短赤痛。治宜泻火除湿,清热利尿。药用白头翁、土茵陈、车前草、石斛各 30g,地肤子、苦参、玄参、皂角刺各 18g,蛇床子 12g。服 8 剂后,痒痛大减,夜寐亦安,局部症状好转,肿物消至如花生仁大。效不更方,连服 7 剂。阴肿痛痒全消,唯腹胀痛、食欲缺乏、大便不畅、舌红、苔薄黄腻、脉濡数。拟健膳清热化湿剂，以巩固疗效。

按：阴肿是由湿毒内侵或肝经郁热、脾虚生湿、郁而化热、湿热下注外阴所致。《妇人良方》说：妇人阴内痛痒，内热倦怠，饮食少思，此肝脾郁热，元气亏损，湿热所致。且湿热下注，为病虫生存繁殖提供有利条件，两者常互为因果。本案阴肿为风湿热毒留注外阴而成，治疗以清热利湿、解毒消肿为中心，采用内服和外洗兼治的方法，效果比较满意。先以白头翁、土茵陈、大黄清热化湿、通泄大便；黄柏、黄连、苦参清热解毒、化湿止痒；玄参凉血解毒；蛇床子、地肤子消风而止痒；皂角刺消肿散结。并配合清祛肿毒，化湿止痒的外洗剂，内外合治。药后大便已通，邪毒外泄，外阴痛痒已减，肿物渐消，病有起色，仍觉口干苦，小便黄短赤痛。调整药物泻火除湿，清热利尿。药后病症大减，效不更方，阴肿痛痒全消，即以健脾清热化湿剂，巩固疗效。整个治疗围绕主要病机，随症加减药物，守法治疗而收功(《奇难杂症精选》，广东科学技术出版社，2006)。

【名医提示】

1. 脓肿形成后宜切开引流，按时换药，注意保持外阴清洁。每于大小便后更换敷料。

2. 本病易于复发，一旦有轻微炎症时则及时用1∶5000高锰酸钾溶液坐浴。

3. 注意外阴卫生，保持外阴清洁，勤换内裤。

4. 忌食辛辣，宜清淡而富营养之品。

5. 炎症未彻底治愈前避免性生活。

6. 慎穿或不穿紧身及化纤内裤。

7. 急性期宜卧床休息。

第十节　前庭大腺囊肿

前庭大腺囊肿是指前庭大腺导管因某种原因导致其闭塞不通，分泌物不能排出，造成腺体囊状扩张。多为单侧，大小不等，生长缓慢，常发生于育龄期妇女。常由于前庭大腺急性炎症消失后，因腺管阻塞分泌物不能排出，脓液逐渐转为清晰液体而形成囊肿。有时因前庭大腺腔内黏液浓稠或先天性腺管狭窄，排液不畅形成囊肿，囊肿可以继发感染而形成脓肿。本病属中医学“阴疮”之范畴。由于寒邪凝滞气血，瘀积于内，邪气不能外出，内陷于肌肉，或平素阳虚，气血失调与痰湿凝结成块而成。

【诊断要点】

1. 前庭大腺囊肿为单侧，其大小不等，或如枣大，或如鸡蛋大小，可持续数年不增大。

2. 肿物有波动感，无压痛，与大小阴唇及基底部均无粘连，扪之有一定的游离性，多为单房性。

3. 如囊肿大，则患者感到外阴有胀坠感或有性交不适。

4. 如破溃，其内容物为清亮透明的黏液，有时混有少量血液，呈棕红色。

5. 如继发感染，有局部炎症表现及全身症状。

6. 急性炎症时，外阴一侧疼痛、肿胀，行走困难，可有发热等全身症状。

7. 检查外阴一侧皮肤红肿，发热，压痛明显，当脓肿形成有波动感，脓肿直径可达5cm。

8. 脓肿内压力增大，表面皮肤变薄，脓肿自行破溃，如破孔大可自引流，如破孔小，引流不畅，可反复发作。

【鉴别诊断】

前庭大腺囊肿应与大阴唇腹股沟疝相鉴别。疝与腹股沟环相连，咳嗽时肿块有冲动感，推压后可以复位，肿块消失，向下屏气时肿块增大。

【西医治疗】

1. 囊肿较小者可定期检查，暂不处理。如较大而反复急性发作者可手术治疗。

2. 行囊肿造口术。在小阴唇内侧鼓胀最明显处纵行切开，放出浆液，切口要够大，切缘全层间断缝合6～8针，保持切口开放，以防闭合。术后用1∶5000高锰酸钾溶液坐浴，并注射抗生素或口服磺胺药。

3. 二氧化碳激光囊肿造口术。效果良好，手术无出血，无须缝合，术后不用抗生素，局部无瘢痕形成并可保留腺体功能。

【中医治疗】

1. *辨证论治*

（1）寒凝型：肿块坚硬，皮色不变，不甚肿痛，经久不消，或反复溃脓，疮久不敛；伴神疲体倦，纳谷不馨，心悸烦躁，舌质淡嫩，苔淡黄腻，脉细软无力。治宜益气养血，托毒外出。方选托里消毒散加减。药用生黄芪、金银花各15g，皂角刺、茯苓各12g，当归、白芍、白芷、白术各10g，川芎、甘草、桔梗各6g。每日1剂，水煎服。

（2）湿热下注型：外阴脓肿溃破，红肿，疼痛，活动时加剧，溃口流液，质稠异味，或夹血液；心烦易怒，低热不适，小便赤短，大便干结，舌质红，苔黄稍腻，脉弦或弦滑。治宜清热解毒，渗湿收敛。方选清热祛湿汤加减。药用龙胆、野菊花、薏苡仁、生地黄、板蓝根、车前子（包煎）、茯苓各15g，当归、栀子、黄芩、牡丹皮、泽泻各10g，甘草6g。每日1剂，水煎服。

2. *通用加减方*　生牡蛎20g，浙贝母、莪术、皂角刺、当归、熟地黄、鹿角胶（烊化）各15g，白芥子10g，姜炭、肉桂、麻黄、生甘草各6g。坠胀较甚者，加荔枝核、橘核各15g；气血不足者，加党参15g，白术、川芎各10g；如继发感染、溃破脓肿，则不宜用上方，可用龙胆、薏苡仁、车前子（包煎）、板蓝根、野菊花各15g，当归、生地黄、泽泻、栀子、黄芩、牡丹皮各10g,甘草6g。每日1剂,加水煎煮2次。将两煎药液混合均匀,分2次服。

3. 外治单方验方

(1)煅蛤粉、血竭各15g,黄连、黄柏、青黛、樟丹、蛇床子、乳香、没药、松香各10g。冰片、硇砂、硼砂各6g。研细粉储于瓶内,每次取少许药粉喷撒患处,每日3次。用于破溃合并感染者。

(2)苍术、百部、蛇床子、黄柏、苦参、连翘、荆芥、土槿皮各15g。每日1剂,水煎,熏洗外阴,连续5～7次。适用于红肿疼痛患者。

(3)儿茶、海螵蛸、樟丹各等份,混合研成散剂储瓶内。每次取少许喷撒患处,每日3次,用于破溃者。

(4)莪术、赤芍各30g,蒲公英、紫花地丁、金银花各20g,水煎熏洗外阴,每日1次。

(5)苦参、蛇床子各30g。水煎取汁,加醋适量混合后趁热熏洗外阴,每日1次。

(6)玄明粉30g,生大黄10g。共研细末,清洗外阴后撒于肿胀处。

4. 中成药

(1)妇科千金片:每日3次,每次4片,口服。

(2)小金丹:每日3次,每次3片,口服。

【名医提示】

1. 分娩时,侧切口要避免伤及前庭大腺导管,以免日后发生阻塞。

2. 治疗期间注意外阴清洁、干燥,减少摩擦和挤压。

3. 保持外阴清洁,注意经期、产后卫生及性卫生。

4. 改善饮食结构,勿食刺激性食物。

5. 患有前庭大腺炎时需彻底治疗。

6. 治疗期间禁止性生活。

第十一节　外阴营养不良

外阴营养不良改变是指女阴皮肤变白,黏膜营养障碍而致的组织变性疾病,亦称外阴白色病变。如伴有不典型增生,可进一步发展为外阴癌,应加以重视。根据其病理变化,分为以下3种类型:①增生型营养不良:无不典型增生;不典型增生:又分为轻、中、重三度。②硬化苔藓型营养不良。③混合型营养不良:硬化苔藓型营养不良合并有局灶性上皮增生病变,包括:无不典型增生不典型增生:又分为轻、中、重三度。确切的病因尚不清楚,一般认为增生型营养不良可能与外阴局部潮湿和对外部刺激反应过度有关;而硬化苔藓型营养不良可能与遗传、自身免疫及雄激素分泌不足有关。

【诊断要点】

1. *增生型营养不良*　病变主要波及大阴唇及阴唇沟内，有时波及后联合。主要病状为外阴奇痒难忍。病变皮肤增厚似皮革，可有多个白色和红色区相间隔，病变多为对称性且广泛，亦可能仅限于一侧。

2. *硬化苔藓型营养不良*　可发生于任何年龄，包括幼女，但多见于 40 岁左右妇女。主要症状为病区发痒，但较增生型病变为轻，病变可侵犯阴蒂、大小阴唇、后联合、肛门周围。病损皮肤逐渐融合成白色花斑，故称苔藓。进一步变薄而硬，质如牛皮纸样，逐渐萎缩。病区局部皮肤黏膜变白，干燥易皲裂，阴蒂包皮水肿，继之阴蒂包皮和阴蒂萎缩。

3. *混合型营养不良*　表现为在菲薄的外阴发白区的邻近部位，或在其范围内伴有局灶性皮肤增厚或隆起。

4. *增生型或混合型伴上皮非典型增生*　一般认为在增生型及混合型病变中，仅 5%～10%可出现非典型增生，以增生型营养不良为多见，非典型增生多无特殊临床表现。局部活体组织检查为唯一诊断方法。

无原因的外阴皮肤发白、增厚多为增生型营养不良；皮肤菲薄灰白提示硬化苔藓型营养不良的可能，但均有赖于局部活组织检查方能确诊。

【鉴别诊断】

1. 白癜风。两者均可有外阴皮肤变白，但白癜风无自觉症状，局部无增厚、变硬或萎缩等病变，皮肤弹性正常，同时身体其他部位也可伴发。

2. 活检应在有皲裂、溃疡、隆起、硬结或粗糙处进行，多点取材。临床上用 1%甲苯胺蓝涂病变区、干燥后再以 1%醋酸擦去染料，在染色区取材，发现非典型增生或早期癌的机会较多。

【西医治疗】

1. *局部药物治疗*　增生型常选 1%氢化可的松软膏；硬化苔藓型常选 2%丙酸睾酮鱼肝油等；混合型可用上述两种药膏交替或合并使用。

2. *激光治疗*　二氧化碳激光或氦氖激光可治疗硬化苔藓型。

3. *手术治疗*　适用于药物治疗无效，病情顽固，或病理切片中有中度以上非典型增生者。施行单纯外阴切除术。

【中医治疗】

1. *辨证论治*

(1)肝肾亏损型：外阴瘙痒难忍，坐卧不宁，局部皮肤黏膜发白、萎缩、干燥，或增厚失去弹性，头晕耳鸣，两目干涩，腰膝酸软，舌淡苔薄，脉细弱。治宜滋补肝肾，养血填精，润燥止痒。方选左归丸合四物汤加味。药用熟地黄、白鲜皮各 15g，山茱萸、山药、枸杞子、菟丝子、鹿角胶(烊化)、龟甲胶(烊化)、川牛膝、当归、白芍、川芎、防风各 10g。每日 1 剂，水煎服。若阴虚内热者，加地骨皮，牡丹皮各 10g 以滋阴清热;若兼肝郁者,加郁金,柴胡各10g以疏肝解郁。

(2)脾肾阳虚型:外阴瘙痒,外阴肌肤变白,萎缩或增厚粗糙,形寒肢冷,纳呆便溏,腰脊酸冷疼痛,小便数频清长,舌质淡胖,或有齿痕,脉沉弱。治宜温肾健脾。方选金匮肾气丸合四君子汤加减。药用熟地黄15g,山茱萸、山药、茯苓、牡丹皮、泽泻、附子、桂枝、党参、白术各10g,炙甘草6g。每日1剂,水煎服。若外阴瘙痒较甚,加全蝎、蜈蚣,以祛风通络止痒。

(3)湿热蕴结型:外阴瘙痒,灼热疼痛,外阴皮肤黏膜变白,增厚或萎缩,或有溃破,流溢黄水,或带下量多,色黄秽臭,大便不爽,小便灼痛,舌质红,苔黄腻,脉滑数。方选萆薢渗湿汤加减。药用薏苡仁、滑石(包)、萆薢、白鲜皮各15g,黄柏、茯苓、牡丹皮、泽泻、通草、赤芍、川牛膝各10g,甘草6g。每日1剂,水煎服。兼脾虚,加党参、白术各10g以健脾益气;若奇痒难忍,加刺蒺藜10g,全蝎6g,蜈蚣1条以祛风通络止痒;对不典型增生,加白花蛇舌草、半枝莲各15g,重楼10g以解毒抗癌。

2. 通用加减方　熟地黄24g,何首乌、丹参各15g,山茱萸、山药、枸杞子、怀牛膝、龟甲胶、菟丝子各12g。外阴皮肤干燥严重,阴道分泌物极少,加玄参15g,天冬12g,知母10g;外阴瘙痒,加白鲜皮15g;大便干结,去菟丝子,加肉苁蓉10g;失眠多梦,加酸枣仁、柏子仁各12g。每日1剂,加水煎煮2次,将两煎药液混合均匀,分2次服。

3. 外治单方验方

(1)补骨脂、何首乌、当归、红花、黄精、女贞子、全蝎、丹参、透骨草、淫羊藿、白芷各10g,血竭、冰片各3g,蜈蚣2条。上药共研极细末,加香油、白醋调成膏剂。将外阴清洗后,敷少许药膏,每日1～2次。适用于硬化苔藓型外阴白色病变。

(2)三棱、莪术、当归、川芎、黄精、昆布各15g,枯矾、冰片、硇砂、全蝎、蜈蚣、雄黄、木香各6g。上药共研为极细末,加香油、白蜡调成膏剂。将外阴清洗后,敷少许药膏。每日1～2次。适用于增生型外阴白色病变。

(3)地肤子、蛇床子、苦参、白鲜皮、蒲公英、紫花地丁各15g,枯矾,雄黄、全蝎各6g,蜈蚣2条。上药水煎去渣,取汁400ml,熏洗坐浴。每日2次,每次10～20分钟。适用于外阴白色病变合并感染有破溃者。

(4)当归、川芎、生地黄、白芍、何首乌、牡丹皮、补骨脂、鸡血藤、防风、荆芥各10g。上药水煎去渣,取汁400ml,熏洗坐浴。每日2次,每次10～20分钟。适用于阴血不足症。

(5)淫羊藿30g,白蒺藜、续断、当归、白鲜皮各15g,硼砂9g,煎汤,外洗患处,每日2次。

(6)鹿衔草、淫羊藿、覆盆子各15g,煎水熏洗,或以上三味药各等份,粉碎后用凡士林油调匀外涂患处。

(7)紫草油(紫草、芝麻油)外搽于病变处。每日2～3次。适用于外阴干涩疼痛者。

(8)苦参、白鲜皮、蛇床子各30g,煎汤,熏洗坐浴。

4. 针灸疗法

(1)体针:主穴:肾俞。配穴:阴虚者,配脾俞、三阴交;湿热者配横骨、蠡沟、阴廉;外阴瘙痒甚者以针刺三阴交、阴廉、白环俞为主。实证宜泻法,虚证宜补法。中度刺激。

(2)耳针:取穴:神门、皮质下、外生殖器区、内分泌。毫针中度刺激,留针20分钟,每日1次,双耳轮用。亦可采用耳穴埋针、埋豆法。

(3)电热针:取穴:外阴白色病变区,然后接通电热开机,使用的电流强度以病人能接受为宜。留针20分钟,隔日1次。

(4)艾灸:取穴:三阴交、血海、外阴病变区。用温和灸法,每穴施灸10分钟,每日1次。

(5)激光针:取穴:横骨、会阴、神门、血海。用GI-2型氦-氖激光仪,选择适宜的波长和功率,光斑径2mm,照射距离3～4cm,每穴照射5分钟,隔日1次。

5. 中成药

(1)左归丸:滋补肝肾,益精养血。适用于肝肾亏损证。水丸,口服,每次9g,每日2～3次。

(2)四妙丸:清热祛湿。适用于湿热蕴结证。水丸,口服,每次6g,每日3次。

【名医提示】

1. 凡症状明显、药物治疗无效,尤其是局部出现溃疡、结节者,或有重度不典型增生者,可行局部病灶切除或单纯外阴切除,术后50%可复发,可再用保守方法治疗。如已有癌变,应按外阴癌处理。

2. 保持外阴皮肤清洁干燥,不用肥皂或其他刺激性药物擦洗,避免用手或器械搔患处,内裤要宽松,以棉织品为宜,勤换洗,不穿不透气的化纤内裤。

3. 清除刺激因素,及时治疗局部感染的病症或皮肤病,积极治疗糖尿病。

4. 定期复查,对增生型营养不良伴有溃破或硬结者,要注意其癌变可能。

5. 饮食清淡,忌辛辣食物。

6. 坚持治疗,定期复诊。

第十二节　外阴硬化性苔藓

硬化性苔藓简称硬萎,是一种以外阴及肛周皮肤萎缩变薄为主的皮肤病。病因不清楚,多系多种因素综合而成,如自身免疫异常,遗传因素,局部神经、血管营养失调,深部组织硬化,内分泌失调,周围环境的影响,精神因素,营养低下等。本病可发生于任何年龄,但多见于绝经期前的妇女。如伴有不典型增生,可进一步发展为外阴癌,其癌变率为2%左右,故应加以重视。患者颈部、前臂、躯干等处亦可见类似病变。中医学古籍无此病名,但根据其症状及体征,可属“阴痒”“阴疮”“阴痛”等病症范畴。多与肝、脾、肾三脏功能紊乱,生化乏源,精血不充,气血失和,外阴失于濡养,或正虚邪侵,或湿毒内袭,或肝经郁热有关。

【诊断要点】

1. 病变多发生在大小阴唇、阴蒂、阴蒂包皮、会阴等处,亦常累及阴道黏膜及肛门周围,甚至达股生殖皱襞。

2. 发病初期为扁平丘疹,呈蜡黄色,然后互相融合,病变皮肤及黏膜逐渐变白,有时可见毛细血管扩张或紫癜,变白皮肤外形常呈现8字形或沙漏形,境界清楚,双侧对称。

3. 患病日久,外阴明显萎缩,表面光滑而菲薄,硬如牛皮纸样,故又称萎缩性硬化性苔藓。病情严重时阴蒂与包皮粘连,阴道口挛缩狭窄仅容指尖,造成性交或排尿困难。

4. 幼女发病时,皮色呈珠黄色,有时表面有点状色素沉着呈花斑状,或皮色完全变白,但至青春期病变多自行消失。

5. 发病初期外阴时痒或不痒,随着皮肤及黏膜变白,可伴剧烈的瘙痒。

6. 局部活体组织检查可确诊,主要病理改变的特征有如下。

(1)表皮角化过度甚至出现角栓,表皮萎缩变薄伴基底细胞液化变性,黑素细胞减少,上皮脚变钝或消失。

(2)真皮浅层胶原纤维丧失,有水肿及透明变性,形成一淡染的带状区,称均质化或纯一化变性,为本病的特征性改变。

(3)真皮中层有淋巴及单核细胞浸润带。

【鉴别诊断】

1. *原发性外阴萎缩* 常发于绝经妇女,外阴皮肤变薄而亮,有轻度刺痛、瘙痒及性交困难,但病理检查时表皮无角化亢进。

2. *银屑病* 外阴瘙痒、白色斑片状损伤,伴有鳞屑脱落,但不伴外阴萎缩现象,病理检查无硬萎表现。

【西医治疗】 治疗原则为控制瘙痒,恢复病变皮肤的正常形态。

1. *药物治疗*

(1)外用0.5%~1%丙酸睾酮鱼肝油膏,于外阴熏洗拭干后揉入患处,每日2~3次。油膏制法:丙酸睾酮100~200mg,加入20%鱼肝油软膏20g内。用至皮肤软化、瘙痒解除、粘连松解为止。

(2)丙酸倍氯米松乳膏:外抹患处,每日1~2次,直至痒止。但此药不可久用,以免发生毛囊炎。

(3)维生素A,50万U/d,口服;维生素E,每次100mg,每日3次;B族维生素,

100mg/d。

2. 手术治疗　有下述情况之一者可考虑手术治疗，做单纯外阴切除术或局部病灶切除术。

(1)病变明显，症状严重，药物治疗长期不愈，局部反复出现溃疡或结节样增厚病灶。

(2)病理检查切片中有重度不典型增生。

3. 其他治疗

(1)二氧化碳激光或氦氖激光照射：适用于药物治疗后外阴瘙痒好转后又复发，再次检查无假丝酵母菌等感染者，可达到止痒的效果。

(2)用 DRI-1 型电热针仪，针刺局部，电流量 55～110mA，留针 30 分钟。

【中医治疗】

1. 辨证论治

(1)肝肾不足型：外阴局部皮肤黏膜变薄、变脆，弹性减退或丧失，色素减退或消失，外阴干燥、瘙痒、烧灼疼痛，阴蒂及小阴唇萎缩平坦，甚或粘连，性交困难；伴头晕目眩，双目干涩，腰膝酸楚，耳鸣乏力。舌红，苔薄，脉细软。治宜补益肝肾，养荣润燥。方选左归丸合二至丸加减。药用熟地黄、山药、枸杞子、茯苓、女贞子、墨旱莲各 15g，山茱萸 10g，炙甘草 6g。每日 1 剂，水煎服。若头晕目眩者，加当归、白芍、钩藤各 10g，川芎 6g 以养血平肝；外阴黏膜弹性减退、性交困难者，加淫羊藿、菟丝子、仙茅、肉苁蓉各 10g 以补肾壮阳；大便干结者，加玄参、麦冬、何首乌各 10g 以养阴润燥；阴户烧灼样疼痛者，加知母、黄柏各 10g 以滋阴降火。

(2)心脾两虚型：外阴局部皮肤黏膜变薄，色素减退，脱屑皲裂，或阴唇阴蒂萎缩粘连，或局部增厚，干燥瘙痒；头晕目眩，心悸怔忡，夜寝梦扰，面色萎黄，气短乏力。舌淡胖，苔薄，脉细软。治宜益气养血，润燥止痒。方选归脾汤加减。药用黄芪、龙眼肉各 15g，白术、茯神、酸枣仁、当归各 10g，木香、人参、远志、甘草、生姜、大枣各 6g。每日 1 剂，水煎服。若脱屑皲裂者，加桃仁、红花、穿山甲、鳖甲各 10g 以养血润燥；阴蒂、阴唇萎缩者，加仙茅、淫羊藿、菟丝子、肉苁蓉各 10g 以补肾壮阳。

(3)脾肾阳虚型：外阴局部皮肤黏膜变薄、变脆，色素减退，弹性减弱，阴蒂、阴唇萎缩平坦，甚或粘连，外阴瘙痒；腰脊酸楚，尿频尿多，四肢欠温，形寒畏冷，面浮肢肿，纳差便溏，舌淡胖，苔薄白或薄润，脉沉细无力。治宜温补脾肾，祛风止痒。方选右归丸合二仙汤加减。药用熟地黄、山药、山茱萸、枸杞子各 12g，鹿角胶、菟丝子、淫羊藿、仙茅、杜仲、当归各 10g，肉桂、制附子各 5g。每日 1 剂，水煎服。若外阴瘙痒者，加荆芥、防风、地肤子各 10g 以祛风止痒。

2. 外治单方验方

(1)当归、苦参、蛇床子、菟丝子、地肤子、苍耳子、白蒺藜、补骨脂、紫荆皮、淫羊藿、皂角刺各 10g。煎水熏洗外阴，每日 1～2 次。

(2)消斑膏1号:补骨脂、生狼毒、淫羊藿、白鲜皮、蛇床子、徐长卿、薄荷各等份,用乙醇浸出液回收浓缩后制成霜剂,用于外阴无破溃皲裂者。

(3)消斑膏2号:1号方去薄荷,加0.1%泼尼松粉。用于1号消斑膏过敏者。

(4)消斑膏3号:1号方去生狼毒、薄荷,加白花蛇舌草、重楼各等份。用于局部有感染、破溃、皲裂者。

(5)消斑膏4号:1号方去薄荷,加丙酸睾酮做成0.2%的霜剂。用于外阴萎缩粘连者。

3. 针灸治疗

(1)体针:取会阴、曲骨、中极穴。深刺,隔日1次,15日为1个疗程。

(2)耳针:取神门、外生殖区、皮质下区、内分泌区。

(3)艾灸:足三里、三阴交、外阴局部。

(4)丹参液穴位注射:取肾俞、阴廉、脾俞、坐骨点、血海,选穴2～3个/次,每穴注入丹参液1～2ml。

【名医提示】

1. 活体组织检查应在有皲裂、溃疡、隆起、硬结或粗糙处取材,并注意多点取材,以发现非典型增生及癌变。为取材适当,可先用甲苯胺蓝染色,再用1%醋酸脱色,在不脱色区进行活体组织检查。

2. 少数人用丙酸睾酮鱼肝油膏后阴蒂肥大,停药后可恢复正常,或将丙酸睾酮改成黄体酮,药量及制法相同。

3. 如局部破损区太广,应先治疗数日,待皮肤损害大部分愈合后,再选择活体组织检查部位以提高诊断准确率。

4. 治疗糖尿病,蛲虫症,过敏及瘙痒性疾病,肝、肾疾病,胃酸低下及贫血等。

5. 经常保持外阴清洁、干燥,积极治疗一切引起白带增多的疾病,如阴道炎、宫颈炎等。

6. 饮食应有足够营养及维生素,纠正偏食及不正常的饮食习惯,不食辛辣或刺激性食物。

7. 减少外阴摩擦及刺激,忌用肥皂或刺激性药物擦洗。避免用手或器械搔抓。

8. 避免高度紧张及精神刺激,保持乐观情绪及充足睡眠。

9. 衣着要宽大松软,不穿尼龙内裤或类似织品。

10. 手术后仍需注意定期随访,因术后复发率高。

第十三节 外阴鳞状上皮增生

鳞状上皮增生是以外阴瘙痒为主要症状但病因不明的外阴疾病,以往称增生性营养不良。到目前为止,尚无确切证据表明慢性损伤、过敏、局部营养失调或代谢紊乱是导致此病的直接原因,但外阴局部皮肤长期处于潮湿状态和阴道排出物的刺激等解剖生理因素可能与其发病有关。据其临床表现,本病属中医学“阴痒”“带下”等范畴。

【诊断要点】

1. 病史。常见于30—60岁妇女。可有蛲虫症、糖尿病、带下增多、精神抑郁及长期局部刺激或过敏,经常用手搔抓,持续慢性炎症,日久发生慢性外阴表皮角化过度,棘细胞层增生等病史。

2. 病变范围大小不一,好发于大、小阴唇,阴蒂,包皮和会阴部,有时累及肛门附近。病损多为双侧发生,呈对称性。病变皮肤增厚似皮革,纹理粗糙,隆起有皱襞,或有鳞屑、湿疹样改变。

3. 外阴剧烈瘙痒,不分昼夜。搔抓稍解,但又进一步刺激局部上皮增生,瘙痒更剧,愈抓愈痒,愈痒愈抓,形成恶性循环。过度搔抓易发生皲裂、溃疡,引起局部痒痛难忍。溃疡经久不愈者警惕癌变可能,宜及早进行活体组织检查。

4. 早期病变较轻者皮色暗红或粉红,角化过度部位则呈现白色,表皮肥厚;转为慢性则皮肤色素逐渐减退变白、增厚变硬、粗糙似皮革。一般无萎缩和粘连。常呈对称性。有时夹杂界线清晰的花斑状色素脱失,皮嵴隆起,呈多数小多角性扁平丘疹,并群集成片,出现苔藓样变,故临床上亦称此病为慢性单纯性苔藓。

5. 局部组织活体组织检查,其主要病理改变如下。

(1)表皮角化过度或伴有角化不全,细胞增生,表皮肥厚,有轻度细胞内外水肿,上皮脚肥厚并向下延伸或呈分枝状。

(2)真皮层有不同程度的淋巴细胞和少数浆细胞浸润,可见局灶性水肿。有3%～5%的患者伴有上皮细胞的成熟程度不一致,细胞大小、形态不一,排列不整齐,核大染色深,分裂相增多等。这种上皮异型改变,有可能成为癌变的组织基础。

(3)活体组织检查应特别注意有无不典型增生和癌变,取材应在皲裂、溃疡、隆起、硬结或粗糙处进行,并应选择不同部位多点取材。为取材适当,可先用1%甲苯胺蓝涂抹病变部位,自干后用1%醋酸液擦洗脱色。凡不脱色区表明该处有裸核存在,应于该处取材活体组织检查。如局部破损过大,应治疗数日,皮损大部分愈合后再行活体组织检查,以提高诊断的准确率。

【鉴别诊断】

1. 外阴硬化性苔藓　皮肤萎缩菲薄,双侧对称,黏膜变白,变薄,干燥易皲裂,并失去弹性,患者颈部、前臂、躯干等处亦可见类似病变。病理检查真皮浅层均质化或纯一化变性。病损常累及小阴唇,甚至小阴唇平坦消失,病理检查真皮层弹力纤维消失,晚期皮肤菲薄似卷烟纸,阴道口挛缩狭窄。

2. 外阴神经性皮炎　病损呈成片丘疹,干燥,有碎小鳞屑,皮损中央肥厚,边缘变薄,多为小的扁平丘疹,边界清楚。

3. 白癜风　若在外阴皮肤出现界限分明的发白区，但表面光滑润泽，质地完全正常，且无任何自觉症状者为白癜风。

4. 外阴炎　皮肤增厚，发白或发红，伴有瘙痒且阴道分泌物增多者，应首先排除假丝酵母菌、滴虫感染所致阴道炎和外阴炎；外阴皮肤出现对称性发红、增厚，伴有严重瘙痒，但无阴道分泌物者应考虑糖尿病所致外阴炎的可能。

【西医治疗】

1. 瘙痒剧烈者可涂以 0.025％氟轻松软膏，0.01％曲安奈德软膏或 1％～2％氢化可的松软膏或霜剂，局部外用，每日 3～4 次。瘙痒控制后，应停用高效类固醇制剂，改以作用轻微的氢化可的松软膏每日 1～2 次继续治疗。在局部用药前可先用温水坐浴，可暂缓瘙痒症状并有利于药物吸收。

2. 慢性期皮肤肥厚或已有苔藓样变时，于熏洗外阴后用 0.5％～1％丙酸睾酮鱼肝油软膏轻轻揉入患处，每日 2～3 次。

3. 外科治疗。由于本病癌变机会仅 5％左右，外科治疗仍有复发可能，故目前主张以内科治疗为主。已有恶变或恶变可能者、反复内科治疗无效者，可用外科治疗。目前外科治疗有单纯外阴切除和激光治疗。激光治疗有手术精确，操作简单，破坏性较小，术后发病率低，愈合后瘢痕组织较少的优点。远期复发率与手术切除相近。

【中医治疗】依据患者主诉及脉、舌证，参见外阴硬化性苔藓、外阴白斑辨证分型，按型施治。

【名医提示】

1. 切忌用碱性较强的肥皂或高锰酸钾溶液洗外阴部。

2. 其余参见“第十二节　外阴硬化性苔藓”部分。

第十四节　硬化性苔藓合并鳞状上皮增生

硬化性苔藓合并鳞状上皮增生是指硬化苔藓型合并有局灶性上皮增生型病变。表现为同时有鳞状上皮细胞增生型和硬化苔藓型 2 种类型组织病理改变。一些学者认为，此 2 种类型病变是不同细胞系对同一病因刺激的不同反应形式，并非同一疾病的不同发展阶段，两者亦不致互相转化。其病因尚未明确，可能与营养欠佳及维生素缺乏、局部血管改变、慢性刺激、雌激素缺乏有关。属中医学“阴痒”“阴痛”病症的范畴。

【诊断要点】

1. 多发于中年或绝经后的妇女。

2. 表现为菲薄的外阴白色区的邻近部位，或在其范围内伴有局灶性皮肤增厚或隆起。

3. 变白的皮肤硬而脆，搔抓后易发生皲裂，引起局部疼痛。

4. 病理检查主要病理改变特征如下。

(1)在同一患者的外阴不同部位取材，若同时有增生型和硬苔藓型 2 种类型组织病理改变时，即诊断为硬化性苔藓合并鳞状上皮细胞增生。

(2)常以萎缩型变化为主，合并有局灶性增生改变，多与搔抓有关。

【鉴别诊断】

1. 白癜风　外阴皮肤发白，但无自觉症状，且皮肤除白色外，与正常无异。镜下上皮及真皮正常。

2. 真菌感染　外阴皮肤病变区，刮下皮肤鳞屑找到假菌丝可以确诊。

【西医治疗】

1. 药物治疗

(1)1%氢化可的松软膏外抹患处，每日 2～3 次，对瘙痒有较好疗效。

(2)醋酸去炎松尿素霜、复方尿素霜(尿素霜、氟轻松、雌激素)局部涂搽，每日 2～3 次。

(3)有皲裂及溃疡者：可用 3%硼酸溶液外洗，合并感染者可用 0.1%依沙吖啶溶液外敷。

(4)口服维生素：参见“第十二节　外阴硬化性苔藓”部分。

2. 手术治疗　参见“第十二节　外阴硬化性苔藓”部分。

【中医治疗】

1. 辨证论治

(1)肝郁气滞型：外阴局部皮肤粗糙肥厚，或皲裂、脱屑、溃疡，或色素减退，可发生在大、小阴唇间或波及阴蒂会阴处，外阴瘙痒、干燥、灼热疼痛；性情抑郁，经前乳房胀痛，胸闷嗳气，两胁胀痛，苔薄，脉细弦。治宜疏肝解郁，养血祛风。方选黑逍遥散：生地黄 15g，柴胡、当归、白芍、白术、茯苓各 10g，甘草、生姜、薄荷各 5g。每日 1 剂，水煎服。若肝阴不足，症见咽干口燥，头晕目眩者，加枸杞子 15g，麦冬、北沙参、川楝子各 10g 以理气养阴；若肝郁化热，症见心烦易怒者，加牡丹皮、栀子各 10g 以清热除烦。

(2)湿热下注型：外阴局部皮肤黏膜粗糙肥厚，或变薄变脆，破损溃疡，红肿疼痛，渗淹脓水，外阴瘙痒，烧灼疼痛，白带增多，色黄气秽；胸闷烦躁，口苦口干，小便黄，大便秘结，舌淡，舌边尖红，苔黄腻，脉弦数。治宜清热利湿，消斑止痒。方选龙胆泻肝汤加减。药用龙胆、栀子、黄芩、车前子、木通、泽泻、生地黄、当归各 10g，甘草、柴胡各 6g。每日 1 剂，水煎服。若局部红肿，渗流黄水者，加重楼、土茯苓、连翘各 10g 以清热解毒除湿；黄带增多者，加椿根皮、薏苡仁各 12g 以清热除湿止带。

2. 外治单方验方

(1)治白膏 1 号：血竭、马齿苋、生蒲黄、樟丹、延胡索、枯矾各等份，制成软膏。

用于外阴白色病损无破溃者。

(2)治白膏 2 号:由血竭、生蒲黄、樟丹、蛤粉、白芷、铜绿各等份,制成软膏。用于应用 1 号膏症状好转,或有反应,局部痛痒及皲裂破溃者。

(3)60%乙醇 500ml 浸泡射干 100g,1 周后湿敷外阴,每次 2 次。

3. 针灸治疗 参见“第十二节 外阴硬化性苔藓”部分。

【名医提示】

1. 2%丙酸睾酮鱼肝油软膏能使皮肤滋润、软化,减少粘连,改善皮肤营养,可与地塞米松软膏、氢化可的松软膏交替使用。

2. 活体组织检查取材部位及方法、时间、手术后注意事项同“第十二节 外阴硬化性苔藓”部分。

3. 针刺治疗时,体针宜浅刺。

第12章

阴道病变

第一节　细菌性阴道病

细菌性阴道病系由于正常寄生于阴道内的细菌生态平衡(菌群)失调而引起的阴道分泌物增多、有臭味等病变的疾病。曾被命名为嗜血杆菌阴道炎、加德纳尔菌阴道炎、非特异性阴道炎，现概称细菌性阴道病。称细菌性是由于阴道内有大量不同的细菌，称阴道病是由于临床及病理特征无炎症改变，并非阴道炎。生理情况下，阴道内有各种厌氧菌及需氧菌，其中以产生过氧化氢的乳酸杆菌占优势。细菌性阴道病时，阴道内乳酸杆菌减少而其他细菌大量繁殖，主要有加德纳尔菌、动弯杆菌及其他厌氧菌，部分患者合并支原体感染，其中以厌氧菌居多，厌氧菌的浓度可以是正常妇女的100～1000倍。厌氧菌繁殖的同时可产生胺类物质，碱化阴道，使阴道分泌物增多并有臭味。曾命名为非特异性阴道炎的病例，常见的病原菌主要有葡萄球菌、链球菌、淋病奈瑟菌、变形杆菌等，如长期子宫出血、盆腔炎、流产、分娩后损伤、不洁性交、异物刺激、腐蚀性药物、身体抵抗力弱、子宫分泌物增多等，使阴道正常防御功能遭到破坏，则为病原菌的生长繁殖创造了条件。本病属中医学“带下”“阴痒”“阴痛”范畴。多由脾失健运，湿浊内蕴，久而化热，湿热互结，流注下焦；或湿毒秽浊之邪乘虚内侵，直伤带脉而致。

【诊断要点】

1. 多见于生育年龄妇女，可有分娩、流产和妇产科手术史，不洁性交史，经期使用不洁物品史；或闭经或月经稀少病史。

2. 阴道灼热、坠胀，阴道分泌物增多，均质、脓性或浆液性，有恶臭味，并可伴有轻度外阴瘙痒或烧灼感，小腹不适，全身乏力，阴道黏膜无充血的炎症改变。

3. 分泌物刺激尿道口，出现尿痛、尿频。

4. 阴道pH>4.5(pH多为5.0～5.5)。

5. 阴道分泌物涂片。胺臭味试验阳性(取阴道分泌物少许放在玻片上，加入

10%氢氧化钾1～2滴，产生烂鱼肉样腥臭气味即为阳性）。阴道分泌物0.9%氯化钠溶液涂片，高倍镜下见到>20%的线索细胞（即阴道脱落细胞表层细胞），于细胞边缘贴附大量颗粒状物即加德纳尔菌，细胞边缘不清。或阴道分泌物培养，发现嗜血杆菌。

6. 如能在阴道分泌物中找到病原菌而无滴虫、假丝酵母菌，即可确诊。

【鉴别诊断】

1. *假丝酵母菌性阴道炎*　阴道分泌物检查可找到假丝酵母菌。

2. *滴虫性阴道炎*　阴道分泌物检查可找到滴虫。

【西医治疗】

1. 1%乳酸或0.5%醋酸，或过氧化氢溶液低压阴道冲洗，每日1次，共7日。

2. 甲硝唑。每次200mg，每日3次，口服，连用7日。或单次给予2g，必要时24～48小时重复给药1次。阴道用药每晚400mg，共7日。

3. 克林霉素。每次300mg，每日2次，连服7日。阴道用药2%克林霉素软膏涂布，每晚1次，连用7日。

4. 磺胺噻唑。每次0.5g，每日1次，塞入阴道，连用7日。

【中医治疗】

1. *辨证论治*

（1）湿热内蕴型：带下量多，色黄或黄白相兼，质稠，外阴瘙痒；心烦易怒，胸胁胀痛，口干口苦但不欲饮，舌红，苔黄腻，脉弦数。治宜疏肝清热，利湿止带。方选龙胆泻肝汤加减。药用车前子（包煎）、泽泻各12g，龙胆、栀子、黄芩、当归、椿根皮各10g，木通、柴胡、生甘草各6g。

（2）湿毒内侵型：外阴瘙痒，灼热疼痛，带下量多，色黄或黄绿，质稠厚，伴腥臭；小腹胀痛，腰骶酸楚，小便黄赤，舌红，苔黄腻，脉滑数。治宜清热解毒，燥湿止带。方选五味消毒饮合止带方加减。药用蒲公英、金银花、野菊花各15g，茯苓、猪苓、泽泻、车前子（包煎）、黄柏、栀子、赤芍、牡丹皮各10g，甘草6g。每日1剂，水煎服。

（3）脾肾阳虚型：带下量多色白，清稀如水，外阴瘙痒；头晕腰酸，形寒肢冷，腹胀便溏，小便频数。舌淡，苔薄白，脉细尺弱。治宜温补肾阳，固涩止带。方选内补丸合四君子汤加减。药用党参、黄芪、赤石脂各15g，白术、菟丝子、桑螵蛸、肉豆蔻、白蒺藜各10g，甘草6g，制附子5g。每日1剂，水煎服。

2. *外治单方验方*

（1）土槿皮15g，苍术、百部、蛇床子、黄柏、苦参、连翘、荆芥各10g，枯矾5g。每日1剂，浓煎成250ml，对已婚妇女做阴道冲洗，6次为1个疗程。

（2）蛇床子30g，五倍子、枯矾各10g，雄黄3g。每日1剂，水煎至150～200ml，用注射器或阴道冲洗器冲洗阴道，每日1次。

（3）苦参40g，薏苡仁、白鲜皮、土茯苓各30g，黄柏、金银花、鹤虱、甘草梢各

15g，苍术、萆薢、白芷各 10g，蝉蜕 6g。每日 1 剂，水煎至 500～1000ml，先熏后洗，每日 2～3 次。

(4)芒硝、苦参、黄柏、川椒、蛇床子、石榴皮各 15g。加水 1500ml，煎至 1000ml，去渣，温热适度时坐浴。每日 1 剂，每日 1～2 次，每次 15～20 分钟，可连用 3～6 日。

【名医提示】

1. 月经期禁行阴道冲洗，宜月经干净后 3 日冲洗治疗。

2. 保持外阴清洁、干燥，注意经期卫生。

3. 治疗期间禁止性生活。

第二节　非特异性阴道炎

不是由特异病原体引起的阴道炎症统称为非特异性阴道炎。临床以阴道坠胀、灼热、分泌物增多、味臭、黏膜充血、触痛为主要表现。本病在阴道炎中较为常见，各种年龄的女性均有发病的可能，多见于育龄期妇女。本病相关因素很多，如阴道创伤、阴道内异物(如子宫托，遗留棉球、纱布等)、接触具有腐蚀性的药物、使用避孕工具不当、刺激性的阴道冲洗、子宫内膜炎、宫颈炎、流产或分娩后分泌物增多、长期子宫出血、手术损伤等，致使阴道正常防御功能受到破坏，而为病原菌生长繁殖创造了条件。常见的病原菌有葡萄球菌、链球菌、大肠埃希菌、变形杆菌等。近年研究表明，除了上述各种常见的病原菌外，尚与流感嗜血杆菌、支原体、各种厌氧菌的感染有关。

【诊断要点】

1. 阴道分泌物增多，呈脓性或浆液性，严重时有臭味。

2. 带下量多，色黄，质黏稠，或量多，色白，质清稀。

3. 阴道坠胀、灼热，可伴有盆腔不适及全身乏力。

4. 分泌物刺激尿道口，可引起尿频、尿痛。

5. 检查可见阴道黏膜充血、触痛。有阴道分泌物。

6. 化验检查可见大量脓细胞和一般化脓菌，但无特殊病原体如滴虫、真菌、结核菌、淋菌等。

【鉴别诊断】

1. 滴虫性或霉菌性阴道炎　患者可能有此病史，或性交对象患有本病。滴虫性者白带常为淡黄色，较稀薄，并有泡沫；霉菌性者白带则为豆渣样或凝乳样，外阴瘙痒较明显。但鉴别的关键是通过悬滴法镜检或培养，能找到滴虫或霉菌。

2. 细菌性阴道病　本病不仅与盆腔炎等妇科疾病有关，而且引起羊膜腔感染、胎膜早破、早产等不良围生结局。它有四大临床特征，即①白带灰白如奶油样，有难闻臭味；②镜下可找到线索细胞；③阴道内 pH 升高；④阴道分泌物加氢氧化钾后有鱼腥气味。通过细菌培养、气-液相色谱分析、革兰染色及标志酶测定等，可做出病原学诊断。

【西医治疗】

1. 治疗与发病有关的各种因素。如治疗阴道损伤、宫颈炎子宫出血、盆腔炎等。

2. 纠正阴道 pH，增加抗菌能力，如用 1%乳酸或醋酸低压冲洗。

3. 局部运用抗生素，如复方氯霉素油膏、磺胺粉、金霉素粉等。

【中医治疗】

1. 辨证论治

(1)肝肾阴虚型：带下量多、色黄或赤白相间，阴道灼痛或涩痛，心烦少寐，腰酸耳鸣，手足心热，舌红少苔，脉细数。治宜滋阴清热。方选知柏地黄汤加减。药用熟地黄、怀山药、茯苓各 15g；盐知母、盐黄柏、山茱萸、牡丹皮、泽泻各 10g。每日 1 剂，水煎服。若阴痛明显，加白芍 15g，生甘草 6g 以养血柔筋，缓急止痛；心烦耳鸣明显者，加鳖甲(先煎)、龟甲(先煎)各 15g 以滋阴潜阳；若带下赤白相间，牡丹皮宜用至 15g，并加茜草以止血。

(2)肝郁脾虚型：阴部坠胀、灼热甚至痛连少腹、乳房，带下量多、色黄、质稠，甚或有臭气。烦躁易怒，胸脘痞闷，纳差便溏，苔薄腻，脉弦细。治宜疏肝清热，健脾除湿。方选丹栀逍遥散加减。药用牡丹皮、山栀子、当归、白芍、柴胡、白术、茯苓、茵陈、车前子(包)各 10g，生甘草 6g。每日 1 剂，水煎服。痛甚者倍用芍药、甘草，加五灵脂、生蒲黄以和营止痛；神疲气短纳差者，去牡丹皮、栀子，加党参、山药各 15g，砂仁 6g 以健脾。

(3)湿热下注型：带下量多、色黄、质黏稠、有臭味，阴痛肿胀，或潮红有溃疡，小便短赤涩痛，舌红，苔黄腻，脉滑数。治宜清热利湿。方选龙胆泻肝汤加减。药用龙胆、山栀子、黄芩、车前子、泽泻、生地黄、当归、柴胡各 10g，木通、甘草各 6g。每日 1 剂，水煎服。若小便涩痛，可加滑石 15g 以清热利湿通淋；阴户肿痛溃疡者加牡丹皮、赤芍各 10g，三七粉(冲服)6g 以活血止痛、生肌。

2. 通用加减方　猪苓、茯苓、车前子(包煎)、泽泻、茵陈各 15g，牡丹皮、赤芍、黄柏、栀子各 12g，牛膝 10g。带下臭秽难闻，加土茯苓 15g，夏枯草 12g；阴部痒甚，加蛇床子、地肤子各 15g；小腹疼痛，加五灵脂(包煎)、蒲黄(包煎)各 10g；小腹坠胀不适，加荔枝核、枳壳各 10g；食欲缺乏，加鸡内金 10g；口腻，加薏苡仁 15g，佩兰 10g。每日 1 剂，加水煎煮 2 次，将两煎药液混合均匀，分 2 次服。

3. 外治单方验方

(1)苦参 60g，蛇床子、黄柏各 30g，苍术、薏苡仁各 15g，每日 1 剂，水煎 1 小时左右，用细纱布滤出药液，趁热洗涤外阴周围及阴道，每日 2～3 次，7 日为 1 个疗程，连用 3 个疗程。

(2)蛇床子、五倍子、黄柏、川椒、苦参、白鲜皮、木槿皮、百部、地肤子、大胡麻各 15g，土茯苓 12g，雄黄、白矾、冰片各 10g(白矾、冰片均溶解后入药)，将药包煎后，先以热气熏，待温度适宜时坐浴 15～20 分钟，并用冲洗器取药液冲洗阴道，用棉签蘸药液抹洗阴道 2 圈，早晚各洗 1 次，2 日 1 剂，6 日为 1 个疗程。

(3)蛇床子、苦参根、艾叶、明矾，以上药按 3∶3∶3∶2的比例研成细末，用纱布袋包装，每包 30g，开水冲泡后趁热先熏阴部，水温后洗阴部，坐浴 15min，每日 1 次。

(4)鸦胆子 1 个，去皮，用水杯浓煎成半杯带线棉球浸药液塞入后穹窿处，12 小时后取出，每日 1 次，7～12 次为 1 个疗程，用于各证。

(5)苍术、黄柏、牛膝、苦参、鱼腥草各 15g。上药以棉布袋装，水煎，熏洗，每日 1～2 次。适用于各证。

4. 中成药

(1)知柏地黄丸：补益肝肾，清热止带，适用于肝肾阴虚证。蜜丸或水丸，每次 6～9g，口服。

(2)当归龙荟丸：清肝利胆泻火，适用于肝经实火证。水丸，每日 3 次，每次 6～9g，口服。

(3)四妙丸：清热燥湿，适用于湿热证。水丸，每日 3 次，每次 6g，口服。

【名医提示】

1. 积极治疗与发病有关的各种因素，如治疗阴道损伤、宫颈炎子宫出血、盆腔炎等，除去阴道异物。

2. 注意卫生，保持外阴清洁、干燥，未治愈前禁止性生活。

3. 长期子宫出血或阴道手术者注意抗感染治疗。

4. 加强体育锻炼，增强体质，提高机体低抗力。

第三节　滴虫性阴道炎

滴虫性阴道炎是常见的阴道炎，为毛滴虫通过直接接触(性生活)或间接接触(公共浴池、浴盆、游泳池、衣服、浴巾等)传染所致。3%～15%正常妇女的阴道内有滴虫，但并无炎症反应。滴虫也可寄生于尿道、尿道旁腺，甚至膀胱、肾盂。本病多发生在月经期、妊娠期、产褥期及流产后的妇女，并多见于患有宫颈炎、非特异性阴道炎、上节育环阴道内留有尾丝者，因月经血、宫颈分泌物可使阴道 pH 发生改变，宜于滴虫生长。青春期开始前及绝经后的妇女，由于卵巢功能低下，雄激素水平低，阴道内缺乏糖原，不利于滴虫生长繁殖，故发病率较低。

由阴道毛滴虫引起的阴道炎症，称滴虫性阴道炎，是常见的阴道炎之一。毛滴虫在 25～42℃、pH5.5～6 的条件下易于繁殖，在半干燥及干燥状态下生活力差。

卵巢功能减退、阴道黏膜厚度和糖原代谢受到影响时，有利于滴虫生存。滴虫不仅寄居于阴道，有时也可侵入尿道或尿道旁腺，甚至膀胱、肾盂而发病。可通过性交直接传染，或通过浴具及污染的器械等间接传染。本病中医学属"阴痒""带下"范畴。多由脾肾两虚，水湿运化无权，湿邪内生，蕴而化热，积久生虫；或外感虫毒所致。

【诊断要点】

1. 阴道分泌物增多，呈灰黄、乳白或黄白色，稀薄脓性，常带有泡沫，严重者混有血迹。

2. 外阴瘙痒、灼热，性交痛。

3. 下腹酸痛，尿频、尿痛，甚至尿血。

4. 少数患者月经不调，或导致不孕。

5. 妇科检查。阴道及宫颈黏膜红肿，常有散在出血点或草莓状突起，后穹隆有多量脓性泡沫状分泌物。

6. 阴道分泌物悬滴涂片。可见阴道毛滴虫。

7. 阴道分泌物培养。阳性，其准确率可达98%。

【鉴别诊断】

1. 霉菌性阴道炎　患者白带增多，阴痒与滴虫性阴道炎相似，但白带呈凝乳样或豆渣样，而非泡沫状，阴痒明显。阴道黏膜红肿并附有白色片状薄膜，强行擦除后其下糜烂或有表浅溃疡。阴道分泌物检查有霉菌但无滴虫。

2. 细菌性阴道炎　患者阴道坠胀灼热、白带增多等与滴虫性阴道炎相似。但细菌性阴道炎常继发于阴道损伤、长期子宫出血、异物、盆腔炎等。阴道分泌物常为脓性，非泡沫状，阴道分泌物检查可见葡萄球菌、链球菌、大肠埃希菌或变形杆菌等，无滴虫。

【西医治疗】

1. 甲硝唑　每次200mg，每日3次，口服，共服7日，或每次400mg，每日2次，共5日。

2. 甲硝唑栓　每次1丸，每日1次，每晚纳入阴道内，10日为1个疗程。

3. 曲古霉素栓　每次1丸，每日1次，每晚纳入阴道内，10日为1个疗程。

【中医治疗】

1. 辨证论治

(1)湿热下注型：带下多，色黄或杂有血色，呈泡沫状，外阴瘙痒；心烦易怒，舌苔薄腻，脉弦数。治宜清热利湿，杀虫止痒。方选龙胆泻肝汤合易黄汤加减。药用生地黄、泽泻、车前子（包煎）各12g，龙胆、栀子、黄芩、芡实各10g，柴胡、木通、生甘草各6g。每日1剂，水煎服。

(2)肾虚湿盛型：带下增多，色白呈泡沫状，外阴瘙痒；腰酸，神疲乏力，舌苔薄腻，脉细弱。治宜补肾强腰，清热利湿。方选肾气丸合萆薢渗湿汤加减。药用萆薢、薏苡仁各15g，泽泻、茯苓各12g，黄柏、牡丹皮、通草、滑石各10g，甘草6g。每日1剂，水煎服。

2. *通用加减方* 泽泻、茵陈、栀子各15g，牛膝12g，猪苓、茯苓、车前子（包煎）、赤芍、牡丹皮、黄柏各10g。小腹疼痛，加五灵脂（包煎）、蒲黄（包煎）各10g；带下臭秽难闻，加夏枯草、土茯苓各15g；口干苦，减猪苓，加玄参15g；阴部瘙痒甚，加地肤子、蛇床子各15g；尿频，尿急，尿痛，加瞿麦、泽泻、滑石（包煎）各15g；胸脘痞闷，加苍术、草果仁各10g；倦怠乏力，纳呆，加山药15g，鸡内金10g；大便秘结，加生大黄6g。每日1剂，加水煎煮2次，将两煎药液混合均匀，分2次服。

3. *外治单方验方*

（1）大黄150g，百部、蛇床子、鹤虱各50g，枯矾15g，冰片5g。加水500ml，文火煎至200ml后去渣过滤，凉后入冰片，装入无菌瓶内。将预先消毒好的带尾线纱球浸泡于药液内，每晚临睡前将1颗棉纱球塞入阴道深处，线头留外，次晨取出。每日1次，每次1个。5次为1个疗程。

（2）蛇床子100g，苦参70g，鲜桃树叶、鲜柳树叶、贯众各50g。加水500ml，煎煮2次，过滤去渣，再浓缩至80ml。做14个大棉球用线扎紧，并留线头10～15cm，经高压消毒后浸入浓缩液中泡吸即成灭滴栓。每晚睡前阴道内上药，次日晨取出，连续14日为1个疗程。

（3）蛇床子、枯矾、硼酸、糖粉、苦参各5g，冰硼散（净粉）0.5g。将蛇床子、苦参烘干。明矾用文火煅起泡沫状成乳白色即成枯矾。上药共研细粉，过80目筛，去粗存细，用“0”号胶囊分装。每晚临睡前坐浴后将1粒胶丸塞入阴道深处，每日1次，7日为1个疗程。

（4）苦参、百部、蛇床子、地肤子、白鲜皮各20g，石榴皮、黄柏、紫槿皮、枯矾各15g。加水2000～2500ml，煮沸10分钟，用干净纱布滤去药渣，将药液放入干净盆内，熏洗外阴。每日2次，每次10～15分钟，连用7日为1个疗程。

（5）白花蛇舌草60g，黄柏、苦参、木槿皮、蛇床子各15g，花椒10g，冰片（烊化）3g。水煎，过滤去渣，用盆盛汁冲入冰片溶化。先熏阴部，待水温适度后坐浴。每日2次，每次30分钟，每剂用2日。若阴部有破损者去花椒。

（6）蛇床子、百部、苦参、白鲜皮各30g，鹤虱、蒲公英、紫花地丁、黄柏各30g，枯矾10g，川椒15g。浓煎成500ml药液做阴道冲洗，每日1次，6次为1个疗程。

（7）苦参、黄连、黄柏、百部、苍术各等份。研细末，置瓶中备用，阴道冲洗后，用小棉球蘸适量药粉涂于阴道后穹隆及两侧壁，每日1次，7次为1个疗程。

（8）苦参、蛇床子各50g。加水500ml，文火煎煮浓缩至250ml，冷却后加入食醋10ml，混匀备用。冲洗阴道，每日1次，7日为1个疗程。

（9）苦参、蛇床子各50g。加工成粉，混匀备用。阴道冲洗后，将2g粉剂均匀撒入阴道壁。每日 1 次,7 次为 1 个疗程。

(10)狼毒 50g,布包,加水 300ml,煎成 100ml 药汁,趁热熏洗阴部,并用消毒棉球蘸药液塞入阴道,每日换药 4 次。

(11)黄连 20g,加水浓煎,取液 100ml,用消毒纱布卷成圆条,浸液塞入阴道深处,每日 1 次,7 次为 1 个疗程。

(12) 黄柏 9g,儿茶 6g,珍珠、青黛、雄黄各 3g,冰片 0.3g。共研细末外搽,适用于阴痒皮肤破损者。

(13)凤仙花全草 200g。洗净,加水浓煎,去渣取液,先熏后洗再坐浴,每日 1 次,15 日为 1 个疗程。

【名医提示】

1. 由于滴虫在低温条件下不活动,使镜下诊断困难,因此,在冬季,阴道分泌物标本应用温热的生理盐水制成悬液,或在镜旁置一小型取暖器保持一定的温度,进行镜检。

2. 预防本病的关键是性卫生,不要用洗脚毛巾洗阴部,而应使用专用毛巾。性生活前,男女都要清洗阴部,性生活后要排尿 1 次。孕期、经期和劳累时不宜性交。

3. 治疗期间严禁同房,经常清洗阴部,勤换内裤。为避免重复感染,内裤及洗漱用过的毛巾要煮沸 10 分钟,以消灭病源。

4. 妻子患病后,要同时检查配偶是否患有滴虫或真菌感染(男同志常不发病),以夫妻同治达到根治的目的。

5. 血性带下,要做全面检查,以排除生殖器的恶性肿瘤。

6. 不要进食辛辣、肥甘饮食,戒烟酒。

第四节 真菌性阴道炎

由念珠菌或酵母菌引起的阴道炎称为真菌性阴道炎,其中 80%~90%由白色念珠菌感染而引起,10%~20%由其他念珠菌和球拟酵母菌感染导致。本病为妇科常见病,发病率仅次于滴虫性阴道炎;临床以外阴、阴道瘙痒,白带增多为主要症状。真菌性阴道炎多为白念珠菌感染所致;念珠菌常存在于人体皮肤、口腔、肠道及阴道内而无症状,最适宜繁殖的 pH 为 5.5,当阴道上皮细胞糖原含量增多,阴道酸性增强时,或在机体抵抗力降低的情况下,即迅速繁殖引起炎症,故本病多见于孕妇、糖尿病患者及接受大量雌激素治疗的患者。此外,长期应用广谱抗生素,致体内菌群、菌种失调,或长期应用免疫抑制药,使机体抗感染能力降低,或患有消耗性疾病及复合性维生素 B 缺乏时,均有利于念珠菌的繁殖而导致本病。近年来发现口服避孕药及穿不透气衣服如尼龙内裤等均为导致本病的诱因。本病属中医学

“阴痒”“带下”等病症范畴。常因脾虚不运，湿浊内生，下注会阴，郁久化热生虫；或外感湿热之邪，循经下注，侵蚀阴中所致。

【诊断要点】

1. 由于炎症及分泌物的刺激，可有外阴瘙痒、灼痛，症状严重时可坐卧不安，还可伴尿频、尿痛、性交痛。

2. 阴道分泌物增多，呈白色黏稠、凝乳状或豆渣样，或呈片状白膜，有时白带稀薄，或夹有血丝。

3. 检查时可见小阴唇内侧及阴道黏膜表面覆有白色膜状物，不易擦掉，剥掉后见黏膜发红出血。

4. 典型白带为白色质稠、豆渣样或凝乳状，有时较稀薄，急性期白带增多，内含有白色片状物。

5. 妇科检查 小阴唇内侧及阴道黏膜上附着白色膜状物。擦除后露出红肿黏膜面，急性期基底部出现受损的糜烂面或表浅溃疡。

6. 阴道分泌物检查 悬滴法在高倍镜下可找到芽孢和假菌丝，可靠性为60%；如涂片后用革兰染色显微镜检查，其可靠性可提高至80%；最可靠为假丝酵母菌培养。

【鉴别诊断】本病应与滴虫性阴道炎鉴别。两者的白带性状不同，滴虫感染的白带呈黄色、稀薄，有泡沫并有臭味，将分泌物涂片悬滴检查，即可明确诊断。但有时两者共存。

【西医治疗】

1. 消除诱因 如治疗糖尿病，停用广谱抗生素及雌激素等。

2. 局部治疗

(1)2%～4%碳酸氢钠液冲洗外阴阴道，每日1次，10日为1个疗程。

(2)制霉素(米可定泡腾阴道片)：每次10万～25万U，每日1次，每晚塞入阴道，10日为1个疗程。

(3)克霉唑栓剂：每次1枚，每日1次，塞入阴道，7日为1个疗程。

(4)咪康唑：每次1枚，每日1次，塞入阴道，7日为1个疗程。

(5)曲古霉素片：每次2片，每日1次，塞入阴道，7日为1个疗程。

(6)克霉唑软膏：外阴、阴道涂搽，每日1～2次。

(7)1%甲紫：涂搽阴道，隔日1次，连用2周。

(8)制霉素软膏：涂搽患处，每日1～2次。

3. 全身治疗 肛门周围痒，为防止肠道假丝酵母菌互相感染，可选用：①制霉素：每次50万U，每日4次，连服10日。②酮康唑每次200mg，每日2次，连服5日。

【中医治疗】

1. 辨证论治

(1)脾虚湿盛型:白带增多,色白如乳块状或豆渣状,外阴瘙痒;精神疲倦,四肢乏力。舌苔薄白,脉细濡。治宜健脾燥湿,杀虫止痒。方选完带汤合易黄汤加减。药用芡实15g,黄柏、栀子、赤芍、牡丹皮、猪苓、茯苓、泽泻、车前子(包煎)、山药、白果各10g,甘草6g。每日1剂,水煎服。

(2)肾虚湿盛型:外阴瘙痒,带下增多,色白如豆渣状;腰脊酸楚,神疲乏力,舌淡,苔薄白,脉细软。治宜温肾燥湿,固涩止带。方选温肾除霉汤加减:药用桑螵蛸、党参各15g,淫羊藿、山茱萸各12g,补骨脂、生地黄、苦参、熟附子、白术、黄柏各10g,甘草6g。每日1剂,水煎服。

2. 通用加减方　熟地黄、山茱萸各30g,党参、白术、桑螵蛸各15g,补骨脂、淫羊藿、苦参、黄柏各10g,制附子(先煎)6g。带下色黄黏稠,或呈脓状,加黄芩、白头翁各10g;带下滑脱不禁,加芡实、金樱子各10g;腰痛甚,加杜仲、菟丝子各12g;阴部瘙痒甚,加蛇床子、白鲜皮各15g;阴部疼痛者,加五灵脂(包煎)、蒲黄(包煎)各10g;尿频、尿急、尿痛,加瞿麦、萹蓄、石韦各15g;胸闷,纳呆,肢倦,加薏苡仁20g,鸡内金10g;体质极虚,加人参(另煎)6g,鹿茸3g;阴虚火旺,颧红面赤,心烦失眠,尿黄便结,加何首乌20g,栀子12g,莲子心10g。每日1剂,加水煎煮2次,将两煎药液混合均匀分2次服。

3. 内服单方验方　乌贼骨、煅龙骨、煅牡蛎各30g,炒白果仁15g。每日1剂,水煎服。

4. 外治单方验方

(1)鸦胆子25g,加水2.5L煎至500ml,过滤取汁,待温后冲洗外阴,然后将外阴部擦干,每日1次,7次为1个疗程。

(2)草决明30g。每日1剂,捣碎,加水煎煮20分钟,趁热先熏后洗外阴和阴道,每日1～2次,每次20分钟,10日为1个疗程。

(3)黄柏、苦参、白鲜皮、蛇床子、青椒各150g。加水适量,煎煮2次,每次半小时,合并两次煎煮液,滤过,药液浓缩至1∶1。分装于50ml的瓶中。压盖、灭菌(105℃/30min)备用。每日2次,每次10ml,加入60～80℃热水中稀释成300ml,熏洗外阴。

(4)蛇床子、苦参、百部、地肤子各15g,明矾10g。加水2000ml,煮沸后10～15分钟,去渣取汁热熏,待汁温和时坐浴,每日1剂,分1～2次外洗。

(5)苦参、蛇床子各30g,龙胆20g,生百部、木槿皮、黄柏、花椒、地肤子各15g。加水2000～3000ml,水煎30～45分钟后,取消毒纱布将上药滤渣取汁,熏洗坐浴,每日1～2次,每次20～30分钟,10日为1个疗程。

(6)蛇床子、五倍子、黄柏、川椒、苦参、白鲜皮、木槿皮、百部、地肤子、胡麻仁各

15g,雄黄、土茯苓各 12g,白矾、冰片各 10g。上药加水 1500ml,煎取 500ml,冲洗阴道,每日 1 次,6 次为 1 个疗程。

(7)蛇床子、百部、黄连、苦参、枯矾各 15g。经适当提取后,以甘油明胶为基质制成阴道栓剂。每日 1 枚,临睡前放入阴道深处,连用 10 日为 1 个疗程。

(8)乌梅粉、槟榔各 30g,大蒜头、石榴皮各 15g,川椒 10g。研末装入 0 号胶囊内,每晚临睡前塞入阴道深部,每日 1 次,每次 1 粒,7 日为 1 个疗程。

(9)苦参、蛇床子、黄连、黄柏各 30g,川椒、枯矾各 10g,冰片 3g。共为细末,消毒备用。阴道冲洗后,取适量撒于阴道、宫颈,每日 1～2 次,5 次为 1 个疗程。

(10)枯矾、去水硼砂各 120g,黄连、黄芩、黄柏、紫草根各 60g,冰片 2g。先将黄连、黄芩、黄柏、紫草根烘干研粉,过 120 目筛。次将枯矾研末过筛,将硼砂置于铁锅内烤干去水后过筛。然后将冰片研末过筛。最后将各种粉末混匀过筛,装瓶密封备用。阴道冲洗后上药,每日 1 次,每次 2 克,5～7 日为 1 个疗程。

(11)锡类散:外阴阴道溃疡流水者用,每次适量,每日 2 次,涂撒于患处。

【名医提示】

1. 孕妇患本病,为了避免感染新生儿,应进行局部治疗,但不宜做阴道冲洗。患有慢性消耗性疾病者,应特别注意外阴清洁,争取每次便后清洁外阴。

2. 为造成不利于念珠菌生长的环境,可用 2%～4%碳酸氢钠液冲洗外阴及阴道,每日 1 次,10 次为 1 个疗程。

3. 多食水果、蔬菜,注意补充复合维生素 B 类药物。孕妇更应注意加强营养,提高机体免疫力。

4. 应于月经后复查,病原转阴后应巩固 1～2 个疗程,连续 3 次病原阴性方为治愈。

5. 及时停用广谱抗生素,合理使用皮质激素、免疫抑制药及口服避孕药等药物。

6. 如有糖尿病应积极治疗,在控制病情后,本病也可获显效,但易复发。

7. 勤换内裤,内裤、盆具、毛巾均用开水烫洗。

8. 反复发作者,应对其配偶进行检查或治疗。

第五节　萎缩性阴道炎

绝经后或手术切除双侧卵巢及卵巢功能衰退的妇女,由于雌激素缺乏,阴道壁萎缩,黏膜变薄,上皮细胞内糖原含量减少,阴道内 pH 上升,局部抵抗力减弱,致病菌容易入侵繁殖而引起的炎症,称萎缩性阴道炎。本病属中医学“阴痒”“带下”之范畴。由于年过“七七”或手术损伤冲任,导致肝肾亏损,冲任虚衰,阴虚内热,经脉不固,带脉失约所致。

【诊断要点】

1. 常见于绝经后、手术切除卵巢或盆腔放射治疗后的妇女。

2. 白带增多,呈黄水样或血性或脓性。常伴有臭味。

3. 外阴有瘙痒或灼热感,有时盆腔坠胀不适。

4. 炎症波及前庭及尿道口周围黏膜时,可有尿频、尿急等症状。

5. 妇科检查:阴道呈老年性改变,皱襞消失,上皮菲薄,阴道黏膜、宫颈充血,表面散在小出血点或片状出血斑,甚至可形成粘连及狭窄。

6. 阴道涂片和激素测定示激素水平明显低下。

7. 应取阴道分泌物检查滴虫及假丝酵母菌,以便确诊。

【鉴别诊断】

1. 假丝酵母菌阴道炎及滴虫性阴道炎。阴道分泌物做悬滴涂片显微镜检查,可见滴虫、芽孢和假菌丝。

2. 子宫恶性肿瘤:可行阴道细胞学、宫颈及子宫内膜活组织检查。

3. 根据病史、临床表现及阴道分泌物镜检即可确诊,但须与其他阴道炎相鉴别。同时应除外宫颈及子宫的恶性肿瘤,故应做阴道细胞学检查,必要时做宫颈及宫内膜活体组织检查。

【西医治疗】治疗原则为增加阴道抵抗力及抑制细菌生长。

1. 局部治疗

(1)1%乳酸或醋酸液:冲洗阴道,每日 1 次,拭干后喷撒磺胺或氯霉素粉于阴道内。

(2)己烯雌酚栓:每次 1 枚,每日 1 次,阴道冲洗后上药,7～10 日为 1 个疗程。

(3)复方氯霉素软膏:氯霉素 32g、苯甲酸雌二醇 2 万 U×16 支、鱼肝油 240ml,按此比例加凡士林 120g 制成糊状。阴道冲洗拭干后,将蘸有本软膏的带线棉球纳入阴道内,每日 1 枚,隔日 1 次,共 3～4 次,次日自行拉线取出棉球。

2. 全身治疗

(1)己烯雌酚:每次 0.05～0.1mg,每日 1 次,口服,连续 7 日,以后改为隔日 1 次,再服 1 周。

(2)尼尔雌醇:2.5～5mg/d,口服,连续 2～3 个月。

【中医治疗】

1. 辨证论治

(1)肝肾亏损型:带下量多,阴道灼热,伴有阴痒;头晕目眩,心烦易怒,口干尿赤,舌红,苔薄,脉细。治宜滋养肝肾,清热止带。方选知柏地黄汤加味。药用鸡冠花 30g,生地黄、黄柏各 15g,茯苓、泽泻、椿根皮、山茱萸、牡丹皮、金樱子、知母各 10g,甘草 6g。每日 1 剂,水煎服。

(2)湿热下注型:带下增多,色黄秽臭,甚则呈脓样,外阴瘙痒;口干口苦,小便黄，大便结，舌苔黄腻，脉弦数。治宜清热利湿，滋阴补肾。方选易黄汤合知柏地黄汤加减。药用山药、车前子(包煎)、生地黄各12g，芡实、黄柏、山茱萸、茯苓、泽泻、牡丹皮、知母各10g，生甘草6g。每日1剂，水煎服。

2. 通用加减方　女贞子、墨旱莲、蒲公英、何首乌、枸杞子各30g，巴戟天、知母各20g，黄柏、麦冬、当归、川牛膝、椿根皮各10g。赤带，加山栀炭10g；带下量多，加土茯苓、萆薢15g；尿频、尿急、尿痛，加白茅根30g，猪苓、瞿麦各15g；口干苦，喜饮，加龙胆、生地黄各10g；阴中痛甚，加没药10g；便溏，加白术10g，砂仁6g；阴痒严重，加百部12g，地肤子10g；下肢水肿，加薏苡仁30g，泽泻10g。每日1剂，加水煎煮2次，将两煎药液混合均匀，分2次服。

3. 内服单方验方

(1)鸡冠花30g，椿根皮、茯苓各20g，熟地黄、山茱萸、牡丹皮、泽泻各15g，知母、黄柏各10g。每日1剂，水煎，分2次服。有滋阴补肾，清热利湿功效。

(2)女贞子、墨旱莲、蒲公英、何首乌、枸杞子各30g，巴戟天、知母各20g，黄柏、麦冬、当归、牛膝、椿根皮各10g。每日1剂，水煎，分2次服。

4. 外治单方验方

(1)苦参、生百部、蛇床子、木槿皮、土茯苓、鹤虱、白鲜皮、虎杖根各30g，黄柏、花椒、地肤子、龙胆、明矾、五倍子各20g。每日1剂，加水2500～3000ml，煮沸后10～15分钟，用干净纱布滤出药渣，将药液放在干净盆内，先熏后坐浴外洗。早、晚各熏洗1次，每次20～30分钟，10日为1个疗程。

(2)蛇床子、川椒、明矾、百部各10～15g。煎汤趁热先熏后坐浴，每日1次，10次为1个疗程。若阴痒破溃者则去川椒。

(3)龙胆、车前子(包煎)各30g，金钱草、大风子各12g。水煎，熏洗外阴，每日1次。

(4)地榆根30g，马齿苋、蓝花草、虎杖各20g。水煎，熏洗外阴，每日1次。

(5)淫羊藿、黄柏各30g，金银花10g。水煎，冲洗阴道或坐浴，每日1次。

(6)紫金锭5片，研为细末，阴道冲洗后上药。每日1次，5日为1个疗程。

【名医提示】

1. 引起老年性阴道炎的细菌多为大肠埃希菌、葡萄球菌等杂菌，不似育龄期女性以真菌性阴道炎、滴虫性阴道炎最多见，因此不要乱用治疗真菌或滴虫的药物，更不要把外阴阴道炎当作外阴湿疹而乱用激素药膏，这样会适得其反。

2. 不要经常使用肥皂等刺激性强的清洁用品清洗外阴，以免加重皮肤干燥，引起瘙痒，损伤外阴皮肤。清洗外阴时应用温开水，里面可以加少许食盐或食醋。勤换洗内裤。自己的清洗盆具、毛巾不要与他人混用。

3. 老年妇女阴道黏膜菲薄，阴道内弹性组织减少，因此过性生活时有可能损伤阴道黏膜及黏膜内血管，使细菌乘机侵入。解决方法：性生活前在阴道口涂少量油脂，以润滑阴道，减小摩擦。

4. 不要因外阴瘙痒即用热水烫洗外阴，虽然这样做能暂时缓解外阴瘙痒，但会使外阴皮肤干燥粗糙，不久瘙痒会更明显。清洗外阴时宜使用温水。

5. 长久不愈的阴道炎及带下夹血丝者，或长期少量阴道不规则流血者，应定期做防癌检查。

6. 患病期间每日换洗内裤，内裤要宽松舒适，选用纯棉布料制作。

7. 外阴出现不适时不要乱用药物。

第六节 阿米巴性阴道炎

阿米巴性阴道炎较罕见，多继发于肠道感染。多由寄生于肠内的阿米巴原虫随大便直接沾染外阴及阴道口，并上侵入阴道。当机体抵抗力低下，外阴阴道有损伤时，阿米巴滋养体得以侵入组织内生长、繁殖而引起阴道炎。其主要病变为溃疡形成。本病属中医学“阴疮”“阴痒”“带下”等病症范畴，系由寒湿或湿热之邪乘虚侵入阴户，致胞脉、胞络气血阻滞而成。

【诊断要点】

1. 常有腹泻或痢疾长期不愈，或反复发作史。

2. 阴道分泌物呈浆液性或血性或黄色黏液脓性。

3. 外阴、阴道疼痛及外阴瘙痒。

4. 妇科检查。阴道黏膜呈深浅不一、不规则的溃疡，表面覆以血性黄棕色坏死组织，严重者甚至呈肿瘤样增生，质硬，触痛。

5. 阴道分泌物或在溃疡处刮片检查 镜下可找到阿米巴滋养体。

6. 如能在分泌物中找到阿米巴滋养体即可确诊。

【鉴别诊断】

恶性肿瘤 在溃疡处做活组织检查即可鉴别。

【西医治疗】

1. *全身治疗*

(1)甲硝唑：每次 200～400mg，每日 3 次，口服，10～14 日为 1 个疗程。

(2)替硝唑：每次 500mg，每日 4 次，口服。

(3)喹碘方：每次 0.5～0.75g，每日 3 次，口服，7 日为 1 个疗程。可加服土霉素每次 0.5g，每日 3 次，可提高疗效。

(4)依米丁(吐根碱)：每次 0.06g，每日 1 次，深部肌内注射，连用 6～9 日为 1 个疗程，停药 20～30 日后可重复。

2. *局部治疗* 上述药物可制成溶液做阴道冲洗，或制成粉剂、栓剂置入阴道，每日 1 次，7～10 日为 1 个疗程。

【中医治疗】

1. 辨证论治

(1)肝肾阴虚型:外阴瘙痒,灼热疼痛,白带量多,血性或浆液性,或黄色黏液脓性;心烦口干,午后潮热,小便赤短,大便干结,舌质红,少苔,脉细数无力。治宜养阴化湿,杀虫止痒。方选经验方。药用桑白皮30g,生地黄、椿根皮各15g,苦楝根、白薇、槟榔各10g,胡黄连、甘草各6g。每日1剂,水煎服。

(2)湿毒内蕴型:外阴瘙痒,白带量多,色黄质黏稠;口苦咽干,大便秘结,小便频数、疼痛,舌质红,苔黄腻,脉弦滑或滑数。治宜清热解毒,杀虫止带。方选白头翁汤加味。药用白头翁、黄柏、秦皮、椿根皮、白芷、马鞭草、牡丹皮、槟榔、地榆、郁金、萆薢、土茯苓各10g,黄连、甘草各6g。每日1剂,水煎服。

2. 内服单方验方　鸦胆子仁,每日3次,每次10～15粒,口服,7日为1个疗程。

3. 外治单方验方

(1)白头翁、九里光、鱼腥草各100g,金银花30g。加水1000ml,煮沸10分钟后熏洗外阴。每日1剂,7～10日为1个疗程。

(2)苦楝根、百部各30g,射干10g。水煎,局部熏洗,每日1剂,7～10日为1个疗程。

【名医提示】

1. 依米丁毒性大,不宜作为首选药物。孕妇、有心肾疾病及年老患者禁用。
2. 讲究卫生,防止大便污染外阴及阴道。
3. 注意隔离,治疗期间禁止性生活。
4. 月经期间禁阴道冲洗及上药。
5. 已婚者,应夫妻同时治疗。

第13章

子宫病变

第一节　急性宫颈炎

急性宫颈炎多发生于产褥感染时或感染性流产后，也常与急性阴道炎、急性子宫内膜炎同时并存。临床病程短，治愈迅速，很少有全身症状出现，若治疗不彻底可转为慢性宫颈炎。本病属于中医学“带下病”范畴。多由外湿内侵或内蕴湿热、湿毒，侵及冲任，波及肝肾所致。其病初起多为实证，久则转为虚证，虚证又易复感实邪。

【诊断要点】

1. 白带增多，呈脓性；小腹坠胀，腰骶部酸痛及膀胱刺激症状、尿频等。

2. 妇科检查。宫颈充血、水肿、触痛。宫颈黏膜向外翻出，颜色潮红，宫颈表面及颈管内附着大量脓性分泌物，严重时表皮剥脱、坏死和溃疡。如有滴虫、假丝酵母菌感染，可发现各自的特征。

3. 宫颈活体组织检查。宫颈黏膜与腺上皮显示不同程度的坏死脱落，黏膜下与腺体周围充血、水肿，间质呈多核白细胞浸润，腺腔内含有脓性渗出液。

【鉴别诊断】

1. *阴道分泌物异常*　急性滴虫性、假丝酵母菌性、感染性、淋病奈瑟菌性等阴道炎，以及急性子宫内膜炎、宫旁组织炎、盆腔炎等阴道分泌物均呈脓性状，多而秽臭，将分泌物做涂片或培养检查，可资鉴别。若见脓血白带，奇臭难闻，行宫颈活体组织检查，排除宫颈恶性肿瘤的可能。

2. *尿路感染症*　急性膀胱炎、急性输尿管炎、输尿管结石合并感染、急性肾盂肾炎均有尿频、尿急、尿痛等症。可通过尿样检查、造影检查、体格检查时有无肾区叩击痛等协助鉴别诊断。

【西医治疗】

1. *病因治疗*　如与急性子宫内膜炎、滴虫、假丝酵母菌、淋病奈瑟菌性阴道炎并存时，应先治疗主要疾病。

2. 局部治疗

(1)0.1%苯扎溴铵：外阴、阴道抹洗，每日2次。

(2)呋喃西林：每次100mg，每日1次，置入阴道顶端宫颈处。

(3)磺胺粉：每日1次，每次100mg，用法同上。

(4)四环素：每日1次，每次250mg，用法同上。

(5)氨苄西林：每日1次，每次250mg，用法同上。

3. 全身治疗

(1)乙酰螺旋霉素：每日4次，每次0.2g，口服。

(2)氨苄西林：每日4次，每次0.5g，口服。

(3)复方磺胺甲噁唑：每日2次，每次2片，口服。

【中医治疗】

1. 辨证论治

(1)湿热湿毒型：宫颈红肿，带下量多，色黄或赤，或浑浊如米泔，或质黏腻，阴中灼痛或瘙痒；胸闷口腻，纳差乏味，小便黄或灼热淋涩，舌红，苔黄腻，脉弦数或滑数。治宜清热解毒，利湿止带。方选止带方加减。药用猪苓、茯苓、车前子(包煎)、泽泻、茵陈、黄柏各15g，赤芍、牡丹皮、栀子、牛膝各10g，甘草6g。每日1剂，水煎服。

(2)热毒内蕴型：宫颈充血、水肿甚，带下量多，色黄绿如脓或夹血色，臭秽，阴部灼痛；小腹坠胀，腰骶酸痛，烦热口干，大便干结，小便黄少，舌红，苔黄，脉数。治宜清热泻火，解毒除湿。方选五味消毒饮加减。药用蒲公英、金银花、野菊花、紫花地丁、白花蛇舌草各15g，天葵子、椿根皮、白术、皂刺各10g，香附、甘草各6g。每日1剂，水煎服。

2. 通用加减方 白花蛇舌草30g，蒲公英20g，茵陈15g，山药15g，金银花15g，芡实、黄柏、车前子(包煎)、栀子各10g，白果6g。药后腹胀者，加厚朴、陈皮各10g；尿黄灼痛者，加萆薢15g，泽泻10g；腹痛者，加延胡索10g，没药、苏木各5g；小腹坠胀者，加川楝子、枳壳各10g；便秘者，加大黄6g。每日1剂，加水煎煮2次，将两煎药液混合均匀，分2次服。

3. 外治单方验方

(1)蛤粉30g，樟丹15g，冰片2g，共研细末，暴露宫颈，清洁阴道分泌物，将药粉喷于糜烂处，每3日上药1次，10次为1个疗程。

(2)大黄、金银花藤、贯众、野菊花各50g。水煎去渣，取1000ml熏洗，每日1剂，分2次熏洗。

(3)忍冬藤、大黄、百部、薄荷各30g。水煎，坐浴，每日1次。

4. 中成药治疗

(1)妇炎净胶囊：每日3次，每次3粒，孕妇慎服。

(2)妇科止带片:每日3次,每次6片,口服。

(3)调经止带丸:每日2次,每次9g,口服。

(4)治带片:每日3次,每次5片,口服。

【名医提示】

1. 急性子宫颈炎与急性子宫内膜炎和滴虫性、真菌性、淋菌性阴道炎并存时,应先治疗主要疾病。

2. 不用高浓度的酸性或碱性溶液冲洗阴道,不将腐蚀性较强的药物(片剂或栓剂)置入阴道。

3. 注意经期、产褥期卫生,经常洗换内裤,避免搔抓,防止出现外阴皮肤抓伤,预防感染。

4. 急性期禁止性生活及一切宫颈、宫腔手术,如宫颈活检、息肉切除、电熨等。

5. 定期到医院复查,治疗要彻底,以免长期炎症导致子宫颈炎。

6. 应避免盆浴和阴道冲洗。

7. 起居有序,防止感冒。

第二节　慢性宫颈炎

慢性宫颈炎是妇科各种疾病中最常见的一种,大多数由急性炎症持续2～3周后转化而成。依病理改变不同又可分为宫颈糜烂、宫颈息肉、宫颈肥大、宫颈腺体囊肿、宫颈管炎等。中医学认为慢性宫颈炎系湿热蕴滞所致,病久可累及脾、肾,甚至变生他病,多属“带下病”范畴。

【诊断要点】

1. 有分娩、流产和妇产科手术史,有不洁性生活史,经期有不洁用品使用史。

2. 阴道分泌物增多,为本病的主要症状。白带呈白色黏液状或淡黄色,有时为脓性白带。重度宫颈糜烂、宫颈息肉常伴有血性白带。

3. 疼痛。下腹坠痛、腰骶坠胀、性交痛、痛经等。

4. 不孕。宫颈炎黏稠的白带不利于精子的穿透,炎性分泌物改变阴道内正常的酸碱度,不利于精子的存活而导致不孕。

5. 性交出血。宫颈息肉或宫颈管炎时,可出现性交出血。

6. 妇科检查。根据分类不同而有不同的表现。

(1)宫颈糜烂:依腺体与间质增生程度不同,糜烂可呈单纯型、颗粒型、乳头型3种表现,根据糜烂面积大小分为3度。①轻度糜烂面积＜整个子宫颈面积的1/3;②中度:糜烂面积占整个子宫颈面积的1/3～2/3;③重度:糜烂面积占整个子宫颈面积的2/3以上。

(2)宫颈肥大:宫颈呈不同程度的肥大、变硬,表面光滑或伴有糜烂。

(3)宫颈息肉：宫口内向外有息肉状物突出，色红，有蒂，单个或多个，质软而脆，其蒂附着于宫管。位于宫颈阴道部的息肉则质较韧。

(4)宫颈腺体潴留囊肿：又称那巴囊肿。一般为米粒大，亦有大至直径1cm以上，略外突，内含黄白色黏液。

(5)宫颈管炎：宫颈阴道部光滑，但宫颈口发红充血。

7. 其他检查。如宫颈抹片细胞涂片检查、阴道镜检查、宫颈活体组织检查等均有慢性宫颈炎的相应改变，并以此与其他病变，特别是宫颈的恶性病变相鉴别。

【鉴别诊断】

1. *宫颈湿疣*　宫颈表面乳头状凸起与宫颈息肉相似，内生型的表现为白带多而腥臭，通过宫颈活体组织检查能鉴别。

2. *宫颈上皮肉瘤样病变*　为连续的上皮内肿瘤病变，最终为浸润癌，临床表现与宫颈炎相同，肉眼观察宫颈糜烂、肥大，阴道镜检查基本能确诊，但最终需病理诊断。

3. *结核性宫颈炎*　在病变早期或较轻时，外观与宫颈糜烂相似，病理组织学检查可见结核结节。

4. *阿米巴性宫颈炎*　早期临床检查可见宫颈外口呈表浅糜烂。但本病常继发于肠道阿米巴性疾病后。镜检宫颈组织无特殊性改变。宫颈渗出物内可找到阿米巴滋养体。

5. *放线菌性宫颈炎*　宫颈亦呈慢性炎症性反应。继发宫颈疾病放射治疗后，宫颈涂片巴氏染色可发现放线菌感染病变特征。

【西医治疗】

1. *药物治疗*　适用于糜烂面积较小，炎症浸润较浅者。

(1)硝酸银腐蚀：棉球蘸10%～20%硝酸银液涂于糜烂面，直至出现灰白色痂膜为止，然后用0.9%氯化钠溶液棉球或棉签轻轻涂抹掉多余的硝酸银液，每周1次，2～4次为1个疗程。

(2)铬酸腐蚀：棉球蘸5%重铬酸钾液，涂于宫颈糜烂处，至出现灰白色痂膜为止，然后用75%乙醇棉球轻轻吸去多余的铬酸。再于下次月经干净后涂1次，共2次。

(3)氯己定栓剂(洗必泰栓剂)：每日1次，每次1枚。将药紧贴糜烂处，用带线棉球固定之，次日晨患者自行取出棉球，10次为1个疗程。

2. *物理疗法*　适用于糜烂面积较大，炎症浸润较深的病例，是治疗宫颈糜烂较好的方法，一般1次即可治愈，2个月左右伤口可痊愈。

(1)宫颈电熨术：适用于已有子女的经产妇。将电熨头直接接触宫颈糜烂处并略加压，电烫后创面涂以1%甲紫或呋喃西林粉，术后2～3日分泌物增多，7～10日阴道有少量阴道流血，术后2周结痂脱落。术后每个月复查1次，如有宫口狭窄，可用探针扩张。

(2)激光治疗：多采用二氧化碳激光器。术后3周痂皮脱落。

(3)冷冻治疗：适用于未产或尚无子女的患者。术后6周后坏死组织脱落，8周痊愈术后很少出血，愈合后很少发生宫口狭窄。

3. 手术治疗

(1)适应证：保守治疗无效，宫颈肥大糜烂面深广且颈管受累者。

(2)手术方式：①锥切法：可选用电刀锥切或手术刀锥切；②子宫全切术；③宫颈撕裂修补术；④宫颈切除术；⑤宫颈息肉摘除术。

【中医治疗】

1. 辨证论治

(1)湿热内蕴型：带下量多，色黄或黄白相兼，质稠；心烦易怒，胸胁胀痛，口苦口腻，口干不欲饮，小便黄。舌红，苔黄腻，脉弦数。治宜疏肝清热，利湿止带。方选龙胆泻肝汤加减。药用生地黄、土茯苓各15g，龙胆12g，栀子、黄芩、车前子(包煎)、木通、泽泻、当归、椿根皮各10g，柴胡、甘草各6g。每日1剂，水煎服。

(2)湿毒内侵型：带下量多，色黄或黄绿，质稠厚或如米泔水样，伴腥臭，宫颈重度糜烂或伴息肉；小腹胀痛，腰骶酸痛，小便赤短，舌红，苔黄糙，脉滑数。治宜清热泄毒，燥湿止带。方选五味消毒饮合止带方加减。药用金银花、野菊花、蒲公英、紫花地丁、败酱草各15g，天葵子、茯苓、泽泻、茵陈、栀子、紫草、椿根皮、郁金各10g，甘草6g。每日1剂，水煎服。

2. 通用加减方　土茯苓30g，鸡血藤、忍冬藤、薏苡仁各20g，丹参15g，车前草、益母草各10g，甘草6g。带下量多，色黄而质稠秽如脓，加马鞭草15g，鱼腥草、黄柏各10g；发热口渴，加野菊花18g，连翘15g；阴道肿胀辣痛，加紫花地丁、败酱草各20g；带下夹血丝者，加海螵蛸、茜草、大蓟各10g；阴道瘙痒者，加白鲜皮、苍耳子、苦参各10g；带下量多而无臭秽阴痒者，加蛇床子、槟榔各10g；带下色白，质稀如水，去忍冬藤、车前草，加补骨脂、桑螵蛸、白术各10g，扁豆花6g；性交则阴道胀痛出血，加赤芍20g，地骨皮、牡丹皮各10g，田三七6g；腰脊酸、小腹胀坠而痛，加桑寄生、骨碎补各15g，杜仲、续断各10g。每日1剂，加水煎煮2次，将两煎药液混合均匀，分2次服。

3. 外治单方验方

(1)樟丹45g，钟乳石、雄黄、乳香、没药、硇砂、儿茶、冰片各10g，血竭、蛇床子、硼砂、白矾各6g，麝香1.2g。先以水2碗煮白矾至沸并呈略稠状，后入其他8味药(研成细末)，加水3～5匙，再煮10分钟，入樟丹、血竭，再加水2匙煮沸，使药成黏液状时，再加麝香、冰片搅拌，加水50g微火煮至糊状，将药摊在石板上，制成1g 1丸左右，3～4分钟后药丸凝干，铲下保存备用。每次1丸，置宫颈糜烂面，用带线棉球紧贴固定，每周1次，4周为1个疗程。月经前后3日停止治疗，放药后禁止坐浴或性交。

(2)Ⅰ号方:黄柏64%,轻粉13%,雄黄12%,蜈蚣7%,冰片3%,麝香0.7%。Ⅱ号:为Ⅰ号去麝香。Ⅲ号,为Ⅰ号去轻粉。能清热解毒,消炎消肿,促进宫颈糜烂面鳞状上皮再生。Ⅰ号用于宫颈糜烂有核异质细胞者;Ⅱ号用于一般宫颈糜烂者;Ⅲ号用于轻粉过敏者。将药物研粉末和匀备用。清洁阴道并拭去宫颈分泌物,取药粉1g撒于带线棉球上,塞于阴道深部,于第2日取出棉球。轻者每周1次,重者每周2～3次。

(3)青黛20%～30%,滑石粉10%～15%,黄柏粉、蛇床子粉、玄明粉、马鞭草粉各5%～10%,冰片、樟脑各1%～2%,磺胺粉、四环素粉各5%～10%。用于不同程度的宫颈糜烂,有清热消炎,燥湿收敛,去腐生肌的功效。使用方法:药粉和匀,月经干净后3日上药,清洁阴道及宫颈,将药粉撒于宫颈上。每日1次,每次1g,5次为1个疗程。

(4)硼砂、蛇床子、川椒、枯矾、血竭各等份。能活血祛瘀,消肿止血,祛腐生肌,适用于不同程度的宫颈糜烂。使用方法:上药制成每粒1.5g的栓剂,用药前清洗外阴,临睡前将栓剂置于阴道深部宫颈处,隔日1次,每次1粒,5～8次为1个疗程。月经前后3～4日及经期停止用药,治疗期禁止性生活。

(5)紫草200g,香油750g。能清热解毒凉血,适用于慢性宫颈炎。将紫草入香油炸枯过滤去渣呈油浸剂,干棉球拭去宫颈口分泌物,用棉球蘸紫草油涂搽宫颈。隔日1次,10次为1个疗程。

(6)蛤粉30g,樟丹、雄黄各15g,乳香、没药、儿茶各10g、硼砂1.5g、硇砂、薄荷各0.6g。共研细末,用香油调后敷患处,每周2～3次,每次1g。适用于乳头状宫颈糜烂。

(7)蛤粉、钟乳石各30g,樟丹、雄黄各15g,乳香、没药各3g,薄荷0.6g。共研细末,香油调匀敷患处。每周2～3次,每次1g。适用于颗粒状宫颈糜烂。

(8)鲜荔枝草500g,加水1L煮沸,去渣,洗浴阴部,每日1次,7次为1个疗程。本方尚用治阴道炎、阴道滴虫等。

(9)黄柏14g,加水浓煎,去渣取液,浓缩至膏状揉制成丸,塞入宫颈处,隔日1次。妊娠亦可使用。

(10)狼毒90g,加水煎汤至500ml,去渣取汁,冲洗阴道,每日1～2次,7天为1个疗程。

【名医提示】

1. 外治法应在月经干净后3～7日进行,治疗期间禁止坐浴和房事,并按医嘱定期复查。

2. 慢性宫颈炎接受治疗前,对高度怀疑恶变者,应先做细胞学及病理学检查。

3. 正确处理各期产程,避免宫颈裂伤及外翻,如发现及时修补。

4. 肝肾功能不良者忌用，月经过多或功能性子宫出血者慎用。

5. 合并急性阴道炎或阴道清洁度在Ⅲ度以上者，应及时抗感染治疗。

6. 应用腐蚀药物治疗宫颈炎，随时注意保护阴道黏膜。

7. 彻底治疗急性女性生殖器炎症。

第三节　病毒性宫颈炎

病毒性宫颈炎是由单纯疱疹病毒(HSV)所致，85%为疱疹Ⅱ型病毒，15%为疱疹Ⅰ型病毒。临床多表现为宫颈、阴道及外阴的炎症，其病变迅速，愈合快，无瘢痕，但易复发。近年研究证实，受HSV感染者患宫颈上皮非典型增生及原位癌要高出正常妇女2～8倍。且妊娠期有可能导致胎儿畸形；妊娠晚期患此病，新生儿死亡率高达50%，即使幸存者多可能出现智力发育障碍，故应引起高度重视。中医学认为本病多由湿热、疫疠之邪内侵胞宫所致，据其临床表现属"阴蚀""带下病"的范畴。

【诊断要点】

1. 多与患生殖器活动性病毒感染的男子有性交史，感染率可高达75%。

2. 全身症状。低热，头痛，全身乏力，如累及直肠、尿道及膀胱黏膜时则有相应部位的灼痛及尿急、尿频等，腹股沟淋巴结肿大。症状平均持续2周左右，整个病程6周以上。

3. 局部症状。白带多，阴道灼热，性交疼痛。

4. 妇科检查。外阴、阴道、宫颈红肿，有触痛，宫颈表面有典型疱疹，破溃后出现浅表的溃疡，疼痛。溃疡愈合后不留瘢痕。

5. 宫颈分泌物培养。可分离出HSV病毒。

6. 血清抗体检查。阳性。

【西医治疗】

1. *对症治疗*　止痛，局部清洁，防止继发感染。

2. *抗病毒药物*　目前尚无有效的抗病毒药物，以下药物可能使全身症状减轻。

3. *金刚烷胺*　每次100mg，每日3次，口服。

4. *吗啉胍*　每次200mg，每日3次，口服。

【中医治疗】

1. *辨证论治*

(1)热毒炽盛型：白带多，质稠，色黄，阴部灼热疼痛；低热，乏力神疲，头痛，小便频数，大便秘结，舌边尖红，苔黄，脉弦数。治宜清热解毒，利湿止带。方选黄连解毒汤合茵陈蒿汤加减。药用茵陈15g，薏苡仁12g，栀子、生大黄、黄柏、黄芩、野菊花、椿根皮各 10g，黄连、甘草各 6g。每日 1 剂，水煎服。

(2)湿热下注型：阴部灼热，白带多；小便赤短疼痛，口干喜冷饮，腹胀，大便时结时溏，舌质稍红，苔黄腻，脉弦滑。治宜清热利湿，止带通淋。方选八正散加减。药用滑石、白茅根各 20g，萹蓄、瞿麦、土茯苓、车前草、板蓝根各 15g，萆薢、大腹皮、黄柏各 10g，甘草 6g。每日 1 剂，水煎服。

2. 中药外治

(1)黄柏、连翘、蒲公英各 30g。每日 1 剂，水煎熏洗，至痊愈为止(亦可阴道抹洗)。

(2)黄柏、黄连各 30g，蜈蚣 1 条。研末冷水调匀，敷于阴道内。

【名医提示】

1. 注意性卫生，每天清洗阴部，先洗前阴，然后洗后阴，并用专用毛巾。性生活前后清洗阴部 1 次，性生活后排空小便 1 次，以冲洗阴部，经期严禁同房。

2. 应做宫颈涂片检查，以防病变，特别是 40 岁以上的妇女，应定期做涂片检查，必要时做宫颈活检。

3. 阴道分泌物过多，刺激外阴局部不适时，可用温水或 1∶5000 高锰酸钾液清洗外阴，早晚各 1 次。

4. 产后、人工流产或其他阴道手术后，注意调养及保健，以防病菌感染。

5. 阴道用药应在月经干净后第 3 天开始，经期停用。

6. 积极采取有效避孕措施，尽量减少人工流产次数。

7. 治疗期间应禁房事，注意休息，避免劳累。

第四节　结核性宫颈炎

结核性宫颈炎为较少见的宫颈炎，仅占女性生殖器结核的 3%～8%，大多继发于身体其他部位晚期结核，尤其是子宫内膜结核和输卵管结核。其表现类似一般慢性宫颈炎，常见的有溃疡型、乳头型、粟粒型及间质型 4 种，以溃疡型多见。本病属中医学“痨瘵”“带下”范畴，多由体质虚弱，气血不足，感染痨虫所致。

【诊断要点】

1. 常有肺结核、肠结核等结核病病史或接触史。

2. 阴道分泌物增多，多为水样或血性分泌物。

3. 有明显的性交接触出血。

4. 不孕症。

5. 妇科检查：宫颈表面呈颗粒状或有溃疡形成，少数呈乳头状或结节状，有触痛。

6. 宫颈活体组织检查：可见结核结节，外层有多数淋巴细胞浸润。

【鉴别诊断】

1. 宫颈癌 外观与本病相似,可通过宫颈活体组织检查确诊。

2. 阿米巴性宫颈炎 宫颈分泌物检查可找到阿米巴滋养体。

【西医治疗】

参见生殖器结核病的治疗。

【中医治疗】

1. 辨证论治

(1)气阴两虚型:白带量多,水样;潮热,盗汗,消瘦,倦怠乏力,失眠多梦,腹胀坠痛,舌质红,少津,脉细无力。治宜益气养阴,除湿止带。方选三才封髓丹加减。药用椿根皮、鳖甲各15g,天冬、麦冬、沙参、黄柏、银柴胡、地骨皮、白芷、皂角刺各10g,砂仁、香附、甘草各6g。每日1剂,水煎服。

(2)阴虚内热型:白带多,带中夹血,外阴灼热疼痛,婚后年久不孕;骨蒸潮热,手足心热,口干喜冷饮,月经先期,量少,舌红,苔少,脉细数无力。治宜滋阴凉血,调经止带。方选六味地黄丸合止带方加减。药用山药、生地黄、茯苓、薏苡仁各15g,泽泻、牡丹皮、黄芩、椿根皮、地榆炭、山茱萸、阿胶各10g,香附、甘草各6g。每日1剂,水煎服。

2. 内服单方验方

(1)葎草15g,百部、白及、夏枯草、紫草各10g。每日1剂,水煎,分2次温服。

(2)铁包金、穿破石各15g,百部、夏枯草各10g。水煎服,每日1剂,分2次温服。

3. 外治单方验方 白及、百部、牡蛎、炮山甲等份研末。清洁阴道宫颈后,涂敷于宫颈糜烂处,每日1次,经后3日开始,连续7日。3个月为1个疗程。

【名医提示】

1. 急性生殖器结核至少休息3个月,慢性患者可从事轻劳动,但应加强营养,劳逸结合,提高身体抗病能力,保持良好心态。

2. 积极治疗身体其他部位的结核,如肺结核、肠结核、淋巴结核和泌尿系统结核。

3. 怀疑不孕妇女患有生殖器结核时,应尽快明确诊断。

第五节 放线菌性宫颈炎

放线菌性宫颈炎,多因宫颈或宫体放线菌感染所致。可能是在人工流产或放置宫内节育器时,经手术器械或直接由盆腔或肛门传染而来。其发病率低,但如发现放线菌而未予治疗,可发生全身性感染或放线菌脓肿、脑脓肿等,甚至死亡。本病属中医学“带下”“鼠疮”等病症的范畴,多由热毒内蕴,日久伤正所致。

【诊断要点】

1. 白带增多,带有“硫黄色颗粒”的脓液。少数可伴有畏寒、发热、全身不适等症状。

2. 妇科检查:宫颈有局限性的肿块,中央呈黄色硫黄样颗粒。

3. 宫颈涂片:可见菌丝排列成放射状(革兰阳性),周围有肥大菌鞘(革兰阴性)的放线菌。

4. 宫颈分泌物培养:做厌氧菌培养,可培养出放线菌。

5. 宫颈活体组织检查:镜下呈不规则分叶状,HE 染色中央为染蓝紫色均匀物,周围为棒状染伊红色,革兰染色可见中央有嗜碱性革兰阳性分枝杆菌。

【鉴别诊断】患宫颈恶性病变,显微镜检查亦可发现坏死灶周围常有肉芽纤维组织增生与异物巨细胞反应。若临床表现不典型,易与放线菌性宫颈炎发生混淆而误诊,需谨慎追踪鉴别。

【西医治疗】

1. 青霉素每次 1000 万～1500 万 U/d,静脉滴注,共 5 日。

2. 甲硝唑每次 0.2g,每日 3 次,口服,连用 10～14 日。

3. 氨苄西林每次 0.5g,每日 4 次,共 10 日。

【中医治疗】

1. 辨证论治

(1)热毒壅络型:阴道分泌物增加,色黄,污秽,质稠,呈脓状;全身不适,畏寒,发热,口干喜冷饮,大便秘结,小便灼热。舌质偏红,苔薄黄,脉弦。治宜清热解毒,活血化瘀。方选黄连解毒汤合仙方活命饮加减。药用金银花 20g,天花粉 15g,山豆根,白术、皂角刺各 12g,穿山甲、白芍、乳香、没药、陈皮、黄芩各 10g,当归尾、黄连、甘草各 6g。每日 1 剂,水煎服。

(2)气阴两虚型:白带多,质稀薄,色稍黄,秽污;低热盗汗,形体消瘦,面色无华,手足心发热。舌红,少苔,脉细数。治宜扶正托毒,活血养阴。方选四妙汤加减。药用黄芪 15g,当归、金银花、马鞭草、白芷、皂角刺、玄参、天花粉各 10g,香附、甘草各 6g。每日 1 剂,水煎服。

2. 外治疗法　参见慢性宫颈炎的治疗。

【名医提示】

1. 放置宫内节育器后发现涂片阳性者,应立即取出节育器,并给予足够量的抗生素治疗。

2. 多食清淡、富于营养之品,忌食辛辣及高脂、高糖食物。

3. 保持心情开朗,解除心理障碍及精神负担。

4. 未治愈前,禁止做任何腹部手术及宫腔操作。

5. 注意外阴清洁卫生,勤换洗内裤。

6. 彻底消毒患者的用物和检查器械。

第六节 急性子宫内膜炎

子宫内膜一般有较强的自然保护作用和抗感染能力，但一旦遭受破坏，则容易发病且直接波及子宫肌层，并延伸至宫旁组织。炎症的性质与表现程度取决于致病菌的性质与毒力。急性子宫内膜炎的发病与妊娠的关系最密切，常见于产褥感染；此外，宫腔内操作、宫颈电烙消毒不严、经期不卫生或经期性交等，将体外或阴道及宫颈内病原菌带入宫腔；或子宫内膜息肉、黏膜下肌瘤坏死引起感染均可引起本病的发生。中医学认为多因湿热邪毒内侵阴中，客于胞宫，阻滞胞脉，影响冲任气血致病，或者肝、脾累受湿热邪毒，循经下移，客于胞宫，冲任功能受损所致。

【诊断要点】

1. 病史：有妇科、产科感染史，不完全流产、宫腔内手术操作、经期性交等病史。

2. 白带增多，呈脓性或为血性，有臭味，下腹持续性疼痛，伴全身乏力、发热、寒战，有时可有恶心、呕吐。如发生于产后，则恶露量多、污秽、有臭味，同时尚可伴有子宫复旧不良、子宫区压痛明显。

3. 腹部检查：下腹中部有压痛，但反跳痛及肌紧张不明显。

4. 妇科检查：宫口有脓性或浑浊血性分泌物外流；宫颈抬举痛；宫体略大，压痛；或伴有附件增厚、压痛。

5. 血常规检查：白细胞总数及中性粒细胞计数增高。

6. 宫颈分泌物涂片检查及细菌培养：可找到相应的病原体。

【西医治疗】

1. *一般治疗* 卧床休息，半卧位，保持外阴清洁，饮食应为含高热量、易消化的半流质饮食，保持大便通畅，必要时补液。若有发热时，以物理降温为主，必要时用复方氨基比林 2ml 肌内注射，或阿司匹林 0.3g 口服。

2. *药物治疗*

(1)根据细菌培养及药物敏感试验结果选用抗生素：①首选青霉素：轻症每次 80 万 U，每日 3 次，肌内注射；重症 1000 万～2000 万 U/d，分 4 次静脉滴注或静脉注射。滴注时，每次量尽可能在 1h 内滴完。皮试阴性后使用。②氨苄西林：6g/d，分 3 次静脉注射，皮试阴性后使用。③哌拉西林：6g/d，分 3 次静脉注射，皮试阴性后使用。

(2)对耐药菌株可选用：①头孢唑林：3～6g/d，分 4 次静脉注射。②头孢哌酮：3～6g/d，分 4 次静脉注射。

(3)对青霉素过敏或为其他病原体感染者：①链霉素：每次 0.5g，每日 2 次，肌内注射。②庆大霉素：每次 60mg，每日 3 次，肌内注射，可用于需氧菌。③卡那霉素:每次0.5g,每日2次,肌内注射,用于需氧菌。④甲硝唑:每次400mg,每日3次,厌氧菌致病时联合其他抗生素使用。⑤林可霉素:1.2g/d,静脉滴注。⑥四环素:1～2g/d,静脉滴注。⑦乙酰螺旋霉素:每次0.2～0.3g,每日3～4次,口服。⑧复方磺胺甲噁唑:每次2片,每日2次,口服。

(4)产后感染所致发病者:①麦角流浸膏:每次2ml,每日3次,口服。②麦角新碱:每次0.2mg,每日2次,肌内注射。

3. 手术治疗

(1)清宫术:适用于胎盘、胎膜残留引起的急性子宫内膜炎。应于控制感染48～72h后取出,术后仍用抗生素治疗。

(2)取环术:宫内有避孕环或镭管应尽快取出,以利迅速减轻病情。

(3)子宫切除术:黏膜下肌瘤或息肉导致急性子宫内膜炎,而用中、西医药物治疗无效者,应考虑行子宫切除术。

【中医治疗】

1. 辨证论治 多以湿毒、热毒型为主。发热恶寒,下腹持续疼痛,甚至波及全腹,腰酸坠胀,白带多,色黄呈脓状,臭秽;烦躁口渴,尿黄便结。舌质红,苔黄腻或黄燥,脉滑数或洪数。治宜清热凉血,解毒除湿。方选银翘红酱解毒汤。药用金银花、红藤、败酱草各30g,连翘15g,栀子、赤芍、川楝子各12g,延胡索、牡丹皮、桃仁各10g,乳香、没药、甘草各6g。湿毒甚者加薏苡仁30g;腑实证者加大黄、芒硝各10g;热毒甚者加蒲公英、紫花地丁各15g;白带多者加椿根皮12g;若下腹疼痛难忍,高热不退,用大黄牡丹皮汤加减泻热逐瘀。药用大黄、牡丹皮、桃仁、冬瓜仁、芒硝、皂角刺、金银花、连翘各10g,甘草6g。每日1剂,水煎服。

2. 内服单方验方 石决明20g,龟甲、生地黄各15g,牡丹皮、白芍、柴胡各10g,薄荷、蝉蜕、菊花各6g,羚羊角(冲)1.5g。每日1剂,水煎,分2次温服。

3. 外治单方验方 红藤、败酱草、蒲公英、紫花地丁、鸭跖草各30g。浓煎成100ml,保留灌肠。每日1剂,10剂为1个疗程。

4. 中成药治疗

(1)宫血宁胶囊:每日3次,每次1～2粒,口服。

(2)盆炎汤颗粒:每日3次,每次1包,口服。

(3)妇科千金片:每日3次,每次4片,口服。

(4)金鸡颗粒:每日2次,每次1包,口服。

【名医提示】

1. 一经诊断应立即开始抗生素治疗,不必等待细菌培养及药物敏感试验结果。

2. 头孢菌素有时与青霉素有交叉过敏性,用前宜做皮肤过敏试验。

3. 抗菌药物疗程一般为5～7日,或在热退后3日停药。

4. 应避免反复阴道检查,以防感染扩散。

5. 注意抗生素的联合、合理用药。

第七节 慢性子宫内膜炎

慢性子宫内膜炎比较少见,常发生于月经后,病原体多来自阴道,较常见的有子宫内膜基底层慢性炎症的影响;分娩或流产后,少量胎盘、胎膜残留,上皮未能及时修复,或胎盘附着处复旧不全,创面感染;子宫黏膜息肉或黏膜下肌瘤表面内膜的坏死、脱落和继发感染;宫内节育器的不洁手术;绝经期妇女雌激素水平低落,内膜自护和抗感染功能减退等。且多在月经后发病,常见的感染菌种为大肠埃希菌、支原体等。中医学认为多由湿浊邪毒之余邪,长期客于胞中,胞宫胞络气机受阻,冲任气血功能紊乱所致。属中医学“月经不调”“带下病”的范畴。

【诊断要点】

1. 月经过多,经期延长,白带增多,腥臭,带中夹血,腰骶酸痛,下腹坠胀。

2. 妇科检查:阴道及宫颈口周围发红,宫口有稀薄脓性分泌物流出,秽臭,子宫增大有触痛,双侧附件增厚、压痛。

3. 子宫内膜活体组织检查:内膜间质大量浆细胞及淋巴细胞浸润,伴小血管新生,成纤维细胞或假黄色细胞增生,以及肉芽组织形成或纤维化。

【鉴别诊断】

1. 功能性子宫出血病　多表现为月经紊乱,无白带增多及色、质、味的改变。基础体温的测定、白带检查等可鉴别。

2. 恶性肿瘤　诊刮后内膜行病理检查可鉴别,老年妇女应分段刮宫。

【西医治疗】

1. 祛除诱因　如取出宫内节育器。

2. 刮宫　刮宫不仅可以清除有慢性炎症的子宫内膜,尚可刮除子宫腔内残留的胎盘组织、子宫内膜息肉等。刮出物送病理检查。

3. 药物治疗

(1)氨苄西林:每次 0.5g,每日 4 次,口服。

(2)头孢氨苄:每次 0.5g,每日 4 次,口服。

(3)复方磺胺甲噁唑:每次 2 片,每日 2 次,口服。

(4)乙酰螺旋霉素:每次 0.2g,每日 4 次,口服。

(5)庆大霉素:每次 8 万 U,每日 2 次,肌内注射。

(6)卡那霉素:每次 0.5g,每日 2 次,肌内注射。

(7)青霉素:每次 80 万 U,每日 3 次,肌内注射,皮试阴性后用。

(8)己烯雌酚:每次 0.25mg,每日 1 次,口服,7 日后改为每次 0.1mg,用至第

20 日，适用于老年性子宫内膜炎患者。

4. 其他治疗　如应用短波、超短波、离子透入等物理疗法。

【中医治疗】

1. 辨证论治

(1)湿热郁积型：下腹坠胀，白带多，色黄、质稠；月经失调，痛经，舌质红，苔白腻，脉缓。治宜清热利湿，解毒消瘀。方选清热化瘀汤加减。药用红藤 20g，薏苡仁、连翘各 15g，当归、香附、赤芍、木香、枳壳、三棱、莪术各 10g，川芎、甘草各 6g。每日 1 剂，水煎服。

(2)寒滞血瘀型：下腹冷痛坠胀，得热则舒；畏寒肢冷，面色苍白，经血色暗有块。舌淡，苔白，脉沉迟。治宜温中散寒，化瘀止痛。方选少腹逐瘀汤加减。药用丹参 15g，小茴香、延胡索、赤芍、蒲黄、炒五灵脂各 10g，干姜、香附、甘草、没药、川芎各 6g，官桂 3g。每日 1 剂，水煎服。

2. 内服单方验方

(1)当归、白芍、郁金、川楝子、益母草、桃仁各 10g，地骨皮、香附、柴胡、薄荷、川芎各 6g。每日 1 剂，水煎，分 2 次温服。

(2)丹参、败酱草、蒲公英、金银花各 30g，续断、桑寄生、当归、赤芍、川楝子各 12g，香附、玄胡、厚朴、枳壳各 10g。每日 1 剂，水煎，分 2 次温服。

3. 外治单方验方

(1)蒲公英、鸭跖草、紫花地丁各 15g，香附、当归各 10g。浓煎 100ml 以温药保留灌肠，每日 1 次，10 次为 1 个疗程。

(2)红藤汤保留灌肠：参见急性子宫内膜炎。

4. 针灸治疗　取子宫、三阴交、次髎穴针刺，每日 1 次。脾肾阳虚者配合灸法。腰痛者配肾俞、灸关元俞；下腹痛剧配关元、中极；食欲缺乏配足三里。

5. 中成药

(1)金鸡颗粒：每日 2 次，每次 1 包，口服，10 日为 1 个疗程。

(2)妇宝颗粒：每日 2 次，每次 30g，开水冲服。

(3)桂枝茯苓丸：每日 2 次，每次 1 丸，口服。

(4)妇科千金片：每日 3 次，每次 4 片，口服。

(5)盆炎丸：每日 2 次，每次 1 丸，口服。

(6)女宝：每日 3 次，每次 4 粒，口服。

【名医提示】

1. 改进手术操作技巧，人工流产术中吸头退出宫腔时不要突然减压。刮宫时避免搔刮宫颈管。人工流产术时吸引器负压不宜过大。腹部、会阴部手术时应保护好伤口，勿让宫内血液沾染，若有血液沾染应冲洗并吸干净。

2. 掌握好手术适应证及恰当的手术时机，经期尽量避免手术；宫颈、阴道手术避免于经前进行，尽量使伤口能于经前愈合；放置宫内节育环后月经过多、保守治疗无效者，更换或者取出节育环。

第八节 子宫内膜异位症

子宫内膜在子宫腔以外的部位生长发育并引起疼痛不适，称子宫内膜异位症。近年其发病率有增长的趋势，估计人群中约15%的妇女患异位症。其病因尚不清楚，认为主要是经血倒流、上皮化生、血行和淋巴转移遗传因素等，其中以经血倒流最受重视。此外，免疫因素、遗传因素等亦可能参与本病的发生。子宫内膜异位症一般属中医学“痛经”“癥瘕”“月经不调”“不孕症”等病症范畴。其发病机制较为复杂，但主要是“血瘀”为患，而瘀血的形成又常因肝郁气滞，脾虚生湿酿痰，痰气瘀血交阻，造成恶性循环，致使病变进行性加重。

子宫内膜异位症多见于30－40岁的妇女。主要发生在盆腔内的卵巢、子宫骶骨韧带、子宫直肠凹、直肠阴道隔等处；此外，阴道、脐、肺、膀胱、乳腺等处也有发生。本病原因可能是人工流产、输卵管造影或手术，或月经期，脱落的子宫内膜经输卵管进入盆腔，并种植在其他组织上，也可能是其他组织的上皮因炎症及内分泌影响转变成子宫内膜组织。

【诊断要点】

1. 多发生于20－50岁女性，症状出现在30－40岁者较多，可伴经血排出不畅，多次人工流产，或人工流产后立即放置宫内节育器，以及宫内节育器避孕后月经过多及其他妇产科手术后，或发生于生殖器官畸形，人工流产创伤，以及中期妊娠剖宫取胎术后等。

2. 痛经。为继发性及进行性，多表现为下腹及腰骶部疼痛，并向阴道、会阴、肛门或大腿的内侧放射。

3. 性交痛。疼痛多位于阴道深部，重者常常拒绝性交。

4. 不孕。约半数以上病人有原发或继发不孕。

5. 急性腹痛。卵巢子宫内膜异位囊肿(卵巢巧克力囊肿)中的异位内膜周期性脱落出血。体积骤增可引起腹痛。由于囊肿四周的粘连，当囊内压力增高时，可自薄弱处破裂，巧克力样物质溢入盆腔，引起剧烈腹痛，多发生在月经期及其前后，一般不引起休克。

6. 月经失调。表现不一，但以经量增多及经期延长为主。

7. 其他。病变累及鼻黏膜时出现周期性鼻出血；累及肺实质或胸膜时出现周期性咯血、胸痛、血胸或气胸；侵犯肠道可致便秘、便血、便痛、大便干燥，甚至部分肠梗阻；侵犯泌尿系统出现血尿、尿频、尿急、尿痛或反复泌尿系感染、腰背痛。

8. 妇科检查

(1)子宫后倾后屈固定,正常大小或因合并有其他疾病而增大,后壁有触痛。

(2)子宫旁触及囊性包块,常较固定,可有触痛。

(3)子宫骶骨韧带后陷凹处有触痛性结节。

(4)偶可于阴道、宫颈等处直接看到紫蓝色结节。

(5)瘢痕子宫内膜异位症则可于局部触及周期性增大有触痛之结节。

9. B超检查。子宫后陷凹可见不规则结节反射,有时可有少量腹水。典型卵巢巧克力囊肿表现在子宫的后方或侧方有包膜,粗糙,内为密集细小强光点反射或不规则反射。

10. 腹腔镜检查。无禁忌证者应尽量做腹腔镜检明确诊断,结合活体组织检查诊断率可达100%。

11. 癌抗原125(CA125)检查。有辅助诊断及用于疗效观察或追踪随访的价值。

【鉴别诊断】

1. 卵巢恶性肿瘤　病程进展迅速,多无痛经,全身情况差,可伴有腹水;子宫直肠窝及子宫骶骨韧带上的结节多无触痛;腹腔镜检查及腹水细胞学检查可助鉴别。

2. 盆腔炎性包块　化脓性炎症常有急性盆腔炎史,可伴发热;结核性者多有结核病史,低热,经量减少或闭经。检查可发现其他部位结核灶,子宫直肠窝及子宫骶骨韧带无典型的触痛结节。血沉、盆腔平片、子宫内膜活体组织检查及子宫输卵管碘油造影均有助于鉴别。

3. 卵巢子宫内膜异位囊肿破裂　需与卵巢囊肿蒂扭转、异位妊娠、黄体破裂、盆腔炎性肿物及阑尾炎等鉴别:子宫内膜异位症一般不伴闭经或不规则阴道流血,多发生于月经后末期或经期的突然腹痛,无大量失血,故不出现贫血、血压下降及休克,子宫直肠窝或子宫骶骨韧带上可能扪及有触痛的结节,后穹隆穿刺吸出巧克力黏稠液体。

【西医治疗】

1. 药物治疗

(1)止痛:吲哚美辛每次25mg,每日3次,口服,连续3～5日;阿司匹林每次0.3～0.6g,每日3次,口服,连用3～5日。

(2)性激素治疗:目的是抑制排卵,主要适用于轻症及不愿手术的患者。

(3)孕激素周期疗法:适用于痛经较明显而病变轻微的无生育要求及未婚妇女。①炔诺酮(妇康片)或异炔诺酮,每次2.5mg,每日2次,口服。月经第6～25日服用,连续3～6周期。②甲地孕酮(妇宁片),每次4mg,每日2次,口服。

(4)假孕疗法:①异炔诺酮或炔诺酮,第1周每次2.5mg,每日1次,口服,以后逐周递增日剂量2.5mg,第4周后10mg/d,共连续服用6～9个月。②甲羟孕酮

(甲孕酮),每次 50mg,每日 1 次,肌内注射,共 4 个月;或每次 20mg,每周 1 次肌内注射,共 4 次,再改为每个月 1 次,共 11 次。

(5)雄激素疗法:①甲睾酮,每次 5mg,每日 1～2 次,口服,或舌下含服,共 3～6 个月;②丙酸睾酮,每次 25mg,每日 2 次,肌内注射,共 3～6 个月。

(6)达那唑:400mg/d,分 2～4 次,口服。自月经开始服用,一般 1 个月左右症状即有所减轻。如无效,可加至 600～800mg/d,取效后再逐渐减至 400mg/d。疗程一般为 6 个月,90%～100%均取得闭经效果。大多数患者于停药后不久,月经复潮,副作用也随之消失。个别无效者可延长至 1 年。

(7)孕三烯酮:月经第 1 日开始 2.5mg/d,2 次/周,口服 6 个月为 1 个疗程。副作用为不规则子宫出血、体重增加、痤疮、潮热,停经后可恢复。

(8)促性腺激素激动药(GnRH-a):亮丙瑞林,每次 3.75mg,1 次/月;或戈舍瑞林,3.6mg/次,1 次/月。皮下注射,每 4 周 1 次,使用 3～6 个月,副作用为潮热、阴道干涩、头痛等围绝经期综合征症状。

(9)他莫昔芬(三苯氧胺):20mg/d,分 2 次口服,月经第 5 日开始,20 日为 1 个疗程,应用 6～15 个疗程。副作用表现为潮热、阴道干燥、头痛、阴道少量流血等。

2. 手术治疗

(1)保守手术:①适应证:年龄较轻,要求生育者。②手术名称:一般包括单侧卵巢切除术、巧克力囊肿剥出术、输卵管周围粘连分离、盆腔内局部病灶电灼或切除、输卵管悬吊术、子宫悬吊术、骶前神经切断术等。

(2)半根治手术:①适应证:35 岁以下无生育要求或无法保留生育功能的患者。②手术名称:全子宫切除,加单侧卵巢部分或全部切除,或一侧部分加对侧全部卵巢切除。

(3)根治手术:①适应证:已近绝经期;双侧卵巢病变严重而无法保留者;保守性手术无效或疗效不佳者;生殖系统以外多发病变,严重影响相应器官的功能,且根治手术相对安全有效者。②手术名称:子宫全切术加双侧附件切除术及盆腔内局部病灶清除术。③术后:对于年龄较轻或年龄虽大但有相应要求者,给予小剂量雌激素替代疗法。如尼尔雌醇每次 2～5mg,每日 1 次,于固定日期服用。

【中医治疗】

1. 辨证论治

(1)气滞血瘀型:经前或经行少腹胀痛,乳房或两胁胀痛,拒按,经行有血块,块下则痛减;舌紫暗,或边有瘀斑,瘀点,苔薄白,脉弦涩。治宜疏肝理气,活血祛瘀。方选膈下逐瘀汤加减。药用当归 12g,桃仁、红花、延胡索、五灵脂、牡丹皮、乌药各 10g,枳壳、川芎、赤芍、香附、甘草各 6g。每日 1 剂,水煎服。

(2)寒凝血瘀型:经前或经行少腹冷痛,喜温,经血有块,块下痛减;形寒畏冷,面色苍白,痛甚呕恶,大便溏薄,舌暗滞,苔白,脉弦紧。治宜温经散寒,活血祛瘀。

方选少腹逐瘀汤加减。药用蒲黄15g,当归12g,小茴香、延胡索、没药、五灵脂、肉桂、赤芍各10g,川芎、干姜、甘草各6g。每日1剂,水煎服。

(3)气虚血瘀型:经行或经后腹痛,喜按喜温,月经量或多或少;肛门重坠,便意频频,大便不实,面色不华,神疲乏力,舌质淡,苔薄,或舌胖暗滞,边有齿印,苔薄白,脉细软无力。治宜益气升阳,活血祛瘀。方选补阳还五汤加减。药用黄芪15g,当归12g,赤芍、地龙、川芎、桃仁、红花、甘草各6g。每日1剂,水煎服。若汗出畏冷者加桂枝、白芍各10g;腹痛剧者加艾叶10g,小茴香、香附各6g。

(4)热郁血瘀型:经前或经行或经后发热,腹痛,甚则经行期高热,直至经净体温逐渐恢复正常,痛越剧,热越甚,痛处喜冷拒按;伴口苦咽干,烦躁易怒,大便干结,性交疼痛,舌边尖红,或边有瘀斑瘀点,苔薄微黄,脉弦数。治宜清热和营,活血祛瘀。方选血府逐瘀汤加减。药用当归、生地黄各12g,桃仁、牛膝、枳壳、赤芍各10g,红花、柴胡、甘草、桔梗、川芎各6g。每日1剂,水煎服。若腹痛剧者加鱼腥草15g,徐长卿、五灵脂、延胡索各10g;口苦咽干,烦躁易怒者加栀子、黄芩、牡丹皮各10g。

(5)肾虚血瘀型:经行或经后腹痛,腰脊酸楚,引及下肢和胯臀;头晕目眩,月经先后不定期,经行前后量少淋沥,不孕,即使孕亦易流产,舌暗滞,或有瘀斑瘀点,苔薄白,脉沉细而涩。治宜益肾调经,活血祛瘀。方选归肾丸合桃红四物汤加减。药用当归15g,熟地黄、枸杞子、杜仲、山药、菟丝子各12g,桃仁、山茱萸、茯苓、赤芍各10g,红花、川芎各6g。每日1剂,水煎服。

(6)肝胃郁火型:经前或经初吐血、衄血,量较多,色深红;胸胁胀痛,心烦易怒,口苦咽干,头晕目赤,尿黄便结,舌红,苔黄,脉弦数。治宜清肝解郁,降逆止血。方选清肝引经汤加减。药用当归、白芍、生地黄、牡丹皮、栀子、黄芩、川楝子、茜草、白茅根、牛膝、地榆各10g,甘草6g。每日1剂,水煎服。

(7)肺肾阴虚型:多在行经期间或经后吐血、衄血,量少;头晕耳鸣,手足心热,两颧潮红,骨蒸咳嗽,咽干口渴,月经往往先期量少,舌红瘦,苔花剥或无苔,脉细数。治宜养阴清热,顺气和血。方选顺经汤加减。药用当归、熟地黄、白芍、牡丹皮、茯苓、沙参、黑芥穗、白茅根、牛膝、白薇、紫草各10g,甘草6g。每日1剂,水煎服。

2. *通用加减方*　炮山甲、桃仁(打)、天花粉、台乌药各15g,大黄、柴胡各10g,当归9g,黄芩(酒洗,后下)9g,川红花6g,琥珀末(冲服)、甘草各3g,红糖适量。经痛剧烈,经中夹血块者,酌加延胡索15g,九香虫12g以理气化瘀除痛;肿块大者,酌加丹参15g,山楂、三棱各12g以破瘀消癥;高热,经血红稠者,酌加金银花藤,或大黄加量或加黄芩12g;低热者,加牡丹皮、毛冬青各15g以清热凉血;月经过多,经期延长者,加黄芪15g以补气摄血,配合当归,养血不留瘀;口渴心烦,舌上少苔者,加太子参、山药、麦冬各15g养阴生津;里急不甚,大便无异常,可去大黄,加丹参 15g。每日 1 剂，加水煎煮 2 次，将两煎药液混合均匀，分 2 次服。

3. 内服单方验方

(1)三七粉(冲服)1.5g，五灵脂(包煎)12g，炒蒲黄(包煎)9g，血竭 3g。每日 1 剂，水煎服。

(2)三棱、莪术各 15g，生蒲黄(包煎)12g，五灵脂(包煎)12g，桃仁 10g，每日 1 剂，水煎服。

(3)赤芍 45g，全当归 40g，川芎、桃仁各 30g，生黄芪、地龙、红花各 20g。每日 1 剂，水煎服。

(4)刘寄奴、玄胡各 12g，茜草、五灵脂、蒲黄炭、川楝子、白芷、没药各 10g，细辛、三七粉各 6g。每日 1 剂，水煎服。

(5)夏枯草 15g，玄胡、丹参、皂角刺各 12g，三棱、莪术、川楝子、赤芍、桂枝、茯苓、桃仁、牡丹皮各 10g。每日 1 剂，水煎，分 2 次服。连服 10 剂，连续治疗 3 个月经周期。

(6)田七粉(冲服)15g，五灵脂 12g，炒蒲黄、当归各 10g，血竭 3g。每日 1 剂，水煎服。若经血过多者，加阿胶 10g，京墨 8g；经血过少者加益母草 15g，青皮 5g；伴见盆腔炎症而有热象者加金银花 12g，牡丹皮 10g；病程过久而有虚寒见症者加党参 15g，白术、巴戟天各 10g。

4. 外治单方验方

(1)保留灌肠：丹参、败酱草、红藤、白花蛇舌草各 15g，牡丹皮、三棱、莪术、紫草根、黄柏各 10g。上药浓煎至 100ml，保留灌肠，每日 1 次。

(2)红藤、皂角刺、蜂房、赤芍各 12g，三棱、莪术各 10g，桃仁 6g。水煎取汁 100ml，保留灌肠，每日 1 次，连用 7 日。

(3)阴道上药：钟乳石、乳香、没药各 20g 为末，混匀过筛消毒备用。每周 2 次，每次 1 小药匙，于月经净后 3 日上于后穹隆，然后用带线棉球塞住，24 小时后取出棉球，7 日为 1 个疗程。

(4)外贴麝香痛经膏：外贴三阴交穴，经前或行经时用，止痛效果好。

(5)外敷：麝香粉加香桂活血膏或丁桂散加香桂活血膏外敷下腹部。适用于包块近腹壁者。

5. 针灸治疗

(1)体针：取穴关元、中极。针刺，每日 1 次。平补平泻。

(2)耳针：取穴子宫、内分泌、肝，用磁粒或王不留行子敷贴穴位，每日多次按压刺激。

6. 中成药

(1)复方丹参片：每日 3 次，每日 3 片，口服。

(2)三七总苷片：每日 3 次，每日 4 片，口服。

(3)妇科千金片：每日3次，每日4片，口服。

(4)九制香附丸：每日2次，每次9g，口服。

【名医提示】

1. 禁止人为引起经血倒流，如在经期不得做不必要的、重复的、过于粗暴的妇科双合诊，以免子宫内膜被挤入输卵管而引起内膜腹腔种植。

2. 经期禁止性生活，避免体力劳动过度及跑步、打球、游泳、骑车等剧烈活动，以防止经血倒流引起子宫内膜炎。

3. 经行时勿食生冷(包括凉拌生菜，水果)，少吃或不吃有强烈刺激性的食品。

4. 及早治疗引起经血外流不畅或血液潴留的生殖道畸形或疾病。

第九节 子宫腺肌病

子宫腺肌病是指子宫内膜侵入子宫肌层引起的一种良性病变，以往又称之为内在性子宫内膜异位症。多发生于35－50岁的经产妇。本病的病因尚未明确，一般认为它是子宫内膜基底层直接向肌层的浸润，某些因素如损伤、炎症或持续高水平雌激素的刺激等，可能会破坏子宫肌层的防御能力，因而促使本病的发生。少数位于深肌层的孤立病灶，则可能是子宫内膜碎片经血管或淋巴管扩散所致。

当子宫内膜侵入和扩散至子宫肌层时，称子宫腺肌病。多发生于30－50岁的经产妇，约有50％的患者合并子宫肌瘤，约15％的患者合并外在性子宫内膜异位症。认为多次妊娠和分娩时子宫壁的创伤是导致本病的主要原因。此外，过量雌激素的刺激，促进内膜向肌层生长；子宫内膜碎片经血管或淋巴管扩散，也可能是导致本病的原因。本病属中医学“痛经”“癥瘕”“月经不调”的范畴，多由气滞瘀阻，胞宫胞脉气血不调而成。

【诊断要点】

1. *痛经* 继发性痛经、进行性加重是典型症状。

2. *月经改变* 经血增多、经期延长为常见的症状，重者可出现贫血。年轻病人可伴不孕。

3. *妇科检查* 子宫均匀性增大或有局限性突出，表面光滑，质硬，一般不超过3个月大小。月经前可增大，稍软，月经后有缩小。若子宫后方有明显不平结节，或子宫旁有活动差的包块，提示可能合并子宫内膜异位症。

4. *子宫碘油造影* 子宫腔增大，碘油溢入肌层形成憩室样球形隆起。

5. *B超检查* 发现子宫均匀增大呈球形，肌层回声不匀，可见条索状低回声区。弥漫型子宫腺肌病在阴道超声检查敏感性可达80％，特异性亦达74％。

6. *磁共振(MRI)* 国外应用较多，而且认为它是术前诊断子宫腺肌病唯一非损伤性方法，对明显的子宫腺肌病术前诊断率几乎为100％。

【鉴别诊断】

1. 子宫肌瘤:表现月经量增多,但多无痛经,子宫增大或有不规则突出,B超可鉴别。

2. 子宫肥大症:可表现月经量多,但无痛经,子宫均匀性增大,一般相当于妊娠6周子宫的大小,很少超过8周妊娠大小。B超检查子宫增大,肌壁回声均匀。

3. 根据临床表现及B超、子宫碘油造影等辅助检查可以做出诊断。

【西医治疗】

1. 手术治疗 适用于严重痛经或长期慢性盆腔痛者。

(1)开腹切除子宫。

(2)腹腔镜子宫切除术:损伤小,恢复快。

(3)宫腔镜子宫内膜剥除术:适用于月经过多者。

2. 药物治疗

(1)降低体内雌激素水平的药物:达那唑、孕三烯酮等。

(2)假孕疗法。

(3)其他药物治疗:参见“子宫内膜异位症”。

【中医治疗】

1. 辨证论治

(1)寒凝血瘀型:经前、经期小腹冷痛或绞痛,喜温拒按,痛势剧烈,胞中结块,月经量多或少,色紫黯,有血块,块下痛减,四肢厥冷,舌质紫黯或有瘀斑瘀点,苔白滑,脉沉弦或沉紧。治宜温经散寒,祛瘀消癥。方选少腹逐瘀汤加减。药用炒小茴香、当归、川芎、白芍、延胡索、制没药、三棱、莪术、水蛭、桃仁各10g,干姜、桂枝各6g。每日1剂,水煎服。若月经量多,经期上方去三棱、莪术、水蛭等破瘀之品,加仙鹤草15g,炮姜炭6g以增温阳化瘀止血之功。

(2)气滞血瘀型:经前、经期小腹胀痛难忍,腹痛拒按,下腹结块,经量多,色黯红有块,块下痛稍减,心烦易怒,胸胁乳房胀痛,质紫黯或有瘀斑瘀点,脉弦。治宜理气活血,消癥散结。方选膈下逐瘀汤加减。药用桃仁、红花、赤芍、柴胡、炒五灵脂(包煎)、三棱、莪术、虻虫各10g,炙甘草6g。每日1剂,水煎服。若月经量多,在经期,上方去三棱、莪术、虻虫,加益母草15g,枳壳10g,三七粉(冲服)6g以祛瘀止血。

(3)气虚血瘀型:经行小腹坠痛,疼痛难忍,月经量多或经期延长色淡质稀,下腹结块,倦怠乏力或纳少便溏,舌质淡黯或有瘀斑瘀点,脉弦缓或虚弦。治宜益气活血,化瘀消癥。方选补阳还五汤加减。药用炙黄芪15g,党参、当归、川芎、赤芍、桃仁、红花、三棱、莪术、制香附各10g,炙甘草6g。每日1剂,水煎服。如在经期,上方去三棱、莪术,加益母草15g,延胡索10g,炮姜炭6g以增理气止痛,收温阳止血之功。

2. 通用加减方　桂枝、大黄、桃仁、茯苓、白芍、牡丹皮、延胡索各10g。畏寒肢厥，少腹冷者，加党参、阿胶(烊化)各15g，吴茱萸6g；月经周期短，经量多者，加蒲黄炭、制香附、丹参、五灵脂(包煎)、栀子各10g，三七粉3g；月经周期短，经水少者，加生蒲黄(包煎)、五灵脂(包煎)各20g，三棱、莪术、当归、柴胡各10g；盆腔包块者，加石见穿20g，丹参、穿山甲、海藻、乳香、没药、川芎各10g。每日1剂，加水煎煮2次，将两煎药液混合均匀，分2次服。

3. 内服单方验方

(1)党参15g，赤芍、川芎各12g，三七粉(分吞)2g。水煎服，第1个月为每日1剂，1个月后改为隔日1剂，3个月为1个疗程。经期加琥珀粉（分吞)1g；经后加黄精10g；非行经期加莪术、三棱各10g。适用于痛经、肛坠、性交痛者，能化瘀定痛。

(2)花蕊石15g，生蒲黄12g，当归、赤芍、五灵脂、延胡索、桃仁、红花各9g，没药、干姜、小茴香、血竭各6g，肉桂3g。每日1剂，水煎，分2次送服七厘散0.75g或云南白药0.5g。适用于痛经剧烈、肛门坠痛且伴月经量多者。

(3)当归、益母草、川牛膝各15g，当归、枳实各12g，三棱、陈皮、炒小茴香、炮姜，(包煎)各10g，川芎、莪术、香附各9g。每日1剂，水煎，分2次服。

(4)失笑散15g，丹参12g，延胡索10g，赤芍、香附、牛膝、当归各9g，没药6g，血竭、桂枝各3g。每日1剂，水煎，分2次服，适用于腹痛剧烈者，能行气破瘀止痛。

(5)黄芪30g，党参、当归各15g，炒白术、赤芍、熟地黄、牛膝各12g，红花、川芎、桃仁、陈皮各10g，甘草6g，每日1剂，水煎服。

(6)三棱、莪术、蜂房、赤芍、皂角刺各10g。每日1剂，水煎取汁100ml，经净后3日保留灌肠，每日1次，连续7日。

(7)白芍15g，延胡索12g，桂枝10g，五灵脂、蒲黄(包煎)9g，甘草6g。每日1剂，水煎服。

(8)延胡索15g，桃仁、红花、赤芍、川芎、熟地黄、柴胡各10g，甘草6g。每日1剂，水煎服。

【名医提示】

1. 避免经期不必要的妇科盆腔检查，如有必要，操作应轻柔，避免挤压子宫。
2. 月经来潮疼痛时，要取安静、舒适的体位，以利于全身放松。
3. 如有生殖道畸形所致经血外流受阻时，均应及时手术治疗。

第十节　宫腔积脓

宫腔积脓临床发病率不高，加上有时无明显症状，容易被忽略或误诊。宫颈管狭窄或阻塞致使宫腔内炎性分泌物不能流出或流出不畅，久之形成宫腔脓肿。凡有急、慢性子宫内膜炎，严重的慢性宫颈炎、宫颈肌瘤，尤其有过镭疗、宫颈电熨、冷冻、激光治疗史，或宫颈锥切史都有可能诱发此病。中医学认为本病多因湿热与气血蕴结成毒，致使冲任气血煎熬成脓，胞宫受损，多属“带下”“癥瘕”等病症范畴。

【诊断要点】

1. 临床症状：下腹坠痛，发热。

2. 妇科检查：子宫增大，柔软，有触痛，宫旁结缔组织增厚，或有附件的炎性包块。

3. 探查宫腔：用探针探入宫腔，探针通过宫口时有阻力，深入时则有脓液渗出。

【西医治疗】

1. 抗生素治疗

(1)青霉素联合链霉素治疗，为首选。

(2)红霉素或头孢类抗生素治疗。

2. 手术治疗

(1)宫颈管扩张术：扩张宫颈口使脓汁充分流出后，于颈管内放置橡皮引流条引流排脓。

(2)宫腔冲洗：排脓完毕后，用0.02%高锰酸钾液或30%碘酊溶于0.9%氯化钠注射液10～30ml中宫腔冲洗，进速宜慢，反复数次，以后每日1次，直至脓液排泄干净。或用庆大霉素8万U，溶于100ml液体中，每次30～40ml灌洗宫腔。

【中医治疗】

1. 辨证论治　多以湿毒、热毒型为主。症见宫腔内脓臭白带，质稠，发热，寒战，下腹坠痛、拒按，腰背酸痛；口干，面赤，溲黄短少，大便燥结。舌质红，苔黄腻，脉滑数。治宜清热解毒，活血化瘀，利湿排脓。方选银翘红酱解毒汤：参见急性子宫内膜炎选方。若正不胜邪，采用扶正排脓汤治疗。药用生黄芪、忍冬藤、赤小豆各30g，益母草、白英各15g，大蓟、桃仁、牡丹皮、赤芍各10g。每日1剂，水煎服。气阴亏损加沙参15g，麦冬10g；热甚，皮肤见红疹加大青叶、蒲公英各15g，红花10g。

2. 内服单方验方　败酱草、冬瓜仁、黄芪各60g，金银花、薏苡仁、赤小豆各30g，茯苓24g，当归、甘草各6g。每日1剂，水煎，分4次服完。

【名医提示】

1. 行子宫扩张术时，有时因某种原因致使宫颈管弯曲，探针不易插入，操作时须谨慎，以防刺破子宫。

2. 排脓消炎后进行分段诊刮且送病理检查，以排除恶性肿瘤性积脓。

3. 老年患者适当服用己烯雌酚，1mg/d，连服7～10日。

第14章

盆腔病变

第一节　急性盆腔炎

盆腔炎又称女性盆腔生殖器炎，泛指女性内生殖器（包括子宫体、子宫内膜、输卵管、卵巢）及其周围的结缔组织、盆腔腹膜等处发生的炎症，为妇科常见病之一。盆腔炎可分为急性盆腔炎与慢性盆腔炎2种。中医学认为，盆腔炎主要是由于热毒或湿浊为患，胞宫胞络气机受阻，影响冲任功能所致。此类疾病归属“热入血室”“带下病”“月经不调”“癥瘕”“不孕”等病症范畴。盆腔生殖器官（子宫体部、输卵管、卵巢）及盆腔腹膜与子宫周围结缔组织的急性炎症称为急性盆腔炎。急性盆腔炎多见于已婚妇女，常发生于流产、分娩及月经期机体抵抗力减弱时，或生殖器手术创伤后引发的急性炎症，有可能引起弥漫性腹膜炎、败血症以致感染性休克等严重后果。

【诊断要点】

1. *产后或流产后感染*　产后产妇体质虚弱，宫颈口未很好关闭，如分娩造成产道损伤或有胎盘、胎膜残留等，病原体侵入宫腔，容易引起感染；流产过程中流血时间过长，或有组织残留于子宫腔内，或手术无菌操作不严格都可以产生流产后感染。

2. *宫腔内手术操作感染*　如放置宫内节育器、宫内节育器取出术、刮宫术、输卵管通畅试验等，由于无菌技术操作不严或术前生殖道已有感染时，经手术干扰而引起急性炎症发作并扩散。

3. *经期卫生不良*　如月经期性交、使用不洁的月经垫、不注意卫生等均可使病原体侵入而引起炎症。

4. *邻近器官的炎症直接蔓延*　如阑尾炎、腹膜炎等均可直接蔓延引起急性盆腔炎。

5. *慢性盆腔炎急性发作*　当机体抵抗力下降时可引起急性盆腔炎。急性盆腔炎的症状可因炎症的轻重及范围大小而有不同。

6. 临床表现 发热:可伴寒战,继之发热,病情严重者可出现高热、头痛、食欲缺乏。下腹痛:呈持续性,向臀部及双下肢放射。有腹膜炎时常有恶心、呕吐、腹胀、腹泻等消化系统症状。

7. 刺激症状 有膀胱刺激症状:包块位于前方时可有膀胱刺激症状,如排尿困难、尿频,如引起膀胱炎还可有尿痛等。直肠刺激症状:包块位于后方可有直肠刺激症状,如在腹膜外可致腹泻及里急后重感和排便困难。

8. 腹部检查 下腹肌紧张,压痛及反跳痛,严重时可出现弥漫性压痛。

9. 盆腔检查 阴道黏膜充血,可见脓性分泌物,后穹隆触痛。宫颈充血、水肿、举痛:子宫相对略大,有压痛,宫旁组织压痛明显,可扪及增厚或包块;脓肿形成且位置较低时,可于后穹隆处触及触痛明显的囊性包块,可有波动感。

【鉴别诊断】

1. 急性阑尾炎 发病较急,有发热、腹部剧痛等症,发热不超过38℃,腹痛特点为转移性右下腹痛,常伴有恶心、呕吐,无阴道出血,腹部麦氏点有压痛、反跳痛、腹肌紧张,较附件炎更明显,妇科检查无异常发现,肛查右上方肠区有抵抗触痛,血常规化验白细胞及中性粒细胞数均增高。阑尾穿孔并发腹膜炎时鉴别较困难,这时腹痛、触痛、腹肌紧张均累及整个下腹部,极似急性输卵管炎,盆腔检查右侧可有触痛及抵抗感,与急性附件炎多为双侧触痛不同。

2. 卵巢囊肿蒂扭转 可出现下腹部一侧绞痛,恶心,呕吐但发病突然,常与体位突然改变有关。部分患者有卵巢囊肿病史,伴有感染者可有发热。妇科检查至盆腔肿物较前明显增大,并可扪及扭转的蒂部,似索状物,并有剧烈触痛。B超可作辅助诊断。

3. 输卵管妊娠破裂 亦出现腹部剧烈疼痛,且伴有少量阴道出血等症。但发病突然,有停经史及早孕反应。腹痛特点为下腹一侧剧烈坠痛,继之全腹痛,常伴失血性休克。全腹有压痛及反跳痛,以一侧更剧烈,可叩及移动性浊音。妇科检查宫颈触痛,后穹隆饱满,子宫有飘浮感,一侧附件可触及有弹性压痛实质块。白细胞总数一般正常,血红蛋白及红细胞数降低。妊娠试验可呈阳性反应。后穹隆穿刺为不凝固的暗红色血液。

4. 卵巢滤泡或黄体破裂 可有腹痛、下腹部压痛、腹肌紧张、白细胞计数轻度增高等。但发病突然,腹痛开始剧烈,随后减轻。出血较多时腹痛亦可为持续性,阵发性加重,有下坠排便感。妇科检查宫颈触痛,后穹隆饱满,子宫有飘浮感。后穹隆穿刺可抽出不凝血液。追问病史对诊断极为重要,卵泡破裂发生于排卵期,多在两次月经中期,黄体破裂则在月经中期以后,约下次月经前14天之内。

【西医治疗】

1. 半卧位休息,食高营养、易消化的半流质。高热者补液退热,腹痛重者止痛。避免不必要的妇科内诊检查。

2. 根据细菌培养药敏试验选用抗生素。培养结果未出来之前,用广谱抗生素,配合灭滴灵的应用。

3. 感染严重时可加用激素。

4. 如已形成盆腔脓肿,可根据情况行后穹隆穿刺,或手术治疗。手术前后均需应用足量抗生素。

【中医治疗】

1. 辨证论治

(1)热毒壅盛型:高热寒战,少腹一侧或双侧疼痛拒按,带下量多色黄,质稠如脓,臭秽,口干喜饮,或恶心呕吐,或腹胀满,大便燥结,尿短少或频急,舌质红,苔黄厚,脉滑数或洪数。治宜泻热解毒,凉血消瘀。方选大黄牡丹皮汤合银翘红酱解毒汤加减。药用金银花、连翘、红藤、败酱草、薏苡仁各15g,大黄、牡丹皮、桃仁、山栀、赤芍、延胡索各10g。每日1剂,水煎服。若尿频、尿急,尿痛,加车前子(包)15g,泽泻、通草各10g以利湿通淋泻热;若大便燥结,腹胀满,加芒硝、枳实各10g以导滞泻热。

(2)热毒内陷型:高热、神昏,谵妄狂躁,斑疹隐隐,或喘咳吐,或腰痛尿血,或面色苍白,四肢厥冷,舌红绛,脉细数或微弱。治宜清营凉血,透热解毒。方选清营汤合五味消毒饮加减。药用金银花、连翘、玄参、生地黄、蒲公英、紫花地丁、野菊花各15g,麦冬、竹叶心、丹参、黄连、水牛角粉(冲)各10g。每日1剂,水煎服。若神昏谵妄,甚或昏迷不醒,以上方煎水送服安宫牛黄丸或紫雪丹以芳香开窍,清营解毒;若病情进一步发展,致热深厥深,见面色苍白,四肢厥冷,脉微欲绝,应急予参附汤(人参、附子)回阳救逆。

(3)湿热瘀结型:身热不甚,或低热起伏,少腹一侧或双侧疼痛拒按,腰痛,带下量多色黄,质稠臭秽,困乏纳差,大便或溏,小便短黄,舌暗红,苔黄腻,脉濡或濡数。治宜清热利湿,解毒消瘀。方选解毒活血汤加减。药用生地黄、连翘、薏苡仁、茵陈、败酱草各15g,柴胡、枳壳、当归、赤芍、红花、桃仁各10g,甘草6g。每日1剂,水煎服。若附件增厚,少腹结块,可加三棱、莪术以破瘀散结;若腹胀痛甚,加川楝子、延胡索以理气行滞止痛。

2. 通用加减方 金银花25g,蒲公英、紫花地丁、连翘、生地黄各15g,当归、赤芍、牛蒡子、黄芩、橘核、大贝母各10g,黄连、栀子、青皮、枳壳、川芎、没药、白芷各6g。每日1剂,水煎服。兼发热,头痛,加荆芥10g,并加重黄芩、金银花的用量;兼尿痛,尿频,加瞿麦、萹蓄各15g;白带多,加苍术10g,黄柏6g,龙骨(先煎)20g,牡蛎(先煎)20g,山药20g,白术10g,薏苡仁15g;兼阴道不规则出血,加地榆炭15g,荆芥炭、侧柏炭各10g;下腹痛,有包块或条索状物,加冬瓜仁20g,牡丹皮、桃仁各10g,大黄5g;经前乳房胀痛,加荔枝核、川楝子、木香各10g;痛经,加香附、延胡索、桃仁各10g，木香、大黄各6g，每日1剂，加水煎煮2次，将两煎药液混合均匀，分2次服。

3. 内服单方验方

(1)金银花、连翘、红藤、败酱草各30g，薏苡仁、栀子、赤芍、桃仁各12g，延胡索、牡丹皮、川楝子各9g，乳香、没药各6g。每日1剂，水煎服。

(2)红藤30g，重楼、贯众、败酱草、蒲公英、萆薢各12g，木香10g。每日1剂，水煎服。

4. 外治单方验方

(1)红藤、败酱草、鱼腥草、蒲公英各15g，乳香、没药、三棱、莪术、牡丹皮各10g。每日1剂，浓煎作保留灌肠，每晚1次。适用于各证。经期停用。

(2)侧柏叶、大黄、黄柏各60g，薄荷、泽兰叶各30g。共为细末，用水或蜜调为糊状，外敷于下腹部，每日1次。

(3)野菊花栓：清热解毒。适于瘀毒壅结证。栓剂。每晚1枚，纳入阴道。经期禁用。

(4)金黄膏：外敷下腹部，每日1次。适用于湿热瘀结证。

5. 中成药

(1)清血解毒丸：清热解毒，散风消肿。适用于热毒壅盛证。丸剂，每日3次，每次9g，口服。

(2)阑尾消炎片：清热解毒，散瘀消肿，适用于湿毒瘀结证。片剂，每日3次，每次15片，温开水送服。

(3)金鸡颗粒：清热解毒，健脾除湿，适用于湿热瘀结证。颗粒，每日3次，每次10g，温开水冲服。

(4)安宫牛黄丸：清热解毒，豁痰开窍，适用于热毒内陷所致神昏。蜜丸剂，每日3次，每次10g，口服。

【名医提示】

1. 急性盆腔炎时宜卧床休息，取半卧位，以利分泌物外溢，促使炎症及炎性渗出物局限于盆腔内。

2. 注意营养，给予富有营养且易消化的饮食，鼓励患者多饮水，以利排泄体内毒素。

3. 腹痛可用热水袋，或将妇科的冲洗中药，放布袋里蒸后放在腹部热敷，上边再加热水袋大毛巾保温，可以消炎止痛。注意保护皮肤，局部可涂凡士林，药物要湿润。

4. 注意个人卫生，锻炼身体，增强体质，特别是经期、产期、流产、术后。要注意产褥期卫生，常洗淋浴，勤换内衣裤，经期注意适当劳动和休息。

5. 急性盆腔炎以药物治疗为主，出现下列情况时考虑手术治疗：子宫腔积脓、盆腔脓肿、输卵管积脓或输卵管脓肿。

6. 避免不必要的妇科检查,以免感染扩散。

第二节 慢性盆腔炎

慢性盆腔炎是盆腔生殖器官及周围结缔组织、盆腔腹膜发生的慢性炎症。一般为急性盆腔炎未能彻底治愈,或因体质较差,抵抗力低下,病程缠绵或反复感染所致。但相当多的患者无急性盆腔炎的病史,而常有流产、分娩、宫腔内不洁操作,或经期、产褥期性交史,病情比较顽固,当身体抵抗力较差时,可有急性发作,本病是导致不孕的常见原因。

【诊断要点】

1. 下腹疼痛:为本病常见症状。由于盆腔因慢性炎症有粘连和充血,多表现为小腹隐痛或坠胀疼痛,且连及腰骶部,常在劳累、性交后加重。

2. 痛经:由于盆腔充血而致淤血性痛经,多在月经前 1 周即感有腹痛,越临近经期越重,直至月经来潮。

3. 月经失期:以月经过频、经期延长为常见,可能为盆腔淤血及卵巢功能障碍所致。

4. 不孕症:多为输卵管损伤所致,如输卵管阻塞,或管腔虽未阻塞,但输卵管周围形成包裹状粘连,或由于炎症粘连使输卵管上举固定,影响其排卵功能,均可导致不孕。

5. 白带增多:多为黄色或淡黄色稀水样白带。其他症状:纳差,腹胀,精神抑郁,腰酸腿软,容易疲乏等,亦为本病的常见症状。

6. 体征:子宫常呈后位,活动受限或粘连固定。若为输卵管炎,则在子宫一侧或两侧触到增粗的输卵管,呈条索状,并有轻度压痛。若为输卵管积水或输卵管卵巢囊肿,则在盆腔一侧或两侧摸到囊性肿物,活动多受限;若为盆腔结缔组织炎时,子宫一侧或两侧有片状增厚、压痛,宫骶韧带增粗、变硬、有压痛。

7. 有急性盆腔炎病史、流产史或宫腔内操作史,且继发有腹痛、不孕、月经失调等症,双合诊时触及盆腔炎性病灶,即可做出初步诊断。当病史不清,难以明确诊断时,可借助辅助检查以确诊。

【鉴别诊断】

1. 陈旧性宫外孕　有腹痛,月经异常及一侧附件包块等类似症状、体征。但本病有停经史及突然下腹疼痛、晕厥等内出血症状史,疼痛可自行缓解。妇科检查肿块多偏于一侧,质实而有弹性,压痛较轻。后穹隆穿刺可吸出陈旧性血液及小血块。

2. 子宫内膜异位症　可有痛经,月经量多,性交痛,排便痛,不孕及盆腔肿块粘连等体征。但无急性感染病史,抗炎治疗无效。痛经为继发性,并进行性加重。双合诊子宫可均匀增大,活动性差,多后倾后屈,子宫骶骨韧带上触及痛性结节。

3. 盆腔瘀血症 有腰骶部疼痛及下腹坠痛,月经量多,在久坐、劳累后加重。但本病部分患者有阴道静脉曲张,子宫常呈后位,大而软,附件增厚,或有界限不清的软性肿块,有压痛。改变体位试验、盆腔静脉造影、盆腔血流图及腹腔镜检查可协助诊断。

4. 慢性阑尾炎 下腹部间歇性疼痛或持续性隐痛,剧烈运动、久站立均可使症状加重。本病可有急性阑尾炎病史。右下腹麦氏点区深触诊有压痛或不适感。直肠指诊见直肠前壁右侧有轻压。妇科检查未见异常。

【西医治疗】

1. 适当休息,避免过度劳累,减少性生活。

2. 抗生素治疗:适合于下腹痛及妇科检查附件有压痛者。常用广谱抗生素配合灭滴灵静脉滴注。

3. 物理疗法:常用短波、超短波、红外线、激光、音频等治疗。低热或结核性炎症禁用理疗。

4. 宫腔注射治疗:用于输卵管炎引起的输卵管阻塞。药用抗生素(如庆大霉素)、蛋白水解酶、生理盐水等。月经净后 3～7 天进行,隔日 1 次。

5. 手术治疗:根据患者年龄、是否已生育及附件炎症病变情况决定手术范围及方式,如分离粘连、输卵管切除、输卵管造口管吻合、输卵管移植术等。适于保守治疗无效、附件包块较大及婚后不孕、切盼生育者等。

【中医治疗】

1. 辨证论治

(1)湿热内蕴型:一侧或双侧小腹时有疼痛,拒按,或下腹坠胀,腰胀痛,带下量多色黄,质稠秽臭,月经量多,或低热起伏,纳差,尿短黄,大便或溏,苔黄腻,脉濡或濡数。治宜清热利湿。方选解毒止带汤加减。药用金银花、连翘、茵陈、生地黄、丹参、红藤各 16g,黄柏、黄芩、赤芍(原方为白芍)、椿皮、牛膝、牡丹皮各 10g。每日 1 剂,水煎服。若值经期,经量多,去牛膝,加益母草、茜草各 15g 以化瘀止血;若有附件包块,加三棱、莪术各 10g 以破瘀散结。

(2)血瘀气滞型:少腹一侧或双侧疼痛,或小腹胀痛,时轻时重,行经或劳累后加重,月经涩滞不畅,色暗有块,经前乳房、胸胁胀,或带下增多,舌质暗,边有瘀点,苔薄白或薄黄,脉弦或涩。治宜化瘀散结,行滞止痛。方选血府逐瘀汤合活络效灵丹加减。药用生地黄、丹参各 15g,桃仁、红花、当归、川芎、赤芍、牛膝、柴胡、枳壳、没药各 10g,甘草 6g。每日 1 剂,水煎服。若少腹胀甚,加延胡索、川楝子各 10g 以疏肝理气,止痛;若带下量多,色黄,加茵陈、薏苡仁各 15g 以利湿。

(3)寒凝气滞型:小腹冷痛,得热则舒,腰酸冷痛,带下量多,质稀色白,或月经后期，量少色暗，面白肢冷，舌淡苔白润，脉沉细或沉紧。治宜温经散寒，活血止痛。方选温经汤加减。药用吴茱萸、当归、芍药、川芎、党参、牡丹皮、阿胶（烊化）、小茴香各 10g，桂枝、甘草、附子各 6g。每日 1 剂，水煎服。若腰痛甚加川续断、狗脊各 15g 以补肾强腰；若带下多质稀色白，加杜仲、白果各 12g 以温肾止带。

（4）痰湿瘀结型：下腹一侧或双侧疼痛，腰酸，带下色白黏稠无臭，或量多，月经后期，量少，或面白体胖，或婚久不孕，倦怠纳差，呕恶痰多，舌苔白腻，脉细滑或弦滑。治宜理气化痰，破瘀散结。方选开郁二陈汤加减。药用制半夏、陈皮、茯苓、川芎、莪术、槟榔、苍术各 10g，甘草、生姜各 6g。每日 1 剂，水煎服。若脾胃虚弱，纳差便溏者，去槟榔，加党参、白术各 10g 以健脾益气，除湿止泻；若附件囊性包块，或有输卵管积水，加穿山甲、皂角刺、白芥子各 10g 以破瘀消癥，化痰通络。

2. 通用加减方　土茯苓 30g，鸡血藤、薏苡仁、忍冬藤各 20g，丹参 15g，车前草、益母草各 10g，甘草 6g。腹痛拒按，带下量多，色黄质稠，加鱼腥草 20g，桃仁、黄柏各 10g；阴痒者，加苦参 20g，白鲜皮 10g；发热口渴者，加野菊花、连翘各 15g；带下量多味臭，赤白相兼，盆腔有包块，加川楝子、荔枝核、郁金、路路通各 10g；带下夹血丝，加海螵蛸、茜草各 15g；月经后期量少，带下色白量多，不孕者，去忍冬藤、车前草，加王不留行、苍术、香附、皂角刺、胆南星各 10g；腰骶酸痛，腹痛隐隐，带下量少，质黏稠似血非血，心烦少寐，阴道干涩者，去忍冬藤、车前草、益母草，加山茱萸、何首乌、黄精各 15g，龟甲 12g；腰脊酸痛，小腹坠胀而痛者，加桑寄生、杜仲、骨碎补各 15g；带下量多，质稀白者，加补骨脂、白术、桑螵蛸各 15g；带下无痒无臭，加蛇床子、槟榔各 15g。每日 1 剂，加水煎煮 2 次，将两煎药液混合均匀，分 2 次服。

3. 内服单方验方

（1）红藤、败酱草各 30g，当归 20g，丹参、延胡索各 15g，赤芍 12g，三棱、香附、乌药各 10g，甘草 6g。每日 1 剂，水煎，分 2 次服。经后开始服药，子宫内膜炎患者经期不停药。

（2）败酱草、夏枯草、薏苡仁各 30g，丹参 20g，赤芍、延胡索各 12g，木香 10g。每日 1 剂，水煎服，经期停用。

（3）益母草 15g，当归、香附各 10g。每日 1 剂，水煎服。

4. 外治单方验方

（1）川椒、降香、大茴香各 15g，乳香、没药各 10g。共研细末，用适量面粉及少许高粱酒调为糊状，敷于患处，再以热水袋温熨，每日 2 次。

（2）金银花、败酱草、丹参各 15g，赤芍、桃仁、三棱、莪术、牡丹皮、延胡索、川楝子各 10g。上药浓煎，保留灌肠，每晚 1 次。适用于各证。经期停用。

（3）透骨草 15g，红花、桃仁、当归、赤芍、小茴香、花椒、艾叶、白芷、苏木各 10g。上药装入布袋，蒸透热敷下腹部，每日 1～2 次，每次 20～30min。每剂药用 2 日，15 天为 1 个疗程。用于各证。

5. 中成药

(1)妇科千金片:益气养血,清热解毒,攻补兼施。适用于瘀热不退兼正气不足证。片剂,每日2次,每次4片,口服。忌辛辣油腻。

(2)桂枝茯苓丸:活血化瘀,缓消癥块。适用于瘀湿互结证。蜜丸,每日3次,每次1丸,空腹温开水送服。如未见效,可每次服2丸。

(3)少腹逐瘀丸:活血祛痰,温经散寒,行气止痛。适用于寒凝气滞证。蜜丸,每日2次,每次1丸,温黄酒送服。气虚崩漏者忌服。

(4)妇科回生丹:调理气血,化瘀消癥。适用于血瘀气滞证。蜜丸,每日2次,每次1丸,口服。忌食寒凉。孕妇忌用。

(5)妇科止带片:清热利湿。适用于湿热内蕴证。片剂,每日3次,每次5片,饭后温开水送服。忌食辛辣海味。

【名医提示】

1. 预防本病,最重要的是避免计划外怀孕而做人工流产术,在三期(月经期、妊娠期和产褥期)严禁性生活。在农村地区,产妇应到医院分娩,提倡新法接生,不要在家分娩、土法接生,以防感染。

2. 观察病情变化,如发现体温在39℃以上者,可用酒精擦身以降温。腹部疼痛可先冷敷,后热敷。亦可炒盐热敷,以局限炎症,减轻反应。

3. 每一疗程结束后要到医院复查,了解治疗效果。病情稳定后每3～6个月到医院复诊。有发热、腹痛、脓性白带者,应及时到医院诊治。

4. 药物治疗效果不佳,或有脓肿形成时应行手术治疗。

5. 卧床休息取半卧位,以利分泌物引流。

第三节 结核性盆腔炎

结核性盆腔炎是由结核分枝杆菌引起的女性生殖器炎症。多见于20－40岁育龄妇女。常为继发下行性感染,且绝大多数患者都有原发性结核病灶,腹腔结核占原发病灶的50%以上,其次是肺结核、结核性胸膜炎,亦可偶发自肾、骨、关节结核。一般经血行传播,由腹腔直接蔓延的也不少,淋巴传播少见,因性传染的则更少。首犯部位是输卵管,临床发生率为100%,继而蔓延至子宫内膜(发病率为60%～80%)、卵巢、宫颈、阴道、外阴,而外阴、阴道的发病率仅为1%～2%。本病属中医学“血枯经闭”“虚劳”“不孕”“癥瘕”等病症范畴,多为由痨虫所致的干血痨症。临床主要表现为午后潮热、盗汗、消瘦、乏力、脉细数等一系列阴虚症状,常致月事不调、痛经、甚至不孕。

【诊断要点】

1. 有结核病接触史或本人曾患有其他系统结核。

2. 无明显原因的长期低热、盗汗、消瘦、疲乏、下腹疼痛等。

3. 月经异常。早期月经过多或不规则阴道流血，晚期发生月经稀少或闭经。

4. 不孕且白带增多。有时呈血性白带或性交出血。

5. 腹部检查。扪诊有柔韧感，可有压痛或腹水征，有时可扪及不规则的囊性包块。

6. 妇科检查。子宫多与周围组织粘连而固定不动，双侧附件增粗、变硬，呈索状，或形成大小不同的包块，固定而有触痛。

7. 血沉。加速。

8. X 线片。胸片有时有陈旧性结核病灶，腹部平片可见盆腔内钙化阴影。

9. 子宫内膜活体组织检查。可确诊。镜下可见典型的结核结节。

10. 结核分枝杆菌培养或动物接种。用刮出的子宫内膜或月经血做培养或豚鼠接种，可见阳性或有结核结节存在。

11. 结核菌素试验。10 岁左右的少女患有输卵管炎而结果呈强阳性时，有一定的诊断意义。

12. 抽取腹水及穿刺液检查：多为草绿黄色，清亮，有时浑浊，或为血性，镜下可见大量的白细胞，以淋巴与单核细胞为主。

13. 腹腔镜检查。内生殖器或盆腔腹膜表面可见粟粒型结节，活体组织检查亦可见结核结节。

14. 子宫输卵管碘油造影。照片中可见子宫腔狭窄变形，输卵管僵硬，多处狭窄或呈念珠状，或造影剂进入静脉或卵管壁间质。

【鉴别诊断】

1. 盆腔子宫内膜异位症　以月经不调，进行性痛经，不孕史为主。宫旁子宫直肠陷凹及子宫骶骨韧带处可扪及硬结节与包块，盆腔 X 线片、腹腔镜检查可协助确诊。

2. 卵巢囊肿、输卵管卵巢囊肿　输卵管结核病变中可形成包裹性积液固定在子宫一侧或前后处，颇似卵巢囊肿或输卵管卵巢囊肿。穿刺检查液体内有无结核分枝杆菌即可明确诊断。

3. 子宫浆膜下肌瘤　如输卵管结核积液形成张力较大囊样物并与子宫紧密粘连，易误为浆膜下子宫肌瘤。结合临床表现，借助盆腔 X 线片或子宫输卵管碘油造影即可鉴别。

4. 子宫、卵巢或输卵管癌　均呈慢性病容，低热，妇科检查可扪及块状物或结节状物，类似结核病灶。但癌肿患者健康情况更差，病情发展迅速。脱落细胞学检查可找到癌细胞。

【西医治疗】

1. 药物治疗

(1)利福平(R)、异烟肼(H)、链霉素(S)或者吡嗪酰胺(Z)合用，2 个月后改为单 R、H,9 个月为 1 个疗程。利福平 400～600mg,每日 1 次,清晨空腹口服。异烟肼每次 300mg,每日 1 次,清晨空腹顿服。链霉素:每次 0.5g,每日 2 次,肌内注射。4～6 周后改为每周 2g。或者吡嗪酰胺:20～40mg/kg,不超过 2g/d;或 50～70mg/kg,口服,每周 2 次。

(2)利福平(R)、异烟肼(H)、吡嗪酰胺(Z)、链霉素(S)合用。2 个月后改为 R、H、Z,2 次/周,6～9 个月为 1 个疗程。吡嗪酰胺有增强利福平的作用,且使疗程可缩短至 6 个月。用量同前。

(3)异烟肼(H)、乙胺丁醇(E)、链霉素(S)合用,2 个月后停用 S,其他 2 药继用 16 个月。乙胺丁醇 15～25mg/(kg·d),口服;或 50mg/kg,口服,每周 2 次。

(4)异烟肼(H)、链霉素(S)合用,共 18 个月。剂量同上。(3)与(4)适用于不能用 R 者。

(5)利福平(R)、乙胺丁醇(E)合用,用法同上,共 18 个月。适用于不能用 H 者。

(6)用药注意事项:① 每 100mg 异烟肼应加服维生素 B_6 10mg。② 异烟肼疗程总量为 150g;链霉素为 60～90g。③用药期间每个月查肝功能、血胆红素、白细胞总数及分类、血小板。

(7)疗效评价:①有效:一般情况改善,体重增加,下腹痛减轻或消失,月经恢复正常。②治愈:除有效标准外,子宫内膜病理检查转为阴性,内膜或经血培养连续 3 次为阴性,随访 2 年以上无复发。

2. 手术治疗

(1)适应证:①较大包裹性积液、急性输卵管积脓、卵巢脓肿而抗结核药物治疗无效者。② 输卵管、卵巢已形成包块,长期有症状,药物不能根治或已给足量药物,但效果不满意,仍反复发作者。③ 输卵管、卵巢结核,兼有结核性腹膜炎,长期不愈,可切除内生殖器,继续药物治疗,有利于腹膜结核的痊愈。④ 月经血细菌培养持续阳性,或月经过多久治不愈,或久治不愈的结核性瘘管。

(2)手术范围:全子宫及双侧附件切除术适用于 40 岁以上且有子女者。30 岁以下者应保留卵巢功能。

【中医治疗】

1. 辨证论治

(1)阴虚型:午后潮热,颧红面赤,手足心热;口燥咽干,夜寐盗汗,经量少,色红或闭经,舌质光红,少津,脉细数无力。治宜养阴清热。方选秦艽鳖甲散加减。药用鳖甲、地骨皮各 12g,青蒿、知母、银柴胡、当归、乌梅、秦艽各 10g,甘草 6g。若月经过少者加枸杞子、菟丝子、鸡血藤、丹参各 15g;若阴虚气滞,脘胁不适,食少者,加白芍 15g,谷麦芽 10g。每日 1 剂,水煎服。

(2)气血两虚型:面色萎黄或苍白,头晕乏力,心悸怔忡,食欲缺乏;大便溏泄,月经量少或点滴即止,色淡质稀,舌质淡,苔薄白,脉细弱。治宜益气养血。方选圣愈汤加味。药用熟地黄、党参、黄芪各 15g,当归、白芍、白术、扁豆、茯苓各 10g,川芎、甘草各 6g。每日 1 剂,水煎服。每日 1 剂。

(3)肾虚型:下腹冷痛,腰膝酸软,精神萎靡;头目虚眩,小便清长,大便不实,月经量少,色淡红,舌淡,苔薄白,脉沉细无力。治宜温补肾阳,散寒通滞。方选阳和汤加减。药用熟地黄 15g,鹿角胶 12g,白芥子、山茱萸、牛膝、泽兰各 10g,炮姜炭、麻黄、肉桂、甘草各 6g。每日 1 剂,水煎服。

2. 通用加减方　女贞子 15g,生地黄、芍药、麦冬、熟地黄、墨旱莲各 12g,地骨皮、知母各 10g,炙甘草 5g。潮热甚加鳖甲 12g,青蒿 10g;虚烦少寐,加酸枣仁、丹参各 15g。有包块,加夏枯草 15g,丹参、鳖甲、海藻各 12g,牡丹皮 10g;盗汗,加浮小麦 30g,五味子、山茱萸各 9g;食欲缺乏,加茯苓、山药各 15g;月经量少,加枸杞子、菟丝子、鸡血藤、丹参、何首乌各 15g;少腹胀痛,加延胡索、厚朴各 10g;腹胀,便溏,加扁豆 12g,木香、焦山楂各 9g。每日 1 剂,加水煎煮 2 次,将两煎药液混合均匀,分 2 次服。

3. 内服单方验方

(1)猫爪草、葎草各 30g,蒲公英 20g,白英 15g,天葵子、百部、生牡蛎、夏枯草各 10g,三七、香附各 5g。每日 1 剂,水煎,分 2 次温服。适用于陈旧性生殖器结核,具有行气活血,软坚散结作用。根据病情可适当选配抗结核药物如泽兰、黄精、夏枯草、蒲公英、金银花各 15g。

(2)红糖 30g,红花、桃仁各 9g,百草霜 6g,生姜 3g,麝香 0.3g,全大葱白 7 根,大红枣 7 枚。每日 1 剂,水煎,分 2 次温服。适用于子宫内膜结核。

(3)椿根皮 30g,白芍 15g,黄柏炭、良姜炭各 9g。研末,稠米汤调匀做成绿豆大小丸粒,每日 2 次,每次 9g。

(4)淮山药 30g,炒芡实 18g,黄柏、车前子各 9g,白果 10 枚。每日 1 剂,水煎,分 2 次温服。

(5)白及、杏仁、黑芝麻、青羊参(又名小白蔹)各 10g。每日 1 剂,水煎服。

4. 中成药治疗

(1)十全大补丸:每日 2 次,每次 1 丸,口服,适用于气血两虚型。

(2)六味地黄丸:每日 2 次,每次 1 丸,口服,适用于阴虚型。

(3)归芪颗粒:每日 2 次,每次 20g,口服,适用于气血两虚型。

(4)阿胶补血颗粒:每日 2 次,每次 1 包,口服。

(5)乌鸡白凤丸:每日 2 次,每次 1 丸,口服。

【名医提示】

1. 盆腔结核合并输卵管卵巢结核,有时与晚期恶性卵巢肿瘤临床症状极相似,妇科检查也不易鉴别,为避免误诊,宜尽快借助有关检查做出鉴别诊断,必要时可行剖腹检查。

2. 如采用手术治疗，手术前应用药物治疗 1 个疗程。术中如切除子宫及双侧附件时，术后应再治疗 1 个月。如同时合并其他器官结核时，手术后应继续药物治疗。

3. 行诊刮术及碘油造影术，均应在术前 3 日或术后 3 日用链霉素治疗，1g/d 以防病灶扩散，且不影响诊断结果。

第四节 急性输卵管卵巢炎、盆腔腹膜炎

输卵管炎为常见病，但单纯的输卵管炎症较少见。由于输卵管特殊的解剖特点，输卵管炎症通过开口很快波及卵巢、盆腔腹膜及盆腔结缔组织，而且盆腔其他部位的炎症也极易传入输卵管。因此临床上往往是输卵管炎、卵巢炎、盆腔腹膜炎、盆腔结缔组织炎同时并存的情况多见，且临床表现近似，但诊断一般不难，治疗均有共同之处。急性输卵管卵巢炎，由输卵管炎急性期直接蔓延而来，且又从伞部扩散至盆腔腹膜，形成急性盆腔腹膜炎。由内在性、外在性感染所致，其发病快，病情严重，不易彻底治愈，易重复感染，久之易形成附件炎性包块或输卵管卵巢积脓。中医学认为本病多由邪毒内侵，累及胞脉、胞络，影响冲任功能所致，多属“癥瘕”“带下”病的范畴。

【诊断要点】

1. 病史：常近期有流产或分娩、宫腔内手术操作、月经期性交史。

2. 炎症初期，患者可有高热，下腹痛，体温可达 39～40℃，下腹痛多与急性输卵管卵巢炎相似。如病史中在发病前曾有全子宫切除术、剖宫产术时曾有单侧壁或双侧壁损伤，诊断更易获得。如已形成脓肿，除发热、下腹痛外，常见有直肠、膀胱压迫症状如便意频数、排便痛、恶心、呕吐、排尿痛、尿频等症状。

3. 妇科检查：宫颈红肿，阴道内有脓性或血性分泌物，移动宫颈有剧痛，子宫活动受限、触痛，双侧附件区常因腹肌紧张、压痛及腹胀等而触摸不清。三合诊时，中指可有黏液。如系淋病奈瑟菌感染时，巴氏腺导管开口、尿道口、宫颈外口均可见到或挤出脓液。

4. 血常规检查：白细胞明显增加，可达(2.0～2.5)$\times 10^9$/L，血沉加快达 20～30mm/h。

5. 腹水与血中同种淀粉酶测定：阴道后穹隆穿刺取少许腹水，同时抽血测定同种淀粉酶，腹水中同种淀粉酶值/血清同种淀粉酶的值<1.5。

6. 宫腔排出液细菌培养及药物敏感试验：可发现致病菌。

7. B 超检查：可发现炎症反应，或炎症包块的超声声像反应。

【鉴别诊断】

1. 急性阑尾炎　右侧输卵管卵巢炎易与急性低位性阑尾炎混淆。一般输卵管卵巢炎偶然可见胃肠道症状，且较轻，无麦氏点压痛或反跳痛。

2. 异位妊娠或卵巢黄体破裂　也可表现为急性腹痛，病变多在一侧。异位妊娠或卵巢黄体破裂可有不同程度贫血或有失血性休克，异位妊娠者多有闭经、阴道流血史，后穹隆穿刺可抽出不凝固血液。

3. 卵巢囊肿蒂扭转　此病发作时可见急性下腹痛，伴胃肠道症状，若合并感染，也可有发热，但一般发病前有肿瘤史，检查时，在子宫一侧可触及界线清楚肿物，B 超检查可进一步证实。

4. 盆腔子宫内膜异位症　有剧烈下腹痛，且在月经期出现，呈周期性进行性加剧。妇科检查盆腔内可扪及大小不等结节，怀疑病例可做腹腔镜检查。

【西医治疗】

1. 抗生素治疗

(1)庆大霉素：每次 8 万 U，每日 3 次，肌内注射。常加服甲硝唑，每次 0.4g，每日 3 次。

(2)青霉素：每次 80 万～120 万 U，每日 3 次，肌内注射或静脉滴注，皮试阴性后用。常与甲硝唑合用，每次 0.4g，每日 3 次。

(3)红霉素：15～30mg/(kg・d)，静脉滴注。

(4)四环素：每次 0.5g，每日 4 次，口服，连用 10 日，适用于衣原体感染者。

(5)林可霉素：每次 0.3g，每 6 小时 1 次，肌内注射。

(6)哌拉西林：每次 250mg/kg，每日 4～6 次，静脉滴注。

2. 肾上腺皮质激素类药物治疗　适用于感染严重者，与抗生素合并使用。常用氢化可的松 200～400mg 溶于 5%葡萄糖注射液 1000ml 内，静脉滴注，每日 1 次。病情稳定后口服泼尼松 30～60mg/d，并逐渐减量至 10mg/d，继服 1 周。

3. 手术治疗

(1)后穹隆切开排脓：如已有脓肿形成，后穹隆饱满且有波动感时，先行后穹隆穿刺，证实为脓肿后行切除排脓引流。

(2)脓肿穿孔或输卵管卵巢脓肿破裂而发生高热、寒战及全腹膜炎症状时，应立即补液、输血，纠正休克及电解质紊乱，尽快开腹探查。

【中医治疗】

1. 辨证论治

(1)湿热壅盛型：发热恶寒，或低热起伏，腰骶酸胀，小腹疼痛，按之痛甚，带下量多色黄，质稠如脓，秽臭，或恶露不绝，量多浑浊，或经血淋漓不净，质稠色暗，舌质红，苔黄腻，脉弦滑数。治宜清热利湿，活血化瘀。方选解毒活血汤加减。药用败酱草 30g，连翘 20g，金银花、赤芍、生地黄、牡丹皮各 15g，葛根、红花各 12g，柴胡、桃仁、生甘草、黄柏各 10g。每日 1 剂，水煎服。若产后恶露量多，或经期延长，可加益母草 15g，茜草 10g 以化瘀止血；腹痛甚，可加延胡索、川楝子、蒲黄、五灵脂以理气行滞，化瘀止痛。

(2)瘀热互结型：乍寒乍热，下腹痛甚，拒按，恶露不畅，或时下时止，色暗有块，或经期延长，带下量多或不甚多，色黄或赤，大便秘结，舌暗红，或有瘀点瘀斑，苔薄黄，脉细滑或滑数。治宜活血化瘀，清热解毒。方选血府逐瘀汤加减。药用生地黄、红藤、枳实、败酱草各 15g，赤芍、牛膝各 12g，当归、桃仁、红花、川芎、柴胡、甘草各 10g。每日 1 剂，水煎服。若腹胀明显，可加川楝子 10g，木香 6g 以理气行滞。

(3)热毒炽盛型：寒战高热，头痛，下腹胀满，疼痛拒按，腰痛甚，烦躁口渴，尿黄短少，或尿频、尿痛，或倦怠、乏力、嗜睡，恶露时下时止，带下量多，浓稠臭秽，或带下甚少，舌质红，苔干，脉洪数或滑数无力。治宜清热解毒，凉血化瘀。方选五味消毒饮合解毒活血汤加减。药用蒲公英、紫花地丁、金银花、野菊花、赤芍、连翘、生地黄各 15g，枳壳 12g，天葵子、柴胡、红花、甘草各 10g。每日 1 剂，水煎服。若尿频、尿痛，可加车前子(包)、泽泻各 10g 以清湿热利小便；若高热、烦渴、少气懒言，可加人参(或西洋参)、麦冬，天花粉各 15g 以益气养阴。若热入营血，症见高热、汗出、烦躁，甚或斑疹隐隐，舌红绛，苔黄燥，脉弦细而数，可用清营汤[玄参、生地黄、麦冬、金银花、连翘、丹参、水牛角粉(冲服)各 15g，黄连 10g，竹叶心 6g]。加紫花地丁 15g，重楼 12g 以清营解毒，凉血滋阴；若有神昏肢厥，可用清营汤送服安宫牛黄丸，以开窍醒神。若高热持续不退者，可用穿琥宁注射液 160ml，加入 5%的葡萄糖注射液 500ml 中，静脉滴注，每日 2 次。

2. 外治单方验方

(1)中药保留灌肠：红藤、败酱草、蒲公英各 30g，延胡索 15g，三棱，莪术各 10g。上药水煎 100ml，保留灌肠，每晚 1 次。

(2)中药外敷：新鲜蒲公英 250g，捣烂如泥，加白酒调匀，外敷下腹部。每日 1～2 次。

3. 中成药

(1)妇科止带片：清热燥湿，适用于湿热证。片剂，每日 3 次，每次 5 片，口服。

(2)四妙丸：清热祛湿，适用于湿热证。水丸剂，每日 3 次。每次 6g，口服。

【名医提示】

1. 对急性输卵管卵巢炎、盆腔腹膜炎后期，即使体温已恢复正常，抗生素也不能立即停用，以免炎症再次复发。临床以红细胞沉降率恢复正常与否作为重要指标。

2. 抗生素均有不同程度的副作用，要严密观察，及时处理。无细菌培养结果，应根据第 1 次选药疗效好坏决定是否需要更换抗生素。

3. 对急性严重感染者加用肾上腺皮质激素，需停药时应继续使用一定量的抗生素，以免激活炎性病变。

4. 病情稳定后开始红外线或超短波透热理疗。

第五节 慢性输卵管卵巢炎、盆腔腹膜炎

慢性输卵管卵巢炎、盆腔腹膜炎常由急性输卵管卵巢炎、盆腔腹膜炎治疗不彻底或延误治疗，迁延日久而转为慢性病灶。其病变表现有慢性输卵管卵巢炎性包块、输卵管积水或输卵管卵巢囊肿、输卵管积脓及峡部结节性输卵管炎4种类型。病情缠绵不愈甚或反复发作。中医学认为多由邪毒滞留胞脉、胞络，气血搏结，宿血瘀积。常常虚实夹杂，久则成癥。属中医学“月经不调”“带下”“癥瘕”等病症范畴。

【诊断要点】

1. 有反复急性发作史。

2. 长期下腹或腰骶部隐痛，或坠胀痛，经期或劳累后加重，或性交痛。

3. 月经不调及白带增多：月经量多，月经频发，白带超多，有异味。

4. 膀胱及直肠刺激症状：尿频、里急后重等。

5. 不孕症：多因输卵管阻塞而致继发性不孕。

6. 妇科检查：子宫后倾，活动性差，甚至完全固定，移动宫颈或宫体时有疼痛，宫旁可扪及增粗的输卵管或输卵管与卵巢炎形成的包块，有压痛。

【鉴别诊断】

1. 结核性输卵管炎　与周围组织常发生致密粘连，妇科检查可发现附件区增厚。经前诊刮．摄盆腔X线片或输卵管碘油造影可提供较可靠的诊断依据。

2. 子宫内膜异位症　本病有痛经、不孕史。妇科检查可扪及结节有助诊断，行腹腔镜检诊断更为精确。或按子宫内膜异位症试验治疗加以判断。

3. 输卵管积水或输卵管卵巢囊肿　妇科检查时不易鉴别，可借助B超诊断，必要时可行剖腹探查。

【西医治疗】

1. 抗生素治疗　常用的有青霉素、链霉素或庆大霉素。

(1)青霉素：每次80万U，每日3次，肌内注射，皮试阴性后使用。

(2)氨苄西林：每次0.5g，每日3次，口服。

(3)庆大霉素：每次8万U，每日2次，肌内注射。

2. 物理疗法　常用的有短波、超短波、激光、音频、石蜡疗法、红外线照射等。

3. 宫腔灌注疗法　庆大霉素8万～16万U加胰蛋白酶(或α-糜蛋白酶)1万U，加地塞米松5mg，加20%普鲁卡因4ml，0.9%氯化钠注射液(或蒸馏水)加至20ml，月经干净后3～5日行宫腔灌注，每周1次。适用于输卵管周围粘连、输卵管

伞部粘连、输卵管间质部狭窄及输卵管积水患者。

4. 手术治疗

(1)双侧附件及全子宫切除：适用于双侧附件均已形成输卵管卵巢囊肿而年龄较大、已有子女、症状较重者。如仅有积水则只需切除输卵管，保留卵巢；年轻妇女尽量保留卵巢。

(2)输卵管复通术：适用于双侧输卵管已阻塞而切盼生育的年轻妇女。

【中医治疗】

1. 辨证论治

(1)湿热郁积型：两侧下腹隐痛，坠胀，经期加重；月经周期紊乱，经量多，痛经，白带多，色黄，附件增厚压痛(甚或有肿块)，舌质红，苔薄黄，脉弦数。治宜破瘀理气，清化湿热。方选棱莪消积汤加减。药用红藤、败酱草各30g，薏苡仁12g，三棱、莪术、丹参、赤芍、延胡索、牡丹皮、桃仁各10g。每日1剂，水煎服。

(2)寒凝气滞型：少腹胀痛有冷感，腰脊酸楚，劳累加重；月经延后，量少色黯红有块，得温则舒，带多清稀，舌质淡，有瘀点，苔白腻。治宜温经化瘀，散寒利湿。方选少腹逐瘀汤加减。药用当归、赤芍、延胡索、没药、生蒲黄、小茴香各10g，川芎、炮姜、桂心各6g。每日1剂，水煎服。

2. 外治单方验方

(1)鸡血藤60g，艾叶40g，防风、五加皮各20g，红花、白芷、羌活、独活、追地风、伸筋草、透骨草各15g，乌头10g。研粗末，将药末喷湿后，装入布袋缝好，隔水蒸半小时，趁热敷于患处，待冷移去，第2日蒸热再用。每日1次，连续使用8日。

(2)红藤、败酱草、蒲公英、鸭跖草、紫花地丁各30g，附件增厚有包块者加三棱、莪术、桃仁各10g，腹痛甚加延胡索、香附各10g，腹冷痛加附子10g。上药浓煎至100ml，便后保留灌肠，每日1次。月经干净后3日开始，连续7日。

(3)康妇消炎栓：每日1次，每次1枚，每晚由肛门放入直肠，共10次。

(4)野菊花栓：每日1次，每次1枚，由肛门放入直肠，共10次。

(5)大号宝珍膏：加丁桂散3g，敷下腹部，每周1张。

(6)暖宫膏：贴于下腹两侧。每周贴1次。

3. 中成药治疗

(1)妇科千金片：每日3次，每次6片，口服。

(2)七制香附丸：每日2次，每次1丸，口服。

(3)妇科回生丹：每日2次，每次1丸，口服。

(4)女金丹：每日2次，每次1丸，口服。

4. 针灸治疗

(1)关元、子宫、肾俞、太溪。

(2)肾俞、子宫、阳池、太溪。

(3)肾俞、子宫、阳池。

(4)肾俞、子宫、中极、气海、太冲。上述穴位任选 1 组或每组交换针刺。

【名医提示】

1. 慢性输卵管卵巢炎及盆腔腹膜炎应采用综合疗法,仅用抗生素治疗(除急性发作外)疗效不佳。

2. 本病在治疗中,输卵管可望能通但可能不畅,以致易发生输卵管妊娠,应引起注意。

3. 因结核所致的输卵管卵巢炎、盆腔腹膜炎或体温超过 37.5℃者禁用物理疗法。

第六节　急性盆腔结缔组织炎

盆腔结缔组织炎又称纤维结缔组织炎、蜂窝织炎或子宫旁炎。多初发于宫旁,然后扩散至其他部位,分原发与继发 2 种。原发性多见,指炎症初发仅限于盆腔结缔组织。原发急性盆腔结缔组织炎多由于手术损伤残端感染所致,亦有妊娠期合并其他感染而成,后者病情一般较严重。本病特点易通过腹膜或淋巴播散、蔓延,炎症侵犯处 7～14 日易形成脓肿。病原体多为寄生于阴道内的需氧菌或厌氧菌,支原体亦可导致发病。中医学认为本病多因邪毒客于胞中,与气血搏结造成气血凝滞而成。多属“腹痛”“癥瘕”等范畴。

【诊断要点】

1. 病史:多有妇产科手术史。

2. 高热(高达 40℃左右)、寒战、头痛、下腹持续性疼痛;腰部酸痛,或放射至臀部及双侧下肢。

3. 腹部弥漫性压痛,下腹部有肌紧张。

4. 妇科检查:子宫周围组织有水肿及增厚感,触痛明显,但盆腔内摸不到明显的包块。如已形成脓肿或合并子宫附件炎,则于子宫侧方或后方可扪及包块,且有压痛。

5. 血常规检查:白细胞总数及中性粒细胞计数显著增高,血沉增加。

【鉴别诊断】

1. 急性阑尾炎　先有上腹痛,最后固定在右下腹麦氏点,腹肌紧张较急性盆腔结缔组织炎显著,有典型的消化系统症状。妇科检查:宫颈无抬举痛,两侧附件正常。

2. 输卵管妊娠　常有早期妊娠征象。少腹一侧撕裂样剧痛渐至蔓延全腹,无腹肌紧张,妇科检查宫颈明显抬举痛,宫体有摇摆痛,后穹隆饱满,并可抽出暗红色不凝固血液。

3. 卵巢囊肿蒂扭转 下腹剧痛以病侧为主,腹肌紧张较少见。妇科检查,盆腔内可触及圆形肿物,体温一般正常(当蒂扭转合并感染时也可有发热)。

【西医治疗】

1. 抗生素治疗

(1)青霉素:240 万～1000 万 U/d,静脉滴注。或每次 80 万 U,每日 3 次,肌内注射。皮试阴性后用。

(2)氨苄西林:每次 0.25～1g,每日 2 次,肌内注射,皮试阴性后用。

(3)头孢噻肟:每次 0.5g,每日 4 次,肌内注射,皮试阴性后用。

(4)红霉素+卡那霉素:红霉素 1.2g/d,静脉滴注;卡那霉素每次 0.5g,每日 2 次,肌内注射。

(5)庆大霉素:16 万～32 万 U/d,分 2～3 次静脉滴注或肌内注射。

(6)克林霉素:每次 600mg,每日 4 次,静脉滴注;病情稳定后,每次 300mg,每日 4 次,口服。

(7)甲硝唑:每次 500mg,每日 3 次,静脉滴注;病情稳定后,每次 400～500mg,每日 3 次,口服。

2. 手术治疗 急性盆腔结缔组织炎,轻症者一般不做手术治疗,以免炎症扩散或出血,但有些情况需做以下处理。

(1)宫腔内残留组织伴阴道出血时:首先应积极消炎,如无效或出血较多时,在用药物控制感染的同时,用卵圆钳小心慎重地清除宫腔的内容物,而避免做刮宫术。

(2)子宫穿孔时:如无肠管损伤及内出血,可不必剖腹修补。

(3)宫腔积脓时:应扩张宫口使脓液引流通畅。

(4)已形成脓肿者:根据脓肿的部位采取切开排脓手术。如系接近腹股沟韧带的脓肿,应等待脓肿扩大及时经腹或阴道切开排脓后放置胶皮卷引流余脓。

3. 直流电药物导入法 用青霉素、四环素、链霉素、小檗碱(黄连素)、新霉素导入,采用下腹、腰骶对置法。每日 1 次,每次 15～20 分钟,10～15 次为 1 个疗程。后再做切开,如脓肿位于阴道一侧则应自阴道做切开,尽量靠近中线,以免损伤输尿管或子宫动脉。

【中医治疗】

1. 辨证论治 参见急性子宫内膜炎。若脓肿形成,常用金银花、败酱草、连翘各 30g,薏苡仁、冬瓜子、皂角刺、蒲公英、葛根各 15g,丹参 10g。每日 1 剂,水煎,分 2 次服。

2. 针刺治疗 常用穴位为三阴交、足三里、归来、关元、中脘、大肠俞、肾俞、中极。每次 2～3 穴,中强刺激,隔日 1 次。

【名医提示】

1. 抗生素治疗应注意用药及时,药量足,方可避免形成脓肿及炎症的进一步扩散。

2. 严格掌握妇科手术指征，做好术前准备，术时注意无菌操作，预防感染。

3. 开展公共卫生教育，提高公众对生殖道感染的认识及预防感染的重要性。

4. 及时治疗盆腔炎症疾病，防止后遗症发生。

5. 注意性生活卫生，减少性传播疾病。

6. 及时治疗下生殖道感染。

第七节　慢性盆腔结缔组织炎

慢性盆腔结缔组织炎为较常见的妇科疾病，往往被误诊为慢性附件炎，为急性盆腔结缔组织炎治疗不彻底转变而成，或继发于严重的慢性宫颈炎后。其病理特点是盆腔结缔组织纤维化，甚至形成“冰冻骨盆”，盆腔血液循环运行不佳，致使病变反复发作，很难痊愈。中医学认为，本病总缘气血为患。因七情因素，或湿热下注，或寒湿凝滞致瘀血内阻，积久成癥而成本病，属“癥瘕”“带下”等病症范畴。

【诊断要点】

1. 有月经不调、继发不孕史。

2. 腰骶部两侧和下腹部坠胀疼痛，长久站立、过劳、经后、性交后加重。

3. 妇科检查：宫旁组织、子宫骶韧带明显增厚，子宫前方、侧方周围结缔组织犹如马蹄形硬块，环绕直肠，有时扪及索状物、痞块，触痛，子宫活动受限，如出现“冰冻骨盆”，则子宫完全固定不动。

4. 超声诊断：出现盆腔炎性肿块通常呈实性、不均质性肿块，光点、光带分布杂乱。

5. 腹腔镜探查：首先要确定病变最严重的部位，以判断病情。取盆腔内渗出物或脓液送细菌培养加药敏试验，有助于术后选用抗生素。

6. 血尿常规检查：白细胞总数及中性粒细胞数均增高，血沉可增快。体温达39℃以上者做血培养及药敏试验。

7. 子宫颈管分泌物培养及药敏试验：检查是否存在淋菌感染，明确致病菌。

【鉴别诊断】

1. 输卵管卵巢脓肿　妇科检查时，炎症与盆壁间有明显间隙，B 超检查可见脓肿反应。

2. 宫颈癌　宫旁组织有癌浸润时亦需鉴别。癌性浸润十分坚硬，表面不平，宫颈涂片细胞检查或活体组织检查可协助诊断癌变的有无。

【西医治疗】

1. 药物治疗　一般不采用抗生素治疗，若急性发作可参见急性输卵管卵巢炎。

2. 其他治疗 理疗促进盆腔血液循环，改善组织营养状态，缓解肌肉痉挛，增强人体代谢及免疫功能。

(1)中波透热电疗法：每日 1 次，每次 15 分钟。

(2)直流电药物导入法：可选用 10％碘化钾、10％氯化钙、2％～3％硫酸锌，或 2.5％小檗碱做药物导入。每日 1 次，每次 15 分钟，10～15 次为 1 个疗程。休息 5～7 日后行第 2 个疗程。

(3)微波疗法：每日 1 次，每次 10～15 分钟，10～15 次为 1 个疗程。

【中医治疗】

1. 辨证论治 参见慢性输卵管卵巢炎、子宫内膜炎，以及慢性宫颈炎。慢性宫颈炎是诱发慢性盆腔结缔组织炎的主要原因。临床报道用理中汤、桂枝茯苓丸、四逆散等均可获得一定疗效。

2. 单方验方 参见慢性子宫内膜炎、输卵管卵巢炎有关章节。

3. 针灸治疗

(1)肾俞、石关、三阴交。

(2)肾俞、子宫、太溪。

(3)关元俞、中极、关元、交信。

(4)肾俞、子宫、关元、太溪。

上列 4 组穴位：可任选 1 组针刺，每日 1 次，可连续 10 日。

【名医提示】

1. 子宫旁结缔组织炎一旦形成局限性脓肿时，经穿刺证实后，根据脓肿部位，经腹或经阴道切开排脓后可立即好转，并且不影响生理功能。

2. 慢性盆腔结缔组织炎病情较顽固，易复发，难痊愈，应长时间坚持治疗，定期复查。

第八节 盆腔脓肿

盆腔脓肿有急性与慢性之分，包括输卵管积脓、卵巢积脓(较少见)、输卵管卵巢脓肿、盆腔底部脓肿(由急性盆腔腹膜炎所致)、子宫一侧脓肿或阴道直肠隔脓肿(由急性盆腔结缔组织炎所致)，常呈单个或多个聚集在一起，前者称单房性脓肿，后者称多房性脓肿。病原体包括需氧菌、厌氧菌及衣原体、支原体等，其中以厌氧菌为主。盆腔脓肿容易破溃，引起严重的急性腹膜炎甚至败血症以致死亡。中医学认为本病因瘀久化热，湿热毒邪侵入胞宫，气血瘀阻，瘀久化热，热盛肉腐而成脓所致，属“癥瘕”“腹痛”等病症范畴。

【诊断要点】

1. 高热，下腹疼痛。

2. 妇科检查:子宫一侧或双侧,或子宫直肠陷凹,或阴道直肠隔的后上方可扪及包块,有波动感,触痛明显。

3. 血液检查:白细胞总数及中性粒细胞总数增高,血沉加快。

4. B 超检查:可发现脓肿反应,可靠率达 90%。

5. CT 检查:对诊断腹腔肿块的准确率较高。

6. 局部穿刺:可抽到脓液。

【鉴别诊断】

1. 子宫积脓　盆腔脓肿与子宫粘连在一起时易误诊为宫腔积脓,可用探针探入宫腔,看是否有脓液流出。

2. 盆腔积血　妇科检查也可扪及波动性包块,采用穿刺术抽出为血液即可证实。

3. 阑尾脓肿　腹部检查麦氏点明显压痛、反跳痛,伴消化系统症状,B 超诊断显示阑尾切面的蝌蚪状低回声区。

4. 输卵管积液　妇科检查虽可扪及波动性包块,但无下腹疼痛或发热,血常规正常,B 超可进一步证实。

5. 卵巢囊肿蒂扭转　其腹痛较盆腔脓肿剧烈甚至不能忍受而出现休克,腹部检查见腹壁强直,显著触痛,大部分在腹壁可触及肿物,妇科检查更为清楚。

【西医治疗】

1. 抗生素治疗

(1)林可霉素:每次 0.3g,每日 4 次,肌内注射。

(2)头孢噻肟:每次 0.5g,每日 4 次,肌内注射;或每天 2～4g,静脉滴注。皮试阴性后用药。

(3)氯霉素:每次 0.5g,每日 4 次,口服;或每次 0.5～1g,每日 2 次,静脉滴注。

(4)甲硝唑:每次 0.4g,每日 3 次,口服。

2. 手术治疗

(1)切开引流:适用于脓肿位于盆底处,可经后穹隆切开引流缓解病情。

(2)手术切除脓肿:适用于腹腔内各种脓肿。经 48～72 小时抗生素治疗后即可进行。

【中医治疗】

1. 辨证论治

(1)湿热壅盛型(脓未成):高热,或有恶寒,下腹胀满疼痛,幻痛处拒按,腰骶酸痛,带下量多,色黄如脓,有臭味,或有尿频尿急,大便秘结,舌红苔黄,脉洪数。治宜清热利湿,化瘀散结。方选五味消毒饮加味。药用金银花、野菊花、蒲公英、紫花地丁、天葵子、薏苡仁各 15g,牡丹皮、赤芍、桃仁各 10g。每日 1 剂,水煎服。若带下量多色黄,可加泽泻,车前子(包)各 10g 以利湿热;若便秘,可加大黄 10g,以通腑泻热。

(2)热毒瘀滞型(脓已成)：高热不退，或低热起伏，下腹疼痛减轻，腰酸，尿黄，舌质暗红，苔微黄，脉弦滑或数。治宜逐瘀清热，解毒排脓。方选透脓散加减。药用冬瓜仁、薏苡仁、败酱草、金银花、紫花地丁各15g，炮山甲、皂角刺、当归、生黄芪、桃仁、牡丹皮、赤芍各10g。每日1剂，水煎服。若腹胀痛，可加延胡索10g以行气止痛。

(3)热毒炽盛型(脓肿破裂)：高热、神昏、谵妄狂躁，或四肢抽搐。喘逆或咳吐铁锈色痰，皮肤斑疹隐隐，或尿血，舌红绛，脉细数无力。治宜清营解毒，散瘀排脓。方选清热地黄汤合五味消毒饮加减。药用金银花、蒲公英、紫花地丁、野菊花、薏苡仁、冬瓜仁、生地黄各15g，牛角粉(冲服)、赤芍、牡丹皮、天葵子各10g。每日1剂，水煎服。若昏迷不醒，可用上方送服安宫牛黄丸或紫雪丹；若热盛昏厥，可加钩藤，地龙各10g；若兼气阴两虚，可加人参、麦冬、玄参各10g以益气养阴。

(4)痰毒凝结型(慢性脓肿)：无发热，下腹轻痛或无痛，带下偏多，色白纳差倦怠，舌淡红，苔白或腻，脉细滑而弱。治宜托里消毒，软坚消癥。方选托里消毒散加减。药用金银花、生黄芪各15g，党参、白术、茯苓、当归、赤芍、白芷、皂角刺、桔梗各10g，甘草6g。每日1剂，水煎服。若白带量多，色偏黄，可加生薏苡仁15g以清热利湿排秽；若腹发凉，四肢不温，属阳虚寒凝，痰湿内聚者，可用阳和汤加减，以温阳通脉，祛痰散结。药用熟地黄、鹿角胶各15g，白芥子、皂角刺、桔梗各10g，炮姜炭、肉桂、麻黄、甘草各6g。

2. 内服单方验方　生大黄末15g，鸡蛋5个。蛋上敲洞去蛋清，每个蛋装入大黄末3g，煮熟。每次月经净后临睡前服1个，连服5个为1个疗程。体差便稀者，大黄用量可减少。服药后小便有灼热感，色似浓茶，大便如鱼肠样腥臭，为有效反应。适用于热毒瘀滞证。

3. 外治单方验方

(1)中药离子透入：白花蛇舌草15g，没药、三棱、莪术、生蒲黄、五灵脂、制香附各10g，川芎6g。浓煎，直流电透入皮肤，隔日1次，10次为1个疗程。适用于热毒瘀滞证。

(2)康妇消炎栓：栓剂。每日1～2枚。便后洗净肛门，将栓剂用助推器纳入直肠7～15mm处。7天为1个疗程，连续1～2个疗程。清热解毒，利湿散结，化瘀止痛。适用于湿毒内盛证。

4. 中成药

(1)桂枝茯苓丸：活血散结，破瘀消肿，适用于瘀血阻滞证。蜜丸，每日3次，每次1丸，口服。

(2)妇科回生丹：补气养血，化瘀消癥，适用于气滞血瘀证。蜜丸，每日2次，每次1丸，口服。

(3)少腹逐瘀丸:温经散寒,祛瘀止痛,适用于寒凝气滞证。蜜丸,每日 2 次,每次 1 丸,口服。

(4)清瘟解毒丸:清热解毒,散风消肿,适于热毒内蕴证。水丸,每日 2 次,每次 6g,口服。

【名医提示】

1. 盆腔脓肿应首选林可霉素,但单用抗生素治疗有效率仅为 70%,为了避免后患,凡脓肿包块过大者,应手术切除病灶为宜,且越彻底越好。

2. 需保守治疗者应较长期地使用抗生素及支持疗法,经手术治疗者,病情稳定后至少继续使用抗生素治疗 10 日。

3. 盆腔脓肿未合并感染性休克,忌用肾上腺皮质激素类药,以防感染播散或脓肿破裂,或造成临床假象而延误手术治疗。

4. 后穹隆穿刺是诊断盆腔脓肿较可靠的方法之一,若脓肿破裂,穿刺可能为阴性,应结合临床表现尽早剖腹探查。

5. 盆腔脓肿合并脓毒性休克时,应在积极采取抗休克的综合治疗后,立即手术清除感染病灶。

6. 手术时双侧附件、子宫保留与否视患者年龄大小、生育欲望、病情程度综合考虑。

第15章

女性生殖器官损伤病变

第一节 子宫脱垂

子宫从正常位置沿阴道下降,宫颈外口达坐骨棘水平以下,甚至子宫全部脱出阴道口外,称子宫脱垂。常伴发阴道前、后壁膨出。其发病常与多产、产伤、卵巢功能减退,以及长期腹内压增高有关。本病中医学称为“阴挺”“阴脱”“阴菌”“产肠不收”,常因素体虚弱,脾气升举固脱无力,加之产育过多或难产、产后过度劳累等因素,使脾气更伤,清阳之气不升,子脏脱出而成。

【诊断要点】

1. 临床表现

(1)腰酸、下坠感,尤其在腰骶深部、行走劳累后加重。

(2)肿物自阴道脱出。最初腹压增加时脱出,休息、平卧后自动回缩,久之需用手协助回纳。

(3)伴发阴道前壁及后壁膨出,若膀胱膨出可发生排尿困难、尿潴留、残余尿,易并发尿路感染。

(4)阴道分泌物增多,严重时脱出的肿物长期暴露于阴道口外,局部上皮增厚,黏膜角化,有时因长期摩擦而发生糜烂、溃疡、感染,渗出脓性分泌物,甚至带有脓血。

2. 妇科检查

(1)病人向下屏气,观察有无宫颈下垂及阴道前、后壁膨出或宫颈延长,按下垂程度确定分度。

Ⅰ度轻:宫颈距处女膜缘少于4cm,但未达处女膜缘。

Ⅱ度重:宫颈已达处女膜缘,于阴道口即可见到。

Ⅲ度轻:宫颈已脱出阴道外,但宫体尚在阴道内。

Ⅳ度重:宫颈及部分宫体已脱出阴道口外。

Ⅴ度：宫颈及宫体全部脱出阴道口外。

(2)检查阴道侧壁，触摸肛提肌内缘，了解肛提肌情况。

3. 辅助诊断

(1)三合诊注意有无子宫直肠窝疝。

(2)常规做宫颈细胞学检查。

【鉴别诊断】

1. 子宫黏膜下肌瘤或宫颈肌瘤　如肌瘤脱出，在肌瘤表面找不到宫颈口，B 超检查可协助诊断。

2. 阴道壁囊肿　一般壁薄，边缘清楚且张力较大，不能推动，不能向阴道内还纳。

3. 慢性子宫内翻　极少见，阴道内可见翻出的宫体，表面被覆红绒样子宫内膜，找不到宫颈口。肿物中可见到双输卵管口。双合诊盆腔内无子宫。

4. 宫颈延长　用探针或 B 超检查可确诊。

【西医治疗】

加强或恢复盆底组织及子宫周围韧带的支持为治疗原则。根据患者年龄、生育要求和健康情况分为非手术治疗和手术治疗 2 大类。

1. 非手术治疗　适用于年老、体弱、并发症多或Ⅰ-Ⅱ度轻症患者。

(1)一般支持疗法：加强营养，增强体质，注意劳逸结合，避免增加腹压和重体力劳动，同时治疗慢性咳嗽、便秘、腹泻。

(2)使用子宫托：常用的有环状、球形、喇叭形、杯形等。①放取方法(以环形托为例)：采取蹲位或分腿、屈膝、半蹲位或半卧位，用左手将大、小阴唇分开，右手将子宫托纵向放入阴道内，然后将环横向一推，使环前部卡在耻骨弓内上方，后部在穹隆上，宫颈外口套在环的中央，放置后以既不脱出又无不适感为宜。取出时，采用同样体位，用右手示指向耻骨弓方向钩取环缘，慢慢向外牵拉即可，避免用力过猛。②注意事项：生殖道急、慢性炎症或宫颈有恶变可疑者禁用。子宫托大小应适宜，放置时间不宜过长，应白天放入，睡前取出。最长不能超过 3 日取出，以免发生嵌顿造成尿瘘、粪瘘等。上托后第 1 个月、第 3 个月、第 6 个月各复查 1 次，然后 1 年复查 1 次，盆底支持组织有改善时宜更换小一号的子宫托。子宫托消毒可用清水清洗后，再用 1∶1000 苯扎溴铵(新洁尔灭)溶液浸泡 10 分钟或开水煮沸即可。④月经期禁用。

2. 手术治疗　适用于保守治疗无效者或Ⅱ度重、Ⅲ度子宫脱垂。根据患者年龄、生育要求及全身健康情况选择适当的手术方式。

(1)阴道前、后壁修补术加主韧带缩短术及宫颈部分切除术[曼彻斯特(Manchster)手术]：适用于年龄较轻，宫颈较长且希望保留生育功能者。但本法对手术者技术要求较高。新形成的宫颈易出血，后期可不孕、流产、早产、难产，故再孕后分娩时宜剖宫产。

(2)阴道子宫切除术及阴道前、后壁修补术：适用于Ⅱ度重、Ⅲ度子宫脱垂，年龄较大不需生育者，或伴有宫颈病变的患者，如宫颈有不典型增生，疑宫颈原位癌等。本法优点为既切除了病变的子宫，又修补了损伤的盆底组织，但手术复杂、出血多、易感染。

(3)阴道前、后壁修补术：适用于Ⅰ度子宫脱垂伴有明显阴道前、后壁膨出而无宫颈延长者。

(4)阴道闭合术：简单、安全、有效。适用于年老体弱而无性生活需要，且子宫有恶性病变可疑者。

【中医治疗】

1. 辨证论治

(1)气虚型：子宫下移或脱出于阴道口，劳则加剧；小腹下坠，四肢无力，少气懒言，面色少华，小便频数，带下量多，质稀色白，舌淡苔白，脉虚细。治宜补气升提。方选补中益气汤加减。药用黄芪、白术各15g，人参、当归、柴胡、续断、金樱子各10g，陈皮、升麻、炙甘草各6g。每日1剂，水煎服。若继发湿热者去党参、金樱子，加败酱草、薏苡仁各15g，黄柏10g。

(2)肾虚型：子宫下脱；腰酸腿软，小腹下坠；小便频数，夜间尤甚，头晕耳鸣，舌淡红，脉沉弱。治宜补肾固脱。方选大补元煎加味。药用金樱子、紫河车各15g，山药、熟地黄、杜仲各12g，人参、当归、山茱萸、枸杞子、芡实、鹿角胶各10g，炙甘草6g。每日1剂，水煎服。若继发湿热者加土茯苓15g，黄柏、苍术、车前草各10g。

2. 内服单方验方　升麻6g，鸡蛋1个。升麻为末，将鸡蛋顶端钻一黄豆大圆孔，将药末放入蛋内搅匀。取白纸一张，蘸水将孔盖严，口向上平放于蒸笼内蒸熟，去壳内服。早、晚各1次，10日为1个疗程。1个疗程结束后停药2日再服。能升举阳气，治疗子宫脱垂。

3. 外治单方验方

(1)金银花、紫花地丁、蒲公英、蛇床子各60g，苦参、黄柏各15g，枯矾10g，黄连6g。煎水坐盆，每日1剂，分2次外洗。用于兼有湿热，黄水淋漓者。

(2)丹参、石榴皮、五倍子、诃子各15g。煎水趁热熏洗，每日1剂，分2次外洗。

(3)核桃皮煎剂：生核桃皮50g，煎汤外洗，每日1剂，分2次外洗，1周为1个疗程。

(4)蛇床子、乌梅各60g。每日1剂，煎水，分2次外洗。

(5)玄明粉50g，开水冲化，乘热熏洗，每日1剂，分2次外洗。

4. 针灸治疗　针刺子宫、维胞、三阴交、百会、阴陵泉、长强穴，每日1次。如兼有膀胱膨出者取关元透曲骨、横骨。直肠膨出者，针刺肛提肌。3次/周，3周为1个疗程。

【名医提示】

1. 积极治疗各种慢性疾病，加强营养、健身，增强体质，避免便秘。

2. 加强围生期保健，推广新法接生和重视产后摄生。

3. 宣传计划生育和妇女 5 期保健的意义。

第二节　子宫穿孔

子宫穿孔多发生于流产刮宫，特别是钳刮人工流产术中，或诊断性刮宫，放取宫内节育器或其他宫腔操作时，操作失误或判断错误、术时不遵守操作规程或动作粗暴，以及子宫病变均可致子宫穿孔。中医学无此病名，据其症状多属“血晕”“腹痛”等病症范畴，系由胞宫受损而成。

【诊断要点】

凡宫腔内操作出现下列征象，均有子宫穿孔的可能。

1. 宫腔内操作时器械进入突然有落空感，或进入无阻力和无底感。

2. 术时病人有剧烈腹痛。检查有腹膜炎体征或移动性浊音阳性者，有内出血、内脏损伤的可能。

3. 术时病人出现恶心、牵拉痛，或从宫腔内夹出黄色脂肪组织或肠管，可确诊为肠管损伤。

4. 术后检查宫旁有肿块或宫腔内无组织物残留，但仍有反复阵发性宫颈管内出血时，应考虑子宫下段侧壁穿孔，伤及阔韧带内血管。

5. 血常规检查。如并发感染时，白细胞总数及中性粒细胞数可增高。

6. B 超检查。可协助诊断。

【西医治疗】

1. 穿孔发生在宫内容物清除后，而又未涉及重要部位，症状轻，可密切观察 3～5 日，并使用抗生素。

2. 穿孔小，无明显内出血，但宫内仍有残留组织，请有丰富经验的医师在使用宫缩剂条件下小心清宫，或在 7～10 日后再行清宫术。

3. 穿孔大，有内出血或内脏损伤、肠管损伤时应立即行剖腹探查及肠修补或肠切除吻合术。

4. 子宫穿孔可行修补术，穿孔大而无生育要求者可行子宫切除术。

5. 使用抗生素预防感染。

【中医治疗】

1. 辨证论治

(1)阳气暴脱型：人工流产术中，突发下腹剧痛；面色苍白，四肢厥逆，冷汗淋漓，恶心呕吐，血压下降，烦躁不安，脉细微无力或欲绝。治宜回阳救脱。方选参附汤合生脉散加减。药用麦冬15g，五味子、人参各10g，附子、甘草各6g。

（2）血瘀气虚型：术后腹痛拒按，有压痛及反跳痛；阴道流血量少，色暗红，疲乏无力，脉细缓。治宜活血祛瘀，益气止痛。方选加生化汤加减。药用益母草30g，蒲公英15g，人参、当归、赤芍、川芎、桃仁、炮姜、延胡索、蒲黄、五灵脂各10g，甘草6g。每日1剂，水煎服。

2. *针灸治疗*　针刺人中、足三里、三阴交、子宫，用泻法。

【名医提示】

1. 严格遵守宫内操作规程，掌握稳、准、轻、巧技术要领。
2. 不断提高术者技术水平。
3. 及时治疗子宫病变。

第三节　尿　瘘

尿瘘是指生殖器与泌尿系统之间形成异常通道。产伤是尿瘘的主要原因，此外，妇科手术损伤、晚期癌或膀胱结核侵蚀膀胱或尿道、阴道内放置腐蚀性药物、外伤、结石、过量的腔内放射治疗，均可引起尿瘘。尿瘘可因位置的不同而分为尿道阴道瘘、膀胱阴道瘘、膀胱宫颈瘘、输尿管阴道瘘4种。本病属中医学"产后小便失禁""产后遗尿"的范畴。多因产程不顺，或接生不慎，手术损伤膀胱所致。

【诊断要点】

1. *病史*　有上述产伤、妇科手术史等病史。

2. *漏尿*　为本病主要特点。病人不能控制排尿，漏尿的程度、时间、多少和方式与病人的体位、瘘孔的大小、位置不同而异。

3. *感染*　由于尿液长期刺激外阴、臀部及大腿内侧，常发生皮炎或湿疹，引起刺痒和灼痛，常因搔抓而继发感染，如上行感染可并发膀胱炎和肾盂肾炎。

4. *尿失禁*　因尿失禁，严重影响患者的生活和社交，亦能引起精神抑郁、月经失调。阴道瘢痕狭窄而致性交困难，影响生育。

5. *亚甲蓝（美蓝）试验*　目的在于鉴别是膀胱阴道瘘还是输尿管阴道瘘，亦可用于辨别肉眼难以看到的极小瘘孔。方法：0.9%氯化钠溶液200ml加入消毒的亚甲蓝溶液3～5滴，注入膀胱，夹住导尿管，扩开阴道，见到蓝色液体经阴道壁小孔流出者为膀胱阴道瘘、尿道阴道瘘。如从宫颈流出者为膀胱宫颈瘘或膀胱子宫瘘。流出清亮尿液考虑输尿管阴道瘘。可做靛胭脂试验或膀胱镜检查以确诊、定位。若阴道内无蓝色液体流出，拔导尿管后蓝色液体迅速从尿道排出，则压力性尿失禁可能性大。

6. *靛胭脂试验*　疑输尿管阴道瘘或先天性输尿管异位者，可做本试验。方法：静脉注射靛胭脂5ml，约5分钟后可见蓝色液体由瘘口流出。排出蓝色液体的时间距注入时间越久,说明该侧肾积水多越严重。若阴道内未见蓝色液体,则可排除输尿管阴道瘘。

7. 金属导尿管或探针检查　用导尿管或探针插入尿道,了解尿道有无狭窄、闭锁,试验阴道内手指相遇,若能相遇说明该处即为瘘孔。

8. 膀胱镜检查　了解膀胱内孔的数目、大小、位置和与输尿管开口的关系,亦可观察膀胱有无炎症、结石、憩室。

9. B 超检查　有助于肾盂、输尿管积水诊断。

10. 尿路造影及肾图检查　了解肾功能。

【西医治疗】

1. 非手术治疗　适用于产后或手术后所致的小孔,以便自然愈合。

(1)保留输尿管导管或尿管长期开放 2～4 周,并选用广谱抗生素预防继发感染,瘘孔有自愈可能。不能自愈者,在 3～6 个月后行修补术。

(2)结核性膀胱阴道瘘,一般不考虑手术,先抗结核治疗 6～12 个月,瘘孔有可能痊愈。

2. 手术治疗

(1)新鲜清洁的瘘孔应立即修补。

(2)第 1 次手术失败者,应在 3～6 个月后,待炎症水肿消退,局部组织软化后再修补,手术应在月经后进行。

(3)手术途径根据瘘孔部位、发生原因和手术难易而定。可经阴道、经腹、经阴腹联合 3 种,但一般多以阴道途径为主。

(4)手术要点:尽量游离瘘孔周围组织,层次清楚,切除瘢痕,以 0 号羊肠线分层缝合,形成新的创面。

(5)如果瘘孔过大,无法缝合时,可采用带蒂组织移植术(异体或自体)。

(6)使用抗生素预防感染。

【中医治疗】

1. 辨证论治　膀胱损伤。产程不顺,接生不慎,伤及膀胱,小便失约自遗,或排尿淋漓夹血丝;伴面色苍白无华,表情痛苦,舌淡,苔白,脉细弱。治宜补气养血固脉。方选黄芪当归散加减。药用黄芪、白芍各 15g,人参、益母草各 12g,白及、桃仁、当归、白术各 10g,甘草、生姜各 6g,大枣 10 枚,猪尿脬 1 个。亦可用完脬饮:药用黄芪 15g,人参、白术、茯苓、当归、川芎、桃仁、红花、益母草、白及各 10g,羊脬 1 个。每日 1 剂,水煎服。

2. 内服单方验方

(1)黄芪 30g,白及、益母草各 15g,党参、白术、茯苓、当归、阿胶各 12g,桃仁、红花各 9g,川芎、血竭(研末冲服)各 6g。每日 1 剂,水煎,分 2 次服。主治膀胱阴道瘘,能益气补血,祛瘀生肌。

(2)益智仁研末。每日 3 次,每次 6g,用米汤调服。

3. 外治单方验方 五倍子 15g,诃子、蛇床子各 10g。煎水坐浴,每日 1 剂,每日 2 次。

4. 针灸治疗 艾灸关元、百会、中极、三阴交、膀胱俞。每日 1 次。

【名医提示】

1. 术后应卧床休息,多饮水,保留导尿管长期开放 2 周,注意外阴清洁。

2. 绝经期妇女术前术后服适量雌激素,以提高疗效。

3. 加强围生期保健,提倡推广新法接生,减少产伤。

第四节 粪 瘘

粪瘘指生殖道与肠道间的异常通道,常见为直肠阴道瘘。产伤为本病最主要原因,其次会阴手术损伤、异物的直接穿透伤及晚期生殖道癌瘤浸润均可造成本病的发生。粪瘘属中医学“产后遗粪”“漏粪”的范畴,多系产伤或胃与大肠虚衰所致。

【诊断要点】

1. 多有产程延长、滞产等难产病史。

2. 阴道内漏粪和排气。

3. 外阴阴道长期受粪便刺激,引起慢性外阴皮炎。

4. 亚甲蓝试验。瘘孔较小,可用探针检查或用无菌干纱布塞入阴道后,自肛门注入稀释亚甲蓝溶液,纱布染成蓝色即可确诊。

【西医治疗】

任何粪瘘均必须用手术治疗。

1. 手术原则

(1)手术创伤及外伤所致的粪瘘应立即修补。压迫坏死的粪瘘,应在产后 4～6 个月炎症消退后再行修补。

(2)较高位粪瘘,分离和缝合步骤与尿漏修补相同,分 3 层缝合。第 1 层缝合不能穿过肠黏膜。

(3)低位粪瘘可按会阴Ⅲ度裂伤手术操作。

(4)粪瘘、尿瘘并存时,先缝尿瘘,再缝粪瘘。

(5)无法修补的巨大粪瘘,可剪除粪瘘边缘后,将乙状结肠代替原有瘘孔的直肠,或行永久性结肠造瘘。

2. 术前准备

(1)术前 3 日软食,术前 1 日流质饮食。

(2)术前 3 日新霉素每次 1g,每日 4 次,口服;或庆大霉素每次 8 万 U,每日 2 次,肌内注射。

(3)术前晚清洁灌肠。

3. 术后处理

(1)术后5日内进少渣饮食。

(2)保持外阴清洁1周，每日擦洗1次。

(3)术后防止便秘，每晚口服液状石蜡30ml，连续3日。

(4)术后1个月内禁做肛门检查。

【中医治疗】

1. 辨证论治

(1)气虚型：产后遗粪不知；疲乏无力，面色少华，纳差，舌淡，苔白，脉缓弱。治宜补气养血涩肠。方选固肠煎加减。药用牡蛎、黄芪各15g，白蔹、赤芍、当归、川芎、人参、陈皮、桔梗、白术、五味子各10g，附子、甘草各6g。每日1剂，水煎服。亦可用八珍汤加减。

(2)湿热型：产后漏粪，阴道灼热，流脓，有臭气；纳差，口苦，喜饮，舌苔黄腻，脉滑数。治宜清热解毒利湿。方选萆薢渗湿汤合二妙散加减。药用滑石、苍术、薏苡仁各15g，萆薢、黄柏、茯苓、牡丹皮、泽泻、通草各10g，甘草6g。每日1剂，水煎服。

2. 外治单方验方

(1)中药熏洗：黄柏、苦参、金银花各15g，甘草10g。煎水，熏洗外阴，每日1剂，每日1次。洗后阴道纳药，用金黄膏或玉露膏。

(2)参见外阴炎的外治疗法治疗。

第16章

女性生殖器发育异常

第一节　处女膜闭锁

女性生殖器官起源于不同始基，在胚胎时期经过一定的演化过程而形成内、外生殖器。由于性染色体异常及胚胎在发育过程中受到某些内、外因素的干扰，均可导致生殖器发育异常。中医学称为先天性生理缺陷，为螺、纹、鼓、角、脉五不女。处女膜闭锁又称无孔处女膜，是泌尿生殖窦的上皮未能向前庭部贯穿所致。中医学称处女膜闭锁为“鼓”。

【诊断要点】

1. 青春期月经不来潮，有逐渐加重的周期性下腹痛。

2. 多次腹痛后，下腹正中可扪及逐渐增大的包块，并压迫尿道及直肠，出现排尿及排便困难。

3. 妇科检查。处女膜向外膨胀，表面呈紫蓝色。肛诊可触及从阴道向直肠凸出的积血块，如伴子宫及输卵管积血时，可扪及胀大的子宫及双侧附件肿块。

4. 处女膜膨隆处穿刺。抽出不凝的深褐色或黑红色血液即可确诊。

5. B超检查。阴道、子宫及附件有积血影像。

【西医治疗】

1. 手术治疗。无孔处女膜切开术。

2. 术后以抗生素预防感染。

【中医治疗】

1. 辨证论治

(1)气滞血瘀型：处女膜手术后阴道流血过期不止，量时多时少，色紫暗有块，腹痛拒按；胸腹胀痛，舌紫暗，舌边或舌尖有瘀斑瘀点，苔白，脉沉弦。治宜化瘀止血，方选生化汤加味。药用当归、炒蒲黄、益母草、延胡索、川楝子各10g，川芎、桃仁、炮姜、炙甘草、三七粉各6g。每日1剂，水煎服。

(2)肝肾不足型:外阴术后阴道流血或多或少,经色淡而质清稀,小腹隐痛,喜按喜温;腰酸腿软,头晕耳鸣,小便清长,舌淡暗,少苔,脉沉细。治宜补肾养血,调肝缓痛。方选调肝汤加味。药用当归、白芍、阿胶、山药、山茱萸、巴戟天、续断、桑寄生各 10g,香附、甘草各 6g。每日 1 剂,水煎服。

2. 内服单方验方

(1)益母草 30g,红糖 20g。每日 1 剂,煎汤,口服。用于阴道流血有块伴腹痛者。

(2)向日葵盘 60g,红糖 30g。每日 1 剂,煎汤,口服。

3. 外治单方验方

(1)麝香痛经膏:取气海、子宫、三阴交或腹部痛点,贴膏于穴位上。

(2)麝香风湿油穴位按摩:取气海、关元穴,将麝香风湿油 2～3 滴滴于穴位上,按摩 3～5 分钟。适用于腹痛患者。

4. 针灸治疗

(1)体针:取关元、中极、气海、足三里(双侧)、三阴交(双侧),实证用泻法,虚证用补法,针后加艾灸。

(2)耳针:取子宫、内分泌、肾。每日 1 次,每次 2～3 穴,中强刺激,留针 15～20 分钟。

5. 中成药

(1)田七痛经胶囊:每日 3 次,每次 3～5 粒,开水送服。适用于腹痛、拒按,阴道出血淋漓不尽者。

(2)云南白药:每日 4 次,每次 0.5～1g,开水送服。适用于腹痛,阴道下血有块者。

【名医提示】

1. 如在婴幼儿时发现无阴道开口,为明确诊断,最好等待解剖结构发育完善后再行检查并手术。

2. 积血排出后,不宜进一步探查宫腔,以免引起上行感染。

第二节　先天性无阴道

先天性无阴道为双侧副中肾管会合后未能向尾端伸展形成管道所致,多数伴无子宫或只有始基子宫,但极少数也可有发育正常的子宫。50%伴泌尿系畸形。一般均有正常的卵巢功能,第二性征发育也正常。中医学称先天性阴道缺如为“纹”“石女”,多由先天禀赋不足,肾气虚衰所致。

【诊断要点】

1. 原发性闭经。

2. 性生活困难。

3. 周期性腹痛：有子宫或残留子宫及卵巢者，可有周期性腹痛，症状同处女膜闭锁症。

4. 全身检查：第二性征正常，常伴有泌尿系统和骨骼系统的畸形。

5. 妇科检查：外阴发育正常，无阴道或阴道短浅，肛门检查可无宫颈和子宫，或只扪及发育不良子宫。

6. 卵巢功能检查：卵巢性激素正常。

7. 染色体检查：为46XX。

8. B超检查：无阴道，多数无子宫，双侧卵巢存在。

9. 腹腔镜：可协助诊断有无子宫，卵巢多正常。

【鉴别诊断】

1. 阴道短而无子宫的睾丸女性化　染色体检查异常。

2. 阴道横膈　多伴有发育良好的子宫，横膈左侧多见一小孔。

【西医治疗】

1. 压迫扩张法　适用于阴道下段有一定深度者。从光而圆的小棒沿阴道轴方向加压，每日2次，每次20分钟，2～3个月为1个疗程，可使局部凹陷加深。

2. 阴道成形术

(1)手术时间的选择：无阴道、无子宫者，术后只能解决性生活问题，故最好在婚前或婚后不久进行。有正常子宫者，在初潮年龄尽早手术，以防经血潴留。

(2)手术方法的选择：①Willian法：术后2个月即可结婚。②羊膜或皮瓣法：应在婚前半年手术。手术注意点：避免损伤直肠与尿道。术后注意外阴清洁，防止坚持带模型，防止阴道皮肤移植，应于术后取出纱布后全日放模型3个月，然后每晚坚持直到结婚，婚后如分居仍应间断放置模型。羊膜移植后，一般放模时间要6～12个月。

【中医治疗】

1. 辨证论治

(1)肝肾不足型：经水逾年不行，无带可下；头晕耳鸣，腰膝酸软，神疲乏力，二便正常，舌淡，脉弦细。药用杜仲、山茱萸、山药、枸杞子、女贞子、淫羊藿各10g，香附、甘草各6g。每日1剂，水煎服。

(2)气滞血瘀：经闭不行，或阴道成形术后腹胀痛，或刺痛拒按；胸胁胀满，舌质紫暗，或有瘀点，脉沉弦或涩。治宜理气活血，调经止痛。方选血府逐瘀汤加减。药用当归、熟地黄、赤芍、桃仁、枳壳、刘寄奴、牛膝、川楝子各10g，红花、柴胡、香附、川芎、甘草各6g。每日1剂，水煎服。

2. 中成药

(1)八宝坤顺丹：每日2次，每次1丸，口服。适用于气血两虚者。

(2)妇科得生丹:每日2次,每次1丸,口服。适用于气滞血瘀者。

(3)定坤丹:每日2次,每次1粒,口服。适用于肝肾不足者。

(4)女金丹:每日2次,每次1粒,口服。适用于寒湿凝滞者。

【名医提示】

1. 阴道成形术并不复杂,但再次手术由于瘢痕更为困难,故应重视术后防止感染、粘连及瘢痕形成,否则会前功尽弃。

2. 副中肾管缺如者半数伴泌尿系畸形,故于术前需做静脉肾盂造影。

第三节　阴道横膈

阴道横膈是由胚胎发育时双侧副中肾管会合后的尾端与泌尿生殖窦未贯通,或部分性贯通所致。横膈位于阴道上、中段交界处为多见,完全性横膈较少见。中医学称本病为“螺”,据临床症状又可归属“闭经”“痛经”等病症的范畴,可因先天禀赋不足,致使肾气虚衰,肝肾不足,或肝郁气滞,瘀血阻滞所致。

【诊断要点】

1. 腹痛　完全性横膈可有周期性腹痛,大多表现为经血外流不畅的痛经。

2. 不孕　因横膈而致不孕或受孕率低。

3. 闭经　完全性横膈多有原发性闭经。

4. 妇科检查　月经来潮时可寻找到横膈的小孔,如有积血可扪及包块。

5. 横膈后碘油造影　通过横膈上小孔注入碘油,观察横膈与子宫颈的距离及膈的厚度。

6. B超检查　子宫及卵巢正常,如有积血可呈现积液影像。

【鉴别诊断】

注意与阴道上段缺如的不完全阴道闭锁鉴别:通过肛腹诊或B超探查观察有无子宫及上段阴道腔可确诊。

【西医治疗】

1. 手术治疗　横膈切开术。若横膈薄,只需行“X”形切口;横膈厚,应考虑植羊膜或皮片。

2. 妊娠期处理　分娩时发现横膈,如薄者可切开横膈,由阴道分娩;如厚者,应行剖宫产,并将横膈上的小孔扩大,以利恶露排出。

【中医治疗】

1. 辨证论治

(1)气滞血瘀型:经行腹痛,或胀痛不已,或刺痛拒按,月经量少,色紫暗或暗黑,有块,块下后腹痛顿减;胸胁胀闷,舌质红,苔少,脉弦涩。治宜理气活血,化瘀止痛。方选加味四物汤。药用丹参12g,当归、白芍、熟地黄、香附、五灵脂、泽兰、郁金各 10g,川芎、甘草各 6g。每日 1 剂,水煎服。

(2)肾虚血弱型:月经量少,色暗淡,质薄,经期延后,白带清稀,后腹隐痛,喜温喜按;腰膝酸软,头晕耳鸣,夜尿多,舌淡,苔薄,脉沉细。治宜补肾益精,养血调经。方选归肾丸加味。药用熟地黄、山药各 15g,山茱萸、茯苓、当归、枸杞子、杜仲、菟丝子、紫河车粉、巴戟天各 10g,香附、甘草各 6g。每日 1 剂,水煎服。

(3)湿热下注型:带下量多,色黄,质稠,味腥臭,小腹疼痛,拒按,小便赤短,大便燥结,舌质红或紫暗,苔黄或黄腻,脉弦滑或弦数。治宜清热止痛,祛湿止带。方选解毒四物汤加减。药用生栀子、黄柏、黄连、黄芩、当归、川芎、生地黄、白芍、茵陈、椿根皮各 10g,甘草 6g。每日 1 剂,水煎服。

2. 中成药

(1)妇科千金片:每日 3 次,每次 4 片,口服。适用于盆腔积血而致感染的患者。

(2)当归益母膏:每日 2 次,每次 2 匙,口服。适用于血瘀腹痛者。

(3)女金丹:每日 2 次,每次 1 丸,口服。适用于血虚、血瘀者。

(4)定坤丹:每日 2 次,每次 1 丸,口服。适用于肾虚血弱者。

【名医提示】

1. 横膈患者经阴道分娩时,要注意检查横膈有无撕裂出血,如有则应及时缝合以防产后出血。

2. 术后应注意预防感染和瘢痕挛缩。

第四节　子宫发育异常

胚胎发育过程中,两侧副中肾管的中段及尾段合并,构成子宫及阴道上 1/3 段。子宫发育异常主要是副中肾管衍化及发育不全或融合障碍所致,且多合并不同程度的阴道发育异常。本病在生殖器发育异常中最多见,种类亦复杂,特别是随着计划生育工作的深入开展,人工流产术相应增多,故有较大的临床意义。中医学无此病名,据其临床症状,可归属“月经不调”“闭经”“不孕”等病症的范围。

【诊断要点】

1. 子宫未发育或发育不全

(1)先天性无子宫:两侧副中肾管中段及尾段未发育而形成。①无阴道。②原发性闭经。③第二性征正常,卵巢发育正常。④肛门检查:触不到子宫,但有时可在膀胱后触及横行的腹膜褶,褶内有少许肌组织及结缔组织。⑤B 超检查:未发现子宫。

(2)始基子宫:又称痕迹子宫,系因两侧副中肾管融合后不久即停止发育所致。① 常合并无阴道。② 常有原发性闭经。③妇科检查或肛门检查:可在阴道顶端触及一小块增厚的原始子宫。④B超检查：子宫极小，仅1～3cm长，无宫腔。

(3)实性子宫：副中肾管融合但未穿通而致。①原发性闭经。②妇科检查或肛门检查：子宫可正常或较小。③ B超检查：子宫大小正常或稍小，但无宫腔。

(4)子宫发育不良：又称幼稚型子宫。是由副中肾管融合后短时间内即停止发育所致。①月经量少，或伴有痛经。②不孕或流产。③妇科检查：子宫形态正常，较小，有时呈极度前屈或后屈。④B超检查：子宫小，宫颈较长，宫颈与宫体的比例为1∶1～2∶3。

2. 子宫发育异常

(1)双子宫：两侧副中肾管完全无融合而形成。①无任何自觉症状，常偶然发现。或月经量多，或经期延长。② 妇科检查：常伴有双阴道或单阴道。③ B超检查及碘油造影：呈双子宫、双宫颈或双阴道，左、右侧各有单一的输卵管和卵巢。

(2)双角子宫：系两侧副中肾管相当于宫底部融合不全呈双角或鞍状。又称“心形子宫”或“鞍状子宫”。①早期妊娠出血。②胎位异常。③B超及子宫输卵管造影：可确诊。

(3)纵隔子宫：两侧副中肾管已融合，但中间的隔尚未退化消失。如将宫腔隔成两部分，为完全纵隔子宫，如未全退化则形成不全纵隔子宫。易发生流产、早产、胎位不正及胎盘滞留。子宫输卵管碘油造影及腹腔镜检查可确诊。

3. 单角子宫及残角子宫　副中肾管仅一侧发育完全时，则形成单角子宫，易发生流产及早产。如另一侧副中肾管发育不完全或未穿通，则形成残角子宫，当残角子宫内膜有功能时，临床多出现痛经或发展成子宫内膜异位症，也可发生残角子宫妊娠破裂而致宫外孕。

【西医治疗】

根据发育程度及临床表现而采取不同的治疗措施。

1. 手术治疗

(1)子宫全切术：适用于实性子宫有少量子宫内膜产生周期腹痛；残角子宫造成经血潴留或宫外孕。

(2)子宫整形术：双角子宫反复发生流产者。

(3)纵隔切除术：纵隔子宫反复流产者。

2. 药物治疗　适用于子宫发育不良的青春期患者。自月经第5日开始，每晚口服己烯雌酚0.5mg，20日为1个周期，共4～6个周期。并可同时服用甲状腺片每次0.03g，每日1次，以促其发育。

3. 异物刺激法　适用于青春期子宫发育不良患者。可于宫腔内放置小号宫内节育器2～3个月，促进子宫发育增大。

【中医治疗】

子宫发育异常常见的症状，如“闭经”“痛经”“不孕”及常见的并发症等均可参照相关的章节辨证论治。其中幼稚型子宫的中医治疗如下。

1. 辨证论治

(1)肝肾不足型:月经量少,色淡质稀,经期延后,经行腹绵绵隐痛,喜按;婚后不孕,头晕耳鸣,腰膝酸软,脱发,舌质淡,苔薄,脉沉细。治宜补肾填精,养血调经。方选四二五合方:当归、川芎、生地黄、白芍、仙茅、淫羊藿、枸杞子、菟丝子、车前子(包煎)、覆盆子各10g,五味子、甘草各6g。每日1剂,水煎服。

(2)肝郁气滞型:月经量少,经前乳房及少腹胀痛;胸胁胀满,喜叹息,婚后不孕,心烦易怒,二便正常。舌质红,苔少,脉弦。治宜疏肝理气,补肾调经。方选调经种玉汤加减。药用当归、川芎、生地黄、白芍、延胡索、牡丹皮、茯苓、菟丝子、桑寄生、郁金各10g,陈皮、香附、甘草各6g。每日1剂,水煎服。

2. 中成药

(1)逍遥丸:每日2次,每次1丸,口服。适用于肝郁气滞,肝脾不和者。

(2)龟鹿补肾口服液:每日3次,每次10ml,口服。适用于肝肾不足者。

(3)五子衍宗丸:每日2次,每次1丸,口服。适用于肾虚精亏者。

(4)乌鸡白凤丸:每日2次,每次1丸,口服。

【名医提示】

1. 子宫发育异常患者,妊娠后应积极预防流产和早产。临产后密切观察产程,根据胎位、宫缩情况、产程的进展而选择分娩方式,若由阴道分娩,要预防产后出血。

2. 手术治疗后再妊娠者,孕产期均应严密观察,严防子宫破裂。

第17章

女性性功能失调病变

第一节　性厌恶

性功能即性系统的功能,包括性心理、性生理和性行为。性功能失调是指各种原因所致的性表现、性行为能力的异常。性厌恶为一种对正常性欲发动因素失去正常反应的疾病。

【诊断要点】

1. 患者在幼年、青春期曾有过性误导、性创伤,如被强奸、乱伦及早期性交疼痛等。

2. 少数患有精神疾病,如强迫性神经症、性格紊乱性神经症。

3. 除上述病史外,如宗教信仰、夫妻关系均能导致本病。

4. 表现为性活动次数减少和缺乏性活动兴趣,仅在特殊情况下,性欲才能得到发动和强化,每年进行1～2次性生活,常合并有阴道痉挛和性欲高潮缺乏。

5. 某些患者在性活动中表现为焦虑、出汗、心悸、恶心、呕吐、腹泻等。

【西医治疗】

1. *性感集中练习*　目的是消除病理性性厌恶后果和改善性活动方式。具体方法:从治疗开始时要求夫妻禁止任何性活动,开始进行身体触摸,如手、颈、上肢部位,加强非语言交流,这种触摸只是提高身体对触摸与被触摸的感觉能力和控制能力,减少忧虑,而不是为了性唤起或满足性交需要。

2. *病因治疗*　针对病因给予开导,消除思想上的顾虑,克服恐惧心理,从而在性生活中产生满意和亲切的感觉。

【中医治疗】

1. *辨证论治*

(1)思虑伤神型:厌恶房事,心烦失眠,并兼虚烦心悸,多梦;精神疲倦,舌质红,少苔,脉象细数。治宜养心安神。方选天王补心丹加减。药用龙骨20g,生地黄

15g，天冬、麦冬、当归、玄参、柏子仁、党参、茯神、酸枣仁、石菖蒲、桔梗、五味子各10g，远志6g，琥珀3g。若心火偏旺加莲子心；失眠加夜交藤、合欢花各15g；腰酸加女贞子、狗脊、桑寄生各15g。每日1剂，水煎服。

(2)惊恐伤肾型：厌恶交合，神情焦虑易惊；情绪易于激动，夜寐不安，腰酸背痛，精神忧郁，舌质红，少苔，脉象沉细数。治宜滋肾安神定志。方选自拟方。药用熟地黄、磁石各30g，柏子仁、枸杞子各15g，黄柏、甘草、茯神、山茱萸各10g，朱砂(冲服)3g。若阴血虚加龟甲、鳖甲；腰酸软加杜仲、续断、狗脊各15g；虚火加牡丹皮、知母各10g。每日1剂，水煎服。

(3)郁怒伤肝型：厌恶性交，烦躁易怒；情绪不稳定，胸胁不适，善太息，舌质偏红，舌苔有缨线，脉弦或弦细数。治宜解郁安神。方选柴胡疏肝散合一贯煎加减。药用白芍、枳壳各15g，川芎、陈皮、当归、川楝子、枸杞子、沙参、牡丹皮各10g，香附、柴胡、栀子、青皮、甘草各6g。若郁久化火加龙胆10g；头晕加钩藤15g，菊花10g；失眠加珍珠母15g。每日1剂，水煎服。

2. 中成药　琥珀安神丸，每日2次，每次1粒，口服。

3. 针刺疗法

(1)体针：肾俞、心俞、胆俞、神门、三阴交、中极、关元。

(2)耳针：神门、心、皮质下、脑点。

【名医提示】

1. 本病神情偏执，故以情制情法，如音乐、舞蹈疗法，宜用轻松、舒愉开朗如高山、森林、温泉等均可酌情应用。

2. 可选用太极拳、散步、内养操等。

第二节　性欲减退症

性欲减退症指女方在婚后较长一段时间内出现明显对性活动要求减低或完全缺乏，是一种以性生活接受能力和行为水平都降低为特征的病症。又称“性欲低下”“性欲淡漠”。

【诊断要点】

1. 绝大多数患者有幼年、少年受到不正确的性教育、性创伤及性交环境、夫妻感情不合等因素存在。

2. 部分患者患有各种器质性疾病，如先天性性腺发育异常、下丘脑病变、垂体病变、甲状腺功能减退、慢性肝炎、慢性肾衰竭、结核病、糖尿病、吸毒等。

3. 性兴趣、性要求减少或无。

4. 性交次数或其他性活动明显减少或无。

5. 性生活常处于被动地位。

6. 与相应年龄不相适应的性欲低下。

7. 血清中 FSH、LH、PRL、T、E_2 等性激素测定可有阳性发现。

8. 心理性欲低下多为暂时性或境遇性，而器质性者则多为持续性或顽固性。

【西医治疗】

1. 甲睾酮　每次 5mg，每日 3 次，月经干净后开始服用，连服 20 日。雄激素可增加阴蒂敏感性，从而提高性欲。

2. 维生素 C　每次 0.1～0.4g，每日 3 次，连服 3 周。

3. 己烯雌酚　每次 1～3mg，每日 1 次，连服 10 日。

4. 维生素 E 胶丸　每次 200mg，每日 3 次，口服。

【中医治疗】

1. 辨证论治

(1)肾阳虚衰型：性欲减退，少腹虚冷喜暖；腰酸膝软，形寒肢冷，白带清稀色白，舌质淡，苔薄白，脉象虚弱或沉细。治宜补肾壮阳，温补命火。方选右归丸加减。药用熟地黄 24g，山药、枸杞子、杜仲、菟丝子各 12g，鹿角胶(烊化)、淫羊藿、仙茅各 10g，当归、山茱萸各 9g，巴戟天、肉桂各 6g，鹿茸粉（冲服)2g。每日 1 剂，水煎服。兼脾阳气虚者加黄芪 15g，干姜、人参各 10g；腰酸痛者加续断、桑寄生各 10g；白带多者加白芷、苍术各 10g；小腹冷痛者加胡芦巴 10g，小茴香 6g。

(2)肝气郁结型：性欲减退，情绪不稳定；两胁满胀，善太息，或烦躁易怒，郁郁寡欢，月经失调，舌质淡红，苔薄白有舌缨线，脉象弦细或弦沉。治宜疏肝解郁，激情启欲。方选逍遥散加减。药用橘叶、淫羊藿、白芍各 15g，当归、柴胡、郁金、白术、枳壳各 10g，薄荷、甘草、木香各 6g。每日 1 剂，水煎服。郁久化热者加牡丹皮、栀子各 10g；气郁甚重加延胡索 10g，香附、青皮各 6g；乳房有硬块加王不留行、穿山甲各 10g；气滞久致瘀血加赤芍 10g，川芎 6g；欲难激发加仙茅、巴戟天各 10g。

(3)心脾两虚型：性欲减退，饮食不香，心悸失眠，面色无华；口唇淡白，神疲无力，大便软，月经量少色淡，白带略多，舌质淡，苔薄白，脉象细弱无力。治宜补益心脾，助思欲念。方选归脾汤加味。药用酸枣仁、黄芪各 20g，淫羊藿、当归各 15g，炒白术、茯神、远志、鹿角霜、菟丝子、龙眼肉各 10g，木香、人参、炙甘草各 6g，生姜 5g，肉桂 4g，大枣 5 枚。每日 1 剂，水煎服。饮食不香加生麦芽 15g，炒麦芽、鸡内金各 10g，砂仁 6g；白带多者加山药、白芷各 10g；心血虚甚加阿胶 10g；气郁加橘叶 10g，柴胡 6g。

(4)肝血不足型：性欲减退，月经过少或闭经；头晕目花，四肢或手指麻木，失眠多梦，或胁隐痛，易怒易悲，膝软无力，舌质淡，脉沉细或细弦。治宜补养肝血，启发欲念。方选补肝汤加味。药用熟地黄、枸杞子、女贞子各 15g，当归、白芍各 12g，生麦芽、酸枣仁、木瓜、桑椹子、五味子各 10g，砂仁、川芎、甘草各 6g。每日 1 剂，水煎服。肝气郁滞者加柴胡、橘叶各 10g；头晕肢麻者加天麻 10g；腰膝酸软者加杜仲、桑寄生各 10g;阴血匮乏甚者加阿胶、龟鹿二胶各 10g。

(5)冲任虚损型:性欲减退,难以启激;头晕目眩,腰酸肢软,形瘦面黄,精神萎靡,失眠或嗜睡,舌质淡,苔薄白,脉沉细。治宜温充冲任精气,以催情助欲。方选回春丸加减:紫河车、鹿角霜各 15g,巴戟天、续断、狗脊、龟鹿二胶(烊化)、补骨脂、阿胶(烊化)各 10g,甘草 6g。每日 1 剂,水煎服。

(6)心虚胆怯型:性欲减退或消失,惊悸不安;善惊易恐,少寐多梦,坐卧不安,舌质淡红,脉虚数。治宜养心安神,益胆定魂。方选平补镇心丹加减。药用酸枣仁 30g,生地黄 20g,茯神、麦冬、石菖蒲、龙齿、山药各 15g,五味子、当归、柏子仁各 10g,人参、远志、炙甘草各 5g,肉桂、朱砂(冲服)3g,琥珀(冲服)2g。每日 1 剂,水煎服。

2. 内服单方验方

(1)枸杞子 50g,人参 20g,蛤蚧 1 对。浸于 500～1000ml 米酒内,1 周内随量饮用。

(2)羊肉 250g,雀卵 2 个。隔日 1 剂,水煎服。

3. 外治单方验方　五灵脂、白芷、附子、青盐各 6g,麝香 0.3g,研末备用。用法:将药面填入脐窝内及脐周 1 寸,上盖纱布,每日 1 次,每次 15～20 分钟,连用 7 日为 1 个疗程。

4. 针灸治疗　针刺神门、肾俞、八髎、足三里、三阴交,灸中极、关元、神阙。每日 1 次,用补法。

5. 按摩疗法

(1)灵点按摩:所谓灵点,是指能激起性欲与性兴奋的最有效的体表腧穴。女子的发欲带如耳朵、颈、大腿内侧、腋下、乳房、乳头等部位最敏感,其灵点是"会阴""会阳""神门"等穴。按摩发欲带时,可用指头螺纹面按压,以柔济刚,达到激发的效果。

(2)神阙按摩:以深部自感微热为度,每日数次。

6. 中成药

(1)五子补肾丸:每日 2 次,每次 2 丸,空腹服用。

(2)养血当归精:每日 2 次,每次 10ml,口服。

(3)阳春酒:每日 2 次,每次 10ml,口服。

(4)归脾丸:每日 2 次,每次 1 丸,口服。

【名医提示】

1. 注意保持心理平衡,消除紧张情绪,协同就医,坚持治疗。同时鼓励丈夫用接吻、触摸性兴奋点等办法来刺激和唤起妻子对性的兴奋。

2. 对器质性性欲减退症涉及神经、内分泌等方面,应认真、彻底、及时进行地治疗,有效地控制和消除本病因素。

3. 注重调神,平时注意心理健康,做到心境坦然,怡情开放。

第三节 性欲亢进症

性欲亢进症呈现为一种强迫性的需要,不考虑任何条件和环境的约束去寻求性接触,如若不进行性交便觉十分痛苦。中医学称该病为“花痴”“花邪”“花旋风”,又称“慕雄犯”。

【诊断要点】

1. 询问病史,了解婚前、婚后对性的认识,是否患过精神病、内分泌病变,是否过多地接触色情情调较浓的刺激。

2. 性兴奋、性要求表现过频、过快、过剧。同时,不考虑周围环境约束而寻找性刺激,不能自我控制,甚至近似发狂。

3. 不能正常地生活,影响健康及人际关系。

4. 如有内分泌疾病,均会出现相应症状、体征。

【鉴别诊断】

性变态(性欲倒错) 又称心理异常,它的特点是性欲唤起、性对象的选择和满足性欲的方式等都有别于正常性活动。一般是采取偏离正常的方式取得性满足,如恋物癖、露阴癖、同性恋等。与性欲亢进有本质上的区别。

【西医治疗】

1. 一般治疗 经检查排除器质性病变,夫妻双方可暂时分居一段时间以减少性的刺激,同时进行心理治疗及性教育,使其自觉地将精力集中到工作和学习中。

2. 药物治疗 可选用镇静药消除其病态妄想和消除其激起的冲动。

(1)地西泮:每次2.5mg,每日3次,口服。

(2)甲丙氨酯(眠尔通):每次0.2g,每日3次,口服。

(3)氯丙嗪:每次25mg,每日3次,口服。

(4)亦可用性激素疗法,以抵抗其作用。

3. 手术治疗 如为脑部肿瘤或性腺肿瘤引起者,则可用手术切除。

【中医治疗】

1. 辨证论治

(1)心肾不交型:情欲旺盛,欲得男子;口燥咽干,心烦不安,情浓欲烈不能自我控制,阴门润滑,百脉动体,面色潮红,失眠多梦,手足心热,舌质红,少苔或苔薄黄少津,脉细数。治宜交通心肾,安神定志。方选交泰丸合三才封髓丹加减。药用天冬、生地黄、黄柏各15g,太子参、合欢皮各10g,砂仁、甘草、黄连各6g,肉桂、灯心草各3g。每日1剂,水煎服。

(2)痰火扰心型:性欲亢盛,不能自制,近乎狂症;性情急躁,头痛失眠,面红目赤,小便黄赤,大便秘结,舌红,苔黄,脉弦滑而数。治宜泻火逐痰,镇心安神。方选泻心汤加味。药用大黄 15g,黄连、黄芩、知母、莲子心各 10g,甘草 6g,琥珀 3g。每日 1 剂,水煎服。

(3)肝胆湿热型:情欲亢进,头晕目眩;口苦,心烦少寐,怔忡不安,咽干,溲黄,便秘或便软黏滞,舌红,苔黄,脉弦数。治宜清泻肝胆实火、湿热。方选龙胆泻肝汤加减。药用生地黄、车前子各 15g,泽泻、栀子、当归各 12g,龙胆、黄芩、柴胡、竹叶、黄柏各 10g,甘草 6g。每日 1 剂,水煎服。

(4)瘀血阻络型:性欲旺盛,阴门及少腹胀或刺痛(该类可有局部手术、外伤史);口唇紫暗,经来有暗色血块,舌质暗红或紫暗,脉细涩。治宜活血化瘀,滋阴清热。方选活络效灵丹合知柏地黄汤加减。药用丹参、生地黄各 30g,牡丹皮、知母、黄柏各 15g,当归、乳香、没药各 10g,水蛭(研冲)、甘草各 6g。每日 1 剂,水煎服。

(5)阴虚阳亢型:性欲亢进,虚烦不寐;腰酸膝软,五心烦热,面色潮红,头晕耳鸣,盗汗,或以手淫自解,琼液渐出黏滞,口干,舌红,少苔,脉细数。治宜滋阴潜阳,安神定志。方宜知柏地黄汤加减。药用生地黄 30g,黄柏、生枣仁、泽泻各 15g,牡丹皮、知母、栀子、竹茹各 10g,柴胡、甘草各 6g,朱砂(冲服)2g。每日 1 剂,水煎服。

2. 内服单方验方

(1)半夏 10g,荆芥、麻黄、槐角子、陈皮各 6g,白矾 3g,飞朱砂 2g。每日 1 剂,水煎,分 2 次服。

(2)龙胆、磁石、莲子心各 10g。每日 1 剂,水煎,分 2 次服。

3. 外治单方验方

(1)水蛭 9 条,苏合香 1g,麝香 0.3g。先将水蛭阴干研末,再加入麝香、苏合香共研细末,入蜜少许调和成膏,擦右涌泉穴。

(2)玄明粉 30g。冷开水溶化后冲洗阴部。

4. 针灸疗法

(1)肝俞穴挑刺法:取肝俞穴,局部消毒,用三棱针进行挑刺,将其“白筋”挑断,待其愈合后,再行第 2 次挑刺,适宜痰火扰心者。

(2)涌泉穴,针两侧,用泻法,每日 1 次。

(3)针刺照海、蠡沟,用泻法,每日 1 次。

【名医提示】

1. 配偶要给予抚慰,协调房事,移情易性,帮助从中解脱,耐心、热心、诚心是使之解脱的良剂。

2. 树立良好的性道德观念,节制房事,清心寡欲,切忌恣情纵欲。

3. 适当进行剧烈活动,可以加快本病的康复。

4. 严禁看黄色小说、淫秽录像。

第四节　性交疼痛

性交疼痛指勃起的阴茎能够插入阴道，但是性交时或性交结束后，外阴部、阴道内部及下腹部感到轻重不同的疼痛，可持续数小时乃至数日。中医学称之为“交接痛”“合房阴痛”“小户嫁痛”“吊阴痛”等。

【诊断要点】

1. 性交时阴部疼痛，重症者感阴道烧灼痛及盆腔内疼痛。

2. 不性交时，阴部感觉正常。

3. 伴有性欲减退，腰痛或烦躁易怒，甚至厌恶性生活。

4. 如合并有器质性病变，将随同有相关症状，如膀胱炎，可出现尿急、尿道灼热、尿痛、尿频等。

【鉴别诊断】

本病需与阴道痉挛相鉴别。后者指性交前或性交时阴道和盆底肌肉系统非自主性的剧烈而持续性的痉挛和缩窄，使勃起的阴茎根本无法插入，也就无法性交，或阴茎插入后发生痉挛，而阴茎拔不出来。

【西医治疗】

1. *精神治疗*　针对不同情况采取不同的心理疗法，是治疗性交疼痛的原则。如协调夫妻感情，消除抵触情绪；进行性知识指导，包括改变性交姿势；克服恐惧心理，消除诱发因素，可试行精神治疗解除条件反射出现的疼痛。

2. *病因治疗*

(1)控制感染：以消除感染病灶为主。氨苄西林，每次1g，每日3次，肌内注射。

(2)调整内分泌：尼尔雌醇，每个月一次，一次5mg，以改善阴道黏膜情况。

(3)局部治疗：10%可卡因软膏性交前涂以表面，治疗神经过敏或局部明显痛觉过敏者。

(4)手术治疗：因器官变形或肿瘤压迫所致的性交阴痛，则应根据情况分别选用适当的手术治疗。

【中医治疗】

1. *辨证论治*

(1)肝气郁结型：性交则阴痛，阴道深部尤甚，情绪不稳定，轻者可忍受，重者阴内阵发吊痛，放射到少腹两侧及下肢两侧，甚至上连乳房；精神抑郁，烦躁易怒，时而头痛目眩，或有意回避，舌质偏红，苔薄，脉弦。治宜疏肝解郁，理气通络止痛。方选川楝散加减。药用白芍30g，川楝子15g，乌药、炙甘草、川芎、枳壳、当归、延胡索、槟榔各10g，小茴香5g，吴茱萸、细辛各3g，蜈蚣2条。每日1剂，水煎服。若两乳胀痛加橘叶、路路通、王不留行、穿山甲各10g；有热加牡丹皮、栀子各10g。

(2)冲任虚损型:交接阴痛,性欲减退;腰膝酸软,月水不调,两乳平塌,久不成孕,舌淡,苔薄白,脉沉细。治宜补益冲任。方选龟鹿二仙膏加味。药用枸杞子、黄芪、乌贼骨、菟丝子各20g,鹿角胶、龟甲胶、杜仲、紫石英各15g,人参、小茴香、甘草各6g。每日1剂,水煎服。若阳虚甚加淫羊藿、仙茅、巴戟天各10g;若精血虚加女贞子、阿胶各10g。

(3)冲任瘀阻型:交接痛甚,如有针刺,或阴道干涩,损伤阴户,牵引少腹胀痛不适;月经量少有块,舌质暗淡,苔白,脉细弱。治宜调冲任,行瘀滞。方选四物汤合失笑散。药用当归、白芍各15g,川芎、川楝子、延胡索、槟榔、熟地黄各10g,木香、五灵脂、蒲黄、甘草各6g。每日1剂,水煎服。若郁滞甚加香附10g;瘀血剧加郁金、丹参各10g。

(4)肝肾阴虚型:交接疼痛,阴户干涩;腰酸,盗汗,阴道中灼热痛,头晕耳鸣,神倦无力,五心烦热,面色潮红,舌质红,脉弦细数或弦细无力。治宜滋肝补肾,填精润燥止痛。方选知柏地黄汤合二至丸加味。药用熟地黄30g,山药、女贞子、墨旱莲、菟丝子各15g,知母、黄柏、山茱萸、牡丹皮、茯苓、泽泻、淫羊藿、枸杞子各10g,砂仁、甘草各6g。每日1剂,水煎服。

(5)肝胆湿热型:交合阴道灼热疼痛,带下量多色黄有味;急躁易怒,少腹坠痛,心烦少寐,口苦而黏,或两胁胀痛,时而叹息,小便黄赤,尿道灼热,舌质红,苔黄或黄腻,脉弦滑或弦数。治宜清泻肝胆湿热、实火。方选龙胆泻肝汤加减。药用车前子30g,生地黄、泽泻各15g,龙胆、栀子、黄芩、柴胡、竹叶、甘草、当归各10g。每日1剂,水煎服。若带下色黄,味腥臭加薏苡仁12g,黄柏、白芷、萆薢各10g;气郁加郁金10g,青皮6g。

2. 内服验方单方　枸杞子30g,当归15g,阿胶12g,白芍10g。煎汁冲鸡蛋黄饮服,每日1次,适用于阴道干燥合房致痛者。

3. 外治单方验方

(1)苦参20g,黄柏15g,蛇床子、甘草各10g。水煎冲洗阴道,每日1次,连续5日,适用于阴道及宫颈炎而致的性交疼痛。

(2)苦参、透骨草各30g,川芎15g。水煎坐浴,每次20分钟,连续7日,适用于盆腔炎引起的疼痛。

4. 针灸治疗

(1)体针:合谷、关元、三阴交,每日1次,5次为1个疗程。

(2)耳针:子宫、内分泌、交感穴,每日1次,5次为1个疗程。

【名医提示】

配偶要给予抚慰,协调房事,移情易性,帮助从中解脱,耐心、热心、诚心是使之解脱的良剂。

第五节　性交出血

性交出血指性交时或性交后，女性阴道或外生殖器局部出血。本病可见于婚后任何年龄阶段的女性。若是新婚，女子因处女膜破裂出血者，属正常现象。性交出血偶尔发生，不足以影响性生活。若过频时，则必须引起注意，尽早到医院就诊。

【诊断要点】

1. 详细询问病史。因大多数是由于女性生殖系统局部病变所致，如阴道炎症、尿道炎、尿道肉阜、宫颈糜烂、宫颈癌、外阴炎、盆腔炎等。

2. 凡是女性在性交时或性交结束后阴道出血，无论量多、量少均可做出诊断。

3. 妇科检查：可发现相关的器质性疾病。

【鉴别诊断】本病应与由于性交时处女膜破裂而出血者鉴别。后者只需停止性交，休息数日，即可自愈。

【西医治疗】

1. *一般治疗*　发现性交出血，立即停止性生活，并注意外阴卫生。如性交不当和不合时不宜性交，应给予性咨询及指导，多数停止性生活后可自愈。

2. *控制感染*　若局部炎症致性交出血，应以消除感染病灶为主。

(1)氨苄西林：每次2g，每日3次，肌内注射。

(2)0.02%高锰酸钾：坐浴，每日2次。

3. *病因治疗*　找出病因，进行针对性治疗。如尿道肉阜，可用电灼法或手术切除；宫颈癌，行手术切除；老年性阴道炎引起出血可用己烯雌酚，每次0.5mg，每晚1次，塞入阴道，连续10～20次。

【中医治疗】

1. *辨证论治*

(1)心脾两虚型：每于合房交接，阴道少量出血，色淡，阴户隐痛；面色萎黄，精神不振，食少体倦，心悸健忘，失眠，忧虑寡欢，白带多，舌质淡，苔薄白，脉虚或弱。治宜益脾养心，安神摄血。方选归脾汤加减。药用伏龙肝（先煎去渣）90g，黄芪、仙鹤草各30g，炒枣仁20g，炒白术、当归、茯神、龙眼肉、远志各10g，木香、生姜、人参、三七粉(冲服)、炙甘草各6g，大枣5枚。每日1剂，以伏龙肝水煎上药服。若饮食不振加炒麦芽15g，鸡内金10g；出血不止者加升麻、柴胡各6g及炭类止血药；白带多加白芷、山药各10g；阴户痛加白芍15g。

(2)脾肾虚弱型：交接出血，量少色淡，阴户、少腹冷感；面色㿠白，神疲乏力，失眠多梦，腰背酸痛，舌质淡，苔薄白，脉细弱。治宜健脾补肾，固脉摄血。方选寿脾煎加减。药用莲子肉20g，山药、地榆炭各15g，白术、人参、当归、艾叶炭、荆芥炭各10g，远志、炙甘草、干姜各5g。每日1剂，水煎服。

(3)冲任损伤型:交接出血,血色暗红夹有血块,少腹疼痛;烦躁易怒,口干便燥,头晕耳鸣,五心烦热,舌质红,少苔,脉弦细。治宜固摄冲任,滋阴止血。方选自拟方。药用菟丝子 20g,生地黄、熟地黄、山药、续断、桑寄生、女贞子、墨旱莲、仙鹤草、党参各 15g,山茱萸、槐花炭、荆芥炭各 10g,黄柏 6g,炮姜、蒲黄炭、三七粉(冲服)各 3g。每日 1 剂,水煎服。

(4)肝郁化火型:交接时阴道出血,色鲜红量较多;心烦易怒,口苦咽干,小便黄赤短少,大便秘结,黄带味臭,经量增多或先期,舌质红,苔薄黄,脉弦。治宜清化郁火,凉血止血。方选丹栀逍遥散加减。药用白芍 20g,牡丹皮、生地黄各 15g,茜草炭 12g,荆芥炭、黑栀子、当归、柴胡、白术各 10g,生甘草、薄荷各 5g,炮姜、大黄各 3g。每日 1 剂,水煎服。

(5)湿热下注型:交接出血,阴部灼痛;面红目赤,烦热胸闷,口苦咽干,溲黄,带下量多、色黄味臭,或并阴肿,舌质偏红,苔黄腻,脉滑数。治宜清热利湿,凉血止血。方选龙胆泻肝汤加减。药用仙鹤草 30g,白茅根炭 20g,生地黄、泽泻、车前子各 15g,龙胆、栀子、黄芩、柴胡、竹叶、当归各 10g,生甘草 5g。每日 1 剂,水煎服。若带下色黄、量多味臭加黄柏、白薇各 10g。

2. 内服单方验方

(1)土茯苓、鱼腥草、仙鹤草各 30g,败酱草、生薏苡仁各 15g,当归 10g,红花、赤芍各 6g,三七粉(冲服)3g。每日 1 剂,水煎,分 2 次服。

(2)伏龙肝 15g,桂枝 6g。研细末,酒冲服,每日 3 次,每次 1g。

3. 外治单方验方

(1)牛膝、甘草各 30g,黄连 15g。水煎取药液 800ml,外洗阴部,每日 2 次。

(2)苦参 30g,蛇床子、黄柏、侧柏炭各 15g。水煎取药液 1500ml,阴道冲洗,每日 1 次。

(3)赤石脂、五倍子各 10g。共研细末,纱布包,塞入阴道,每日 1 次。

(4)云南白药少许。可涂于外阴部出血处。

【名医提示】

1. 性生活是包括性交在内的其他性爱活动,是夫妇间无声的共同语言和乐趣,同时也非是一朝一夕能达成的。出现问题应善于正确处理,不能操之过急,尤其是不能将进行性生活作为一种奖赏和惩罚手段,或作为一种交换条件,否则会导致性生活失败,甚至婚姻关系的破裂。

2. 女性性高潮出现较男方迟缓,所以在性交前要有一定的准备活动,包括接吻、按摩躯体、抚摸乳房、吸吮乳头和刺激阴蒂等,等待双方都进入了性兴奋期再进行性交,这样才能获得满意的性生活。

3. 性道德是道德修养和人格修养的一部分,也是家庭稳固的重要因素,要坚决抵制那些“性自由”“性解放”的腐朽思想,夫妇间要忠诚相待,杜绝婚外性行为。

4. 夫妻间要充分理解和互相体贴。对于性交出血,不必忧心忡忡。只要精神放松,积极进行治疗就无大妨碍。

5. 性生活要双方平等协调,男女有平等权利,只要一方处于性兴奋时都可向对方提出性要求,以期满足。

6. 性交出血,应立即停止性生活,平时应节制房事,在经期不宜同房。

7. 积极寻找致病因素,针对病因进行治疗。

第六节　性交阴道痉挛

阴道痉挛指围绕阴道入口肌肉,特别是阴道括约肌和肛提肌的不随意收缩。阴道痉挛患者生殖器官正常,然而当阴茎插入时,阴道入口突然紧闭,以致无法进行性交。阴道痉挛可以伴有全身性抑制或性高潮抑制,许多女性对阴蒂刺激可产生高潮,也可以享受性嬉戏和性接触,但不能性交。阴道痉挛为功能性疾病,较少见。

【诊断要点】

1. 询问病史,寻找导致该病的原因,如精神是否过度紧张,有无性创伤及性交不当史。

2. 妇科检查:可发现阴道痉挛,股内侧或会阴肌肉强直,阴道检查指压阴道后壁可发生有反射性阴道痉挛。同时也可发现外阴、阴道、盆腔等器质性病变。

【鉴别诊断】应与性交痛鉴别,参见性交疼痛。

【西药治疗】

1. *药物治疗*　对神经过敏患者服镇静药。

(1)地西泮:每次2.5mg,性交前口服1次。

(2)三溴片:每次0.3g,性交前口服1次。

(3)10%可卡因软膏在性交前5分钟涂搽阴部。

2. *行为心理治疗*

(1)阴道肌肉放松术:让女方做腹部、大腿内侧和阴道肌肉的连续收缩与放松活动,使其对肌肉的松紧有控制感。自己将1个手指轻柔插入阴道,体验阴道的收缩和松弛,随后,逐渐将手指全部插入阴道,尽量插入2个手指,自己感到有把握时,则可在阴道内轻轻做绕圈活动。有时,女子不能单独进行这种操作,可由丈夫依上法重复阴道检查操作。一旦女方能够完全松弛,则应轻轻移动手指。最后,在阴道容纳阶段,以女上位或侧位姿势进行性交,这样有利于控制阴茎插入的深度和保持性感调节。如阴道分泌物缺乏时,可使用润滑剂。

(2)阴道条件反射性收缩消除术:应用有刻度的橡胶或塑料扩张器缓慢插入阴道,当患者能耐受时,逐渐增大直径,直至与勃起的阴茎相等。有时,患者可将扩张器保留在阴道内一段时间，甚至整夜，这样可消除条件反射导致的疼痛。同时，妻子可用手引导丈夫阴茎进入阴道开口，最好采取女上位姿势。

【中医治疗】

1. 辨证论治

(1)肝气郁结型：性交阴道痉挛，情绪紧张；胸闷善太息，胁肋胀痛，烦躁不安，失眠多梦，舌苔白，脉弦。治宜疏肝解郁，行气缓急止痉。方选四逆散加味。药用牡蛎、白芍各20g，柴胡、枳壳、郁金、香附、川芎、川楝子、僵蚕各10g，甘草6g。每日1剂，水煎服。若失眠多梦加珍珠母30g，夜交藤10g；肝郁化火者加栀子、牡丹皮、夏枯草各10g；痛甚加延胡索10g。

(2)肾阴不足型：性交时阴道干涩痉挛，腰酸；口燥咽干，盗汗，五心烦热，舌质红，少苔或无苔，脉细数。治宜滋肾育阴，濡润止痉。方选左归丸加减。药用熟地黄30g，山药、墨旱莲。女贞子、怀牛膝、枸杞子、枣仁、白芍各15g，知母、山茱萸、龟甲胶各10g。每日1剂，水煎服。若阴虚甚者加玄参、生首乌各10g；火旺加黄柏10g；腰酸加杜仲、续断、狗脊各15g。

(3)冲任虚损型：性交阴道痉挛，月水不调，性欲减退；两乳平塌，腰膝酸软，久不成孕，舌质淡，苔薄白，脉虚弱。治宜温补冲任，填充止痉。方选龟鹿补冲汤加味。药用党参、黄芪、龟甲各20g，肉苁蓉、杜仲各15g，牛膝、鹿角胶、乌贼骨、枸杞子、白芍各10g，甘草6g。每日1剂，水煎服。若阳气偏弱者宜加紫石英30g，淫羊藿、巴戟天各10g；精血偏损加山茱萸、菟丝子各10g；气郁者加橘叶、白蒺藜各10g。

2. 内服单方验方　当归15g，桂枝、白芍、狗脊、枸杞子、熟地黄各10g。每日1剂，水煎，分2次服。

3. 外治单方验方

(1)蛇床子、川乌各15g，花椒、青龙皮、防风各10g。水煎取药液300ml，温热，性交前外洗阴部。

(2)天仙子15g，曼陀罗花1g。水煎取药液300ml，温热，性交前外洗阴部。

4. 针灸治疗　性交前20分钟，针刺合谷、神门、中极、关元、足三里、三阴交。

【名医提示】

1. 性交前要进行情感交流，互相接触身体和抚摸，以激起女方性欲，做到精气相感，情投意合，阴道振奋，玉户开张，方施行房。性交过程中，男方要温文尔雅，动作轻柔。

2. 指导夫妻双方共同学习一些性知识，消除精神上的紧张、焦虑情绪，以解除心理负担。

3. 性交时宜取女上位，以便于女方控制，动作徐缓，或阴茎纳入不动。

第18章

女性综合征与不孕症

第一节　经前期紧张综合征

经前期紧张综合征是指妇女在月经来潮前数天出现的一系列症状。多发生在生育年龄的妇女，多数人在月经来潮前没有不良反应或反应很轻，但有少数人在月经前出现严重的不适反应，如精神紧张、压抑，烦躁易怒，失眠，头晕头痛，乳房、少腹作胀或乳头疼痛，食欲缺乏等，影响生活和工作，需进行治疗。西医认为是由于经前期雌激素、黄体酮分泌不协调或肾上腺功能失调而引起神经系统的功能紊乱所致，相当于中医学郁证的范畴。

【诊断要点】

1. 发病年龄多为中年妇女。

2. 典型症状常在经前1周开始，至月经前2～3天最严重，经后突然消失。

3. 最初感到全身乏力、易疲劳、困倦、嗜睡、精神紧张、身心不安、遇事挑剔、易怒、感情冲动、争吵、哭闹、不能自制，或者无精打采、抑郁不乐、焦虑、忧伤或情绪淡漠、不愿与人交往、注意力不能集中、判断力减弱。

4. 除了这些精神症状外，还出现手足或眼睑水肿、恶心、呕吐、腹泻、尿频、盆腔坠胀、腰骶部疼痛、头晕、头痛、乳房胀痛、食欲改变、潮热、出汗、眩晕、心悸、痤疮、油性皮肤等。

5. 临床症状有伴随月经周期性发作的特点。

6. 体格检查及妇科检查均无器质性病变。

【鉴别诊断】

1. 本病所表现的各种证候与内科病症相似，故在诊断本病之前应排除其他系统功能性或器质性病变，如症状出现于平时，经期偶患，与月经周期无关，则不属本病范畴。

2. 本病有三个特点：一是周期性发病，月经过后，临床症状自然消失；二是与月经周期密切相关，在月经前数天发病；三是精神改变和少腹、乳房不适，但需排除内分泌系统器质性病变。

【西医治疗】

1. 对症治疗

(1)镇静药：氯氮䓬(利眠宁)10mg，每日 2～3 次；甲丙氨酯(眠尔通)0.2～0.4g，每晚睡前服 1 次。

(2)利尿药：①氢氯噻嗪(双氢克尿塞)，每次 25mg，每日 3 次，口服，用 3 日以上者，要注意补钾。②螺内酯，每次 20mg，每日 3 次，口服。③氨苯蝶啶，每次 50mg，每日 3 次，口服。

(3)阿普唑仑：经前用药，0.25mg，每日 2～3 次口服，逐渐增量为 4mg/d，用至月经来潮第 2～3 日。

(4)氟西汀：黄体酮用药，20mg，每日 1 次口服。

(5)维生素：①维生素 A，1 万 U/d，口服。②维生素 E，每次 20mg，每日 3 次，口服。③复合维生素 B，每次 2 片，每日 3 次，口服。

2. 激素治疗

(1)孕激素：①炔诺酮 2.5mg 或甲地孕酮 5mg，于月经前 14 日开始连服 10 日。②黄体酮 10～20mg，经前 8 日开始肌内注射，每日 1 次，共 5 日。

(2)雄激素：①甲睾酮，每次 5～10mg，舌下含服，每日 1 次；②丙酸睾酮，每次 25mg，肌内注射，隔日 1 次，自月经中期开始，用至月经来潮。

【中医治疗】

1. 辨证论治

(1)肝郁气滞型：经前乳房胀痛，情志抑郁，烦躁易怒，或少腹胀满，舌苔正常，脉弦。治宜疏肝理气，活血通络。方选柴胡疏肝散加减。药用白芍、陈皮、枳壳、川楝子、当归、橘核、王不留行各 12g，延胡索 9g，柴胡、川芎、香附、甘草各 6g。每日 1 剂，水煎服。若肝经郁火，出现头痛、口苦口干、经行发热者，可于上方去川芎之辛窜，加石决明、夏枯草各 15g，牡丹皮、栀子各 12g 以平肝清热；如见脾虚肝旺，痛必泄泻者，宜健脾疏肝，用痛泻要方加减。药用白术、白芍、陈皮、防风各 12g。

(2)心肝火盛型：经前烦躁易怒，精神紧张；口苦咽干，口舌糜烂，小便短赤，舌红，苔黄，脉弦滑数。治宜平肝泻火，清心安神。方选龙胆泻肝汤加减。药用栀子、车前子、泽泻、生地黄各 12g，黄芩、龙胆各 9g，木通、柴胡、甘草各 6g。每日 1 剂，水煎服。

(3)脾肾阳虚型：经前或经期面目、四肢水肿；或经行泄泻，或腰腿酸软，身重无力，苔白润，脉沉。治宜温肾健脾。方选健固汤合四神丸加减。药用薏苡仁 15g，党参、白术、茯苓、巴戟天、补骨脂、肉豆蔻各 12g，吴茱萸、五味子各 6g。每日 1 剂，水煎服。

(4)血虚肝旺型:经前、经期烦躁失眠;头晕头痛,巅顶尤甚,或目胀耳鸣,舌质偏淡或偏红,脉弦或弦细。治宜养血柔肝。方选杞菊地黄汤加减。药用山药、白芍、石决明各 15g,白蒺藜、枸杞子、菊花、熟地黄、牡丹皮、茯苓各 12g,酸枣仁、山茱萸、泽泻各 9g,甘草 6g。每日 1 剂,水煎服。

2. 内服单方验方

(1)经行头痛:每于经期或经行前后三五日,头痛剧烈,或胀痛或掣痛,痛处可局限于头部一处,甚或疼痛难忍,伴有恶心、呕吐,连续 2 个月经周期以上。

①白芍、熟地黄、白菊花、枸杞子、黄芪各 15g,当归、川芎各 10g。血虚肝旺,头胀痛耳鸣,加桑叶、龟甲各 12g;体倦乏力,加党参 15g,白术、茯苓各 10g。每日 1 剂,加水煎煮 2 次,将两煎药液混合均匀,分 2 次服。用于经行前后头痛,呈空痛或隐痛,头晕目涩,经量少,色淡红,心悸,面色萎黄,舌淡、苔薄白,脉细弱。

②菊花、枸杞子各 12g,熟地黄、山茱萸、牡丹皮、山药、潼蒺藜、白蒺藜、川牛膝、当归、茯苓、女贞子各 10g。头痛剧烈,口干口苦,加生石决明(先煎)30g,龙胆、黄芩各 10g。每日一剂,加水煎煮 2 次,将两煎药液混合均匀,分 2 次服。用于经行头痛,目胀,多发于两侧,烦躁易怒,舌红,苔薄黄,脉弦。

③赤芍、桃仁、红花、当归、香附、白芷、藁本、葛根各 10g,甘草 6g,生姜 3 片,大枣 5 枚,葱白 3 根,麝香(研末冲服)0.03g。用于经行头痛如刺,痛有定处,经行腹痛拒按,经色紫暗有块,舌暗或边有瘀斑,脉细涩。

(2)经行发热:发热见于经期或行经前后,呈周期性发作 2 次以上。

①生地黄、青蒿各 15g,白芍、地骨皮、茯苓、牡丹皮各 12g,黄柏、栀子各 10g。月经量多,加侧柏叶、地榆各 15g;心烦易怒,胸胁乳房胀痛,加橘叶 12g,柴胡 10g。每日 1 剂,加水煎煮 2 次,将两煎药液混合均匀,分 2 次服。用于经前或经期发热,面赤,心烦不安,口干喜冷饮,月经量多,色紫红,质稠黏,舌质红,苔黄少津,脉滑数。

②白芍、生地黄、麦冬各 15g,地骨皮、女贞子、墨旱莲各 12g,玄参、牡丹皮、阿胶(烊化)各 10g。潮热不退,加鳖甲、青蒿各 15g;虚烦难眠,加生龙骨、生牡蛎各 30g,酸枣仁 12g。每日 1 剂,加水煎煮 2 次,将两煎药液混合均匀,分 2 次服。用于经期或经行前后潮热,五心烦热。

(3)经行口糜:每值经前或经行之际,出现口舌糜烂,反复发作,连续 2 个月经周期以上,经净后消失。

①熟地黄 15g,山茱萸、山药、泽泻、茯苓、牡丹皮、知母、黄柏各 10g,莲子心 3g。小便黄赤,加木通 6g。每日 1 剂,加水煎煮 2 次,将两煎药液混合均匀,分 2 次服。用于经期口舌糜烂,口燥咽干,五心烦热,形体消瘦,头晕腰酸,夜寐不安,尿少色黄,舌尖红,脉细数。

②栀子 10g,黄芩 10g,连翘 10g,竹叶 10g,大黄(后下)、黄连、甘草、薄荷(后

下)各 6g。舌苔黄腻,加黄柏、苍术各 10g。每日 1 剂,加水煎煮 2 次,将两煎药液混合均匀,分 2 次服。用于经行口舌糜烂,口臭,口干喜饮,胸闷纳呆,尿黄便结,舌苔黄厚,脉滑数。

(4)经行泄泻:每值经期或月经前后出现大便溏泄,每日 2～3 次或更多,便质稀溏或如水样,甚至完谷不化,伴有神疲乏力,或面浮肢肿,脘腹胀满,纳呆,月经量多,舌质淡胖,苔白、脉缓弱。

扁豆、薏苡仁、茯苓各 30g,山药、党参各 20g,白术、莲子肉各 15g,法半夏、桔梗各 12g,甘草、砂仁(后下)、陈皮各 6g。腹痛,加白芍 12g,木香 6g;兼有肾虚见腰膝酸痛,五更泄泻,加金樱子 20g,补骨脂、巴戟天各 15g,肉豆蔻 12g;脾虚兼寒见泻下清水,小腹冷痛,加吴茱萸、炮姜各 6g。每日 1 剂,加水煎煮 2 次,将两煎药液混合均匀,分 2 次服。

(5)经行水肿:每逢经行前后或正值经期,出现面浮肢肿,按之凹陷,行经量多,色淡红质稀,神疲肢倦,腰膝酸软,大便溏薄,夜尿多,舌质淡胖,苔白润,脉沉细。

茯苓 30g,黄芪、党参各 20g,补骨脂、巴戟天、杜仲、白术各 15g,桂枝 10g,炙甘草 6g,肿甚,加泽泻、冬瓜皮各 15g,防己 12g;月经量多,加何首乌 20g,阿胶(烊化)15g,艾叶炭 10g。每日 1 剂,加水煎煮 2 次,将两煎药液混合均匀,分 2 次服。

(6)经行眩晕:每值经期,或经行前后,头目眩晕,月经少,色淡质稀,面色萎黄或苍白,心悸,舌质淡,苔薄白,脉细。

茯苓 30g,桂圆肉、黄芪、党参、何首乌各 20g,枸杞子、白术、当归、酸枣仁各 15g,远志、木香、大枣各 10g,生姜、炙甘草各 6g;眩晕甚,加白芍 15g,天麻、钩藤各 10g。每日 1 剂,加水煎煮 2 次,将两煎药液混合均匀,分 2 次服。

(7)经行风疹块:每逢经前或经期,周身皮肤突起红疹,或起风团,瘙痒难忍,入夜尤甚,面色不华,肌肤枯燥,舌质淡红,苔薄白,脉虚数。

生地黄、何首乌各 20g,白芍、当归、黄芪各 15g,白蒺藜 12g,川芎、荆芥、防风各 10g,炙甘草 6g。阴血亏虚,口干失眠,舌质略红,去黄芪、当归,川芎减量为 6g,加沙参、女贞子、玉竹各 15g。每日 1 剂,加水煎煮 2 次,将两煎药液混合均匀,分 2 次服。

(8)经行情志异常:每值经期或经行前后,出现烦躁易怒,或抑郁不乐,情绪不宁,胸闷胁胀,不思饮食,舌质淡红,苔薄腻,脉弦细。

茯苓、浮小麦各 30g,大枣、白芍各 15g,柴胡、当归、白术各 10g,薄荷、煨姜、甘草各 6g。肝郁化火,肝阳上亢,烦躁易怒,口苦咽干,头痛,加石决明(先煎)30g,龟甲、夏枯草各 15g;夹痰火,狂躁不安,面红目赤,舌苔厚腻,去当归,加胆南星、石菖蒲各 15g,天竺黄 12g;失眠多梦,加夜交藤、珍珠母(先煎)各 30g。每日 1 剂,加水煎煮 2 次,将两煎药液混合均匀,分 2 次服。

(9)经行感冒:每值经期或行经前后感冒发热,多为低热或寒热往来,伴有畏寒，头痛，身痛，胸闷欲呕，不思饮食，舌质淡红，苔薄白，脉浮弦。

党参 15g，法半夏 12g，柴胡、黄芩各 10g，炙甘草 6g，大枣 6 枚，生姜 4 片。气虚易感冒者，加黄芪 15g，白术、防风各 10g；头痛身痛者，加钩藤、白蒺藜各 12g，荆芥 10g，防风 9g；阴虚火旺，午后潮热，手足心热，大便干结，去党参、半夏，加地骨皮、生地黄各 15g，白芍、知母各 12g，青蒿 10g；夏天感冒，头痛头胀，脘腹胀满，加藿香、佩兰、厚朴各 12g。每日 1 剂，加水煎煮 2 次，将两煎药液混合均匀，分 2 次服。

(10)经行乳胀：经前乳房或乳头胀痛，经后消失或减轻，周期性出现者，称为经行乳胀。

① 瓜蒌 15g，当归、郁金各 12g，乌药、没药、皂角刺、甲珠、延胡索、香附、木香各 10g，甘草 6g。每日 1 剂，水煎，分 2 次服。于月经来潮前 1 周用药，持续到月经停止，1 个周期为 1 个疗程。用于经期乳房胀痛。

② 合欢皮、娑罗子、路路通各 12g，橘核、香附、川楝子各 9g，郁金、青皮、橘叶各 5g。每日 1 剂，加水煎煮 2 次，将两煎药液混合均匀，分 2 次服。用于经期乳房胀痛。

③ 柴胡 20～30g，黄芩、半夏、党参、生姜各 9g，炙甘草 6g，大枣 5 枚。每日 1 剂，水煎服。用于经期乳房胀痛。

④柴胡、青皮、橘络、丝瓜络、当归、瓜蒌各 12g，每日 1 剂，水煎服。用于经期乳房胀痛。

(11)经行失眠：每逢经前或经行失眠、多梦，经后又恢复正常者，称为经行失眠。

党参、炙黄芪、酸枣仁各 12g，白术、茯苓各 10g，远志、当归、木香、炙甘草各 5g，龙眼肉 8 枚，大枣 6 枚，生姜 3 片。每日 1 剂，加水煎煮 2 次，将两煎药液混合均匀，分 2 次服。

(12)经前面部痤疮：经前面部出现痤疮，经后逐渐消退，呈周期性，多见于青春期妇女，称为经前面部痤疮。

薏苡仁、车前子(包煎)各 12g，茵陈、泽泻、萆薢、地肤子各 10g，龙胆、炒栀子、黄芩各 9g，生甘草 5g。每日 1 剂，加水煎煮 2 次，将两煎药液混合均匀，分 2 次服。

(13)经行身痛：经行时或行经前后，出现以身体疼痛或手足麻痹为主症者，称为经行身痛。

桑枝 30g，炙黄芪、鸡血藤、夜交藤各 20g，炒白芍、枸杞子、秦艽、海风藤各 12g，当归 10g。每日 1 剂，加水煎煮 2 次，将两煎药液混合均匀，分 2 次服。

(14)经行便血：每逢经前或经行大便下血，经量减少，甚或月事不潮，称为经行便血。

生地炭、地榆、槐花各 15g，山药、泽泻各 12g，黄芩、牡丹皮、炒白芍、当归、山茱萸各 10g。每日 1 剂，加水煎煮 2 次，将两煎药液混合均匀，分 2 次服。

(15)经行尿路感染:系指月经期间或经后反复发生尿路感染。

金银花、六一散(包)、白花蛇舌草各 30g,生地黄、车前子(包煎)各 12g,牡丹皮、萹蓄、炒栀子、瞿麦各 10g。每日 1 剂,加水煎煮 2 次,将两煎药液混合均匀,分 2 次服。

【验案举例】

1. 吴某,女,20 岁。15 岁月经初期,月经先后一周不定。近年来每于经前及经期烦躁易怒,悲伤欲哭,性情孤僻,不能自制。伴心悸,失眠多梦,健忘,头项痛,面目及四肢轻度水肿,食纳欠佳,溺黄。诊查:舌淡红有瘀点,苔微黄,脉沉细。诊断为经前期紧张症。证属肝郁气滞,横逆犯脾。治宜疏肝解郁,佐以健脾。药用夜交藤 30g,云茯苓 25g,丹参 15g,郁金、佛手、白蒺藜、泽泻各 12g。每日 1 剂,水煎服。服 5 剂后,月经届期,前症又现。治以疏肝解郁,养血通经。药用夜交藤 30g,桑寄生、云茯苓各 25g,白芍、丹参、淮牛膝各 10g,郁金、合欢皮各 12g,甘草 6g。继服 5 剂,末次月经来潮时,前症稍减,但面目和四肢仍略水肿,时有腹胀。舌淡红,尖有红点,苔薄白微黄,脉沉细。虽肝郁稍解,但脾伤未复,仍需疏肝健脾。药用桑寄生、夜交藤各 30g,云茯苓 25g,郁金、丹参、白术、泽泻各 12g,青皮 6g。服 5 剂后,经前诸症显著减轻,但睡眠仍较差。舌淡红,苔白,脉弦稍滑。仍守前法,佐以宁神之品。药用夜交藤 30g,云茯苓、百合各 25g,白芍、丹参各 15g,郁金、白术各 12g,香附子 10g,甘草 6g。继服 5 剂,月经应期来潮,前症悉除。自觉心情舒畅,眠纳均佳,仅有面目轻浮。守前法以善其后。随访二年余,疗效巩固。

按:本病西医认为与自主神经功能紊乱、性激素紊乱有关。中医学古籍中则以各种兼定命名,如经期烦躁、经期头痛、经期水肿等。从临床症状来看,其发病机制大概有 3 种;一是肝郁气滞,平素肝郁恚怒,情志不舒,经期阴血下注血海,肝失血养而更郁,出现烦躁易怒,经前乳胀,甚或悲伤欲哭,失眠多梦等。二是脾虚或肝气横逆犯脾,可致经前水肿、泄泻等。三是血虚肝旺,或因肝郁化火所致,或因肾虚血少不能涵养肝木,导致阴虚肝旺,出现头痛、口糜等。本侧属肝郁脾虚,故以郁金、香附、白芍、佛手疏肝解郁,丹参、夜交藤养血宁心;云茯苓、淮山药、白术健脾,使肝郁得解,脾土得健,心神得安,则经前烦躁失眠诸症得除(《裘笑梅妇科临床经验选》,浙江科学技术出版社,1984)。

2. 单某,女,32 岁。经前头晕,乳房胀,小腹胀已 2 年。现病史:近 2 年来,每于经前 7～10 天,即开始头晕,乳房发胀,小腹胀,手足发麻,而且极容易感冒怕冷,睡眠尚好,经后即渐恢复,每次月经前均如此。曾经妇科检查,未见异常。舌苔微黄,脉弦紧。诊断为经前期紧张综合征。证属肝郁气滞,血虚络阻。治宜养血疏肝,理气通络。药用山药 15g,白芍、络石藤、茯苓、猪苓、泽泻各 12g,白术、路路通、当归、黄连、黄芩各 9g,川芎、柴胡、甘草各 6g。每日 1 剂,水煎服。服上方 9 剂,月经于今日来潮。经前期自服药后,未出现上述症状,近期症状改善。

按：本例属于血虚肝郁，气滞络阻，肝郁气滞，气血不畅，经络壅滞，故见乳胀及小腹胀。气郁脉络不通，筋脉失养，故见手足麻木。气郁化火上攻头目，故见头晕。又因平素血虚，营卫失和，卫外不固，故易感受外邪，而且自觉怕冷。治以养血疏肝，理气通络为法，方用逍遥散加减。方中当归、川芎、白芍养血柔肝；柴胡疏肝解郁；黄芩、黄连清热泻肝；山药、白术、茯苓、甘草健脾和胃；猪苓、泽泻健脾利湿；络石藤、路路通活血疏通经络，以调和气血（《哈荔田妇科医案医话选》，天津科学技术出版社，1982）。

3. 周某，女，33岁。经期尚准，唯临经时头晕胸闷，食欲缺乏，常易心烦，记忆力较差，经净后常有白带。据述经来时胸襟不宽，夜寐不安，情绪容易激动，易多思虑，又感头眩，脉细数，舌质绛，苔薄黄。诊断为经前期紧张综合征。证属肝木郁结，阴虚火动。治以养血逍遥兼清内热法。生地黄、石斛、制首乌各15g，白芍、制香附、炒枣仁、合欢皮、枸杞子、橹豆、青蒿、甘松香各9g。每日1剂，水煎服。恶心时，去何首乌，加姜半夏；有带时，加樗白皮、海螵蛸。连续服药，历时月余，经行心烦始告痊愈。

按：古人认为烦与躁实有分别。烦者是胸中热而不安，多属阳；躁者是手足动而不宁，多属阴。本例患者，烦多于躁，经行时加剧，所以名经行心烦。其病机为肝木郁结，情绪不佳，常因一言一语，引起激动不安。木郁则易化火，阴虚则火动，头晕失眠，日久则克脾土，因此胃呆恶心等征象纷起。治疗以疏肝条达，健脾和胃为主，兼有上述功效者首推甘松香，因此作为主药。《本草纲目》属芳草类，王好古谓能"理元气去郁"，为开郁的妙药；其味芳香，又能醒脾悦胃。近人以甘松香配陈皮，医治妇人脏躁，亦颇见效。复以生地黄、石斛、白芍养阴，香附疏肝理气；合欢皮辑忿息怒，益神增智；枣仁养心益肝，安神滋养；枸杞子养肝益精，滋肾助气；青蒿以退虚热；而橹豆衣亦为本症的要药，本品为黑料豆之衣，性甘平，能养阴血以清肝风，又能清虚热以解烦，所以对阴虚火动的征象颇为适应（《朱小南妇科经验选》，人民卫生出版社，1981）。

【名医提示】

1. 饮食上不要进食辛辣、香脆的食物，宜食清淡而富有营养的饮食，如牛乳、豆浆、新鲜蔬菜等。

2. 患者要思想开朗，消除顾虑，积极参加集体活动。

3. 家属亲人要对患者给予更多的关心和爱护，特别是丈夫要理解妻子，不要跟妻子争吵，多和妻子交换意见，沟通思想，以减轻患者的思想负担。

4. 症状严重，影响工作及学习时，应去医院检查治疗。

5. 用性激素治疗注意禁忌证及副作用的防治。

6. 经前注意劳逸结合，避免精神紧张。

7. 已婚妇女，应适当地减少性生活次数。

8. 水肿者应限制食盐摄入。

第二节 围绝经期综合征

围绝经期综合征(曾用名更年期综合征)是围绝经期妇女常见疾病之一,据统计其发生率高达85%左右。本综合征的病因尚未完全明了,可能与卵巢功能减退及机体衰老合并存在有密切关系,亦与患者精神、神经、社会环境等因素有关。在此时期前,如卵巢受到严重破坏或手术切除更易发生此病。中医学称本病为"绝经前后诸证",又称"经断前后诸证"。多由妇女绝经前后,肾气虚衰,冲任二脉虚损,天癸渐竭,肾阴肾阳易于失和,因而出现一系列脏腑功能紊乱证候。

本病是因卵巢功能衰退直至消失,引起内分泌功能失调和自主神经功能紊乱的一系列临床表现的综合征,是妇科常见病,其中多数可以自行缓解,25%的妇女症状较重,影响生活和工作,需要治疗。年轻妇女双侧卵巢切除或接受放疗后,也可出现类似的临床表现。一般在50岁前后到来,历时1~2年,待月经完全停止后结束。

【诊断要点】

1. 发病年龄在45—55岁。

2. 月经紊乱,周期先后不定,经量或多或少,渐至闭止。

3. 生殖器官及乳房逐渐萎缩,白带减少,性欲下降。

4. 血管舒缩综合征:常见为潮红,潮热,出汗,心悸等。

5. 精神症状:常有忧虑,记忆力减退,注意力不集中,易激动,失眠,甚至喜怒无常等。

6. 泌尿系统萎缩:有尿急、尿频、尿失禁,还可发生萎缩性膀胱炎症。

7. 骨与关节症状:骨质疏松是绝经后妇女最重要的并发症,且常伴有肌肉与关节疼痛。

8. 心血管病变:常伴有心悸,心前区痉挛感,阵发性心动过速或过缓,收缩压升高且波动较大。

9. 妇科检查:外阴萎缩,阴道变短,黏膜皱襞消失,弹性差,黏膜色浅,有炎症时可见多数出血点;宫颈小而光滑;宫体萎缩变小;宫旁组织软,常扪不到卵巢。

10. 激素测定:血清LH、FSH增高,血浆E_2下降。

11. 光子吸收骨密度检查:骨矿物质低下或正常。

12. X线检查:骨骼(尤其是脊柱、股骨、掌骨等)可显示骨质稀少或骨质疏松症。

【鉴别诊断】

1. 阴道出血 需与子宫内膜增生过长、内膜息肉及内膜癌相鉴别,诊刮较内膜活体组织检查为准确。

2. 潮热 多种疾病有潮热的感觉，如甲状腺功能亢进、嗜铬细胞瘤、类癌综合征、糖尿病、结核病及其他慢性感染病。

3. 外阴、阴道炎 需与滴虫、真菌性炎症相鉴别；有萎缩情况时，可局部使用雌激素治疗以作鉴别。

4. 骨质疏松 需与骨质软化症、多发性骨髓瘤、变形性骨炎、转移性癌及甲状旁腺功能亢进症等相鉴别。X 线骨骼检查，血清钙、磷、碱性磷酸酶等及其他激素与血清蛋白的测定，均有助于鉴别。

5. 其他 根据年龄及症状，一般不难诊断。但围绝经期综合征的主诉和症状较多，必须排除有关的器质性病变方可诊断，以免贻误治疗。

【西医治疗】

1. 对症治疗

镇静：可选用下列药物 1～2 种。

①氯氮䓬：每次 5～10mg，每日 1～2 次，口服。

②地西泮：每次 2.5～5mg，每日 1～2 次，口服。

③甲丙氨酯：每次 0.2g，每日 2～3 次，口服。

④奋乃静：每次 2mg，每日 3 次，口服。

2. 调节自主神经功能

(1)谷维素：每次 20～40mg，每日 2 次，口服。

(2)维生素 E：每次 100mg，每日 1 次，口服。

(3)谷甾醇：每次 3～6g，每日 3 次，口服。

3. 激素替代治疗

(1)雌激素：可选用下列药物之一。

①炔雌醇：每次 0.001～0.005mg，每日 1 次，口服，服 3 周停 1 周。

②己烯雌酚：每次 0.25～0.5mg，每日 1 次，口服，服 3 周停 1 周。

③戊酸雌二醇：每次 5mg，每 2～4 周 1 次，肌内注射。

④苯甲酸雌二醇：每次 1～2mg，每周 2～3 次，肌内注射。

(2)子宫未切除者，则于服雌激素之末 10～13 日时选用下列药物之一。

①甲羟孕酮：每次 2～4mg，每日 1 次，口服。

②甲地孕酮：每次 2～4mg，每日 1 次，口服。

③炔诺酮：每次 2.5～5mg，每日 1 次，口服。

④尼尔雌醇：对改善潮热等症状有特效。每半个月服 1～2mg 或每月服 2～5mg。

(3)雄激素和雌激素合并应用：己烯雌酚，每次 0.25～0.5mg，每日 1 次；甲睾酮，每次 5mg，每日 1 次，间隔使用。

【中医治疗】

1. 辨证论治

(1)肾阴虚型:月经周期紊乱,经色鲜红,或多或少,甚或经闭,白带少而阴道干涩;头晕耳鸣,失眠多梦,心烦易怒,烘热汗出,五心烦热,腰膝酸软,皮肤燥痒或如虫行,舌红,苔少,脉细数。治宜滋养肾阴,佐以潜阳。方选左归饮加减。药用熟地黄、山药、枸杞子各15g,山茱萸、茯苓、何首乌、龟甲、地骨皮、知母各10g,炙甘草6g。每日1剂,水煎服。

(2)肾阳虚型:月经紊乱,或崩中漏下,或闭经,白带清稀量多;精神萎靡,形寒肢冷,面浮肢肿,大便溏薄,腰膝酸软,小便清长,舌淡苔薄,脉沉细无力。治宜温肾扶阳,佐以健脾。方选右归丸合理中丸加减。药用党参、熟地黄、枸杞子、杜仲各15g,山茱萸、干姜、鹿角胶、菟丝子、当归、白术各10g,炙甘草6g。每日1剂,水煎服。

(3)肾阴阳两虚型:月经紊乱或闭经;头晕耳鸣,腰酸乏力,时而畏寒,时而烘热汗出,舌质淡,苔薄,脉沉弱。治宜补肾扶阳,滋养冲任。方选二仙汤合二至丸加减。药用女贞子、墨旱莲各15g,仙茅、淫羊藿、巴戟天、知母、黄柏、当归各10g,甘草6g。每日1剂,水煎服。

(4)心肾不交型:月经紊乱,渐至闭经,白带虽少,阴道干涩;心悸怔忡,心烦不宁,失眠多梦,腰膝酸软,健忘易惊,甚或情志失常,舌红,苔少,脉细弦。治宜滋阴降火,交通心肾。方选坎离既济丸加减。药用熟地黄、生地黄各15g,当归、山茱萸、牛膝、麦冬、天冬、白芍、山药、龟甲、知母、黄柏各10g,五味子6g,甘草3g。每日1剂,水煎服。

(5)肝郁化火型:月经紊乱,量时多时少,白带量少,外阴燥痒,阴道干涩;多愁易怒,胸腹胀痛,心烦口苦,烘热汗出,舌红,苔薄黄,脉弦数。治宜清肝解郁。方选丹栀逍遥散加减。药用龙骨、牡蛎、龟甲各15g,牡丹皮、栀子、当归、白芍、柴胡、白术、茯苓、薄荷各10g,甘草6g。每日1剂,水煎服。

2. 通用加减方 石决明(先煎)、草决明各20g,远志、蝉蜕、生牡蛎、川芎、菊花、蒺藜各15g,荷叶10g。悲伤欲哭,加百合25g,五味子10g;忧郁善虑,加石菖蒲15g;失眠多梦,加夜交藤25g,焦栀子、莲子心各10g;潮热少津,加石斛15g,牡丹皮10g;肢麻肌颤,加天麻10g,全蝎5g;惊惕不安,加磁石25g,龙齿(先煎)20g;急躁易怒,加代赭石25g;头痛,加蔓荆子、僵蚕各10g;大便稀溏,减石决明、牡蛎,加莲肉20g,山药15g;食少纳呆,加鸡内金、焦山楂各15g;恶心呕吐,加芦根25g;腹胀,加川楝子15g。每日1剂,加水煎煮2次,将两煎药液混合均匀,分2次服。

3. 内服单方验方

(1)生白芍、生麦芽各15g,木瓜、茵陈各12g,连翘10g,薄荷、川厚朴、木香、枳壳、生甘草各9g。每日1剂,水煎服。

(2)浮小麦30g,甘草15g,大枣6枚。每日1剂,加水煎煮2次,将两煎药液混合均匀,分2次服。

(3)珍珠母(先煎)30g,淫羊藿18g,紫草(后下)15g,当归、栀子各9g。每日1剂,水煎服。

4. 针灸治疗　主穴:大椎、关元、气海、中脘、肾俞、合谷、足三里。配穴:曲骨、印堂。每次选主穴3个,配穴1个,只针不灸,只补不泻,按先后顺序施针,留针20～30分钟,每日1次,10日为1个疗程。

5. 中成药

(1)六味地黄丸:每日2次,每次8丸,口服。宜用于肾阴虚者。

(2)更年康:每日3次,每次3片,口服。

(3)妇宁康:每日3次,每次3片,口服。

【验案举例】

1. 汪某,女,51岁。头晕目眩,恶心呕吐,烦躁易怒近1年。因子宫肌瘤行全子宫切除(保留宫颈、部分卵巢),术后不久即有轰热汗出,音哑等症状,查E_2降低,曾口服雌激素,目前已停服。去年9月份起出现头晕,烦躁易怒,轰热汗出,时有心悸、心慌,胸闷,胃纳一般,伴有恶心,呕吐食物等,夜寐不安。曾就诊于内科,查血压正常,曾服中药,养阴活血,和胃安神之剂(丹参、降香、麦冬、天冬、郁金、灵芝、墨旱莲、荷叶、苦丁茶、知母、黄柏、山茱萸、生地黄、合欢皮、决明子等)治疗数个月,症状无好转,头晕反加剧。经人介绍而就诊妇科。舌红,少苔,脉弦。诊断为围绝经期综合征。证属肾阴不足,水不涵木。治宜平肝潜阳,滋肾养阴。药用怀小麦、珍珠母、煅龙骨、煅牡蛎各30g,怀山药15g,罗布麻叶、女贞子、墨旱莲、天麻、钩藤、石决明、玄参、炒扁豆、茯苓各12g,羚羊角粉(另冲)0.3g。每日1剂,水煎服。服7剂后,头晕明显减轻,轰热汗出减轻,腰微酸。舌红,苔薄,脉弦。上方加首乌藤30g,杜仲12g。服14剂后,诸症消失。

按:患者起初就诊内科时,内科医生予滋阴清虚热,和胃安神之法,治之无效。考其辨证病机为肾阴不足,阴虚内热。但肾主藏精,肝主藏血,精血同源,相互滋生,肝肾同源,若肾阴不足,精亏不能化血,水不涵木,导致水亏肝旺,肝失柔养,肝阳上亢,即出现阴虚阳亢证候。患者头晕,烦躁易怒,即为肝阳上亢之象。虽然肾阴亏为其本,但此时肝旺明显,故治疗上不宜单纯滋肾阴,应以平肝潜阳为重,滋肾养阴为辅。方以珍珠母、羚羊角粉、罗布麻叶、天麻、钩藤、石决明平肝潜阳;女贞子、墨旱莲补益肝肾;玄参滋阴;怀小麦养心安神;首乌藤养心安神;煅龙骨、煅牡蛎重镇安神,收涩止汗;扁豆、怀山药、茯苓健脾。二诊诸症好转,仍有腰酸,加杜仲补肝肾,强筋骨。全方应用,上亢之阳得以平潜,又补肝肾,诸恙消失。以后治本,滋肾养阴,脾肾双补而收功(《李祥云治疗妇科病精华》,中国中医药出版社,2007)。

2. 杨某,53岁。经行紊乱,来潮前后不定,量多少不一,色暗红夹紫块,经将行头晕头痛，心烦不安，寐纳俱差，经中肢节烦痛，平时大便干结，3～5 天 1 次，小便浓秽气味，脉虚细迟，苔薄白，舌质淡，诊断为经绝前后诸症。证属肾气衰弱，冲任亏虚。治宜调养肝肾，佐以化瘀。药用淮山药、玄参各 15g，麦冬 12g，菟丝子、当归、白芍、覆盆子、党参、枸杞子、泽兰各 9g，甘草 5g。每日 1 剂，水煎服。连服 3 剂后，头晕、头痛减轻，胃纳转佳，大便两天 1 次，小便稠秽。药既对症，仍守上方去淮山药，加北沙参 12g，桑叶 6g。连服 3 剂后，诸症减轻，大便仍干结，每稍劳累则头晕痛，此为营阴未复，精血不足，以润养之剂治之。药用太子参、玄参、肉苁蓉、鸡血藤各 15g，川枸杞子、麦冬各 12g，石斛、覆盆子、泽兰、红枣各 9g，田七花 3g。连服 3 剂后，一切症状消失，以健脾消滞善后。药用生谷芽、淮山药各 15g，党参、白术各 12g，云茯苓、鸡内金、当归各 9g，陈皮 5g，田七花、炙甘草各 3g，连服 3 剂而愈。

按：肾气旺盛，则冲脉能充血海，任脉能主诸阴，经行依时而下。今患者超过七七之年，肾气衰弱，阴阳不和，冲任亏虚，故经行前后不定，量多少不一，色暗红而夹紫块。阴阳失调，营血不足，虚火内动，故经将行则头晕头痛，心烦不安，寐纳俱差；相火煽动于内，灼伤阴血，肢节失养，故经期肢节烦痛，平时大便干结，小便秽浊，脉为血之府，舌为心之苗，营血虚则充养失常，故脉虚细迟而舌质淡。肾气衰退、冲任亏虚之变，故治之以调养肝肾为主，在补养之中，配伍鸡血藤、田七花、泽兰活血化瘀之品，又用桑叶之甘寒，意在防止离经之血停滞经道，留瘀遗患。其中泽兰苦而微温，能疏肝气而和营血，化瘀不伤正，为调经之要药。桑叶甘寒，专长清热祛风。但此处取其"既有滋肾之阴，又有收敛之妙"。治疗全过程，着眼于肝肾冲任，平补阴阳，调和气血，补而不滞，药不偏颇，故奏全功（《班秀文妇科医论医案选》，人民卫生出版社，1987）。

3. 陈某，女，46 岁。近 1 年月经延迟而至，2～4 个月方潮一 次，量少，腰酸痛，足跟痛，畏寒肢冷，下肢水肿，乏力，气短，失眠多梦，食少便溏，小便频数，舌质淡暗，苔薄白，脉象沉细而弱。月经 12 岁初潮，色常量中，无血块，无痛经。妇科盆腔超声未见明显异常。诊断为围绝经期综合征。证属脾肾阳虚，冲任亏损。治宜补肾健脾，补益冲任。药用水红花子、桑寄生、白术、紫石英、冬瓜皮、茯苓各 30g，淫羊藿、补骨脂、鹿角霜、党参各 15g，狗脊、杜仲、牛膝、仙茅各 10g。每日 1 剂，水煎，分早、晚 2 次温服。服 7 剂后，腰痛，畏寒肢冷，水肿，便溏均减，食欲增加，夜寐欠安，前方加磁石、首乌藤各 30g。再服 7 剂后，睡眠好转，适值月经来潮，量少，色淡暗，无腹痛。药用鸡血藤、益母草各 30g，熟地黄 20g，补骨脂、鹿角霜、白芍各 15g，当归、山茱萸、桂枝、牛膝各 10g，干姜 6g。服 5 剂后，月经 5 日净，量多于前次。药用桑寄生、水红花子、茯苓各 30g，淫羊藿、补骨脂、鹿角霜、党参、白术各 15g，仙茅、狗脊、杜仲、牛膝、五味子各 10g。取 10 剂，共研末，制蜜丸，每丸 9g，每次 1 丸，每天 2 次，继续服用以巩固疗效。

按：本案患者年近七七，肾气渐虚，天癸渐绝，肾主骨生髓，腰为肾府，肾虚则骨髓、外府、心神失养，见腰痛，足跟痛，失眠多梦；肾阳虚，不能温煦肌肤，则畏寒肢冷；命门火衰，火不生土，脾失健运，则便溏食少；肾阳虚膀胱气化不利，脾阳虚不能运化水湿，水湿内停，则下肢水肿，小便频数；肾脾阳虚，冲任不足，血海亏虚，则月经后期量少；乏力，气短，舌淡暗，苔薄白，脉象沉细而弱，是脾肾阳虚之征。治宜补肾健脾，补益冲任之法。方中淫羊藿、仙茅、补骨脂、杜仲、桑寄生、牛膝、狗脊、紫石英、鹿角霜补肾填精；督脉贯脊属肾，有总督全身阳经之作用，故加用血肉有情之品鹿角霜，以温养督脉之气；党参、白术补气健脾；水红花子、冬瓜皮、茯苓 利水祛湿；磁石、夜交藤、五味子安神定志；经期可酌加 当归、白芍、鸡血藤、益母草、桂枝等养血通经之品。全方脾肾双补，以治其本(《中国现代百名中医临床家丛书·韩冰》，中国中医药出版社，2007)。

【名医提示】

1. 家庭成员，特别是丈夫，要多关心、体谅患者，多跟患者交换意见，甚至鼓励患者把积在心中的烦恼发泄出来，以消除患者紧张、烦躁的情绪。

2. 每天反复做肛提肌收缩运动，或有意进行排尿中断，控制排尿动作，对预防尿道松弛、尿频、尿急、尿失禁等症可收到良好效果。

3. 雌激素的应用须严格掌握适应证，并遵循以最小有效量间隔给药为宜，症状控制后应酌情逐渐减量至停用。

4. 改善饮食结构，增加蛋白质、维生素、钙等的摄入，减缓骨质疏松。少食辛辣及高脂、高糖食物。

5. 应用雌激素前应先除外子宫肌瘤、子宫内膜癌、乳腺癌、肝脏疾病、肾病及血栓静脉炎等。

6. 要尽可能保持心情舒畅，多与周围的人接触、交谈，选择自己感兴趣的事情做。

7. 坚持体育锻炼，注意劳逸适度，解除心理障碍和精神负担。

8. 更年期男女应节制房事，以每周1次较为合适。

9. 饮食上，不要进食辛辣刺激性食品。

第三节 妊娠高血压综合征

妊娠高血压综合征，是指妊娠20周以后出现高血压、水肿及蛋白尿三大综合征，严重时可出现抽搐与昏迷，甚至母婴死亡。近年来，国内已成为仅次于产后出血的孕产妇死亡的第二重要原因。本病的基本病理生理变化为全身小动脉痉挛，病因尚未确定，目前多认为与子宫胎盘缺血、神经内分泌的改变及免疫遗传因素有关。本病属中医学“子气”“子肿”“子烦”“子晕”“子痫”等病症范畴，其病理改变以瘀血为中心环节，并与气滞、阴虚等互为因果。

【诊断要点】

1. 发病时间常在妊娠20周后，多见于初产妇、双胎、羊水过多、贫血、慢性高血压、肾脏疾病患者。

2. 临床分类及症状与体征。

(1)轻度妊高征：血压＞140/90mmHg，＜150/100mmHg或较基础血压升高30/15mmHg，可有微量尿蛋白(＜0.5g/24h)和(或)轻度水肿。

(2)中度妊高征：血压＞150/100mmHg，＜160/110mmHg；尿蛋白(＋，＞0.5g/24h)和(或)水肿，无自觉症状，或有轻度头晕等。

(3)重度妊高征：①先兆子痫：血压＞160/110mmHg，尿蛋白(＋＋～＋＋＋＋，＞5g/24h)和(或)水肿。有头痛、眼花、胸闷等自觉症状。②子痫：出现抽搐或昏迷。

(4)子痫症状及体征：①发作前均有自觉症状，抽搐前先有反射亢进；②发作时先有面肌紧张、牙关紧闭、眼球固定、直视前方或斜向一侧；③继即全身肌肉强直，剧烈抽动，呼吸停止，意识丧失，抽搐持续约1min后停止；④随即肌肉松弛，呼吸恢复但伴鼾音，患者进入昏迷状态，醒后不能忆及发作前后的情况。

3. 并发症：常伴有肺水肿、急性心力衰竭、急性肾功能不全、脑血管意外等并发症，并出现相应的症状与体征。

4. 尿检查：据尿蛋白定量确定病情严重程度，据显微镜检查有无管型判断肾功能受损情况。

5. 血液检查

(1)测血红蛋白、血细胞比容以了解血液浓缩程度。测血浆蛋白总量及清蛋白、球蛋白含量以了解有无低蛋白血症。

(2)测纤维蛋白原、凝血酶原时间、凝血时间、血小板计数、纤维蛋白降解产物(FDP)以了解凝血功能有无改变。

(3)测血电解质、二氧化碳结合力以判断有无电解质紊乱及酸中毒。

(4)测丙氨酸氨基转移酶(ALT)、尿素氮、肌酐、尿酸等了解肝、肾功能有无损害。

6. 眼底检查：重度妊高征时，眼底小动脉痉挛，动静脉比例由2∶3变为1∶2或1∶4，或出现视网膜水肿、渗出、出血，甚至视网膜脱离，一时性失明。

7. 心电图、脑电图及CT检查，了解相关器官的功能状况，并做鉴别诊断。

【鉴别诊断】

1. 妊娠合并慢性高血压　孕前有高血压史，多见于年龄较大者，血压可＞200/120mmHg，而无自觉症状，眼底改变呈动脉硬化现象，而蛋白尿不明显，尿酸无改变。

2. 妊娠合并慢性肾炎　孕前有肾炎病史，主要表现尿蛋白改变，持续大量尿蛋白、管型，低蛋白血症，明显水肿，血压不一定升高，眼底动脉硬化，有交叉压迫、絮状渗出或出血等。

3. 妊娠合并癫痫　妊娠前就有癫痫发作史，无高血压及蛋白尿，血液检查亦正常，脑电图检查有特殊改变。

【西医治疗】

1. 轻度妊高征

(1)左侧卧位，充分休息。

(2)高蛋白、高维生素和不限制食盐摄入的饮食，但也不宜过咸。

(3)镇静药　①苯巴比妥：每次0.03～0.06g，每日3次，口服。②地西泮：每次2.5mg，每日3次，口服。

(4)增加产前检查次数，密切观察病情进展，胎动计数，每日3次。

2. 中度及重度妊高征　住院治疗，并遵循解痉、镇静、降压、扩容等原则积极处理，加强对母子的监测。

(1)一般处理：①左侧卧位，卧床休息，绝对安静，避免刺激。②测血压，每4小时1次，如舒张压上升示病情加重，注意有无自觉症状出现。③监测胎动、胎心音，注意有无子宫的变化。④血液检查，了解肝、肾功能状况。⑤眼底检查。⑥重度妊高征应每日记录液体出入量，测尿蛋白，必要时做24小时尿蛋白定量检测。

(2)解痉药物：①首选硫酸镁。用25%硫酸镁40ml加入5%葡萄糖注射液500ml中，以1g/h速度静脉滴注，每日2～3次。2次静脉滴注间用50%硫酸镁7ml做深部肌内注射，每日2次。日总量达22g左右，不超过30g。②在先兆子痫或子痫时，首次负荷量用25%硫酸镁10ml溶于25%葡萄糖注射液10ml中缓慢静脉注射(不少于5分钟)，再以硫酸镁1g/h的速度静脉滴注。

(3)镇静药物：①地西泮，每次10mg，每日1次，肌内或静脉缓慢注射。②冬眠合剂，氯丙嗪(冬眠灵)50mg、异丙嗪50mg、哌替啶(度冷丁)100mg，各2ml共6ml溶于5%葡萄糖注射液500ml静脉滴注。紧急情况下可用冬眠合剂1/3量(即2ml)溶于25%葡萄糖注射液10ml中静脉缓慢注射(5～10分钟)。

(4)降压药：一般在收缩压＞180mmHg或舒张压＞110mmHg时使用。①肼屈嗪(肼苯达嗪)，40mg加入5%葡萄糖注射液500ml中静脉滴注。②甲基多巴，每次250mg，每日3次，口服；或每次250mg，静脉滴注，需4～6h后起作用。③酚妥拉明，10～40mg溶于50%葡萄糖注射液100～200ml静脉滴注，使舒张压维持在90～100mmHg。④硝苯地平(心痛定)，每次10mg，每日4次，口服或含服。

(5)扩容药物：一般在血细胞比容＞35%，全血黏稠度比值＞3.6，血浆黏稠度＞1.6，尿相对密度＞1.020时用。心力衰竭、肺水肿、脑水肿及肾衰竭时禁用。右旋糖酐注射液500ml/d，静脉滴注；或其中加肝素12.5mg静脉滴注。

(6)利尿药：在全身水肿、血细胞比容＜35%、脑水肿、肺水肿、左心衰竭、尿少时用。①氢氯噻嗪，每次25mg，每日1～2次，口服。②氨苯蝶啶，每次50mg，每日3次，口服。③呋塞米（速尿），20～40mg溶于5%葡萄糖注射液20ml中，静脉注射，最大剂量可达每次60mg。④甘醇，每次250ml，静脉滴注，20min内滴完。但急性心力衰竭、肺水肿时禁用。⑤25%山梨醇，每次250ml，静脉滴注，必要时6～8h重复1次。

（7）终止妊娠：是治疗妊高征的根本措施。终止的时间根据病情程度和治疗效果而定。①重度妊高征，尤其是先兆子痫或子痫者，如积极治疗24h仍不满意而胎龄＞36周时，应及时终止妊娠。但目前对孕龄＜35周，经治疗病情明显好转，一般情况良好者，可考虑维持妊娠至36～37周。②妊娠36周前，病情较重，有脏器损害，经治疗无好转，胎盘功能减退时，可抽羊水检查，如胎儿已成熟亦应终止妊娠；如胎儿肺未成熟，可于羊膜腔内注射地塞米松10mg，待24～48小时后再终止妊娠。③妊高征虽控制满意，也应在39～40周终止妊娠。

（8）终止妊娠的方式据病情与宫颈条件而定：①引产及阴道分娩：宫颈条件成熟，可行人工破膜加缩宫素静脉滴注引产。临产后应注意监测产妇与胎儿。第一产程宜安静，缩短第二产程，可做侧切、胎吸或产钳助产。第三产程应注意防止产后出血。②剖宫产术：适用于病情严重，有较重脏器损害，不能耐受产程刺激者；子痫抽搐频繁或昏迷，多种药物难以控制者；宫颈条件不成熟而急需终止妊娠者；孕36周以上并发产科情况，如胎盘早剥、前置胎盘、第一胎臀位或头盆不称者；胎盘功能减退、胎儿宫内缺氧者。

3. 子痫的治疗

（1）严密监护母子状况，抽搐控制6～12小时应终止妊娠。如宫颈条件不成熟应行剖宫产术结束分娩。

（2）控制抽搐：药物首选硫酸镁，辅用镇静、解痉、降压药物。

（3）防外伤，住暗室，避免声、光等刺激，保持周围环境安静。

4. 胎儿的监护

（1）胎心监护：孕34周以后应做胎儿监护以了解胎儿宫内状态。

（2）羊水中肺表面活性物质的测定：做羊膜腔穿刺取羊水检查以估计胎儿肺成熟度。如“振荡试验”阳性，婴儿不易发生呼吸窘迫综合征；如羊水卵磷脂/鞘磷脂比率（L/S）＞2，或磷脂酰甘油（PG）阳性，则呼吸窘迫综合征的危险为零。

（3）动态监测胎盘功能：如测血尿雌三醇（E_3）、血浆胎盘催乳素（HPL）。如有异常应根据母体情况及时处理。

【中医治疗】

1. 辨证论治

（1）阴虚肝旺型：妊娠中晚期头晕目眩；头痛头胀，耳鸣腰酸，口干咽燥，烦躁不安，手指发麻，尿少便秘，舌红有裂纹，脉弦滑数。治宜滋阴养血，平肝潜阳。方选二至丸合杞菊地黄丸加减。药用生地黄、熟地黄、女贞子、墨旱莲、枸杞子、石决明、钩藤各 15g，白芷、丹参、菊花、车前仁、泽泻、山药、山茱萸、赤芍各 10g，甘草 6g。每日 1 剂，水煎服。

(2)脾虚肝旺型：妊娠中晚期面目肢体水肿；头晕目眩或头痛发麻，胸闷呕恶，纳谷不香，神疲乏力，大便不通，舌淡胖，脉缓滑或弦滑。治宜健脾行水，平肝潜阳。方选全生白术散加减。药用赤小豆 20g，白术、茯苓、石决明、白芍、钩藤、益母草各 15g，大腹皮、陈皮、生姜皮、山茱萸各 10g，甘草 6g。每日 1 剂，水煎服。

(3)肝风内动型：妊娠后期或分娩时或产后 1～2 日，头晕头痛，视物不清，烦躁不安，颜面潮红，突发全身抽搐，牙关紧闭，甚则昏不知人，舌红或绛，苔薄黄，脉弦滑数。治宜平肝息风止痉。方选羚角钩藤汤加味。药用钩藤、生地黄、夏枯草各 15g，羚羊角、桑叶、菊花、贝母、竹茹、白芍、茯神、天麻各 10g，甘草 6g。每日 1 剂，水煎服。

(4)痰火上扰型：妊娠晚期或产时或新产后，头晕头重，胸闷泛恶，忽然倒仆，全身抽搐，口噤，昏不知人，气粗痰鸣，舌红，苔黄腻，脉弦滑。治宜清热豁痰，开窍止痉。方选牛黄清心丸加味。药用竹沥 10g，黄连、黄芩、栀子、郁金、菊花、桑叶、钩藤各 10g，甘草 6g，牛黄(吞服)1.5g。每日 1 剂，水煎服。

2. 内服单方验方

(1)山羊角、钩藤、生地黄、白芍各 30g，白僵蚕、地龙、当归各 20g，川芎 9g。水肿明显者，加白术、茯苓各 15g。有蛋白尿者，加鹿衔草、薏苡仁根、山药各 30g，益母草 15g。每日 1 剂，水煎，分 2 次服。中度以上妊娠高血压综合征者，同时口服解痉散(羚羊角粉 0.3g、全蝎 1.5g、琥珀粉 4.5g)，每日 3 次以养血柔肝，息风止痉，活血行气。主治妊高征。

(2)生地黄、石决明各 30g，桑寄生、白芍各 15g，沙参、枸杞子、麦冬、丹参、川楝子各 12g。若高血压、头晕头痛者加珍珠母、龟甲、牡蛎、龙齿各 30g，钩藤 12g；恶心烦热者加竹茹 12g、栀子 10g，以上为肝肾阴虚型。若为肝旺犯脾型，则于上方加白术 15g，茯苓皮、大腹皮、陈皮各 10g；如肿甚者加茯苓、车前草、黑豆各 15g；口干者加天花粉 12g。每日 1 剂，水煎，分 2 次服。滋养肝肾，育阴潜阳，主治妊高征先兆子痫。

(3)鲤鱼 1 条(重 250g 左右)、茯苓 60g。每日 1 剂，先将鲤鱼洗净去鳞，除掉鱼鳃和内脏。加入茯苓及清水 1000ml，用文火煎成 500ml，分 2 次温服。连服 5 日。健脾安胎，利水消肿，主治妊娠水肿。

(4)黄芪、山药各 30g，白术、茯苓各 20g，大腹皮、当归、党参、车前草各 15g，泽泻 10g。若肾气素虚，不能化气行水者，去党参、当归，加白芍 15g，制附子 6g，生姜 3 片；兼气滞者，去党参、山药，加香附 15g，乌药 10g；兼血虚者，加熟地黄 30g，阿胶 20g；兼胎动不安者，加桑寄生 20g，杜仲 15g；兼食欲缺乏者，加山楂、神曲各 15g 以健脾益气，行水利湿，主治妊娠水肿。

3. 中成药

(1)杞菊地黄丸：每日 2 次，每次 1 丸，口服，适用于肝肾阴虚、头目眩晕者。

(2)六味地黄丸：每日 2 次，每次 1 丸，口服，适用于肝肾阴虚者。

(3)安宫牛黄丸：每次 1 丸，溶化灌服。适用于抽搐昏迷者。

(4)天麻首乌片：每日 3 次，每次 6 片，口服。

【验案举例】

1. 钱某，32 岁。怀孕七月余，素体肥胖，孕后过食厚腻之品，时感头晕，咳痰。忽然眩晕如立舟之中，起则欲仆，一度不省人事，苏醒后感气短心悸，肢体浮动。血压 170/120mmHg，脉弦滑加紧促。舌质红有蜷缩感。诊断为妊娠高血压综合征。证属肝风内煽，窜行经络。治宜平肝潜阳，化痰息风。药用鲜生地黄 60g，决明子 30g。夏枯草、天竺黄各 12g，菖蒲、川贝母、天麻、白蒺藜、钩藤各 9g，竹沥 1 支。每日 1 剂，水煎服。服 5 剂后，诸症均有减轻。宗前方加减。药用珍珠母 30g，生白芍、钩藤、何首乌、桑叶各 12g，天麻、石菖蒲、黄芩、川贝母各 9g，全蝎 6g。服 5 剂后，神志已清，咳痰减少。养阴柔肝再进。炒玉竹 30g，生地黄、钩藤、何首乌、麦冬、枸杞子、桑寄生、玄参、桑叶各 12g，白蒺藜 9g。连服 17 剂。临产母子平安。

按：本例平素过食厚腻之品，脾胃常受湿困。妊娠后，母体负担增加，消化功能不健，致中阳不振，脾运更弱，湿痰滞于上，阴火起于下，湿痰挟虚火上冲。湿胜脾更虚，则津液凝滞而成痰。日久痰火扰心，引动肝阳，肝风内煽，窜行经络而昏迷抽搐。治拟平肝化痰息风之法。方中竹沥清泻肝胆内热，涤痰镇惊透络；珍珠粉潜阳镇惊化痰；川贝母、天竺黄清心解郁，化痰清热，助化痰消痰之功；天麻、钩藤平肝息风；石菖蒲伍橘红芳香化痰开窍；白芍滋养阴血；鲜生地黄养阴添液。全方化痰息风，宁神定志，使营血恢复而有所养，脾运展而水湿自去，诸症自消(《何子淮女科经验集》，浙江科学技术出版社，1982)。

2. 龚某，女，32 岁。5 年前曾生育一胎，产后因新生儿肺炎高热而夭折。继而经期愆后，行则不畅，淋漓日久；腰痛盗汗，日晡低热。经中药滋阴育肾、疏肝健脾等法调治后好转。今春一月行子宫输卵管碘油造影术，遂居经不行，至停经 43 天时，曾出血色黯，绵延旬许，伴腰酸眩晕。妊娠试验阳性，服补肾清热安胎方后漏红止。兹妊七月，头痛眩晕，夜不安寐，面部潮热，心烦口干，下肢肿胀。查体血压 150/90mmHg，尿蛋白(+)，苔薄白，脉细弦。证属肝肾不足，胎火内盛。治宜滋肾平肝，清热安胎。药用生石决明 30g，茯苓皮、白芍、桑寄生各 12g，生地黄、泽泻、大腹皮各 10g，黄芩、钩藤、丹参、天麻、僵蚕蛹各 9g。每日 1 剂，水煎服。服 5 剂后，孕七月半，头晕头痛略减，仍有低热口干，肢肿少寐。血压 140/80mmHg，苔薄质红，脉细弦。再予滋水涵木，平肝降压。上方加羚羊角粉（吞服）0.3g，服 5 剂善后。

按：本案以头痛眩晕为主症，属中医学“眩晕”范畴。患者平素肝肾阴虚，孕后血聚养胎，精血益虚，空窍失养，则头晕头痛。心失所养则夜不安寐；精血不足，胎火为盛，虚热上乘，则面色潮红，心烦口干；肾犯及脾，脾失健运而下肢肿胀。方用生地黄、白芍滋养肝肾，壮水制火；桑寄生、天麻、生石决、钩藤、僵蚕蛹益肾清肝，滋水涵木，平肝潜阳；丹参行血疗风；黄芩清胎热而安胎；茯苓皮、大腹皮健脾利水以消肿。二诊时头晕头痛减，再拟滋水涵木，平肝降压。药后血压降至120/60mmHg，头痛、眩晕、水肿均已瘥，尿蛋白转阴。原方续服一周，继服珍合灵片，至足月顺产一男婴(《言庚孚医疗经验集》，湖南科学技术出版社，1980)。

3. 袭某，女，28岁。孕8月因妊高征而引产，婴儿3天后死亡。患者孕期全身肿胀，目肿且花，蛋白尿(＋＋)，血压190/100mmHg，头痛，产后至今血压仍偏高，140/90mmHg，下肢水肿，无蛋白尿，常头晕，产后至今未避孕而未孕。外院曾诊断是LUFS(未破卵泡黄素化综合征)，用CC(克罗米酚)和HCG(绒毛膜促性腺激素)治疗，疗效不显。现测基础体温提示黄体上升不良。苔薄，脉细。诊断为妊娠高血压后遗症。证属肾精不足，肝阳偏亢。治宜补肾填精，健脾利湿。药用党参30g，枸杞子、鸡血藤、菟丝子、紫石英、玉米须、陈葫芦各15g，罗布麻叶、肉苁蓉、熟地黄、胡芦巴各12g，当归、红花各9g，桔梗6g，肉桂(后下)3g。每日1剂，水煎服。服14剂后，下肢肿胀减轻，头晕，舌苔薄，脉细。药用淫羊藿、鸡血藤、玉米须、陈葫芦、党参各15g，猪苓、茯苓(炙)、罗布麻叶、补骨脂、夏枯草、胡芦巴、香附各12g，当归、川芎、红花各9g，桔梗6g。再服14剂后，患者小便增多，水肿渐消，血压降至正常(120/80mmHg)，头晕止。以后随症加减治疗4个月，基础体温逐渐好转，B超监测有卵子排出。

按：患者妊高征，产后10个月仍高血压、下肢水肿、无排卵、未再妊娠，分析病情系肾精不足，肝阳上亢所致。精亏血少故头晕肢肿；治疗抓其本，补肾增精，又健脾利湿。方中桔梗开通肺气，通调水道，起到画龙点睛的作用；又加罗布麻叶平肝潜阳治头晕。药后见效，不再更弦改方，又随月经周期略加调经促排卵之味，故患者诸恙均愈，并出现了排卵(《李祥云治疗妇科病精华》，中国中医药出版社，2007)。

【名医提示】

1. 硫酸镁应持续至产后24h，分娩后12日内如血压正常，往往是由于血容量不足所致的假象，应密切观察。

2. 妊高血征高血压一般将持续数个月，故出院后仍应有适当的降压治疗。

3. 严重并发症如心力衰竭、肾衰竭、脑出血等均同内科治疗。

第四节　白塞综合征

眼、口、生殖器综合征又称白塞综合征，是以眼、口腔、生殖器溃烂为主症的一种疾病，目前多认为属胶原性疾病或自体免疫性疾病，具有慢性、进行性、反复发作的特点。中医学称本病为“狐惑病”。多因风温、湿热之邪入侵，湿热毒火上熏口眼，则目赤口疮，下注外阴，发为阴蚀；或阴虚生内热，虚火内炽，口疮阴蚀灼痛难愈。

眼、口及生殖器、大小阴唇及子宫颈或阴道有损害，出现溃疡病症状，称为眼-口-生殖器综合征，又称白塞病。除眼、口、生殖器损害外，还可出现皮肤、心血管、消化道、神经及关节等多系统损害。各种损害可同时或相继发生，慢性病程，可反复发作，有时增剧及缓解。多见于青年妇女。本病的病因尚不明确，可能与病毒感染、细菌感染、遗传或内分泌失调有关，近年来更倾向于是一种自身免疫性疾病。

【诊断要点】

1. 眼部损害：最多见者为虹膜睫状体炎及前房积脓，其他有结膜炎、出血性神经视网膜炎及视神经萎缩等，严重者可影响视力甚至全盲。

2. 口腔损害：最典型的为滤泡性口腔炎，可发生于口腔黏膜的任何部位、舌和扁桃体等。口腔黏膜溃疡的发作与月经周期有关，故有周期性发作的特点。

3. 泌尿生殖系损害：最典型者为急性女阴溃疡，并可发生于腹股沟、会阴、肛门内、阴道壁，甚至子宫颈。其溃疡可单发或多发，圆形或椭圆形，表面有分泌物或坏死组织，也与月经周期有关，反复发作。

4. 皮肤损害：表现为脓疱病、毛囊炎、疖肿、蜂窝织炎、痤疮、湿疹等。

5. 心血管损害：主要有移位性血栓性静脉炎等。

6. 结缔组织损害：主要表现为单发性关节炎，少数可有多发性游走性关节炎。

7. 中枢神经系统损害：基本病变为血栓性静脉炎及微血管周围炎引起的脑组织局部软化，临床表现有脑干、脑膜炎综合征及器质性精神错乱综合征。

8. 消化系统损害：主要为胃肠黏膜溃疡性变。临床表现为胃痛、腹痛、吐酸、食欲缺乏、脓血便、腹泻、便秘等。

9. 本病多见于青壮年。大部分患者皮肤划痕试验阳性。

10. 实验室检查：急性期白细胞计数增高，血沉快，有高丙种球蛋白血症，纤维蛋白原及凝血因子Ⅷ均有增高，溶纤维蛋白活性降低。

【鉴别诊断】

1. 结节性红斑　此病仅局限于皮肤的损害，而眼、口、生殖器综合征既有皮肤损害，同时又有眼、口腔、外生殖器的症状。

2. 阴部溃疡　应排除炎症性溃疡、淋病性溃疡，根据其病史及实验室检查，不难鉴别。

【西医治疗】

1. 糖皮质激素治疗　泼尼松，每次 20mg，每日 3 次，口服，病情稳定后逐渐减量，减少每周 5mg，维持量为 5～10mg/d。

2. 免疫抑制药　环磷酰胺，每次 25mg，每日 2 次，口服，连服 1 个月。如白细胞计数下降应减量或停药。

3. *局部治疗*　口腔溃疡:2%甲紫:涂搽患处,每日1次。5%金霉素甘油:涂搽患处,每日2次。复方硼砂液:含漱,每日2～3次。

4. *外阴溃疡*　0.02%高锰酸钾:坐浴,每日1～2次。0.1%依沙吖啶(利凡诺)溶液:湿敷,每日1～2次。金霉素眼膏:涂患处,每日1～2次。10%苯佐卡因软膏:涂患处,每日2次。可的松软膏:涂患处,每日3次。复方新霉素软膏:涂患处,每日3次。顽固性病例请皮肤科、眼科会诊处理。

【中医治疗】

1. *辨证论治*

(1)风瘟蕴毒型:初发口腔溃疡,双眼发红,畏光流泪;口渴咽干,发热头痛,便干溲赤,舌红,苔黄,脉濡数。治宜疏风清热,和营解毒。方选黄连解毒汤加减。药用板蓝根、薏苡仁各15g,黄芩、黄柏、栀子、黄连、当归、泽泻各10g,甘草6g。每日1剂,水煎服。

(2)湿热内蕴型:口腔、咽喉、外阴溃疡,红肿灼痛,缠绵难愈;口苦咽干,纳少,关节酸痛,舌苔黄腻,脉滑数。治宜清热利湿解毒。方选龙胆泻肝汤加减。药用金银花、蒲公英、玄参、板蓝根各15g,龙胆、栀子、黄芩、柴胡、车前子(包煎)、木通、泽泻各10g,生甘草6g。每日1剂,水煎服。

(3)肝肾阴虚型:口、咽、外阴长期溃疡;低热起伏,心烦不宁,失眠多梦,头晕目眩,视物模糊,口燥咽干,下肢红斑结节,舌暗红,苔光少津,脉细数。治宜滋养肝肾,育阴清热。方选知柏地黄汤加味。药用山药、生地黄、茯苓各15g,知母、黄柏、泽泻、山茱萸、牡丹皮、金樱子、地骨皮、赤芍各10g,甘草6g。每日1剂,水煎服。

2. *通用加减方*　熟地黄、山茱萸、山药、龟甲(先煎)、碧玉散(包)各15g,牡丹皮、茯苓、泽泻、柴胡、白术、当归各10g,炒黄柏、怀牛膝、萆薢、淫羊藿各9g,甘草、五味子各5g。口渴喜饮者,加石斛10g,竹叶、麦冬、乌梅各5g;失眠心悸者,加钩藤15g,青龙齿10g,炒枣仁6g;经行量多者,加墨旱莲、女贞子各15g;经行量少者,加丹参、泽兰叶各10g;带下量多,色黄质黏稠者,加土茯苓15g,败酱草12g;两目干涩,疼痛甚者,加枸杞子15g,菊花、青葙各10g;外阴溃疡,黄水淋漓,加苦参、土茯苓各15g;口舌生疮,加黄连、莲子心各10g;倦怠乏力,加薏苡仁20g,鸡内金10g,砂仁(后下)6g;五心烦热,加地骨皮、阿胶(烊化)各10g;小便短赤,加瞿麦、石韦各15g,栀子10g。每日1剂,加水煎煮2次,将两煎药液混合均匀,分2次服。

3. *外治单方验方*

(1)苦参45g,生甘草、黄柏各30g,青黛15g。前2味水煎坐浴,每日1～2次。后2味共研细末,在坐浴后将此粉撒在溃疡处,每日2次。

(2)黄连、当归、大黄、黄芩、川芎各10g,雄黄、矾石各1g。共为粗末,以水煎汤数沸,洗患处,每日3次。

(3)芦荟、黄柏、苦参、蛇床子、荆芥、防风、花椒、明矾各 9g。上药煎水熏洗外阴,每日数次。

(4)黄连、青黛、玄明粉各 15g,冰片 0.6g。共研细末,外涂阴部溃疡处,每日 3 次。

(5)苦参、黄连各 15g,白矾、桃仁、地肤子、甘草各 10g。煎水熏洗外阴,每日 2 次。

(6)紫花地丁、蒲公英各 15g,蝉蜕 9g。上药煎水熏洗外阴,每日 1 次。

(7)冰硼散:喷撒口腔溃疡及外阴溃疡处,每日 2～3 次。

(8)金银花、菊花各 20g。泡水,含漱,每日 3 次。

(9)冰蛤散:扑撒外阴溃疡处,每日 2 次。

(10)锡类散:涂口腔溃疡处,每日 2 次。

(11)生肌散:涂口腔溃疡处,每日 2 次。

(12)青黛散:涂口腔溃疡处,每日 2 次。

(13)珠黄散:涂口腔溃疡处,每日 2 次。

【验案举例】

1. 边某,女,23 岁。下唇出现水疱,破溃后遗留一溃疡,间隔半个月后溃疡逐渐发展至右颊黏膜、舌背部,面积大,溃疡呈凹陷型,四周高起,表面有浅黄色假膜形成。继之出现会阴部溃疡,近年来疲乏无力,心悸多汗,低热,食欲不佳,先后多次住院,虽经抗感染、激素、多种维生素等长期治疗,仅以取得暂时效果,且有逐渐加重的趋势。因症状加重入院,入院后经中西医反复治疗 2 个月余,病情不见减轻,症见患者口干唇燥,上唇、双颊及右侧腭后有巨大溃疡,大便秘结,舌红苔薄,脉弦数。诊断为白塞病。证属湿热蕴结,化毒伤阴。治宜清热泻浊,佐以养阴为主。药用生地黄 20g,黄芩、制半夏各 15g,黄柏、生甘草、知母各 10g,栀子、生大黄各 9g,黄连 6g。上方服 6 剂,药后无不适,大便仍干,3 天前发现肛旁有一溃疡,口腔溃疡同前,原方加量再进。原方内生地黄改 30g,生大黄(后下)、生甘草各改为 12g。服 8 剂。同时用苦参 30g,野菊花 15g,煎汤洗下部,雄黄粉 9g,艾卷 8g,每天 1 支和入雄黄 1g 点燃熏局部。下部溃疡经外洗、艾熏 4 次愈合,口咽部溃疡好转,大便仍干,余情同前。原方加生石膏 30g,天花粉 15g,生甘草改为 15g。服 8 剂。全部溃疡愈合,纳可、便畅、舌淡苔薄,脉细。嘱原方再服 6 剂后停药。

按:狐惑病是一种原因不明的慢性进行性复发性多组织系统损害的疾病,多见于青壮年。中医学认为本病由于湿热内蕴、毒邪窜络,肝脾条达运化失司,上扰眼、口,下注阴器,经络阻隔,气血凝滞而发。本例发病已有数年,长期经用抗生素、激素、维生素治疗未能控制,病程已久,正气渐衰,兼见疲乏无力,心悸多汗,低热,食欲不佳,按照常规,应以补法为主,然陈氏认为治病必求其本,治疗期间停用激素,方中用黄连、黄芩、栀子、黄柏清解湿热蕴毒,生大黄清泄脏腑内毒,生地黄、知母养阴清热。二诊后加用外洗，药熏之法。治疗期间除药量有变动外，基本上是守方到底，在病情好转之时，增生石膏加强清热解毒之力，以收全功。本例的特点是，从症状看一派正气渐衰之象，但从便干舌红脉弦数验之，仍为实证，当舍症从脉，不能被假象所迷惑，应治病求本，选用祛邪为主，邪去则正安(《古今名医皮肤性病科验案欣赏》，人民军医出版社，2000)。

2. 王某，女，19 岁。患者于 3 周前在两小腿内侧出现红色结节，疼痛肿胀，渐见结节增多，且伴有畏寒，发热，髋关节、膝关节及距小腿关节疼痛，胃纳不香，渴不思饮，在某医院曾就诊，诊断为结节性红斑，服药治疗未效。检查可见两小腿内侧及两大腿下端有 1～3cm 大小不等结节 10 余个，结节略高出皮肤表面，呈紫红色，按之色退，有压痛，足踝明显水肿。初诊后曾用以清热、通络、活血之法，投药 4 剂。于 4 月 29 日再诊时，追问病史，得知有口腔糜烂和阴部溃疡等病症，反复发作已 1 年。检查见咽不红，扁桃体不大，颈、下颌及腹股沟淋巴结亦不肿大，心、肺正常，肝、脾未触及，上下牙龈黏膜潮红，可见点状和小片糜烂，间有浅在溃疡，大阴唇可见 4 个黄豆至豌豆大小较深之溃疡，边缘不整，无明显红晕。表面可见坏死白膜覆盖，做涂片化验发现有革兰染色阳性球菌，未发现有杆菌存在。其脉象弦数，舌质红，苔黄腻。诊断为白塞病。证属阴阳失调，虚火上炎。治宜寒热并用，调和阴阳。方选甘草泻心汤加减。药用生甘草、黄芩各 9g，制半夏、干姜、黄连各 6g，大枣 5 个。每日 1 剂，水煎服。服 5 剂后，牙龈糜烂已减，溃疡缩小，大阴唇部 4 个溃疡缩小更明显，红色结节尚无改变。而畏寒、发热症状已去，仍觉口干而不思饮，大便则不干，腕关节疼痛。嘱其照上方再进，并同时口腔溃疡外用冰硼散(市售)，阴部溃疡外用冰蛤散(蛤粉 18g，冰片 3g，共研细粉外用)。再进 6 剂汤药后，见双小腿结节趋向消退，尚有压痛，皮色黯褐，水肿见消，口腔糜烂及阴部溃疡均得愈合，唯左颊出现一小脓疱。胃纳久佳，二便正常。脉象弦细，舌质正常。将上方之中干姜改为生姜 6g，嘱其继续服用。又进 9 剂。见两小腿结节大部消退，两小腿屈侧各留一个 15cm 大小结节，暗红色，稍有压痛，行走时有酸胀感。口腔及阴部未见发生溃疡，纳食转佳，服药时略有恶心。苔脉如前。嘱其再进 6 剂，以期巩固疗效。

按：白塞病临床主要表现为口腔溃疡、生殖器溃疡、视网膜炎及虹膜睫状体炎等，故又称眼-口-生殖器综合征。此综合征也常伴有结节性红斑、关节痛、周期性发热等，而一些患者不一定诸症具备，一般说只要具有两种以上症状，就有一定的诊断意义。本病似为《金匮要略》所载的“狐惑病”，又有蚀于喉为惑，蚀于阴为狐之说，此例用甘草泻心汤加减方治之，收效尚属理想，经验所得，证明此病初起不久，能及时诊断明确，用以如上之方加减，药达效收；若本病已旷日时久，时常反复发作，则根治为难。上方以黄连、黄芩苦寒清化湿热，干姜、半夏辛温开通散结；并以甘草、大枣补脾和中，苦降辛通，寒热并用，上下得治也(《千家妙方》，战士出版社，1982)。

【名医提示】

1. 注意休息,加强营养,可多食维生素含量丰富的蔬菜及食物,忌食辛辣及油煎之品。

2. 调节饮食规律,进食清淡食物,忌食肥甘厚味、烟酒等辛辣刺激之品。

3. 本病患者多孤僻忧虑,因此要开导患者,使其心情舒畅,性格豁达。

4. 注意口腔、外阴及皮肤卫生。刷牙时勿太用力,以防损伤黏膜。

5. 应用激素时,症状控制后需酌情逐渐减量至停用。

6. 顽固性病例应请皮肤科、眼科医师共同协治。

7. 避免接触感染,避免酒类及刺激性食物。

8. 仔细观察,寻找病因,并早期祛除。

9. 预防感冒,凡遇外感应及时治疗。

10. 加强体育锻炼,增强机体抵抗力。

第五节　盆腔淤血综合征

盆腔淤血综合征,是由盆腔静脉慢性淤血而引起的以慢性下腹疼痛为主要症状的病症。多发生于育龄期妇女。盆腔淤血是本征的病因。由于女性盆腔有膀胱、生殖器、直肠3个彼此相通的静脉丛系统,静脉管壁薄,缺乏外鞘,中小静脉无瓣膜,三者相互影响,易致盆腔静脉血流迟缓,静脉扩张、弯曲、淤血而致病。导致盆腔静脉淤血的因素有:①手术损伤,如输卵管结扎术损伤输卵管系膜血管;②分娩时阔韧带裂伤,慢性盆腔炎症,子宫内膜异位症,子宫后屈等;③孕产频繁,房事不节,长期坐立或习惯性便秘;④精神因素和体质因素。中医无此病名,根据其临床表现,可按妇科腹痛病论治。病机主要是瘀血阻滞,脉络不通。

【诊断要点】

1. 慢性下腹疼痛及腰骶痛,久坐或久立后加剧。

2. 性交疼痛或性感不快等。

3. 白带量多,外阴及肛门坠胀。

4. 月经过多,痛经,经期延长。

5. 妇科检查:外阴或阴道静脉怒张,宫颈色紫或肥大而软,耻骨联合上或两侧下腹部有深压痛,无肌紧张、反跳痛。

6. 辅助检查

(1)体位试验:胸膝卧位时,盆腔静脉压降低,下腹痛消失。立即让患者改为臀部向后紧紧坐在足跟部,而头部与胸部保持略高于下腹部的位置,从而向盆腔的髂内动脉分流量加大,盆腔静脉回流增多,使静脉压上升而淤血,又出现平时相似的下腹痛,再回复胸膝卧位,疼痛又消失,称体位试验阳性。

(2)腹腔镜检查:可见盆腔静脉增粗、迂回、曲张或有阔韧带裂伤。无明显盆腔炎症及子宫内膜异位症病灶。

(3)盆腔静脉造影:可见子宫、卵巢静脉增粗、弯曲。静脉显影消失时间延长,在 20 秒以上仍具有不同程度的造影剂潴留。

(4)盆腔血流图:显示血流速度缓慢。

临床上根据育龄妇女有多产、流产史,出现上述临床症状,而按慢性盆腔炎治疗无效者,多考虑为本病。

【鉴别诊断】

1. 盆腔淤血综合征与慢性盆腔炎的鉴别见下表。

盆腔淤血综合征与慢性盆腔炎的鉴别

疾病	盆腔淤血综合征	慢性盆腔炎
生育史	常多产,产后盆腔静脉复旧不良	不孕史
炎症史	无盆腔感染史	有盆腔感染及反复发作史
下腹痛	与体位有一定关系	与月经周期有关
子宫颈阴道及下肢静脉曲张	往往并发	较少见
附件肿块	①一般无肿块;②严重时附件增厚,周界不清;③无固定粘连感	①壁明显增厚或有肿块;不易变形;②肿块有明显周界,触诊易变形或消失;③常有粘连固定感
体位试验	阳性	阴性
盆腔静脉造影	盆腔内卵巢及子宫静脉曲张及淤血	不显示盆腔静脉曲张及淤血

2. 子宫内膜异位症　有明显的渐进性痛经史,妇科检查子宫周围可扪及质硬、触痛明显的结节,或卵巢硬性肿块。

【西医治疗】

1. 药物治疗

(1)轻症病例:无须药物治疗,嘱患者早、晚坚持胸膝卧位 10 分钟,改为侧卧位睡眠,节制房事,纠正便秘。

(2)谷维素:每次 20mg,口服,每日 3 次。

(3)维生素 E:每次 50mg,口服,每日 2 次。

2. 手术治疗

(1)对于年轻、尚需生育而因阔韧带裂伤所致本征者,可做阔韧带筋膜横行修补术。

(2)对严重子宫后倾后屈患者,可做圆韧带悬吊术以恢复子宫正常位置。

(3)对年龄接近绝经期患者,可做全子宫或并附件切除术。

【中医治疗】

1. 辨证论治

(1)气滞血瘀型:下腹及腰骶部坠胀疼痛;经前乳房胀痛,两胁胀痛,舌暗或边有瘀点,苔薄白,脉弦或涩。治宜疏肝理气,活血化瘀。方选膈下逐瘀汤。药用当归、赤芍、枳壳、延胡索、牡丹皮、乌药各 12g,香附、五灵脂、桃仁各 9g,红花、川芎、甘草各 6g。每日 1 剂,水煎服。

(2)湿热瘀阻型:少腹拘急、坠胀,腰骶部酸痛;白带量多、色黄,小便黄,大便秘结或不畅,舌红,苔薄黄腻,脉弦数或濡数。治宜清热利湿,活血化瘀。方选萆薢渗湿汤加减。药用萆薢、薏苡仁各 15g,牡丹皮、泽泻、当归、赤茯苓、皂角刺、金银花、川楝子各 12g,桃仁、黄柏各 9g,红花、甘草各 6g。每日 1 剂,水煎服。

(3)气虚血瘀型:少腹坠胀疼痛,劳累后加剧;白带量多、色白清稀,头晕神疲,面色萎黄,大便溏薄,舌淡,苔薄白,脉细无力。治宜益气养血,活血化瘀。方选尤氏化瘀汤加减。药用黄芪 30g,党参 15g,当归 12g,九香虫、白芷各 10g,升麻、水蛭、川芎、白术、甘草各 6g。每日 1 剂,水煎服。

(4)阴虚血瘀型:下腹腰骶疼痛;头晕眼花,手足心热,舌红,苔薄或少苔,脉细数。治宜补益肝肾,活血祛瘀。方选四妙勇安汤加减。药用玄参、白芍、鳖甲各 15g,皂角刺、当归、金银花各 12g,川楝子 10g,桃仁 9g,甘草、红花各 6g。每日 1 剂,水煎服。

2. 通用加减方 芍药、丹参各 15～30g,续断、杜仲各 15g,当归、生地黄各 12g,柴胡、延胡索各 10g,桂枝 6～10g,制乳香、制没药、炙甘草各 6g。经量多,加失笑散(包)9g,三七粉(冲服)3g;经量少色黑,加益母草、何首乌各 15g,牛膝 12g,香附 10g;白带多,加车前子(包煎)、海螵蛸各 15g,白果 6g;乳房胀痛有块,加王不留行 15g,穿山甲、浙贝母各 10g;体弱乏力,加太子参、黄芪各 15g;纳差,加山楂、麦芽、陈皮各 10g。每日 1 剂,加水煎煮 2 次,将两煎药液混合均匀,分 2 次服。

3. 内服单方验方

(1)大黄 12g,桃仁 9g,桂枝、芒硝、甘草各 6g。加水 1400ml,煮取 450ml,去渣加入芒硝,再上文火微沸即成,饭后温服 150ml,每日 3 次。

(2)桂枝、茯苓、牡丹皮、桃仁、白芍各 10g。每日 1 剂,水煎服。

4. 外治单方验方

(1)丹参 30g,赤芍、桃仁、制乳香、制没药、川楝子、土鳖虫、莪术各 15g,煎取 150ml 保留灌肠,每晚 1 次,1 周为 1 个疗程。

(2)败酱草、红藤、当归、三棱、莪术,浓煎至 100ml,保留灌肠,每日 1 次。

(3)复方丹参液静脉滴注，每日1次，10日为1个疗程。

(4)丹参离子透入：每日1次，10日为1个疗程。

5. 中成药

(1)八珍益母丸：每日2～3次，每日10g，口服，适于气虚血瘀者。

(2)妇康宁片：每日2～3次，每次8片，口服，适于气滞血瘀者。

(3)妇科千金片：每日4次，每次4片，口服。

【验案举例】

1. 刘某，34岁。下腹坠痛3年余，病起于人工流产后，腹痛缠绵，时轻时剧，甚则疼痛难忍，始终不彻，腰骶部酸痛，劳累加剧，与月经周期关系不明显，无发热，性交疼痛，不能坚持正常上班，迭经中西药治疗，疗效不显而就诊。妇科检查：阴道分泌物较多，宫颈轻糜，略着色，宫体后位，正常大小，两侧附件软、压痛，未及明显肿块。收入院，待月经后腹腔镜检查提示：盆腔静脉扩张，蜷曲，未发现炎症及子宫内膜异位病灶。少腹两侧坠痛，腰骶酸痛，阴坠后重，甚则难以忍受，性交疼痛，久立久坐、劳累加剧，头晕目眩，面色欠华，神疲乏力。脉细软无力，舌苔薄，质黯滞、胖大、边有齿痕。诊断为盆腔淤血综合征。证属气虚瘀阻，热毒下注。治宜益气升提，清热祛瘀。仿补中益气汤、补阳还五汤、四妙勇安汤之意加减，药用升麻、柴胡、党参、黄芪、当归、金银花、连翘、玄参、甘草、川芎、地龙、徐长卿、泽兰、泽泻、地鳖虫、失笑散各9～15g。每日1剂，水煎服。连服7剂后诸症明显好转，腹痛减轻，精神亦振，上方合度，故继续加减服用。经2个月余治疗后，能坚持上班，但劳累后偶有发作，而断续用药。

按：盆腔淤血综合征是因盆腔静脉慢性淤血而引起的以下腹疼痛为主症的一种妇科特殊慢性病症。常发生于育龄期妇女，以25－40岁为多见，往往与输卵管结扎术、分娩、难产、流产、刮宫等因素有关。本病的发生与女子丰富的盆腔静脉特点密切相关，是发病的内因。本案患者证属气虚瘀阻型，故治拟益气升提、活血化瘀之法。方用补中益气汤、补阳还五汤、四妙勇安汤加减。方取补中益气汤之益气升提，配伍补阳还五汤之益气活血祛瘀及四妙勇安汤之清热解毒、活血止痛。用党参、黄芪补气建中；当归养血活血；升麻、柴胡升提中气；川芎、桃仁、红花、土鳖虫、地龙、泽兰活血祛瘀；柴胡、泽泻行气利水；金银花、连翘清热解毒(《孙朗川妇科经验》，福建科学技术出版社，1988)。

2. 王某，女，38岁。少腹坠痛，腰骶酸痛2年余，经期、劳累加重。患者于两年半前行绝育术，术后见上述症状，曾以慢性盆腔炎经中西药治疗，症状无明显改善。现少腹坠胀疼痛，腰骶酸痛，性交痛，月经量多，色暗淡质稀，或夹血块，淋沥10余日，伴白带多，清稀。平素头晕乏力，面色少华。舌体胖大，边有齿痕、瘀点，苔薄白，脉细涩。月经量多，色暗淡质稀，或夹血块，痛经。妇科检查：宫颈肥大，呈紫蓝色，子宫水平位，饱满，触痛，质软，双附件区压痛明显。诊断为盆腔淤血综合征。

证属气虚血瘀，胞宫失养。治宜益气健脾，活血化瘀。药用黄芪、鸡血藤各30g，党参、白术、丹参各15g，当归、赤芍各10g，川芎、甘草各6g。每日1剂，水煎服。服14剂后，少腹坠胀、疼痛好转，月经来潮，量多，色淡红，质稀。腰腹坠痛，神疲乏力，大便溏，舌淡，苔薄，脉细弱。治宜益气固冲，化瘀止血。药用黄芪、益母草各30g，鹿角霜15g，炒续断、党参、炒杜仲、阿胶（烊化）各10g，炮姜、艾炭各6g，三七（冲服）3g。服6剂后，经行7日即止，现腰腹坠痛好转，仍神疲乏力，纳可，便溏，舌质暗淡，脉细无力。治宜益气温阳，活血化瘀。黄芪、鸡血藤、丹参各30g，橘核20g，鹿角霜、炒续断、党参、茯苓、白术各15g，杜仲、当归、白芍各10g，甘草6g。连用1个月后症状明显改善。月经期仍服二诊方，待月经干净后继以上方治疗，两个月后患者症状完全消失，随访1年无复发。

按：患者平素从事体力劳动，兼之行经腹输卵管结扎术后，气血不足，冲任气血虚少，术后又未能充分休息调养，使气血愈虚，气虚推动无力，使血供缓慢，瘀阻下焦，而发生本病。气血不足，冲任亦虚，胞宫失于濡养，则见小腹痛而坠胀不适；气虚推动无力，血行受阻，使下腹疼痛加剧，伴腰骶酸痛，性交痛；气虚任脉不固，带脉失约，而见白带量多，清稀；经血失于制约，故经行量多，经期延长；气血瘀阻于冲任、胞宫，故经血色暗淡质稀，或夹血块；头晕乏力，面色少华，舌暗淡胖，苔薄白，脉细无力，均为气虚征象。此例盆腔淤血综合征属气虚血瘀证，治宜益气健脾，活血化瘀。方中黄芪、党参、白术健脾益气；丹参、鸡血藤、当归、赤芍养血活血止痛；橘核行气止痛；甘草调和诸药，缓急止痛。临证腹痛甚者，加桂枝、干姜、乌药、延胡索化瘀止痛；盆腔有包块加三棱、莪术、鳖甲、半枝莲化瘀散结；腰酸不适加菟丝子、杜仲、鹿角霜补督壮腰（《中国现代百名中医临床家丛书·韩冰》，中国中医药出版社，2007）。

【名医提示】

1. 对于年轻尚须保留生育功能，而因阔韧带裂伤所致本病者；或严重子宫后位、后屈非采取手术治疗无效者；或40岁以上并且月经过多或接近绝经期病者，可考虑手术治疗。

2. 盆腔淤血患者，应注意避免久坐久立，睡眠时取侧卧位或胸膝卧位，加强盆腔血液回流，保持大便通畅。

3. 休息或睡眠时采取两脚交替侧卧位。

4. 节制性生活，选择好避孕方法。

5. 加强体育锻炼，增强体质。

6. 防止便秘和尿潴留。

第六节　高催乳素血症

高催乳素血症是指由各种原因所引起的外周血中催乳素水平的异常增高，一般认为血催乳素浓度高于30ng/ml或880～1000mU/L时应视为高催乳素血症。

本病的病因有垂体催乳素瘤及下丘脑或垂体其他肿瘤；某些药物的影响，如长期使用氯丙嗪、利血平、灭吐灵、雌激素类及组胺类等；原发性甲状腺功能低下或肾功能不全；其他还有手术、麻醉、胸壁外伤、带状疱疹等。这些因素造成下丘脑-垂体功能障碍，下丘脑泌乳素释放激素升高，也可使血中泌乳素增多。高催乳素血症患者中如未发现任何原因者，称为特发性高催乳素血症。

【诊断要点】

1. *月经失调*　常表现为卵巢黄体功能不全，或无排卵型月经，月经稀发，月经量少或闭经。

2. *不孕*　往往是唯一主诉。

3. *溢乳*　一般量较少，或仅于挤压乳房时溢出，可与月经失调同时出现，或迟于月经改变。

4. *原发疾病的症状*　垂体肿瘤可出现不同程度的头痛、视力障碍，甲状腺功能低下或肾功能不全者出现相应疾病的症状。

5. *妇科检查*　双侧乳房挤压有乳汁分泌，内诊时发现阴道黏膜可萎缩变薄，子宫萎缩变小。阴道脱落细胞涂片，呈雌激素水平低落状态。

【鉴别诊断】

主要区别特发性高催乳素血症与垂体催乳素瘤所致的高泌乳血症。主要依靠蝶鞍摄片及CT扫描等加以鉴别。

【西医治疗】

1. 病因治疗：主要是祛除病因，如药物引起者，停药后症状消失。对甲状腺功能低下、肾功能不全者，应采取相应治疗措施。

2. 对于特发性高催乳素血症者，宜抑制泌乳、促进排卵，以恢复正常的月经。常选溴隐亭、左旋多巴、维生素克罗米芬等药物，手术治疗适用于垂体腺瘤或其他颅内肿瘤。或辅助放射治疗。

【中医治疗】

1. *辨证论治*

(1)肝郁气滞型：月经错后，经量少，或月经闭止。溢乳，不孕，精神抑郁或烦躁易怒，乳房、胸胁、少腹胀痛，舌淡红，苔薄白，脉弦。治宜疏肝解郁，理气调经。方选逍遥散加减。药用炒麦芽60g，白芍、白术、茯苓、川牛膝各15g，醋柴胡12g，当归、制香附、枳壳各10g，炙甘草6 g。每日1剂，水煎服。肝郁化热者，加牡丹皮，栀子各10g以清肝泻热；乳房胀痛结节者，加橘核、夏枯草各15 g以理气散结。

(2)痰湿阻滞型：经期延后，月经量少，经色淡，甚则月经闭止。溢乳，带下量多，色白质稠，形体肥胖，胸脘满闷，食少纳呆，舌苔腻，脉滑。治宜燥湿化痰，活血调经。方选苍附导痰汤加味。药用炒麦芽60g，茯苓15g，当归12g，苍术、白术、半夏、制香附、陈皮、川牛膝、枳壳各10g，炙甘草6g。每日1剂，水煎服。

2. 通用加减方　炒麦芽 90g,白芍、茯苓、莲须各 30g,当归、柴胡各 12g,石菖蒲 10g。脾胃气虚,加黄芪 30g,党参 20g;肝郁化热,加牡丹皮、栀子各 10g;肾虚失藏,加菟丝子 30g,女贞子、墨旱莲各 15g;闭经,头发稀少,加牛膝 12g,桃仁、红花、泽兰各 10g;溢乳,加炒麦芽 15g;肥胖,加苍术、香附、半夏、陈皮各 10g。每日 1 剂,加水煎煮 2 次,将两煎药液混合均匀,分 2 次服。

3. 内服单方验方

(1)生麦芽 60g,白芍、当归、全瓜蒌、茯苓、熟地黄各 15g,淫羊藿、川牛膝各 12g,仙茅、郁金各 10g,柴胡 8g,生大黄 5g。每日 1 剂,加水煎煮 2 次,药液对匀后分 2 次服,30 日为 1 个疗程。

(2)熟地黄 24g,山药、山茱萸、杜仲、菟丝子、枸杞子各 15g,当归、茯苓、白芍、荆芥、柴胡各 12g。每日 1 剂,水煎,早晚分服。

(3)炒麦芽 60g,茯苓 15g,当归 12g,苍术、白术、半夏、制香附、陈皮、枳壳、川牛膝各 10g,炙甘草 6g,每日 1 剂,水煎服。

4. 外治单方验方　取芒硝 500 g,放入小布袋,敷于乳房处,待药物硬时更换。适用于溢乳症。

5. 针灸疗法

(1)体针:肝郁气滞证型:治宜疏肝解郁,调经。取穴:气海、太冲、三阴交、肝俞。各穴施泻法,或平补平泻法。肝肾不足型:治宜补益肝肾,调理冲任。取穴:关元、肝俞、肾俞、太溪、足三里、照海。各穴施用补法。脾胃虚弱型:治宜健脾益气,养血调经。取穴:足三里、脾俞、胃俞、膈俞。各穴施用补法。

(2)耳针取穴:内分泌、卵巢、子宫、肝、肾、皮质下。每次选 3～4 个穴,中等刺激,隔日 1 次。或耳穴埋针、埋豆。每周 1～2 次。

6. 中成药

(1)七制香附丸:疏肝解郁,养血调经。适用于肝郁气滞证。水丸或蜜丸。每日 3 次,每次 6～9g,口服。

(2)妇科调补丸:疏肝补肾,益气养血,调经。适用于肝郁虚之证。蜜丸,每日 3 次,每次 9g,口服。

(3)加味逍遥散:疏肝解郁,清热泻火。适用于肝郁化热证。水丸。每日 3 次,每次 6g,口服。

(4)补中益气丸:补中益气。适用于脾胃气虚证。蜜丸。每日 3 次,每次 9 g,口服。

【名医提示】

1. 催乳素瘤经治疗后怀孕的妇女,妊娠后可出现垂体瘤突然增大,故从妊娠第 3 个月起,每个月应做一次视野检查,并注意有无头痛、视力障碍等神经症状。

2. 情志因素常是导致本病和加重本病的原因,因此宜心情舒畅,保持乐观,这对防止本病的发生、发展具有重要的意义。

3. 对高催乳素血症并有微腺瘤者，可根据病情选择放射治疗或手术治疗。

4. 预防和积极治疗能引起高催乳素血症的各种疾病。

5. 由药物所致者，应及时停药或改用其他药物。

6. 保持心情舒畅，豁达开朗。

第七节　溢乳-闭经综合征

非产褥期妇女或产妇停止哺乳 1 年后，出现持续性溢乳并伴有闭经，称为溢乳-闭经综合征。多见于生育年龄的妇女。大多数患者合并高催乳素血症。现代医学认为，垂体肿瘤，较长时期服用利血平或氯丙嗪、吩噻嗪、吗啡等药物，下丘脑-垂体功能紊乱，原发性甲状腺功能低下，手术创伤、麻醉、精神抑郁、假孕等精神因素，原发性甲亢，肾功能不全，支气管癌等均可引起高催乳素血症，从而导致闭经溢乳。

【诊断要点】

临床以闭经、溢乳为主要症状，由于病因、部位不同，其临床表现有所差异。

1. 月经失调　常表现为长期闭经，闭经期限可自数个月至十余年不等，或为原发性闭经，或月经稀发。

2. 溢乳　可表现为持续性溢乳，或间断性溢乳，亦可表现为挤压乳房时才有乳汁少量滴出。

3. 不孕　伴有高催乳素血症患者中常患原发不孕。或因子宫小、卵巢功能不全、性功能减退，造成不孕。

4. 更年期症状　可出现面部阵发性潮红，性情急躁，性欲减退，阴道干燥，性交困难等。

5. 其他症状　如合并有较大的垂体肿瘤，或肿瘤已压迫视神经交叉时可出现头痛、复视、视力减退等。如伴有其他疾病，可出现甲状腺功能低下、肢端肥大症等。

6. 血液学检查

(1)垂体功能检查：正常 PRL 水平在非妊娠妇女一般不超过 20μg/L，当 PRL ＞25μg/L 可确诊为高催乳素血症。FSH、LH 常降低，LH/FSH 比值升高。GH、TSH、ACTH 根据病情需要测定。

(2)卵巢功能检查：血 E_2、孕酮降低，测定 E_2 可准确判断患者的雌激素分泌状态，孕酮测定仅用于未闭经的溢乳患者，而对乳溢-闭经者无必要。对于高催乳素血症伴多毛者睾酮可升高。

(3)甲状腺功能检查：合并甲状腺功能减退时，T_3、T_4 降低，TSH 升高。

7. 影像学检查

(1)蝶鞍 X 线断层检查:过去垂体腺瘤的诊断依靠标准头颅 X 线成像过程中使用探照灯锥形向下探照蝶鞍。

(2)CT 检查:在肿瘤大小方面提供了有用的资料,在肿瘤的骨质质地方面可能会应用局限。

(3)磁共振(MR)检查:由于其高灵敏度和很好的空间分辨率,已成为主要的影像学检查手段。

【鉴别诊断】

非产褥期妇女有泌乳和闭经同时存在,或有泌乳或月经稀发,泌乳素持续增高,即可做出诊断。

【西医治疗】

1. 药物治疗

(1)由药物引起者(包括口服避孕药):一般停药可自然恢复,若停药半年后月经未恢复,可用药物治疗。

(2)原发性甲状腺功能减退者:用甲状腺素制剂替代治疗。

(3)高催乳素血症患者:溴隐亭系多肽类麦角生物碱,选择性激动多巴胺受体,能有效降低催乳素浓度。溴隐亭对功能性或肿瘤引起的催乳素水平升高均能产生抑制作用。溴隐亭治疗后能缩小肿瘤体积,使乳溢-闭经妇女月经和生育能力得以恢复。

2. 手术治疗　当药物治疗无效,或当肿瘤引起明显压迫及神经系统症状时应考虑手术切除肿瘤。手术前短期服用溴隐亭能使垂体肿瘤缩小,术中出血减少,有助于提高疗效。

3. 放射治疗　用于不能坚持或耐受药物治疗者,不愿手术者,不能耐受手术者。可用于手术不可切除的或复发性肿瘤患者。放射治疗显效慢,可能引起垂体功能低下、视神经损伤、诱发肿瘤等并发症,不主张单纯放疗。

【中医治疗】

1. 辨证论治

(1)肝肾亏损型:月经初潮迟至,月经后期,量少,或月经闭止。不孕,溢乳,头晕耳鸣,腰膝酸软,舌淡红,苔少,脉沉弱。治宜补肾养肝调经。方选归肾丸加味。药用炒麦芽 60g,菟丝子、制何首乌、鸡血藤各 20g,熟地黄、山药、杜仲、枸杞子、怀牛膝各 15 g,山茱萸 12g。每日 1 剂,水煎服。阴虚内热者,上方熟地黄改为生地黄 15g,加牡丹皮、地骨皮各 12g 以养阴清热。若胸胁、乳房胀痛者,加郁金、川楝子各 10g 以疏肝行气;若畏寒,四肢不温者,加巴戟天,鹿角胶(烊化)各 10g 以温肾阳,益精血。

(2)脾胃气虚型:月经稀发,经量减少,色淡红,质稀,继而停闭不行。不孕,乳汁自溢，乳房柔软无胀感，心悸气短，神倦乏力，面色无华，纳呆便溏，舌淡，苔白，脉沉弱无力。治宜补中益气。方选补中益气汤加减。药用炒麦芽60g，黄芪、白术各15 g，醋柴胡、当归、芡实、怀牛膝各10 g，人参、陈皮、炙甘草各6g。每日1剂，水煎服。

2. 通用加减方　生牡蛎50g，生麦芽15～30g，川牛膝15g，钩藤（后下）15g，当归、赤芍、白芍、牡丹皮、山楂、泽泻各10g，川贝母、青皮、陈皮、广郁金各6g。乳胀甚者，加瓜蒌皮、娑罗子各10g，橘叶6g；腋下淋巴结肿大，周期性消长者，加夏枯草15g，白芥子、醋柴胡各6g；大便偏溏者，去当归，加炒白术、建曲各10g。每日1剂，加水煎煮2次，将两煎药液混合均匀，分2次服。

3. 内服单方验方

（1）全蝎粉，每日2次，每次服用3g。用于有垂体肿瘤者有效。

（2）地龙10条，焙干研粉，每日2次，每次服用3g。

（3）生山楂60g，煮汤服用，或山楂糕频服。

【名医提示】

1. 由于本病在垂体肿瘤的确诊数年前即可出现，故对各种检查均未能找出病因的患者，应定期复查，以免将垂体肿瘤漏诊。

2. 心理因素与本病有着密切的关系，缓解紧张的心理状态，保持心情舒畅，对本病的治疗和恢复大有裨益。

3. 因药物引起者，应及时停药；因哺乳引起的乳溢-闭经要及时断奶，避免长期吸吮刺激。

4. 保持精神愉快，避免过度劳累及精神刺激。

第八节　多囊卵巢综合征

由于月经调节机制失常而发生一系列症状如多毛、肥胖、不孕、月经稀发、闭经伴双侧卵巢多囊性增大等称多囊卵巢综合征。多见于17－30岁的妇女。其发病原因大都认为由于精神紧张、药物作用、遗传因素及某些疾病的影响，造成体内雄激素水平增高，导致内分泌功能紊乱，丘脑下部-垂体平衡失调，FSH及LH两者比例失常，卵巢不排卵，从而发生卵巢卵泡膜增生和黄素化，子宫内膜单纯型、腺囊型或腺瘤型增生过长，甚至合并子宫内膜癌等一系列病理变化。中医学无此病名，根据其症状，属“月经后期”“闭经”“不孕”“癥瘕”等范畴。多由肝、脾、肾三脏功能失调，痰湿阻滞胞宫所致。临床以虚实夹杂证多见。

【诊断要点】

1. 月经失调：表现为月经稀发、月经过少，甚至闭经等。

2. 多毛和肥胖：上唇、乳头、腹中线及四肢等部位毛发增多或浓黑，如男性化倾向。

3. 原发不孕或孕后易流产。

4. 妇科检查:子宫大小正常,双侧卵巢增大,比正常大1～3倍,较坚韧。

5. 辅助检查

(1)基础体温:呈单相或表现为黄体功能不足。

(2)B超检查:双侧卵巢增大,可见多个小卵泡。

(3)性激素测定:①LH/FSH比值>2.5,LH峰值消失。LHRH兴奋试验呈亢进型。②血睾酮水平高于正常。③雌激素水平恒定,E_1/E_2的比值增大。

(4)盆腔充气造影或盆腔双重造影:双侧卵巢增大,大于子宫阴影的1/4。

(5)诊断性刮宫:月经前数日或月经来潮6h内行诊刮,子宫内膜为增生期或增生过长,无分泌期变化。

(6)腹腔镜检查及卵巢活体组织检查:腹腔镜检查可见双侧卵巢增大,表面光滑,包膜增厚,灰白色。卵巢活体组织检查见卵泡发育,但无黄体,亦无排卵。

6. 临床上凡月经初潮正常,以后出现上述症状及体征者应考虑本征。但有时患者的临床表现并不典型,如无月经失调或扪不到增大的卵巢等,则可结合辅助检查以明确诊断。

7. 凡月经初潮后出现较长时间的月经稀少或闭经,或婚后多年不孕,或体表多毛,或肥胖,检查发现卵巢囊性增大,应考虑本病。

【鉴别诊断】

1. 肾上腺皮质增生或肿瘤:多囊卵巢综合征患者,促肾上腺皮质激素(ACTH)兴奋试验反应正常,地塞米松抑制试验、17-酮、17-羟均较基数低,加用HCG后17-酮升高,但17-羟不升高。肾上腺皮质增生患者则相反,ACTH兴奋试验反应亢进,17-酮、17-羟明显增加,地塞米松抑制试验有反应,加用HCG后,17-酮、17-羟不回升。肾上腺皮质肿瘤患者,ACTH兴奋试验、地塞米松抑制试验均无反应。

2. 卵巢男性化肿瘤:多为单侧性、实性肿瘤,进行性增大。有明显的男性化表现,血睾酮明显增高,女性性征显著减退。

3. 高催乳素血症:除表现为月经失调、不孕外,还有溢乳症状,催乳素水平增高。可通过垂体功能检查、CT、蝶鞍部X线检查等确诊。

4. 临床不能确诊者,可借助盆腔气腹造影、腹腔镜、B超、卵巢同位素扫描检查确诊。

5. 月经紊乱者应行诊刮以排除子宫内膜癌或其他器质性病变。

【西医治疗】

1. 药物治疗

(1)诱发排卵:①氯米芬;②氯米芬与HCG配合;③HMG/HCG。以上药物用法参见“功能失调性子宫出血”西医治疗部分。

(2)肾上腺皮质激素：对多毛或 17 酮类固醇增高的患者可于月经第 6 日起，口服泼尼松（强的松）5～10mg/d，连服 20d，连续 3～6 个周期。

(3)雌-孕激素序贯疗法：参见功能失调性子宫出血西医治疗部分。

(4)螺内酯（安体舒通）：有抗雄激素作用，每日 1 次，每次 100mg，口服，连服 3 个月。

2. 手术治疗　经药物治疗无效或不愿接受药物治疗者，可行卵巢楔形切除术。手术切除 1/3 的卵巢组织。

【中医治疗】

1. 辨证论治

(1)肾虚夹痰型：月经初潮延迟，月经稀发，量少或闭经；肥胖，形寒肢冷，嗜睡，腰酸，白带少而清稀，舌淡胖或边有齿痕，苔薄白，脉沉细无力。治宜温肾健脾，化痰软坚。方选肾气丸合苍附导痰汤。药用山药 15g，陈皮、茯苓、泽泻、熟地黄、牡丹皮、枳壳、神曲各 12g，苍术、香附、半夏、南星各 9g，附子、桂枝各 6g，生姜、甘草各 3g。每日 1 剂，水煎服。

(2)阴虚夹瘀型：月经稀少或闭经；口干咽燥，腰膝酸软，心烦失眠，小便量少，大便干结，舌红少苔或有瘀点，脉细数。治宜养阴润燥，化瘀软坚。方选百合固金汤合桃仁四物汤加减。药用瓜蒌、石斛、百合、生地黄、麦冬、玄参各 15g，贝母、当归、白芍各 12g，桃仁 9g，红花、川芎、甘草各 6g。每日 1 剂，水煎服。

(3)肝郁脾虚型：月经稀少甚或闭经；形体肥胖，多毛，胸闷心烦，泛恶纳差，乳房胀痛，舌淡红，苔白腻，脉弦。治宜行气散结，健脾燥湿。方选清肝解郁汤加减。药用当归、生地黄、白芍、陈皮、贝母、茯苓、枳壳、瓜蒌、川楝子各 12g，法半夏 9g，川芎 6g。每日 1 剂，水煎服。

(4)肝火郁结型：月经失调；毛发浓密，面部痤疮，乳房胀痛，性情急躁，口干喜饮，大便干结，舌边尖红，苔薄黄，脉弦数。治宜清肝泻火，涤痰软坚。方选龙胆泻肝汤合启宫丸。药用栀子、龙胆、车前子、生地黄、苍术、陈皮、神曲、茯苓各 12g，黄芩、半夏各 9g，柴胡、甘草各 6g。每日 1 剂，水煎服。

2. 通用加减方

(1)月经周期第 6～10 天：山药 15g，熟地黄、何首乌、菟丝子各 12g，当归、肉苁蓉、续断各 10g。每日 1 剂，水煎服。连服 5～7 剂。偏阳虚，加仙茅、淫羊藿各 6g；偏阴虚，加女贞子、墨旱莲各 15g。

(2)月经周期第 11～16 天：熟地黄、菟丝子各 12g，当归、赤芍各 10g，川芎、桃仁、红花、香附各 6g。每日 1 剂，水煎服。连服 5～7 剂。偏阴虚，加枸杞子 30g，丹参 12g；偏阳虚，加鸡血藤 10g，桂枝 6g。

(3)月经周期第 17～25 天：山药 15g，熟地黄、何首乌各 12g，续断、阿胶（烊化)、龟甲、枸杞子各10g,肉苁蓉6g。每日1剂,水煎服。连服5～7剂。偏阳虚,加菟丝子、当归各10g;偏阴虚,加女贞子、丹参、墨旱莲各15g。

(4)月经周期第25～27天:当归、菟丝子各12g,赤芍、泽兰、茯苓各10g,川芎、炒香附各6g。每日1剂,水煎服。连服3～5剂。腹痛甚,加延胡索6～10g,生五灵脂、炒五灵脂(包煎)各6g;偏阳虚,加鸡血藤10g,桂枝6g;偏阴虚,加丹参12g。每日1剂,加水煎煮2次,将两煎药液混合均匀,分2次服。

3. 内服单方验方　当归、炙黄芪、菟丝子各30g,淫羊藿15g,生姜3片,大枣10枚,每日1剂,水煎,分2次服,连服3个月为1个疗程。

4. 外治单方验方

(1)续断60g,五加皮、当归、透骨草、丹参各50g,赤芍、川芎、乳香、没药、血竭各30g,牡丹皮、红花、三棱、莪术各20g。上药研为小颗粒,装入布袋扎口,蒸40min,温度适宜时敷于少腹,每日1次,每次30分钟,20天为1个疗程。

(2)败酱草30g,鹿衔草15g,三棱、莪术、土贝母各10g。上药加水煎煮2次,去渣,得滤液200ml,保留灌肠,每日1次。

5. 针灸治疗　取关元、中极、子宫、三阴交,每日1次,每次留针30分钟,平补平泻。

6. 中成药

(1)丹栀逍遥丸:每日2次,每次9g,口服。宜用于肝郁日久化热者。

(2)八珍益母丸:每日2次,每次9g,口服。宜用于阴血不足者。

(3)逍遥丸:每日2～3次,每次9g,口服。宜用于肝郁脾虚者。

(4)艾附暖宫丸:每日2次,每次9g,口服。宜用于肾阳虚者。

【验案举例】

1. 周某,32岁。结婚五年余未孕。丈夫精液常规正常。月经稀发,18年,初潮即起,5～6月一行,或须注射黄体酮后撤退,经量甚少,以往曾用4个周期氯底酚胺治疗无效而来就医。妇检见外阴阴毛略浓,少许布及肛门周围。阴道光滑,宫颈轻度糜烂,宫体中位,正常大小,两侧附件阴性。气腹摄片提示宫体无特殊,双侧卵巢对称性增大,左卵巢3.5cm×1cm,相当于宫体1/3大小。右卵巢3.5cm×3.2cm,相当于子宫体1/2大小,阴道涂片示中层细胞为主,表层少。目前停经3个月余,形体肥胖,嗜睡乏力,形寒畏冷,头晕腰酸。脉沉细,舌苔薄白、质淡胖,边有齿痕。诊断为多囊卵巢综合征。证属肾虚痰阻,经脉不调。治宜温肾化湿,活血通经。药用熟地黄、虎杖、马鞭草各15g,山茱萸、当归、白芍、礞石、石菖蒲、川芎、香附、牛膝各10g。熟附片6g,肉桂3g。每日1剂,水煎服。服6剂后,月经来潮,经量中等。继用上方加减,药用熟地黄、山茱萸、当归、白芍、礞石、石菖蒲、穿山甲片、肉苁蓉、菟丝子、石楠叶各10g,熟附片6g,肉桂3g。月经中期加桃仁、红花,经前加香附、牛膝。服1个周期,月经过期依然未行,并用益肾、活血化瘀、通经之品治疗。

经来潮后续用温肾涤痰、活血调经法。经 4 个周期调理，月经周期 1～2 月 1 次，经期 5～7 天，经量中等，其中 2 个周期基础体温双相，一个周期单相，一个周期双相不典型。后即妊娠，足月分娩一女婴。

按：本病是由于下丘脑-垂体-卵巢轴功能失调，月经调节机制及性激素分泌量比例失调而引起的慢性排卵功能障碍性疾病。临床表现有月经稀发、闭经、月经失调、多毛、肥胖、不孕等症状，与中医学之“月经后期”“闭经”“不孕”等有相似之处。本病主要涉及肾虚及痰湿二方面，肾虚是内因，是本病的主要因素，《景岳全书·妇人规》曰：“妇人因情欲房室以致经脉不调者，其病皆在肾经。”本案患者证属肾虚痰阻型。用温肾化湿、涤痰软坚、活血通经之法而获效(《妇科名医证治精华》，上海中医药大学出版社，1995)。

2. 王某，女，32 岁。结婚 4 年多未孕。一向月经不调，均属后期，周期 35～50 天，量或多或少，经期少腹胀痛、腰酸。诊查时见外阴发育正常，未产式，阴毛较粗而密，阴道可容二指，宫颈光滑；子宫大小正常，平位，左侧可扪及卵巢增大如荔枝样。左乳晕有一黑毛长约 4cm，足毛较多。舌嫩红少苔，脉沉细。诊断为多囊性卵巢综合征。证属肝肾亏虚，气血失调。治宜滋补肾，养血调经。药用菟丝子 30g，熟地黄 20g，当归、淮牛膝、肉苁蓉、枸杞子、党参各 10g，枳壳 12g，淫羊藿、川芎各 10g。每日 1 剂，水煎服。连服 10 剂。诸症减轻。并遵西医嘱服克罗米芬。后以上方为基础，选用乌药、香附、首乌、川楝子、白芍等适当加减化裁，经过半年治疗，月经周期已基本恢复正常，30～35 天一潮，经量中等，持续 5～6 天，仍嘱继续服药调治，按上方以桑椹、金樱子、黄精、女贞子等出入其间，孕后两个月，因房事曾引起少量阴道流血，按胎漏治疗，胎元得以巩固，至年底安然产下一女婴，母女健康。

按：本例为多囊性卵巢综合征所致之不孕，采取中西医结合药物疗法，经过 7 个月左右的治疗，效果比较满意。有些病单独中医或西医治疗疗效不够理想，中西医结合治疗，则可起到互相促进、增强疗效的作用，这不独本病为然(《钱伯煊妇科医案》，人民卫生出版社，2006)。

3. 张某，女，19 岁。月经初潮 12 岁，月经周期 30 天，经行量多，色黯红，血块多，无痛经。自 15 岁起无明显原因而出现月经量逐渐减少，月经周期延长，40 多天，经期 7 天。经行不畅，月经第 1～4 天点滴而下，随后 3 天经量稍多。末次月经：2002 年 12 月 8 日，基础体温单相，平时性情急躁，形体渐胖。舌尖红，苔薄，脉细弦。上海集爱遗传与不育中心 B 超：子宫左卵巢未见异常，右卵巢多个小卵泡。诊断为多囊卵巢综合征。证属肝郁痰凝，冲任失调。治宜清肝理气，化痰活血。药用当归、川芎、山栀、黄药子、川楝子、红花、象贝母各 9g，鸡血藤、牡丹皮、丹参、皂角刺、夏枯草各 12g，龙胆 6g。每日 1 剂，水煎服。服 7 剂后，月经居期未行，基础体温起伏。苔薄，脉细。治宜活血通经，祛瘀散结。药用桃仁、红花、赤芍、茯苓、威灵仙各 9g，鸡血藤 30g，莪术 15g，川牛膝、凌霄花、鬼箭羽、牡丹皮、丹参、皂角刺、夏枯草各12g。再服7剂，月经来潮，经量中等，较前增多，少腹隐痛。苔薄，脉细。治宜活血散结，调理冲任。药用淫羊藿、怀山药各15g，鸡血藤、菟丝子、生地黄、熟地黄、香附、全瓜蒌、皂角刺、天花粉各12g，当归、象贝母、山栀仁各9g，川芎6g。按上述不同的治疗原则进行中药人工周期治疗3个月后，月经周期恢复至30天左右，基础体温呈现双相曲线。继续用药3个周期后痊愈。随访半年月经均正常。

按：月经周期错后7天以上，甚至错后3～5个月一行，经期正常者，称为“月经后期”。本患者月经周期错后10天左右，经期正常，故属于“月经后期”范畴。患者平素性情急躁，肝气郁滞；形体肥胖，“肥人多痰湿”，影响气机，血为气滞，冲任气血运行不畅，血海不能按时满溢，故见月经后期、经行不畅、量少。气滞血瘀，故经色黯，夹小血块，气机不畅，经脉壅滞，故有少腹隐痛、胸闷。对其治疗，辨证结合辨病，因患者外院拟诊为多囊卵巢综合征，故治疗时除以理气化痰、活血调经为原则外，尚注重散结消癥，选用黄药子、皂角刺、夏枯草、象贝母等药，根据周期，经后以清肝理气调经，化痰活血散结为治则，经前以活血通经，祛瘀散结为主。经期则以温肾活血，调补冲任为主，可促排卵、助黄体功能。如此治疗，药见效机（《李祥云治疗妇科病精华》，中国中医药出版社，2007）。

【名医提示】

1. 年轻患者无妊娠要求，无明显多毛及其他症状者，可暂不予治疗，密切观察病情变化。

2. 本病是发生子宫内膜癌的高危因素，对于病程较长、治疗无效者，应定期检查。

3. 以蛋白质饮食为好，加强营养，对肥甘厚腻、辛辣香燥之品应少食或禁食。

4. 对药物治疗无效者，可考虑手术治疗。

第九节　不孕症

育龄期妇女，夫妻同居2年以上，配偶生殖功能正常，未避孕而未怀孕者；或曾有孕育，又间隔2年以上，未避孕而未再受孕者，称不孕症。前者称原发性不孕，后者称继发性不孕。不孕症发病率国外报道为5％～20％，我国达10％左右，近年来有上升趋势。不孕的原因，男女双方都有一定关系。女性方面除内、外生殖器先天畸形外，多因排卵障碍，或内分泌失调，或输卵管、宫颈管阻塞，或受精卵无良好的着床基地所致，此外免疫因素及缺乏性知识亦为引起不孕的重要原因之一。本病中医学称“不孕”。原发性不孕称“全不产”“无子”症，继发性不孕称“断绪”。多因脏腑功能失常，气血失调导致冲任不能相资，胞宫不能摄精成孕。常见的原因有肾虚、肝郁、痰湿、血瘀，而血热、宫寒、积血所致的不孕也不少见。

【诊断要点】

1. 病史询问　包括询问月经史、带下史、婚姻史、性生活史、避孕情况、生育史、夫妇既往病史如结核、炎症、肿瘤、畸形等，以及家族史、手术史。

2. 体格检查　重点注意第二性征，了解有无内分泌失调体征，如肥胖、多毛或脱发、溢乳等。

3. 妇科检查　了解内、外生殖器官发育情况，有无畸形、肿瘤、炎症、包块及分泌物有无异常。

4. 男方精液检查　了解精液量、颜色、精子计数、活动率、成活率、畸形率，以及精液液化是否正常。正常精液量为2～6ml，室温下20分钟液化。pH7.5～7.8，精子浓度应在4.0×10^9/L以上，<4.0×10^9/L则生育力降低，<2.0×10^9/L则生育机会极少。精子活动度应>60%且以直线活动者为主。畸形精子数不应超过40%。

5. 卵巢功能测定　了解雌激素水平，有无排卵、黄体功能、宫颈黏液及子宫内膜情况，常采用的方法有如下几种。

(1)基础体温测定：可了解有无排卵、排卵的日期及黄体功能情况。

(2)宫颈黏液涂片检查：了解宫颈黏液量、性状、结晶形状随月经周期的激素变化情况。

(3)阴道脱落细胞涂片检查：测定月经周期中雌激素水平是否正常。

(4)垂体及卵巢激素的测定：直接了解内分泌功能。月经不调、月经稀发、闭经和可疑多囊卵巢综合征者应测定血中LH、FSH、PRL和T_3、T_4水平；闭经泌乳者需查血中PRL水平。

(5)诊断性刮宫或子宫内膜活体组织检查：是了解有无排卵及黄体功能的一种可靠办法，并以此排除子宫内膜结核。通过刮宫尚可了解宫腔大小，有无宫腔粘连、子宫黏膜下肌瘤等器质性病变。

(6)输卵管通畅试验：常用的有输卵管通液术，还可在B超下配合检查，除了解输卵管是否通畅外，尚有分离轻度输卵管粘连的治疗作用。如要进一步明确输卵管的形态及阻塞的部位，则可行子宫输卵管碘油造影术。

(7)性交后试验：了解精子对宫颈黏液的穿透性能。试验日期必须在排卵期前、性交后2～3小时检查。吸取宫颈管内黏液，观察其性状、量、拉丝度及羊齿结晶情况。然后将黏液滴于玻片上，加上盖玻片，于显微镜下检查活动的与不活动的精子数。一般每高倍视野内有10个及10个以上的活精子为有生育能力；少于5个活精子则生育能力较差。反复性交试验差者应进一步行免疫学检查。

(8)腹腔镜检查：主要用于其他各项检查未发现异常或输卵管通畅性不明确及疑有子宫内膜异位症的患者。做腹腔镜检查的同时，行亚甲蓝通液，了解输卵管的通畅情况。

(9)宫腔镜检查:怀疑有子宫黏膜下肌瘤、息肉、宫腔粘连、子宫畸形及反复自然流产的患者可做宫腔镜检查。

(10)染色体检查:了解有无遗传性疾病或生殖器官的发育畸形。

(11)其他检查:根据病情尚可选择 B 超动态监测卵泡、蝶鞍多向断层造影或 CT 扫描等,以确诊相关疾病,明确不孕的原因。

【鉴别诊断】

不孕症单凭病史即可做出诊断,但要明确引起发病的原因则需要有计划、有步骤、系统而又全面地进行检查。一般可遵循下述步骤。

1. 女方做全身及妇科检查,男方重点做精液检查。

2. 来月经后 12 小时内取子宫内膜。

3. 输卵管通液术。

4. 输卵管碘油造影术。

5. 性交后试验。

6. 其他各种相关检查如宫颈抹片、阴道细胞学检查、B 超、腹腔镜、宫腔镜、内分泌检查等均可穿插、交叉进行。

【西医治疗】

1. *病因治疗* 在检查中发现的各种妇科病变,可按相关章节治疗。

(1)生殖器先天异常的处理:无孔处女膜、处女膜肥厚、先天性无阴道、阴道横膈、阴道瘢痕狭窄应做手术治疗;因会阴裂伤、盆底松弛、子宫脱垂以致阴道短浅,精液外溢而不孕可行修补术;轻度子宫发育不良引起的月经稀发或经量过少可行人工周期治疗。

(2)生殖道局部疾病的治疗:①手术治疗:宫颈息肉、肌瘤、子宫黏膜下肌瘤、子宫内膜息肉、子宫纵隔等可行切除、摘除或切开手术。②局部对症治疗:严重的宫颈糜烂或宫颈炎致分泌物多而粘连者可做局部上药、激光、微波、冷冻等治疗。③输卵管阻塞:轻度阻塞可做通液。推注的药物有抗生素、肾上腺皮质激素、糜蛋白酶和玻璃酸酶(透明质酸酶)等,自月经干净后 2～3 日起至排卵前,每 2～3 日 1 次,连续 2～3 个周期。④若经各种治疗无效者可行输卵管造口术、阻塞部位切除和端-端吻合术、输卵管子宫植入术、输卵管周围粘连分离术等。但因多数病变的输卵管常合并功能破坏,故手术成功率低,约为 20%。

2. *内分泌失调治疗* 其适应证为子宫发育不良、黄体功能不足、无排卵或宫颈黏液不正常的患者。其治疗原则为促排卵及健全黄体功能。其治疗方法如下。

(1)氯米芬:首选促排卵药,适于体内有一定雌激素水平者。月经周期第 5 日起,每次 50mg,每日 1 次,口服,连续 5 日;若无排卵可增加剂量至 100～150mg/d;若 150mg 治疗 6 个周期仍无排卵者,应进一步明确不孕的原因。

(2)HMG:为高效促排卵剂,每支含 LH 与 FSH75U。主要用于对氯米芬反应较差或体内雌激素水平过低的患者。月经周期第5日起，每次1支，每日1次，肌内注射；视卵泡发育情况可增加至2支/日，连续7～10日。用药期间应监测血雌二醇水平或用B超检查卵巢大小，防止过度刺激。

(3)促排卵药应用期间常合并使用HCG。当B超示卵泡达18～25mm直径时，即可用HCG 5000U或10 000U肌内注射。用HCG后当夜起1～3日同房可增加受孕机会。

(4)氯米芬加HMG：月经周期第5日起，口服氯米芬每次50mg，每日1次，连续5日，从周期第7～9日加用HMG，每次1支，每日1次，肌内注射，视卵泡发育适时用HCG每次5000U，每日1次，肌内注射。此法可降低HMG用量，减少费用及对卵巢过度刺激等并发症的发生。

(5)溴隐亭：用于高催乳素血症或垂体催乳素腺瘤的患者。一般5～7.5mg/d，口服。初剂量宜从1.25～2.5mg/d开始，视患者耐受能力逐渐增加剂量，睡前与食物同服可减轻不良反应。密切观察患者反应，如妊娠应立即停药。

(6)黄体生成素释放激素(GnRH或LHRH)：促排卵效果好，且不易产生卵巢过度刺激。但需效仿生理性的释放规律，用自动调节泵脉冲式给药法，方法复杂且有并发症，故目前未推广应用。

(7)HCG：适用于黄体功能不全者。可于基础体温上升后，每次1000U，肌内注射，每日1次，每周2～3次。

(8)黄体酮：用于黄体功能不全者。基础体温上升后，每次20mg，每日1次，肌内注射，连续1～2周。

此外，上述各类诱导排卵的药物，配合使用HCG，均有改善黄体功能的作用。

3. 免疫性不孕的治疗

(1)避孕套疗法：应用避孕套半年，在女方血清内精子抗体效价降低或消失时于排卵期不再用避孕套，使在未再次形成抗体前受孕。此法妊娠率为1/3左右。

(2)皮质类固醇疗法：排卵前2周，用泼尼松龙每次5mg，每日3次，口服。

(3)子宫内人工授精：将患者丈夫的精子于排卵期直接授入宫腔，以越过子宫颈黏液障碍而达到受孕的目的。

4. 医疗辅助受孕

(1)人工授精：用于无自然受精能力而又切盼生育者，可据精液来源分丈夫精液人工授精和供精者人工授精。在排卵期前后，将新鲜或冷冻的精液注入阴道后穹隆、宫颈管内及宫颈周围，术后卧床20分钟，每个月经周期授精2～3次。成功率为10%～15%。

(2)宫腔内人工授精：用于性交试验异常、女方宫颈黏液差或含有抗精子抗体、男方精液质量差、原因不明的不育夫妇。授精前用F-10培养液将精液洗涤1～3次，离心后弃去上清液，再缓慢加入0.5ml新鲜培养液于沉淀上，置含5%CO_2的

37℃温箱中孵育1小时，然后将含有高活力精子的上层培养液注入宫腔。

(3)体外受精与胚胎移植(试管婴儿)：①适应证：经多法治疗无效的子宫内膜异位症、性交试验异常、免疫性不育、男方因素、不明原因的不育、输卵管因素等所致的不孕症。②必备条件：正常功能的卵巢、有功能而无宫腔粘连的子宫、正常无细菌或病毒感染的有生育力的精液。③配子输卵管内移植术：改良试管婴儿法，此法异位妊娠率较高。要求至少有一侧输卵管功能正常而通畅。④方法复杂，成功率低，花费高，故尚不能作为常规方法推广应用。

【中医治疗】

1. 辨证论治

(1)肾虚型：婚久不孕，月经错后，量少色淡；面色晦暗，手足不温，精神萎靡，腰膝酸软，性欲淡漠，小便清长，舌质淡，苔白，脉沉迟或沉细。治宜温肾养肝，调补冲任。方选毓麟珠加减。药用菟丝子、杜仲、人参各15g，熟地黄、白芍各12g，白术9～12g，茯苓、当归、鹿角霜各10g，川芎、炙甘草、川椒各6g。若症见月经先期，经少色淡，面色无华，五心烦热，头晕耳鸣，腰腿酸软，舌红苔少，脉细数，则属肾阴不足，选用养精种玉汤合寿胎丸加减。药用熟地黄24g，桑寄生20g，续断、菟丝子各15g，当归12g，白芍、山茱萸、阿胶10g以滋肾养血，调补冲任。若症见月经延后，经少色淡，质清稀，小腹绵绵痛或冷痛，腰酸无力，舌淡苔薄白，脉沉迟无力，属胞宫虚寒，用艾附暖宫丸加减。药用香附180g，艾叶、当归各90g，吴茱萸、白芍、黄芪各60g，续断45g，熟地黄30g，官桂15g。研为细末，醋煮，米糊为丸，每日2次，每次9g，口服。可温经散寒。

(2)肝气郁结型：婚久不孕，月经先后无定期，行而不畅，量少色暗，夹小血块；经前乳房、胸胁、少腹胀痛，精神郁闷不乐，舌质正常或暗红，苔薄白，脉弦。治宜疏肝解郁，养血理脾。方选开郁种玉汤。药用白芍12g，当归、白术、茯苓、牡丹皮、香附、天花粉各10g，甘草6g。每日1剂，水煎服。若胸胁、乳房胀满甚有结块，去白术加王不留行、路路通、橘核各15g，郁金10g；梦多难眠加炒枣仁、夜交藤各12g，柏子仁10g。

(3)痰湿阻隔型：婚久不孕，形体肥胖，月经后期，甚至经闭不行，带多，质黏稠；胸脘痞闷，泛恶，头晕心悸，舌苔白腻，脉滑。治宜燥湿化痰，理气调经。方选启宫丸。药用神曲、香附、茯苓各12g，制半夏、苍术各10g，陈皮、川芎各6g。每日1剂，水煎服。

(4)血瘀型：婚久不孕，月经后期，经行腹痛，色紫暗，有血块，块出痛减；舌质紫暗或边有瘀点，苔薄白，脉弦涩。治宜活血化瘀，理气调经。方选少腹逐瘀汤加减。药用小茴香、延胡索、没药、当归、官桂、赤芍、蒲黄、五灵脂各10g，川芎、干姜、甘草各6g。每日1剂，水煎服。

(5)湿热内蕴型：婚久不孕，月经量多，色红，或经行不畅；带多，质黄稠，有臭味，舌苔黄或黄腻，脉弦滑或滑数。治宜清热利湿，化瘀调经。方选银翘红酱解毒汤。药用金银花、连翘、红藤、败酱草、薏苡仁各 15g，牡丹皮、栀子、赤芍、桃仁、延胡索、川楝子各 10g，乳香 6～9g，没药、甘草各 6g。每日 1 剂，水煎服。

2. 内服单方验方

(1)肾虚肝郁不孕：生地黄、熟地黄各 30g，丹参、牛膝各 15g，何首乌、枸杞子、淫羊藿、续断、桑寄生、菟丝子各 12g，橘叶、木香、泽泻、茯苓皮各 10g。每日 1 剂，水煎，分 2 次口服。

(2)滴虫不孕症：茯苓皮 12g，全当归、扁豆花、鸡冠花各 10g，百部、月季花、刘寄奴、白薇、石韦、续断、鸡血藤、甘草各 6g。蜜丸，每丸 10g，每日 2 次，每次 1 丸，口服。

(3)慢性盆腔炎不孕：熟地黄 30g，丹参 15g，何首乌、枸杞子、续断、菟丝子、杭白芍各 12g，香附、延胡索、木瓜、泽泻各 10g，细辛 3g。每日 1 剂，水煎，分 2 次口服。

(4)气滞不孕：淫羊藿、桑寄生、续断、菟丝子、牛膝各 12g，台乌药、桃仁、红花、香附、延胡索各 10g，沉香、炒紫苏子各 6g。每日 1 剂，水煎，分 2 次口服。

(5)膜状月经不孕症：龙骨、水蛭、䗪虫、鹿角霜、马宝、龟甲、金牛草、祁艾炭、百草霜、望月砂、葵花子、肉桂、鸡内金、竹叶各 10g。每日 1 剂，水煎，分 2 次口服。

(6)虚寒白带多不孕症：炒山药、芡实各 30g，车前子、川黄柏各 10g，白果 10 个。虚寒甚者去川柏，加附子、肉桂各 10g。蜜丸，每丸 10g，每日 2 次，每次 1 丸，口服。

(7)闭经不孕：炒白术、生鸡内金、天冬各 30g。共为细末，每日 1 次，每次 9g，以山楂浓汁调红糖送服。

3. 外治单方验方

(1)中药保留灌肠：蒲公英 30g，皂角刺 20g，三棱、莪术各 15g，苏木、蜂房、红花各 10g。浓煎至 100ml，温热，肛门内保留灌肠。每次 1 剂，每晚 1 次，月经干净 3 日后始用，连用 10 日，3 个月为 1 个疗程。用于盆腔炎性包块或输卵管不通所致不孕。

(2)中药离子透入：取丹参药液 50ml，倒入纱布中，敷下腹部，采用 ZGL-I 型直流感应电疗机将药液中不同的离子透入盆腔。每日 1 次，10 日为 1 个疗程，连用 3 个周期，于月经干净后第 3 日始用，亦可直接局部热敷。用于盆腔炎症所致的不孕。

4. 针灸治疗

(1)针刺：选穴 3 组。①中极、大赫、地机。②关元、水道、血海。③归来、曲骨、三阴交。每日 1 组穴位，轮流使用，促使排卵。④月经不调的不孕者，选用气海、三阴交、肾俞、脾俞、足三里、交信、水泉、然谷，通调冲任，理气和血。虚者可加用灸法。⑤输卵管不通，粘连不孕者，选归来、水道、地机、太溪、石关等穴，每日1次，直到取得满意疗效为止。⑥盆腔炎症不孕者，选用气冲、三阴交、地机、八髎、气穴、蠡沟，每日1次，10日为1个疗程，采用补泻手法，可获一定疗效。⑦子宫发育不良不孕者，针灸大赫、水道、归来、八髎，每日1次，10～20日为1个疗程。

(2)耳针：选屏间、卵巢、子宫、肝、肾，每日1次，每次2～4穴，10日为1个疗程。捻转中、强刺激；或选子宫、卵巢、内分泌、肾上腺，捻转中、强刺激。

5. 中成药

(1)十二温经丸：每日2次，每次6～9g，口服。适用于肝肾不足、气虚血弱型者。

(2)乌鸡白凤丸：每日2次，每次1丸，口服。适用于肾虚及肝郁型者。

(3)八珍益母丸：每日2次，每次1丸，口服。适用于血虚、血瘀型者。

(4)归脾养心丸：每日2次，每次9g，口服。适用于心脾两虚型者。

(5)艾附暖宫丸：每日2次，每次1丸，口服。适用于肾阳虚者。

(6)定坤丹：每日2次，每次1丸，口服。适用于肾虚型者。

(7)安坤赞育丸：每日2次，每次1丸，口服。

(8)坤灵丸：每日2次，每次15丸，口服。

(9)女宝：每日3次，每次4粒，口服。

【名医提示】

1. 不孕症病因复杂，检测方法繁多，故临床应由简到繁进行，有些检查不能在同一个月内进行，如取内膜、通液和造影术，故应合理安排。

2. 检查过程中发现不可逆的病变，如结核性输卵管堵塞、无子宫等，应及时告诉患者，切勿拖延进行无效治疗。

3. 对男女双方性生活进行指导，学会预测排卵期，指导增加受孕机会和配合药物治疗的方法。

4. 人工授精或体外受精应遵照我国国家卫生和计划生育委员会有关规定进行。

第19章

女性乳腺及生殖系统良性肿瘤

第一节　乳房纤维腺瘤

乳房纤维腺瘤是乳腺小叶内纤维组织和腺上皮同时增生而形成的良性肿瘤。其发病原因是小叶内纤维细胞对雌激素的敏感性异常增高，可能与纤维细胞所含雌激素受体的量或质的异常有关，雌激素是本病发生的刺激因子。临床以乳中结核，形如丸卵，表面光滑，推之移动为特点。好发于20—30岁妇女，尤以25岁以前多见。属中医学“乳核”的范畴，多由肝郁气结，乳络阻滞所致。

【诊断要点】

1. 多见于18—35岁的青壮年妇女。

2. 多为单侧单发，也可双侧多发。但以外上象限多见。肿块生长缓慢，呈椭圆或圆形，质地较硬，表面光滑，活动度较大，边界清楚，与皮肤、基底及周围组织无粘连，皮色不变，腋窝淋巴结不肿大。瘤体可在妊娠期或绝经前后突然增大。

3. 病人多无任何自觉症状，偶尔可有轻微触痛。

【鉴别诊断】

1. 乳腺增生病　好发于30—40岁妇女，典型表现为单侧或双侧乳腺出现界限不清的条索状肿块，或扁状增厚组织，呈结节状，质韧有明显压痛，疼痛与月经周期有明显关系，经前1周疼痛明显，月经来潮疼痛即缓解。

2. 乳腺癌　好发于40—60岁的妇女，病程较短，肿块质地坚硬如石，表面高低不平，边缘不整齐，与皮肤粘连，推之不移，后期可溃破，疼痛剧烈，借助特殊检查有一定帮助，但最后仍需病检以确诊。

3. 大导管内乳头状瘤　肿块多位于乳腺中间带或近乳晕部，肿块呈囊性，大多数伴有血性乳头溢液。

【西医治疗】

手术治疗

(1)手术适应证:①瘤体较大,诊断明确者。②35 岁以上或老年妇女,诊断不能肯定者。③因外伤、妊娠等因素,肿瘤突然增长很快者。

(2)手术方法:①局麻下,以肿瘤为中心做放射状切口,切除范围要大些,将整个肿瘤及周围组织一并切除,或将受累部位的乳腺组织做区段切除。②手术前可能有肿瘤恶变者,在手术切除后即送冷冻切片,如恶变即行乳腺单纯切除。

【中医治疗】

1. 辨证论治

(1)肝郁气结型:常可于乳房外上方触及单个较硬、表面光滑、活动性较大、边缘清楚的肿块,皮色如常,多无痛感,也不溃破,常伴胸闷胀,月经紊乱,胁胀,口苦咽干,舌淡红苔薄白,脉弦滑。治宜疏肝解郁,祛痰散结。方选开郁散加减。药用郁金、茯苓、当归各 15g,白芍、白术、柴胡、香附、天葵子各 10g,白芥子、全蝎、陈皮、甘草各 6g。每日 1 剂,水煎服。

(2)肝郁血瘀型:乳腺肿块,胀痛时作,皮色如常,舌质暗,或有瘀斑,苔薄白,脉细涩。治宜疏肝理气,活血散结。方选血府逐瘀汤加减。药用赤芍 12g,柴胡、当归、枳壳、川芎、漏芦、茜草、桔梗、桃仁各 10g,红花、甘草各 5g。每日 1 剂,水煎服。

2. 外治单方验方　阳和解凝膏加黑退消贴敷。

3. 中成药

(1)五海瘿瘤丸,每日 3 次,每次 9g,口服。

(2)小金丹,每日 2 次,每次 0.6g,口服。

(3)犀黄丸,每日 2 次,每次 3g,口服。

【名医提示】

1. 早诊断早治疗,如发现肿块,特别是妊娠期和哺乳期应尽早行手术切除以防恶变。

2. 手术切除预后良好,一般不再复发,但也有少数复发者,故应在手术后定期复查。

第二节　乳腺导管内乳头状瘤

乳腺导管内乳头状瘤是发生在乳腺导管上皮的良性肿瘤。75%的病例发生在大导管近乳头的壶腹部,大多是单发的,一般极少恶变;发生于中、小乳管的乳头状瘤常位于乳房周围区域,常是多发的,其癌变率约为 8%。大多数学者认为本病是孕激素水平低下,雌激素水平增高,导致靶器官持续刺激导管扩张,上皮细胞增生所致。临床上以乳头自发性溢液、乳房肿块、多无疼痛为特征。好发于 40－50 岁妇女。属中医学“乳衄”的范畴。多由肝郁化火,心脾两虚,痰气凝结所致。

【诊断要点】

1. 生育过的中年妇女,乳头自发性溢液及乳腺内肿块。

2. 压迫乳腺的某一点时,可有血性或浆液性分泌物自乳头溢出,溢液涂片检查时可见有红细胞,有时可见有瘤细胞。

3. 乳腺钼钯 X 线摄片及乳腺导管造影均可见乳头状瘤影像。

【鉴别诊断】

1. 乳管内乳头状癌　瘤体一般较大,生长缓慢,肿瘤外有包膜,乳头内导管造影可见导管中断,或完全中断,管壁破坏,病理切片可见癌细胞。

2. 乳腺囊性增生病　乳腺疼痛,乳头溢液为透亮清白液,乳腺疼痛与乳头溢液多为周期性,与月经有关,乳房内可触及增生的腺体。

3. 乳管扩张症　乳头溢液多为淡黄色液体,有时为血性溢液,导管造影可见增粗的乳管,管壁光滑,无肿物。

【西医治疗】

手术疗法

(1)手术适应证:乳腺导管内乳头状瘤患者。

(2)手术方式:①区段切除术。②乳腺单纯切除术。

【中医治疗】

1. 辨证论治

(1)肝郁化火型:乳头溢液,乳内肿块,多数患者平素性情急躁易怒,胸闷,心慌,口苦咽干,舌边尖红,脉弦数,苔薄白。治宜疏肝解郁,凉血止血。方选丹栀逍遥散加减。药用茯苓、当归、紫草、生地黄各 15g,牡丹皮 12g,柴胡、白芍、白术、薄荷、栀子各 10g,生姜、甘草各 6g。每日 1 剂,水煎服。

(2)心脾不足型:乳头溢液、乳内肿块,头晕,心慌乏力,纳差,舌淡胖,苔白腻,脉细弱。治宜益气养血。方选归脾汤加减。药用黄芪、当归、茯神、大枣各 15g,白术、远志、枣仁、龙眼肉、炙甘草、生姜各 10g,人参、青木香各 6g。每日 1 剂,水煎服。

(3)痰气凝结型:乳内肿块,胀痛不定,挤出液体后胀痛顿减,片刻后肿块如初,舌中或见瘀斑,脉沉细。治宜理气健脾,化痰散结。方选二陈汤加减。药用茯苓、夏枯草各 15g,陈皮、半夏、甘草、橘红各 6g。每日 1 剂,水煎服。

2. 外治单方验方

(1)阳和解凝膏掺阴毒内消散外贴,每日 1 次。

(2)黑退消外贴或用消化膏外贴,每日 1 次。

(3)黑退消外贴,每日 1 次。

3. 中成药

(1)小金丹:每日 2 次,每次 4～6 丸。口服。

(2)犀黄丸:每日 2 次,每次 3g,口服。

【名医提示】

1. 明确出血性质并积极治疗。

2. 调情志、忌辛辣油腻食品。

第三节 子宫肌瘤

子宫肌瘤是最常见的女性生殖器良性肿瘤,是由子宫平滑肌细胞增生形成的,故又称为子宫平滑肌瘤。子宫肌瘤多见于中年妇女(30—50 岁),可能与长期雌激素刺激有关。子宫肌瘤大小不定,小的为黄豆或蚕豆大小,大的可达数十千克。本病的病因尚不清楚,但根据子宫肌瘤常合并卵泡囊肿、子宫内膜过度增生及子宫内膜腺癌,且绝经以后,肌瘤一般均停止长大,并可能与子宫同时萎缩,说明它与雌激素有关,故一致认为长期大量持续的雌激素刺激,是肌瘤发病的重要因素。子宫肌瘤有无症状与肌瘤生长的部位有关,而与肌瘤的大小、数目关系不大。如有数个浆膜下肌瘤,可能无症状,而如果只有一个很小的黏膜下肌瘤,则可能引起严重的出血,因此,许多肌瘤患者是在妇女普查时发现的。本病多属中医学的"癥瘕""月经量多"等范畴,系由经期、产时、产后,血室正开,胞脉空虚,风、寒、湿、热之邪内侵,情志、饮食内伤,脏腑气血功能失调,气机阻滞,瘀血、痰饮、湿浊之邪相继内生,胶结胞宫,日久而成。

【诊断要点】

1. 临床表现

(1)子宫出血:是子宫肌瘤最常见的症状,较大的肌层内肌瘤则多表现为月经量多,不规则阴道流血等,常伴发子宫内膜增生或息肉。黏膜下肌瘤则表现为出血多或不规则出血。浆膜下肌瘤则较少有月经变化。

(2)压迫症状:肿瘤增大压迫膀胱时出现尿频、排尿障碍、尿潴留;压迫输尿管时可导致肾盂积水;压迫直肠时可致便秘、里急后重;压迫髂内、髂外静脉和神经,引起静脉回流不畅而发生下肢水肿或引起神经性疼痛。

(3)疼痛:肌瘤本身不引起疼痛,部分病人可有痛经或坠痛。浆膜下肌瘤发生蒂扭转时可出现急性腹痛,肌瘤红色变性时,腹痛剧烈且伴发热。

(4)阴道分泌物增多:黏膜下肌瘤伴感染坏死,可产生有臭味的血性分泌物。

(5)不孕症:文献报道有 25%～30%肌瘤患者伴不孕。妊娠后也多发生流产。

(6)贫血:如肌瘤引起长期月经过多常导致继发性贫血,严重时可表现为全身乏力,面色苍白,气短心慌等症状。

2. 腹部检查 若肌瘤较大则可在腹部扪及质硬、不规则结节状肿块。

3. 妇科检查 如为肌壁间肌瘤则子宫常增大,表面有不规则结节状突起,单个或多个;浆膜下肌瘤有时可扪及质硬球状块物,与子宫有细蒂相连,可活动;黏膜下肌瘤时,子宫多为均匀性增大,有时宫颈口扩张,在宫颈口内或脱出,在阴道内见有黏膜下肌瘤,呈红色,表面光滑,质实。如伴感染,表面可见溃疡或渗出液覆盖。宫颈肌瘤有时可见宫颈一唇粗大,另一唇被拉平变薄,正常大小的宫体则被推向腹腔。

4. B超检查 可显示子宫大小,宫腔内的情况,肌瘤的数目、大小、部位及退行性变等。

5. 子宫探测或诊刮 可了解宫腔深部及形态。

6. 子宫输卵管碘油造影 可显示子宫大小、宫腔形态及肌瘤附着部位。

7. 内镜检查 子宫镜可窥视子宫腔内的黏膜下肌瘤。腹腔镜可直视子宫外形及肌瘤情况。

8. 病理检查 显微镜检查有呈漩涡状排列的平滑肌与纤维组织交叉组成,细胞大小均匀,胞核染色较深。

【鉴别诊断】

1. 妊娠子宫 有停经史、早孕反应,子宫增大与停经月份相符,质软,可借助尿或血 HCG 测定,B超检查最有利于诊断。

2. 卵巢肿瘤 一般无月经变化,多为偏于一侧的囊性或实性肿块与子宫分开,实质性卵巢肿瘤与浆膜下子宫肌瘤相鉴别。腹腔镜检查及B超检查有利于诊断。

3. 盆腔炎性包块 多有发热、腹痛等盆腔感染的病史,块物边界不清与子宫粘连,有压痛,抗感染治疗后体征有好转。

4. 子宫腺肌症 常有较剧烈的渐进性痛经,月经增多,子宫均匀性增大等,月经后略缩小。

【西医治疗】

1. 妊娠期 注意保胎,防止流产、早产及并发症的发生。

(1)肌瘤发生红色变性时,嘱卧床休息,服止痛药,预防感染,严密观察变化,若保守治疗无效者,则行肌瘤摘除术。

(2)肌瘤而致妊娠子宫嵌顿时,置患者于头低足高的体位,试推子宫入腹腔,若不能成功者,则应及时行肌瘤摘除术。手术顺利者,术后妊娠可继续至足月。

(3)带蒂浆膜下肌瘤扭转产生急腹症时,需急症手术切除肌瘤,术后积极保胎,以免引起流产或早产。

2. 分娩期 应根据肌瘤、胎儿及产妇等各方面的情况来决定分娩方式。

(1)肌瘤直径<6cm,且无症状者,即使肌瘤在子宫下段前壁,亦需做定期产前检查,绝大多数均可阴道分娩。

(2)肌瘤直径>6cm,且位置在子宫下段阔韧带内或宫颈部时,可阻碍胎儿先露下降，应剖宫取胎。

(3)黏膜下肌瘤在分娩时，随胎儿排出阴道内，胎儿分娩不受阻碍者，可于胎儿娩出后经阴道切除肌瘤。

3. *产褥期* 因子宫收缩不佳而发生产后大出血，积极预防出血。产褥期后，重新检查子宫的变化，再决定处理的方法。

4. *随访观察* 子宫肌瘤无症状，<3个月妊娠大小，可每3～6个月复查1次。若40岁以上出血量多或有不规则出血，应做诊刮排除恶变。

5. *激素治疗* 用于肌瘤较小，症状不显者。

(1)甲睾酮：每次5～10mg，每日2次，口服，每个月服20日。

(2)丙酸睾酮：每次25mg，于经期肌内注射，每日1次，连用3日；于非经期，每次25mg，每日1次，肌内注射，连用5～7日，每个月剂量不宜超过300mg。

(3)炔诺酮：每次10mg，每日1次，于月经第16～25日口服。适用于要求生育的患者。

(4)甲羟孕酮、甲地孕酮、炔诺酮：任选其中之一，每次5～10mg，每日1次，月经第6～25日口服，连续服3～6个月，抑制排卵。

(5)促黄体生成激素释放激素(LH-RH)类似物LHRH-A每次250mg，每日1次，肌内注射，连续3～6个月。

(6)亮丙瑞林：每次3.75mg，每日1次，皮下注射。3～6个月。

(7)戈舍瑞林：每次3.6mg，每日1次，皮下注射。3～6个月。

(8)孕三烯酮：每次2.5～5mg，每周2次，可长期应用。

(9)米非司酮：每次10～12.5mg，每日1次，连服3个月。

6. *放射治疗* 仅对个别流血多，确有严重合并症不能耐受手术者，可考虑^{60}Co或深部X线外照射，破坏卵巢功能或宫腔镭疗破坏子宫内膜。

7. *手术治疗* 适用于肌瘤>3个月孕大小，症状明显以致继发性贫血者。

(1)肌瘤摘除术：适用于年轻患者需要保留生育功能者；年轻而不怀孕者；黏膜下肌瘤突出在宫颈口者。

(2)子宫全切术：适用于子宫超过3个月孕大小者，易发生退行性变；月经过多，严重贫血而药物治疗无效者；肌瘤生长快，有恶变可能者；宫颈肌瘤者；肌瘤有蒂扭转或发生感染者；不再生育者。

【中医治疗】

1. *辨证论治*

(1)寒湿凝滞型：腹有癥瘕积聚，带下绵绵；畏寒，四肢不温，遇寒则少腹疼痛，舌质暗滞或边有瘀点瘀斑，苔薄白，脉弦紧。治宜温经散寒，活血化瘀，软坚散结。方选桂枝茯苓丸加减。药用茯苓、芍药各12g，桂枝、桃仁、牡丹皮各10g，甘草6g。每日1剂，水煎服。若月经过多，崩漏不止者加五灵脂、蒲黄各10g，三七末3g以化瘀止血；带下多者加薏苡仁12g，白芷10g以渗湿止带；若带下色黄有气味者加红藤、败酱草、蒲公英各12g以清热解毒；若疼痛剧者加延胡索10g，乳香、没药、水蛭各6g以活血消癥止痛。

(2)气滞血瘀型：腹有癥瘕，平素抑郁寡欢，经前乳房胀痛；胸胁胀闷，心烦易怒，少腹胀痛刺痛，舌边有瘀点瘀斑，脉细弦。治宜疏肝理气，活血化瘀，软坚散结。方选膈下逐瘀汤加减。药用当归、赤芍各12g，桃仁、红花、枳壳、延胡索、五灵脂、牡丹皮、乌药各10g，川芎、制香附各6g，甘草3g。每日1剂，水煎服。若乳房胀痛者加郁金、橘核各10g以舒经通络；如腹痛甚者加夏枯草12g，三棱、莪术、炙鳖甲各10g以活血化瘀，止痛消癥；如月经量多色红者加地榆、大蓟、小蓟、槐花各10g以清热止血；如量多有血块者加花蕊石15g，山楂12g，茜草、炒蒲黄10g以化瘀止血。

(3)痰瘀互结型：胞宫癥瘕，小腹胀痛，带下量多，色白质稠，月经量多有块，婚久不孕，胸脘痞满，形体肥胖，舌苔腻，舌质紫，脉沉滑。治宜理气化痰，祛瘀散结。方选开郁二陈汤加减。药用夏枯草、海藻、昆布各12g，制半夏、茯苓、陈皮、制香附、川芎、苍术、白术、莪术、木香、槟榔、水蛭各10g。每日1剂，水煎服。

2. 通用加减方　生贯众、半枝莲、木馒头各30g，鬼箭羽、海藻各20g，制香附、天葵子、紫石英各15g，党参12g，甘草9g。气滞血瘀者，加丹参、三棱各12g，当归、川楝子、延胡索各9g；经血过多者，去天葵子、海藻、三棱，加花蕊石30g，鹿衔草12g，参三七、血竭(均研末冲服)各3g；阴虚火旺者，去党参、紫石英，加生地黄、熟地黄、炙龟甲、北沙参、夏枯草、桑寄生各12g，白薇9g；脾气虚弱，去天葵子，加黄芪、山药各15g，狗脊12g，白术、白芍、炙升麻各9g；偏阳虚者，加赤石脂、禹余粮各15g，炮姜炭6g；经血多瘀块，加鹿衔草、炒五灵脂(包煎)各12g；小腹痛，加川楝子、延胡索各9g；腰疼痛，加桑寄生、狗脊各12g；乳房胀痛，加全瓜蒌、路路通各12g；白带多，加马鞭草12g，白芷炭9g；便秘，加火麻仁12g。每日1剂，加水煎煮2次，将两煎药液混合均匀，分2次服。

3. 内服单方验方

(1)丹参30g，泽兰20g，当归、川芎、白芍各12g，三棱、莪术各10g。若气虚加四君子汤；月经期加仙鹤草30g，白芍、艾叶炭各10g；肾虚加续断、桑寄生各15g。每日1剂，水煎，分2次服。多数在服药3个月左右起效。

(2)茯苓15g，桂枝、鳖甲、赤芍各12g，牡丹皮、桃仁、穿山甲各10g。上药研为细末，炼蜜为丸，每丸10g，每日2次，每次1丸，口服。连续1个月为1个疗程。

(3)昆布、薏苡仁各30g，夏枯草15g，续断、牛膝、当归尾、王不留行、桃仁、莪术各12g，甲珠、三棱、香附各9g。每日1剂，水煎服。

(4)炮山甲15g，三棱、莪术各12g，牡丹皮、桃仁、茯苓、赤芍各10g，每日1剂，水煎服。

4. 外治单方验方

(1)灌肠:桃仁、川芎、三棱、莪术、穿山甲、路路通、陈皮、枳实、昆布、牡蛎各15g,䗪虫12g,木通10g。浓煎取汁100ml,保留灌肠。每日1次,30次为1个疗程,连续1～4个疗程,经前勿施。主治子宫肌瘤,能活血化瘀,消癥软坚。

(2)外敷:当归尾、白芷、赤芍、丹参、小茴香、生艾叶各30g,穿山甲20g。装入长21cm、宽15cm的纱布袋,先用水泡30分钟,再隔水蒸15分钟,待温凉后置于小腹上。如冷却再放置热水袋,每日1剂,每日2次,每次20～30分钟,20次为1个疗程。

(3)莪术、大黄各30g,木香、醋炙鳖甲各15g。共研极细末,用食醋调和成膏,取适量做成小饼,贴脐眼,外用纱布、胶布覆盖,每天换药1次。

5. 针灸治疗

(1)针刺双侧子宫穴,刺0.8～1.0寸,斜刺法。平补平泻。留针20分钟。隔日1次,10次为1个疗程。配针耳穴皮质下。

(2)针刺曲骨、横骨穴,刺0.6～0.8寸,斜刺法。平补平泻。留针20分钟。隔日1次,10次为1个疗程。配针耳穴皮质下。

6. 中成药

(1)化癥回生丹:每日2次,每次1丸,口服。

(2)大黄䗪虫丸:每日2次,每次1丸,口服。

(3)桂枝茯苓丸:每日2次,每次1丸,口服。

【验案举例】

1. 苏某,女,51岁。患子宫肌瘤已逾10年,月经先期,15天1次,5～6天干净,量多。近1年来,月经周期紊乱,先期10天,或后期50～90天,3～4天净,量多。头晕口苦,失眠便秘,脉细滑数,舌苔薄黄腻,边有齿痕,妇科检查:子宫肌瘤如孕8周大小。诊断为子宫肌瘤。证属气阴两虚,痰气郁结。治宜益气养阴,化痰软坚。方选生脉散加减。药用生牡蛎15g,北沙参、茯苓、夜交藤、女贞子、昆布、海藻、土贝母、莲子肉各12g,麦冬、五味子各9g。每日1剂,水煎服。以此方加减连服14个月后,肌瘤消失,宫体亦萎缩。

按:子宫肌瘤,坚硬成形,病变特点是月经先期量多,或淋漓不断,以致气阴两伤,冲任不固。其治疗方法:在经前或行经期间,以补气养阴为主,兼固冲任。主要目的是调经,不使其如崩如漏;经净后以软化肌瘤为主,常用昆布、海藻、牡蛎等软坚散结药物,使肌瘤逐渐软化、缩小,甚至消失(《钱伯煊妇科医案》,人民卫生出版社,2006)。

2. 刁某,女,43岁。患子宫肌瘤已6年,月经量多,出血持续时间长,10多日方能净。前4天量多色红,有紫色血块。现患者腹痛腰酸,面浮肢肿,便溏溲频,脉弦,舌苔白腻质紫暗,且有瘀点。妇科检查:子宫肌瘤如孕8周大。诊断为子宫肌瘤。证属肾脾两虚，肝气郁结。治宜健脾益肾，疏肝解郁。药用生牡蛎、生龙骨各15g，川续断、白芍、桑寄生、女贞子、枸杞子、莲子肉、党参、茯苓、山药各12g，制香附10g。每日1剂，水煎服。经净后加土贝母、乌贼骨等化痰软坚之药，继续治疗。用上法治疗4个月，子宫肌瘤未见增大，临床症状明显减轻。

按：本案子宫肌瘤已达6年之久，经行量多且10日方能净，腹痛腰酸，面浮肢肿，便溏溲频，证属肾脾两虚，肝气郁结，冲任不固，治法为健脾益肾，疏肝解郁，固摄冲任。经净后加入软坚散结的药物如海螵蛸等，使子宫肌瘤不再继续生长，月经量减少，临床症状减轻，证药合拍，效果良好（《中国现代名中医医案精华》第1集，北京出版社，2002）。

3. 钟某，女，38岁。结婚14年，婚后同居未孕，配偶检查正常。曾予以人工授精、子宫肌瘤剔除术、输卵管通水等治疗，仍未受孕。经某医院妇科检查发现有子宫肌瘤、子宫内膜异位症、盆腔炎等。就诊时见面色暗滞，极度消沉，近半年来每逢月经来潮则腹痛，经量少，经色瘀黑，绵延10余天方净，伴出冷汗，呕吐纳呆。舌质暗红，舌苔薄白，脉弦细涩。诊断为子宫肌瘤不孕症。证属经脉不通，气滞血瘀。治以疏肝理气，活血通经。方选血府逐瘀汤加减。药用生地黄20g，全当归18g，赤芍、枳壳、川牛膝、蒲黄（包煎）各15g，延胡索12 g，柴胡、桃仁、川芎、五灵脂各10g，红花、生甘草各6g。每天1剂，水煎，分2次服。服7剂后，行经腹痛大减，排出较多血块。仍以上方加减，酌加丹参、郁金、三七、鸡血藤、全蝎等，行经已无腹痛，5天干净。调治4个月后怀孕，顺产1男婴，母子健康（《言庚孚医疗经验集》，湖南科技出版社，1980）。

按：本例患者婚后久治不孕，致肝气郁滞，瘀血内阻，经脉瘀塞，遂现诸症。气为血帅，血为气母，气行则血行，气滞则血瘀，故治用血府逐瘀汤加减。方中以四逆散疏肝解郁；桃红四物汤合失笑散养血活血通经。诸药合用，气行瘀化，月经调则成孕。

【名医提示】

1. 分娩期，如无肌瘤嵌顿在骨盆腔，无宫颈肌瘤影响胎儿经阴道分娩者，原则上可经阴道分娩，肌瘤留待产褥后再做检查，根据情况处理。如有肌瘤影响胎儿经阴道分娩，肌瘤多发，患者本人不愿保留子宫者，可选择剖宫产加子宫切除术。

2. 肌瘤小而无症状，患者年龄近绝经期，可每3～6个月检查1次，发现肿瘤迅速增长，或有退性变者、恶变倾向者，及时行手术治疗。对于出现子宫出血，下腹痛，扪及包块者，应及时到医院检查。

3. 早孕期，黏膜下肌瘤可阻碍孕卵着床，因而早孕期可出现流产，应予保胎治疗，治疗以中药保胎为主，辅以黄体酮肌注。中孕期，如无症状可不做处理。晚孕期，因肌瘤梗阻可影响胎头下降，引起难产，应早做准备。

4. 手术后应早期下床活动，以促进各系统恢复，减少肺部并发症，加速肠蠕动,减少肠粘连,促进伤口愈合,营养不良及体质衰弱者应适当延迟活动期限。出院后可适当休息,同时要根据身体情况进行一些活动量较小的体育锻炼,以身体不感觉疲劳为宜,避免营养过剩,不活动,体重增加过多,不利于身体健康。全子宫切除的患者,术后1个月应到医院复查,了解阴道残端愈合情况。性生活于手术后3个月可以恢复。

5. 饮食宜清淡而有营养,不宜过食辛热或寒凉冰冷,不吃发霉和烧焦的食物,少饮酒,不吸烟。平时除了食瘦肉、禽蛋类以增强体质外,还要多进食活血化瘀之品,如海带、海蜇、蘑菇、木耳、山楂、甲鱼等。

6. 子宫肌瘤者房事方面不宜过频,黏膜下肌瘤者禁房事。经期应保持外阴清洁,防止疾病发生,月经垫要清洁,禁止性交、盆浴和游泳。

7. 若发现少腹胀痛,阴道排液增多和不规则阴道流血应立即就诊,往往有变性可能。尤其在绝经期前后更应积极随访,预防恶变。

8. 子宫肌瘤患者不宜放置宫内节育器,也不宜口服避孕药。最好由男方采用避孕方法。

9. 定期随访,一般2～3个月检查1次,包括妇科检查及B超检查。

10. 孕后定期做产前检查,必要时B超检查,及时了解胎儿存活与否及病损情况。

11. 产后如果宫缩及阴道流血多,应随时决定处理方法。

12. 活血化瘀药不能长久使用,中病即止。

第四节 宫颈肌瘤

宫颈肌瘤属子宫肌瘤的一部分,但较子宫体肌瘤少见,由平滑肌及结缔组织构成。多见于30－50岁妇女,肌瘤来自宫颈间质内肌组织或血管壁内肌组织,约占子宫肌瘤的8%。本病属中医学“癥瘕”范畴,常由寒湿侵袭,凝滞气血;房事不节或产伤,瘀血留阻胞宫;忧思恚怒,气滞血瘀所致。

【诊断要点】

1. 压迫症状:向前压迫膀胱,出现尿频、排尿不畅、尿潴留;向后压迫直肠引起排便困难;或压迫盆底神经产生疼痛。

2. 可有不规则阴道出血,继发感染则白带量多,多有臭味。

3. 妇科检查在宫颈部触到较硬的球形肿块,常单发。多发生于宫颈后唇,表面常有糜烂、坏死及出血。

4. 病理检查:镜下可见平滑肌细胞,排列纵横交错,有不规则的旋涡状纹理。

5. B超检查:在宫颈部可见有大小不等的低回声、有边界的肌瘤区。

【鉴别诊断】

1. 宫颈息肉 为红色舌形由宫颈外口突出的肿物,质软而脆。而宫颈黏膜下肌瘤呈球形带蒂伸入颈管,质硬而不脆。病理检查可协助诊断。

2. 宫颈癌 宫颈黏膜下肌瘤继发感染,出现恶臭排液时常被误诊为宫颈癌。而宫颈癌常组织不规则,基底部有浸润导致轮廓不清,质脆易出血,瘤体活体组织检查可确诊。

3. 宫体黏膜下肌瘤娩出阴道者 通过蒂柄附着位置相鉴别。

【西医治疗】

应根据患者年龄、肌瘤大小及部位,以及是否保留生育功能等选择治疗方法。

1. 药物治疗 适用于因某些情况暂时不能手术者。

(1)丙酸睾酮:每次25mg,每周2～3次,肌内注射,每个月总量不超过300mg。

(2)米非司酮:每次10～12.5mg,每日1次,连服3个月。

(3)亮丙瑞林:每次3.75mg,每日1次,皮下注射。

(4)戈舍瑞林:每次3.6mg,每日1次,皮下注射。

(5)甲睾酮:每次5～10mg,每日1～2次,口服。

(6)孕三烯酮:每次2.5～5mg,每周2次,可较长期应用。

2. 手术治疗 无论肿物大小,应尽早手术切除为宜。

(1) 子宫全切术:适用于年龄较大,或宫颈肌瘤较大而突入阔韧带者。

(2) 阴道单纯肌瘤摘除术:适用于要求保留生育功能或瘤体较小者。

【中医治疗】

1. 辨证论治

(1)气滞血瘀型:胞宫癥块,月经量多,经期延长,经色紫暗、有块,小腹胀痛,血块下后腹痛减轻,经前乳房胀痛,情志抑郁或心烦易怒,胸胁胀闷,舌质紫暗,或舌有瘀斑,苔薄白,脉细涩,治宜行气活血,消癥散结。方选膈下逐瘀汤加减。药用夏枯草、生牡蛎(先煎)各15g,当归、川芎、赤芍、枳壳、桃仁、红花、乌药、制香附、三棱、莪术各10g,炙甘草6g。每日1剂,水煎服。若月经过多,加益母草15g,三七粉(分冲)、花蕊石各6g以祛瘀止血;乳房胀痛甚者,加郁金、橘络各10g以疏肝行气,通络消胀。

(2)寒凝血瘀型:胞宫积块,经期延长,或阴道出血,淋漓不断,色淡暗,时有血块,小腹冷痛,遇寒加重,得温痛减,畏寒,四肢不温,带下绵绵,色白质稀,舌质暗或有瘀斑,苔白腻,脉沉紧。治宜温经散寒,化瘀消癥,方选桂枝茯苓丸加味。药用桂枝、茯苓、桃仁、赤芍、牡丹皮、三棱、莪术、水蛭、海藻各10g。每日1剂,水煎服。若月经量多或崩漏不止,加益母草15g,三七粉5g止血;若阴寒内盛,阳气不足明显,加小茴、香附子、艾叶各10g以增强温经散寒之效;若带下量多,加山药、薏苡仁各15g以健脾利湿止带。

(3)气虚血瘀型:胞宫积块,月经量多先期,或经水淋漓不净,色淡红,有血块,小腹坠痛,神疲乏力,心悸气短,食少便溏,面色萎黄无华或㿠白,舌质淡暗,或舌淡胖、边有瘀斑瘀点,脉虚细而涩。治宜益气补中,化瘀消癥。方选补气消癥汤。药用炙黄芪、党参、太子参、南沙参、山药、夏枯草各15g,白术、三棱、莪术、枳壳、山慈姑、昆布各10g。每日1剂,水煎服。若月经过多如崩,加升麻炭、陈棕炭各10g,三七粉(分冲)、人参粉(分冲)各6g以益气固冲,祛瘀止血,暂去软坚散结之品;若心悸气短,头晕目眩明显,加熟地黄、阿胶(烊化)、制何首乌各15g,山茱萸10g以补益阴血;若腰酸膝软者,加川续断、桑寄生各15g以补肾强腰。

(4)阴虚血瘀型:胞宫积块日久,经期延长,或阴道出血,淋漓不止,色红,时有血块,口干舌燥,手足心热,或潮热颧红,舌质紫红少津,有瘀斑瘀点,脉细数。治宜滋阴清热,活血消癥。方选滋阴消癥汤。药用生地黄、丹参、夏枯草、生牡蛎(先煎)、制鳖甲(先煎)、玄参各15g,阿胶、白芍、赤芍、麦冬各10g。每日1剂,水煎服。若头晕耳鸣,腰膝酸软,加山茱萸、何首乌各10g以填精血,益肾阴;若阴道出血量多,加墨旱莲、茜草炭各15g以滋阴清热止血。

2. 外治单方验方

(1)中药保留灌肠:桂枝、茯苓、赤芍、三棱、莪术、木香、柴胡、丹参、昆布各10g。浓煎,保留灌肠,每晚1次。适用于各证。经期停用。

(2)中药热敷:当归、赤芍、制香附、穿山甲、三棱、莪术、芒硝各10g。前6味药拌米醋适量,炒热后加芒硝外敷于下腹部。每日1次,每剂用3次。经期停用。

3. 中成药

(1)调经化瘀丸:行气散寒,破瘀消癥。适用于寒凝气滞血瘀证。水丸,每日2次,每次10粒(重2.2g),口服。

(2)妇科回生丹:益气养血,化瘀消癥。适用于气虚血亏,血阻滞证。蜜丸,每日3次,每次1丸,口服。

(3)五香丸:行气活血,消积止痛。适用于气滞血瘀证。水丸,每日2～3次,每次6g,口服。

(4)大黄䗪虫丸:祛瘀消癥,扶正补虚。适用于血瘀证。蜜丸,每日3次,每次1丸,口服。

(5)桂枝茯苓丸:活血化瘀,缓消癥块。适用于血瘀证。蜜丸,每日3次,每次1丸,口服。

【验案举例】

张某,41岁。多发性子宫肌瘤确诊已3年,近日做B超确定最大的一个肌瘤直径约7.9cm,月经量多,经期延长至10多天。每次月经后一身疲乏无力,夜寐梦多,面色萎黄,血红蛋白降至70g/L。诊脉濡滑且数,舌红苔白。诊断为子宫肌瘤。证属肝胆郁热,血分瘀滞。治宜清泄肝胆,活血化瘀。药用生地榆、赤芍、丹参、黄芩、荆芥炭各10g，川楝子、柴胡、防风、三棱各6g。每日1剂，水煎服。服7剂后，自觉舒适，夜寐安稳，烦躁减轻，月经量减少。以后每个月服上方约20剂。近日B超检查，肌瘤缩小，最大者直径为6.7cm。微觉疲乏无力，诊脉濡滑，按之力弱，舌红苔白且润，络脉瘀阻，气分不足，改用益气化瘀法。药用水红花子、黄芩各20g，党参、丹参各15g，赤芍、莪术、茜草、大黄各10g。服20剂后，自觉气力有增，精神好转，近日夜梦较多。诊脉弦滑，按之濡数，舌红苔白，仍宗前法。药用黄芪20g，丹参、赤芍、茜草、夏枯草、苏木、马鞭草、水红花子各10g。服7剂后，B超复查，只发现一个肌瘤，直径为3.1cm，其余肌瘤均已消失，原有乳腺增生，两乳房胀痛，药后也显著减轻，诊脉濡滑，舌白苔腻，仍用前法进退。仍以上方加减，连服21剂，复查B超，肌瘤全消，月经复常，食眠均佳。

按：本案患多发性子宫肌瘤，最大者直径7.9cm，经过近一年的中药治疗，肌瘤渐消。其治疗过程可分为两个阶段：第一阶段即初诊用清泄肝胆与活血化瘀方药，用药后，瘤体明显缩小。此后为第二个阶段，根据病人脉象及病情需要，长期进行治疗这一情况，便改用益气活血通络方药。主用黄芪与活血化瘀药物，使气充血便行，活血而不伤正，治疗效果明显，瘤体明显缩小，直至全消。其所用的活血药物并不多，出入于丹参、茜草、赤芍、马鞭草、三棱、当归等药之间，每诊必变换数药，而治法不变。体现了治法不变而用药灵活的特点（《赵绍琴临证验案精选》，中国医药科技出版社，2001）。

【名医提示】

1. 促性腺激素释放激动药（亮丙瑞林或戈舍瑞林），多用于术前辅助治疗，用药6个月以上，可产生围绝经期综合征等症状。

2. 长期服用雄激素治疗，有水、钠潴留和男性化等副作用，宜间歇用药。

3. 近绝经期采用保守治疗者，应定期复查，每3～6个月查1次。

4. 手术前后注意抗感染及治疗贫血。

第20章

女性乳腺及生殖系统恶性肿瘤

第一节　乳腺癌

乳腺癌是乳腺组织的恶性肿瘤，大部分发源于乳管上皮细胞，仅5%来源于腺泡。本病的病因尚未完全清楚，大致与内分泌失调、病毒、遗传、精神、高脂肪饮食、免疫作用、肥胖、乳房外伤、乳房良性肿瘤等因素有关。临床以乳房部肿块、质地坚硬、溃后状如岩穴，或如泛莲，或如菜花为主要特征。为女性最常见的恶性肿瘤之一，多发生在40～60岁的妇女，男性发生乳腺癌者约占全部的1%，属于中医学"乳疽"范畴，多由其气郁热结，日久伤正所致。

【诊断要点】

1. 无痛性乳房肿块是绝大多数乳腺癌患者的首发症状。肿块多发生在乳房的外上方，其次是内上方、中央部、外下方和内下方。绝大多数为单发、坚硬、边界不清、表面不光滑的不规则形或椭圆形肿块，也有少数呈橡胶样硬、囊性，或呈片状、条索状、小结节状硬块，早期能活动，晚期固定不移。

2. 早期乳腺癌一般无疼痛，少数患者(约占1/3)可感钝痛、隐痛、刺痛或牵拉痛，晚期疼痛剧。

3. 乳头溢液只见于少数患者(约占4%)，当癌瘤侵犯乳管时，可由乳头流出血性或浆液血性液体。

4. 乳房皮肤改变与癌瘤部位深浅、浸润程度及病期早晚有关。若为湿疹样瘤，早期可见一侧乳晕部或距其较远处皮肤潮湿发红、糜烂并出滋水，形成黄褐色痂皮。若为炎性癌，则可见局部皮肤充血、水肿。乳腺癌发展到一定阶段，肿块逐渐增大，侵入乳房悬韧带，使之缩短，皮肤上即可出现牵扯性凹陷，称为"酒窝"征象。若肿瘤侵犯皮下淋巴管，造成阻塞，使皮肤增厚水肿，患部表面可呈"橘皮样改变"。若癌细胞广泛地扩散至乳房皮肤和乳房周围皮肤，致使皮肤淋巴回流障碍，在肿块周围可出现很多硬的肿瘤结节，称为"卫星结节"。肿块即将溃烂时，表面皮肤为紫褐色，并网布血丝。溃破后，范口边缘不整齐，可呈岩穴状，莲蓬状或菜花状，常流臭秽血水。

5. 乳房轮廓出现凹凸不平或异常征象时（正常乳房呈完整的弧形轮廓），应考虑有早期乳腺癌的可能。肿块增大到一定程度，可出现乳房变形、变硬，较对侧抬高，乳头内缩和固定。

6. 乳腺癌晚期，可经淋巴转移而致患侧腋下、锁骨上或胸骨旁（见于发生于乳房内侧的癌瘤）淋巴结肿大、变硬，有的也可出现对侧腹下淋巴结肿大。如果癌细胞堵塞患侧腋窝主要的淋巴管，引起该侧手臂淋巴回流的障碍，则可出现蜡白色的手臂水肿。若患侧锁骨下或腹窝的硬变淋巴结块压迫腋静脉，则手臂水肿为青紫色。

7. 晚期患者可出现恶病质，表现为极端消瘦、疲乏无力、贫血、发热等。若经血行播散转移至肺、胸膜、肝、脑、骨骼等部位者，可继发咳嗽、咯血、胸痛、黄疸、头痛、腹内肿块、骨折等症状。

8. 液晶热图像检查：诊断正确率可达 80%～90%。

9. B 型超声波检查：可见肿块形态不规则，回声多不均匀，且由于癌的浸润，可见向外周组织延伸的强回声带，此法诊断乳腺癌的正确率可达 90%，但对较小的，直径＜1cm 的乳腺癌的诊断率较低。

10. 近红外线乳腺扫描检查：可以看到由浅灰到深灰乃至黑色多层次的阴影，不规则、边缘不清的阴影，显示在电视屏幕上。也可以发现在肿块灰区的周围有粗大的血管影，呈放射状或条索状，这种变化的血管与阴影关系密切，或直接相连。有时图像可表现为一支粗大的血管影，在它突然中止处有一团浅灰色阴影，边界不清，如按压血管则提示该血管是阴影引流血管，这是由于癌瘤的高代谢引流静脉管的屈曲增粗，一般这种癌瘤的位置较深。有时图像表现为一支粗的血管影，其一端似过度膨大增粗，中间密度高低不匀，好像是一条蝌蚪。

11. 钼靶 X 线摄片：发现肿块为团块状影、星形影、云片状影、半球形影或弥漫结节影，其中心致密，边缘均不太整齐，多呈毛刺状或短粗的角状突起。肿块内部或其附近可见数量较多的砂粒样钙化点或长条形钙化带。本法诊断正确率在 90%左右，可以查到不易触知的潜在性小肿块。

12. 计算机体层扫描（CT）：有利于发现小癌灶，还可以排除相邻结构对病灶的干扰。能清晰显示乳腺癌患者有无腋下淋巴结增大，并可以判断有无内乳区淋巴结转移。

13. 乳头分泌物涂片检查：可查出癌细胞。

14. 肿块穿刺活检：用 5～10ml 注射器，6～8 号针头，穿刺肿物后负压抽吸，将吸出物涂片，查找癌细胞。此法阳性率可达 70%～80%。

15. 肿块的切取、切除、钳取活检：对乳房内可疑的小肿块可行切除，而对于较大的肿块可切取小块组织,然后作切片检查,此法能提供正确的诊断依据。对已破溃的肿块可在其边缘钳取活检。

16. 腋窝淋巴结活检:证实有腺癌细胞转移,则可确诊乳腺癌。

17. 疑有肺、骨骼等远处转移,需作X线摄片确诊,若疑肝转移者,应作超声波及放射性同位素肝扫描或CT检查确诊。

【鉴别诊断】

1. *脂肪坏死* 常发生在肥大的乳房,多在挫伤后数个月形成,而外伤史不一定能被问出。病变表浅,为无痛、局限、与皮肤粘连的硬性肿块。有时很似乳腺癌,需切除活检确诊。

2. *乳房结核* 好发于20～40岁的妇女,病程进展缓慢,部分患者可发现他处有结核病灶,或有结核病史。肿块可为单个或数个,常时大时小,较硬,边缘不清,可与皮肤粘连,常有轻微疼痛,往往形成寒性脓疡,溃破后形成慢性窦道经久难愈。早期和乳腺癌不易鉴别,需活检确诊。

3. *乳腺纤维腺瘤* 多见于20～30岁的妇女,病程进展缓慢。肿块呈卵圆形或圆形,一般小如核桃,大如胡桃,皮色不变,质地坚实,表面光滑,边缘清楚,与周围组织及皮肤无粘连,很易推动。诊断不清时可活检确诊。

4. *乳管扩张症(也称浆组胞性乳腺炎)* 较少见。发于非哺乳期,突然乳房疼痛,整个乳房普遍水肿,皮肤发红,触痛明显,乳头内陷并有奶油样溢液和同侧腋下淋巴结肿大及压痛,发热,时见寒战。2周后进入亚急性期,此时乳房残留硬的肿块,大的可达10cm,肿块与皮肤粘连但不红,可有橘皮样水肿,乳头内缩,腋下可有肿大质硬的淋巴结,约3个月后,肿块完全消退。本病急性者可似炎性乳腺癌,亚急性者颇似侵犯性癌,但病理检查为炎性变化。

5. *乳腺囊性增生病* 有多个大小不同、质韧的结节,往往分散在双侧乳房,与周围组织分界不清,不与皮肤粘连,推之能移动。可有乳房疼痛,尤以月经前疼痛加重。有时乳头溢出黄绿色、咖啡色、血性液体。临床上难以鉴别时,需做活检确诊。根据临床表现及各种检查可以作出诊断,其中病理组织学检查是确诊的重要方法。

【西医治疗】

目前治疗乳腺癌的主要方法仍是早期施行根治性手术。放射、内分泌、化学药物治疗都为辅助疗法,再根据具体情况作为综合性治疗的一部分。按照临床分期,本病的治疗方案一般可作如下建议:第一期:以行乳腺癌根治切除术为主。如果癌肿位于内侧,争取行扩大乳腺癌根治切除术。术后病理检查腋窝和胸骨旁淋巴结确无转移者,可不予放射治疗。第二期:以行乳腺癌根治切除术为主,争取行扩大乳腺癌根治切除术。术后应辅以放射治疗。第三期:以行放射治疗为主。伴有溃疡的癌块者,可行单纯乳房切除术。第四期:以行内分泌、化学药物等治疗为主,需要时可辅以放射治疗。

1. 对症治疗　乳腺癌晚期疼痛剧烈者，可选用以下药物缓解疼痛①哌替啶(杜冷丁)，50～75mg，肌内注射，必要时应用。②美施康定，每次 30mg，口服。每12 小时 1 次。

2. 药物化疗　术前、术中和术后都宜用化疗。手术治疗前化疗的目的是减低癌细胞的活力，减少由于手术操作引起的癌细胞播散；而术后化疗的目的是控制潜在的微小转移。

(1)单一用药：有时用于根治术后的辅助用药。①多柔比星，40～60mg/m^2，静脉注射，每 3 周 1 次，或 20～30mg/m^2，静脉注射，每周 1 次。②噻替哌，每次10mg，静脉或肌内注射，每日 1 次，连用 3～7 日后，改为 2～7 日 1 次，剂量同前，总量 200～300mg 为 1 个疗程。③氟尿嘧啶 250～500mg，静脉注射或口服，每日 1次，连用 4～5 天后，改为 250mg 每日或隔日 1 次，总量 10～15g 为 1 疗程。④环磷酰胺，200mg/d，静脉注射或口服，总量 8～10g 为 1 疗程。⑤秋水仙酰胺 10mg，每日 1 次，或 20mg，间日 1 次，静脉滴注(加于 5%葡萄糖液 500ml 中)，总量 200～300mg。口服，5mg，每日 4 次，总量 400～600mg。⑥长春新碱 1～2mg，静脉注射，每周 1 次。总量 10～20mg。⑦紫杉醇：是紫杉类抗微管药物，对转移性乳腺癌有很高疗效。175mg/m^2，静脉滴注。1 次/3 周。

(2)联合化疗方案：①CMF 方案：环磷酰胺 40mg/m^2，静脉注射，第 1、8 天；甲氨蝶呤：10mg/m^2，静脉滴注，第 3、5、11、13 天；氟尿嘧啶：500mg/m^2，静脉滴注，第3、5、11、13 天。28 天为 1 周期，3 周期为 1 疗程。②CAF 方案：环磷酰胺 600mg/m^2，静脉注射，第 1、8 天；多柔比星：40mg/m^2，静脉注射，第 1 天；氟尿嘧啶500mg/m^2，静脉滴注，第 3、5、10、12 天。21 天为 1 周期，3 周期为 1 疗程。多柔比星的积蓄量达 300mg/m^2，改用甲氨蝶呤。③AMF 方案：多柔比星 40～45mg/m^2，静脉注入，第 1 天；甲氨蝶呤 70mg/m^2，静脉注入，第 1、8 天；用亚叶酸钙解救。氟尿嘧啶 750mg/m^2，静脉滴注，第 1、8 天。21 天为 1 周期。④DCMF 方案；顺铂100mg/m^2，静脉滴注，第 1 天(配合水化碱化)。也可用卡铂：75mg/m^2，静脉滴注，连用 5 天。其他同 CMF 方案。⑤DAE 方案；卡铂 75mg/m^2，静脉滴注，第 1～5天，也可用顺铂，量同上。多柔比星 40～50mg/m^2，静脉注入，第 1 天(也可用表柔比星)。依托泊苷 5mg/m^2，静脉滴注，第 1～5 天。28 天为 1 周期。

3. 放射治疗　是一种局部治疗，可以提高 5 年生存率，减少局部复发率。

(1)种类：①辅助性放疗：最常用是手术前放疗和手术后放疗。术前放疗，目的是使肿瘤体积缩小，便于手术，使淋巴管部分或完全闭塞，防止术中转移，使瘤细胞活力减小，便于彻底消灭。术后放疗，目的是消灭淋巴引流区未被清除的转移灶和消灭手术后可能残留的癌细胞。②姑息性放疗：适用于大部分Ⅲ期和Ⅳ期乳腺癌患者，目的是缓解症状，延长寿命。

(2)方法：①体外放疗：多使用Co直线性加速器进行体外放疗，5次/周，连续进行数周。②体内放疗：把含有铱(放射性物质)的线型植入管贴近到肿瘤的部位，进行体内放疗。乳癌体内放疗中，植入管一般放置50～60小时，总共约释出2000rad至植入管周围的组织。

4. *内分泌治疗*　利用激素调节，有效地抑制肿瘤生长。不良反应比化学治疗小，疗效持久。乳腺癌活体标本内雌激素受体(ER)测定的结果对内分泌治疗有一定的指导意义。根据Holyoke报道的资料，雌激素受体阳性的乳腺癌患者，行内分泌治疗，50%～60%有效，阴性患者中只有5%有效。治疗的方法有2种。

(1)内分泌腺切除疗法：即手术去势治疗。治疗原则是切除双侧卵巢，主要用于绝经前和绝经后不到5年，雌激素受体阳性的晚期乳腺癌患者。

(2)激素疗法：即内分泌药物去势治疗。①绝经前(或闭经后5年以内)患者的治疗：丙酸睾酮100mg，肌内注射，每日1次，连续应用5天后，减为3次/周，视症状缓解情况及全身反应，可减量使用，持续治疗4个月左右，若用药6周无效可停药。或用他莫昔芬每次20mg，每日1次。②绝经后(闭经5年以上)患者的治疗：可选己烯雌酚每次1～2mg，每日3次。③他莫昔芬，每次10mg，每日1次。④甲羟孕酮200mg或300mg，肌内注射，每日2次。⑤氨格鲁米特，开始剂量为0.5mg/d，口服，逐渐增加至1mg/d。并同时服氢化可的松100mg/d，以防止因氢化可的松减少而引起的垂体促肾上腺皮质激素反馈性增加。

5. *生物学治疗*　是综合治疗的一个组成部分。

(1)转移因子：开始剂量为皮下注射1支(2ml)/周，1个月后可每2周注射1支。

(2)胸腺素：2～4ml，肌内注射，每日或隔日1次。

(3)干扰素：3×10^6U/次，肌内注射，每1～3日1次，剂量可逐渐增加到10^8U，总剂量视疗效和副作用而定。也可在肿瘤局部用药，3×10^6U/次，每日或隔日1次，注射于肿瘤内及其周围。

6. *手术治疗*　是乳腺癌的主要治疗方法。为了增强手术的效果，术后应采取其他辅助治疗措施，进行综合治疗。

(1)适应证：符合国际分期Ⅰ、Ⅱ期及部分Ⅲ期能施行手术的患者。

(2)禁忌证：①年老体弱不能耐受手术者。②重要脏器功能障碍不能耐受手术者。③肿瘤远处转移者。④呈恶病质者。⑤Ⅲ期乳腺癌出现下列情况之一者：A. 乳房皮肤橘皮样水肿超过乳房面积的一半；B. 乳房皮肤出现卫星状结节；C. 乳腺癌侵犯胸壁；D. 临床检查胸骨旁淋巴结肿大，且证实为转移；E. 患侧上肢水肿；F. 锁骨上淋巴结病理证实为转移；G. 炎性乳腺癌。⑥出现下列5种情况之二者：A. 肿瘤破溃；B. 乳房皮肤橘皮样水肿占全乳房面积1/3以内；C. 癌瘤与胸大肌固定；D. 腋窝淋巴结最大长径≤5cm；E. 腋窝淋巴结彼此粘连或与皮肤、深部组织粘连。

(3)手术方法:①乳腺癌根治术:是目前最常开展而且行之有效的手术方法,适用于国际临床分期的Ⅰ、Ⅱ期及Ⅲ期尚早的乳腺癌患者,手术后加用放疗或化疗,疗效比较满意。②乳房单纯切除术:对年龄过大或有其他严重疾病难以接受根治术的患者,可采用此法,即仅切除整个乳房,医学上称为姑息性手术。术后采取放疗、化疗等综合性治疗。对于晚期乳腺癌患者,为了解除其局部痛苦(如局部破溃),也可以作乳腺单纯切除术。③乳腺癌扩大根治术:适用于乳房内侧的乳腺癌。即在作根治术时,将部分肋软骨和胸骨旁淋巴结一并切除。④改良乳腺癌根治术;适用于国际临床分期Ⅰ、Ⅱ期乳腺癌,尤其是Ⅰ期患者。

【中医治疗】

1. 辨证论治

(1)肝郁气滞型:早期少有症状,或乳房内有单发性肿块,坚硬如石,与周围组织分界不清,不易推动。伴有精神抑郁,胸闷不适,心烦易怒,口苦,咽干,两胁作胀,有时窜痛,舌苔薄白,脉弦或弦滑。治宜疏肝解郁,软坚散结。方选逍遥散加减。药用半枝莲、生薏苡仁、蒲公英各20g,八月扎15g,柴胡、当归、郁金、青皮、香附、山慈菇各10g。每日1剂,水煎服。

(2)肝郁化火型:乳房肿块较大,状若堆粟,或似覆碗,坚硬灼痛,凹凸不平,边缘不清,推之不移,皮色青紫而暗,上布血丝。伴心烦易怒,头痛失眠,面红目赤,溲黄便干,舌红,苔黄,脉弦数。治宜清肝解郁,解毒散结。方选清肝解郁汤加减。药用白花蛇舌草、凤尾草各30g,重楼、蒲公英各20g,白芍、生地黄各12g,当归、炒香附、青皮、远志、川楝子各10g,川贝母、柴胡各9g。每日1剂,水煎服。

(3)肝肾阴虚型:肿块溃烂,深者如岩穴,凸者似泛莲或菜花,渗液流津,脓汁腐臭,不能收口。伴身体消瘦,五心烦热,面赤颧红,或暗晦无华,心悸气短,腰膝酸软,月经不调,量少色暗,夹有瘀块,舌质红,舌苔薄,脉细数。治宜滋补肝肾,调摄冲任,化痰逐瘀。方选六味地黄丸加减。药用女贞子、半枝莲、龙葵各30g,土茯苓20g,墨旱莲、玄参、丹参、全瓜蒌、生地黄、淮山、刘寄奴各15g,山茱萸、川贝母、山慈菇、海藻各10g。每日1剂,水煎服。

(4)气血两亏型:乳房肿块表现为晚期改变,胸骨旁,腋下,锁骨上、下窝等处的淋巴结肿大、变硬。伴有头晕目眩。治宜益气养血,化痰散结。方选香贝养营汤加减。药用凤尾草、鹿衔草、白花蛇舌草各30g,生黄芪15g,当归、熟地黄各12g,党参、白芍、丹参、白术、川贝母、酸枣仁各10g,露蜂房9g。每日1剂,水煎服。

2. 通用加减方

(1)石见穿、王不留行、当归、黄芪、莪术各15g,露蜂房、穿山甲各9g,三七粉(冲服)3g。癌肿直径>3cm,加水红花子、蛇六谷(先煎1.5小时)各15g,桃仁9g;已溃者,加太子参、土茯苓各30g;偏阳虚,加人参养荣丸9g;偏阴虚,加天冬、生地黄、天花粉各 15g;偏寒者,加桂枝 6g,细辛 3g;偏热者,加蒲公英 30g,夏枯草 15g。每日 1 剂,加水煎煮 2 次,将两煎药液混合均匀,分 2 次服。用于乳腺癌早、中期。

(2)香附、人参(另煎)、茯苓、当归、贝母、陈皮、白芍、川芎、白术、熟地黄各 10g,桔梗、甘草各 6g,生姜 1 片,大枣 3 枚。内蕴热毒,加白花蛇舌草 15g,山慈菇、露蜂房、蒲公英、紫花地丁、金银花各 10g;痰热互结,加生牡蛎 15g,浙贝母、瓜蒌皮各 10g,黄连、胆南星、黄芩各 6g;痰结血瘀,加鳖甲 15g,海藻、昆布、白芥子、炮山甲、三棱、莪术各 10g。每日 1 剂,加水煎煮 2 次,将两煎药液混合均匀,分 2 次服。用于乳腺癌晚期。

(3)白花蛇舌草、蜀羊泉各 30g,肿节风、生地黄、熟地黄、怀牛膝、当归各 15g,续断、延胡索、桃仁、制香附各 12g,山茱萸、独活、杜仲、山慈菇各 9g;血瘀重者,加三棱、莪术各 12g;痛入骨髓者,加土茯苓 30g,僵蚕 12g,蜈蚣 5g;阴虚内热,消瘦,加炙鳖甲 30g,地骨皮 15g;骨软无力,加黄精 20g,巴戟天 12g,鹿角片 9g;骨肿痛甚者,加重楼、石见穿、寻骨风各 30g,延胡索 12g。每日 1 剂,加水煎煮 2 次,将两煎药液混合均匀,分 2 次服。用于乳腺癌骨转移者。

(4)白花蛇舌草、重楼、蜀羊泉、徐长卿各 30g,制香附、延胡索、茵陈、全当归、炒白芍、党参、炒白术、茯苓各 12g,炒山栀 9g。血瘀重者,加桃仁、泽兰、三棱、莪术各 12g;阴虚胃热,口鼻、牙龈出血,加生地黄、芦根各 30g,川牛膝 15g;脾虚腹胀尿少,加大腹皮 15g,车前子(包煎)、牵牛子各 12g,鸡内金 9g;大便干燥,加全瓜蒌 15g,生大黄、枳实各 9g;肝肿胀满,加炙鳖甲、生牡蛎、石见穿各 30g,炙山甲 15g。每日 1 剂,加水煎煮 2 次,将两煎药液混合均匀,分 2 次服。用于乳腺癌肝转移。

(5)仙鹤草、白花蛇舌草、徐长卿各 30g,夏枯草、全瓜蒌、藕节、北沙参、生地黄各 15g,麦冬、百合各 12g,黄芩 10g;阴虚潮热,加炙龟甲 30g,地骨皮 15g;气阴两虚,短气自汗,加黄芪 15g,生晒参(另煎)9g;脾虚痰湿,腹胀,痰多,加鱼腥草 30g,炒白术 12g;气滞血瘀胸痛,痰色褐者,加延胡索 12g,三七粉(冲服)3g。每日 1 剂,加水煎煮 2 次,将两煎药液混合均匀,分 2 次服。用于乳腺癌肺及胸膜转移者。

(6)黄芪 30g,党参、生地黄、熟地黄、当归、白芍、山药、焦白术、阿胶(烊化)、麦冬、天冬、北沙参各 12g,山茱萸、茯苓、川芎各 9g;口干舌红,加龟甲 30g,石斛 15g,天花粉 12g,西洋参 6g;恶心呕吐,加姜半夏、姜竹茹各 9g。每日 1 剂,加水煎煮 2 次,将两煎药液混合均匀,分 2 次服。用于乳腺癌化疗后骨髓抑制、白细胞减少者。

(7)黄芪、丹参、白花蛇舌草各 30g,党参、焦白术、茯苓各 15g,制何首乌、制香附各 12g,当归、姜半夏、桃仁、赤芍、白芍各 9g,红花、陈皮各 6g,砂仁 3g;心悸失眠,加酸枣仁、麦冬各 9g,远志 6g;头晕耳鸣,加熟地黄 15g;肩臂牵制受限,加鸡血藤、桑枝各 15g;疮面感染,加蒲公英 30g;腐肉不脱者,加黄芪 50g;疮面光红,加生晒参(另煎)9g。每日 1 剂,加水煎煮 2 次,将两煎药液混合均匀,分 2 次服。用于乳腺癌术后出现皮瓣坏死者。

(8)夏枯草、半枝莲、白花蛇舌草各15g,白芍、郁金、当归、生地黄、丹参、白术、茯苓、重楼各12g,香附、柴胡各9g。放疗伤阴较甚,加石斛15g,天冬、麦冬各12g;疼痛剧烈,加没药、延胡索、九香虫各10g;潮热者,加地骨皮、青蒿各10g;大便干结,加槟榔、火麻仁各12g;气短者,加黄芪15g,党参10g。每日1剂,加水煎煮2次,将两煎药液混合均匀,分2次服。用于晚期乳腺癌手术、放疗后复发者。

3. 内服单方验方

(1)鲜天冬剥皮,加适量黄酒,煎半小时后吃天冬,喝黄酒,亦可剥皮后生吃,用适量黄酒送服,亦可压榨取汁,用适量黄酒调服,每日3次,用量30～90g。

(2)王不留行、猫眼草、金银花各30g。制成浸膏干粉,加玉枢丹12g,冰片0.6g,研细混匀,每次4次,每次1.5～3g。

(3)甘草、当归各15g,瓜蒌、乳香、没药各10g。每日1剂,水煎服。或共研细末,每日2次,每次15g。

(4)龙葵、蜀羊泉、蒲公英各30g,蛇莓、重楼、薜荔果各15g。每日1剂,水煎服。

(5)毛慈菇6g,胡桃肉9枚,共捣烂,分2次用黄酒或开水送服,每日1剂,久服见效。

(6)藤梨根、野葡萄根各30g,八角金盘、生南星各3 g。每日1剂,水煎服。

(7)鸡蛋1只,内纳斑蝥3只,外用纸封好,放于饭锅上蒸熟,去斑蝥吃蛋。

(8)生蟹壳10只。放砂锅内焙焦研细末。每日3次,每次6g。

4. 外治单方验方

(1)已溃者于疮面掺海浮散或九黄丹,再以红油膏或生肌玉红膏盖贴。若出血甚者,以棉花蘸桃花散紧塞疮口并加压缠缚。

(2)五灵脂、雄黄、马钱子、阿胶各等份,共研细末,用麻油调敷肿块上。

(3)初起可用太乙膏掺阿魏粉或黑退消外贴,或用消化膏、结乳膏外贴。

(4)将溃之时可用红灵丹油膏外敷。

5. 针刺疗法　主穴:肩井(双)、乳根(双)、膻中、上脘、大椎、消块(两手下垂,位于腋前缝的尖端,双侧)、心俞(双)、肺俞(双)、脾俞(双)、少泽(双)、三阴交(双)。配穴:肩外俞、秉风、神堂、胆俞、意舍、魄户,均取双侧。采用平补平泻的手法针刺。

6. 中成药

(1)小金丹:每日2次,每次1～3g,口服。

(2)西黄丸,每日1次,每次3g,口服。

【名医提示】

1. 手术后和放疗的患者,在恢复期和放疗后期,患侧皆可发生感觉异常或淋巴水肿等并发症。感觉异常者应在该皮肤区内避免摩擦、损伤、涂用刺激性药物等。发生淋巴水肿患者应加强患侧上肢的锻炼和运动,低盐饮食,口服利尿药,轻柔按摩,但对有复发癌肿的部位禁忌加压和按摩。

2. 对于授乳期的妇女,在每次授乳的时候,应尽可能多地排出乳汁。这样一方面可以增加乳汁分泌,另一方面又可以减少上一次分泌的乳汁在乳房内滞留的时间。

3. 乳腺癌早期出现的体征是乳内肿块,患者早期进行自我检查或定期体检,是可以及早发现的,尤其是 35 岁以上的妇女意义更大。

4. 出院后坚持锻炼,如上肢旋转、后伸、轻度扩胸运动等,每日 1～3 次,避免劳累,循序渐进。

5. 一旦发现乳房肿块,或发现乳头溢液、内缩,应进一步探查而最终得出结果,进行合理治疗。

6. 有乳腺癌家族史的妇女,除了坚持自我查体外,还应定期到医院进行较全面的检查。

7. 术后 5 年内避免妊娠,因妊娠会使乳腺癌复发或在对侧乳房上发生癌肿。

8. 勿在手术侧臂做任何形式的注射、预防接种、输液、采血、测血压。

9. 特别注意避免患侧上肢损伤、感染,如有即行抗感染等治疗。

10. 术后放疗宜在手术后 4～6 周开始,有植皮者可延长到 8 周。

第二节 外阴癌

外阴癌是指来源于外阴部皮肤、黏膜及附属器和前庭大腺的恶性肿瘤,以鳞状细胞癌多见,有原发性和继发性两种,临床以原发性外阴肿瘤较为常见,而继发性者多由子宫癌转移而来,较为少见。原位癌病程缓慢,可发生在青春期后的任何年龄,平均年龄为 49 岁;浸润癌多发生于绝经期后的老年妇女,平均年龄在 60 岁以上。本病的 5 年生存率为 75%,病因尚不清楚,但外阴白色病变伴不典型增生被认为是癌前期重要病变,其中 10%～25%或早或晚可能发展为外阴癌。其他如局部长期受慢性刺激者,如乳头瘤、尖锐湿疣、慢性溃疡等也可能发生癌变。另外,外阴癌也可能与宫颈癌、阴道癌等合并存在,现已证实单纯疱疹病毒Ⅱ型、人乳头状瘤病毒、巨细胞病毒等与外阴癌的发生可能有关。

【诊断要点】

1. 病变主要发生在大小阴唇、阴蒂包皮及尿道周围。局部蔓延和淋巴扩散为主,极少血行转移。

2. 绝大多数发生于绝经后的妇女。早期患者外阴出现质硬的小结节和菜花状赘生物或溃疡,常伴有轻度灼痛及瘙痒或外阴皮肤变白。晚期肿瘤破溃、浸润及感染,出现明显疼痛及血性恶臭的分泌物,累及尿道者可出现明显尿频、尿痛及排尿困难。

3. 本病往往被患者和医者所忽视，故外阴有经久不愈的溃疡或肿块者均应作活检，一般均可确诊。病变不明显时，以甲苯胺蓝涂抹患处，2分钟后用1%醋酸洗去，然后在甲苯胺蓝不脱色区作活检，可提高准确性。必要时应多次、多处做活检，方可确诊。

【鉴别诊断】

与外阴白色病变、外阴溃疡、外阴乳头状瘤、尖锐湿疣及梅毒等疾病注意鉴别，通过局部活检即可区别，梅毒者血清反应阳性及病灶分泌物涂片可见梅毒螺旋体。

【西医治疗】

1. *手术治疗* 为主要治疗方法。手术范围依据临床期别、病变部位、浸润程度、癌细胞分化程度及患者的具体情况而决定。对原位癌(期)行外阴切除术；Ⅰ期行外阴切除或外阴根治术；Ⅱ-Ⅲ期行外阴根治术及区域性淋巴结切除术等。

2. *放射治疗* 适用于不能手术的晚期患者。亦可作为术后复发者和术前准备的补充疗法。常用深度X线或^{60}Co照射。

3. *药物治疗* 多作为术前准备或局部复发的治疗。常用争光霉素、环磷酰胺等。

【中医治疗】

1. *辨证论治*

(1)气血凝滞型：外阴有结节或肿块，呈乳头状，或菜花样，触之硬痛，固定不移，精神抑郁，或胸胁胀痛，舌质暗，苔薄白，脉弦涩。治宜活血行气，化瘀消癥，佐以解毒。方选解毒消癥饮。药用桃仁、红花、当归、生地黄、莪术、三棱、郁金、槟榔、赤芍、重楼各10g，全蝎6g。每日1剂，水煎服。若局部疼痛较重者，加没药、乳香、延胡索各10g以行气祛瘀定痛。

(2)邪毒壅盛型：外阴肿块，溃烂溢脓，秽臭，或流血水，局部疼灼热，小便灼痛，舌质暗红，苔黄或腻，脉弦数或滑数。治宜清热解毒，化瘀除湿。方选解毒消瘀汤。药用生薏苡仁、半枝莲、红藤、生地黄各15g，山豆根、牡丹皮、鬼箭羽、三棱、大青叶、黄柏各10g，全蝎6g，蜈蚣3条。每日1剂，水煎服。若病久形体消瘦，周身乏力，纳呆者，加生黄芪、茯苓各15g，人参，白术各10g以健脾益气，扶正祛邪。

2. *通用加减方* 薏苡仁20g，白花蛇舌草18g，茯苓15g，茵陈、党参、麦冬、天冬、泽泻、枸杞子、蛇床子各12g，沙参10g，金银花、白术各10g，赤芍9g，甘草3g。发热，合并感染，口苦，纳少，加麦芽18g，黄芩、青蒿各10g；疼痛，加乳香、没药各6g；口干舌燥，加珍珠母(先煎)30g，酸枣仁10g，五味子6g；脾胃虚寒，去天冬、麦冬、金银花、蛇床子，加木香9g，砂仁6g，大枣5枚；气血两虚，加黄芪、鸡血藤各20g，当归10g；局部痛甚，加川楝子、荔枝核各12g，乳香、没药、蒲黄(包煎)10g；小便灼痛，加白茅根15g，栀子12g，泽泻10g；大便秘结，加白花蛇舌草20g，大黄10g。每日1剂，加水煎煮2次，将两煎药液混合均匀，分2次服。

3. 内服单方验方　当归15g,白芍、茯苓各10g,炒栀子、柴胡、海螵蛸6g,每日1剂,水煎服。用于外阴癌溃破渗液者。

4. 外治单方验方

(1)蛇床子、败酱草、苦参、蒲公英、白鲜皮30g,龙葵20g,五倍子、花椒各15g。煎汤熏洗患处,早晚各洗1次,每次浸洗患处15~20min。

(2)生藤黄粉、蜈蚣、全蝎各等份。上药加适量白蜡、油制成膏剂。将适量药膏涂于患处。每日2~3次。适用于邪毒壅盛型。

(3)马钱子、蜈蚣、紫草、全蝎各10g,共研细末,调成糊状,敷于肿瘤上,每日3~4次。

5. 中成药

(1)一粒止痛丹:活血化瘀,行气定痛。适用于各证。水丸,每日3次,每次1.6g,口服或痛时服1.6g。

(2)小金丹:解毒消肿,活血止痛。适用于气血凝滞证。水丸,每日2~3次,每次1.5g,口服。

(3)西黄丸:解毒消肿散结。适用于各证。水丸,每日1~2次,每次3~6g,口服。

【名医提示】

1. 手术后患者气血两亏,故用中药治疗更要注意扶正祛邪,以扶正为主,保护脾胃。放射治疗后,则因火热伤阴,咽干口燥,尿黄便秘,舌红,脉细数,故宜养阴润燥,清热解毒为主。

2. 治疗后需定期随访以观察疗效,最初每个月1次;3次后每3个月1次;1年后每半年1次,第3年后每年1次。如发现异常症状应及时至医院就诊。

3. 临床分期必须在治疗之前确定,分期一经确定,其后不得变更,故应由有经验的医师根据仔细的临床检查而决定,疑决不下时,应划入较早期。

4. 外阴出现结节、溃疡或白色病变等病损时,应及时就诊、检查和治疗,及时活检或重复活检。

5. 普及肿瘤知识,计划生育,注意科学避孕及性生活卫生,积极参加防癌检查。

6. 妇科检查时应轻柔,特别是用窥器检查易碰伤癌组织,引起大出血。

7. 保持外阴清洁,每日用清水清洗外阴,发现外阴瘙痒时应积极治疗。

8. 治疗期间禁食辛辣、生冷之品。

第三节　宫 颈 癌

宫颈癌占女性生殖器官恶性肿瘤总数的50%以上。目前确切病因尚无定论,大多认为是多种因素作用的结果,如早婚、早育、多产、宫颈糜烂、性交过频、包皮垢及性激素失调等，也与社会经济状况和精神刺激有关。人乳头瘤病毒感染是宫颈癌的主要危险因素。发病年龄呈双峰状，35～39 岁和 60～64 岁，平均年龄为 52.2 岁，20 岁以前罕见。其中 95%为鳞状上皮癌，腺癌约占 5%。中医无宫颈癌病名，但据其临床表现，与“五色带”“癥瘕”“阴疮”“崩漏病”等病症有相似之处。其发病，内因七情郁结气滞血瘀；外因湿热、湿毒内侵，滞留胞中，邪毒积聚，瘀血阻滞而致本病的发生。其发展扩散，疾病转归决定于邪正相搏的胜负。

【诊断要点】

1. 病史　有早婚、性生活紊乱等病史。

2. 临床表现　原位癌及早期浸润癌常无任何症状，发展后主要症状有以下几种。

(1)阴道出血：最早表现为性交后或双合诊后有少量出血，称接触性出血；也可能有经间期或绝经后少量持续不规则出血；晚期癌肿侵蚀大血管后可引起致命的大量阴道流血。

(2)阴道排液：一般多发生在阴道出血之后，初期量不多，随着癌组织溃破，可产生浆液性分泌物；晚期癌组织坏死、感染，则出现大量脓性或米汤样恶臭白带。

(3)疼痛：为晚期癌症状，表现为严重、持续的腰骶部或坐骨神经疼痛，系由宫颈旁组织明显浸润，累及神经所致。此外尚可出现下肢肿胀疼痛、腰区胀痛不适、肾绞痛等淋巴及血管受压所致回流阻碍等症状。

3. 妇科检查　早期可见宫颈局部光滑或呈糜烂或颗粒状突起，质较硬，也可有表浅溃疡，触之易出血。肿瘤进一步发展后外观窥视宫颈可分为以下类型：

(1)外生型：又称增生型。宫颈癌组织向外呈乳头状或菜花状突起，质脆易出血。

(2)内生型：又称结节浸润型。癌组织向宫颈管壁内浸润，使宫颈管增粗或胀大，而宫颈外口和宫颈前后唇常较光滑。

(3)溃疡型：前两型进一步发展后癌组织坏死脱落形成溃疡、空洞，形成火山口状。

(4)颈管型：癌灶发生在宫颈外口内，隐蔽在宫颈管，侵入宫颈及子宫峡部供血层以及转移到盆壁的淋巴结。

4. 全身检查　注意转移病灶，如锁骨上淋巴结有无肿大；肺、肾或脊柱有无血行转移病灶；有无继发贫血、感染及恶病质等。

5. 宫颈癌的分期　根据国际妇产科联盟(FIGO)2000 年修订的临床分期：

0 期：原位癌(浸润前癌)。

Ⅰ期：癌灶局限于宫颈(包括累及宫体)。Ⅰa：肉眼未见癌灶，仅在显微镜下可见浸润癌。Ⅰa_1：间质浸润深度＜3mm，宽度＜7mm。Ⅰa_2 间质浸润深度＜3～5mm，宽度＜7mm。Ⅰb：临床可见癌灶局限于宫颈，或显微镜下可见病变＞Ⅰa_2

期。Ⅰb_1，临床癌灶最大直径＜4cm。Ⅰb_2 临床癌灶最大直径＞4cm。

Ⅱ期癌灶已超出宫颈，但未达盆壁。癌累及阴道，但未达阴道下 1/3。Ⅱa 无宫旁浸润。Ⅱb 有宫旁浸润。

Ⅲ期癌肿扩散盆壁和(或)累及阴道下 1/3，导致肾盂积水或无功能肾。Ⅲa 癌累及阴道下 1/3，但未达盆腔。Ⅲb 癌已达盆壁，或有肾盂积水或无功能肾。

Ⅳ期癌播散超出真骨盆或癌浸润膀胱黏膜或直肠黏膜。Ⅳa 癌浸润膀胱黏膜或直肠黏膜。Ⅳb 癌浸润超出真骨盆，有远处转移。

6. 宫颈刮片细胞学检查　是发现宫颈癌前期病变和早期宫颈癌的主要方法。诊断正确率为 84.3%～93.4%。按巴氏染色 5 级分类，HⅠ－Ⅴ级为可疑及阳性，Ⅳ、Ⅴ级涂片必须及时进行宫颈活体组织检查，尽早诊断。阴道镜检查：可协助诊断早期宫颈癌。可观察宫颈表面有无异型上皮或早期宫颈癌病变，并选择有病变部位进行宫颈活体组织检查。但无法观察宫颈管内病变，不能鉴别有无浸润，故不能取代宫颈刮片细胞学检查。阴道显微镜虽可看出细胞排列紊乱与核改变，但不能鉴别不典型增生、原位癌或浸润癌，亦不能替代病理活体组织检查。

7. 宫颈和宫颈管活体组织检查　是确诊宫颈癌的最可靠依据。一般应在宫颈鳞-柱上皮交界 3、6、9、12 点处取材；或在碘试验不着色区；或在阴道镜指导下多处取材，进行切片做病理检查。

8. 宫颈锥切术　宫颈刮片细胞学多次检查为阳性，宫颈活体组织检查为阴性；或活体组织检查为原位癌，但不完全排除浸润癌时，均应做宫颈锥切术，连续病理切片检查以明确诊断。

9. 其他　宫颈癌诊断确立后，根据具体情况可进行肺摄片、淋巴造影、膀胱镜、直肠镜检查，以确定宫颈癌的临床分期。

(1)早期宫颈癌无症状或仅有少量接触性阴道出血和(或)水样或血性白带。

(2)晚期症状常为不规则阴道出血。随病变不同可呈点滴状或大量出血。菜花型及糜烂型较早出现此症。

(3)白带增多比阴道流血较早出现，往往不引起注意。白带可为水样，白色或黄色，或米汤样，或混有血液，伴有恶臭。偶可见小块坏死脱落的肿瘤组织。

(4)晚期癌浸润转移后引起持续性疼痛，痛区常在下腰及腰骶部，亦可有下肢、耻骨上及坐骨神经痛。

(5)压迫或侵犯膀胱、尿道及输尿管者，可出现排尿困难、尿痛、尿频、尿血、尿闭、膀胱阴道瘘、肾盂积水、尿毒症等。累及直肠时，出现里急后重、便血、排便困难、便秘或肠梗阻等，或发生直肠阴道瘘。

(6)晚期癌症由于长期消耗，出现恶病质(即身心憔悴、贫血、低热、消瘦、虚弱等全身衰竭的表现)。

(7)早期宫颈癌局部肉眼观察不能识别，多数仅有不同程度的糜烂和轻微的接触性出血，甚至有的宫颈外观光滑，病变进一步发展可分为如下 4 型：①糜烂型：宫颈外口有较粗糙的颗粒状糜烂，或有不规则破溃面，触之易于出血。②外生型：呈乳头状或菜花状向外突出，质脆，易出血。③内生型：癌肿向宫颈管浸润，宫颈管增大，质硬，宫颈外口和前后唇常较光滑。④溃疡型：癌组织坏死、脱落，形成溃疡、空洞，状如火山口。

(8)根据病变的范围和趋势可分为以下 9 期：①0 期：指的是原位癌或称浸润前期癌。癌瘤非常表浅，局限在宫颈上皮层，尚未破坏基底膜，肉眼也见不到破坏，甚至看不出异常。②Ⅰ期：癌瘤局限于子宫颈。③Ⅱ期：癌瘤向四周扩散，侵害范围超出宫颈。向上侵入体内；向旁侵入子宫旁组织，但未达骨盆壁；向下侵害阴道，但未达下 1/3。④Ⅱ早：没有宫旁侵害。⑤Ⅱ晚：已有宫旁侵害。⑥Ⅲ期：癌瘤侵害达骨盆壁，或已侵及阴道下 1/3。⑦Ⅲ早：癌瘤仅一侧侵害达骨盆壁。⑧Ⅲ晚：两侧均侵害达骨盆壁。⑨Ⅳ期：癌瘤侵及膀胱、直肠或已有远方转移。

【鉴别诊断】

晚期宫颈癌诊断并不困难，早期需与下列疾病相鉴别。

1. 宫颈糜烂　宫颈外口周围有鲜红色小颗粒，质地软，不脆，可做宫颈刮片或活体组织检查以鉴别。

2. 宫颈息肉　常来自宫颈口内，突出宫口外，有蒂，表面光滑、红润，质软，单发或多发，极少癌变。但宫颈恶性肿瘤有时呈息肉状，故凡有息肉均需摘除，并同时送病理检查以资鉴别。

3. 宫腔或宫颈黏膜下肌瘤　若肿瘤表面感染坏死，极似宫颈癌。但阴道指检可触及瘤蒂，周界清楚。

4. 宫颈湿疣　是人类乳头瘤病毒感染的性传播疾病，于宫颈口可见团块型及丘疹型 2 类，常与宫颈癌难以区别。病理检查有挖空细胞、角化不良细胞及湿疣外底层细胞为其主要特征。

【西医治疗】

放射治疗与手术治疗是治疗宫颈癌的有效方法，应根据宫颈癌的临床分期、病理类型、患者年龄、全身健康情况选择合适的治疗方法。

1. 手术治疗

(1)适应证：Ⅰa—Ⅱa 期宫颈癌患者。

(2)禁忌证：肥胖、体质衰弱、65 岁以上的患者；心、肝、肾等有慢性疾病者，宜慎重考虑。

(3)手术方式的选择：①原位癌及Ⅰa_1 期：经腹全子宫切除术。②Ⅰa_2 期：行次广泛子宫切除术。③Ⅰb 期及Ⅱa 期：行广泛子宫切除术，切除宫旁组织及阴道上段各＞3cm 及盆腔淋巴清除术。有条件者Ⅱ期于术前行腔内放射治疗。

(4)手术后并发症及其处理：①尿潴留及膀胱炎：手术时避免损伤副交感神经，

处理宫骶韧带及主韧带时尽量保存盆腔神经丛及其副支，保留膀胱上下动脉及神经节，术后采用密闭式无菌导尿系统，保持外阴清洁，防止感染。②输尿管瘘：术时尽量保存输尿管的营养血管，术后预防盆腔感染。③淋巴液潴留：盆壁淋巴液潴留，形成淋巴囊肿，一般均在1～2个月吸收。

2. 放射治疗

(1)适应证：宫颈癌各期患者，特别是晚期病人的主要治疗手段。

(2)治疗原则：应用适当的放射剂量，通过合理的布局，以达到最大限度地消灭肿瘤，尽可能地保护正常组织和器官。

(3)治疗方法：①早期宫颈癌：腔内照射为主，放射源主要为镭及^{60}Co，采用高强度短时间照射。②晚期宫颈癌：腔内照射加体外照射，放射源多用高能射线，特别是远距离7射线治疗机。

3. 化学药物治疗　多用于晚期宫颈癌的姑息治疗；手术后辅助治疗；亦可配合放射治疗，能增加放射敏感性，提高疗效。

(1)药物选择：以环磷酰胺、氟尿嘧啶的临床效果较好；博来霉素、多柔比星(阿霉素)和消卡芥(消瘤芥)亦有一定的缓解率。

(2)给药方法：全身给药；局部给药；区域性化学药物治疗。

4. 宫颈癌复发及其处理　凡经治疗后症状及体征完全消失半年以上，肿瘤又重新出现者称复发。

(1)复发部位：常见在盆壁、宫旁和宫颈局部，少数在阴道下段或远处转移。

(2)复发症状及体征：根据不同部位而产生相应的症状与体征。①宫颈、阴道局部复发：不规则阴道流血或恶臭白带。②盆壁或宫旁复发：患侧下肢疼痛、水肿，骶髂部或下腹部痛，下腹或盆腔可触及包块。③肺转移：咳嗽、胸痛。④骨转移：局部疼痛。

(3)治疗：宫颈癌复发的再治疗极为困难，效果亦差。治疗方法应根据复发部位、初治方法及时间而定。①宫颈原位癌手术后阴道复发仍为原位癌：局部切除；或冷冻、激光局部治疗；或局部敷贴放射性核素如胶体^{198}Au年老患者已做全子宫、双附件切除者，可选做阴道镭疗或X线阴道体腔管照射。②浸润癌手术后复发：放射治疗为主，配合化学药物治疗。手术后复发癌行放射治疗后5年治愈率为15%～20%。③宫颈癌放射治疗后复发：如初治已用足量放射治疗，一般不宜再补充放射治疗，其中宫颈局部、阴道上段或宫旁内半部复发者，采用根治术或脏器去除术；宫旁外半部及盆壁复发者，往往不能手术切除。若首次放射治疗剂量不足而在2年内复发，可再行全量或减量放射治疗。

(4)不适宜手术和放射治疗的复发癌：化学药物及中药治疗。

(5)复发癌晚期：对症处理。

【中医治疗】

1. 辨证论治

(1)肝郁化火型:白带增多,偶夹血性;性情抑郁,心烦易怒,胸胁胀闷,喜叹息,少腹隐痛,口干欲饮,舌苔薄,脉细弦。治宜疏肝解郁,利湿解毒。方选丹栀逍遥散加减。药用半枝莲、白花蛇舌草、夏枯草各15g,牡丹皮、栀子、当归、白芍、白术、茯苓、木馒头、八月扎、黄柏各10g,柴胡、炙甘草各6g。每日1剂,水煎服。

(2)肝肾阴虚型:白带增多,或阴道不规则流血,或白带夹血;头晕目眩,腰骶酸痛,手足心热,口干便秘,舌红,苔薄少或光剥,脉细数。治宜滋肾养肝,清热解毒。方选六味地黄丸加味。药用夏枯草、白花蛇舌草、仙鹤草、熟地黄、茯苓、山药各15g,山茱萸、泽泻、牡丹皮、黄柏各10g。每日1剂,水煎服。

(3)湿热瘀毒型:白带增多,或黄白相间,或如米泔水,或如黄水,或如脓性,或黄色带下,秽臭难闻;口干咽燥,下腹疼痛,拒按,宫颈局部见癌灶感染坏死,舌淡红或有瘀点,苔薄腻或黄腻,脉弦数。治宜清热解毒,活血化瘀。方选黄连解毒汤加味。药用重楼、半枝莲、白花蛇舌草、土茯苓、薏苡仁各15g,黄连、黄芩、黄柏、栀子、牡丹皮、赤芍各10g。每日1剂,水煎服。

(4)脾肾阳虚型:带下量多,质稀薄,秽臭难闻,崩中漏下;腰脊酸楚,头晕目眩,倦怠乏力,形寒肢冷,纳少便溏,舌体胖,边有齿印,苔薄,脉沉细无力。治宜温肾健脾,益气止带,佐以清热解毒。方选附子理中汤合四神丸加减。药用白花蛇舌草15g,仙鹤草12g,人参、白术、薏苡仁、椿根皮、重楼、乌贼骨、补骨脂、吴茱萸、五味子各10g,附子、干姜、甘草各6g。每日1剂,水煎服。

(5)瘀湿结聚型:带下甚多,或黄白相间;肥胖嗜睡,神倦乏力,纳少便溏,腹胀胸闷,舌体略胖,苔薄白,脉濡滑。治宜化湿涤痰,软坚散结。方选苍术导痰丸加味。药用茯苓、半枝莲、夏枯草、海藻、昆布各12g,陈皮、半夏、苍术、神曲、南星、枳壳各10g,生姜、甘草、香附各6g。每日1剂,水煎服。

(6)中气下陷型:带下量多,色白质稀,秽臭,或带中夹血;肛门、阴道、少腹坠胀,头晕目眩,纳少神倦,舌体胖大,舌边有齿印,苔薄,脉细软。治宜益气升提,利湿解毒。方选补中益气汤加味。药用白花蛇舌草、半枝莲、龙骨、牡蛎各15g,薏苡仁、黄芪各12g,椿根皮、当归、乌贼骨、人参、白术各10g,甘草、陈皮、升麻、柴胡各6g。每日1剂,水煎服。

2. 化学药物治疗及放射治疗后反应的辨证论治

(1)直肠反应:属中医学"肠风""脏毒"范畴。多系湿热湿毒下注或气虚下陷,脏毒瘀阻所致。①早期直肠反应:大便频繁,里急后重;大便呈黏冻状,有时夹有鲜血,舌淡,边尖略红,苔薄黄腻,脉细数。治宜清热解毒,祛淤止痢。方选白头翁汤合秦皮汤加味。药用赤芍20g,土茯苓、白花蛇舌草、半枝莲各15g,白头翁、黄柏、黄连、秦皮、当归各10g。每日1剂,水煎服。②晚期直肠反应:大便出血,色鲜红,但下而不爽，或夹黏冻，里急后重，肛门疼痛；口干舌燥，面色萎黄，神疲乏力，舌苔薄色滞，脉细软。治宜益气摄血，解毒祛瘀。方选补中益气汤合通幽汤加减。药用黄芪12g，当归、白术各10g，陈皮、升麻、柴胡、人参、甘草各6g。每日1剂，水煎服。若证见阳虚者加炮姜、补骨脂各10g；证见阴虚者加小蓟、侧柏叶、阿胶各10g；证见气阴两虚者加沙参、生地黄、玄参、麦冬各10g。

(2)白细胞计数降低：属中医学“虚损”“劳瘵”范畴，多由气虚血弱、肝肾亏损所致。①气虚血弱：头晕目眩，神疲乏力，面色萎黄或灰滞，纳谷不香；小便频长，大便不实，舌淡不华，苔薄，脉细软。治宜益气养血。方选当归补血汤合补中益气汤加减。药用黄芪15g，当归、人参、白术各10g，甘草、陈皮、升麻、柴胡各6g，每日1剂，水煎服。②肝肾亏损：头晕目眩，腰脊酸楚，心烦易怒；尿黄，便秘，夜寐不安，口干欲饮，舌红，苔薄少或光剥，脉细数。治宜滋阴清热，益气养血。方选六味地黄汤合当归补血汤加减。药用熟地黄、山药、茯苓、黄芪各15g，山茱萸、泽泻、牡丹皮、当归各10g。每日1剂，水煎服。

3. 通用加减方

(1)昆布、海藻、当归、续断、半枝莲、白花蛇舌草各24g，白芍、香附、茯苓各15g，柴胡9g，全蝎6g，蜈蚣3条。脾虚带下甚，加山药、萆薢各24g；腹胀痛甚，加枳壳、延胡索各15g，沉香6g；中气下陷，加黄芪15g，白术、升麻各10g；肝肾阴虚，加生地黄、玄参各15g；便秘甚者，加火麻仁24g。每日1剂，加水煎煮2次，将两煎药液混合均匀，分2次服。用于子宫颈癌早期。

(2)三棱、莪术、黄药子、茜草、白头翁、半枝莲、茯苓各20g，黄柏、黄芩、牡丹皮、赤芍、红花、桃仁各15g，桂枝10g。大便下血，里急后重，去黄芩，加生地黄、榆各20g，鸦胆子(用药汤或红糖水送服，每日服4次)14粒；尿频，尿痛，尿血者，去桂枝、茜草，加夏枯草、白茅根各20g，甘草梢15g。每日1剂，加水煎煮2次，将两煎药液混合均匀，分2次服。用于子宫颈癌中、晚期。

(3)太子参60g，蜀羊泉、白花蛇舌草各30g，萹蓄、瞿麦、石见穿、海金沙(包)、桃仁泥、金钱草、忍冬藤各15g，火麻仁10g，鹿角粉(冲服)、琥珀粉(冲服)各2g。每日1剂，加水煎煮2次，将两煎药液混合均匀，分2次服。用于子宫颈癌膀胱转移，阴道不规则出血，阴道呈结节状，质硬，触痛，尿频尿急，舌质红夹紫点，苔薄黄，脉弦细而涩。

(4)白头翁15g，秦皮10g，甘草10g，阿胶(烊化)10g，黄连6g，黄芩6g。合并便血者，加白及10g，研末冲服。腹泻后重脱肛者，加黄芪30g，枳壳、防风各6g；白细胞减少，加黄芪30g，当归15g。每日1剂，加水煎煮2次，将两煎药液混合均匀，分2次服。用于子宫颈癌放疗后腹泻，便血，里急后重，脱肛等并发症。

4. 内服单方验方　生水蛭研末。每日2次，每次3g，口服。用于宫颈癌早期无大出血症状者。

5. 外治单方验方

(1)“三品”中药药物锥切：适用于宫颈原位癌及Ⅰa期宫颈癌。有祛腐败毒，清热生肌及破坏局部肿瘤细胞的增生和繁殖的功能。①药物组成及制法：将明矾60g，白砒45g。分别研细末混合，制成白色疏松状物，质轻易碎，研细后加入雄黄7.2g、没药3.6g，并混合均匀，压制成一分硬币大小的三品饼(厚2cm，重0.2g)及三品杆(长20～25mm，直径3mm，重0.25g)，经紫外线消毒后用。②使用方法：用窥阴器暴露宫颈消毒后，用凡士林纱条保护好阴道及穹隆部，先敷1枚三品饼，7～9日后局部组织坏死成药物圆锥脱落，送病理活体组织检查。休息1～2日后，同法将三品杆置入颈管内。如此反复上药5～12次，直至宫颈全部摧毁，使宫颈管呈圆锥筒状。待所上三品饼及三品杆被组织吸收后，局部组织脱落前均换敷中药双紫粉或鹤酱粉(双紫粉：紫草、紫花地丁、重楼、黄柏、墨旱莲各30g，冰片3g。制成粉末高压消毒后备用。鹤酱粉：仙鹤草、败酱草、金银花、黄柏、苦参各30g，冰片3g，研成细末并高压消毒后备用)。③禁忌证：宫颈鳞癌早期浸润腺管型者；宫颈鳞癌早期浸润癌灶汇合融合者；宫颈鳞状上皮原位癌、宫颈鳞癌早期间质浸润波及阴道穹隆者；老年妇女因宫颈高度萎缩或单纯颈管癌不便观察浸润深度者；并发严重心、肝、肾疾病者。

(2)中药催脱钉：适用于Ⅰ期、Ⅱa期患者。①药物组成及制法：山慈菇、枯矾各18g，雄黄12g，炙砒石9g，蛇床子、硼砂、冰片各3g，麝香0.9g。研细末，加适量红米糊(约红米粉9g)制成长1cm的一头尖一头粗直径0.25cm的栓剂，形似钉子状，消毒后备用。②使用方法：窥阴器暴露宫颈消毒后，于颈管内插钉，每次1～2枚；或局部瘤体插钉，根据瘤体大小决定插钉数目，钉间距离1cm左右，插钉后填塞撒有适量蜈蚣粉(轻粉6g、冰片1.5g、麝香0.3g、蜈蚣去头足4条、黄柏30g、雄黄3g，研末消毒)约1g的带线小棉垫于宫颈表面，24h后自行取出。每周上药3次，连续1个月为1个疗程，停药1周后，活体组织检查。③药线配方结扎疗法：适用于外生型宫颈癌。即用外科粗丝线伴药末(生附子、芫花根皮各15g，白砒1.5g，研细末备用)后结扎，能使肿瘤脱落，减少局部感染，缩短疗程。

(3)硼砂、川楝子各15g，铅粉10g，轻粉、雄黄各6g，冰片3g。上药研为细末，另用蚕茧壳1个，挖一小孔，将药粉装入，上于宫颈糜烂处，隔日冲洗换药1次。

(4)明矾、消炎粉各60g，蟾蜍15g，三七、雄黄各3g，白及2g，制砒、五倍子各1.5g，硇砂0.3g。共研细末，外撒于患处。

(5)1%莪术挥发油注射液宫颈癌瘤体局部注射，每日1次，每次5ml。每次宜从一点或多点缓慢注射，以不漏出为准，将药液均匀注射于瘤体浅表组织。

(6)掌叶半夏栓，每粒50g，或掌叶半夏棒，每粒5～7.5g。每日1次，每次1粒，宫颈局部用药。

6. 针刺治疗　取肾俞、关元、中极、三阴交，使用平补平泻手法、中等刺激，留针 10～20 分钟，每日 1 次，10 日为 1 个疗程。

7. 中成药

(1)65 方粉剂：蜀羊泉 55.5%、红枣 17.5%、明党参 17.5%、茜草 9.5%。每日 3 次，每次 10mg，口服。治愈后续用 1 个月。

(2)掌叶半夏片：每日 3 次，每次 6 片。口服。

【名医提示】

1. 大出血、疼痛、感染者，应绝对卧床休息，必要时采取头低足高位，注意观察面色、神态、血压、体温的变化情况，如带下恶臭更应注意防治感染，注意卫生，防止疼痛休克。

2. 手术、放疗、手术加放疗后的患者应及早应用中药，对减少放疗并发症，延缓复发均有一定作用。

3. 凡婚后妇女，特别是绝经前后妇女有性交出血、带下、月经异常者，应常规做宫颈刮片检查。

4. 实行晚婚及计划生育，普及新法接生，预防和及时修补宫颈裂伤。

5.30 岁以上妇女要定期检查并做宫颈刮片，早期发现，早期治疗。

6. 加强妇女保健工作，长期涉水作业者应有卫生保健措施。

7. 对不典型增生、糜烂、裂伤等宫颈病变，应积极治疗。

8. 保持阴部清洁卫生，经期、产褥期、流产后尤应注意。

9. 重视性交卫生，阴茎包皮过长者应及早切除。

10. 加强体质锻炼，注意饮食卫生。

11. 加强防癌宣教及普查。

12. 注意性生活卫生。

第四节 子宫体癌

子宫体癌是发生于子宫体腺上皮的恶性肿瘤，又称为子宫内膜癌或子宫内膜腺癌，是常见的女性生殖道恶性肿瘤之一。多发生于更年期、绝经期的妇女，即大多数病例发生在 50 岁以后。绝大多数的子宫体癌为腺癌，占 80%以上。本病是一种发展缓慢、转移较晚的肿瘤，如能早期发现，及时治疗，预后较好，5 年生存率平均可达到 80%。子宫体癌的确切发病原因不明确，可能与肥胖、高血压、糖尿病、经济阶层的差异、孕产次数、月经疾病、雌激素的影响等因素有关：如体内过多脂肪蓄积者的代谢缓慢，使雌激素在体内维持较高而恒定的水平；子宫内膜长期不间断地接受雌激素的刺激，又加上脂肪细胞能使雄二烯酮芳香化而转化为雄酮，老年肥胖妇女较年轻而瘦者之转化率高 15～20 倍，而雌酮比雌激素与子宫内膜癌的关系更为密切。子宫体癌的发生与雄激素的长期刺激有关，如子宫体癌常常与无排卵型功能失调性子宫出血、多囊卵巢综合征、功能性卵巢瘤等合并存在。

【诊断要点】

1. *阴道出血*　最多见于绝经期或绝经后出血，为血性分泌物或不规则阴道流血。一次出血也可能仅持续 1～2 天，几个月不复发。未绝经者可表现为月经量增多，经期延长或经间期出血，有时表现为排尿或排便时出血。

2. *阴道分泌物*　少数患者表现为白带增多，早期多为浆液性或浆液血性白带，晚期合并感染时可出现脓性或脓血性排液，并有恶臭。

3. *疼痛*　到了晚期，当癌瘤浸润周围组织或压迫神经时可出现下腹及腰骶部疼痛，并向下肢及足部放射。当癌瘤侵犯宫颈、堵塞宫颈管，导致宫腔积液时，可表现为下腹胀痛及痉挛样疼痛。

4. *下腹部肿物*　子宫增大时可于下腹部触及肿块，超出子宫以外的包块，以转移性附件或盆腔肿块的可能性较大，只见于晚期患者。

5. *其他症状*　晚期患者自己可触及下腹部固定的肿块，可能是肿大的子宫和（或）肿瘤扩散直接蔓延到邻近组织器官而形成的肿瘤块。患者晚期常伴全身症状，表现为贫血、消瘦、恶病质、发热及全身衰竭等。

6. *妇科检查*　早期检查无明显异常，晚期子宫增大而软，绝经后子宫不萎缩反而饱满或稍大，宫旁可触及转移性结节或肿物，或见阴道转移灶。

【鉴别诊断】

分段诊断性刮宫病理检查有助于明确诊断。宫腔镜检查对内膜癌早期诊断和分期有很大价值。

【西医治疗】

妊娠合并宫颈癌与非孕期患宫颈癌一样，需早期诊断、早期治疗。预后与疾病的早晚、诊断时的孕周、患者全身情况、癌肿的生长速度、癌细胞分化程度以及治疗的方法有关。在处理妊娠合并宫颈癌时，首先要考虑到孕妇的疾病和生命，其次是胎儿的存活。

在妊娠合并宫颈癌的处理过程中，必须注意下列几点：①要划清临床分期；②明确孕周以及患者年龄等；③注意全身情况，加强辅助治疗。根据上述 3 点，适当选择手术或放射治疗，或两者合并应用。

1. *妊娠早期*　终止妊娠，手术治疗或放射治疗或两者合并应用。

2. *妊娠中期*　原位癌可不终止妊娠，待分娩后再行全子宫切除术，或放射治疗。宫颈癌Ⅰ、Ⅱ期应终止妊娠，采用手术及放射治疗。

3. *妊娠晚期*　胎儿已有存活能力，原位癌患者可允许经阴道分娩。Ⅰ期或Ⅰ期以上患者无论局部癌灶大小，都应采用宫体上段剖宫取胎术，应绝对避免经阴道分娩，以免造成宫颈撕裂及出血，癌瘤感染或迅速扩散，可以造成严重后果甚至引起死亡。

4．产褥期　原则上与未妊娠时同，诊断明确后应迅速治疗。并应注意感染问题，如无感染，一般在产后2周开始先行体外放射治疗，继以宫腔放射治疗，如果不用放射治疗，在早期癌患者也可行根治手术。

【中医治疗】

1．辨证论治

(1)解郁气滞型：阴道出血淋漓不断，或带下抑郁，烦躁易怒，胸胁少腹胀痛，食少纳差，舌质暗，苔薄，弦或弦细。治宜疏肝解郁，佐以祛湿解毒。方选逍遥散加减。药用白花蛇舌草、土茯苓各15g，柴胡、当归、白芍、茯苓、白术、制香附、重楼各10g，生甘草6g。每日1剂，水煎服。若少腹胀痛甚者，加延胡索、川楝子各10g以行气止痛。

(2)湿热瘀毒型：带下量多，色为杂色秽水，或赤白相兼，或色黄如脓，气味恶臭难闻，或阴道出血淋漓不止，甚者突然大量下血，小腹疼痛，腰酸背楚，口苦咽干，胸闷纳呆，或发热，尿黄便干，舌质紫暗，苔黄腻，脉滑数或弦滑。治宜清热利湿，化瘀解毒。方选宫体抗癌汤。药用茵陈、薏苡仁、蒲公英、半枝莲、白花蛇舌草、败酱草各15g，牡丹皮、黄药子、黄柏、紫草各10g。每日1剂，水煎服。若病久形羸体瘦，精神萎顿，面色萎黄无华，脉细弱者，可加黄芪15g，人参、白术、黄精各10g以扶正祛邪；阴道出血量多，有块，腹痛者，加益母草15g，茜草炭10g，三七粉(分冲)6g以祛瘀止血。

(3)脾肾阳虚型：带下量多，色白质稀，或带下浑浊，或阴道出血，神疲倦怠，四肢不温，面色㿠白，小腹冷痛下坠，纳少便溏，腰脊冷痛，或面浮肢肿，舌质淡体胖大，苔白，脉沉细弱。治宜温肾健脾，化浊解毒。方选金匮肾气丸合四君子汤加味。药用熟地黄、白花蛇舌草各15g，山茱萸、山药、泽泻、茯苓、牡丹皮、党参、白术、重楼各10g，附子、肉桂、生甘草各6g。每日1剂，水煎服。阴道出血量多不止者，加黄芪15g，升麻炭、赤石脂、人参各10g以益气固冲止血。

(4)肝肾阴虚型：阴道出血淋漓不断，或带下赤白相兼，质稠，有秽臭味，形体消瘦，头晕耳鸣，五心烦热，潮热盗汗，夜寐不安，腰骶酸软，口干便秘，舌质红有裂纹、少苔，脉细数。治宜滋阴清热，佐以解毒。方选知柏地黄汤加味。药用熟地黄、半枝莲、白花蛇舌草各15g，山茱萸、山药、泽泻、茯苓、牡丹皮、黄柏、知母、紫草各10g。每日1剂，水煎服。若大便秘结甚者，加生何首乌、瓜蒌仁、桃仁各10g以润肠通便；若失眠多梦，心悸不宁者，加制何首乌、酸枣仁、阿胶(烊化)各10g以养血安神。

(5)气血两虚型：阴道出血，带下量多，色淡质稀，或赤白相兼，头晕目眩，心悸怔忡，神疲乏力，面色无华，爪甲不荣，食少纳呆，舌质淡，苔白，脉细无力。治宜补气养血，佐以解毒抗癌。方选八珍汤加味。药用半枝莲、白花蛇舌草各15g，熟地黄、人参、茯苓、白术、当归、川芎、白芍、阿胶(烊化)各10g，炙甘草6g。每日1剂，水煎服。若阴道出血不止者，加炙黄芪 15g，升麻炭、乌贼骨各 10g 以益气升阳，固涩止血；若兼阴液不足者，加太子参、麦冬、五味子、生地黄各 10g 以养阴。

2. 通用加减方

(1)益母草 20g，丹参 15g，当归、川芎、牡丹皮、香附各 9g，小茴香、陈皮、艾叶各 6g。流血过多，加仙鹤草、贯众、白茅根各 15g；白带增多，加鸡冠花 20g，海螵蛸 15g，白芷 9g；腹痛，加五灵脂(包煎)、蒲黄(包煎)、延胡索各 6g；气血虚，加党参、黄芪各 15g。每日 1 剂，加水煎煮 2 次，将两煎药液混合均匀，分 2 次服。用于子宫体癌早期。

(2)生龙骨、生牡蛎、半枝莲各 30g，党参、当归各 15g，炒白术、茯苓、陈皮、桂圆肉、炒枣仁、续断、马齿苋、黄芪各 12g，远志、阿胶(烊化)各 10g，木香 6g。每日 1 剂，加水煎煮 2 次，将两煎药液混合均匀，分 2 次服。用于子宫体癌晚期不能手术及放疗者。

(3)白花蛇舌草、白英、黄芪、半枝莲各 15g，泽泻、益母草各 12g，党参、白术、茯苓、当归、山茱萸、枸杞子、陈皮各 10g；气虚乏力明显，加人参(另煎)6g；血虚头晕，加女贞子、桑椹子、阿胶(烊化)各 10g；阴道出血不止，加仙鹤草 30g，三七粉 3g；白带多且黄者，加蒲公英、金银花各 30g。每日 1 剂，加水煎煮 2 次，将两煎药液混合均匀，分 2 次服。用于子宫体癌术后。

(4)白英 30g，重楼、北沙参、生地黄各 15g，女贞子、山茱萸、麦冬各 12g，牡丹皮、赤芍、枸杞子、白芍各 10g，甘草 6g。腹泻，里急后重，加木香、当归、枳实各 10g，黄连 6g；大便黏液带血，加白花蛇舌草 15g，秦皮 10g；小便频急，加木通、萹蓄各 10g；乏力，口干渴，加太子参 12g，西洋参 6g。用于子宫体癌放疗后。

(5)白英 30g，半枝莲、党参、枸杞子各 12g，仙茅、淫羊藿、法半夏、陈皮、白术、茯苓各 10g，砂仁、白蔻仁、木香各 6g。气虚乏力，加黄芪 15g，人参(另煎)6g；腹胀纳差，加炒麦芽 30g，神曲、八月札各 10g；呕吐，加旋覆花、姜竹茹各 10g；白细胞减少，加熟地黄 15g，女贞子 12g，紫河车 10g。每日 1 剂，加水煎煮 2 次，将两煎药液混合均匀，分 2 次服。用于子宫体癌化疗后。

3. 内服单方验方

(1)薏苡仁 15g，牡丹皮、桃仁、冬瓜子仁、苍术各 10g，甘草、大黄、芒硝各 6g。每日 1 剂，水煎服。用于本病初期。

(2)生薏苡仁 30～60g，败酱草 15～30g，熟制附子 5～10g。加水煎煮 2 次，分 3 次温服。

(3)黄芪、铁树叶各 30g，红枣 20g。每日 1 剂，水煎服。

(4)胡桃壳 100g。每日 1 剂，水煎，分 2 次服。

4. 外治单方验方

(1)生薏苡仁 30～60g，败酱草 15～30g，青葱、食盐各 30g，加酒炒热，趁热布包,外敷患处,上加热水袋,使药气透入腹内,每次 1 小时,每日 2 次。

(2)莪术油注射液:局部瘤体注射,由浅而深,慢慢注入,避免药液渗出。每日 1 次,每次 5～10ml。

5. 中成药

(1)一粒止痛丹:活血化瘀,行气定痛。适用于宫体癌疼痛者。丸剂,每日 3 次,每次 1.6g,口服,或痛时服。

(2)宫体癌片:解毒消肿,散结。适用于宫颈体癌前期及各证宫体癌。片剂,每日 3 次,每次 2～3 片,口服。

(3)西黄丸:清热解毒,化痰散结,化瘀消肿。适用于各证。糊丸,每日 2 次,每次 3g,口服。

(4)补肾养血丸:补肾肝,益精血。适用于肝肾亏损证。蜜丸,每日 3 次,每次 1 丸,口服。

(5)参茸丸:温肾健脾,补养精血。适用于脾肾阳虚证。蜜丸,每日 2 次,每次 1 丸,口服。

(6)人参补膏:补气养血。适用于气血两虚证。膏剂,每日 2 次,每次 10g,口服。

【名医提示】

1. 重视高危因素,对子宫不正常出血、绝经一段时间再出血者,以及有肥胖、高血压、糖尿病史者,应警惕癌变的可能,及早就诊,及时治疗。

2. 40 岁以上的妇女要定期普查,对育龄妇女有长期不规则出血及不孕史而治疗效果不显著者,要进行诊刮,明确诊断。

3. 对晚期癌、癌复发患者、不能手术切除的病例或年轻早期患者要求保留生育功能者,可考虑孕激素治疗。

4. 更年期妇女出现月经紊乱或绝经后妇女阴道流血者,应首先除外子宫内膜癌,然后根据情况对症处理。

5. 肥胖者特别是超重 15%以上者,要适当减肥,注意饮食,少吃高脂肪食物。

6. 需要用雌激素治疗的疾病,用量宜少,时间要短,并与孕激素合用。

7. 对有子宫内膜增殖者,要用孕激素坚持治疗,并定期复查。

第五节　子宫内膜癌

子宫内膜癌是妇女常见的恶性肿瘤,仅次于宫颈癌。由于原发于宫体部,又称子宫体癌。根据资料,国外发病率占女性生殖系统恶性肿瘤的 20%～30%,在我国的发病率为 0.99%～9.9%,但近年来有上升的趋势。本病的确切病因不明,但与长期持续雌激素刺激有密切关系,并与地理性差别、经济阶层的差异、家族史、复发癌、糖尿病、高血压、肥胖、孕产次(多产、未产、不孕症)、月经病(月经失调、初潮提前、绝经提前)、放射线影响等因素有关。本病属中医学“癥瘕”“经漏”“经断复来”等病症的范畴。多由七情郁结,气滞血瘀,外因湿热,湿毒内侵;滞留胞中,邪毒积聚,瘀血阻滞,冲任不固而成。

【诊断要点】

1. 阴道排液:一般量不多,淋漓不断,若并发感染时则伴有恶臭,呈浆液性、血性水样或脓性。

2. 月经过多、经期延长、周期紊乱或绝经后出血。

3. 疼痛:多发生于晚期,由于肿瘤压迫神经可引起下腹、腰腿痛。也因宫腔积脓、积血引起不规则的宫缩而引起下腹坠痛。

4. 腹腔包块:晚期患者自己可触及下腹部固定的肿块,即肿大的子宫或次邻近组织器官的转移。

5. 贫血、消瘦或呈恶病质等症状。

6. 妇科检查:宫颈多属正常。分泌物来自颈管内。早期子宫大小形态可无变化,至晚期或合并肌瘤、腺肌症、宫腔积液、积血者,则子宫增大甚至可在下腹触及,形态不规则,活动度差。绝经后患者的子宫不仅不萎缩,反而饱满,变硬。卵巢正常或增大可伴有颗粒细胞瘤或泡膜细胞瘤,晚期可在盆腔内查到转移的病灶。

7. 分段诊断性刮宫:先刮颈管,再刮宫腔,尤其是两角部,分别送做病理学检查,确诊率可达 94%。

8. 宫内膜活体组织检查:呈恶性改变。

9. 脱落细胞检查:从阴道后穹隆取分泌物,宫颈刮片,诊断率可高达 90%,但最后确诊仍需做内膜病理组织检查证实。

10. B 超检查:显示子宫有增大,宫腔内有不规则回声增强,还能显示侵入肌层的深度。

11. 电子计算机断层扫描摄影(CT):子宫内膜癌灶与正常肌层组织相比,属于 X 线减弱系数(CT 值)更低的密度部位。再用造影剂静脉滴注的对比增强时,正常子宫肌层 CT 值明显上升,可是癌灶部位 CT 值上升不明显,两者 CT 值差愈来愈大,其低密度部位更加清楚。宫旁组织癌浸润能显示宫旁组织延长肿大的阴影。

12. 腹膜后淋巴 X 线造影:明确淋巴结是否受累,以利确定治疗方案和判断预后。子宫内膜癌的淋巴结转移率为 32%。但在早期,亦有少数转移。

13. 临床分期

0 期腺瘤样增生或原位癌。

Ⅰ期癌局限于宫体。

Ⅰa 宫腔长度<8cm。

Ⅰb 宫腔长度>8cm。

Ⅰ期必须做组织学检查再分级为:

G_1,高分化腺癌。

G_2,中分化腺癌。

G_3,未分化。

Ⅱ期累及宫体及宫颈。

Ⅲ期扩散到子宫外,但未超越真骨盆。

Ⅳ期扩散到真骨盆以外,或累及膀胱或直肠之黏膜。

Ⅳa 癌侵犯附近器官,如直肠、膀胱。

Ⅳb 癌有远处转移。

14. 手术病理分期

Ⅰ期癌局限于宫体。

Ⅰa 癌局限在子宫内膜。侵犯肌层(2/1)

Ⅰc 侵犯肌层＞1/2。

Ⅱ期癌扩散至宫颈,但未超越子宫。

Ⅱa 仅累及宫颈管腺体。

Ⅱb 浸润宫颈间质。

Ⅲ期癌局部和(或)区域转移。

Ⅲa 癌浸润至浆膜和(或)附件,或腹水含癌细胞,或腹腔冲洗液阳性。

Ⅲb 癌扩散至阴道。

Ⅲc 癌转移至盆腔和(或)主动脉旁淋巴结。

Ⅳa 期癌浸润膀胱黏膜和(或)直肠黏膜。

Ⅳb 期远处转移(不包括阴道、盆腔黏膜、附件以及腹主动脉旁淋巴结转移,但包括腹腔内其他淋巴结转移)。

【鉴别诊断】

1. 围绝经期功能失调性子宫出血　绝经期子宫不规则出血,应先做诊断性刮宫送病理检查,排除子宫内膜癌。

2. 子宫黏膜下肌瘤或内膜息肉　多表现为月经过多及经期延长,刮宫检查宫腔,宫腔镜检查有利于诊断。B 超能显示宫腔内黏膜下肌瘤。

3. 老年性阴道炎　以血性白带为主要表现,应注意合并子宫内膜癌的可能。

4. 宫颈管癌、子宫肉瘤　均有子宫不规则出血,可借助分段诊刮送病理检查作鉴别。

5. 输卵管癌　以阵发性阴道排液为主要表现,但刮宫为阴性,妇科检查及 B 超检查在子宫旁发现肿物,腹腔镜最有利于诊断。

【西医治疗】

1. 手术治疗

(1)子宫全切术:适用于 0 期子宫内膜癌不需再生育的年轻患者。

(2)子宫及双侧卵巢、输卵管及阴道(1～2cm)切除术：适用于Ⅰ期患者，但年轻患者可保留一侧正常卵巢。也有人因子宫内膜癌有 5%～12%的卵巢转移而一律行双侧卵巢、输卵管切除术。

(3)腹膜后淋巴结切除及广泛子宫加附件切除术：适用于Ⅱ期，尤其已浸润宫颈者。凡有淋巴结转移或淋巴、血管有癌栓，术后应加化学药物治疗或放射治疗等。

(4)先用孕激素或放射治疗或化学药物治疗，待有手术可能时再行手术。适用于Ⅲ～Ⅳ期子宫内膜癌患者。手术后仍需附加其他治疗。

2. *放射治疗*　包括腔内及体外照射，腔内照射可选用^{226}Ra、^{137}Cs，^{60}Co或后装放射。目前多采用手术前后加放射治疗，能阻止癌肿扩散，降低种植性转移率，减少阴道复发，提高 5 年存活率。

3. *孕激素治疗*　多用于晚期或复发患者。

(1)甲羟孕酮：每次 400mg，每周 3 次，口服；12 周后每次 400mg，每周 2 次。

(2)甲地孕酮：每次 160mg，每日 1 次，口服；12 周后每次 500mg，每周 2 次。

(3)己酸羟孕酮：每次 500mg，每周 2 次，肌内注射；6～8 周后每次 250mg，每周 2 次。

4. *抗雌激素治疗*　他莫昔芬每次 10～20mg，每日 2 次，口服，2 周后可用孕激素或与孕激素同用。

5. *化学药物治疗*　多用于不能手术，或手术、放射治疗后复发的患者。疗效尚未肯定。可用环磷酰胺、多柔比星、顺铂联合化学药物治疗。

【中医治疗】

1. *辨证论治*

(1)肝郁化火型：阴道不规则下血，或白带增多夹有血丝；性情抑郁，心烦易怒，胸胁胀闷，少腹疼痛，口干欲饮，舌质红边有瘀点，舌苔薄黄，脉细弦。治宜疏肝解郁，清热解毒。方选丹栀逍遥散加减。药用半枝莲、白花蛇舌草各 15g，当归、白芍、茯苓各 12g，牡丹皮、焦山栀、白术、黄柏、黄芩各 10g，柴胡 6g，甘草 3g。每日 1 剂，水煎服。

(2)湿热瘀毒型：阴道有不规则流血，秽臭难闻；口干咽燥，下腹疼痛，并扪及包块，小便黄，大便干结，舌质淡红，或有瘀点，苔薄腻或黄腻，脉弦数。治宜清热解毒，活血化瘀。方选银甲丸加减。药用连翘 20g，红藤、蒲公英、紫花地丁、金银花、白花蛇舌草、土茯苓各 15g，鳖甲、生蒲黄、椿根皮、茵陈各 10g，甘草 6g，琥珀末(冲服)、三七粉(冲服)各 3g。每日 1 剂，水煎服。

(3)痰湿互结型：阴道不规则下血，形体肥胖；嗜睡乏力，纳减便溏，喉间有痰，下腹疼痛，并扪及包块，舌略胖，苔薄白，脉濡滑。治宜化湿涤痰，软坚散结。方选苍附导痰丸加减。药用半枝莲、夏枯草、白花蛇舌草各 15g，茯苓、陈皮、半夏、天南星、枳壳、神曲、鸡内金、海藻、昆布各10g，香附、甘草各6g。每日1剂，水煎服。

(4)肝肾阴虚型：阴道不规则下血，头晕目眩，腰骶疼痛；手足心热，口干便秘，舌红嫩，苔薄少或光剥，脉细数。治宜滋肾养肝，清热解毒。方选杞菊地黄汤加减。药用夏枯草、半枝莲、白花蛇舌草、生地黄、山药各15g，枸杞子、茯苓各12g，菊花，山茱萸、泽泻、牡丹皮、仙鹤草各10g，甘草6g。每日1剂，水煎服。

(5)中气下陷型：阴道有不规则下血，秽臭难闻，肛门、阴道小腹坠胀；头晕目眩，纳少神疲，劳累加剧，舌胖大边有齿痕，苔薄，脉细数。治宜益气升提，清热解毒。方选补中益气汤加减。药用黄芪、党参、薏苡仁、半枝莲、白花蛇舌草各15g，茯苓12g，柴胡、白术、乌贼骨、黄芩、黄柏各10g，升麻、甘草各6g。每日1剂，水煎服。

2. 内服单方验方

(1)白花蛇舌草30g，生黄芪、党参、白术、熟地黄、枸杞子、山药、天冬各15g，茯苓12g，何首乌、黄精各9g，甘草、木香各6g，大枣5枚。每日1剂，水煎，分2次服。

(2)透骨草、牛膝、伸筋草各30g，生黄芪、紫草、忍冬藤各15g，白术、党参各10g。每日1剂，水煎，分2次服。

3. 中成药治疗　适用于手术后体质亏损，气血两虚者。

(1)人参养荣丸：每日3次，每次10g，口服。

(2)补中益气丸：每日3次，每次10g，口服。

(3)归脾丸：每日3次，每次10g，口服。

【名医提示】

1. 根据某些可能和发病有关因素以及能识别其癌前病变，应普及防癌知识，组织定期防癌检查。对可疑者应定期随诊；对子宫功能性出血或围绝经期综合征患者，慎用雌激素治疗，以免内膜超常增生；对子宫内膜增生的患者，宜及时应用孕激素，如口服甲羟孕酮60mg/d，连续服4周，再行诊刮送病理检查决定治疗方案。

2. 对患子宫内膜癌的患者，一般统计5年存活率：Ⅰ期75%～85%，Ⅱ期50%，Ⅲ期30%，Ⅳ期5%，复发率在10%～20%，故定期复查，绝大多数在3年以内复发。如治疗5年后无复发迹象，则以后复发的机会很小。

第六节　卵巢癌

卵巢癌是发生于卵巢的恶性肿瘤，是妇科常见的恶性肿瘤之一。本病可发生于任何年龄，但20岁以前较少见，20岁以后逐渐增多，40～50岁为发病高峰，这个时期的发病率占整个发病率的50%～60%，由于卵巢位于盆腔内，早期肿瘤诊断较困难，一旦发现往往已是晚期病，因此，至今卵巢癌5年生存率仅为25%～30%。本病病因可能与环境和内分泌影响、初潮偏早、化学致癌因素及动物脂肪摄入过多等因素有关。

【诊断要点】

1. *下腹不适或盆腔下坠*　可伴胃纳差，恶心，胃部不适等胃肠道症状。

2. *腹部膨胀感*　卵巢癌即使临床早期也可出现腹水，或肿瘤生长超出盆腔，在腹部可以扪及肿块。

3. *压迫症状*　肿块伴腹水者，除有腹胀外还可引起压迫症状，如膈肌抬高可引起呼吸困难，不能平卧，心悸等；肿瘤压迫膀胱、直肠，可有排尿困难、肛门坠胀及大便改变等。

4. *疼痛*　卵巢癌极少引起疼痛，如发生肿瘤破裂，出血或感染，或肿瘤压迫邻近脏器，会引起腹痛、腰痛等。

5. *贫血、消瘦、恶病质*　常是卵巢癌的晚期症状。

6. *月经紊乱及内分泌症状*　可有月经不调或阴道流血，还可出现性早熟、男性化等。

7. *转移性症状*　可转移到肺、骨、肠道等脏器而引起相应的症状。

【鉴别诊断】

1. 根据临床表现及细胞学检查、影像学检查可以确诊。

2. 世界卫生组织分级标准主要依据组织结构如乳头形态，同时参照细胞分化形态而分为3级：Ⅰ级为高度分化；Ⅱ级为中度分化；Ⅲ级为低度分化。

3. 组织学分级对预后的影响较组织学类型更重要，组织分化越差，预后也越差。

【西医治疗】

1. *手术治疗*　为首选方法。根据手术时的分期及患者年龄，选择患侧附件切除术、全子宫加双附件切除术及全子宫、双附件、网膜、阑尾、盆腔腹膜及腹膜后淋巴结清扫等手术方案。

2. *化学疗法*

(1)全身联合化疗：可选用VAC、VBP、BEP、VFC等方案。

(2)腹腔内注射：可选用噻替哌、氟尿嘧啶等药。

3. *放射治疗*　仅作为手术后辅助治疗或姑息治疗。

4. *免疫治疗*　免疫核酸、转移因子、干扰素等制剂。

【中医治疗】

1. *辨证论治*

(1)气滞血瘀型：腹部包块坚硬不移，腹胀腹痛，按之痛增，面色无华，形体消瘦，肌肤甲错。二便不畅，舌暗紫或有瘀斑，脉细涩或细弦。治宜行气活血，软坚消积。方选蓬莪术丸加减。药用莪术、当归、赤芍、枳壳、木香、桃仁、鳖甲(先下)、昆布各10g,桂心、大黄各6g,琥珀(分冲)3g。每日1剂,水煎服。酌加半枝莲、白花蛇舌草、土茯苓各15g以清热解毒抗瘤。

(2)痰湿凝聚型:腹部肿块,按之不坚,推揉不散,形体肥胖,胸脘痞满,时有恶心,身倦乏力,苔薄滑或白腻,脉弦滑。治宜燥湿豁痰,化瘀消积。方选涤痰消癥饮加减。药用夏枯草、薏苡仁、茯苓各15g,苍术、陈皮、胆南星、山慈菇、赤芍、郁金、瓦楞子、半夏、海藻、厚朴各10g。每日1剂,水煎服。

(3)湿热蕴毒型:小腹部肿块,腹胀或痛或满、或不规则阴道出血,甚伴有腹水。大便干燥,尿黄灼热,口干,口苦不欲饮,舌质暗红,苔厚腻,脉弦滑或滑数。治宜清热利湿,解毒散结。方选清热利湿解毒汤加减。药用半枝莲、龙葵、白花蛇舌草、白英、车前草、土茯苓、瞿麦、败酱草各15g,川楝、鳖甲、大腹皮、水蛭各10g。每日1剂,水煎服。若毒热盛者加苦参、蒲公英各15g,龙胆10g以加强清热解毒;若腹水量多加水红花子、抽葫芦各15g以活血利湿。

2. 通用加减方

(1)薏苡仁20g,海藻15g,夏枯草、白芥子、赤芍各12g,三棱、莪术、桃仁各10g,胆南星、甘草各6g。偏虚寒者,加制附子(先煎)、鹿角胶(烊化)各10g,炮姜6g;偏气虚,加黄芪20g,党参、白术各15g;偏血虚,加熟地黄20g,当归12g,阿胶(烊化)10g;偏痰湿,加茯苓、土茯苓、苍术各15g;偏郁热,加牡丹皮、黄芩各10g,大黄6g;偏血瘀,加丹参15g,泽兰12g,水蛭10g;气郁,加香附、郁金、橘核各15g。每日1剂,加水煎煮2次,药液混合均匀,分2次服。用于卵巢癌初期。

(2)白花蛇舌草、薏苡仁、半枝莲各18g,土鳖虫、蟾蜍、土茯苓、猪苓、党参各15g,莪术12g,白术、三棱各10g,甘草3g。积块较大,加生牡蛎30g,鳖甲、山甲片各12g;腹痛较重,加延胡索12g,郁金、木香、乌药各10g;腰膝酸软,加当归15g,女贞子、枸杞子、桑椹子各10g;有腹水,加车前子(包煎)15g,天葵子、冬瓜子各10g。每日1剂,加水煎煮2次,药液混合均匀,分2次服。用于卵巢癌中期。

(3)生牡蛎、夏枯草各30g,王不留行、重楼、白蔻仁、白芷、郁金、当归、赤芍各15g,水蛭、虻虫、土鳖虫、桃仁各10g,陈皮、红花各9g。胸闷不舒,加香附、木香各10g;积块难消,加鳖甲15g,山甲片10g;疼痛较甚,加延胡索12g,乌药10g;淋巴结转移,加猫爪草15g;肺转移,加瓜蒌15g,桔梗、葶苈子各10g;肝转移,加白花蛇舌草30g,半枝莲15g,柴胡、莪术各10g。每日1剂,加水煎煮2次,药液混合均匀,分2次服。用于卵巢癌晚期。

(4)黄芪、天花粉各15g,党参、白术、白芍、天冬、麦冬、枸杞子、牡丹皮、鹿角霜、生地黄各9g,佛手、木香各6g,五味子5g。白细胞计数下降,加鸡血藤15g;食纳差,加鸡内金、神曲各10g,砂仁6g;癌肿较大,加鳖甲、穿山甲、生牡蛎各15g;恶心呕吐,加陈皮10g,半夏、生姜各6g。每日1剂,加水煎煮2次,药液混合均匀,分

2 次服。用于卵巢癌经化疗后身体虚弱，气阴两虚，神疲乏力，胸闷腹胀，舌淡，脉沉缓。

3. 放、化疗反应的中医药治疗

(1)消化系统障碍：症见食欲减退、恶心、呕吐等。治宜健脾和胃。辨证方选逍遥散、香砂六君子汤、橘皮竹茹汤等方药加减。

(2)骨髓抑制：症见红、白细胞计数下降。治宜补益气血，选用八珍汤加减。病久加补益肝肾药。

(3)放射性炎症：症见口干舌燥、便干、头晕、便血、尿血等。治宜清热解毒，升津润燥，滋阴凉血。辨证选用生地黄、女贞子、墨旱莲、连翘、沙参各 15g，麦冬、石斛、天花粉各 10g。每日 1 剂，水煎服。

4. 内服单方验方

(1)露蜂房 20g，蛇蜕、地龙、血余炭、棕榈炭各 10g，木鳖子 9g。上药共研为细末，水合为丸，如梧桐子大，每日 2 次，每次 10 粒。用于卵巢癌中期病情稳定阶段，腹胀满或疼痛，可触及包块。

(2)铁树叶、八月扎、白花蛇舌草、半枝莲各 30g，露蜂房、白术各 9g，陈皮 6g。每日 1 剂，水煎，分 2 次服。用于卵巢癌初中期，腹胀，有积块，身热心烦，口干咽燥，在化疗期或停用化疗时均可应用。

(3)赤豆卷(用赤小豆发出芽 0.3cm 长，即晒干)、肉苁蓉(晒洗，去盐)各 90g，当归、山茱萸、川牛膝、醋炒香附、土茯苓、金银花、金银花叶各 30g。上药共研为细末，炼蜜为丸，每丸重 9g，每夜服 1 丸，嚼碎，白开水送下，或水煎服，每日 1 剂，用于卵巢癌中晚期，腹胀疼痛，有包块，身热口干。

5. 中成药

(1)化瘤丸：健脾补肾，温阳解毒。适用于虚寒证晚期卵巢癌及各种肿瘤患者。大蜜丸，每日 2 次，每次 1 丸，口服。

(2)西黄丸：清热解毒，化瘀散结，活血止痛。适用于各种瘤。水丸，每日 2 次，每次 3g，口服。

(3)乌龙注射液：抗癌止痛。适用于癌症痛者。针剂，肌内注射，每日 2 次，每次 4ml。

(4)平消片：行气活血，解毒散结。适用于各类肿瘤。片剂，每日 2 次，每次 4 片，口服。

【名医提示】

1. 卵巢肿瘤的发生目前尚不能预防，但早期发现、及时处理则防止其增长、变性、并发症，并可保存卵巢功能。定期普查、普治妇女病是防止卵巢瘤发展的最好措施。若临床发现卵巢肿瘤，关键要把握三点：定期随诊、及时手术、术后病理检查。

2. 妇科检查中如发现卵巢增大，而一时不能确诊者，必须按时随访。如经随访，卵巢继续增大而又无其他原因者，以手术为宜，凡切除的肿瘤均应送病理检查，明确良性还是恶性。

3. 对性质不清的消化道症状，久治不愈的附件炎症，更年期阴道出血，青春期附件肿块，或较小囊肿持续 3 个月以上不消退或增长，均宜剖腹探查。

4. 每周测体重 2 次，以便依据体重和药物反应适当调整药物及剂量，保证疗效。如有各种药物反应应及时处理。

5. 30 岁以上的妇女应每年普查 1 次。绝经后妇女如妇科检查时触到卵巢，即使很小也应高度重视，定期复查。

6. 注意饮食，加强营养，多吃水果及含维生素丰富的食品。

第七节　浆液性囊腺瘤(良恶性并存)

浆液性囊腺瘤为卵巢上皮肿瘤中最常见的一种，发病率为全部卵巢肿瘤的 25%，浆液性囊腺癌占卵巢恶性肿瘤的 50%以上。肿瘤上皮主要由类似输卵管黏膜上皮组成。目前，本病病因尚不十分清楚，其发病可能与环境、内分泌及遗传等因素有关。卵巢浆液性腺瘤可分为囊腺瘤、交界性及囊腺癌 3 种。

【诊断要点】

1. 临床表现

(1)浆液性腺瘤：好发年龄为 30—40 岁，常见腹部肿块，多为双侧，早期肿块较小时，可无明显症状，肿块增大或有腹水时则感腹胀。浆液性表面乳头状瘤之外生性乳头常可脱落，种植于腹膜和盆腔器官表面，故腹水症状较多见。妇科检查于子宫一侧或双侧可触及球形肿块，囊性，活动，与子宫可分开。

(2)交界性肿瘤：好发于 31—40 岁妇女，症状同浆液性囊腺瘤，检查发现于子宫一侧或双侧可触及球形肿块，腹部检查可有移动性浊音。

(3)浆液性乳头状囊腺癌：好发于 40—60 岁妇女，肿瘤生长较缓慢，因而常形成较大的肿块，压迫邻近器官而产生压迫症状，或伴发腹水。其乳头组织脆且易脱落，并有侵犯肿瘤包膜的倾向。当乳头发生在肿瘤表面时，可发生腹腔内播散，可种植于腹膜、大网膜、内生殖器、肠管浆膜层以及盆腔其他器官。妇科检查可于子宫一侧或双侧触及部分囊性与部分实性球形肿块，与子宫可分开。

2. 辅助检查

(1)超声波检查：多采用 B 超检查，可见肿物与子宫分离，单房时肿物内呈液性暗区，多房时可见房间隔反射，呈线状；囊肿恶变时可见集中成堆不规则的大光团以及弧形与环形细光带。

(2)阴道细胞学检查：卵巢的脱落细胞可经输卵管由子宫排入阴道，因此阴道细胞学检查亦可检得卵巢恶性肿瘤的脱落细胞。但因脱落细胞受到不同酸碱度和黏液中细菌影响,促使细胞变性加快,故早期诊断不能令人满意。涂片阳性而无宫颈癌或宫体癌诊断依据时,应考虑为卵巢癌或输卵管癌。

(3)后穹隆穿刺涂片检查:早期卵巢癌尚未有明显腹水时,可从阴道后穹隆做穿刺,将穿刺液做细胞学检查。但阳性者仍以晚期癌肿较多。穿刺可能损伤肿瘤,有导致扩散的危险,故不能作为普查方法。

(4)腹腔穿刺涂片检查:从腹腔抽出腹水,离心后做沉淀涂片检查,适用于肿瘤合并腹水患者。

(5)穿刺瘤体细胞学检查:用细针直接穿刺肿块,吸出组织液及细胞进行检查,穿刺成功率及诊断可靠性都比较高。其诊断准确率为 93%~95%。

(6)腹腔镜检查:通过腹腔镜,能在直视下检查盆腔及腹腔器官,并可清楚看到横膈部位,对卵巢肿瘤的诊断及明确肿瘤性质是一种可靠方法。必要时还可直视下对所见肿块做针刺吸取活体组织检查,取腹腔液做细胞学检查,进一步明确诊断。

(7)免疫诊断:近年来国内外发现,人体对恶性肿瘤能够产生特异性或相关抗原,现已证实肝、结肠、卵巢及宫颈癌有这种抗原,而正常组织却无或含量甚微。因此有可能应用免疫学方法检测机体的特异性免疫反应。

(8)癌胚抗原(CEA):首先在结肠癌提取物中发现,为一种细胞抗原。以后证明其他肿瘤如卵巢癌、宫颈癌中也能找到。卵巢恶性肿瘤时,CEA 增高较其他妇科恶性肿瘤为多见。如已疑有卵巢肿瘤的患者,血浆中 CEA>5ng/ml,可作诊断参考。CA125:Bast(1981)报告,利用人浆液性囊腺癌腹水培养获得单克隆抗体 OC125 与本肿瘤的抗原 CA125,诊断浆液性囊腺癌的准确率达 81%,且可用于追踪检查。

(9)生化检查:①血清乳酸脱氢酶(LDH)测定:LDH 是糖酵解代谢中的主要酶,在体内催化乳酸为丙酮酸,并可逆性分解丙酮酸为乳酸。恶性肿瘤组织的糖酵解代谢较正常组织活跃,故 LDH 水平随之上升。LDH 的升高主要反映细胞增殖的加速。恶性肿瘤经治疗后 LDH 可下降至正常。由于卵巢恶性肿瘤主要向腹腔转移,故腹水中 LDH 值升高比血清中更为明显。②碱性磷酸酶(AKP):腹水中 AKP 仅在卵巢恶性肿瘤晚期患者升高,余者均无明显变化。③血浆纤维蛋白降解物(FDP)测定:恶性肿瘤极易并发弥散性血管内凝血(DIC),可使血内 FDP 增高,有助于鉴别良恶性肿瘤。

(10)后穹隆切开探查:可排除恶性卵巢瘤,其优点是手术切口小,对患者干扰小。

(11)淋巴管造影:淋巴管造影可测定卵巢癌患者淋巴结有无转移,对确定病变范围和鉴别期别是一种可靠方法。

(12)腹部X线平片:可见巨大软组织阴影。呈分散或密集的颗粒小圆形阴影,往往提示卵巢肿瘤有沙粒小体存在。

(13)染色体:正常人体细胞有46个染色体,称二倍体细胞,而患癌症时癌细胞中染色体数目增多,形态异常,并可出现正常核型中所没有的染色体,即标记染色体。而非癌细胞则分裂极少且染色体数目和形态均正常,故可利用染色体数目和形态的变化进行鉴别。卵巢恶性肿瘤其胸、腹水细胞中染色体均示明显的亚二倍体、三倍体、四倍体。于亚二倍体中尚可有较大的染色体、双着丝粒和5号染色体短臂缺失。亚二倍体肿瘤预后较好,而超二倍体肿瘤于诊断时往往已有转移。转移癌与原发部位的染色体组型均相一致。

(14)CT:对占位性病变大小、范围以及恶性肿瘤蔓延程度等均较其他X线检查方法优越。CT可显示增大的卵巢;浆液性囊腺瘤中乳头状突起及钙化粒,CT图像上可提示。

(15)浆液性囊腺瘤镜下检查:单房性囊腺瘤的上皮多数为单层高柱形或立方形,上皮似输卵管上皮。浆液性乳头状囊腺瘤的乳头上皮为高柱状纤毛上皮。乳头的形态极不同,有时间质水肿疏松,有时因增生活跃而核肥大。肿瘤间质和乳头间有钙盐沉着,呈同心圆状排列,叫做沙粒小体。

(16)交界性肿瘤镜下检查:肿瘤上皮细胞增生,排列拥挤,呈假复层或复层。增生的上皮细胞有轻或中度的核异型性,如核增大,大小可不规则;染色质粗而深染,但其间质浸润。

(17)浆液性乳头状囊腺癌镜下检查:根据乳头的形成情况和细胞分化程度,可分为高度分化、中度分化和低度分化3种。①高度分化:乳头多但结构良好,上皮呈复层,乳头呈丛状分支,细胞轻度异型,癌细胞向间质浸润。②中度分化:乳头集结在一起,尚能辨认一部分结构,细胞明显异型,癌细胞侵入间质。③低度分化:癌细胞呈片状浸润,乳头难以辨认,甚至消失,偶尔可发现一些乳头痕迹,细胞明显异型。

【鉴别诊断】

1. 卵巢恶性肿瘤通常有转移,其特点是:

(1)直接蔓延:癌细胞可直接侵犯包膜,累及邻近器官。

(2)种植转移:癌细胞可广泛种植于腹膜及大网膜表面。

(3)淋巴结转移:为重要途径,因卵巢有丰富的淋巴引流,瘤栓脱落后可随其邻近淋巴管扩散到髂区及腹主动脉旁淋巴结。横膈为好发部位,尤其右侧膈下淋巴丛密集,故易受侵。

2. 卵巢肿瘤在临床上根据其病理变化分为良性、恶性两种,两者的区分要点见表20-1。

表 20-1　卵巢良性肿瘤与恶性肿瘤区分要点

	卵巢良性肿瘤	卵巢恶性肿瘤
病史	逐渐长大,病程长	迅速长大,病程短
体征	单侧多、活动、囊性、表面光滑,一般无腹水	双侧多、固定、实性或半实性,表面结节状不平,常有腹水,且多为血性,可能查到癌细胞
一般情况	良好	迅速出现恶病质
B 超	为液暗区,可有间隔光带,边缘清晰	液性暗区内有杂乱光团、光点,肿块周界不清

1985 年国际妇产科联盟(FIGO)根据临床、手术、病理及细胞学检查,修订了卵巢恶性肿瘤的临床分期,见表 20-2。

表 20-2　原发性卵巢恶性肿瘤的分期(FIGO)(1985)

分期	病理
Ⅰ期	肿瘤局限于卵巢
Ⅰa	肿瘤局限于一侧卵巢,包膜完整,表面无肿瘤,腹水或腹腔冲洗液中不含恶性细胞
Ⅰb	肿瘤局限于两侧卵巢,包膜完整,表面无肿瘤,腹水或腹腔冲洗液中不含恶性细胞
Ⅰc	肿瘤局限于单侧或双侧卵巢,伴有以下任何一项者:包膜破裂、卵巢表面有肿瘤,腹水或腹腔冲洗液中含恶性细胞
Ⅱ期	肿瘤累及一侧或双侧卵巢,伴盆腔内转移
Ⅱa	肿瘤蔓延和(或)转移到子宫和(或)输卵管
Ⅱb	肿瘤蔓延到其他盆腔组织
Ⅱc	Ⅱa 或Ⅱb 病变,但腹水或冲洗液中含恶性细胞
Ⅲ期	一侧或双侧卵巢肿瘤,伴显微镜检查证实盆腔外有腹膜转移和(或)区域淋巴结转移。肝表面转移定为Ⅲ期
Ⅲa	显微镜下证实的盆腔外的腹腔转移
Ⅲb	腹腔转移灶直径<2cm
Ⅲc	腹腔转移灶直径>2cm 和(或)区域淋巴结转移
Ⅳ期	远处转移,除外腹腔转移(胸腔积液有癌细胞,肝实质转移)

注:Ⅰc 及Ⅱc 如细胞学阳性,应注明是腹水还是腹腔冲洗液;如包膜破裂,应注明是自然破裂或手术操作时破裂

3. 黏液性囊腺瘤:本瘤多为单侧性,囊壁比浆液性囊腺瘤为厚,肿瘤巨大者可超过足月妊娠大小,且有分叶感。囊壁上皮类似宫颈黏膜上皮,分泌黏液,肿瘤上皮细胞呈柱状,细胞质淡染,透明,无纤毛,产生黏液,无沙粒小体。

4. 皮样囊肿:妇科检查发现皮样囊肿的囊壁厚,手感不明显,软而有泥样感,软硬不均。腹部透视及摄片有时可见牙齿或骨片。肿瘤切除后送病理检查可明确诊断。

5. 卵巢潴留囊肿:潴留囊肿肿块直径很少超过 5cm。滤泡囊肿一般因卵泡不成熟或成熟不排卵形成,卵泡内液体潴留可引起停经或经期延长。而黄体囊肿为黄体持续存在所致,可使经期后延或经血淋漓不净。潴留囊肿往往能自行消失。

6. 黄素囊肿:多发生于滋养层细胞肿瘤之后,肿瘤常为双侧性,可达 10～15cm 大小,囊壁薄。葡萄胎排出后囊肿逐渐缩小,数周或数个月后囊肿消失,卵巢恢复正常大小。本肿瘤存在时血或尿妊娠试验呈阳性反应。

7. 卵巢冠囊肿:此肿瘤生长缓慢,一般不引起症状,往往在盆腔检查时被发现。卵巢冠为旱非系统的残余,位于卵巢门与输卵管之间的系膜内。可生长较大,但不影响卵巢。手术时见输卵管被拉长,跨于囊肿之上,囊肿呈卵圆形,单房,内有澄清液体。

8. 卵巢巧克力囊肿:有进行性加重的痛经、不孕等典型病史,且此囊肿于月经前后可忽大忽小,囊肿张力低时,肿块轮廓不清。

9. 输卵管积水:往往有盆腔炎及不孕病史。妇科检查时输卵管积水为椭圆形或香肠状,壁薄,与周围组织多有粘连、固定、不活动、有压痛,而对侧附件往往有炎性增厚。

10. 阔韧带囊肿:下腹部可发现肿块但无明显症状,妇科检查时肿瘤大小不同,可很小亦可长成胎儿头大,单房,表面光滑,易与本病相混淆。手术时发现肿瘤囊壁表面的血管和外面覆盖的阔韧带膜上的血管互相重叠交替,囊肿顶部紧贴一条拉得扁而细长的输卵管,囊肿后方有卵巢。

11. 输卵管卵巢囊肿:有长期输卵管炎症病史,其肿块特点一般呈葫芦状,大小不一,壁薄,表面较光滑,为双侧性,但与周围组织粘连,不易活动。

12. 妊娠子宫:有停经史,肿物与停经月份相符,妇科检查时子宫增大、软,位于盆腔正中间,宫颈阴道部呈紫蓝色。妊娠试验呈阳性反应。必要时行 B 超确诊。

13. 子宫肌瘤:往往伴有月经过多或不规则阴道出血,卵巢肿瘤除了功能性肿瘤外,较少有这种症状。腹腔镜可协助诊断。

14. 膀胱充盈:一般容易鉴别。妇科检查前行导尿即可避免误诊。

15. 包囊虫肿物:多见于牧区的妇女,可有较大的囊性肿物,做皮肤试验可确诊。

16. 小肠恶性肿瘤:有肠道间歇性大量出血,表现为排柏油样便,也可持续性少量出血,呈现严重贫血。如体积较大而向肠腔外生长时可诱发肠扭转;亦可压迫肠管而引起慢性肠梗阻。

17. 腹膜后肿瘤:肿瘤小时多无明显临床表现,到一定时期才出现腹部肿块、腹胀、隐痛、压迫症状等。检查时发现肿块较深而固定，如为恶性肿瘤则肿块坚硬，表面不平，边缘不齐。一般做尿路X线造影见腹膜后输尿管大多有移位现象，而卵巢肿瘤无此征象。

18. 直肠癌：大便隐血、腹泻、肛门坠痛或里急后重感，严重者表现为大便失禁、流恶臭脓血样物。肛门指诊可触及癌变部位。必要时可行直肠镜或乙状结肠显微镜检查，以观察病变及取活体组织检查确诊。

19. 卵巢肿瘤并发症

(1)蒂扭转：约10%的卵巢并发扭转，为常见妇科急诊。蒂扭转好发于瘤蒂长、活动度大、中等大小、重心偏于一侧的肿瘤(如皮样囊肿)。体位突然改变或连续向同一方向转动易发生蒂扭转，妊娠期或产褥期由于子宫位置改变也易促发。卵巢肿瘤蒂由骨盆漏斗韧带、卵巢固有韧带和输卵管组成。急性扭转发生后，静脉回流首先受阻，瘤内高度充血或血管破裂，以致瘤体急剧增大，瘤内有出血，最后动脉血流受阻，肿瘤发生坏死，变为紫黑色，易继发感染或破裂。临床表现为突然一侧下腹剧痛，常伴恶心、呕吐甚至休克，系腹膜牵引绞榨引起。妇科检查时可触及张力较大肿块，压痛以瘤蒂处最剧，并有肌紧张。有时扭转可自然复位，腹痛也随之缓解。偶见慢性扭转，症状不明显，于手术时意外发现。蒂扭转一经确诊，即应行剖腹术。

(2)破裂：卵巢肿瘤的破裂率约3%，分外伤性和自发性破裂。外伤性由腹部重击、分娩、性交、双合诊、穿刺等原因引起；自发性因肿瘤过速生长所致，其中多数为恶性肿瘤浸润性生长而穿破囊壁。症状的轻重取决于囊肿的性质及流入腹腔的囊液量，小囊肿或单纯性囊肿瘤破裂时，患者仅感轻度腹痛；大囊肿或成熟性畸胎瘤破裂后，常引起剧烈腹痛、恶心、呕吐，严重时导致内出血、腹膜炎及休克。妇科检查发现腹部压痛、腹肌紧张，或有腹水征，原有肿块摸不到或仅能摸到缩小的肿块，凡疑有肿瘤破裂，应立即剖腹探查。术中尽量吸净囊液，并涂片做细胞学检查，切除标本送病理检查，以进一步确诊。

(3)感染：卵巢肿瘤感染少见，多因肿瘤扭转或破裂后与肠管粘连引起，也可来自邻近器官感染病灶如阑尾脓肿的扩散。临床表现为腹膜炎征象，如高热、腹痛、腹肌紧张及白细胞计数升高，有时由于腹肌紧张不易查清肿瘤的界限而误诊。治疗应先用抗生素，然后手术切除肿瘤，如短期内不能控制感染，宜及时手术治疗。

【西医治疗】

1. 良性卵巢肿瘤的治疗

(1)治疗原则：卵巢肿瘤患者一经确诊，即应手术治疗。

(2)手术范围：做单侧卵巢肿瘤切除即可。在40～45岁或以上患者，可行全子宫加双附件切除术。

(3)术中注意：①区分卵巢良、恶性至为重要。根据术中肉眼观察，并将切下的肿瘤剖开检查，多能作出初步诊断，有疑问时取材做快速切片组织学检查以确诊。②宜完整取出肿瘤，防止囊液流出及瘤细胞种植于腹腔（腹部切口宜大）。③巨大卵巢囊肿可先穿刺放液，待体积缩小后取出。穿刺时必须保护穿刺点周围组织，以防瘤细胞外溢；放液速度宜慢，以免腹压骤降而休克。

2. 恶性卵巢肿瘤的治疗　卵巢恶性肿瘤以手术治疗为主，并辅以放射治疗、化学药物治疗等手段。

(1)手术治疗：一经怀疑为卵巢恶性肿瘤，即应尽早手术。剖腹术先做包括横膈在内的全腹探查，了解肿瘤的性质及扩散范围，初步作出临床诊断及分期诊断。手术范围：原则上应做全子宫及双侧附件切除术，Ⅰc期以上同时行大网膜切除术。即使是晚期患者，仍应尽可能切除肉眼可见的瘤灶，使瘤细胞减少到最低限度，称肿瘤细胞缩减术，这是与处理其他恶性肿瘤不同的重要观点。现多主张常规进行腹膜后淋巴结清除术。关于年轻患者的对侧卵巢去留问题应持慎重态度，必须考虑以下因素方可保留：临床分期；细胞分化良好；交界性或低度恶性肿瘤；术中剖检对侧卵巢未发现肿瘤；术后有条件应严密随访。

(2)放射治疗：只作为术后辅助治疗或姑息治疗，一般不做术前放射治疗。现卵巢浆液性囊腺癌对放射治疗有效（包括交界性），作为手术后的综合治疗方法之一。放射治疗分为体外照射与腔内照射。体外照射，采用^{60}Co或电子回旋加速器，做下腹腔或盆腔照射，要求残余瘤灶的直径＜2cm，无腹水，无肝、肾转移。照射时注意保护肝、肾区，盆腔放射量40～50Gy（4000～5000rad），上腹部20～30Gy（2000～3000rad），疗程30～40日。内照射是指腹腔内灌注放射性核素，现多采用放射纯β射线的胶体磷酸铬，^{32}P可使腹膜和网膜达到外照射不易达到的剂量而提高治愈率，故适用于：①临床早期但术中囊肿破裂、肿瘤侵犯包膜或与邻近组织粘连、腹腔洗液阳性的病例。②晚期病例但肿瘤已基本切净，残余瘤灶直径＜4～5mm。^{32}P的剂量一般为10～15mCi（0.37～0.56GBq），置于300～500ml生理盐水中，缓慢注入腹腔。腹腔内有粘连时禁用，否则^{32}P在腹腔内不能均匀分布，积聚于某一部位而使肠管产生严重的放射性损伤。

(3)化学药物治疗：目前，应用化学药物已是治疗卵巢恶性肿瘤的主要辅助手段，因卵巢恶性肿瘤对化学药物治疗比较敏感，即使广泛的转移也能取得一定疗效。用药原则：①大剂量间歇用药较小剂量持续用药为佳。前者指每疗程用药1周左右，间歇3～4周，既能达到有效的抗肿瘤作用，又有利于机体消除毒性及恢复免疫功能。②联合化学药物治疗较单一化学药物治疗疗效为佳。近来多趋向联合用药，但需注意联合化学药物治疗毒性反应较重。鉴于联合化学药物治疗对早期病例的疗效改善不多，故单一化学药物治疗仍适用于上皮性癌临床发现早、细胞分化好的患者。③按组织类型制订不同化学药物治疗方案。④根据药物敏感试验，选用敏感的化学药物治疗药物，达到延长患者生存时间的目的。

【中医治疗】

1. *辨证论治*

(1)气滞血瘀型:下腹可扪及包块,伴有经前乳房胀痛;心烦易怒,少腹胀痛刺痛,舌边有瘀点瘀斑,脉细弦。治宜疏肝理气,活血化瘀,软坚消癥。方选膈下逐瘀汤加减。药用当归 12g,赤芍、桃仁、延胡索、五灵脂、牡丹皮、川楝子、三棱、莪术、穿山甲、䗪虫、夏枯草各 10g,甘草 6g。每日 1 剂,水煎服。

(2)气虚血瘀型:下腹部有肿块,伴头晕目眩;乏力神疲,心悸气短,面色苍白,舌质淡胖,边有齿痕或有瘀点,脉弦细无力。治宜益气祛瘀,软坚散癥。方选归脾汤加减。药用党参、丹参、海藻、炙黄芪各 15g,当归、白芍、茯苓各 12g,白术、龙眼肉、酸枣仁、三棱、莪术各 10g,甘草 6g。每日 1 剂,水煎服。

(3)湿热瘀结型:下腹部有包块,少腹胀痛;平时带下量多,色黄,口干唇燥,心烦,舌质红,苔黄腻,脉弦带数。治宜清热解毒,消癥散结。方选银甲丸加减。药用金银花、连翘、红藤、败酱草、紫花地丁、夏枯草、丹参 15g,生蒲黄、三棱、穿山甲、鳖甲各 10g,甘草 6g。每日 1 剂,水煎服。

(4)痰湿壅盛型:下腹部可扪及包块,时或胀满;带下较多,色白质稠,胸脘痞闷,素体肥胖,舌质暗紫,苔白腻,脉细濡或沉滑。治宜行气化痰,散结消癥。方选苍附导痰丸加减。药用浙贝母、夏枯草各 15g,茯苓 12g,苍术、香附、陈皮、半夏、胆南星、枳壳、穿山甲、䗪虫各 10g,甘草 6g。每日 1 剂,水煎服。若脾胃虚弱,纳差神疲,加党参 15g,白术 10g 以健脾益气。

2. *卵巢肿瘤在化学药物治疗及放射治疗后不良反应的辨证治疗*

(1)脾胃虚弱,寒湿伤胃型:胸闷,胃痛如针扎,恶心呕吐,或食后即吐;口干、口苦,头晕,气短,怕冷,腰背少腹手脚发凉,腰酸腿软,小便次数增多,大便干,舌质淡,苔白,脉沉细。治宜健脾除湿,舒气和胃。方选安胃饮加减。药用藿香、陈皮、白术、茯苓、半夏、竹茹、枇杷叶、当归、莱菔子各 10g,紫苏梗、厚朴、砂仁、甘草各 6g。每日 1 剂,水煎服。

(2)胃肠滞热,湿阻中焦型:发热,恶心,腹泻;腹满胀痛,胸中烦热、口渴,两颧发红,喜冷饮,大便日解十余次,水样便,小便量少、色黄,舌质红,苔薄黄,脉弦滑数。治宜清热和胃,佐以消导。方选黄连芍药甘草汤加减。药用瓜蒌 18g,黄芩、石斛、竹茹、枇杷叶各 12g,白芍、枳壳、鸡内金、天花粉、车前子各 10g,大黄、黄连、甘草各 6g。每日 1 剂,水煎服。

(3)气阴两虚型:气短,神疲乏力;口干,喜饮,五心烦热,纳差,大便干,小便黄,舌质红,苔少,脉细数。治宜益气养血,滋阴清热。方选增液汤合生脉散加减。药用黄芪、墨旱莲各 15g,西洋参、麦冬、生地黄、玄参、黄芩、地骨皮、葛根、女贞子各 10g,大黄、五味子各 6g。每日 1 剂,水煎服。当化学药物治疗后出现口腔溃疡合并有真菌感染者可用:黄芪 20g,苦参、板蓝根、海金沙各 15g,当归、黄柏各 10g,黄连 6g。

3. 化学药物治疗中出现白细胞计数下降的辨证治疗

(1)气虚血弱型:头晕目眩,神疲乏力;面萎黄或灰滞,纳食不馨,小便频长,大便不实,舌淡不华,苔薄,脉细软。治宜益气养血。方选当归养血汤合补中益气汤。药用黄芪 30g,当归、白术、陈皮各 10g,人参、甘草、升麻、柴胡各 6g。每日 1 剂,水煎服。

(2)肝肾亏损型:头晕目眩,腰脊酸楚,心烦易怒,夜寐不安;口干欲饮,饮之不多,尿黄,便秘,舌红,苔薄少或光剥,脉细数。治宜滋阴清热,益气养血。方选六味地黄汤合当归养血汤:药用黄芪、山药各 30g,牡丹皮、熟地黄、山茱萸、茯苓、泽泻各 12g,当归 10g,甘草 6g。每日 1 剂,水煎服。

4. 外治单方验方

(1)桃仁、丹参、三棱、莪术、穿山甲、路路通各 15g,䗪虫 12g。浓煎至 100ml 后,待药温与体温相仿时,从肛门缓慢灌入,保留 12 小时以上,每日 1 次,20 次为 1 个疗程。

(2)口腔溃疡者可用冰硼散喷入口腔内,每日 3~4 次。

5. 中成药

(1)化癥回生丹:每日 2 次,每次 1 丸,口服。

(2)大黄䗪虫丸:每日 2 次,每次 1 丸,口服。

【名医提示】

1. 加强性知识及计划生育宣传教育,提倡晚婚,普及肿瘤知识。

2. 治疗期间,注意饮食调养,忌用烟酒、辛辣及生冷之品。

3. 定期进行妇科防癌普查工作,早期发现、早期治疗。

4. 积极防治慢性子宫颈炎、子宫颈糜烂及性传播疾病。

第21章

妊娠滋养细胞病变

滋养细胞疾病是一组来源于胚胎滋养细胞的疾病。它包括葡萄胎、侵蚀性葡萄胎、绒毛膜癌3种。因其继发于妊娠，故又称妊娠性滋养细胞疾病，以与原发于卵巢或睾丸生殖细胞的非妊娠性绒毛膜癌区别。从其性质上来讲，可统称为滋养细胞肿瘤。中医无此病名，其症状及体征类似“鬼胎”“漏下”，多由胞宫气虚，肝气不舒，血随气结，或因冲任滞逆，脉道壅瘀，精血虽凝而终不成形，化为“血胎”“血泡”。

第一节　葡 萄 胎

葡萄胎又称水疱状胎块，是一种良性的滋养细胞疾病，多发生于生育期的任何年龄，以20～30岁妇女最多。葡萄胎分完全性和部分性两种。完全性葡萄胎是胎盘绒毛全部变为葡萄胎组织，滋养细胞增生活跃，且不见胎儿、脐带或羊膜囊。部分性葡萄胎是部分胎盘绒毛发生水肿变性，形成水泡，滋养细胞轻度增生，常可见发育不良的胎儿以及胚囊。此病的病因尚不清楚，有人认为与精子及卵子的异常受精有关，胚胎死亡、营养不良、病毒感染、卵巢功能失调等与本病发生有关。

【诊断要点】

1. 临床表现

(1)停经：葡萄胎有停经史4～37周，平均为12周。

(2)阴道流血：可于停经6～8周开始出血，多表现为不规则阴道流血，量多少不定，间有反复多次大量出血，有时可排出水泡状物，由于反复出血可导致不同程度的贫血。

(3)腹痛：葡萄胎生长迅速，子宫快速扩张时可有腹痛。

(4)妊娠高血压疾病征象：半数患者在妊娠早期有严重恶心呕吐，较晚时部分患者可出现高血压、水肿、蛋白尿等症状。

(5)甲状腺功能亢进(简称甲亢)征象:约有10%的患者可出现轻度甲亢症状,但突眼少见。

2. 妇科检查

(1)子宫异常增大:半数以上患者子宫>相应的停经月份,这是由于绒毛间质水肿,体积增大或由于宫腔内积血引起。

(2)黄素囊肿:葡萄胎患者常有双侧卵巢呈囊性增大,发生率在25%~60%,发病原因可能由垂体分泌的黄体生成素(LH)及葡萄胎产生的绒毛膜促性腺激素(HCG)对卵巢滤泡的双重作用,使之过度黄素化所致。一般不产生症状。

3. HCG测定　患者尿内HCG测定,用生物学方法,尿蟾蜍稀释试验1∶512(+)。尿免疫测定>16万U/L(一般在50万~60万U/L)。血清p-HCG100kU/L,常超过1000kU/L且持续时间长,妊娠12周后仍持续增高。

4. B超检查　子宫内有所谓"雪花纷飞"样光点闪亮,为完全性葡萄胎的典型表现。无胎心及羊水平段。

5. 多普勒诊断　主要探测有否胎心胎动,在葡萄胎只能听到一些子宫血流杂音,可协助诊断。

6. X线检查　无胎儿骨骼阴影。

【鉴别诊断】

1. 先兆流产　阴道出血量少于正常月经量,且伴有阵发性下腹痛。检查子宫与停经月份相符,宫颈口未开。尿HCG滴定度在正常妊娠范围内,B超检查可见胎体和胎心反射波,无"落血证"等。

2. 过期流产　亦有停经及不规则阴道流血史。但过期流产的子宫比妊娠月份小,尿HCG滴定低。刮宫后送病理检查可鉴别。

3. 输卵管妊娠　输卵管妊娠最常见症状为腹痛,未破裂前可有胀痛,破裂后为突发性剧痛,继之出现内出血症状。有时可见"蜕膜管形"。妇科检查时宫颈有举痛及摇摆痛,子宫正常或稍大。后穹隆穿刺可抽出不凝固血液。

4. 子宫肌瘤合并妊娠　子宫增大,形态不规则,有高低不平感,软硬不均,尿HCG滴定不高。超声检查除可见胎心、胎动外,有时尚可见实质部分。

5. 双胎妊娠　一般无阴道出血,而葡萄胎常有阴道流血。双胎有胎动感,可触及胎体,听到胎音。但双胎合并羊水过多者,一旦发生先兆流产出现阴道出血时,两者的临床表现极相似,尿HCG滴度亦高于正常,可导致误诊。B超检查及超声多普勒监听胎心音有助于鉴别。

6. 羊水过多　一般无阴道流血,多在妊娠6~7个月开始,子宫急剧增大,常伴有心慌、气急、腹痛等不适感,不能平卧。腹部检查时腹壁紧张,胎位不清,胎心音遥远或听不到。X线腹部平片或B超检查可协助诊断。

7. 无排卵功能性子宫出血　妇科检查时子宫大小正常,妊娠试验阴性。

【西医治疗】

治疗原则主要是清宫,防治并发症以及恶变发生。

1. 清宫:葡萄胎一经诊断立即行清宫术。目前均采用吸宫方法,其优点是出血少,清除迅速。吸宫宜尽量选用大号吸管,以免吸出物填塞管腔影响操作。术前应做好输血准备。原则上不应在清宫前使用宫缩药,葡萄胎组织大部分吸出,子宫明显缩小后,改用刮匙轻柔刮宫,可在术中静脉滴注缩宫素5～10U加入5%葡萄糖注射液250ml中;以加强宫缩,减少出血。1周后,待子宫收缩变小,重新刮宫1次。

2. 40岁以上的妇女患葡萄胎易发生恶变,有高危因素。有人主张采用子宫切除术,保留双侧卵巢。但术后仍需定期随访。

3. 卵巢黄素囊肿的处理:卵巢黄素囊肿一般可自行消退,不需处理。如囊肿有扭转产生急腹痛时可剖腹探查或腹腔镜检查;如扭转时间不久,卵巢外观无变化,可抽出囊液自然复位;如已有缺血坏死则需切除卵巢。

4. 预防性化学药物治疗:符合下列条件之一者,建议预防性化学药物治疗。

(1)年龄＞40岁。

(2)滋养细胞高度增生或恶变。

(3)葡萄胎排除前有咯血病史。

(4)葡萄胎2次刮宫仍刮出生长活跃的滋养细胞。

(5)葡萄胎排除后2～3个月HCG仍不正常,或一度正常又复升高者。预防性化学药物治疗一般用氟尿嘧啶,28～30mg/(kg·d),静脉滴注给药,连用10日,15滴/分,1～2个疗程。甲氨蝶呤或放线菌素D单一药物化疗1个疗程。部分性葡萄胎一般不作预防性化学药物治疗。

【中医治疗】

1. 辨证论治

(1)邪毒蕴结型:停经后阴道时有流血,量少或逐渐增多,暗红色,夹血块或夹有水泡状物,伴小腹逐渐增大;小腹隐痛或胀痛,舌紫暗,苔薄白或薄黄,脉弦滑。治宜活血化瘀,清热解毒。方选生化汤加味。药用蒲公英、紫草、益母草、生蒲黄各15g,五灵脂、天花粉各12g,当归、桃仁、赤芍各9g,炙甘草、川芎、炮姜各6g。每日1剂,水煎服。

(2)气虚挟瘀型:葡萄胎清宫术后,阴道少量流血,色暗红或淡红,夹血块或无;伴面色萎黄,头晕乏力,手足心热,舌淡红,苔薄白,脉细弱。治宜益气化瘀,扶正祛邪。方选加参生化汤加减。药用党参、黄芪、山药、蒲公英、紫草、何首乌、益母草各15g,当归、川芎、桃仁各9g,炮姜、炙甘草各6g。每日1剂,水煎服。

2. 通用加减方　野菊花、蒲公英、马齿苋、紫草各20g,半枝莲15g,山慈菇、重楼、牡丹皮、三棱、莪术、大黄各10g。阴道出血不止,自觉心悸,气短,乏力,加炙黄芪 20g，茜草炭、仙鹤草各 15g，人参粉、三七粉各 3g；腹痛明显，加白芍 30g，制乳香、制没药各 10g，炙甘草 6g；恶心呕吐，加代赭石 30g，姜竹茹 15g，半夏、枇杷叶各 10g；瘀血重而有腹痛，加益母草 15g，桃仁、红花各 12g；阴虚有热，加麦冬、玄参、五味子各 10g；咯血胸痛，加瓜蒌 15g，百合、川贝母各 10g；厌食恶心，加焦三仙 15g，陈皮 10g；腰膝酸软，加熟地黄 15g，山药、山茱萸各 12g；腹泻，加黄芪 12g，升麻 10g。每日 1 剂，加水煎煮 2 次，将两煎药液混合均匀分 2 次服。

3. 内服单方验方

(1)白花蛇舌草 120g，生白茅草根 90g，红糖 20g。每日 1 剂，浓煎，代茶频饮。

(2)生菱角肉 30 个，每日 1 剂，加水适量，以小火煮至浓黑色汤，分 2 次饮服。

(3)红苋菜 200g，用 4 碗水煎至 1 碗，温服，每日 1 剂，每日 2 次。

4. 抗化学药物治疗副作用的单方验方

(1)党参、黄芪、当归、熟地黄、女贞子、鸡血藤、土茯苓各 15g，白术、补骨脂各 10g，山楂、神曲各 9g，炙山甲、生甘草各 6g。若阴虚者加生地黄、龟甲各 15g；阳虚者加巴戟天、仙茅各 12g；心血不足加酸枣仁、夜交藤各 12g；湿热者加黄柏、泽泻各 10g。每日 1 剂 水煎，分 2 次服，用于因化学药物治疗所致的白细胞减少。

(2)黄芪、党参各 30g，麦冬 20g，五味子、补骨脂、白术各 15g，当归、茯苓、陈皮、半夏各 12g。每日 1 剂，水煎，分 2 次服。于化学药物治疗前 3 日开始服用，化学药物治疗结束后继服 1 周。

【名医提示】

1. 葡萄胎排除后随诊：葡萄胎恶变为 10%～20%，故对葡萄胎患者在清宫后随访非常重要。葡萄胎清宫后，每周做 HCG 测定 1 次；至正常后每个月 1 次至半年；以后每 3 个月 1 次至 1 年；1 年后每年 1 次至少 2 年。复查中需测 HCG，胸部 X 线片。

2. 葡萄胎排清后每周做 HCG 测定，至正常后，每 4 周至半年做 1 次，1 年后每年 1 次，随诊 2 年。同时要做肺部 X 线摄片检查。葡萄胎患者应避孕 1～2 年，不宜用宫内节育器，避孕药有促进滋养细胞生长作用，也不宜采用。

3. 为避免短期内妊娠，使 HCG 又出现阳性而造成诊断上的困难，应嘱病人避孕 2 年，宜用避孕套或阴道隔膜。对避孕药及节育环的使用还有争议。

4. 葡萄胎的重要性在于其后果，所以一经确诊即尽早清宫，如无生育要求，年龄在 40 岁以上或有恶变可疑者，可行子宫切除，避免恶变。

5. 葡萄胎排除后 3 个月 HCG 测定不正常或一度正常又升高，或肺内出现转移阴影，应即诊断为侵蚀性葡萄胎，并给予化学药物治疗。

6. 对化疗的副作用，如造血功能障碍、消化道反应、口腔溃疡、皮疹等，应及时用中医药给予对症处理。

7. 对要求保留生育能力者，治愈后要定期检查，防止发生不良后果。

8. 刮出物应送病理检查，多取材靠近宫壁的刮出物。

9. 稳定情绪，缓解紧张心理，要认识到本病为良性肿瘤。

10. 增加营养，改善体质。

第二节　侵蚀性葡萄胎

侵蚀性葡萄胎是指葡萄胎组织侵入子宫肌层或转移至子宫以外其他部位者，发生率为5%～20%。侵蚀部位肉眼常可见到水泡样组织，镜下可见绒毛结构。多数发生在葡萄胎排除后6个月内，也有在未排出前即恶变者。本病属中医学"鬼胎""漏下"等病的范畴，多由痰湿寒热邪毒阻滞胞宫，日久成疾而致。

【诊断要点】

1. 病史　多数在葡萄胎排除后6个月之内或葡萄胎未排除前，少数发生在排除后半年至1年内。表现为葡萄胎排除8周后，HCG水平持续在正常水平以上，或下降后又复升高。

2. 阴道流血　葡萄胎清除后阴道不规则流血，或持续性，或间歇性，有时可有几次正常月经后再出现不规则阴道流血。

3. 妇科检查　可扪及子宫较正常大而柔软，部分患者可扪及卵巢黄素囊肿。

4. 转移灶症状　侵蚀性葡萄胎为血行转移，最常见的部位是肺、阴道、脑等，并出现相应的症状。

(1)肺转移：可无症状或表现为咳嗽、咯血；如发生肺栓塞可出现胸闷、气急、呼吸困难甚至右心衰竭。X线胸片检查，最初表现为肺纹理增粗，以后可出现片状、结节状或棉团状阴影，尤多见于右肺下叶。

(2)阴道转移：阴道或宫颈可见紫蓝色结节，单发或多发，以阴道下段较多，如结节破溃可引起大量阴道流血。

(3)脑转移：较少见，常继发于肺转移。转移早期常出现剧烈头痛一过性语言障碍，部分肢体失灵等；如形成脑瘤可出现压迫及颅内压增高的症状。

5. HCG测定　较正常增高。

6. 胸部X线摄片　有转移阴影。

7. CT检查　可见肺、脑转移病灶。

8. B超检查　子宫肌层内可见密集的、不均匀的光点。

9. 腰椎穿刺检查　有脑转移时，脑脊液HCG水平：血浆HCG水平＞1∶60。

10. 病理切片检查　在子宫深肌层及转移灶中可见绒毛或蜕变的绒毛。

11. 宫腔镜检查　可直接观察宫腔内病变，必要时进行摄片或活组织检查。

12. 腹腔镜检查　可直接观察滋养细胞有否盆腹腔内转移，肿瘤的大小，累及的部位，必要时可摄片及活体组织检查。

【鉴别诊断】

1. 葡萄胎未排净(残存葡萄胎) 为除外残存葡萄胎,可再刮宫1次,如刮出葡萄胎组织,血或尿HCG测定即转正常,子宫出血停止,大小迅速恢复正常,即为残存葡萄胎。如刮出或未刮出葡萄胎组织,血或尿内HCG测定持续不正常或更上升,阴道出血仍持续不止或更多,则为侵蚀性葡萄胎。

2. 有较大的黄素囊肿(卵巢)尚未萎缩 为除外卵巢黄素化囊肿,可进行仔细的盆腔检查,可摸到双侧卵巢肿大,血或尿HCG定量测定数值均在低水平而未见上升。阴道出血亦不常见。

【西医治疗】

治疗原则以化学药物治疗为主,根据病情可辅以手术和放射治疗。

1. 化学药物治疗

(1)常用药物:甲氨蝶呤(氨甲蝶呤、MTX)、氟尿嘧啶(5-FU)、放线菌素D(ACTD)、环磷酰胺(CTX)、抗瘤新芥(AT-581)、消卡芥(AT-1258)、多柔比星(ADM)、顺铂(DDP)、依托泊苷(VP-16)等。

(2)联合用药方案:5-FU+ACID;MAC(MTX+ACTD+CTX);EMA-Co(VP-16+MTX+ACID+VCR+CTX)等。

2. 手术治疗

(1)适应证:子宫穿孔、病灶在子宫、化学药物治疗无效。

(2)手术时间:一般病人先行化学药物治疗1~2个疗程,然后在下1个疗程用药2~3日后手术,术后再继续用药至完成1个疗程。

(3)手术范围:多用次广泛性子宫切除术。

3. 放射治疗 主要用于肺、脑转移而化学药物治疗无效者。

(1)脑转移:全脑照射。

(2)肺转移:可行孤立病灶照射。

【中医治疗】

1. 辨证论治

(1)瘀毒蕴结型:葡萄胎排出后或产后阴道出血淋漓不断,或突然下血量多,腹痛拒按,或发热,或盆腔扪及包块,恶心呕吐,口干舌燥,胸闷不适,食少纳呆,大便秘结,小便短赤,舌质暗红或紫暗,苔黄,脉弦数或弦涩。治宜清热解毒,活血化瘀。方选解毒散结汤加减。药用半枝莲、野菊花、蒲公英、马齿苋各15g,牡丹皮、紫草、三棱、莪术、大黄、山慈菇、重楼各10g。每日1剂,水煎服。若阴道出血不止,自觉心悸、气短、乏力等,可酌加炙黄芪15g,茜草炭、仙鹤草各10g,人参粉(冲服)、三七粉(冲服)各6g以益气固冲,凉血祛瘀,止血;若腹痛明显,加制乳香、制没药、白芍各10g,炙甘草6g以祛瘀、缓急、止痛;若恶心呕吐重,加代赭石15g,姜竹茹、半夏、枇杷叶各10g以清热除秽,和胃降逆,止呕。

(2)邪毒蕴肺型:咳嗽,咯血,或痰中带血,胸闷作痛,发热,阴道出血不止,舌质红,苔黄,脉数。治宜清热解毒,润肺止咳,凉血散结。方选清肺解毒散结汤加减。药用金银花、连翘、鱼腥草、薏苡仁、白茅根、生地黄各15g,瓜蒌仁、川贝母、沙参、麦冬、牡丹皮、桃仁、山慈菇各10g,生甘草6g。每日1剂,水煎服。

(3)气血亏虚型:阴道出血不止,心悸怔忡,疲乏无力,纳少便溏,面色萎黄无华或㿠白,形体消瘦,舌质淡,苔白,脉细弱。治宜益气养血,扶正祛邪。方选圣愈汤加减。药用半枝莲、白花蛇舌草、炙黄芪各15g,人参、当归、川芎、熟地黄、白芍、阿胶(烊化)、白术各10g。每日1剂,水煎服。阴道出血量多,加升麻炭,陈棕炭各10g以升阳固涩止血;若兼有血瘀证者,加三棱、莪术、水蛭各10g以活血祛瘀。

(4)肝肾阴虚型:阴道出血淋漓不净,头晕目眩,双目干涩,口干咽燥,腰膝酸软,手足心热,午后潮热,大便秘结,舌质红无苔或少苔,脉细数,治宜滋阴清热,佐以解毒抗癌。方选六味地黄丸加味。药用熟地黄、生地黄、白花蛇舌草各15g,山茱萸、山药、牡丹皮、茯苓、紫草各10g。每日1剂,水煎服。

2. 内服单方验方

(1)土茯苓、半枝莲、珍珠母、代赭石各15g,当归、红花、桃仁、花蕊石、牡丹皮、紫草、生地黄、党参、海浮石、瓜蒌、薏苡仁各10g,三七、大黄各6g。每日1剂,水煎,分2次服。主治恶性葡萄胎。

(2)山豆根、半枝莲各30g,龙葵、薏苡仁、天花粉、紫草根、白英、丹参各15g。每日1剂,水煎,分2次服。

(3)龙葵、半枝莲、白花蛇舌草各30g,败酱草15g。每日1剂,水煎,分2次服。

3. 外治单方验方　天花粉50g,牙皂粉30g。上2药分别研成细末,混匀,装入胶囊。每颗胶囊含天花粉0.25g、牙皂粉0.15g。塞入阴道,每周1粒。使用前先做天花粉皮试,阴性后方能用药。

4. 中成药

(1)天花粉针剂:清热解毒,散结抗癌。适用于侵蚀性葡萄及绒毛膜癌。针剂,静脉给药,每次100ml,溶于500ml生理盐水中,隔日或数日1次。静脉滴注时速度不得超过40滴/分,4～5小时滴完。滴注期间密切观察血压变化及全身反应。

(2)中国人参片:大补元气,摄血固脱,安神生津。适用于气虚证。片剂、口服液、胶囊剂。片剂,每日3次,每次50mg,口服;口服液,每日2次,每次10ml;胶囊,每日2次。每次2粒(每粒0.5g)。

(3)清开灵注射液:清热解毒,开窍安神。适用于热毒炽盛,邪毒内陷之证。注射剂,肌内注射,每日2～3次,每次2～4ml;静脉注射,40ml,加入葡萄糖注射液中静滴,每日2次。

(4)肝肾康糖浆:滋补肝肾。适用于肝肾精血亏虚证,尤其是放疗、化疗后,或贫血者。糖浆剂,每日3次,每次10ml,口服。

(5)补肾养血丸:补肝肾,益精血。适用于肝肾不足证,尤其是放疗、化疗后或贫血患者。蜜丸,每日 3 次,每次 9g,口服。

(6)穿心莲注射液:清热解毒抗癌。适用于侵蚀性葡萄胎及绒毛膜癌。注射剂,肌内注射。每日 2 次,每次 5ml。

(7)首乌黑发精:滋补肝肾。适用于肝肾亏损证,尤其放疗后脱发者。糖浆剂,每日 2~3 次,每次 10ml。

(8)贞芪扶正颗粒:补气益阴。适用于气阴两虚证。颗粒,每日 3 次,每次 15g,口服。

(9)百宝丹:活血解毒。适用于瘀毒蕴结证。散剂,每日 6 次,每次 0.6g,口服。

【名医提示】

1. 禁食辛辣厚味及一切发物,以免病情反复或加重,多食营养丰富的食品,增强体质以适应化疗等损伤性较大的治疗措施。

2. 保持心情舒畅,避免过度紧张与忧虑,良好的精神状态在战胜癌症方面有着不可估量的作用。

3. 在应用化学药物时,应严格掌握用药方法、药物副作用发生的规律及处理方法。

4. 出院后 3 个月做第一次复查,9 个月做第 2 次,以后每年 1 次,至少 5 年。

第三节 绒毛膜癌

绒毛膜癌,是一种高度恶性的滋养细胞肿瘤。绝大多数与妊娠有关,40%~50%继发于葡萄胎,30%继发于流产,20%~30%继发于足月分娩后。本病分为原发性和继发性两种,原发性者是发生于未婚或绝经后妇女,又称非妊娠性绒毛膜癌;继发性者主要发生于育龄妇女,是继发于正常或不正常妊娠之后,又称妊娠性绒毛膜癌。病因尚不清楚,如营养缺乏、多次分娩、近亲结婚、病毒感染、染色体异常或免疫方面等都难以肯定,目前有以下几种观点。

1. 继发于葡萄胎　近代研究认为,葡萄胎、恶性葡萄胎、绒毛膜癌可能是一种疾病的不同发展阶段,而且绒毛膜癌发生于葡萄胎之后为多,约占 50%,它是恶变的滋养细胞已失去绒毛或葡萄胎样结构散在侵入子宫肌层或转移至其他器官的恶性病变。

2. 胎盘退行性改变　认为绒毛膜癌与妊娠有关,除 50%继发于葡萄胎后,还有 25%来自流产后,20%来自足月分娩,在流产中检查胎盘组织,有 30%~40%病例有少量水泡,其滋养细胞不活跃,这种胎盘退行性改变是产生绒毛膜癌的一种因素。

3. 蛋白缺乏性营养不良　认为绒毛膜癌有的发生于足月或流产又在短时间

连续妊娠后,那么蛋白性营养不良就与本病的发生有明显关系。

4. *滋养细胞异常* 因胚胎的滋养细胞异常生长而形成绒毛膜癌。

【诊断要点】

1. 阴道出血:为本病最常见的症状,主要表现在产后、流产后,特别是葡萄胎流产后不规则阴道出血,呈暗红色,有恶臭,出血持续性或间断性,出血可紧接于产后或流产后,也可间隔数个月,出血量可多可少。

2. 腹部包块:病程较长、子宫增大较明显的,或在阔韧带内形成血肿的,可出现腹部包块。

3. 腹痛:系癌侵蚀子宫壁或子宫腔积血所致,急性腹痛可因绒毛膜癌穿破子宫,或肝转移灶破溃形成腹腔出血所致。

4. 转移灶表现:胸膜或肺转移可见咯血,或胸痛,或呼吸困难;阴道、外阴或宫颈转移,局部可见紫蓝色结节,破溃后可引起大出血,脑转移可见剧烈头痛,喷射性呕吐,有时失语、失明;肝转移可见肝区疼痛、肝大、黄疸。

5. 恶病质:当肿瘤在体内有多处转移时,可使机体的各部分受到严重破坏,使患者极度虚弱,出现恶病质。

6. 妇科检查:子宫不能如期复旧反而增大,腹部可触及包块。

7. 凡流产、足月产后或葡萄胎完全排出后1年以上,阴道有持续性或不规则性出血,或有恶臭分泌物,子宫复旧不良,较大而软,血、尿HCG持续阳性,或有转移病灶,病理检查有绒毛结构,即可做出诊断。

8. 临床分期:WHO的分期如下。

Ⅰ期:病变局限于子宫。

Ⅱ期:病变转移至盆腔或阴道。

Ⅱa期:病变转移至宫旁组织或附件。

Ⅱb期:病变转移至阴道。

Ⅲ期:病变转移至肺。

Ⅲa期:单个病灶直径<3cm,或片状阴影不超过一侧肺的一半。

Ⅲ b期:肺转移超过Ⅲa范围。

Ⅳ期:病变转移至脑、肝、肾等(全身转移)。

【鉴别诊断】

1. *侵蚀性葡萄胎* 绒毛膜癌与侵蚀性葡萄胎的区别主要是在标本中是否有肉眼或显微镜下可见的绒毛结构或葡萄胎组织。如见到绒毛或葡萄胎组织者则诊断为侵蚀性葡萄胎,未见到者,才诊断为绒毛膜癌。如在临床中取不到病理标本进行病理检查,则区分绒毛膜癌和侵蚀性葡萄胎需依靠下列临床所见。

(1)侵蚀性葡萄胎是继发于葡萄胎后,而绒毛膜癌可继发于足月产及流产后,亦可继发于葡萄胎后。

(2)在葡萄胎排除之后6个月以内发生恶变的为侵蚀性葡萄胎，在1年后发生恶变的为绒毛膜癌，葡萄胎排除在半年至1年内的则绒毛膜癌和侵蚀性葡萄胎可能各占50%。但为严格治愈标准而见，仍以诊断侵蚀性葡萄胎为宜。

2. *合体细胞子宫内膜炎* 产后、流产后或葡萄胎流产后发生合体细胞浸润，合并显著炎症反应，临床表现为不规则子宫出血，子宫复旧不良，但妊娠试验多为阴性。

3. *肺部其他肿瘤* 应考虑到有绒毛膜癌可能，详问病史，并做妊娠试验，结合肺部病灶特点，可诊断或除外绒毛膜癌。

4. *颅内出血* 妇女发生颅内出血，尤其原因不明者应询问有无流产、足月产尤其是葡萄胎史，并做妊娠试验，阳性者首先应考虑到绒毛膜癌。

【西医治疗】

1. 同侵蚀性葡萄胎。

2. 化学药物治疗药物副作用以及处理

(1)造血功能障碍：主要影响白细胞和血小板，白细胞常在停药10日左右下降至最低水平，维持2～3日即开始回升，历时7～10日可达正常。血小板下降一般出现稍晚，但下降速度快，达最低水平后往往第2日即回升，并可出现反跳现象(可达30×10^9～40×10^9/L或更高)，再经几日恢复。

如果按此规律，无并发症，可不予治疗，但应严密观察。如果病人在停药后血细胞下降不按规律或不及时回升或出现发热等感染预兆时，则可输少量新鲜血(200ml)，一般不用其他升血细胞药，当血小板下降有出血倾向时，应用泼尼松20mg，每日3次，止血药物可用云南白药、氨甲环酸。

(2)消化道反应：①恶心呕吐：镇静(地西泮、甲喹酮)、输液、止吐(甲氧氯普胺、异丙嗪)。②口腔溃疡：口腔冲洗每日2～3次，促进溃疡愈合，可用复方珍珠散(珍珠散2支，6g；四环素0.5g，2片；地塞米松0.75mg，2片)磨成粉喷口腔，或冰硼散喷口腔。并鼓励病人多说话，多饮水。疼痛剧者，0.5%丁卡因喷口腔。③腹泻：主要为氟尿嘧啶所致，常在用药7～8日出现，停药后恢复，严重者马上停药。因可引起假膜性肠炎，可用乳酶生每次4～6片，每日3次。④药物性肝炎：主要表现为转氨酶升高，可用五味子蜜丸，每次1丸，每日3次，或联苯双酯片，每次25mg，每日3次或滴丸每次1.5mg，每日3次。

(3)皮肤以及附件反应：①皮疹：以甲氨蝶呤发生机会最多，严重者发生剥脱性皮炎，可用氯苯那敏每次4mg，每日3次，地塞米松每次0.75～1.5mg，每日3次。②脱发：以放线菌素D最明显，如果>400mg/d，则1个疗程后为全秃(化学药物治疗期间脱发再长，常表示耐药，应换药)。③色素沉着：氟尿嘧啶的作用，面部出现“蝴蝶斑”，注药部位静脉发黑。

(4)免疫抑制：一般认为除氟尿嘧啶外，其他药物均抑制免疫系统。

(5)停药的指标:①临床无症状,阳性体征完全消失。②停药后10日检测HCG,连续3次在正常范围内,再巩固1～2个疗程。

【中医治疗】

1. 辨证论治

(1)胃阴不足型:化学药物治疗期间恶心呕吐,不能进食;胃脘灼热,头晕乏力,唇红口干,或口舌糜烂,舌质红,少苔或黄苔,脉细数。治宜养阴清热,和胃降逆。方选增液汤加味。药用太子参30g,玄参、麦冬、矮地茶各15g,生地黄、女贞子、墨旱莲、陈皮、天花粉、白芍、竹茹各12g,黄芩、法半夏各9g。每日1剂,水煎服。

(2)胃肠湿热型:化学药物治疗期间腹痛腹泻,水样或白膜样;口干口苦,神疲乏力,舌红,苔黄腻,脉细弱。治宜健脾利湿,清热化瘀。方选参苓白术散加减。药用党参、山药、扁豆、马齿苋、白芍、地锦草、薏苡仁各15g,陈皮、茯苓、白术各12g,砂仁、黄连、甘草各6g。每日1剂,水煎服。

(3)肝胆湿热型:化学药物治疗期间面目发黄,全身瘙痒;神疲乏力,烦躁易怒,小便黄,大便溏,舌红,苔薄黄,脉弦细。治宜清利肝胆。方选柴芍茵陈汤加味。药用沙参、白芍、麦冬、枸杞子、丹参各15g,茵陈、栀子、郁金各12g,五味子,柴胡、甘草各6g。每日1剂,水煎服。

(4)气阴两虚型:化学药物治疗期间或化学药物治疗后,神疲乏力;面色苍白或萎黄,皮下瘀点瘀斑,或牙龈出血,或发热,纳差,寐多梦,舌淡,苔薄,脉细弱。治宜益气养阴,养血活血。方选补中益气汤加减。药用黄芪30g,鸡血藤,何首乌、白芍、山药、熟地黄、丹参各15g,白术、当归、陈皮各12g,升麻、柴胡、西洋参、炙甘草各6g。每日1剂,水煎服。

2. 通用加减方

(1)野菊花、紫花地丁、蒲公英、天葵子、白花蛇舌草、薏苡仁各30g,紫草、山慈菇各20g,赤芍、当归各10g,桃仁、红花、蒲黄(包煎)、五灵脂(包煎)各9g。阴道出血量多,加地榆炭20g,牡丹皮炭15g;黄赤带多而臭秽,加黄柏、土茯苓各12g;小腹肿块,加延胡索、丹参各12g;大便秘结,加大黄9g。每日1剂,加水煎煮2次,药液混合均匀,分2次服。用于绒毛膜癌早期。

(2)黄芪、天花粉、党参、白花蛇舌草、墨旱莲、茯苓各12g,白术、法半夏、陈皮、女贞子、枸杞子、当归、杜仲、续断、益母草各10g。纳差,腹胀,加炒麦芽、炒山楂各30g,木香10g;呕吐,加旋覆花(包)10g,砂仁6g;腰酸膝软,加熟地黄15g,山茱萸12g。每日1剂,加水煎煮2次,药液混合均匀,分2次服。用于绒毛膜癌化疗后。

3. 内服单方验方

(1)海螵蛸30g,丹参15g,五灵脂、红花、蒲黄粉、茜草根、台乌、射干、当归、山慈菇、蒲黄、炒阿胶、乳香、没药各9g,甘草6g。每日1剂,水煎,分2次服。能养血行气,逐瘀解毒,主治绒毛膜癌。

(2)龙葵 90g,十大功劳根、蒲公英、白花蛇舌草、菝葜根各 30g,每日 1 剂,水煎服。

(3)凤尾草、水杨梅各 60 克,向日葵盘 1 只。每日 1 剂,水煎服,连服 1 个月。

(4)八月札、白花蛇舌草、山稔根各 60g。每日 1 剂,水煎服。

4. 外治单方验方　皮硝 60g,明矾、胆矾、雄黄各 30g,琥珀、乳香、没药、生南星、黄连各 15g,牙皂 9g,蟾酥 5g,冰片 5g。上药共研细末备用。用猪胆汁、醋各半调上药末成糊状,摊于患处,厚 3～5mm,包扎固定,药干后再滴入胆汁与醋,保持药糊湿润。用于绒毛膜癌术后局部转移。

【名医提示】

1. 化学药物治疗中需隔 1～2 日查 1 次血常规、血小板,停药后更应注意,如有明显下降,应每日复查以便及时处理。

2. 化学药物治疗开始前及每疗程停药后 2 周均应检查血 HCG、肝功能、肾功能、电解质、胸片、心电图。

3. 第 1 个疗程如果反应小,第 2 个疗程则可稍加大剂量,反应大时不减量,但应适当减少用药时间。

4. 开始治疗的 3 个疗程为关键疗程,选药及用药剂量要足而准确。

5. 体重轻者(＜40kg),剂量偏大;体重重者(＞60kg),剂量偏小。

6. 多种药物多途径给药,可使晚期多处转移的病人提高疗效。

7. 不宜随意更换药物,需应用 2 个疗程无效才换药或加药。

8. 病情轻时单一用药,病情重者应采用联合用药。

9. 一经诊断,即开始化学药物治疗。

第22章

女性性传播病变

第一节　梅　毒

梅毒是由苍白密螺旋体引起的慢性全身性传染病，早期主要表现为皮肤黏膜损害，晚期能侵犯心血管、神经系统等重要脏器，造成劳动力丧失甚至死亡。梅毒可使孕妇并发继发性感染及骨质脱钙现象，并可造成胎儿宫内感染，还可使胎盘内血管发生炎症病变，致胎儿营养障碍，造成流产、死胎及早产。梅毒对新生儿的影响表现为：早期胎传性梅毒在出生后2年内发生，多在出生后2～6个月，症状同获得性梅毒二期，可继发感染，发生脓疱性或水疱性梅毒，15%患儿有发育畸形。晚期胎传性梅毒多发生在5～8岁，基本症状与三期梅毒相同。典型症状为硬化性骨损害造成的前额骨增厚并突出，小腿胫骨向前弯曲形成“战刀腿”。

【诊断要点】

1. *病史*　注意有无不洁性生活史，是否发生过硬下疳及二期、三期梅毒的症状以及有无流产、死胎及分娩梅毒儿史。

2. *体格检查*　注意皮肤黏膜、会阴部、肛门、口腔等处有无皮肤黏膜损害，有无组织器官树胶肿，另外注意心脏及神经系统的检查。

3. *实验室检查*

(1)暗视野显微镜检查：是诊断早期梅毒快速、简便、可靠的方法。

(2)梅毒血清学检查：包括非螺旋体抗原试验和螺旋体抗原试验。

(3)脑脊液检查：用于神经梅毒的诊断治疗和预后的判断。

(4)其他：X线摄片、CT检查等。

【鉴别诊断】

1. *软下疳*　由D嗜血链状杆菌感染而引起，初发多为炎性丘疹，也可形成浅在性溃疡，易与硬下疳混淆。但本病有明显疼痛，且多发，质地较硬下疳软，涂片做革兰染色，检出嗜血链状杆菌可以确诊。

2. 生殖器疱疹　是由单纯疱疹病毒Ⅱ型引起，当其破溃继发感染，可形成浅表溃疡，与硬下疳相似，但本病皮疹多成簇出现，伴有灼热、剧痛，不形成硬结性肿块，从糜烂或溃疡中不能检出梅毒螺旋体。

3. 生殖器癌　二者均出现圆形或椭圆形硬性肿块，但本病发展较慢，肿块坏死腐烂后有恶臭，不愈合，淋巴结肿大较一期梅毒迟，活检可找到癌细胞。

4. 白塞综合征　二期梅毒出现皮肤黏膜病变时，也可同时现口腔、生殖器、眼角膜或结膜的溃疡，应与白塞综合征鉴别。前者有性乱史及硬下疳等一期梅毒病史，皮肤划痕试验阳性，从黏膜病变的分泌物中，若分离出苍白螺旋体可以确诊。

【西医治疗】

治疗原则是早诊断、早治疗、用药足、疗程长。治疗期间应避免性生活，同时性伴侣也应接受检查及治疗。妊娠期梅毒感染的症状较非孕期为轻，治疗效果亦较好。一旦确诊，应及时进行驱梅治疗。驱梅治疗在妊娠16周之前开始，可预防胎儿梅毒感染。青霉素为首选药物，治疗原则为早期、正规、足量。

1. 一期、二期梅毒，早期复发梅毒及各期隐性梅毒

(1)青霉素：每次80万U，每日1次，肌内注射，连用10日，总量800万U。

(2)苄星青霉素：每次240万U分两侧臀部肌内注射，每周1次，共2～3次。

2. 二期复发梅毒及心血管梅毒、神经梅毒　普鲁卡因青霉素，总900万～1200万U，分15～20日肌内注射，为防止发生赫赛麦反应，可同时服泼尼松，每次10mg，每日3次，连续2～3日。或开始用小剂量，10万U/d，肌内注射，以后增至适量。

3. 晚期梅毒

(1)普鲁卡因青霉素：每次80万U，每日1次，肌内注射，共15日。最初2次注射前给予泼尼松5mg口服。

(2)苄星青霉素：每次240万U，每周1次，肌内注射，共3周。

4. 早期先天梅毒(2岁以内)

(1)脑脊液异常者：①青霉素，5万U/kg，每日分2次静脉滴注，共10～14日。②普鲁卡因青霉素，5万U/(kg·d)肌内注射，连续10～14日。

(2)脑脊液正常者：苄星青霉素，5万U/kg，分两侧臀部肌内注射。

5. 晚期先天梅毒(2岁以上)　普鲁卡因青霉素，5万U/(kg·d)，肌内注射，连续10日为1个疗程。

6. 青霉素过敏患者

(1)红霉素：每次500mg，每日4次，口服，连续10日。

(2)四环素：每次500mg，每日4次，口服，连服15日。

(3)多西环素(强力霉素)：每次100mg，每日2次，口服，连续15日。在治疗中要正确处理产程，胎儿娩出后，取脐血查康氏反应、华氏反应。胎盘娩出后，送病理

检查。新生儿娩出应隔离,确诊为先天性梅毒患者,应予以青霉素治疗。驱梅治疗后定期随诊,以免复发或再感染。

【中医治疗】

1. 辨证论治

(1)湿热下注型:患处红肿,或轻度糜烂;或兼有发热恶寒,小便难涩。舌红,苔腻,脉滑数。治宜清热解毒利湿。方选龙胆泻肝汤加减。药用生地黄、泽泻各12g,龙胆、栀子、黄芩、车前子、木通、当归、枳实各10g,甘草、大黄、柴胡各6g。每日1剂,水煎服。

(2)热毒内蕴型:患处溃烂成疮,脓汁臊臭;发热头痛,咽痛,心烦口干,骨节疼痛,小便淋涩,大便秘结。舌红,苔黄,脉弦数。治宜泻火解毒化瘀。方选黄连解毒汤合五味消毒饮加减。药用土茯苓30g,金银花、蒲公英、野菊花、天葵子、紫花地丁各15g,黄芩、黄柏、栀子、桔梗各10g,黄连、大黄、甘草各6g。每日1剂,水煎服。

(3)阴虚火旺型:患处红肿溃烂;午后潮热,咽干口燥,小便短赤,大便秘结,舌红,苔薄黄或少苔,脉细数。治宜滋阴降火。方选知柏地黄汤加减。药用山药、丹参、生地黄各15g,牡丹皮、泽泻、茯苓、赤芍各12g,知母、黄柏、山茱萸各10g,甘草6g。每日1剂,水煎服。

(4)二期梅毒(杨梅疮):掌心、足心及全身皮肤疱疹,或色如黄蜡,破烂内翻,或形如赤豆,嵌入肉内,或形如风疹;发热,头痛,咽痛,骨节酸痛,舌红,苔黄,脉弦细。治宜解毒消瘀,托毒外出。方选桔梗解毒汤。药用黄芪30g,土茯苓15g,桔梗12g,川芎、赤芍、白芍各10g,大黄、甘草各6g。每日1剂,水煎服。

(5)三期梅毒(杨梅结毒):患处结毒破溃,有黏性树胶。药用土茯苓30g,党参、黄芪各15g,金银花、薏苡仁各12g,穿山甲、当归尾、透骨草各12g,僵蚕9g,血竭、生大黄各6g,蜈蚣2条。每日1剂,水煎服。

2. 通用加减方

(1)金银花、土茯苓各45g,蒲公英30g,生黄芪、薏苡仁、赤小豆各20g,车前子(包煎)各15g,龙胆、马齿苋、皂角刺、苍耳子各10g,大风子仁3g。疳疮溃烂加儿茶3g;脾虚血亏加党参、当归各15g,白术10g;肾虚加淫羊藿15g;毒在胸上加桔梗10g;毒在腹下加牛膝10g。每日1剂,加水煎2次,将两次药液混合均匀,分2次服。用于早期梅毒症见外阴部疳疮隆起成圆形或椭圆形,中间凹陷,腐烂成窝,色紫红;或晚期梅毒,症见腰部、四肢屈伸侧部、面颈部散在性红色梅斑疹,舌红,苔黄腻,脉弦滑,血清反应阳性。

(2)金银花120g,土茯苓30g,威灵仙、白鲜皮、甘草各10g。梅毒性关节炎,加薏苡仁30g,萆薢15g,防己12g;梅毒疹,加连翘、蛇床子各15g,地肤子10g;肝梅毒加青木香、茜草、天花粉各10g;合并黄疸,加茵陈20g,栀子、姜黄各10g;肾梅毒水肿,加冬瓜皮15g,白术10g;合并膀胱炎,加车前子(包煎)15g,泽泻10g;梅毒橡胶肿,加紫花地丁、蒲公英各 15g,茜草、天花粉、木香各 10g。每日 1 剂,加水煎煮 2 次,将两煎药液混合均匀,分 2 次服。用于三期梅毒后期,结肿发无定处,侵害脏腑、骨髓、诸窍。

(3)土茯苓 50g,忍冬藤 20g,牛膝、防己、独活、海桐皮、秦艽、乳香、没药各 10g。每日 1 剂,加水煎煮 2 次,将两煎药液混合均匀,分 2 次服。用于二期梅毒,毒结筋骨,症见梅疮日久,关节肿大,表面皮肤潮红,骨节疼痛,夜间尤甚,行走或有不便,肌肉瘦削,其病变多于大关节,常对称性发生,X 线检查无异常发现。

(4)土茯苓、白鲜皮各 30g,金银花、当归、薏苡仁各 15g,木瓜 10g,生大黄 10g,白僵蚕、蜈蚣、生甘草各 10g。每日 1 剂,上药加水煎煮 2 次,将两煎药液混合均匀,分 2 次服。用于三期梅毒。

(5)土茯苓、生黄芪各 30g,当归、生甘草、金银花、白鲜皮各 15g,苍耳子、补骨脂各 10g,人参(另煎)6g。每日 1 剂,加水煎煮 2 次,将两煎药液混合均匀,分 2 次服。用于先天性梅毒。4 岁以下初起肤生斑疹者。

(6)生黄芪 60g,龟甲 12g,白花蛇、白附子、白芷各 10g,川乌、当归、儿茶、全蝎各 6g。每日 1 剂,加水煎煮 2 次,将两煎药液混合均匀,分 2 次服。溃烂处先以五五丹提脓祛腐,后用生肌散、生肌玉红膏生肌长肉。用于三期梅毒溃破者。

3. 内服单方验方

(1)土茯苓 180g,金钱草 60g,甘草 30g。以上药物为 1 剂之量,水煎,分 5 日服完,连服 5 剂为 1 个疗程。适用于已经足量西药驱梅治疗而血清阳性固定不变者。

(2)土茯苓 60~240g,苍耳子、白鲜皮各 15g,甘草 3~9g。每日 1 剂,水煎,分 3 次服,20 日为 1 个疗程。

(3)熟地黄、山茱萸各 12g,茯苓、麦冬、石斛各 9g,熟附子、石菖蒲、远志、肉苁蓉、肉桂、五味子各 6g。每日 1 剂,水煎,分 2 次服,3 个月为 1 个疗程。适用于梅毒对神经系统损害的患者。

(4)土茯苓 1000g,煅钟乳石 60g,琥珀 18g,朱砂 12g,冰片 3g。后 4 味药研成粉末,分成 40 包,每日 2 次,每次 1 包,用土茯苓 30g 煎水送服。

4. 外治单方验方

(1)铜绿、胆矾各 15g,熟石膏、轻粉各 10g,共研极细末,湿疮者将药末干撒于疮面上,干疮者以公猪胆调匀,每日 1 次。

(2)九里光、土茯苓、马鞭草、紫草、忍冬藤各 30g。水煎取液 1000ml,坐浴熏洗,每日 1 剂,每次 20 分钟。

(3)黄连、黄芩、黄柏、黄蜡、白及各 15g,川椒,食盐少许。煎汤外洗疮面。

(4)有溃疡者可局部用人中白、冰片、珍珠粉各 3g,混合后外搽患处,每日 2 次。

5. 中成药

西黄丸:清热解毒,化痰散结,活血消肿。适用于梅毒各期。糊丸,每瓶装 3g,

约30粒，每日2次，每次1瓶，温开水或黄酒送服。

【验案举例】

宋某，女，30岁，患梅毒，因夫传染，阴户两侧生疮，发作时寒热交作，周身骨节皆痛，头痛目昏，面及胸腹部均起红斑，骨节处亦有。证属湿热下注，毒蕴下焦。治以清热化湿，解毒凉血，育阴涤垢。药用土茯苓60g，生牡蛎、薏苡仁各30g，金银花、槐花芯、生龟甲各15g，杭白菊12g，细生地黄、牡丹皮、京赤芍、牛蒡子、炒谷芽各10g。服20余剂而愈，不数月而发。余谓深藏于阴，由肾入骨，不易断根，必久服始愈，继续服前方百余剂，果未复发。

按：梅毒是一种症状复杂、危害极大的性传播疾病。中医有霉疮、广疮、时疮、棉花疮、杨梅疮、猴狲疳疮等名称。一般认为感受霉疮毒气系由3种不同途径：精化染毒，气化染毒，胎传染毒。本例是通过精化染毒所致。方中用土茯苓为梅毒专药，重用则解毒、除湿、利关节，直捣中坚。用金银花、槐花、菊花、薏苡仁、牛蒡子等清热解毒利湿，加生地黄、牡丹皮、赤芍、龟甲、牡蛎以活血化瘀，凉血透邪，益阴平肝。诸药合用，共奏清热化湿、解毒凉血、育阴涤垢之效（《费而隐疑难奇症医案选评》湖北科学技术出版社，2001）。

【名医提示】

1. 治疗结束后应定期复查。一般应观察4～5年，最初3个月每个月查1次血清反应，以后每3个月查1次，共查3次，2年后再复查1次，第1年末查脑积液1次，如血清反应原为阴性以后始终为阴性并无症状再发为治愈。

2. 育龄妇女未经治愈不要怀孕，已经怀孕者应终止妊娠，以保证优生，对可疑患梅毒的孕妇，应做预防性青霉素抗梅毒治疗。

3. 禁止不当的性行为，已感染者应禁行房事及避孕，提倡使用预防工具如避孕套和杀精剂。

4. 同时检查和治疗患者的性伴侣。

5. 父母患有梅毒应与儿童隔离。

6. 患者用过的物品要严格消毒。

第二节　淋　病

淋病是由于淋病奈瑟菌感染所引起的性传播疾病。妊娠妇女5%可感染此病，妊娠期由于盆腔充血、组织疏松、炎症不易局限，故一旦发生淋菌感染，症状往往严重。如不及时处理、可发生流产、胎膜早破、早产、胎儿宫内发育迟缓、羊膜腔内感染、产后败血症、子宫内膜炎等。严重时可形成播散性淋病，如新生儿淋菌性结膜炎，甚至发生溃疡、穿孔导致失明。

【诊断要点】

1. 病史 配偶感染、有婚外性交史，或与患者共用物品史，或新生儿有母亲淋病史。

2. 急性淋病 潜伏期2～7天。

(1)子宫颈炎：白带增多，呈脓性，有臭味，常外阴瘙痒。

(2)尿道炎：尿频、尿急、尿痛，排尿灼热感。

(3)前庭大腺炎：外阴、阴道下部肿胀疼痛，一侧或两侧有肿形成，或伴发热。

(4)当下生殖道感染向上蔓延时，可引起急性盆腔炎症，出现腹部疼痛，脓性白带增多，伴高热寒战等。有的出现淋菌性结膜炎、咽炎和直肠炎，甚至血行感染引起播散性淋球菌感染，而出现相应的症状。

3. 慢性淋病 多发生于急性期约2周之后，其症状与慢性生殖道非淋菌性感染几乎无区别；表现为下腹部隐痛，腰骶部酸痛，白带增多；或月经过多，不孕等。有的也可有急性盆腔炎反应。

4. 检查

(1)急性淋病：外阴、阴道口红肿、触痛；宫颈口充血、水肿，有脓性分泌物流出；尿道口红肿，有脓尿，挤压尿道旁腺有脓液出。若前庭大腺炎时，一侧或两侧大阴唇后方有肿物，表面红肿、触痛，按压腺管开口处有脓汁流出，形成脓肿时局部有波动感。合并急性盆腔炎时，有急性盆腔炎体征，如宫体压痛，一侧或双侧附件增厚，或有肿物、压痛等。

(2)慢性淋病；慢性盆腔炎的体征，或伴慢性宫颈炎、前庭大腺囊肿、慢性尿道炎等。

(3)分泌物涂片检查尿道口、宫颈口、前庭大腺开口或尿道旁腺挤出脓性分泌物进行涂片，用革兰染色，在多核白细胞内，找到革兰阴性双球菌6对以上。

5. 实验室检查 细菌培养：对可疑患者而涂片检查阴性者，或对慢性淋病者，可作分泌物的淋球菌培养。

【鉴别诊断】

1. 非淋菌性尿道炎 淋菌性尿道炎与非淋菌性尿道炎的症状、体征在临床上很难区别，主要通过分泌物的培养等加以鉴别。

2. 非淋菌性生殖器炎性疾病 淋病性宫颈炎、阴道炎、前庭大腺炎及盆腔炎应与一般化脓菌感染者相鉴别。除了根据不洁性交史外，主要是将分泌物进行涂片或培养。前者可查到革兰阴性肾形双球菌；而后者可查出其他化脓菌。

【西医治疗】

1. 一旦确诊，尽早给予青霉素治疗。

2. 感染症状较轻，治疗及时可继续妊娠至足月。

3. 分娩期严格消毒，预防新生儿感染，对淋病孕妇分娩的新生儿应予以隔离，弱蛋白银点眼。一旦确诊为淋菌性眼炎，立即进行治疗。青霉素5万U/(kg·d)，分2次肌内注射，连用7日。

4. 产后42日取宫颈管分泌物培养或显微镜检查。

【中医治疗】

1. 辨证论治

(1)湿热下注型：带下增多，色黄，阴部灼热、瘙痒；小便色黄、频数、灼热、疼痛，舌红，苔薄黄腻，脉滑数。治宜清热利湿，利尿通淋。方选四妙散合导赤散加减。药用土茯苓30g，薏苡仁、金银花各15g，车前子、生地黄各12g，黄柏、苍术、牛膝、龙胆、木通、淡竹叶各10g，甘草6g。每日1剂，水煎服。

(2)湿毒蕴结型：外阴瘙痒，白带增多，色黄或脓血样、黏稠；小便频数、疼痛，小腹疼痛拒按，伴发热恶寒、心烦口渴、纳呆，舌红，苔黄，脉滑数。治宜清热解毒，化瘀通淋。方选银翘红酱解毒汤。药用金银花、连翘、红藤、败酱草、薏苡仁各15g，牡丹皮、赤芍各12g，桃仁、栀子、延胡索、川楝子各10g，生大黄、甘草各6g。每日1剂，水煎服。

(3)脾肾两虚型：小便淋漓不畅，或尿频，前阴有白浊流出，遇劳，带下量多，色黄白，质稀，神疲乏力，食少便溏，腰脊酸痛，或月经不调，或婚久不孕；舌质淡，苔白，脉沉细弱。治宜补肾健脾，化浊解毒。方选无比山药丸加减。药用萆薢、败酱草、山药、茯苓、熟地黄各15g，山茱萸、泽泻、菟丝子、巴戟天、川牛膝、白术各10g。每日1剂，水煎服。

(4)肝肾阴虚型：小便涩痛不甚，前阴时有白浊流出，带下色黄，或赤白相兼，质稠，外阴瘙痒，形体消瘦，手足心热，心烦不寐，午后潮热，腰膝酸软，舌质红少苔，脉细数。治宜滋阴清热，泻火解毒。方选知柏地黄汤加味。药用熟地黄、忍冬藤、马齿苋、虎杖各15g，山药、山茱萸、茯苓、泽泻、牡丹皮、知母、黄柏各10g。每日1剂，水煎服。若心烦不寐，失眠多梦，加莲子心、远志、酸枣仁各10g以清心火，养心神。

2. 外治单方验方

(1)保龄洗剂：百部、苦参、地肤子、蛇床子、白鲜皮、千里光、马齿苋、野菊花、鹤虱各15g。每日1剂，煎成水液，用于坐浴或洗涤患处。

(2)九里光、鱼腥草、野菊花、忍冬藤各30g，黄柏、百部各15g。加水1500ml，煎取1000ml，坐浴，每日1剂，连用10日为1个疗程。

(3)阴道上药：黄连、黄柏、明矾各1份，土茯苓、苦参各2份。制成胶囊，每粒含生药400mg，阴道冲洗后，将胶囊塞入阴道。每日1次，每次1粒，1周为1个疗程。

3. 中成药

(1)八正合剂：清热泻火，利水通淋。适用于下焦湿热证。液体合剂，每日3次，每次15～20ml，口服。

(2)五淋白浊丸:清热除湿,利水通淋。适用于下焦湿热证。水丸,每日 3 次,每次 9g,口服。

(3)无比山药丸:补肾填精,固摄止淋。适用于肾气不足证。蜜丸,每日 2 次,每次 9g,口服。

(4)琥珀分清丸:利水通淋,泻火解毒。适用于下焦湿毒证。水丸,每日 2~3 次,每次 6g,口服。

(5)知柏地黄丸:滋阴清热降火。适用于肝肾阴虚证。蜜丸,每日 2 次,每次 9g,口服。

【验案举例】

1. 邢某,女,24 岁。症见外阴红肿,宫颈充血,阴道内有脓性分泌物流出。舌质红,舌苔黄腻。脉弦数。实验室检查淋菌涂片阳性,淋菌培养结果阳性。诊断为淋病。证属湿热淫毒,蕴结下焦。治宜清热利湿,解毒通淋。方选八正散加味。药用茯苓 25g,金银花、萹蓄、瞿麦、滑石、山栀子、车前子各 20g,败酱草 15g,黄柏 10g,木通 10g,大黄 9g。每日 1 剂,水煎服。服 2 周 14 剂后,经查淋菌涂片,淋菌培养结果均阴性,身体恢复如常,病告痊愈。

按:此患者为湿热之毒邪互结而流注于下焦而起,故生为阴疡。治则清热解毒,利湿通淋,滑石、木通为君药,滑石善能滑利窍道,清热渗湿,利水通淋;木通上清心火,下利湿热,使湿热之邪从小便而去。萹蓄、瞿麦、车前子,三者均为清热利水通淋之常用品。山栀子仁清泄三焦,通利水道,以增强君、臣药清热利水通淋之功;大黄荡涤邪热,并能使湿热从大便而去。甘草调和诸药,兼能清热、缓急止痛,黄柏、败酱草、金银花清热解毒,茯苓利水消肿、渗湿健脾(实用中医内科杂志,2005,3)。

2. 廖某,女。24 岁。自诉常有不洁性交。患本病长达 4 年,虽经中西医多方治疗,仍乏效。常反复发作。症见胁腹胀痛不适,下腹尤甚。尿道口肿痛。尿频、尿急、尿痛。且血尿频发。时有少量红白相间黏稠的脓性分泌物溢出,味腥臭,已转为慢性淋病性尿道炎,并经妇检确诊为并发慢性前庭大腺炎,经期错后 15 天,色黯量少夹块,腹痛拒按,累及两乳。涂片检查可见中等量的淋病双球菌;尿检示白细胞(++),红细胞(++),蛋白(+);血象示白细胞 10.5×10^{9}/L,中性 0.75,淋巴 0.40,红细胞 3.2×10^{12}/L。舌黯红、苔薄略黄,脉弦涩。证属气滞血瘀,湿热下注。治宜活血化瘀,清热利湿。内治方药用川萆薢、紫花地丁、鱼腥草各 20g,桃仁、地龙、杏仁、牡丹皮、赤芍各 15g,路路通、柴胡、桔梗、益母草 10g,白豆蔻(后下)、甘草各 6g。每日 1 剂,水煎服。外治方药用苦参 50g,蛇床子、白花蛇舌草、地肤子各 30g,山豆根 20g,紫苏叶 15g。海螵蛸 10g。每日 1 剂,水煎待凉后坐浴。经内外合治 5 日,诸症大减,涂片复查未见淋病双球菌,尿、血常规复常。守原方再服 5 日,行第 2 次涂片复查仍未见淋病双球菌。诸症消失,病告痊愈。为善后调治，巩固疗效，继服清热养阴佐以化瘀之方 4 剂，并嘱此后杜绝不洁性交。随访 3 年，病未再发。

按：此患者因外受邪毒致使湿热流注于下焦而起病，又因毒邪未及时祛除，久之则伤正气，正气不足而瘀滞，不能运血，导致血液瘀滞而使此病缠绵难治，多方医治但乏效，因此治疗上不仅要清热利湿，还要理气化瘀。桃仁活血化瘀，地龙清热利湿，柴胡、牡丹皮、赤芍清热凉血，活血祛瘀，萆薢利湿去浊，祛风除痹，路路通祛风活络，利水通经，益母草、地丁草、鱼腥草清热解毒，活血利水，甘草益气解毒、调和诸药。诸药合用，起到活血化瘀，通淋利湿的作用（中国医学研究与临床，2006，5）。

3. 高某，女，29 岁。白带增多，色黄气臭，外阴瘙痒，尿道灼热疼痛，经某医院检查“宫颈糜烂，阴道多量黄色分泌物，尿道口充血水肿”。阴道分泌物涂片，细菌培养发现淋病双球菌，以青霉素肌注，并口服强力霉素等，症状缓解，停药 2 周后再次加重，继肌内注射青霉素及口服磺胺药物，未见明显好转，并感头晕，胸闷，恶心，睡眠差，身热，白带多，色黄秽臭，外阴痒，尿道灼痛，时下腹胀痛，大便正常，小便色黄浑浊。外阴红肿、糜烂。血常规：白细胞计数 $8\times10^9/L$，中性 0.75，淋巴 0.25。尿常规：白细胞（+++），红细胞（++）。白带涂片：淋病双球菌。见痛苦病容，面色晦暗，脉细数，舌红，边有瘀点，苔黄腻。诊断为淋病。证属湿热内蕴，瘀毒聚结。治宜清热利湿，化瘀解毒。药用败酱草、蒲公英、白花蛇舌草、土茯苓各 30g，金银花 18g，小蓟、生地黄、青天葵各 15g，川红花、土鳖虫各 12g。每日 1 剂，水煎服。并用生扁柏叶 60g，银杏仁 45g，蜜糖 60g。前 2 味捣烂，加入蜜糖，冲入适量开水如糊状，每天服 1 次。服药 7 剂和外治后，症状明显缓解，睡眠可，阴痒和阴道分泌物均减少，外阴红肿糜烂已基本好转，无头晕，身热，舌红，边有瘀点，苔薄黄，脉细数。守上方加薏苡仁 30g，服 7 剂后，阴道少量黄色分泌物，时有瘙痒，余无不适，随访至今未再复发。

按：淋病是因男女交媾不洁，肝肾胞宫受毒，窜流经络关节，邪毒上逆人心经所致。女性表现为阴唇红肿糜烂等。本案证属湿热瘀毒聚结，治宜清利湿毒，化瘀解毒。方中用败酱草、蒲公英等清热解毒，还加红花、蝼蛄活血化瘀，蝼蛄又有很好的利湿作用，配合薏苡仁清热利湿。外阴痒甚，可用祛风攻毒杀虫的药物如露蜂房、蝉蜕等。久病肝肾之阴受损，故治疗后期要用六味地黄丸滋养肝肾、扶正祛邪。治疗期间应嘱患者避免性接触，以免给治疗带来困难（《奇难杂症精选》，广东科学技术出版社，2006）。

【名医提示】

1. 治疗期间忌饮酒及辛辣食物，避免过劳，与家庭中其他人员应分居，对浴巾、浴具、寝具及内衣裤等要消毒。

2. 提倡淋浴，不用公共浴具、公共坐式马桶的马桶圈等，防止间接传染淋病。

3. 患淋病的孕妇，应积极治疗，以免通过产道传染给新生儿。

4. 做到早期诊断、早期治疗，治疗要彻底，防止转为慢性。

5. 治疗期间禁止性生活，并应夫妻同治。

6. 洁身自爱，防止性乱。

第三节 尖锐湿疣

尖锐湿疣是由人类乳头瘤病毒感染所引起的性传播疾病。妊娠期妇女较非孕妇女容易感染，局部体征较非孕期重。一般不引起妊娠中止，尚不造成流产、早产、死胎及畸形。有可能存在宫内感染的垂直传染途径。

【诊断要点】

1. *病史* 性伴侣患有生殖器疣。

2. *症状* 自觉外阴瘙痒和压迫感，或灼痛，伴白带增多。

3. *妇科检查* 主要在大小阴唇、阴蒂、阴唇后连合、阴唇系带、阴道口、宫颈及肛门周围等处。初起为粟粒大小柔软、散在的疣状淡红色丘疹，以后逐渐增大，增多，集聚融合，呈蕈样、菜花样鸡冠状赘生物，根部有蒂，表面暗红或污灰色，且很湿润，有触血，其分泌物有臭味。

4. *辅助检查* ①5％醋酸试验：先用干棉球擦去湿疣表面的分泌物，再用棉签蘸5％乙酸涂搽疣体，3分钟后若病损区变为白色为阳性。假性湿疣为阴性。②活体组织检查及PCR方法是确诊的主要方法。

【鉴别诊断】

1. *假性湿疣* 其发病可能与局部分泌物刺激和激素水平改变有关。好发于小阴唇内侧及阴前庭，用5％乙酸涂搽后，不变为白色。作病理检查即可确诊。

2. *扁平湿疣* 为二期梅毒性损害，外观为扁平形稍隆起的丘疹，基底宽无蒂，取表面分泌物涂片检查可找到梅毒螺旋体，梅毒血清学反应呈阳性。

【西医治疗】

1. *局部治疗* 同非孕期。孕妇禁用25％足叶草酯，因其导致流产、死胎，并有致畸作用。

2. *手术治疗* 如疣体较大，应手术切除，以免影响分娩。以激光治疗效果较好。

【中医治疗】

1. *辨证论治*

(1)湿毒蕴结型：外阴赘生物，呈乳头样或菜花状，痒痛不舒；外阴灼热，潮红，带下增多，色黄臭，舌红，苔薄黄，脉濡数。治宜清热解毒，除湿止痒。方选龙胆泻肝汤加减。药用土茯苓30g，牡丹皮、生地黄、椿根皮、白花蛇舌草、车前子12g，龙胆、栀子、黄芩、黄柏、泽泻、木通各 10g，柴胡、甘草各 6g。每日 1 剂，水煎服。

(2)阴虚血燥型：外阴赘生物，呈乳头样、菜花状，污灰色，臭秽，瘙痒不舒；带下量多，伴五心烦热，小便赤短，大便干结，舌红，少苔，脉细数。治宜滋阴清热止痒。方选知柏地黄汤加减。药用土茯苓 30g，山药 15g，生地黄、椿根皮、泽泻、皂角刺各 12g，知母、黄柏、山茱萸、牡丹皮、蝉蜕各 10g，甘草 6g。每日 1 剂，水煎服。

2. 通用加减方　金银花、野菊花、蒲公英、紫花地丁、赤芍、马齿苋各 15g，牡丹皮、生甘草各 10g。兼有湿邪，加龙胆 15g，黄柏 10g；若热重于湿，加栀子 10g；疼痛明显，加乳香、没药各 10g；湿邪较盛加茯苓 15g，泽泻 10g；刺痒明显加白鲜皮 15g，钩藤 10g；小便不通者加木通、滑石各 10g；大便不通者加大黄 10g，枳壳 6g。每日 1 剂，加水煎 2 次，药液混合均匀，分 2 次服。

3. 内服单方验方　板蓝根、大青叶、金钱草各 20g，薏苡仁、紫草、红花、桃仁、川芎、牡蛎、麦冬各 15g，甘草 6g。每日 1 剂，水煎，分 2 次服。

4. 外治单方验方

(1)生马齿苋、芡实各 15g，蛇床子、白鲜皮、苦参、黄柏各 10g。每日 1 剂，煎水 2 次，坐浴或阴道冲洗。

(2)板蓝根、黄柏、紫草、木贼、薏苡仁、桃仁、红花、川芎、牡蛎、枯矾各 50g。每日 1 剂，每日 2 次，水煎，趁热先熏后洗。

(3)土茯苓、忍冬藤、板蓝根各 30g，木贼 20g，明矾、苦参、野菊花各 15g。每日 1 剂，水煎 2 次，坐浴。

(4)鸦胆子仁捣烂敷贴皮损处，用胶布固定，3 天换药 1 次。

5. 针灸治疗　取艾炷着疣上灸之，每日 1 次，至脱落为止。

6. 中成药

(1)清热解毒丸：清热解毒，消肿止痛。适用于湿热(毒)壅盛证。水丸，每日 2 次，每 10g。口服。

(2)片仔癀：清热解毒，祛湿消肿，活血止痛。适用于湿毒兼瘀证。丸剂或胶囊剂，每日 2～3 次，每次 0.6g，口服。外用：冷开水调化，外涂患处，每日数次。

【验案举例】

1. 张某，女，30 岁。其丈夫有性乱史，于半个月前自感外阴瘙痒不适伴脓性白带增多。妇检见外阴大小阴唇、阴道、宫颈及肛门围有散在乳头状疣，部分融合成菜花状团块，表面呈暗红色，质较软，顶端有角化。醋酸白试验阳性，活检病理见乳头瘤样增生、棘层上部及颗粒层有空泡化细胞及真皮乳头内毛细血管增生，白带查见滴虫及大量脓性白细胞。诊断为尖锐湿疣。证属湿热下注，凝聚肌肤。治宜清热解毒，除湿止痒。药用金银花、板蓝根各 15g，熟地黄 12g，当归、白芍、黄柏、栀子各 10g，郁金 9g，川芎 6g。每日 1 剂，水煎服。外用板蓝根、苦参、黄柏、紫草、蛇床子、明矾、硼砂各 10g，食醋 100ml，用时兑水 3000ml，水煎，待药汁温冷后坐浴 30

分钟，每日 1 剂，早晚各 1 次。4 周为 1 个疗程。治疗 1 个疗程后，病损全部消退，随访半年未复发。

按：尖锐湿疣是有人类乳头状瘤中的 6、9、18 型病毒通过细微损伤的皮肤黏膜而接种于人体，经 3～5 个月的潜伏期发生的性传播疾病。其复发的原因，主要有对临床及亚临床感染病灶治疗不彻底以及周围非皮损区及尿道存在着人类乳头状瘤病毒潜伏感染，宿主免疫力，尤其是外周血细胞免疫力降低。故许多复发病例的新疣在原发灶周围的 2cm 处发生，甚者在远离病灶处发生，而不是在好发的原灶区再生。表面化疗剂是抗代谢药，能抑制病毒复制，局部注射疣体基底部，可抑制感染人类乳头状瘤病毒的分裂增生，使之坏死脱落，但对看不见的疣体不能彻底根除。中医认为尖锐湿疣的发生是由于气血失和，腠理不密，加之房事不洁，感受秽浊之邪，而致湿热下注，凝聚肌肤而成。故治宜清热解毒除湿，和营止痒蚀疣。口服方剂中熟地黄、当归补血养阴；白芍、川芎、郁金行气活血；黄芩、黄连清热解毒；黄柏、栀子清除湿热：板蓝根、金银花加强清热解毒之效。外洗方剂中板蓝根清热排毒、抗病毒；苦参、黄柏清热燥湿；紫草活血化瘀；蛇床子、白矾、硼砂燥湿杀虫、收敛保护皮肤；食醋清洁皮肤，增强方药祛病毒功效。诸药合用排除余毒，抑制复发。

2. 王某，女，29 岁。因外阴瘙痒，灼痛，带下量多，色黄腥秽，气味难闻而来诊。追述病史半年余，近日加重。妇检：经产型外阴，于大、小阴唇内侧散在乳头状赘生物，质软，病变面积直径约 2cm，表面因分泌物浸淫成黑灰色，有恶臭。阴道畅，阴道壁可见数个微小淡红色丘疹，宫颈Ⅱ度糜烂。子宫前位正常大小，双侧附件无异常。诊断为尖锐湿疣。证属湿热邪毒，壅塞肌肤。治宜清热解毒，除湿消疣。药用土茯苓、白花蛇舌草各 6g，百部、黄柏、苦参各 60g，生薏苡仁、重楼、蛇床子、白鲜皮、夏枯草各 30g，赤芍、牡丹皮、冰片（冲）各 10g，上药纱布包好加水 3000ml，煎至 2000ml，取出药包，先熏后坐浴，每次 30 分钟，每日 2 次。熏洗坐浴加外敷双料喉风散及药棉球塞入阴道内，4 剂后自觉症状消失，局部疣体减少，2 个月后复查，未见疣复发。

按：女性生殖器尖锐湿疣是由人乳头瘤病毒感染的性传播疾病，主要传播方式有 3 种途径：①直接性接触；②间接性接触；③直接非性接触。其好发部位多在皮肤黏膜交界处，如外生殖器、肛周、会阴，偶见于口腔、腋下及趾间等，除此以外，患者均伴有滴虫和真菌感染。祖国医学认为，本病乃为湿热邪毒壅塞肌肤，气血受阻，滋生毒物，治宜清热解毒，除湿消疣。方中百部、苦参、重楼、白花蛇舌草清热解毒消疣，土茯苓、生薏苡仁、黄柏燥湿解毒，消肿止痛，蛇床子、白鲜皮祛湿止痒，牡丹皮、赤芍、夏枯草清热散结凉血，诸药共奏解毒祛湿，杀菌消疣之功效。双料喉风散为市售成药，功能清热解毒，消炎止痛。主治咽喉口腔诸症及皮肤溃烂等，外用此药增强了解毒杀菌之效。从人体组织学角度看，口腔、咽喉、阴道黏膜上皮为复层扁平上皮，将此药用于外阴病安全可靠，外阴熏洗可使局部腠理开泄，药物直达病所，有利于药物发挥治疗作用。研究证明，人体表皮最外层的角质细胞膜具有半透性膜作用，药物通过被动扩散被角质细胞吸收，然后进入血液循环，人体以外阴、阴囊、眼睑最宜吸收药物。皮肤的角质层还具有较大的储存作用和一定的运输作用，因此药物吸收后，在高血药浓度峰值过后，常接着一个长达数日之久的低血药浓度扩散期，利用皮肤"吃"药的特性，对本病采用外洗喷药法以达到理想的治疗效果和最小的不良反应，故与冷冻、激光、电灼、手术法相比，更具有无痛苦，简便易行，无伤害，无瘢痕，疗效确切的优点。但注意：用药期间禁房事，忌酒及刺激性食品，保持外阴清洁，以防复发（天津中医，1998，3）。

3. 患者，女性，19 岁。自诉两周前肛门右侧出现散在肿物，初起时瘙痒，肿物逐渐增多增大，现肛周布满肿物，痒痛，有分泌物，味臭。查体可见肛门周围布满菜花样乳头状突起，大小约 0.2cm×0.2cm，灰褐色，触之易出血，诊断为肛门尖锐湿疣。证属湿热邪毒，壅塞肌肤。治宜清热解毒，燥湿消疣。药用白花蛇舌草、板蓝根、蒲公英各 50g，苦参、蛇床子、土茯苓、马齿苋、百部各 30g。每日 1 剂，水煎洗坐浴，5 日后来诊，肿物部分脱落，又投此药 5 剂，5 日后全部脱落，半个月后肛门左侧又有散在肿物出现，再用此药 5 剂坐浴熏洗后，全部脱落，随访 3 个月未见复发。

按：尖锐湿疣，祖国医学称其为"鼠乳""千日疮""枯筋箭"，以性接触为主要传播途径。现代医学认为，尖锐湿疣就是人类乳头瘤病毒（HPV）感染引起的性传播疾病之一。人类是 HPV 的唯一宿主，这种病毒经性交、肛交，接触传染物感染后，易在温暖、潮湿的部位发病。感染此病后，初期无自觉症状，病变增大后有瘙痒及压迫感。开始为大小不等的淡红色或暗红色乳头状损害，逐渐转为灰发亮、湿润圆形的小型丘疹，进而呈疣状增生，数目增多，倾向融合，根部常有蒂，表面凹凸不平，易于糜烂，触易出血，随着疣状物的增大，常易继发感染、分泌物恶臭。中医学认为本病主要是湿热邪毒壅塞肌肤，气血受阻，滋生毒物而发本病。因此，我们采用清热解毒、祛湿杀虫为基本大法，选用大量清热利湿解毒蒲公英、白花蛇舌草、板蓝根、马齿苋，配以燥湿杀虫的蛇床子、百部共奏清热解毒、祛湿杀虫之功效，利用熏洗坐浴之法，使药物直达病体，临床收到比较满意的疗效。临床上治疗肛门尖锐湿疣的方法虽然很多，但本法具有无伤害、无痛苦、不留瘢痕、疗效确切等优点，患者乐于接受（中医药信息，1998，1）。

【名医提示】

1. 避免使用公共浴池、浴盆或公用浴巾等，切断间接传播途径。
2. 保持外阴清洁，积极治疗各种使阴道白带增多的疾病。
3. 治疗期间禁房事，性伴侣有本病时应同时治疗。
4. 洁身自爱，避免性生活混乱。

第四节 生殖器疱疹

生殖器疱疹是由单纯疱疹病毒引起的性传播疾病。单纯疱疹病毒Ⅰ型、Ⅱ型均可致人类感染。Ⅰ型称口型或上半身型,占10%,主要引起上半身皮肤、黏膜或器官疱疹,如唇疱疹、疱疹性脑炎等,但极少感染胎儿。Ⅱ型称生殖器型,占90%,主要引起生殖器(阴唇、阴蒂、宫颈等)、肛门及腰以下的皮肤疱疹,直接由性接触传播占绝大多数,以青年女性居多。孕妇患单纯疱疹病毒Ⅱ型感染,可以垂直传播给胎儿。孕妇于20周前患生殖器疱疹,可以感染胎儿,流产率高达34%;于妊娠20周后患本病感染胎儿,低体重儿居多,也可发生早产。目前认为单纯疱疹病毒宫内感染,严重病例罕见,极少发生先天发育异常儿。经产道感染最常见,占80%以上。经产道感染的新生儿,由于细胞免疫功能未成熟,病变常表现为全身扩散,新生儿病死率高达70%以上。多于生后4～7日发病,表现为发热、出血倾向、吮乳能力差、黄疸、水疱疹、痉挛、肝大等,多在10～14日因全身状态恶化而死亡,多数幸存者遗留中枢神经系统后遗症。本病属于中医学“热疮”范畴,多由湿热下注,阻于阴部而成。

【诊断要点】

1. *病史* 起病突然,多在发热、劳累、受凉之后发病,病程短,易复发。

2. *症状* 潜伏期2～20日,大多数感染者在接触病毒4～7日时原发生殖器疱疹全身症状突出,如:周身疲乏无力,倦怠,低热。

3. *体征* 原发感染部位以外阴、肛周和下生殖道为主。典型疱疹样病灶基底呈红色隆起,表面为疱疹隆起,内含淡黄色渗出液,疱疹可融合成片、簇或软基底的浅表溃疡,局部痒痛。病变可累及小阴唇,但较少侵犯阴道及宫颈,宫颈损伤通常表现为弥散性宫颈炎或浅表溃疡,局部组织坏死少见。常有腹股沟淋巴结肿大压痛。

4. *实验室检查* 血清单纯疱疹病毒抗体测定,病毒分离,荧光抗体测定,单纯疱疹病毒DNA检测等方法均可帮助诊断。

【鉴别诊断】应与带状疱疹、妊娠疱疹相鉴别。

【西医治疗】

1. 治疗原则是抑制单纯疱疹病毒增殖和控制局部感染。选用阿昔洛韦干扰其DNA聚合酶,抑制单纯疱疹病毒DNA。口服每日5～6次,每次0.2g,5～7日为1个疗程。复发者同样剂量口服5日,该药也可制成软膏或霜剂局部涂搽,对胎儿无明显毒性。

2. 分娩时原则上应对软产道有疱疹病变的产妇行剖宫产,即使病变已治愈,初次感染发病不足1个月者,仍应以剖宫产结束分娩为宜。复发型是否需行剖宫产尚有争议，但发病1周以上复发型可经阴道分娩。

3. 局部治疗：采用冷敷；若继发感染，用0.1%雷夫诺尔溶液或2%硝酸银溶液湿敷，再涂搽抗生素软膏，如氯霉素或金霉素软膏。

4. 全身治疗：选用抗疱疹病毒的药物，如阿糖腺苷、疱疹净、无环鸟苷等；增加机体免疫力药物，常选丙种球蛋白、干扰素等。

【中医治疗】

1. 辨证论治

(1)肝胆湿热型：水疱起于阴部，易于破溃糜烂、流水，疼痛明显；发热，便干，溲赤，苔黄腻，脉滑数。治宜清利肝胆湿热。方选龙胆泻肝汤加减：药用板蓝根、车前子（包煎）、生地黄各15g，龙胆、黄芩、栀子、泽泻各10g，木通、生大黄(后下)、生甘草各6g。每日1剂，水煎服。

(2)阴虚内热：病情反复发作，阴部起水疱，集簇成群，破溃后糜烂，灼热瘙痒，疼痛；口渴，咽干，心烦，舌红，苔薄，脉细数。治宜养阴清热解毒。方选增液汤加减。药用板蓝根、白茅根、生地黄、玄参各10g，天花粉、知母、黄柏、地骨皮、紫草各10g。每日1剂，水煎服。

2. 外治单方验方

(1)马齿苋、板蓝根、紫草、红藤、银花藤、苦参各15g，黄柏10g，雄黄5g。每日1剂，水煎取液，坐浴，或湿敷。每日1次，每次20min。适用于各证。

(2)雄黄、明矾各10g，冰片2g。制成细末，用鸡蛋清调成糊状，适量外敷于患处。每日2～3次。适用于各证。

(3)黄柏、黄芩、黄连、栀子各等份。共制成软膏剂。将患处用生理盐水洗净后外敷本药膏，每日1次。

3. 中成药

(1)连翘败毒丸：清热解毒。适用于热毒证。水丸，每日2次，每次6g，口服。

(2)龙胆泻肝丸：清肝火，除湿热。适用于湿热证。水丸，每日2～3次，每次6～9g，口服。

(3)银黄片：清热解毒。适用于热毒证。片剂，每日3～4次，每次2片，口服。

【验案举例】

某妇，患阴疮，发热头痛，口感咽燥，外阴部小水疱密集成簇，痛痒交作，时愈时作，缠绵不尽，苔薄，脉细数。证属肝郁化火，湿热下注。治宜养肝滋肾，清热化湿。方选知柏地黄汤合萆薢渗湿汤加减。药用知母、生地黄、牡丹皮、板蓝根、蒲公英各15g，黄柏、泽泻各12g，白芍、虎杖、车前子各10g，萆薢、薏苡仁、赤茯苓、泽泻各9g。每日1剂，水煎，每日2次。连服10剂，外阴部的小水疱逐渐消退，痛痒感减轻，继续服用上方20剂，症状好转。停药后观察3个月没有复发。

按：该患者感受湿热毒邪，乘虚而入，侵犯经络，发病于肌肤。故见外阴部小水疱密集成簇，痛痒交作。方中使用了知母、牡丹皮滋阴清热泻火，白芍柔肝，生地黄滋肾，黄柏、车前子、泽泻清热利湿，萆薢清利湿浊，赤茯苓健脾凉血，板蓝根、虎杖、蒲公英清热解毒。共奏清热利湿解毒的功效(《张志礼医话验案精选》，人民军医出版社，2008)。

【名医提示】

1. 治疗期间禁止性生活，同时对性伴侣也应给予诊治。

2. 禁食辛辣、肥甘厚味之品，以防助邪。

3. 保持外阴清洁，防止继发感染。

4. 避免不洁性交。

第五节 泌尿生殖道沙眼衣原体感染

生殖道沙眼衣原体感染是最近几年命名的，指由沙眼衣原体引起的以泌尿生殖道部位炎症为主要表现的性传播疾病。原先的性病"非淋菌性尿道炎"为多种病原体引起的性病，包括沙眼衣原体、支原体等。现在将沙眼衣原体感染单独命名，原先的"非淋菌性尿道炎"则指非衣原体、非淋球菌引起的泌尿生殖道炎症性疾病。沙眼衣原体引起的疾病范围广泛，可累及眼、生殖道和其他脏器，也可导致母婴传播。因此沙眼衣原体感染的防治具有十分重要的公共卫生意义。

泌尿生殖道沙眼衣原体感染被公认为性传播疾病，是国家卫生和计划生育委员会要求严格控制的性传播疾病之一。沙眼衣原体不仅是沙眼的病原体，也是引起女性生殖道感染最常见的病原体。孕妇宫颈感染衣原体的危险因素有：开始性生活年龄小、多个性伴侣、低文化程度、不用阻隔式避孕、患沙眼及重度宫颈糜烂等。其感染形式有2种；即新近感染和原有感染因妊娠而诱发活化。孕妇患衣原体活动性感染有发生胎膜早破的危险。若发生在妊娠早期，容易发生流产。中医认为本病多由湿热下注，阻于阴部而成。

沙眼衣原体在分类学上属于衣原体目，衣原体科，衣原体属。有不同的亚型，引起泌尿生殖道感染的主要是D-K型。沙眼衣原体革兰染色阴性，需要在细胞内寄生。沙眼衣原体感染的主要病理改变是慢性炎症，造成组织损伤，后期还可以形成瘢痕，影响器官的功能。

【诊断要点】

1. 潜伏期为7～12日，表现为宫颈炎、阴道炎、子宫内膜炎、输卵管炎、盆腔炎以及尿道炎等。

2. 孕妇生殖道衣原体感染可以发生垂直传播，有宫内感染(少见)、产道感染(多见)和产褥期感染(少见)。

3. 新生儿衣原体感染最初侵犯眼结膜，并可扩展到咽部，多发生在出生后4～

16 日,也可发生在生后数周。临床表现有黏液脓性分泌物、眼结膜充血及乳头增生,病程可长达 1～3 个月,预后良好,仅少数遗留瘢痕和角膜翳形成。

4. 新生儿衣原体肺炎表现为气促,常伴有鼻塞、咳嗽,听诊闻及小水泡音,X 线胸片示大片对称阴影。

5. 实验室检查

(1)涂片显微镜检查:可用于新生儿眼结膜刮片的检查,但不适用于泌尿生殖道沙眼衣原体感染的检查。

(2)细胞培养法:此法是检测沙眼衣原体感染最为特异的方法,此法可用作证实试验和治疗后的判愈试验。需一定的实验设备。临床没有普遍开展。

(3)直接免疫荧光法和酶联免疫吸附试验:是比较实用的检测方法。但也存在敏感性不够的缺点,可能会漏检。

(4)快速免疫层析试验:已有商品化试剂盒用于沙眼衣原体感染的快速诊断。结果可在半小时内得到。其缺点为敏感性不够。

(5)核酸扩增试验:用于诊断沙眼衣原体感染的聚合酶链反应(PCR)已有商品化试剂盒。此法对于诊断泌尿生殖道沙眼衣原体感染敏感性和特异性都非常高。核酸检测应在通过相关机构认定的实验室开展。

【鉴别诊断】

临床上,沙眼衣原体感染常与淋球菌感染有紧密联系。这两种病原体均可引起男性尿道炎、附睾炎、直肠炎,女性宫颈炎、尿道炎、盆腔炎等,它们引起的疾病,其临床症状和体征差别不大,因此单凭临床观察是不易区分的。而且沙眼衣原体和淋球菌可合并感染。准确的鉴别诊断有赖于实验室检查。在临床实践中,常对确定为淋球菌感染者,无论是否检查沙眼衣原体感染,均常规给予抗淋球菌和沙眼衣原体两种病原体的治疗。

女性主要发生宫颈炎和尿道炎。70%～90%的妇女宫颈沙眼衣原体感染无症状,可持续数个月至数年。有症状发生时,可出现阴道分泌物异常,非月经期或性交后出血。尿道炎的症状有排尿困难、尿频、尿急等。衣原体宫颈感染如不治疗,可向上发展发生盆腔炎。表现有下腹痛、性交痛等,长期持续的感染可导致不孕、宫外孕(异位妊娠)和慢性下腹痛。

孕妇的生殖道沙眼衣原体感染可增加早产、低出生体重和胎膜早破的危险性。如未经有效治疗,可传染新生儿,引起新生儿眼炎及肺炎。

【西医治疗】

1. 治疗原则:沙眼衣原体感染的治疗目的是治愈感染,防止产生合并症,阻断进一步传播。治疗原则是早期发现,早期治疗,用药足量、足疗程。性伴侣需同时治疗。

2. 治疗方案:目前对于成人沙眼衣原体尿道炎、宫颈炎、直肠炎,通常采用的治疗方案为:阿奇霉素,单剂口服,或多西环素,每日 2 次,共 7～10 日。其他可以选用的药物包括米诺环素、红霉素、四环素、罗红霉素、克拉霉素、氧氟沙星、左氧氟沙星、司帕沙星等。可以根据具体病情、药源等情况选择使用。

3. 性伴侣的处理:在患者出现症状或确诊前的 2 个月内的所有性伴侣均应接受检查和治疗。病人及其性伴侣在完成治疗之前应避免性行为。

4. 一旦在孕妇宫颈检出衣原体,应及时用药。红霉素 0.5g/6h,口服,连用 7 日,或 0.25g/6h,连用 14 日。

5. 衣原体结膜炎,可用 1%硝酸银液滴眼。

6. 口服红霉素 50mg/kg,分 4 次口服,连用 14 日,可预防衣原体肺炎的发生。

【中医治疗】

1. 辨证论治

(1)湿热下注型:阴部红肿、痒痛,白带量多,色黄有气味;尿频、尿急、尿痛,眼红,口苦,性急,舌红,苔黄腻,脉弦滑。治宜清利肝胆湿热。方选龙胆泻肝汤合八正散加减。药用车前子(布包)、生地黄各 15g,萹蓄、瞿麦各 12g,龙胆、柴胡、木通、泽泻、当归各 10g,大黄(后下)、甘草各 6g。每日 1 剂,水煎服。

(2)热毒内蕴型:外阴出现红斑、水疱,甚至破溃,有溃疡,伴灼热、疼痛、瘙痒,小便频数涩痛,大便秘结,或发热,舌质红,苔黄,脉滑数。治宜清热解毒凉血。方选五味消毒饮加减。药加金银花、野菊花、蒲公英、马齿苋、紫花地丁各 15g,牡丹皮、赤芍各 10g,生甘草 6g。每日 1 剂,水煎服。若兼有湿邪,加龙胆,黄柏各 10g 以清热利湿。

2. 内服单方验方

(1)生地黄 30g,知母、茯苓各 12g,黄柏、牡丹皮、猪苓、瞿麦各 10g。每日 1 剂,水煎 2 次,早晚分服。

(2)马齿苋 30g,板蓝根 15g,紫草、败酱草各 12g。每日 1 剂,水煎服。

3. 外治单方验方

(1)土茯苓、金银花各 50g,苦参 30g,白鲜皮、威灵仙、甘草各 15g。每日 1 剂,水煎冲洗阴道、尿道口,每日 2 次。

(2)苦参、黄柏各 20g,大黄、蒲公英各 15g。每日 1 剂,水煎取液,外洗患部,每日 2 次,每次 20～30 分钟。

【名医提示】

1. 提倡行为的改变,如不搞非婚性行为,推迟首次性交年龄,减少性伴侣的数目,慎重选择性伴侣,使用安全套等。

2. 如果有非婚性行为或其他不安全的性行为,或者有可疑的尿道症状、白带异常,应该及时去正规医院就诊。

3. 做相关检查,及早诊断,及时治疗,避免发生合并症和后遗症。

第六节　艾滋病

获得性免疫缺陷综合征简称艾滋病，是由人类免疫缺陷病毒（HIV）引起的一种恶性传播疾病。在隐性感染期受孕或妊娠期感染艾滋病，易导致病情发展，发生艾滋病临床症状。艾滋病病毒可通过胎盘血液循环造成胎儿宫内感染，分娩过程中接触产道分泌物、血液及产后的母乳喂养亦可感染新生儿。宫内感染可引起早产、胎儿宫内生长迟缓，如果感染发生在妊娠早期，可导致畸形，表现为头盖骨缺损、小脑袋、前额突、鼻梁塌而短、眼裂涉及倾斜、蓝巩膜、人中呈三角形等。婴儿艾滋病从出生到症状产生，平均4～8个月，新生儿期感染则常在1岁左右出现症状及体征，表现为生长缓慢、体重减轻、腹泻、发热、全身淋巴结肿大、口腔感染（鹅口疮、咽炎等）、持续咳嗽、肝脾大，亦可发生中枢神经系统损害，还可反复发生疮疖、蜂窝织炎、肺炎等。本病属于中医学“疫病”“虚劳”范畴。

【诊断要点】

1. 病史　注意患者的个人生活方式，性生活史；有无反复静脉注射吸毒、输血或注射血液制品史；有无艾滋病流行区旅居史。

2. 潜伏期（HP/感染）

（1）一般4个月至5年。

（2）可无任何症状。

（3）慢性淋巴结综合征：全身淋巴结肿大等。

（4）类似传染性单核细胞增多的症状：发热，恶寒，头痛，皮肤丘疹，淋巴结肿大等。

3. 前驱症状（艾滋病相关综合征）

（1）反复发热，疲乏，盗汗，食欲缺乏，体重减轻，全身性淋巴结肿大。

（2）假丝酵母菌、病毒或细菌性条件性感染：如口腔白假丝酵母菌病、皮肤单纯疱疹等。

4. 条件致病性感染　由于免疫功能缺陷，原来并非致病的或致病力很弱的病原体，对艾滋病患者构成致病感染。

（1）弥漫性肺炎：发热，咳嗽，呼吸困难，低氧血症，胸痛等。病原体多为卡氏肺囊虫。

（2）原因不明的发热：呈间歇性或持续性，周身不适，乏力，体重减轻达30%～40%，逐至恶病质。

（3）腹泻：每日可达数次，水样大便，脓血便。病原体常见为隐孢子虫。

（4）神经系统合并症：病原体不同而引起不同的临床反应。①HIV：进行性特发性脑炎。②弓形体：脑脓肿、弥漫性脑炎。③隐球菌：脑膜炎、脑脓肿。

上述疾病均可出现头痛、呕吐、意识障碍、抽搐、痴呆以及相应的占位性病变体征。

5. 恶性肿瘤　常见者为卡波西肉瘤，还有高度恶性淋巴瘤，未分化的霍奇金淋巴瘤、舌鳞状细胞癌等。

6. 血液检查

(1)血红蛋白：70～100g/L。

(2)白细胞：(10～30)×10^9/L。

(3)血小板：中度减少。

(4)血浆球蛋白上升，清蛋白减少。

(5)转氨酶为正常的2～4倍。

7. 尿液检查

(1)血尿。

(2)蛋白尿。

8. 免疫学检查

(1)淋巴细胞减少：<1.0×10^9/L。

(2)T辅助细胞与T抑制细胞比率倒置。

(3)血清免疫球蛋白水平正常或升高，补体成分正常。

9. 病毒及血清学检查　LAV/HTLA-ID病毒学或血清学试验阳性。

10. 诊断标准　引自美国疾病控制中心。患者HIV抗体阳性或细胞培养分离出HIV病毒，且具有下列情况之一者，可诊断为艾滋病。

(1)肺囊虫性肺炎。

(2)弓形体脑炎或弥散性感染。

(3)慢性隐孢子虫肠炎，超过1个月以上。

(4)慢性皮肤黏膜单纯疱疹，1个月以上。

(5)肝脏或淋巴结以外的器官发生巨细胞病毒感染。

(6)进行性多灶性脑白质病。

(7)假丝酵母菌食管炎。

(8)隐球菌性脑膜炎或播散性感染。

(9)细胞内鸟分枝杆菌感染。

(10)卡波西肉瘤(60岁以下)。

(11)原发性脑淋巴细胞瘤。

(12)弥散性细菌感染(不仅是肺或淋巴感染)。

【鉴别诊断】应与先天性免疫缺陷病和其他原因引起的免疫缺陷相鉴别。

【西医治疗】

1. 艾滋病患者一旦妊娠应行人工流产，以减少艾滋病患儿出生。

2. 分娩方式以剖宫产为宜。

3. 产后不宜母乳喂养。

【中医治疗】

中医药防治艾滋病仍处于探索阶段，但根据中医药自身的特点，采取辨病与辨证相结合的方法治疗，可有益于控制和治疗艾滋病。

1. 辨证论治

(1)肺胃阴虚型：发热，干咳无痰或少最黏痰，或痰中带血；气短，胸痛，神疲乏力，消瘦，咽干口燥，舌红，苔薄黄或黄腻，脉细数。治宜益气养阴，清热化痰。方选参苓白术散合百合固金汤加减。药用薏苡仁、山药、扁豆、麦冬各15g，陈皮、百合、熟地黄、茯苓、白术、玄参、贝母、白芍各12g，砂仁、桔梗、人参、甘草各6g。每日1剂，水煎服。

(2)脾胃虚损型：腹痛腹泻，如水样或夹有脓血；发热消瘦，乏力纳差，口舌疼痛或有鹅口疮，舌淡，苔白或白腻，脉濡细。治宜健脾益气，和胃止泻。方选补中益气汤合小柴胡汤及温胆汤加减。药用黄芪15g，白术、当归、黄芩各12g，陈皮、半夏各10g，柴胡、人参、甘草各6g。每日1剂，水煎服。

(3)脾肾两亏型：严重消瘦，发热；头晕目眩，腰膝酸痛，纳呆，腹泻剧烈或五更泄泻，盗汗口干，毛发枯槁，舌红，无苔，或舌淡苔薄白，脉沉细无力或细数。治宜益气健脾，温肾止泻。方选四君子汤合四神丸加减。药用茯苓、白术、补骨脂、仙茅、巴戟天各12g，肉豆蔻10g，人参、吴茱萸、甘草、五味子各6g。每日1剂，水煎服。

(4)热盛痰蒙型：发热头痛，恶心呕吐，神志不清或神昏谵语；惊厥抽搐，或肢体疼痛，行动困难等，苔黄腻或黑苔，脉细数或滑数。治宜清热化痰，息风开窍。方选安宫牛黄丸合羚角钩藤饮加减。药用钩藤、羚羊角各15g，桑叶、川贝母、生地黄、菊花、白芍、茯苓、竹茹、栀子各12g，郁金、黄芩各10g，黄连、甘草各6g。每日1剂，水煎服。

以上各型可参杂出现，使证候错综复杂，除辨病辨证施治外，还可酌加提高机体免疫力的中药，如人参、黄芪、白术、甘草、当归、白芍等；可加入抗感染中药，如金银花、蒲公英、大青叶、败酱草、板蓝根、鱼腥草等；还可加入抗肿瘤的药物，如三棱、莪术、山慈菇、半枝莲、白花蛇舌草等。

2. 针灸治疗

(1)调整免疫功能：可选用足三里、肺俞、膏肓、膈俞、神门、关元、气海、命门、三阴交、肾俞等穴，用补法。

(2)可辨证酌选大椎、曲池、脾俞、四海、四花，骑马灸法。

3. 中成药

(1)西黄丸：清热解毒，化痰散结，活血消肿。适用于痰瘀阻络证。糊丸，每瓶装3g。每日2次，每次3g，温开水或黄酒送服。

(2)清开灵注射液：清热解毒，镇静安神。适用于痰火内盛证。注射液，每支10ml。静脉滴入，40～60ml 加入 5%葡萄糖液 500ml 中，每日 1～2 次。

(3)雪蛤参精：益气补肾，养阴润肺。适用于肺肾气阴两虚证。口服液，每日 2 次，每次 1 支，口服。

(4)北芪精：健脾益肺，补气生津。适用于肺脾气虚证。每支 10ml，每日 2 次，每次 1 支，口服。

【验案举例】

Maina omari，女，未婚，22 岁，坦桑尼亚人。患者间歇性头痛、发热、咳嗽 4 个月，伴明显口腔灼痛，恶心欲吐，水样便 1 个月，经检疟原虫阴性。X 线片：双肺纹理增粗。查体：形体消瘦，痛苦面容，全身皮肤散在丘疹及搔痕。口腔黏膜充血，上附凝乳状白色附着物，双肺闻及少量干啰音，舌质淡红，苔剥脱，脉细数。实验室检查：ELISA(＋)，WBC3.2×10/rams，Hb9.39/L，淋巴细胞 36%为 1052/mm^3，T3 细胞 68%为 1055.36/mm^3，T4 细胞 2%为 31.04/mm^3，T8 细胞 52%为 807.04/mm^3，T1/T3 比例为 0.0385，口腔真菌检查阳性。诊断 HIV 感染 AIDS 期，口腔真菌感染。治疗用鹤草芽粉（取仙鹤草的冬芽，除云棕褐色绒毛，晾晒干后经粉碎，过 40 目筛，所得鹤草芽粉，按 10g 装聚乙烯塑料口袋中，密封保存），用时鹤草芽粉 10g，加水 150ml，文火煎，煮沸 5 分钟，放凉后漱口，每次约 10ml，每日 3 次。5 日后复诊，口腔凝乳状白色黏膜消失，口腔灼痛感已消失，恶心欲吐症状明显好转。

按：鹤草芽为蔷薇科多年生草本植物龙牙草的冬芽，当年采集后，立即加工成鹤草芽粉。鹤草芽主要功效为杀虫，是驱杀绦虫的有效药物。现代药理研究证实含酚类物质，可使绦虫体痉挛而致死，对阴道滴虫亦有效。作者将鹤草芽粉首次用于艾滋病患者口腔白念珠菌感染，对 12 例患者治疗有效率达 83.3%（中国中医药信息杂志，1998，11）。

【名医提示】

1. HIV 携带者及 AIDS 潜伏期病人，仍可坚持工作，不需要休息。若已转入 AIDS 活动期，则应充分休息，进高糖、高蛋白、易消化的饮食，充分补充热量。

2. 进行性教育，禁止同性恋，避免与高危人群的成员发生性关系。

3. 做好 AIDS 病人的隔离与消毒工作。

4. HIV 阳性妇女怀孕最好终止妊娠，以免传染给新生儿。

第23章

妇科其他疾病

第一节　巨细胞病毒感染

巨细胞病毒(cytomegalovirus,CMV)感染是先天性感染疾病的最常见病因,能引起胎儿、婴儿严重损害,甚至死亡。尤其重要的是导致中枢神经系统的后遗症。妊娠期由于免疫机制和内分泌环境的改变,可使宿主细胞与病毒之间的关系发生变化,使潜伏的病毒再活动。初次感染者1%～5%孕妇出现单核细胞增多症、肝炎和间质性肺炎等。新生儿先天性巨细胞病毒感染者占全部新生儿的0.5%～2.5%,其中临床有异常表现者占15%～33%,10%发生永久性损害。中医学认为本病多由肝胆湿热下注,阻于阴部而成。

【诊断要点】

1. 病史　有巨细胞病毒感染史。

2. 临床表现　孕妇在妊娠期间的巨细胞病毒感染,多为隐性感染,无明显症状和体征,能长时间呈带病毒状态,可经唾液、尿液、乳汁、宫颈分泌排出巨细胞病毒。少数出现低热、疲乏无力、头痛、咽痛、肌肉关节酸痛、白带增多、颈部淋巴结肿大、多发神经炎等。若为原发性巨细胞病毒感染,引起胎儿先天异常的发病率高且病情严重。

3. 实验室检查　主要有病原学的血清学检查。如酶联免疫吸附试验检测孕妇血清巨细胞病毒IGG、IGM,孕妇宫颈脱落或尿液光镜检查,分子生物学检测等。

【西医治疗】

丙氧鸟苷(ganciclovir,DHPG)有防止CMV扩散作用。如与高滴度抗CMV免疫球蛋白合用,可降低骨髓移植的CMV肺炎并发症死亡率,如果耐丙氧鸟苷的CMV感染可选用膦甲酸钠,虽能持久地减少CMV扩散,但效果比前者差。国外研制CMV病毒活疫苗,能诱导产生抗体,但排除疫苗的致癌潜能,有待解决。

1. 于妊娠早期确诊孕妇患巨细胞病毒感染,或立即行人工流产终止妊娠,或等待至妊娠20周时抽取羊水或脐静脉血检查特异性IGM,若为阳性应中止妊娠进行引产,以免出生先天缺陷儿。

2. 于妊娠晚期感染巨细胞病毒或从宫颈管分离出病毒,无需特殊处理,妊娠足月临产后,可经阴道分娩,因胎儿可能已在宫内感染巨细胞病毒。由于新生儿可能有巨细胞病毒,故应使用一次性尿布,或用过的尿布做消毒处理。

3. 乳汁中检测出巨细胞病毒的产妇,应停止哺乳,改用人工喂养为宜。

4. 抗病毒药物对巨细胞病毒感染孕妇并无实际应用价值,阿糖腺苷8～10mg/(kg·d)静脉滴注可能有效。大剂量干扰素能抑制病毒血症,使病情稍见好转。

5. 预防接种:减毒疫苗试用于少数正常人尚在实验阶段。

【中医治疗】

辨证论治

(1)肝胆湿热型:白带增多,色黄有气味;头痛,咽痛,黄疸,肌肉关节酸痛,舌红,苔黄腻,脉弦。治宜清利肝胆湿热,方选龙胆泻肝汤加减。药用生地黄、车前子(布包)各15g,龙胆、黄芩、焦山栀、泽泻、木通、当归各10g,甘草6g。每日1剂,水煎服。

(2)阴虚内热型:病情反复,阴部瘙痒,伴低热,疲乏无力;心烦,咽干,口渴,舌红少苔,脉细数。治宜养阴清热解毒。方选增液汤加减。药用板蓝根30g,白茅根、生地黄、玄参各15g,天花粉、知母、黄柏、地骨皮、紫草各10g。每日1剂,水煎服。

【名医提示】

1. 进行有意识的身体素质的锻炼。提高机体免疫功能及抗病能力,特别是育龄期妇女,以减少巨细胞病毒对胎儿的严重危害。

2. 对于孕妇或有慢性消耗性疾病、免疫力低下等患者要注意保护,使其远离传染源。

3. 巨细胞病毒对人类的危害性很大,所以我们应积极预防其发生。

4. 乳汁中巨细胞病毒阳性者,不应哺乳。

5. 注意环境卫生、饮食卫生。

第二节　人工流产术中及术后并发症

在正常情况下,人工流产手术后,阴道出血一般7～10天干净,短的3～5天即净,一般不致引起并发症。但由于种种原因,有时难免会出现一些并发症,如出血量多如月经量或超过月经量,或出血量多如崩漏;或淋漓较长时间不净;或腹痛;或发热腹痛,出血与带下并见;或术后经闭不行;或继发不孕,统称人工流产术后并发症。

【诊断要点】

1. 子宫收缩不良：由于妊娠月份大，子宫大、软、收缩欠佳，或哺乳期子宫软，从而造成出血。

2. 手术操作不当。

3. 局部刺激：即负压吸引人工流产术及钳刮术时，局部刺激过强，引起迷走神经兴奋，释放大量乙酰胆碱，产生术中综合征。

4. 感染：手术者无菌观念不强，操作不严格，或患者原有阴道炎症未根治，手术时细菌被带进宫腔，均可造成子宫粘连、附件炎、输卵管炎症阻塞，而出现发热，或腹痛、或不孕等。

5. 子宫内膜组织逆流：即手术中经血中含的子宫内膜组织逆流至腹腔，造成子宫内膜异位症，而出现痛经、月经失调、不孕等一系列症状。

6. 功能性障碍：因为刮宫反应，宫腔长期痉挛收缩而出现宫颈狭窄和宫腔变形，加之子宫内膜不发生周期反应而出现与宫腔粘连相同的症状。

【鉴别诊断】

1. *阴道出血*　流产后少数患者可有阴道似月经期出血，一般3～4天，此后只有少量血性分泌物，如出血持续不断，经量多，也可能为流产不全或合并感染；如果手术中患者突然感觉剧烈腹痛、出冷汗、阴道出血量多，应考虑为子宫穿孔。

2. *人工流产综合反应*　手术中患者出现心悸胸闷，头晕、恶心呕吐、面色苍白、出冷汗、血压下降，称为人工流产综合反应。

3. *下腹痛*　如果流产术后出现腹痛伴发热、阴道出血持续不断，应考虑为手术感染的可能；周期性腹痛，应考虑为宫腔或宫颈粘连，阻塞经血外流，造成血滞留于宫腔；如果下腹痛伴腰骶部疼痛，于经前1～2天开始，经期第一天最为严重，至月经干净逐渐缓解，以至消失是子宫内膜异位症的主要症状之一；如果下腹两侧隐痛，并有腰骶部疼痛，经期加剧，伴白带增多，可能为慢性盆腔炎。

4. *月经失调*　有些患者在流产术后3～6个月出现月经量多，或月经周期缩短或延长，或月经持续时间延长，可自然恢复。少数患者可出现月经量少，甚至继发闭经。

5. *继发不孕*　流产术后引起不孕的原因，主要是因手术后输卵管炎症阻塞输卵管，或因刮宫过度损伤子宫内膜，或因子宫内膜炎等阻碍孕卵着床而致。

6. *早产或晚期流产*　这主要是因为人工流产术可引起宫颈撕裂，内口损伤以致宫颈内口功能不全而引起。体征：子宫增大，宫体柔软，或有轻度压痛，宫口松，或有胎膜组织堵于宫口。根据临床表现及各项检查确立诊断。

【西医治疗】

1. 流血不多者可先用2～3日抗生素，并服中药治疗。

2. 流血多应立即清宫，术后用抗生素和宫缩药。

3. 不全流产伴有大出血、失血性休克时，应先抢救休克，情况好转后进行刮宫。

4. 伴有急性感染应将大块胎盘轻轻夹出，同时应用大量抗生素，控制感染后再刮宫。

5. 刮出物送病理检查。

【中医治疗】

1. 辨证论治

(1)肝郁血热型：人工流产术后阴道流血，量时多时少，色鲜红或紫暗，质黏稠夹块，小腹隐痛，坠胀，性情抑郁，舌红，苔薄黄，脉弦数而滑。治宜清热解郁，凉血止血。方选舒郁清肝饮加味。药用生地黄15g，柴胡、白芍、茯苓、白术、山栀仁、黄芩、地榆、侧柏叶、蒲黄各10g，三七、甘草各6g。每日1剂，水煎服。

(2)阴虚血热型：人工流产术后，阴道流血量多，或淋漓不净，色鲜质薄，或夹深红血块，小腹隐痛，喜按，腰酸膝软，心烦不寐。舌红，苔少，脉细数。治宜滋阴清热，止血固冲。方选两地汤加味。药用生地黄、玄参、地骨皮、女贞子、墨旱莲各15g，白芍、麦冬、阿胶、炒地榆、蒲黄、茜草根各10g，甘草6g。每日1剂，水煎服。

(3)气血亏虚型：人工流产术后阴道流血，量多，色淡红，小腹空坠，神疲乏力，纳食不香。舌淡，苔薄白，脉细缓沉弱。治宜补气摄血固冲。方选补中益气汤加减。药用黄芪15g，人参、当归、陈皮、升麻、柴胡、白术、茜草根、乌贼骨各10g，甘草6g。每日1剂，水煎服。

(4)感染邪毒型：人工流产术后高热，寒战，小腹疼痛拒按，阴道流血或多或少，色紫暗如败，气味臭秽，烦躁口渴喜冷饮，尿少色黄或赤短，大便燥结。舌红，苔黄或黄腻或干燥，脉弦数有力。治宜清热解毒，凉血化瘀。方选五味消毒饮合失笑散加减。药用金银花、野菊花、蒲公英、鱼腥草、益母草、紫花地丁各15g，天葵子、五灵脂、蒲黄、牡丹皮、赤芍各10g，甘草6g。每日1剂，水煎服。若高热不退，腹痛拒按，大便不通，阴道流血不畅，为实热瘀血内结阳明，方选大黄牡丹皮汤加减。药用冬瓜仁、败酱草、红藤、薏苡仁、益母草各15g，大黄、牡丹皮、桃仁、芒硝各10g，甘草6g。每日1剂，水煎服。

2. 通用加减方

(1)黄芩炭30g，炙龟甲、白芍各12g，椿根皮、香附、黄柏各9g。人工流产后，近期月经来潮量多，淋漓不断，色紫红夹有血块，腹痛拒按，平素带下量多臭秽，舌红苔黄，脉沉数。加炒五灵脂(包煎)15g，蒲黄炭10g，炮姜炭9g；人流术后月经来潮量多，色紫红，黏稠有臭秽气味，烦躁口渴，腹中痛，寒热起伏，大便干结，小便赤，舌质红，苔黄，脉数有力，加金银花、连翘、败酱草各30g，牡丹皮炭、茜草炭各15g；人工流产术后月经来潮量多，色淡质稀，心悸气短，面色萎黄，疲倦乏力，舌质淡，苔薄白，脉细弱，加黄芪、乌贼骨各15g；党参、白术、阿胶（烊化）各10g，人工流产术后月经来潮忽多忽少，淋漓不止，胸胁苦闷，嗳气吞酸，纳差食少，精神抑郁，经前乳房胀痛，舌红，苔黄，脉弦，加柴胡、栀子、佛手、当归各9g；人工流产术后日久，经行色鲜红，淋漓不止，心情烦乱，头晕耳鸣，腰膝酸软，口干咽燥，舌红苔薄，脉细数，加墨旱莲、女贞子、生地黄炭各15g，山茱萸9g。每日1剂，加水煎煮2次，将两煎药液混合均匀，分2次服。用于人工流产术后月经过多。

（2）牛膝、当归、生地黄各12g，桃仁、红花、赤芍、柴胡、枳壳各9g，川芎、桔梗各6g，甘草3g。气血亏虚，加黄芪20g，党参15g，熟地黄12g，牛膝、桃仁、红花、川芎用量减半；肝郁严重，加香附12g，郁金10g，青皮6g；小腹拒按，加桂枝、土鳖虫各6g；腰酸痛，加杜仲、桑寄生各12g；纳呆，加白扁豆30g，白术12g，砂仁6g；形寒肢冷，加制附子（先煎）15g；腰膝酸软，加杜仲、续断、牛膝各15g；失眠，加合欢花15g，柏子仁、酸枣仁各12g。每日1剂，加水煎煮2次，将两煎药液混合均匀，分2次服。用于人工流产后闭经。

（3）益母草15g，当归9g，蒲黄（包煎）9g，五灵脂（包煎）9g，川芎6g，红花3～6g，炙甘草3g。凝血功能障碍，加仙鹤草15g；腹痛，腹胀，加香附10g，延胡索12g；病久体虚，加黄芪15g。每日1剂，加水煎煮2次，将两煎药液混合均匀，分2次服，用于刮宫引产及自然不完全流产后较长时间阴道出血。

（4）益母草30～60g，马齿苋、生山楂各30g，当归15g，苏木、刘寄奴、生蒲黄（包煎）、赤芍、桃仁、红花各12g，川芎10g。腹痛，加延胡索12g，五灵脂（包煎）10g；呕吐，恶心，加薏苡仁15g，半夏9g；宫内残余物大，加莪术10g；出血量多，加茜草、乌贼骨各15g；腹痛发热，加红藤、蒲公英各15g，柴胡10g。每日1剂，加水煎煮2次，将两煎药液混合均匀，分2次服。用于米非司酮、米索前列醇药物流产后出血。

（5）益母草30g，当归20g，川芎、桃仁各10g，炮姜、炒蒲黄（包煎）各6g，炙甘草3g。瘀血化热，恶露臭秽，加熟大黄、牡丹皮各10g；血寒少腹冷痛，加肉桂6g；腹痛剧，加五灵脂（包煎）10g；胎盘残留，加川牛膝12g，牡丹皮、熟地黄、红花各10g，艾叶6g；外感风寒，加荆芥、蔓荆子各9g；气血亏虚，加党参、白芍各15g，白术10g；气虚挟瘀，伴有少腹空坠，加黄芪20g，党参15g；脾虚便溏，去桃仁或桃仁减量，加炒白术10g；恶露不止，加仙鹤草15g，莲房炭10g，血余炭6g。每日1剂，加水煎煮2次，将两煎药液混合均匀，分2次服。用于药物流产后恶露不绝。

3. 内服单方验方

（1）重楼、紫花地丁、虎杖各15g，川芎、当归、川楝子、延胡索各10g。若热毒偏重者加金银花、连翘、蒲公英各15g；偏热者加牡丹皮10g，偏湿热者加川黄柏10g；湿重者加车前子、萆薢各15g；瘀滞明显者加山楂肉、败酱草各15g，桃仁10g；触及包块者选加鸡内金、昆布、枳实、三棱、莪术；疼痛明显者加枳壳、香附；刺痛加乳香、没药，痛在少腹加橘核，痛在腰部加续断、桑寄生。每日1剂，水煎，分2次服。主治人工流产后感染。

(2)丹参、益母草各15g,当归尾、川芎、赤芍、桃仁、红花、牡丹皮、牛膝、香附、炮山甲、生蒲黄、炒蒲黄各10g。气虚者加黄芪、党参各15g;血热者加炒栀子、地榆炭各10g;阴虚者加墨旱莲、阿胶各10g;腹痛加延胡索、五灵脂各10g。每日1剂,水煎,分2次温服。适用于人工流产术后出血因血瘀所致者。

(3)蒲公英、败酱草、苎麻根各15g,茜草根、海螵蛸、桃仁、山楂、泽泻各10g,血竭6g。若腹痛加金银花15g,延胡索10g;赤白带下腥臭加马鞭草、薏苡仁各15g;腰酸加续断、桑寄生各15g;血虚加当归、阿胶各10g。每日1剂,水煎,分2次服。主治人工流产后感染。

(4)牡丹皮、桃仁、白芍、灵脂、蒲黄各10g,桂枝6g。血虚者加当归、阿胶各10g;脾虚者加党参、白术各10g;肾阴虚者加山茱萸、女贞子各10g。每日1剂,水煎,分2次服。主治人工流产术后恶露不尽。

(5)益母草、生黄芪各15g,党参、炒白术、茯苓、桃仁、白及各10g。每日1剂。水煎,分2次服。用于人工流产术后组织残留及阴道流血淋漓不尽者。

(6)赤芍、红花、川芎、当归、锁阳各10g,炙甘草6g。每日1剂,水煎,分2次服。主治人工流产术后内膜粘连。

(7)红糖50g,山楂肉20g,米酒适量,每日1剂,水煎服,连服1周。用于人工流产术后腹痛。

(8)益母草60g,党参15g,红糖适量,每日1剂。水煎服,用于人工流产后出血。

【名医提示】

1. 居住环境应温暖、干燥,避免寒冷、潮湿,注意保暖,禁食生冷。

2. 保持外阴清洁,经常更换纸垫、内裤,禁止盆浴及性生活。

3. 注意休息,最好卧床,加强营养。

第三节　宫内放置节育器的并发症

宫内放置节育器(简称放环)最常见的并发症为子宫出血、下腹痛及腰痛。发生的机制至今尚未查明,有人认为可能与子宫肌张力有关。如子宫肌张力松弛,则节育器在宫腔内有较大的活动度,可造成子宫内膜的损伤而引起出血;如子宫肌张力亢进,则节育器为子宫肌所挤压,亦可能损伤子宫内膜而致出血。此外,节育器本身损坏伤及子宫内膜,亦可引起出血。节育器刺激子宫收缩,可引起下腹痛或腰痛。古代中医文献中无此相关记载,近代中医将其归属于“经期延长”“月经过多”等月经不调的范畴。其相当于现代医学的宫内节育器(intrauterinedevice,IUD)出血副反应,发生率占20%～50%,其中出血过多者占15%～40%,甚至达60%。

【诊断要点】

1. 病史:健康育龄妇女有宫内节育器避孕史。

2. 症状:月经失调,经期的出血量明显多于以往,或月经持续天数增加,或非月经期少量阴道流血,并见腰酸、下腹坠痛或胀痛等。

3. 体征:多数患者无明显体征改变。出血时间长,血量多者见贫血征象。

4. 妇科检查未发现器质性病变。

【西医治疗】

常采用前列腺素合成酶抑制、抗纤维蛋白溶解制剂等进行对症治疗。

1. 前列腺素合成酶抑制剂 吲哚美辛,于月经开始时口服,每次25mg,每日3次,连续用药5日,共治2～3个疗程。

2. 抗纤维蛋白溶解制剂

(1)氨基己酸:每次3.0g,每日3～4次,连续用药3～5日,共治2～3个疗程。

(2)氨甲环酸(止血环酸):每次250～500mg,每日3～4次,口服。

3. 其他

(1)复方炔诺酮片:在使用节育器开始的3～6个月同时服短效避孕片,可减少经血量。

(2)酚磺乙胺:肌内注射,每次250mg,每日2次,连用3～5日。

(3)卡巴克络(安络血):肌内注射,每次10mg,每日2次。

(4)维生素E:每次50mg,每日1次,连服3个月。

【中医治疗】

1. 辨证论治

(1)肝郁血瘀型:宫内置环后出现经行时间延长或经量多于以往月经量,经色暗红,有血块或经行不畅;精神郁闷,时欲太息,胸胁、乳房胀痛,嗳气口苦,舌质暗红,苔薄,脉弦涩。治宜理气化瘀止血。方选四草止血汤。药用马鞭草、仙鹤草15g,墨旱莲、夏枯草、炒蒲黄各12g,五灵脂、白芍、女贞子各10g,香附、柴胡、甘草各6g。每日1剂,水煎服。

(2)阴虚血瘀型:宫内置环后出现经行时间延长或经量多于以往月经量,经色暗红,夹有血块或经行不畅;伴口干咽燥,腰膝酸软,心烦失眠,小便少,大便干结,舌红少苔或有瘀点,脉细。治宜滋阴化瘀止血。方选二至丸加味。药用女贞子、墨旱莲、仙鹤草、续断、生地黄各15g,炒蒲黄12g,牡丹皮、茜草、山茱萸各10g,甘草6g。每日1剂,水煎服。

(3)气虚血瘀型:宫内置环后出现经行时间延长或经量多于以往月经量,经色暗红,有血块或经行不畅;神疲体倦,面色㿠白,气短懒言,少腹空坠,舌淡,苔薄,脉缓弱。治宜益气化瘀止血。方选补血汤合失笑散加味。药用黄芪、党参、仙鹤草各15g,阿胶、炒蒲黄各12g,五灵脂、茜草、续断各10g,陈皮、三七、甘草各6g。每日1

剂，水煎服。

2. 通用加减方

(1)生地黄、制大黄炭各15g，炒当归、赤芍、牡丹皮、茜草根、蒲黄(包煎)、地榆、白薇、阿胶(烊化)各10g，参三七末(冲服)3g。口干便秘，加山栀子、地骨皮各10g；少腹痛，瘀块较多，去蒲黄，加失笑散10g；肝肾阴血亏虚，用蒲黄末炒阿胶珠，加熟地黄15g；腰酸，加续断15g，杜仲10g；气血亏虚，加太子参、黄芪各15g；经净后赤白带下，加黄柏、炒椿根皮、鸡冠花各10g。每日1剂，加水煎煮2次，将两煎药液混合均匀，分2次服。用于宫内节育器所致月经异常。

(2)牡蛎(先煎)、山药、桑螵蛸各30g，仙鹤草、茜草、炒白芍、生地黄炭各15g，远志、香附、甘草各10g，升麻3g。气虚，加生黄芪15～30g，党参10～15g；脾虚，加白术、党参各10g；肾虚腰痛，加续断、桑寄生各15g，枸杞子10g；阴虚血热，加生龟甲15g，生白芍、玄参、炒白芍各15g；无热，去生地黄炭，加熟地黄15g；心悸失眠，加炒枣仁15g，柏子仁10g；出血量多，加三七、阿胶(烊化)、地榆炭各10g。每日1剂，加水煎煮2次，将两煎药液混合均匀，分2次服。用于带环后子宫出血。

(3)生黄芪15g，党参、菟丝子、续断、狗脊、女贞子、墨旱莲各12g，白术9g。脾虚，加山药15g；肾阳虚，加巴戟天、补骨脂各10g；脾胃虚寒，加干姜、肉桂各6g；肝郁气滞，加白芍15g，柴胡10g；湿热，加败酱草15g，女贞子12g，黄柏10g，白术改为苍术；带下量多，加金樱子、芡实各15g，椿根皮10g；气血虚，党参改为红参。每日1剂，加水煎煮2次，将两煎药液混合均匀，分2次服。用于女性带环后腹痛。

3. 内服单方验方

(1)墨旱莲30g，阿胶(烊化冲服)15g，每日1剂，水煎服。用于放环后月经过多。

(2)生地榆30g，每日1剂，醋浸一夜，水煎顿服，用于放环后经期过长。

(3)棉花根、大蓟各30g，每日1剂，水煎服。用于放环后出血。

4. 中成药

(1)妇科千金片：每日3次，每日6片，口服。

(2)云南白药：每日3次，每次0.3g，口服。

【名医提示】

1. 放置节育器应严格掌握时间，避免早孕及减少对子宫的刺激，一般为月经干净后3～7天，无性交史为宜。

2. 放环后应于1个月后复查1次，以后每1～2年复查1次。

3. 少数无效者宜取出宫内节育器，采取其他方法避孕。

4. 阴道、宫颈有炎症，应先治疗炎症，再放环。

5. 放置节育器后1个月内禁止性交。

6. 多数患者经治疗后可痊愈。

第四节　病理性白带

白带可分为生理性白带和病理性白带两类，生理性白带是由阴道黏膜渗出物、宫颈腺体及子宫内膜腺体分泌物混合而成，内含阴道上皮脱落细胞、白细胞和一些非致病性细菌。正常情况下，阴道排液的质与量随月经周期而变化。月经净后，阴道排液量少、色白，呈糊状。在月经中期卵巢即将排卵时，由于宫颈腺体分泌旺盛，白带增多，透明，微黏似蛋清样。排卵 2～3 天后，阴道排液变浑浊，稠黏而量少。行经前后，因盆腔充血，阴道黏膜渗出物增加，白带往往增多。女子随着发育成熟，阴道内常有少量白色透明无臭的分泌物。

病理性白带：多由于子宫糜烂、阴道炎、盆腔炎、肿瘤以及生殖器官感染所引起，颜色有的发黄或变粉红色，有的稀薄像水一样，有的很黏像脓一样，有的像豆腐渣似的，有的还有腥臭味，量多，甚至终日淋漓不断，阴道瘙痒不适，常伴有腰酸痛、小腹坠胀疼痛等。

【诊断要点】

1. 疾病类别

(1)病原体感染：使用污染的卫生用品，使病原体由阴道口进入生殖道，发生感染，白带过多。有些种类的病原菌进入女性的生殖系统，可能感染生殖道，从而造成白带过多。

(2)阴道滴虫感染：这种感染易造成白带过多，还会伴有恶臭，同时还会发生阴部瘙痒。如果发现内裤上的分泌物或黄中带浅绿色，有泡沫、怪味，且阴道有烧灼感，外阴瘙痒，就是阴道在报警——有滴虫在“骚扰”它。

(3)宫颈疾病：分娩的裂伤或性激素的改变或者是性行为造成子宫颈发炎，都可能导致子宫颈糜烂而使白带过多。少数女性可能出现无任何原因的子宫颈糜烂，即“先天性的子宫颈糜烂”，也会引起白带过多。慢性宫颈炎也会造成白带过多，此时白带为乳白色黏液状或淡黄色脓性，偶可混有少量血丝，腰骶部疼痛，盆腔部下坠痛，可造成不孕。

(4)慢性盆腔炎：慢性盆腔炎也会造成白带过多，其症状是白带过多，月经增多或月经失调、下腹坠胀、疼痛、腰骶部酸痛，常在劳累，性交后及月经前后加剧，有时有低热，疲乏或精神不振、周身不适、失眠。

(5)滤过性病毒感染：滤过性病毒感染子宫颈、阴道以及外阴部。例如：感冒的滤过性病毒、各尖锐湿疣类的滤过性病毒，常会形成白带过多。

(6)白念珠菌感染：白念珠菌又称霉菌，是一种腐物寄生菌，平时生存于人体的皮肤、黏膜、消化道及其他脏器中，当机体抵抗力降低时，白念珠菌就会繁殖，达到一定量时，人体就会发病。

(7)萎缩性阴道炎:有少部分女性因患病而切除了两侧卵巢或更年期提早发生以及更年期后的妇女,由于体内逐渐缺乏雌激素,致使阴道壁会渐渐变得脆弱而容易受到细菌感染而发生炎症,导致白带过多。

(8)子宫疾病:子宫肌瘤白带过多、腰酸、下腹坠胀、腹痛、月经周期缩短、量多、经期延长。不规则阴道流血;腹部胀大,下腹部扪及块物,或有尿频、便秘、大便不畅、不孕。白带过多,阴道口有块状物脱出,经平卧休息块状物可变小或消失,重者休息亦不能回缩,伴腰骶部腰痛和下坠感。

(9)性病:生殖器疱疹造成白带过多,会阴部有一个或多个小而瘙痒的红丘疹,后产生疱疹,3～5日后破裂形成溃疡、结痂并有疼痛,局部淋巴结肿大、压痛,伴发热、全身不适、头痛。淋病造成白带过多,黄色脓性,外阴部烧灼感、尿痛、尿频、排尿困难、发热、寒战、头痛、食欲缺乏、恶心呕吐、可有经期延长、月经过多。尖锐湿疣造成白带过多,会阴部散在微小的乳头状疣,逐渐增大、增多,互相融合成鸡冠状或菜花状固块,质较软,表面湿润,粉红或暗红色,顶端可有角化或感染溃烂。

(10)雌性激素分泌过多:雌性激素分泌过多导致的白带过多现象多出现在怀孕初期,性兴奋期间,怀孕 39 周,女性青春期发育期间。这种现象一般会随着排卵期而变化,月经后一周回复正常。通常由于雌性激素分泌过多导致的白带过多没有异味,呈透明状。

(11)孕期性白带:孕期白带增多的原因是由于女性妊娠后,卵巢的黄体分泌大量雌激素和孕激素,以维持孕卵的着床和发育。12 周以后胎盘形成,它逐渐代替了黄体,继续合成大量雌激素和孕激素,因此,孕妇体内始终保持着高雌激素和高孕激素状态。于是,雌激素和孕激素依赖的细胞发生明显变化,外阴组织变软、湿润、阴道上皮增厚、血管充血、渗出液和脱落细胞增多,宫颈肥大、柔软、充血,腺体分泌旺盛。宫颈腺的分泌和阴道渗出液以及脱落细胞混在一起形成白带,在妊娠期就会不断排出体外。因而分泌物也增多,怀孕的月份越大,白带量也就越多,许多孕妇感到阴部总是湿漉漉的,很难受,这是妊娠期的正常表现。因不是感染,无须治疗。pH＝4 弱酸配方的女性护理液适合日常的清洁保养。

(12)压力性白带:一些女性在激烈的竞争环境中,为了不被淘汰,为了高薪,往往对自己提出了过高要求和奋斗目标,忙工作、忙交际、忙“充电”,精神压力过大,长此以往会引起神经功能紊乱,影响人体内分泌调节,进而出现白带增多现象。

(13)周期性白带:呈周期性的变化,在初期因为少女卵巢的功能不全,月经周期不稳定,白带量较少。到少女发育成熟后,女子在排卵期白带极度稀薄而透明。排卵后 2～3 天,白带又逐渐变黏稠和浑浊,量也渐渐减少,这都是正常现象。

(14)性生活频繁性白带:妇女婚后过性生活时会因性兴奋而导致盆腔充血,继而阴道分泌物大量增加,白带明显增多,刺激时间越长,刺激越强烈,分泌物越多。这些都是正常的生理现象和生理反应。另外,社交场合的女性由于性意念的原因,也会使白带增多。

(15)宫内放环性白带：放环后白带过多有两种类型，一类是白带淡黄或淡红，有的还带血丝，量中等，伴经期延长。这类情况多数是因为放环时间较长，有的达 10 年左右。另一类是脓性白带，量多，月经中期也有些血丝，伴小腹隐痛、腰酸，甚至有低热。这类情况多数发生在放环后不久，也有的在放“V”形环后数年内出现，在用抗生素后会缓解甚至消失，但经常复发。

2. 体格检查　自外向内顺序进行，首先通过视诊检查外阴、尿道、尿道旁腺及前庭大腺情况，其次通过阴道窥器观察阴道壁及宫颈。

(1)外阴视诊：有助于阴道炎的鉴别。在外阴及肛门周围出现红斑及小型领裂可能为念珠菌病，外阴水肿可能为滴虫性阴道炎或宫颈炎患者的外阴部常被大量脓性阴道排液所污染，而患细菌性阴道病时，仅在阴道口见到积聚的阴道排液。

(2)阴道排液的外观：各种病理性阴道排液具有不同的特异性状，可提供诊断线索。①生理性白带：白带色白、均质性、絮状、高度效性及积聚在阴道低垂部位等特性。②细菌性白带：白带呈灰色、均质、黏度低，常均匀附着于阴道前壁或侧壁部黏膜表面，拭去容易，阴道部黏膜无明显改变。③滴虫性白带：白带呈黄色甚至黄绿色，明显脓性，常呈泡沫状。④念珠菌性白带：白带则为白色，高度黏稠，呈干酪状或豆腐渣样，翻附在阴道壁上，有时类似白色鹅口疮样斑块，也可能白带很少或类似正常白带，但阴道壁呈白斑状。

(3)宫颈分泌物：宫颈在排卵前有清澈的黏液样分泌物，在黄体期变得黏稠。①宫颈炎：在月经周期的任何阶段，出现脓性宫颈分泌物则应考虑宫颈炎之可能，检查时应拭净宫颈口外的阴道排液，观察颈管内膜有脓性分泌物则可诊断为宫颈炎。这时颈管内膜的柱状上皮呈红斑状，脆性增加，用棉拭子拭常可引起出血。②衣原体宫颈炎：患衣原体宫颈炎时柱状上皮常肥大增生，突出鳞状上皮平面。③病毒性宫颈炎：常在柱状上皮部位出现溃疡性或坏死性病灶。④淋病性宫颈炎：在颈管出现黄色黏稠的白带，溢入阴道而引起阴道炎，挤压尿道、尿道旁腺或前庭大腺常有脓性溢出。

3. 实验室检查

(1)pH 测定：应用 pH 纸条测阴道排液的 pH 对诊断有一定价值。正常阴道排液的 pH 为≤4.5，滴虫及细菌性阴道病排液 pH 上升。

(2)胺的气味：凡白带过多的患者均应给予测试有无胺的气味。先在玻片上放一滴 100%KOH 溶液，将白带与之混合，细菌性阴道病的白带可发出鱼腥臭味，它是由于排液中存在的联胺通过碱化挥发所致。偶有滴虫病白带也出现这种情况。而正常白带及念珠菌白带无这种胺气味。

(3)微生物培养：①念珠菌病：念珠菌病约有 20%的人 KOH 悬滴涂片阴性，因此凡外阴瘙痒、念珠菌感染高危患者(糖尿病患者、长期应用广谱抗生素、免疫抑制药者等)或阴道出现红斑而KOH标本不能确诊的患者,宜培养明确诊断。②滴虫病:滴虫病患者多数能在其白带中找到滴虫,但也有相当数量得到假阴性结果。由于滴虫培养需要新鲜培养基才能得到稳定结果而受局限,因此培养最好限于白带中含有大量的白细胞,怀疑滴虫病而镜下检查阴性及性传播疾病高危患者。③阴道炎:由于很多无症状妇女阴道内存有较多致病菌,如β-链球菌、阴道加特纳杆菌、大肠埃希菌及其他肠球菌,因而很难确定阴道炎是由哪些细菌所引起,所以一般细菌培养对判断阴道炎致病原因价值不大。

4. 器械检查 显微镜下观察白带。在排液外观的线索引导下,再通过显微镜观察较易获得正确诊断,在载玻片上用生理盐水混合少量白带以分散阴道上皮细胞,在高倍镜下(400×)观察乳酸杆菌、白细胞、滴虫及线索细胞;另一玻片用10% KOH溶液混合较大量白带在100×镜下观察念珠菌。

(1)乳酸杆菌:正常白带或念珠菌的白带中含有粗大杆菌,发现这种杆菌标志着存在乳酸杆菌。滴虫性白带中常找不到,而在细菌性阴道病白带中完全消失。

(2)白细胞:在悬滴液中,正常白带高倍视野仅能看到一二个白细胞,如存在大量白细胞应考虑滴虫病或宫颈炎;念珠菌病及细菌性阴道病白带的悬滴液涂片中白细胞少。

(3)滴虫:是带鞭毛的原虫,略大于白细胞,如活动好,很易辨认,但当被白细胞包围,活动受限。有15%~20%的滴虫病患者的白带,在镜下观察不到滴虫活动,遇到这种情况,应在高倍镜下观察,根据其鞭毛的活动与细胞鉴别。

(4)菌丝体:霉菌性阴道炎白带与10%KOH溶液混合的标本中镜下(100×)可找到菌丝体,但念珠菌单纯在阴道存在时并不存在菌丝体。相反,芽孢生殖无论有无感染均能看到,但须做亚甲蓝或革兰、巴氏染色。

(5)线索细胞:所谓线索细胞是指细菌性阴道病时,有许多杆菌凝聚在阴道上皮细胞边缘可作为诊断依据。在悬滴涂片中见到阴道上皮细胞边缘呈颗粒状或点画状,致使模糊不清者即为线索细胞。它是细菌性阴道病的最敏感及特异体征,只要具备线索细胞及胺试验两项阳性,即可迅速而正确地作出细菌性阴道病的诊断。

5. 妇科检查

(1)将阴道分泌物涂片,在显微镜下观察,按阴道杆菌、白细胞(WBC)及杂菌的多少来判定阴道清洁度,共分4度。Ⅰ度:有大量阴道杆菌及上皮细胞,无杂菌、白细胞,视野干净,是正常分泌物。Ⅱ度:阴道杆菌及上皮细胞中量,少量白细胞及杂菌,仍属于正常阴道分泌物。Ⅲ度:少许阴道杆菌及鳞状上皮,较多杂菌及白细胞,提示有较轻的阴道炎症。Ⅳ度:无阴道杆菌,只有少许上皮细胞,有大量白细胞及杂菌。提示有相对较重的阴道炎症,如霉菌性阴道炎、滴虫性阴道炎。Ⅰ－Ⅱ度属正常,Ⅲ－Ⅳ度为异常白带,表示阴道炎症。

(2)检查白带是否正常,要从量、色、质地、气味几方面观察。正常的白带应该是乳白色或无色透明，略带腥味或无味；其分泌量、质地受体内雌、孕激素水平高低的影响，随月经周期而有量多量少、质稀质稠的周期性变化。一般月经期后白带量少；至排卵期前，由于体内雌激素水平升高，促使宫颈腺体的上皮细胞增生，宫颈黏液的分泌量增加，黏液中氯化钠含量增多，能吸收较多的水分，使排卵期时白带增多，质稀，色清，外观如鸡蛋清样，能拉长丝；排卵期后，雌激素水平渐低，孕激素水平升高，宫颈黏液的分泌受到抑制，黏液中氯化钠的含量也减少，使这时的白带质地稠厚，色乳白，延展性变差，拉丝易断。

(3)有些生理现象如妊娠、口服避孕药时，会出现白带增多，其原因也与体内雌、孕激素水平的变化有关。如果平时白带无原因地增多，或伴有颜色、质地、气味的改变，就应该提高警惕。

【鉴别诊断】

1. 乳酪状白带或豆腐渣样白带　为霉菌性阴道炎，常伴严重外阴瘙痒或灼痛。

2. 稀薄脓性，黄绿色，泡沫状，有臭味白带　为滴虫性阴道炎的特征，伴外阴瘙痒。

3. 灰白色，稀薄，鱼腥臭味白带　为细菌性阴道病的特征，伴外阴轻度瘙痒。

4. 脓性白带　色黄或黄绿，黏稠，多有臭味，为细菌感染所致。可见于淋病奈瑟菌阴道炎，急性子宫颈炎及子宫颈管炎。阴道癌或子宫颈癌并发感染，宫腔积脓或阴道内异物残留等也可导致脓性白带。

5. 脓血性白带　考虑急性盆腔感染、宫颈癌、阴道癌伴感染、宫腔积脓、阴道内异物等。

6. 水样白带　稀薄如水样或米泔状，有腥臭味的阴道排液，见于晚期宫颈癌、阴道癌或黏膜下肌瘤伴感染。间断性排出清澈，黄红色或红色水样白带，应考虑输卵管癌的可能。

7. 血性白带　白带中混有血液，血量多少不一，应考虑宫颈癌，子宫内膜癌，宫颈息肉，宫颈柱状上皮异位合并感染或子宫黏膜下肌瘤等。放置宫内节育器亦可引起血性白带。

【西医治疗】

1. 在明确诊断的前提下，病理性白带的治疗，最重要的是针对原发性疾病或特殊病原体的处理。

2. 如果是异物引起的病理性白带，要及时取出异物，必要时采用抗菌药物，预防和治疗继发细菌感染。

3. 针对阴道和尿道或直肠存在的窦道，手术切除是最好的根治办法，同时也要配合一定的抗菌药物，避免继发细菌感染。

4. 如果显微镜检查证实存在滴虫感染，药物治疗是比较常见的治疗手段，常见的药物如甲硝唑、替硝唑等。

【中医治疗】

1. 辨证论治

(1)虚寒型:白带清稀,久下不止,面色苍白,精神疲乏,形寒肢冷,头晕眩,心悸气短,兼见腰痛如折,小便频数,五更泄泻,方选内补丸加减。药用鹿角霜、菟丝子、沙苑、紫菀茸、黄芪、肉桂、桑螵蛸、肉苁蓉、制附子、茯神、白蒺藜各等份。研为细末,炼蜜为丸,如绿豆大。每日 2 次,每次服 20 丸。治冷白带下。药用吴茱萸、干地黄各 2.4g,桑耳、禹余粮各 1.8g,乌贼骨 1.5g,桑寄生、芍药、侧柏叶各 1.2g。上为细末。每日 2 次,空腹用饭饮调下 6g。

(2)湿热型:湿热带下,阴道炎症。方选清解汤加减。药用土茯苓、凤尾草、红藤、紫花地丁各 15g,栀子、黄柏、黄芩各 9g,白果 10 枚。每日 1 剂,水煎服。临证时,抓住湿热带下色黄的特点,给予下方治疗,多数病人服药 10～15 剂症状明显改善,带下量减少。药用生薏苡仁 30g,萆薢、椿根皮、黄柏、滑石(包)各 15g,车前子、苍术各 12g,牛膝、木通、泽泻各 10g。每日 1 剂,水煎服。

2. 通用加减方　龙骨(先煎)、牡蛎(先煎)各 40g,山药 30g,茜草、煅海螵蛸各 15g,五倍子(单包)9g,气虚下陷,加党参、黄芪各 30g,白术 20g;心脾两虚,加龙眼肉、党参各 30g,黄芪、炒枣仁、茯苓各 20g,白术 15g;脾肾虚衰,加白术 20g,杜仲、续断各 15g,人参(另煎)、柴胡、制附子(先煎)各 10g;肾阴不足,加生地黄 30g,墨旱莲、山茱萸、杭白芍、小蓟各 20g,黄柏 15g;湿热蕴结胞宫,加薏苡仁 30g,土茯苓、龙胆、白头翁各 20g,盐黄柏、苦参各 15g;素体阳虚,加续断 20g,炮姜、杜仲各 15g,制附子(先煎)10g;兼气虚,加黄芪 15g,人参(另煎)10g;瘀血阻络,血不循经,去五倍子,加刘寄奴、当归各 20g,五灵脂(包煎)15g,蒲黄(包煎)10g,大黄炭 9g,三七(研末,分 3 次冲服)6g。每日 1 剂,加水煎煮 2 次,将两煎药液混合均匀,分 2 次服。

3. 内服单方验方

(1)茵陈 12g,猪苓、茯苓、车前子、泽泻、赤芍、牡丹皮、黄柏、栀子、牛膝各 10g。每日 1 剂,水煎 2 次作 2 次服。清湿止带。主治白带过多,色黄或黄白,质黏腻,有臭气,胸闷口腻,纳食较差或下腹作痛,或带下色白质黏如豆腐渣状,阴痒等,小便黄少,苔黄腻厚,脉濡数。

(2)白术(土炒)、山药(炒)各 30g,白芍(酒炒)15g,车前子(酒炒)、苍术(制)各 9g,甘草、陈皮、黑芥穗、柴胡、人参各 6g。每日 1 剂,水煎服。一般服 2 剂减轻,服 4 剂即止,6 剂则白带痊愈。主治妇人终年累月下流白物,如涕如唾,不能禁止,甚则臭秽者(方名“完带汤”)。

(3)生山药 30g,生龙骨(捣细)、生牡蛎(捣细)各 18g,海螵蛸(去净甲,捣)12g,茜草 9g。每日 1 剂,水煎服。单纯赤带,加白芍、苦参各 6g;单纯白带,加鹿角霜、白术各9g。主治妇女赤白带下(方名“清带汤”)。

(4)山药(炒)、芡实(炒)各30g,黄柏(盐水炒)、车前子(酒炒)各10g,白果(碎)10枚。每日1剂,水煎服。此方不特治黄带方也,凡有带病者,均可治之,而治带之黄者,功更奇也(方名“黄带汤”)。

(5)熟地黄24g,何首乌、枸杞子、菟丝子、桑螵蛸、赤石脂、狗脊各12g,藿香、砂仁各6g。每日1剂,水煎服。补养肝肾,利湿固涩。主治肾气虚弱。

(6)黄芪15g,柴胡、羌活、苍术、防风各9g,升麻、独活、当归、藁本、甘草各6g。每日1剂,水煎,分服2次。疏风祛湿。主治痰湿下注。

(7)白术、山药、花生仁各250g,红糖200g,前3味炒焦研为细末,加入红糖调匀备用。每日3次,每次服30g。

(8)乌药、川楝子、高良姜、木香、小茴香、青皮各9g。每日1剂,水煎服。

(9)苍术、夏枯草各15g,白芷10g,黄柏6g。每日1剂,水煎服。

4. 名医单方验方

(1)岗稔止带汤:岗稔根30g,菟丝子25g,何首乌20g,白术、海螵蛸各15g,炙甘草、白芍、白芷各10g。每日1剂,水煎,日服3次。健脾固肾,收敛止带(罗元恺方)。

(2)银甲汤:紫花地丁30g,金银花、红藤、蒲公英、生鳖甲各24g,连翘、升麻各15g,生蒲黄、椿根皮、大青叶、琥珀末、桔梗、茵陈各12g。每日1剂,水煎服。清热解毒利湿。湿热蕴结下焦(王渭川方)。

(3)止带汤:茯苓15g,山药、泽泻、使君子各12g,黄柏、苍术、樗根皮各10g,乌梅、胡黄连、刺猬皮各6g,川椒5g。每日1剂,水煎服,日服2次。清热、利湿、杀虫。主治湿蕴化热,阻滞气机,湿热下注(董建华方)。

(4)白果汤:山萸肉12g,杜仲、熟地黄、续断、覆盆子、远志、党参、桑螵蛸、阿胶各10g,砂仁、五味子、五倍子、益智仁各6g,炙甘草3g,白果12枚。每日1剂,水煎服,日服3次。补肾固气养血。主治肾气虚弱,固摄无权(施今墨方)。

5. 食疗单方验方

(1)乌鸡莲子火锅:豇豆芽150g,莲子100g,香菇50g,乌鸡1只,骨头汤适量。将乌鸡宰杀,去毛开膛去内脏,去爪,洗净,投入开水锅中焯一下捞出,剁成小块;香菇泡发去蒂,撕成片备用。高压锅置旺火上,放入鸡块、莲子、姜片,葱段、骨头汤、精盐、料酒等,上气后,加气压10分钟离火降温,倒入点燃的火锅里,下入香菇煮沸,撒入鸡精。下豇豆芽即可烫食各料。乌鸡莲子合食,清香可口,味鲜宜人。乌鸡味甘,性平,入肝、肾二经,补益肝肾,养阴益气,退热调经。莲子味甘涩,性温平,入心、肝、肾三经,有养心益肾,补脾涩肠等功效。豇豆味甘,性平。有健脾利湿,清热解毒,止血消渴,补五脏等功效。适用于白带过多,心悸失眠,消渴,糖尿病,遗精,滑精,崩中等症。

(2)扁豆山药粥:淮山、糯米各100g,白扁豆50g,冰糖25g。将扁豆洗净去杂,切末;淮山刮皮切丁;糯米淘洗干净备用。锅内加水煮沸后,下糯米、扁豆、淮山煮稠,放入冰糖和匀即可食用。白扁豆味甘,性微温,有健脾化湿,利尿消肿,清肝明目等功效。淮山味甘,性平,归脾、肾、肺三经。有益气养阴,补脾肺肾作用。适用于白带过多,五更泄泻,消渴等症(糖尿病患者冰糖改蜂蜜)。

(3)双花火锅:牛蹄200g,鸡冠花100g,玫瑰花15 g。牛蹄洗净切薄片,玫瑰花、鸡冠花洗净备用。锅置旺火上,放猪油烧七成热,下姜片、蒜炒香味四溢,加鲜汤适量烧开,调入料酒,精盐、鸡精烧开后,倒入点燃的火锅中再烧沸,撒入胡椒粉,下鸡冠花煮沸,淋入香油,撒入玫瑰花即可烫食各料。双花牛蹄合食,质脆鲜烫,芳香四溢,味殊可口,香而不腻。玫瑰花味甘,微苦,气香性温,有理气、活血、收敛等功效;鸡冠花味甘涩,性凉,有收敛止血、止带等功效。主治:赤白带下,妇女月经过多等症。

(4)三鲜鸡煲:乌鸡250g,马齿苋、甜菜各100g。将鸡肉洗净后放锅中,加少许清水煮七成熟:马齿苋、甜菜去杂洗净备用。炒锅置旺火上,放猪油烧九成热,下葱花、姜爆香,放入鸡片炒香起皱,下酱油,料酒上色,撒入精盐和汤,用旺火烧沸倒入煲中,加盖用小火煨10分钟至鸡块酥透后转旺火,下甜菜、马齿苋,撒入鸡精。淋入香油即可。乌鸡甜菜合食,汤汁醇厚,鸡肉酥烂,味鲜适口。马齿苋味酸,性寒,清热利湿,止痢消炎,解毒疗疮,具有“天然抗生素”之美誉。甜菜味甘,微苦,性寒,滑,有清热解毒,行瘀止血,开胃止痛等作用。主治赤白带下,肠炎,痢疾等症。

【名医提示】

1. 控制血糖,正确清洗外阴　女性糖尿病患者阴道糖原含量高,糖原作用下发酵产生碱性物质,令正常的阴道pH从3.5～4.5偏离至5.5,破坏了阴道的自洁功能,易于被真菌侵害。所以,在控制血糖的同时,还要注意在每天清洗外阴时,选用pH4的弱酸配方的女性护理液更适合。如出现异味,则应立即去医院检查治疗。

2. 平日不用卫生护垫　有些女性朋友担心白带弄脏内裤或懒得洗内裤,平日总是用卫生护垫。这种做法是不可取的,很容易孳生大量的细菌。所以,不是月经期尽量不要用卫生护垫。每天晚上要用清水洗净外阴,更换内裤。

3. 注意公共场所卫生　公共场合可能隐藏着大量的霉菌。出门在外,不要使用宾馆的浴盆、要穿着长的睡衣、使用马桶前垫上卫生纸等。同时选用个人清洁护理产品。

4. 伴侣同治　如果女性感染了真菌性阴道炎,自身接受治疗的同时,其性伴侣也应一同接受治疗。

5. 切忌过度清洁　频繁使用药字号洗液、消毒护垫等,容易破坏阴道弱酸性环境,阴道的弱酸性环境能保持阴道的自洁功能,pH4弱酸配方的女性护理液更适合日常的清洁保养。

6. *重视妊娠时的护养*　妊娠时性激素水平、阴道内糖原和酸度都会增高，容易受霉菌侵袭。对孕妇而言，不宜使用口服药物，而应选择针对局部的预防和辅助治疗方案。

7. *积极防治原发病*　阴道炎、宫颈炎、子宫内膜炎及妇科肿瘤等疾病是引起白带异常的最主要根源，防治这些疾病就是从根本上防治白带异常。

8. *增强免疫力*　要经常锻炼身体，增强体质；要保证充足的睡眠；多食富含维生素的食品；要学会调节自己的情绪，心情愉快可增强免疫力。

9. *穿着全棉内裤*　紧身化纤内裤会使阴道局部的温度及湿度增高，宜穿着透气、舒适的全棉内裤。

10. *正确避孕*　避孕药中的雌激素有促进真菌侵袭的作用。如果反复发生真菌性阴道炎，就尽量不要使用药物避孕。

11. *定期检查*　即使没有任何不适也应该定期检查，每年至少做一次全面的妇科体检。

12. *及时就医*　无论出现何种情况的白带增多或其他不适，都应立即去医院诊治。

13. *生活有规律*　注意休息，加强营养，增强体质，提高抗病能力。

14. *在医生指导下用药*　用药若不对症，则有可能加重病情。

15. *其他*　注意经期卫生，禁止经期同房，避免生殖系统感染。

附录A

优生优育与咨询

一、遗传病

人类是由父母的生殖细胞结合成受精卵发育而成的，所以子代通过精子和卵子获得两个亲体的遗传物质。人体每个细胞有23对46条染色体；其中22对男女相同，为常染色体；其余1对称为性染色体，女性的1对性染色体相同，均为X染色体，男性的1对性染色体不同，一个为X，一个为Y染色体。染色体是基因的携带者，基因是染色体上的遗传单位，是带有遗传信息的DNA，它控制着人类遗传的性状。遗传病是指父母或祖辈由于细胞内遗传物质缺陷，传给后代所致的疾病，是严重危害人体健康的常见病，它直接关系到人口素质的提高。遗传性疾病分为染色体异常疾病，单基因遗传病和多基因遗传病。

二、染色体病

分为染色体数目异常和染色体结构异常嵌合体。染色体数目异常分为多倍体和非整倍体。数量异常中最常见的是21-三体综合征，亦称唐氏综合征，或先天愚型。染色体结构异常多因细胞增殖时受环境、药物、病毒感染等影响，引起染色体畸变，使其结构异常，可表现为缺失、倒位、易位、插入或横裂为等臂染色体。结构异常中常见为猫叫综合征(5P-综合征)，即第5号染色体短臂部分缺失。嵌合体指体内同时有两种或两种以上不同的细胞染色体系。大多由于受精卵在开始几次的分裂时，部分细胞发生染色体不分离现象所造成。

三、基因遗传病

基因遗传病分为单基因和多基因遗传病两类，又都有显性、隐性之分。单基因遗传病是指单一基因突变所产生的一类疾病。①常染色体显性遗传病：常染色体显性遗传病患者(杂合子)与正常人婚配，子女中发病概率为1/2，遗传与性别无关，且家族中可连续几代都有发病者。②常染色体隐性遗传病：双亲均为携带者，子代中有1/4将发病，1/2为携带者，1/4为正常，遗传与性别无关，家族中无连续几代发病，近亲婚配中发病率高。X连锁显性遗传病的基因位于X染色体上，有1个致病基因就可使病状显示，女性患者(杂合子)的子女各有1/2的发病机会，男性患者将致病基因传给女儿,而不传给儿子。X连锁隐性遗传病的致病基因位于X染色体上,为隐性。女性纯合子时才发病,杂合子表型正常,但可能将致病基因传给后代;男性患者将致病基因传给女儿,不传给儿子。

单基因遗传病常见病种有:地中海贫血、血红蛋白病、血友病、多指症、软骨发育不全、葡萄糖-6-磷酸脱氢酶缺乏症、黏多糖沉积病、成骨不全、苯丙酮尿症、假性肥大型肌营养不良症等。多基因遗传病是由于2对或多对基因与环境因素相互作用的结果。每对基因无显性与隐性之分,且作用微小,但受环境因素影响,所以在这些遗传特征中往往出现累积作用。此类遗传病包括唇裂或唇腭裂-幽门狭窄、畸形足、先天性髋关节脱臼、无脑儿、脊柱裂、先天性心脏病、冠状动脉炎、高血压、精神分裂症等。多基因遗传病的特点有以下几点:①危险率随家族中患病人数的增加而增加。②危险率随亲代疾病的缺陷严重程度而增高。③血缘关系越疏远,危险率越低。④某些与性别有关的疾病,如唇腭裂好发于女性,当出现在男性时,则其子女患病危险率增加。

四、优生措施婚前咨询

男女双方均应做婚前检查,以便发现是否患遗传病、传染病及生殖系统疾病。如患遗传病要弄清疾病的类型、遗传方式,以及后代再发的危险性。根据情况采取措施,病情重者,应劝其绝育后再结婚。对患有麻风、性病等各种传染病者,应在治愈后或病情稳定、隔离期解除后再结婚。对于生殖系统疾病应根据情况,对症治疗,对于生殖器畸形,能矫治者在婚前矫治,并说明对性生活及生育的影响。适龄结婚、生育有利于优生。我国婚姻法虽规定结婚年龄男性不小于22周岁,女性不小于20周岁,但从身体发育情况看,女性青年骨骼的钙化一般要到24～25岁才能完成,所以妇女25～29岁为最佳生育年龄。禁止近亲结婚。直系血亲和三代以内旁系血亲禁止结婚,目的是为了优生。因为非近亲人群中,携带同一种致病基因的机会极少,发生常染色体隐性遗传病的概率也很小;如果近亲结婚,他们携带相同致病基因的机会多,因此后代发病的概率也随之增加。男女双方均患有精神分裂症,躁狂或抑郁性精神病,或重度智力低下者,应劝阻结婚。因为他们无法对结婚这一复杂的社会行为进行正常的判断,这种婚姻属"无效婚姻",法律不予承认。他们所生子女患同种疾病的发病率比人群发病率高30～40倍。对患有危害生命的严重脏器代偿功能不全者,应劝阻结婚,并说明婚育的后果。

五、孕前咨询

孕前要积极治疗全身性感染性疾病和性传播疾病。服避孕药者以停药半年后再怀孕为宜,停药期间改用工具避孕;人工流产或自然流产后至少半年以后再怀孕;足月分娩后,如需生第2胎者,则至少1年以后再怀孕。为预防弓形体病,怀孕前不要养猫。从事接触有害因素的职业者,孕前3个月应改换工作环境。夫妇有烟酒嗜好者,在怀孕前至少3个月戒烟酒。

六、产前诊断

产前诊断是预防先天异常患儿出生的一项专门技术，可了解胎儿的生长发育情况，诊断有无遗传病和先天畸形，决定是否中止妊娠，以达优生目的。具有下列情况之一的孕妇应进行产前诊断：①35 岁以上的高龄孕妇。②有染色体异常患儿分娩史的孕妇。③有先天性代谢异常患儿分娩史者，如黑矇性痴呆等。④夫妇之一为染色体平衡易位或嵌合体者。⑤有神经管畸形或肢体畸形患儿分娩史者，如无脑儿、脊柱裂等。⑥妊娠早期有明显接触致畸因素、病毒感染、长期服用药物、接触 X 线和毒品等经历者。⑦有习惯性流产、死胎史者。⑧夫妇之一有 X 连锁遗传病家族史、X 连锁遗传病患者或基因携带者。⑨羊水过多的孕妇。

产前诊断方法：用 B 超、胎儿镜等检查胎儿外形，了解有无畸形。测定孕妇血中的某些指标，间接诊断胎儿的某些疾病。如检查甲胎蛋白、弓形体、艾滋病病毒、梅毒等。直接检查胎儿的羊水、血和组织以诊断疾病。常用的检测方法有：羊膜腔穿刺做羊水细胞培养、羊水中甲胎蛋白测定等；胎盘穿刺取胎血检查；孕早期绒毛细胞检查。

附录B

妇科常用中成药临床应用简表

药名	主治	用法
二益丸	经血不调,行经量少,小腹冷痛,得热则舒;或带下清稀,绵绵不断,腰酸如折等	口服。大蜜丸每次1丸,水丸每次6g,每日2次,温黄酒或温开水送服
十二温经丸	冲任虚寒,瘀血阻滞所致月经不调,或先或后,或多或少,经色紫黯,或有血块,小腹冷痛,四肢不温或闭经,宫寒不孕等	口服。每次6～9g,每日2次,温开水送服
女宝	月经不调,闭经,痛经,崩漏,带下,癥瘕,或产后腹痛,或久不受孕,或男子早泄滑精	口服。每次4粒,每日3次,饭前温开水送服
艾附暖宫丸	寒凝血瘀之痛经,月经后期及宫寒不孕,腰酸带下	口服。大蜜丸每次1丸,小蜜丸每次9g,每日2～3次,温开水送服
痛经丸	气滞或血虚寒凝所致经行腹痛,形寒畏冷,经血不调	口服。每次1袋,每日1～2次,临经时温开水送服
温经丸	气虚血寒引起的经血不调,经行腹痛,血色暗淡,子宫虚冷,寒湿带下,腰膝无力等	口服。每次1丸,每日2次,温开水送服
七制香附丸	经行腹痛,或胸胁胀痛,胸闷不舒,喜叹息,多疑善虑,悲忧欲哭;或妊娠呕吐,或寒湿带下	口服。蜜丸每次1丸,水丸每次6g,每日2次,温开水送服
女金丹	气血两亏或寒湿客于胞中所致的月经不调,经行腹痛,带下清稀,闭经,不孕症	口服。每次1丸,每日2次,姜汤、温黄酒或温开水送服
妇珍片	月经不调,闭经,痛经,产后腹痛等	口服。每次4片,每日3次,温开水送服
妇科养坤丸	血虚肝郁所致月经不调,经期腹痛,头痛,闭经,崩漏等	口服。每次1～2丸,每日2次,温开水送服
妇科调经片	月经不调,经期腹痛,乳房作胀	口服。每次4片,每日3次,温开水送服

（续　表）

药　名	主　治	用　法
妇康宁片	气血不足眩晕、经血不调等症	口服。每次4片，每日2～3次，或经前4～5日服用。温开水送服
定坤丹	气虚血亏、肝郁不舒引起的闭经不行、月经不调、痛经、崩漏及不孕等症	口服。大蜜丸每次1丸，小蜜丸每次1g，每日2次，温开水送服
调经丸	气滞血瘀所致经血不调、经行腹痛、闭经或崩漏带下等	口服。每次1丸，每日2～3次，温开水送服
调经补血丸	血虚气滞引起的月经不调，腰腿酸痛，闭经、痛经、白带清稀，久不受孕	口服。每次1丸，每日3次，温开水送服
调经活血片	月经后期，月经先后不定期，闭经，痛经，伴精神抑郁，心烦易怒，善太息，经前乳房胀痛，小腹胀痛，经行不畅等	口服。每次5片，每日3次，温开水送服。小腹冷痛者，用姜汤送服
消瘀退黄丸	黄肿病，月经不调，闭经，痛经崩漏，产后腹痛，恶露不尽等	口服。每次1丸，每日2次，温开水送服
八宝坤顺丸	气血亏虚、气滞不利所致月经不调、闭经、赤白带下、胎动不安、胞衣不下及产后恶露不尽、腹痛，产后血晕、产后血崩	口服。每次1丸，每日2次，温开水送服
八珍益母丸	气血两虚引起的月经不调、痛经、闭经等	口服。丸剂：大蜜丸每次1丸，小蜜丸每次9g，水蜜丸每次6g，每日2次；片剂：每次4片，每日2次，温开水送服
子鹿膏	月经不调，赤白带下，宫寒不孕，伴畏寒乏力，腰腿酸疼，头晕目眩，心悸气短，神疲肢软，面色苍白等症	口服。每次1块，每日1～2次，开水冲服
女科十珍丸	胞宫气滞所致月经不调、经闭、赤白带下、虚羸、面黄肌瘦等	口服。每次9g，每日2次，温开水送服
乌鸡白凤丸	气血亏损、阴精不足所致的妇女月经不调，崩漏带下，身体羸弱等	口服。每次1丸，每日2次，温开水或温黄酒送服。未成年少女用量减半
四物益母丸	月经不调，经闭不行，经行腹痛，产后恶露不净，小腹疼痛	口服。每次9g，每日2次，饭前温开水送服
当归丸	月经不调、经来腹痛、赤白带下	口服。每次10～20粒，每日2次，早晚温开水送服
当归养血丸	贫血，经行不爽，腰酸腹胀，赤白带下及不孕症	口服。每次20g，每日3次，温开水送服

（续 表）

药 名	主 治	用 法
当归红枣颗粒	脾虚两亏所致痛经、月经不调、产后腹痛等	口服。每次1袋，每日2～3次，温开水送服
妇宝片	月经不调，崩漏，血虚痛经，经色淡、质稀，腹痛绵绵，喜温喜按，面色㿠白，头晕心悸等	口服。每次4片，每日2～3次，温开水送服
妇科养荣丸	气血两亏所致月经不调，经行腹中隐痛，崩中漏下，赤白带下，婚久不孕，伴头晕目眩，心悸失眠，耳鸣健忘，面色无华等	口服。浓缩丸每次16粒，大蜜丸每次2丸，每日2次，温开水送服
龟鹿八珍丸	素体虚弱，初潮较晚，月经不调，痛经，闭经，崩漏带下或婚久不孕等，伴腰酸膝软，头晕耳鸣，精神疲倦，面色无华等	口服。每次1丸，每日2次，温开水送服
参鹿膏	气血虚弱、肝肾亏损之月经失调、崩漏下血、赤白带下、产后恶露不尽，婚久不孕等	口服。每次1块，每日1～2次，开水冲服
养荣百草丸	月经不调，痛经。量少色淡，白带淋漓，小腹冷痛，腰膝酸软，四肢清冷，面色晦暗，头晕目眩，小便清长及胎动不安	口服。每次5g。每日2次，早晚空腹温开水送服
大黄䗪虫丸	瘀血内停经血不调，腹部胀痛，肌肤甲错，目眶黯黑，潮热羸瘦，癥瘕积聚等	口服。大蜜丸每次1～2丸，水蜜丸每次3g，小蜜丸每次3～6g，每日2次，温开水送
乌金丸	气滞血瘀引起的胸胁刺痛，产后腹痛，恶露量少色暗，伴头晕目眩，五心烦热，面黄肌瘦	口服。每次1丸，每日1～2次，温开水送服
少腹逐瘀丸	月经不调，小腹胀痛，腰痛，白带量多；或产后恶露不下，瘀血上攻，痛不可忍，或经期腰酸腹胀，色黑紫或有瘀块等	口服。每次1丸，每日2～3次，温黄酒或温开水送服
妇女痛经丸	气血凝滞所致小腹胀痛，经期腹痛，疼痛拒按，或胸胁刺痛	口服。每次9g，每日2次，温开水送服
妇女通经丸	月经不通，午后低热，身热羸瘦；或经量甚少；或赤白带下；或产后腹痛，大便秘结；伴口干不欲饮，头晕目眩，心悸失眠	口服。大蜜丸每次1丸，水蜜丸每次9g，每口2～3次，温开水送下
妇科回生丹	瘀血月经不调，经闭腹痛，癥瘕积聚、产后恶露不绝，身体羸瘦，四肢倦怠等	口服。每次1丸，每日2次，温黄酒或温开水送服
妇科通经丸	经期不准，痛经，闭经，胸膈痞闷，腰酸胀痛	口服。每次3g，每日1次，晨起空腹小米汤或黄酒送服

（续 表）

药 名	主 治	用 法
调经化瘀丸	寒凝气滞血瘀引起的月经不调，经闭，痛经，癥瘕积聚等	口服。每次10粒，每日3次，温开水送服
通经甘露丸	瘀血阻滞所致经血不调，小腹胀痛，午后发热等	口服。每次1袋，每日2次，温开水或温黄酒送服
红孩儿片	妇科各类出血，如月经过多、功能性子宫出血、子宫肌瘤出血、产后血性恶露不止、盆腔炎性出血、咯血等	口服。每次4片，每日3次，温开水送服
固经丸	阴虚血热引起的月经先期，量多色紫黑，或崩漏，或淋漓不尽，或赤白带下	口服。每次6g，每日2次，温开水送服
崩漏丸	气郁不舒、肝胃不和引起的月经过期不止，崩漏，淋漓不断	口服。每次6g，每日2次，温开水冲服
断血流片	月经过多、功能性子宫出血、产后出血、上消化道出血、原发性血小板减少性紫癜等	口服。每次3～5片，每日3次，温开水送服。于月经将临时服用，连服5天
宫血宁胶囊	功能性子宫出血，大、小产后宫缩不良，恶露不净，宫内手术后异常分泌血性渗出，盆腔炎，子宫内膜炎及避孕所致出血	口服。每次2～3粒，每日3次，饭后温开水送服
白带片	脾虚湿阻、带脉失约、水湿下注所致的带下黏稠，色白或黄，绵绵不断，时多时少，小腹重坠，腰酸膝软，大便溏泄等	口服。每次3～4片，每日2～3次，温开水送服
妇科白带丸	带下如涕，经久不愈；或泻下稀溏；或遗浊滑泄	口服。每次3g，每日3次，温开水送服
妇科白带膏	脾虚湿盛、肝郁气滞、湿浊流注于下所致带下不止，色白如涕，腰腿酸痛；或胁肋隐痛，肠鸣泄泻，食欲缺乏，倦怠乏力等症	口服。每次10g(约1汤匙)，每日2次，饭后温开水送服
治带固下丸	寒湿白带，淋漓不止，腰酸腹痛，四肢倦怠	口服。每次6g，每日2次，温开水送服
除湿止带丸	脾虚肝郁、湿盛生热、带脉失约引起的带下量多，色白或淡黄，质黏稠或清稀如水，无臭或有腥臭，足跗肿胀，腰骶酸痛等	口服。每次6～9g，每日2次，温开水送服
调经白带丸	带下色白或淡黄，如涕如唾，伴面色萎黄，四肢乏力，精神疲倦，纳少便溏；或崩漏，色淡质薄，四肢不温，气短懒言等症	口服。每次9g，每日1次，温开水送服

(续 表)

药名	主治	用法
治带固下丸	寒湿白带,淋漓不止,腰酸腹痛,四肢倦怠	口服。每次6g,每日2次,温开水送服
温经白带丸	月经不调,头晕眼花,腰酸胸闷,湿注带下	口服。水蜜丸每次6～9g,大蜜丸每次1丸,每日2次,温开水送服
千金止带丸	带下清稀,量多无臭,腰骶酸痛,小腹发凉,四肢欠温;或经前水肿,面色皖白,腰酸腿软	口服。每次3～6g,每日2～3次,饭后温开水送服
立止白带丸	气血不足、虚寒湿阻引起的经行腹痛,带下清稀,腰酸腿软,午后身热,体倦食少,面色萎黄或皖白	口服。每次6g,每日2次,温开水送服
妇女白带丸	气血两亏、下焦虚损引起的白带淋漓,肚腹疼痛,四肢倦怠	口服。每次6g,每日2次,温开水送服
带症丸	赤白痢疾,带下,崩漏	口服。每次20粒,每日3次,温开水送服
调经止带丸	月经量少,淋漓不尽;或漏下不止,小腹疼痛;或带下赤白,量多,腰酸不适等	口服。每次9g,每日3次,温开水送服
调经白带丸	月经不调,白带量多,腰膝酸痛	口服。每次9～15g,每日2次,温开水送服
愈带丸	气血滞凝、子宫湿寒化热或湿热错杂引起的月经不调,崩漏,赤白带下,少腹疼痛,腰腿酸软等症	口服。每次3～6g,每日2次,温开水送服
震灵丹	用于妇女瘀血腹痛,崩漏,带下不止	口服。每次6～9g,每日2次,温开水送服
白带丸	赤白带下,淋漓不尽	口服。每次6～9g,每日2次,温开水送服
妇科千金片	白带过多,赤白相兼,腥臭瘙痒,腰膝酸软;或小腹疼痛,腰酸如折,尿频尿赤;或月经不调,量多腹痛,头晕心烦等	口服。每次4～6片,每日2～3次,温开水送服
妇科止带片	带下赤白,或黄白如脓,黏稠腥臭,心烦潮热,小腹坠胀,腰部酸疼;或阴部瘙痒疼痛,带下色黄,量多呈泡沫状	口服。每次5片,每日3次,饭后温开水送服
治带片	湿热下注,肾虚不固所致带下色黄、量多清稀、味腥,腰酸乏力,小便不利,阴部瘙痒;或下痢秽浊腥臭,腰酸腹痛等症	口服。每次5～8片,每日2～3次,温开水送服

（续　表）

药　名	主　治	用　法
治带净	赤白带下	口服。每次5片，每日3次，温开水送服
千金保孕丸	胎动不安，胎漏，妊娠腰酸腹痛	口服。每次1丸，每日2次，空腹温开水送服
孕妇金花丸	孕妇头痛，眩晕，口舌生疮，咽喉红肿，暴发火眼，遍身发热，牙齿疼痛	口服。每次1丸，每日2次，温开水送服
孕妇清火丸	妊娠外感风热、妊娠三焦实热所致头痛目眩，口鼻生疮，咽喉肿痛，尿少色黄，胎动不安	口服。每次6g，每日2次，温开水送服
安胎丸	妊娠胎动不安，腰及小腹部坠胀，面色萎黄，头晕目眩，不思饮食，神疲乏力，或白带过多等	口服。每次1丸，每日2次，空腹温开水送下
安胎和气丸	胎动不安，头晕目眩，精神倦怠，吐逆少食，腰酸腹痛	口服。每次9g，每日2次，温开水送服
安胎益母丸	气血两虚、肝肾不足引起的妊娠胎动不安，腰膝酸软，头晕目眩，堕胎小产，或月经不调等症	口服。每次9g，每日2次，早晚空腹温开水送下
当归黄精丸	气血两亏，身体虚弱，面黄肌瘦，腰腿无力，津液不足，倦怠少食，胎动不安，乳汁短少	口服。每次1丸，每日2次，温开水送服
参茸保胎丸	身体虚弱，腰膝酸痛，胎动不安，胎漏，妊娠腰痛，腹痛及不孕等症	口服。每次15g，每日2次，温开水送服
保产丸	孕妇气血两亏引起的屡经小产，胎动不安，腰腿酸痛，四肢乏力，头晕足肿，恶心呕吐，胎漏下血	口服。每次1丸，每日2次，温开水送服
保产无忧丸	气血双亏引起的屡经小产，胎动不安，腰膝酸痛，恶心呕吐，不思饮食	口服。每次6～9g，每日2次，温开水送服
保胎丸	气血两亏所致胎元不固，胎动不安，腰酸腿痛，心悸气短，咳嗽头晕，恶心呕吐，不思饮食，小腹下坠或先兆流产、阴道出血等症	口服。每次1丸，每日2次，温开水送服
胎产金丸	气血两虚引起的胎动不安，先兆流产或屡经小产，食少倦怠，腰酸腿痛。四肢水肿，产后血晕，骨蒸潮热，自汗盗汗	口服。每次1丸，每日2次，黄酒或温开水送服
健母安胎丸	胎动不安，腰腿酸痛，少腹坠胀，滑胎，月经不调	口服。每次1丸，每日3次，饭后温开水送服

（续 表）

药 名	主 治	用 法
清热凉血丸	孕妇上焦火盛，头晕目眩，耳鸣耳痛，口舌生疮	口服。水丸：每次6g，每日1～2次，温开水送服。膏滋：每次30g，每日2次，温开水冲服
滋肾育胎丸	先兆流产、习惯性流产	口服。每次5g，每日3次，淡盐水或蜜糖水送服
失笑散	瘀血阻滞所致痛经，闭经，产后恶露不尽，腹痛，胸痹及癥瘕积聚等症	口服。每次6～9g，每日2次，黄酒或醋冲服；或以白芍15g，炙艾叶10g煎汤服，效果更好
生化汤丸	产后腹痛，恶露不行，或恶露不尽，或癥瘕痞块，或白带增多	口服。每次1丸，每日3次，温开水或黄酒送服
归羊颗粒	久病体虚，劳损内伤，气血不足，产后虚寒腹痛，气血亏损	口服。每次1～2袋，每日3次，开水冲服
产风丸	产后腰腹疼痛，四肢酸痛，咳嗽气急	口服。每次1丸，每日2次，温开水送服
产后补丸	产后腰腹疼痛，头痛身瘦	口服。每次15g，每日1～2次，温开水送服
产后药	产后气血虚弱，风寒湿邪侵袭人体引起的手足麻痹，腰膝酸痛，遇冷加重，面色苍白或萎黄	口服。每次30～50ml，每日1～2次
补血催生丸	素体虚弱、气虚乏力所致的难产、宫缩时间短，间歇时间长，或下血量多色淡，面色皖白，精神萎靡，神疲肢软，心悸气短	口服。每次1丸。温开水或红糖水送服
益母草膏1方	闭经，痛经，产后瘀血腹痛	口服。每次10g，每日1～2次，温开水送服
益母草膏2方	月经不调，经闭经少，腰酸腹痛，产后血晕，胞衣不下，血瘀发热	口服。每次10g，每日2次，温开水冲服
益母草片	产后瘀血不尽，少腹疼痛及行经腹痛，拒按，面色青白，舌质紫暗，脉弦涩等	口服。每次10片，每日3次，温开水送服
黑神丸	血滞经闭，产后血晕，恶露不尽，腰腹疼痛，痛经等	口服。每次3g，每日2次，黄酒或温开水送服
下乳涌泉散	气血壅滞、化乳受阻所致产后乳汁缺少，胸胁胀闷，情志抑郁，食欲缺乏	口服。每次3～6g，每日2次，温开水送服
生乳灵糖浆	气血不足、乳络阻滞引起的乳汁短少，稀薄灰黄	口服。每次100ml，每日2次

（续 表）

药 名	主 治	用 法
生乳糖浆	气血不足，经络闭阻所致乳汁缺少，灰白稀薄	口服。每次40ml，每日3次
通乳颗粒	气血亏损，气机不畅，产后乳汁缺少或乳汁不通，乳房不胀不痛，或微有胀痛，面色少华，神疲乏力，食欲缺乏	口服。每次1袋，每日3次，开水冲服
催乳丸	产后气血两亏所致乳汁不通，乳汁稀少	口服。每次1丸，每日2次，温开水送服
参茸鹿胎膏	久不成孕，月经稀少、闭经或带下白浊，腰膝酸痛；男子阳痿，遗精滑泄，下元虚冷，精冷不育，神倦乏力	口服。每次10～15g，每日2次，温开水冲服。闭经者，黄酒冲服
种子三达丸	脾肾两虚、气血不足引起的月经不调、闭经、痛经、崩漏及婚久不孕等	口服。每次2丸，每日2次，温开水送服
益仙救苦金丹	气虚、血衰或虚寒挟湿引起的月经不调，行经腹痛，宫寒带下，腰酸体倦，久不受孕等症	口服。每次1丸，每日2次，温开水送服
调经种子丸	气血两虚、阴虚内热之月经不调，或婚久不孕	口服。每次1～2丸，每日2次，温开水送服
培坤丸	妇女血亏引起的月经不调，赤白带下，小腹冷痛，消化不良，久不受孕等	口服。每次9g，每日2次，温开水送服
得生丹	月经后期，少腹胀痛，经血紫黑有块，经前胸胁及两乳胀痛不舒，头晕心烦，急躁易怒，带下，失眠，婚久不孕	口服。每次1丸，每日2次，温开水送服
暖宫孕子丸	血虚气滞、寒凝经脉所致月经不调、痛经、闭经、带下、不孕等症	口服。每次8粒，每日3次，温开水送服
乳宁片	乳房小叶增生、乳痈症	口服。每次4～6片，每日3～4次，温开水送服
乳核内消液	气滞郁凝所致的乳房结块，质韧实或囊性感，情志郁闷，心烦喜怒，伴月经紊乱；或经行乳胀等	口服。每次1支，每日3次
乳核散结片	各种乳腺疾病，乳房胀痛结块，胸胁闷痛，心烦气短，精神抑郁；或产后乳汁闭塞不通，乳房疼痛结块等	口服。每次4片，每日2次，温开水送服

（续 表）

药 名	主 治	用 法
乳癖消片	乳癖、乳疬、乳疾和乳痈初起，乳房肿块，形如梅李、鸡卵，或呈结节状，质硬、经前胀痛加剧。或红肿热痛，心烦易怒等	口服。每次5～6片，每日3次，温开水送下
妇宁胶囊	阴虚肝旺、心血不足引起的更年期诸症，如胸闷心悸，烦躁不安，头痛失眠，潮热汗出，精神恍惚，不思饮食，或月经失调	口服。每次4粒，每日3次，温开水送服
妇科分清丸	用于膀胱湿热，尿频涩痛，尿赤浑浊，尿道刺痛，尿路感染	口服。每次9g，每日2次，温开水送服
桂枝茯苓丸	月经不调，产后恶露不尽，妊娠胎动不安、漏下不止，腹中癥块，腹痛拒按及带下症	口服。蜜丸：每次1丸，每日3次，饭前温开水冲服。如未效，可每次服2丸；水丸：每次6粒。每日2次，温开水送服
金鸡颗粒	子宫附件炎、子宫内膜炎、盆腔炎、宫颈炎及预防人工流产、放节育环感染	口服。每次1包，每日3次，开水冲服。10日为一疗程，必要时可连服2～3疗程
更年女宝片	妇女绝经期前后出现头晕目眩，心烦急躁，夜寐不安，腰膝酸软，口干舌燥，食欲缺乏；面色无华，精神疲乏等	口服。每次4片，每日2～3次，温开水送服
更年乐	更年期肝肾亏虚、耳鸣心悸，失眠多梦，自汗盗汗，烦躁易怒，多疑善感，腰膝酸软；或神疲乏力，发脱齿摇，月经不调等	口服。每次10～15g，每日2～3次
更年安	更年期阴虚阳亢引起的五心烦热，面部潮红，自汗盗汗，腰膝酸软，心悸失眠，眩晕耳鸣等	口服。每次6片，每日2～3次，温开水送服
更年康片	妇女绝经期脏燥、虚劳诸症，及带下清冷，不孕，男子阳事不举，精神疲倦，烦躁易怒，失眠多梦等	口服。每次3片，每日3次，温开水送服
甘露膏	月经后期，量少腹痛，或血寒带下；或产后腹痛诸疾	外用。温热软化后贴于小腹部或肚脐上
附桂紫金膏	宫寒月经后期，小腹冷痛或绞痛，得热痛减，经行不畅，经色紫暗，面色青白，肢冷畏寒，腰腿无力，周身酸软等	外用。温热软化后贴于小腹部，每次1帖
固本膏	妇女胞宫虚寒之月经不调、不孕症及男子元阳虚损之精寒遗泄	外用。温热软化，贴于小腹部，每次1帖

（续 表）

药 名	主 治	用 法
养血调经膏	气血不足、子宫虚寒引起的经期不准，行经腹痛，宫寒带下，腰腿酸软	外用。加温软化后贴于脐腹和腰部，各 1 张
散结止痛膏	情志内伤、气滞痰凝所致的乳腺囊性增生，男性乳腺增生症	外用，贴于患处，每隔 1～2 日换药 1 次
灭滴栓	阴道及外阴瘙痒；或尿频、尿急、尿痛；或带下量多色黄，呈泡沫状，气味腥臊	外用。塞入阴道内
妇安栓	湿热引起的阴痒带下	外用。睡前洗净阴部，将药栓塞入阴道深部，再用无菌棉球送入阴道，以防药液外流污染衣物，隔日 1 粒，连用 7 粒为 1 个疗程
妇炎平胶囊	妇女滴虫、真菌、细菌引起的阴道炎、宫颈炎、外阴炎等	外用。每次 1～2 粒，每日 1 次，塞入阴道内
苦参栓	带下色黄或赤白相兼，黏稠臭秽，阴部灼热，或瘙痒难忍，带下量多，色黄如脓，或如泡沫，或似豆渣，小便短赤等	外用。每晚 1 粒，塞入阴道深处
宫糜膏	小腹疼痛拒按，带下色黄，质稠量多，味臭腥臊	外用。敷于宫颈糜烂面
霉滴净片	真菌性、滴虫性阴道炎及一般阴道炎之白带过多	外用。每次 1 片，每日 1 次，每晚清洗阴部后将药片塞入阴道深处，12 天为 1 个疗程
注射用天花粉	胎死腹中、葡萄胎或胎坠难留	肌内注射。每次 5mg，临用前用氯化钠注射液 2ml 溶解